LA VIE NORMALE

ET

LA SANTÉ

TRAITÉ COMPLET DE LA STRUCTURE DU CORPS HUMAIN

DES FONCTIONS ET DU ROLE DES ORGANES A TOUS LES AGES DE LA VIE

AVEC L'ÉTUDE RAISONNÉE DES INSTINCTS ET DES PASSIONS DE L'HOMME ET L'EXPOSITION DES MOYENS NATURELS

DE PROLONGER L'EXISTENCE EN ASSURANT LA CONSERVATION DE LA SANTÉ

Par le Docteur J. RENGADE

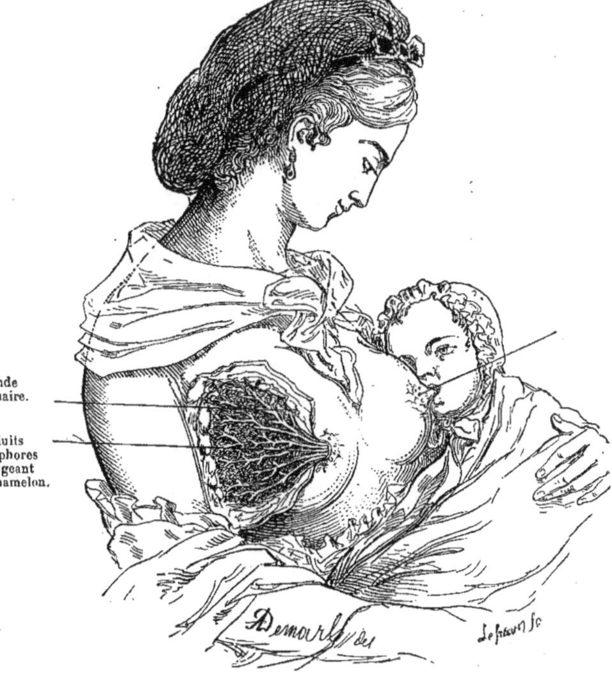

PARIS

LIBRAIRIE ILLUSTRÉE

7, RUE DU CROISSANT, 7

LA

VIE NORMALE

ET

LA SANTÉ

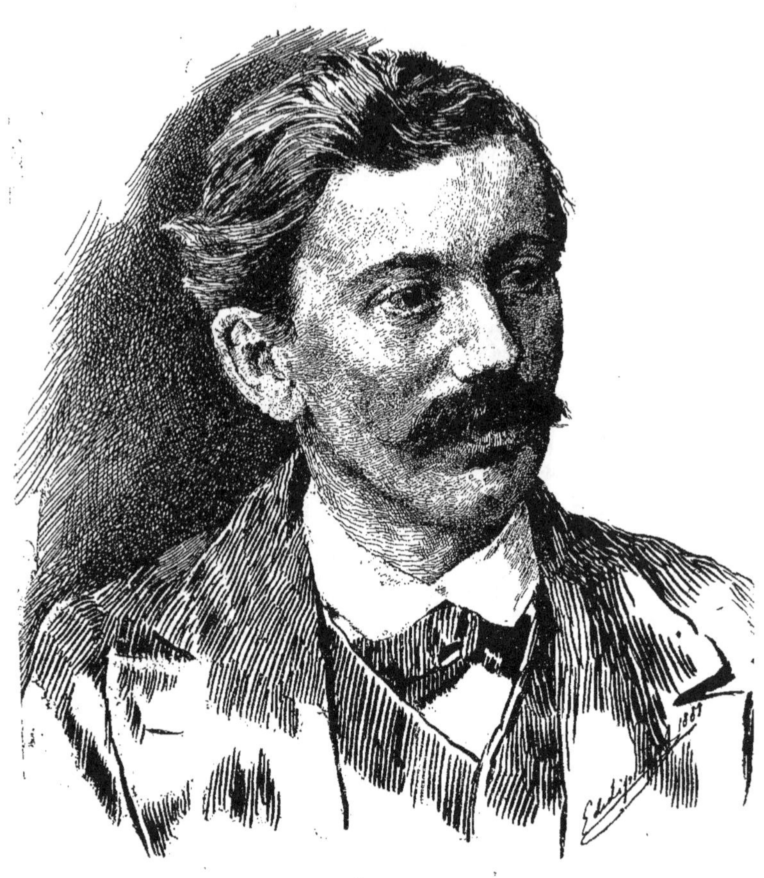

LA VIE NORMALE

ET

LA SANTÉ

TRAITÉ COMPLET DE LA STRUCTURE DU CORPS HUMAIN

DES FONCTIONS ET DU ROLE DES ORGANES A TOUS LES AGES DE LA VIE

AVEC L'ÉTUDE RAISONNÉE DES INSTINCTS ET DES PASSIONS DE L'HOMME, ET L'EXPOSITION DES MOYENS NATURELS

DE PROLONGER L'EXISTENCE EN ASSURANT LA CONSERVATION DE LA SANTÉ

Par le Docteur J. RENGADE

———

L'ENFANCE

LA CROISSANCE — L'ÊTRE ACCOMPLI — L'HOMME ET LA FEMME

LES PASSIONS HUMAINES — L'UNION DES SEXES

LA VIEILLESSE ET LA MORT

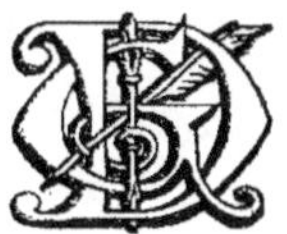

PARIS

LIBRAIRIE ILLUSTRÉE

7, RUE DU CROISSANT, 7

15 centimes la Livraison. — 75 centimes la Série

CHEZ TOUS LES LIBRAIRES DE PARIS ET DES DÉPARTEMENTS

Et principalement chez tous les Correspondants du **Petit Journal**

LA VIE NORMALE

ET

LA SANTÉ

Traité complet de la structure du corps humain, des fonctions et du rôle des organes à tous les âges de la vie, avec l'étude raisonnée des instincts et des passions de l'homme et l'exposition des moyens naturels de prolonger l'existence en assurant la conservation de la santé,

Par le Docteur J. RENGADE

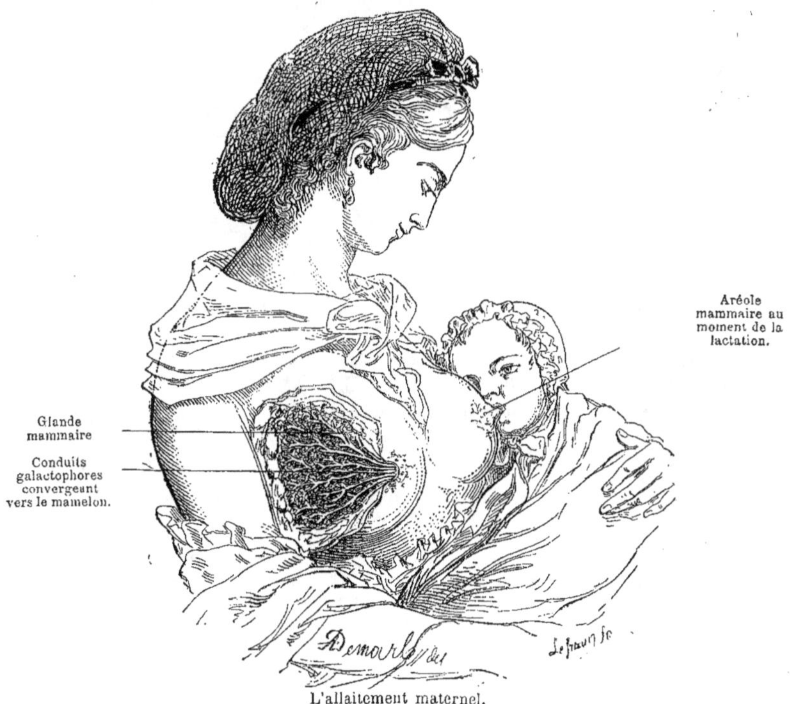

L'allaitement maternel.

S'il est bien vrai qu'en ce monde, — quels que soient notre fortune et notre rang, — nous tenons par-dessus tout à la *vie*, et que la vie, sans la *santé*, n'est qu'un fardeau pénible, quelle étude peut nous offrir plus d'intérêt que celle qui, s'occupant de notre personne même, nous enseigne à vivre, à diriger, suivant les intentions de la nature, une existence à chaque instant menacée ?

A l'exception d'un petit nombre de privilégiés, combien de gens, dans le monde, possèdent, cependant, une notion précise de ce *qu'ils sont,* de ce *qu'ils furent,* de ce *qu'ils peuvent être?*

Nous respirons, nous mangeons, nous marchons, nous parlons, nous pensons, nous sentons palpiter notre cœur, nous pleurons, nous rions, nous aimons!... et notre corps, la merveilleuse machine où s'accomplissent tous ces admirables phénomènes, nous est absolument inconnu!...

Nous avons une famille, des bébés à élever, des vieillards à soulager, des êtres chéris à qui nous désirons la santé, comme le plus précieux de tous les biens, et nous n'avons aucune idée des moyens élémentaires de la leur procurer!...

N'est-ce point, dans notre éducation, une déplorable, une inconcevable lacune?

Que de pauvres enfants périssent victimes de l'ignorance de leurs parents et de leurs nourrices, qu'une simple notion des lois de la vie eût conservés à leur mère!

Que de personnes de tout âge et de toute condition passent leur existence à souffrir, qui jouiraient de la plénitude de la santé, connaissant mieux leur organisme!

Que de malheureux succombent à la fleur de l'âge, que de femmes ne survivent point à l'âge critique, pour s'être fait un jeu des préceptes de l'hygiène, ne les ayant jamais soupçonnés!

Que de misérables se laissent entraîner par leurs passions, leurs mauvais penchants, ignorant comment ils se développent en nous et comment il est toujours possible de les maîtriser!...

Que de vieillards goûteraient, exempts de toute infirmité, les douceurs d'une longue existence, s'ils avaient, à propos, su mettre en pratique le grand art de prolonger la vie!

Le plan de la **Vie Normale,** dont nous indiquons seulement ici les grandes lignes, laisse entrevoir, d'un coup d'œil, avec quelle méthode et quelle simplicité tout à la fois, le docteur J. Rengade exposera, dans ce nouvel ouvrage, toutes les importantes questions que soulève le problème de l'existence.

Aussi, ne demandons-nous pas seulement à nos souscripteurs leur précieux concours, mais encore leur aide et leur appui, pour introduire dans toutes les maisons une œuvre si éminemment utile.

Prenant l'homme à la naissance, et le suivant pas à pas jusqu'à la mort,

LA VIE NORMALE ET LA SANTÉ

SE SUBDIVISERA COMME IL SUIT :

Ire Partie. — **L'Enfance** : *Le premier jour de la vie. — Le nouveau-né. — Les soins maternels. — Les nourrices. — La santé de l'enfant. — Le sevrage.*

IIe Partie. — **La Croissance** : *Le développement physique et moral. — Le premier pas. — L'éclosion des sentiments. — Origine des passions. — L'évolution des sexes. — La puberté. — L'adolescent. — La jeune fille. — etc.*

IIIe Partie. — **L'Être accompli** : *L'homme et la femme. — Les organes et les fonctions. — La respiration, l'air et les milieux. — La digestion et les aliments. — La circulation, le sang et les vaisseaux. — L'innervation et le système nerveux. — L'intelligence et la pensée, etc.*

IVe Partie. — **Les Passions humaines** : *L'amour et la jalousie. — La haine, la colère, l'ambition, etc. — Les maladies du caractère et l'hygiène morale. — L'art de connaître les hommes. — La physiognomonie et la phrénologie, etc.*

Ve Partie. — **L'Union des sexes** : *Physiologie de la génération. — Le mariage. — La conception. — L'évolution de l'œuf humain, etc.*

VIe Partie. — **La vieillesse et la mort** : *L'âge critique chez l'homme et chez la femme. — Hygiène des vieillards. — L'art de vivre longtemps. — Le dernier jour de la vie. — La mort. — Où va l'homme? — D'où vient-il?...*

L'ampleur de ce programme indique suffisamment que, dans la **Vie Normale et la Santé,** rien de ce qui touche à l'homme ne sera passé sous silence ; aussi, de l'adolescence à la vieillesse, chacun trouvera-t-il mille occasions de consulter ce **Guide pratique de la Vie.**

Afin d'être accessible à tous, et malgré les frais considérables de ce mode de publication, la **Vie Normale et la Santé** paraîtra par livraisons hebdomadaires illustrées chacune d'une planche très finement exécutée par Demarle et soigneusement coloriée.

L'OUVRAGE SERA COMPLET EN **CENT** LIVRAISONS

DU MÊME AUTEUR :

LES GRANDS MAUX et LES GRANDS REMÈDES

100 Livraisons à 15 centimes, ou 20 Séries à 75 centimes

F. AUREAU. — IMPRIMERIE DE LAGNY.

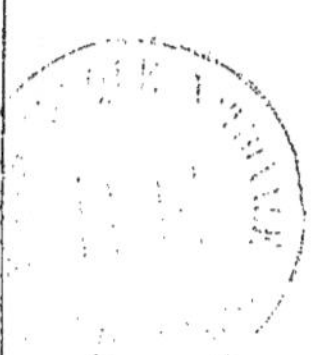

A MA FILLE

CLÉMENCE-ÉMILIE-THERÈSE

La vie est un combat, ma chère enfant. Les poètes l'ont dit, les savants le prouvent, et chacun de nous s'en aperçoit bien vite au dur labeur que lui impose l'existence, aux revers qui le frappent, aux coups, souvent mortels, qu'il reçoit dans la mêlée.

Jusqu'à présent tu n'as rien su de ces tristes choses parce que ceux qui t'aiment ont mis à te défendre tout leur courage et tout leur bonheur; mais le jour viendra fatalement où, seule peut-être dans la lutte, tu seras éprouvée autant que personne au monde, parce que tu es femme et que ton cœur est bon.

Prépare-toi donc, ma chère enfant, à remplir dignement et vaillamment la tâche qui t'incombe.

Elle te semblera d'autant plus légère que tu seras plus forte d'esprit et de corps.

Dans ce livre, où j'ai fait l'inventaire de nos forces physiques et morales, où j'ai dit à peu près tout ce que nous savons des besoins qui nous pressent, des passions qui nous gouvernent, des misères qui nous menacent, des maux qui nous font souffrir, cherche et prends tout ce qui peut être utile à tes intérêts, à ta conservation, à ta défense.

Ta vie, dont je suis responsable, en sera, je l'espère, un peu moins pénible, et peut-être ne m'en voudras-tu pas trop de te l'avoir donnée

Ton père,

Dʳ J. RENGADE.

Paris, Janvier 1881.

TABLE DES MATIÈRES

LIVRE III. — L'ÊTRE ACCOMPLI.

I. L'HOMME ET LA FEMME.

LA VIE NORMALE

&

LA SANTÉ

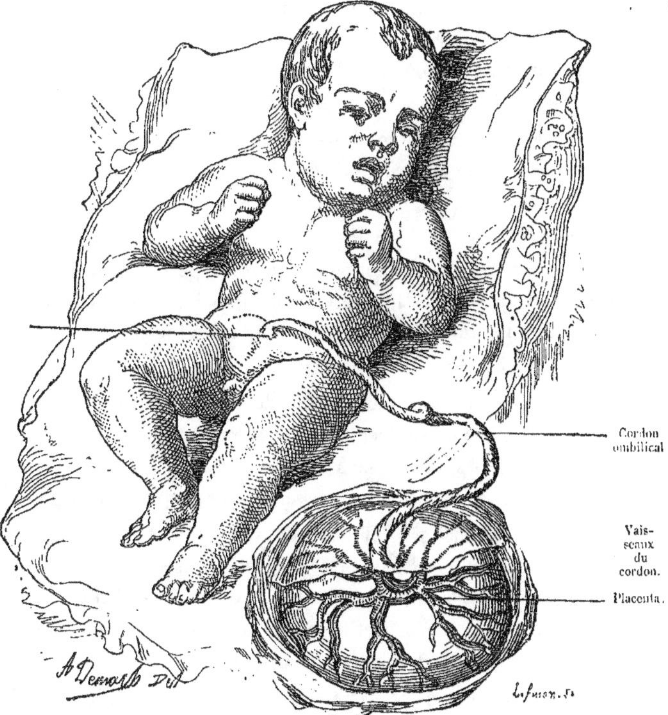

Le nouveau-né.

Qu'est-ce que la vie? Tout homme qui raisonne aime à se poser cette question. Son esprit s'arrête volontiers devant ce problème, sa pensée se plaît à s'égarer dans ce mystère d'où tantôt elle revient doucement émue, tantôt vaguement attristée, jamais absolument satisfaite.

Nous avons patiemment étudié la vie dans ses manifestations les plus élémentaires et les plus complexes.

Cet insaisissable phénomène commence et se termine avec la même simplicité chez tous les êtres. La vie donnée à l'homme ne paraît pas plus coûter à la Nature que la vie donnée au plus humble des insectes, au plus frêle des végétaux.

Le rôle fatal de toute créature organisée est de naître, de se développer et de mourir. Ce sont là les trois phases inéluctables de la vie. L'être a vécu quand il a successivement passé par chacune d'elles.

Pourquoi ce mouvement vital, ce privilège d'être, de se reconnaître, de se dire : « Je pense, donc je suis! » a-t-il été donné à l'homme? Pourquoi, presque aussitôt, lui a-t'il été retiré?

Ne cherchons pas une réponse.

Depuis un nombre incalculable de siècles, on vit ainsi sur la terre. Les hommes succèdent aux hommes, les générations aux générations. Des êtres, sans cesse nouveaux, remplacent, au fur et à mesure, ceux qui disparaissent pour ne jamais revenir.

Mais, n'entrons pas plus avant dans ces ténèbres. La vie existe! Nous en jouissons présentement ; conservons, tant qu'elle nous anime, cette étincelle fugitive ; exerçons les hautes facultés qu'elle nous accorde exceptionnellement à nous, créatures humaines ; tenons bien le grand rôle qu'elle nous permet de remplir!

C'est notre heure de passer, de figurer sur ce théâtre roulant qui nous emporte dans l'infini. Traversons la scène, et que le mince fil qui nous soutient ne se brise pas avant le temps!

Vivons!

Mais comment? de quelle façon? d'après quels principes et quelles règles?

Suivant les hommes, les âges et les pays, on peut compter cent manières de vivre. Le sauvage de l'Afrique centrale vit. Il naît, se développe et meurt comme le plus civilisé des habitants de l'Europe.

Quel contraste, cependant, entre ces existences! Quel abîme, entre le naturel des rives du Zambèze et le Parisien du boulevard!

Et lequel de ces deux hommes s'éloigne le plus de la vie normale, de l'existence la plus conforme aux intentions, aux lois, aux secrètes volontés de la Nature?

Si l'Africain fait trop peu, le Parisien ne fait-il pas un peu trop? L'homme civilisé n'est-il pas, sur quelques points, plus irrégulier que le sauvage?

Il est incontestable qu'un grand nombre d'entre nous, soit physiquement, soit moralement, sortent des limites d'une vie normale et régulière. La plupart des maladies et des vices qui nous affligent, nous en donnent, malheureusement, la preuve chaque jour.

Mais ne pouvons-nous pas, en nous guidant sur la logique et la raison, maintenir notre existence dans la situation précise où le fonctionnement normal des organes assure la santé de l'esprit et du corps? L'hygiène et la morale dont notre sagesse a su trouver les lois, ne nous en donnent-elles pas les moyens?

A quiconque voudra bien le parcourir et le consulter, ce livre, je l'espère, montrera tout ce que nous pouvons pour obtenir la pleine jouissance de nos facultés intellectuelles et physiques.

Tout homme y pourra puiser la connaissance de soi; les préceptes de l'art de vivre. Il y verra, décrite d'avance et méthodiquement tracée, son histoire intime. Il lui sera loisible d'en suivre toutes les phases, depuis le premier jour de l'existence jusqu'à l'heure du dernier soupir.

Le peu que nous savons de nous, tient, en effet, dans ces quelques pages. Encore a-t-il fallu des centaines de siècles et l'incessant labeur des plus hautes intelligences pour acquérir cette simple notion de notre état physique et moral, de notre rôle sur la terre, de l'influence qu'exercent sur nous les êtres et les choses dont nous sommes entourés.

Afin de n'omettre aucun fait essentiel, j'ai dû composer cet ouvrage sur le p'an tracé par la Nature même au développement de l'existence, et répartir, pour ainsi dire, ses chapitres et ses pages, entre les époques et les jours de la vie humaine, dans l'ordre suivant :

L'ENFANCE.

LA CROISSANCE ET L'ADOLESCENCE.

L'ÊTRE ACCOMPLI. — L'HOMME ET LA FEMME.

LES PASSIONS HUMAINES.

L'UNION DES SEXES. — LE MARIAGE.

LA VIEILLESSE ET LA MORT.

Ce livre, prenant l'homme au berceau, le suivra donc, pas à pas, jusqu'à la tombe.

NOTA. — Dans le cours de *la Vie normale*, nous aurons nécessairement l'occasion de signaler, au moins, les maladies dont l'homme est fatalement atteint quand il se place en dehors des lois de la physiologie et de l'hygiène. Mais nous ne saurions entrer, alors, sans nous répéter, dans tous les développements utiles ; et le lecteur, curieux de plus longs détails, voudra bien se reporter à l'ouvrage : *les Grands Maux et les Grands Remèdes*, qui peut être regardé comme la contre-partie et le complément de celui-ci.

LIVRE I. — L'ENFANCE.

LE PREMIER JOUR DE LA VIE

Haletante, brisée par la souffrance et l'émotion, la jeune femme a vaillamment rempli sa tâche. Elle est mère, et le premier vagissement du nouveau-né la dédommage déjà de longs mois de fatigue, de longues heures de douleurs.

Voici l'enfant! le petit être souhaité. Il est rose, ferme et fort. Il frissonne au contact de l'air; il pleure, il crie dans les langes dont on l'a provisoirement enveloppé. Tout va bien. Le docteur le déclare, et la famille est en joie!

Quels soins faudra-t-il maintenant prodiguer à cette impuissante créature dont l'existence, encore si fragile, exige tant de sollicitude et de ménagements? Le médecin, la sage-femme peuvent être absents, à l'heure où l'enfant vient au monde. Ce n'est point une raison pour se désoler, s'impatienter, se frapper désespérément la tête; toute personne intelligente étant parfaitement capable, avec un peu de calme et d'adresse, de soigner, de secourir utilement même, la mère et le nouveau-né.

Premiers soins. — Section du cordon. — L'enfant, au moment de la naissance, est encore lié à sa mère par le *cordon ombilical,* qui, du nombril du petit être va s'attacher au centre d'un disque charnu très vasculaire, le *placenta* ou *délivre,* dont les adhérences avec la surface interne de l'utérus, peuvent, au moment de l'accouchement, n'être pas toutes rompues. C'est par l'intermédiaire du placenta, comme il sera dit plus loin, que l'enfant reçoit le sang maternel; aussi, sans attendre l'expulsion spontanée du délivre, détache-t-on le nouveau-né de cet appareil, désormais inutile, en nouant avec de gros fil le cordon ombilical à trois ou quatre travers de doigt au-dessus du nombril, et le coupant, d'un coup de ciseaux, au delà de cette ligature.

Toilette. — Pris à pleines mains sous les cuisses et sous les bras,

l'enfant est alors rapidement plongé dans une terrine remplie
d'eau tiède. On le lave à l'aide d'une éponge douce, on le frotte
d'huile pour détacher l'enduit blanchâtre dont il est souvent tout
couvert; on écarte, pour les nettoyer promptement, les plis de
la nuque et des jointures.

Des serviettes chaudes ou parfaitement sèches, ayant été pré-
parées, on essuie soigneusement, alors, avant qu'il ne prenne
froid, ce petit corps frissonnant. On enlève toute trace d'humidité autour des oreilles et des yeux, on évite, enfin, dans la crainte
d'un coryza, de laisser mouillés les cheveux et la tête.

Pansement du cordon. — Cette première toilette terminée, il est
bon de vêtir le nouveau-né sans plus attendre et de procéder,
avant tout, au pansement du cordon.

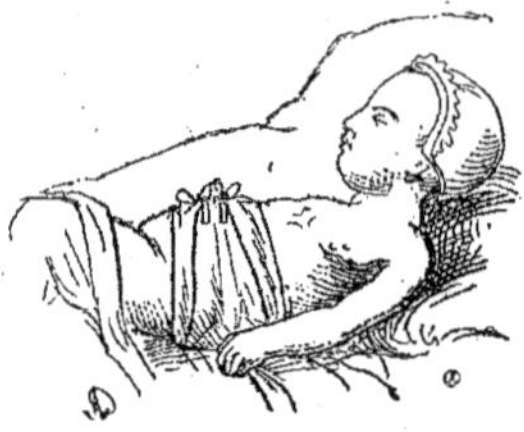
Ceinture ombilicale.

La ligature ayant été vérifiée et recon-
nue solide, on enveloppe l'appendice
ombilical d'une petite compresse que
l'on replie dessus et dessous en plusieurs doubles, et que l'on maintient
appliquée sur le côté droit du ventre,
au moyen d'une bande de toile de la
largeur de la main. Enroulée deux ou trois fois, et très modérément serrée sur le corps de l'enfant, cette ceinture doit être divisée en deux chefs ou terminée à son extrémité par des cordons
qui permettent de l'attacher plutôt que de la fixer par des épingles;
encore si l'on était forcé d'y recourir, ne faudrait-il employer que
des épingles dites *de nourrice* ou *de sûreté*.

Habillement. — Préparée longtemps à l'avance avec un secret
plaisir, la layette est ordinairement toute prête à la venue de
l'enfant.

Elle se compose essentiellement d'une chemisette à manches courtes, fendue en arrière, d'une brassière de laine ou de coton, taillée
sur le modèle de la chemise, de langes ou couches de toile douce,

d'une couverture de laine destinée à protéger les jambes, et d'une série de petits bonnets.

Il n'est pas toujours facile de revêtir le nouveau-né de sa chemise et de sa brassière. Pour y parvenir, on a l'habitude de les passer toutes les deux à la fois, en retroussant les manches ou les ramassant en anneau, afin que le petit bras de l'enfant les ait plutôt franchies. Un cornet de papier, dont on coiffe préalablement la main du bébé, peut être d'un grand secours pour mener à bien cette petite opération.

Le vêtement passé, l'on étend l'enfant sur les langes doublés de la couverture ; on allonge doucement les jambes pour les envelopper d'un pli de la couche, et l'on serre autour du corps, par-dessus la brassière, et sans envelopper les bras, le maillot ainsi formé.

La partie dépassant les pieds est alors relevée sur les membres inférieurs et sur le ventre ; on en déploie l'extrémité autour du tronc, et l'on fixe toutes ces pièces par des épingles fermées.

Trois petits bonnets, le premier de toile fine, le second de flanelle, le troisième de coton piqué ou de tricot, sont ordinairement placés sur la tête de l'enfant.

Ils doivent être assez amples pour avancer jusque sur le front et protéger les yeux toujours extrêmement sensibles au premier âge. On veillera, les bonnets étant en place, à ne point en serrer trop fortement les brides sous le menton. Mieux vaudra même les rattacher d'abord à de petits cordons cousus à la brassière.

Secours à l'enfant asphyxié. — Tout est simple et facile, en somme, dans les soins à donner à l'enfant bien venu, dont les premiers cris annoncent le parfait fonctionnement de l'appareil respiratoire et la force nécessaire pour soutenir le rude combat de la vie. Mais le nouveau-né, parfois, a souffert avant de naître. Il vient au monde tantôt pâle, décoloré, tantôt marbré de taches violettes, sans mouvement, et dans un effrayant état de mort apparente.

C'est en pareil cas qu'il importe de prodiguer, sans s'émouvoir, les secours capables d'arracher à l'asphyxie la pauvre petite créature.

Il suffit, parfois, pour dissiper cette inquiétante léthargie, de

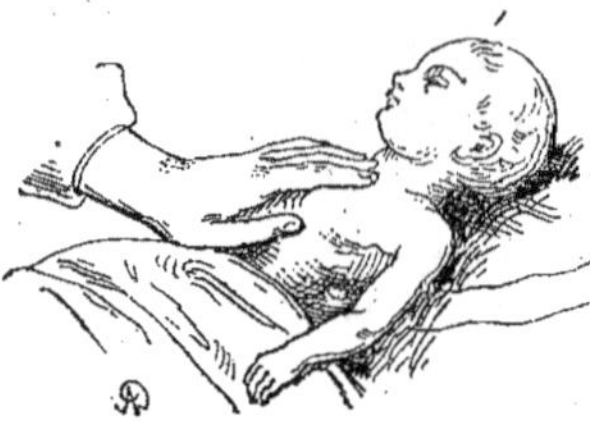

flageller modérément le dos et les cuisses de l'enfant, de relever et d'abaisser brusquement ses petits bras pour déterminer le mouvement respiratoire, de comprimer sa poitrine et de la laisser se dilater ensuite pour appeler ainsi l'air dans les poumons.

Compression de la poitrine.

Ces premiers moyens restent-ils sans résultat, on excite les narines avec les barbes d'une plume, afin de provoquer un éternuement qui marque toujours, en pareil cas, le réveil de la vie. On frictionne le corps avec une brosse douce, on le couvre de linges chauds, on le plonge dans un bain sinapisé.

Comme suprême ressource, enfin, l'on n'hésite pas à pratiquer,

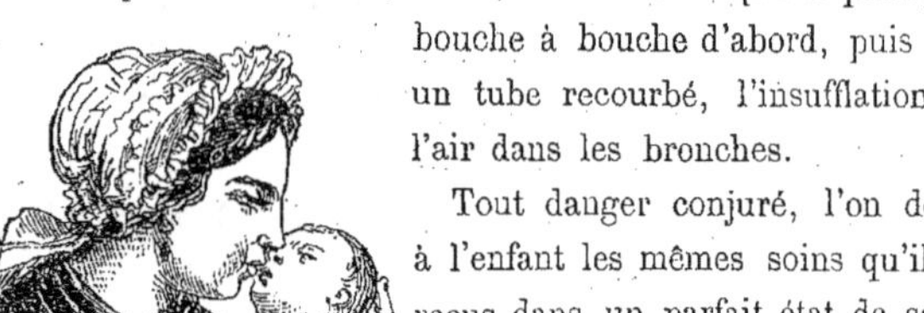

bouche à bouche d'abord, puis avec un tube recourbé, l'insufflation de l'air dans les bronches.

Tout danger conjuré, l'on donne à l'enfant les mêmes soins qu'il eût reçus dans un parfait état de santé, sans s'inquiéter davantage de ces accidents graves qui généralement ne récidivent pas.

Insufflation bouche à bouche.

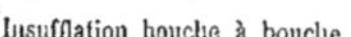

Coucher. — Bien lavé, chaudement vêtu, le nouveau-né n'a plus besoin que de se reposer des premières épreuves qu'il vient de subir. Le berceau, modérément chauffé si la rigueur du temps l'exige, blanc et propre, est disposé pour le recevoir. On y couche, en l'inclinant légèrement sur le côté droit, le frêle petit être dont la vie commence et qui, sous les yeux de sa mère attentive, va dormir bientôt d'un profond sommeil.

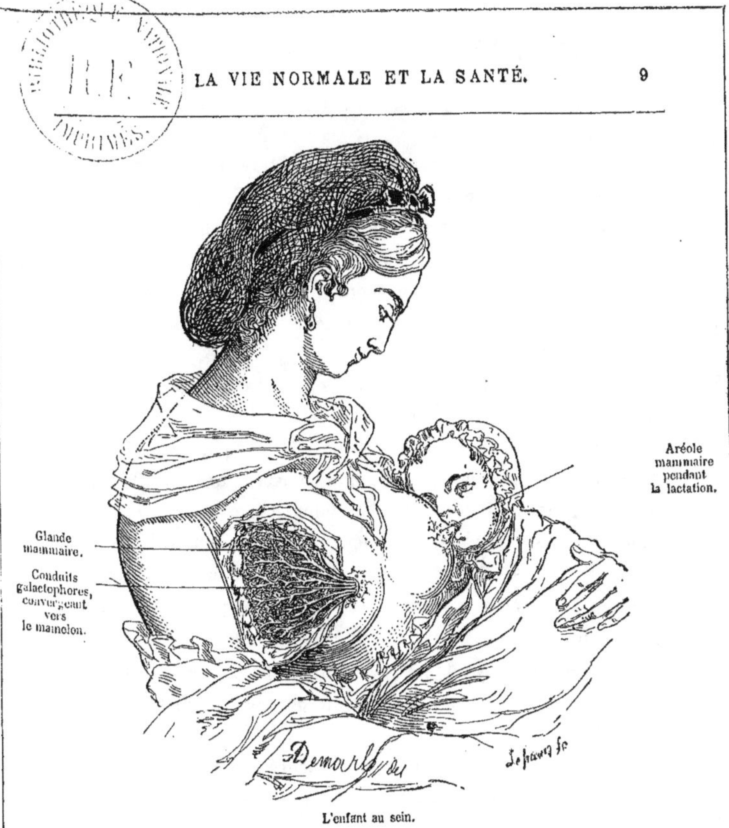

L'enfant au sein.

L'ALLAITEMENT MATERNEL.

La nature et la raison proclament bien haut que la mère doit être la nourrice de son enfant.

Et cependant, on a répandu des flots d'encre, on a publié des centaines de volumes pour appuyer cette vérité, comme on l'eût fait pour soutenir le plus absurde des paradoxes.

Il est malheureusement vrai que la plupart des mères ne le sont aujourd'hui qu'à moitié, mais il faut bien reconnaître que ce sont surtout les exigences et les caprices de notre société civilisée qui le veulent ainsi.

La mère qui doit chercher dans un travail opiniâtre le pain de chaque jour, confie forcément à une mercenaire le frêle et cher petit être qu'il lui est impossible de nourrir de son lait.

La grande dame, habituée au luxe et à la paresse, se sépare de son enfant parce qu'elle redoute la peine et la fatigue, et qu'à ses yeux, être nourrice, c'est manquer à toutes les règles de la mode et du bon ton.

Dans tous les cas, ces défaillances au devoir, voulues ou forcées, font à la mort la partie belle.

En vingt années, seulement, d'après les plus récentes statistiques, trois cent mille petits enfants ont succombé chez les nourrices des environs de Paris. Il est certains départements voisins où la mortalité des nouveau-nés dépasse quatre-vingt-dix pour cent, année moyenne; et sur vingt mille nourrissons annuellement expédiés de Paris à la campagne, cinq mille à peine, la plupart en fort mauvais état, sont rendus à leurs parents.

Ces chiffres effrayants ne prouvent-ils pas, mieux que d'éloquentes pages, combien l'allaitement maternel est nécessaire au jeune enfant?

Il est pourtant quelques cas malheureux dans lesquels le médecin prudent doit conseiller à la jeune mère de ne pas nourrir son nouveau-né.

C'est lorsque la santé de la femme est sérieusement compromise par une prédisposition à la phthisie, trop commune aujourd'hui dans nos grandes villes, ou par toute autre maladie constitutionnelle ; c'est encore lorsque son lait, trop rare ou trop fluide, ne fournirait pas à l'enfant une alimentation suffisante.

Alors, il faut de toute nécessité, recourir à l'allaitement mercenaire par une nourrice que l'on garde près de soi quand c'est possible; sinon se résoudre à nourrir l'enfant au biberon, ce qui vaut encore mieux que d'envoyer au loin la pauvre créature affronter, sans défense, toutes les chances de mort.

L'allaitement. — Premiers essais. — L'aliment naturel du nouveau-né, le lait, n'afflue guère au sein maternel que deux jours après l'accouchement, et l'enfant, jusqu'alors, peut, sans en souffrir, se passer de toute nourriture. On lui donne, pourtant, d'habitude, un peu d'eau sucrée tiédie ou blanchie de quelques gouttes de lait ; mais il est préférable que la mère, quelques heures après la délivrance, lui présente le sein, ne fût-ce que pour s'assurer de la facilité avec laquelle l'enfant le pourra prendre et faire venir le lait.

Il n'est pas très rare, en effet, que le nouveau-né ne s'acquitte point d'abord de cette fonction d'une façon satisfaisante. En tout il faut un apprentissage, et le petit être semble réellement quelquefois maladroit à teter. On visite alors sa bouche et l'on voit si le frein de la langue, le *filet,* trop proéminent, ne le gêne pas un peu. Il suffirait, le cas échéant, d'un petit coup de ciseaux prudemment donné en travers de la mince membrane, pour rendre aussitôt à la langue toute la liberté de ses mouvements.

D'habitude, c'est le mamelon de la mère, qui trop court ou mal conformé, ne se prête pas à la succion. En pressant un peu le sein, il est ordinairement possible, alors, d'en faire sourdre une gouttelette de lait. C'est une amorce tendue à l'appétit de l'enfant, dont les efforts réitérés finissent, en ce cas, par allon-

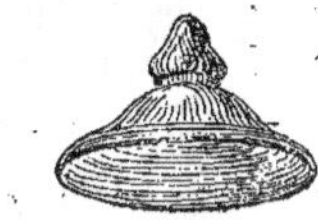

Tetterelle en ivoire.   Tetterelle en baudruche.

ger suffisamment le mamelon pour qu'il n'échappe bientôt plus à la ventouse qui l'a saisi. Mais si le nourrisson se rebute, il devient nécessaire, au moins durant quelques jours, de le faire teter au moyen d'un *bout de sein,* à la faveur duquel l'organe lui-même ne tarde pas à prendre une meilleure conformation.

Très utiles encore quand l'épiderme trop délicat du mamelon se fendille de gerçures ou de crevasses douloureuses, les bouts de sein, dont il existe un grand nombre de modèles, se terminent, en général, par une tetterelle de caoutchouc, de baudruche ou d'ivoire. Il en est d'une seule pièce, en caoutchouc, qui plus souples et moins fragiles, sont aussi les plus usités aujourd'hui.

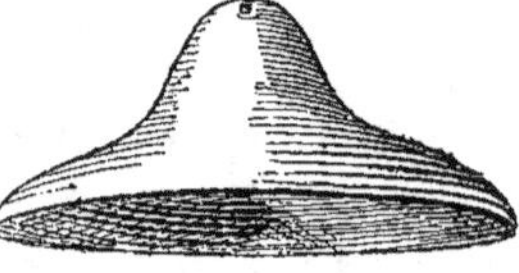

Bout de sein en caoutchouc.

Régime du nourrisson. — Quarante-huit heures après la naissance, la sécrétion lactée étant établie, il convient de faire sérieusement teter le nourrisson et de réglementer surtout son alimentation quotidienne.

Pour accomplir sa tâche dans les meilleures conditions, la mère doit s'asseoir commodément, le dos et les reins appuyés sur les oreillers de son lit d'abord, plus tard sur le dossier d'une chaise basse. Soutenant l'enfant du bras gauche, elle l'aide, de la main droite, à trouver le mamelon et le lui introduit dans la bouche, en veillant à ce que le sein soit toujours assez distant des narines pour que le nourrisson puisse, en tetant, librement respirer.

A ce moment, il est indispensable encore que le bébé soit à l'aise dans ses langes. Outre que c'est un grand plaisir pour lui de remuer alors ses petites jambes, la constriction du ventre par le maillot pourrait troubler sa digestion au point de le forcer à rendre une partie du lait qu'il aurait bu.

Réglementation des repas. — Dans la journée et pendant les deux premiers mois, c'est toutes les deux heures, environ, que l'enfant doit être mis au sein. Quand il est plus fort, on ne lui donne que toutes les trois heures. Le soir, on le fait teter pour la dernière fois à onze heures, afin de ne plus lui donner que vers quatre ou cinq heures, le lendemain matin.

Prise dès les premiers jours, cette bonne habitude peut être facilement maintenue et doit l'être, le sommeil étant aussi nécessaire à la nourrice qu'à l'enfant.

Après avoir suffisamment teté, le nouveau-né n'a plus besoin que de repos. On le doit donc immédiatement replacer dans son berceau, sinon il ne voudra bientôt plus s'endormir que sur les genoux ou dans les bras de sa mère.

Se réveille-t-il et pleure-t-il dans l'intervalle des repas? S'il ne se rendort point après un doux balancement donné à la couchette, on défait ses langes pour le changer quand il est mouillé ; on regarde s'il n'est point par hasard égratigné par quelque épingle, et la certitude acquise qu'il ne souffre d'aucun mal, la jeune mère doit faire appel à tout son courage, à toute son énergie, pour ne point céder au caprice d'un gourmand et le remettre au sein avant l'heure réglementaire.

« Qui dort dîne », suivant un vieux dicton. Il ne faut donc pas réveiller, pour le faire teter, le nourrisson endormi, à moins que son sommeil ne se prolonge au delà de trois ou quatre heures. Un repos de deux heures, en moyenne, lui est toujours nécessaire pour que sa digestion s'opère convenablement.

Chaque fois qu'on le met au sein, l'enfant doit y être laissé jusqu'à ce qu'il soit pleinement satisfait. Il se retire alors de lui-même ; il sourit et s'amuse au lieu de continuer la succion. Le lait, d'ailleurs, afflue d'autant plus à la mamelle, que le nourrisson en prend davantage. Le premier tiré, clair et fluide, est, aussi bien moins nourrissant que celui qui vient après. Ce n'est donc qu'en assouvissant sa faim, que l'enfant prend réellement le bon lait, l'aliment épais et crémeux qui contient tous les éléments d'une nutrition parfaite.

Dans un repas, la mère doit, autant que possible, offrir successivement les deux seins à l'enfant. C'est le seul moyen d'en opérer le dégorgement d'une façon régulière et d'éviter les excoriations, les gerçures que pourrait occasionner la succion constante d'un même mamelon. Il est utile, d'ailleurs, au cas d'un accident de ce genre, que le nourrisson n'ait aucune préférence pour l'un ou l'autre sein ; aussi quand il paraît avoir une prédilection marquée pour un des côtés, vaut-il mieux lui présenter d'abord le sein qu'il aime le moins, afin que l'impérieux besoin de teter lui fasse plus facilement surmonter sa répugnance.

Modifications au régime. — Jusqu'à la fin du quatrième mois, le lait maternel est le seul aliment qui convienne au nouveau-né ; e seul qu'il puisse digérer sans danger, le seul, enfin, qui lui soit profitable. C'est exposer le petit être à des coliques redoutables, à des entérites mortelles, que de lui faire prendre, à ce premier âge, autre chose que l'aliment naturel spécialement élaboré pour lui par le sein de sa mère.

A quatre mois, cependant, son appareil digestif s'est assez développé pour pouvoir absorber, sans inconvénient, une nourriture un peu plus substantielle, une bouillie à la farine de froment, de riz ou d'avoine ; un léger potage à la fécule de pomme de terre, à l'arrow root, etc., que l'on remplace, un peu plus tard, par de petites panades bien cuites à la biscotte ou même à la croûte de pain.

Le bon lait de vache, coupé au tiers d'eau tiède ou de bouillon de veau, constitue encore, à cette époque, un excellent aliment, et la mère, pour s'économiser un peu quand elle est fatiguée, peut avantageusement, dès le troisième mois, en faire prendre à son enfant, à l'aide d'un biberon qu'elle entretiendra, comme il sera dit plus loin, toujours très propre. Le lait de chèvre, employé dans les mêmes conditions, remplacerait au besoin le lait de vache trop souvent frelaté dans les grandes villes. On y mêlerait seulement un peu plus d'eau pour en faciliter la digestion.

Cet allaitement mixte, quand il est bien conduit, soulage beaucoup, au quatrième mois, une mère d'une constitution délicate, en même temps qu'il est souvent suivi des meilleurs résultats au point de vue de la santé de l'enfant. A la campagne où l'on peut, à volonté, se procurer du lait pur que l'on doit toujours donner chaud, mais non bouilli, ce régime permet de retarder jusqu'au sixième mois, avec tout avantage pour le nourrisson, l'administration des fécules et des panades.

Régime de la mère. — Pour donner à son enfant de bon lait, il est indispensable que la mère en prenne les éléments dans une alimentation reconstituante et variée dont les viandes, les végétaux bien cuits, les féculents, formeront la base et dont elle écartera seulement les mets trop épicés, le vinaigre, les condiments acides, les fruits verts, etc. Elle boira de l'eau rougie, du lait, de la bière et devra s'abstenir de vin pur, de café, de toute liqueur alcoolique.

Dans l'intérêt de son enfant, autant que pour le sien propre, il est utile qu'elle dorme cinq à six heures par nuit, sans interruption; et j'ai dit, plus haut, comment il est possible de prendre cette bonne habitude en accoutumant l'enfant à ne point teter entre onze heures du soir et quatre ou cinq heures du matin.

Il est bien rare, toutefois, qu'une jeune mère, quand elle entend, la nuit, pleurer son nourrisson, ne se relâche pas un peu de sa rigueur sur ce point et ne lui donne le sein, ne fût-ce que pour apaiser ses cris.

C'est quand le pauvre bébé fait ses dents et qu'il se réveille en sursaut, que la mère, attendrie, se laisse aller surtout à ces concessions excusables; mais il ne faut jamais, en pareil cas, qu'elle garde son enfant près d'elle, dans son lit, après l'avoir allaité. S'endormit-il entre ses bras, elle doit le remettre au berceau. Trop souvent il arrive, en effet, que des nourrices étouffent ainsi, pendant leur sommeil, le nourrisson qu'elles ont imprudemment couché avec elles.

Au début de l'allaitement, les mamelles sont extrêmement sensibles au froid, et comme il n'est pas rare qu'elles soient mouillées par l'écoulement d'une certaine quantité de lait, il convient, pour absorber cette humidité, de les couvrir d'un linge doux plié en plusieurs doubles.

J'ai vu, bien souvent, de jeunes mères frappées d'engorgement laiteux ou même d'abcès au sein, pour avoir négligé ces précautions si rationnelles, être forcées de renoncer à nourrir leur enfant et subir, ainsi, les plus cruelles douleurs jointes aux peines les plus vives.

Quelquefois le nouveau-né, rebuté ou malade, refuse plus ou moins longtemps de prendre le sein, et la mamelle, gonflée de lait, s'engorge et se tend jusqu'à devenir extrême- ment douloureuse. Pour calmer les souf- frances qu'elle endure, la mère peut alors se faire teter par une personne complaisante,

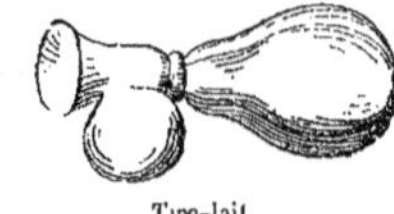

Tire-lait.

ou se servir, dans le même but, soit d'un *tire-lait* à poire aspira- trice en caoutchouc ; soit d'une *tetterelle à tube,* qui fonctionne par une simple succion.

Un air pur, une habitation salubre, un milieu paisible, con- viennent, à tous égards, à la mère qui nourrit. Le séjour à la campagne lui serait extrêmement fa- vorable, aussi bien qu'à son nourris- son, pourvu qu'elle n'habitât point un logis humide et qu'elle recherchât, dans ses promenades, de préférence à la fraîcheur, le soleil et la lumière.

Autant que possible la jeune nour- rice doit se défendre, enfin, de toute émotion vive, de toute préoccupation, de tout souci. C'est par une sollicitude exagérée, par la crainte perpétuelle de ne point faire ce qu'il faut, par un constant émoi, que beaucoup de mères

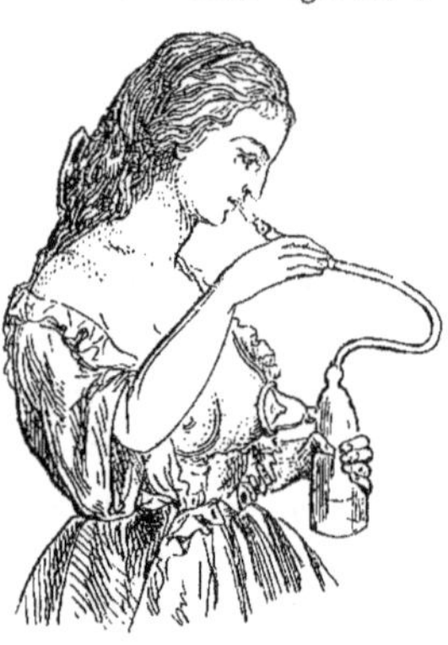

Tetterelle à tube.

inexpérimentées finissent par devenir de très mauvaises nourrices.

A la moindre fièvre, au plus petit dérangement dans la santé de leur cher bébé, les voilà toutes troublées, toutes tremblantes ; se faisant à la fois du mauvais sang et du mauvais lait précisé- ment à l'heure où l'enfant peut avoir besoin des soins les plus réfléchis et du lait le plus pur. Ce n'est point raisonnable ; aussi le langage seul de la raison est-il capable de calmer un peu ces natures sensibles et nerveuses.

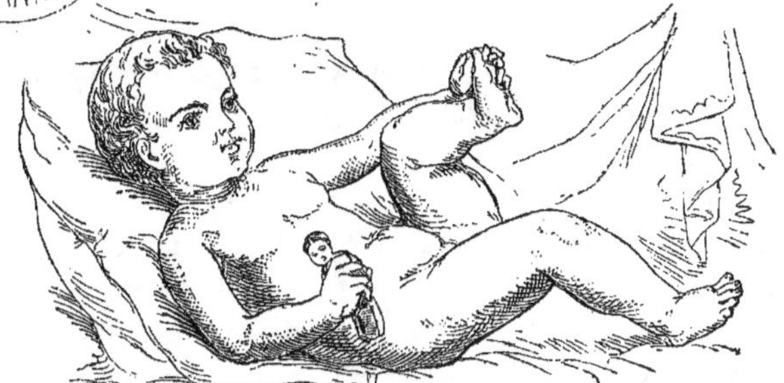

Enfant nourri au sein.

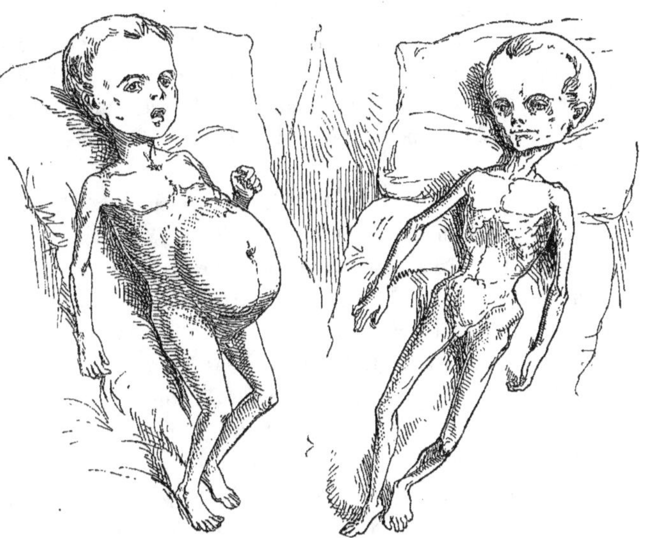

Enfant prématurément nourri de bouillie
ou de soupe.

Enfant au dernier degré de l'inanition.

NOURRICES ET NOURRISSONS

A la mère qui ne peut jusqu'au bout remplir sa mission, il
ne reste d'autre parti que de confier son enfant à une nourrice

mercenaire, ou que de le soumettre aux périlleux hasards d'un allaitement artificiel au biberon.

Habituellement et quand on en a les moyens, c'est à la nourrice que l'on donne la préférence; encore faut-il décider si l'on abandonnera le petit être à quelque femme de la campagne ou si, plus prudemment, on prendra, pour l'allaiter chez soi, une nourrice que l'on désigne, alors, sous le nom de *nourrice sur lieu*.

Souvent, en pareil cas, les paysans se tirent d'embarras en confiant tout simplement le nouveau-né à une bonne chèvre qui lui témoigne, en général, la plus vive tendresse; mais dans les villes, outre que ce mode d'allaitement est peu pratiqué, la plupart des mères répugnent à l'idée de voir leur enfant allaité par un animal, et la chèvre, en dépit de ses excellentes qualités, a toujours eu de la peine à se faire accepter pour une nourrice sérieuse.

Choix d'une nourrice. — Il est admis, en règle générale, qu'une bonne nourrice doit être brune, âgée de 25 à 30 ans, de taille moyenne, bien faite, potelée et d'un agréable caractère. Arrondis et fermes, ses seins doivent présenter un mamelon bien saillant, et montrer, à leurs marbrures bleuâtres, la richesse du réseau veineux qui les parcourt. Il est indispensable que la vive rougeur de ses lèvres et de ses gencives accuse les qualités multiples de son sang, et que l'excellent état de sa dentition révèle une constitution irréprochable.

Bien plus difficiles que nous sur le choix des nourrices, les anciens avaient, à cet égard, formulé d'excellents préceptes, et les précieuses indications données aux Athéniens par Mnésithée de Cyzique ont encore, aujourd'hui, conservé toute leur valeur.

La nourrice, dit l'auteur grec, doit avoir la poitrine bien développée, les chairs d'une bonne nature, être belle à voir, s'arranger facilement de toute espèce d'aliments et ne pas être sujette aux dérangements du ventre. Elle sera exempte de toute maladie et surtout de l'épilepsie et des étouffements hystériques. Elle devra soigneusement veiller à la propreté de ses vêtements et de son corps, afin que sa peau ne prenne aucune mauvaise odeur ; elle sera douée d'un caractère gai, facile, doux et simple ; son âge ne dépassera pas trente ans et restera même en deçà d'un ou deux ans ; ses règles ne devront pas paraître pendant l'allaitement. Qu'elle soit sévère pour le commerce avec les hommes ; qu'elle ait achevé déjà l'allaitement de plusieurs enfants, et que son dernier né soit du même âge que celui de la mère. Son lait doit avoir quarante jours après l'accouchement, pour être dans les meilleures conditions. Les seins, volumineux et fermes, doivent présenter des papilles grandes, avec des canaux mous et des ouvertures bien percées.

Une nourrice qui réunirait tous ces avantages serait, assurément, la perle des nourrices ; aussi faut-il d'habitude, se contenter à moins.

L'essentiel, en somme, est qu'elle donne assez de lait pour que l'enfant, à chaque tetée, puisse en prendre de 80 à 150 grammes, ce dont il est facile de s'assurer en pesant exactement le nourrisson avant et après chaque repas.

NOURRICES SUR LIEU

En province, c'est ordinairement par l'entremise du médecin ou par ses propres relations que l'on se procure une nourrice sur lieu. A Paris, il faut s'adresser aux bureaux particuliers de nourrices disséminés dans les différents quartiers, et la plupart de ces établissements, libres de toute surveillance, ne sont, malheureusement, que de misérables boutiques où l'on exploite odieusement les familles, au grand détriment des nourrissons.

Bureaux de nourrices. — Il n'est pas rare, en effet, dans ces bureaux, de rencontrer des nourrices de fort bon aspect, présentant un enfant de belle venue et toujours munies de certificats de médecins ou de maires.

Volontiers, on se laisse prendre à ces apparences ; mais les certificats, en général, n'ont aucune valeur ; l'enfant, le plus souvent, n'est pas celui de la nourrice ; et celle-ci, toute bonne laitière qu'elle paraisse, tantôt a revu ses règles, tantôt est enceinte de nouveau, tantôt est épuisée par un allaitement antérieur de douze ou quinze mois. On n'imagine pas tous les pièges tendus, par les marchands de lait de femme, à la confiance, à la bonne foi des clients. Les nourrices, d'ailleurs, ne sont pas exemptes, elles-mêmes, de cette exploitation. Mal logées, recevant à peine de quoi vivre, elles doivent, sitôt acceptées, laisser à la direction du bureau, le premier mois de leurs gages.

C'est à ces intermédiaires-là, cependant, qu'il faut avoir affaire, quand à Paris, on désire prendre une nourrice sur lieu. Le médecin de la famille est ordinairement prié de la choisir et dans ce cas, à moins qu'on ne lui mente effrontément et qu'on ne le trompe aussi lui-même, ce qui demande un peu plus d'audace, on peut avoir la chance de trouver une nourrice convenable moyennant 60 ou 80 francs par mois. On verse d'abord, outre les gages du premier mois, 30 francs destinés à défrayer le retour, au pays natal, du propre enfant de la nourrice, et ce pauvre petit, abandonné par sa mère, livré à une meneuse, exposé aux dangers d'un double voyage, nourri, par une étrangère, de bouillie ou de soupe épaisse, quinze fois sur vingt succombe à ces mauvais traitements.

Toute cette industrie nourricière, on le voit, choque à la fois la raison, la nature et la morale ; la vie d'un enfant étant toujours en péril, quand une mère refuse le sein au petit être qu'elle a mis au monde.

Défauts de la nourrice sur lieu. — Une bonne nourrice qui s'attache à son nourrisson remplace, en somme, le plus avantageusement possible pour le jeune enfant, la mère qui ne veut point ou ne peut continuer sa tâche. Mais, trop souvent encore, dans les grandes villes surtout, la nourrice est exigeante, malpropre, capricieuse ou frivole. Elle ne s'intéresse, en donnant son lait, qu'au bénéfice qu'elle peut retirer de sa marchandise. Elle refuse, se souciant peu d'un enfant qui ne lui appartient pas, de rompre avec ses mauvaises habitudes ou de mettre en pratique les moyens hygiéniques qui lui sont recommandés. Quand elle n'est point surveillée, enfin, elle renoue souvent des relations qui la détournent à jamais des soins assidus et dévoués qu'elle doit au nourrisson.

NOURRICES A LA CAMPAGNE

En dépit des dernières lois relatives à la protection des enfants du premier âge, l'allaitement par une nourrice à la campagne donne encore de si mauvais résultats, que j'éprouve réellement, ici, quelque scrupule à conseiller à une mère cette méthode expéditive et peu coûteuse de se débarrasser de son enfant.

Dix-huit fois sur vingt, c'est envoyer son enfant à la mort que de le placer en nourrice à la campagne, au moins chez les paysannes des environs de Paris, à qui l'industrie nourricière fournit, dans certaines localités, des revenus considérables.

On a dit cent fois tout ce que souffraient les petits Parisiens aux mains de ces âpres commerçantes qui les emportent, comme une proie, pour s'en faire d'incessants sujets de réclamation auprès des parents qu'elles trompent sans aucun scrupule.

La famille est-elle pauvre, les gages et les cadeaux n'arrivent-ils pas à point, c'est sur l'innocent petit être qu'on leur a livré, que les soi-disant nourricières se vengent. Il peut crier, pleurer, souffrir. Va-t-on se donner du mal pour un marmot dont on ne tire aucun profit? Qu'il se sauve s'il le peut ou qu'il cède au plustôt la place à un autre. Et la pauvre créature est laissée seule, couchée, garrottée dans son maillot, tandis que ceux qui devraient veiller sur elle vont aux champs. Sa part de lait est prise par l'enfant de la maison ; le « petit Paris », lui, quand on rentrera, sera bourré de soupe, ou, s'il fait le difficile, continuera, mouillé, excorié par l'ordure, à pousser des cris jusqu'à ce que les forces lui manquent ou qu'une hernie, un accès convulsif résultent, enfin, de ses impuissants efforts.

Après quelques jours, quelques mois, de cet odieux martyre, l'enfant, s'il a été nourri de soupe, aura le ventre énorme, le « gros ventre », et l'intestin, rendu, par cette alimentation grossière, impropre à remplir ses fonctions, sera bientôt atteint d'inflammations fréquentes qui feront courir au petit malade les plus graves dangers.

Refuse-t-il, instinctivement, de prendre la pâtée qu'on lui offre, l'enfant, réduit à l'état de squelette, mourra lentement d'inanition.

Néglige-t-on de l'aérer, de le sortir, de l'exposer aux vivifiants rayons du soleil ; le laisse-t-on croupir dans ses excréments ou s'étioler sur son berceau, dans quelque humide salle basse, comme ces misérables nourrices le font si souvent ; le pauvre petit être aura promptement le sang vicié par la scrofule, les os noués par le rachitisme, la tête ravagée par les teignes et les poux ; il sera irréparablement frappé dans sa force et ne rentrera chez lui, — s'il y rentre ! — qu'avec le germe de la méningite ou de la phthisie.

Et que l'on ne croie pas exagéré un scandaleux état de choses dont je ne puis montrer ici qu'un aperçu. C'est tous les jours, à tout moment, sur des milliers de petits enfants, que ces infamies s'accomplissent, et des volumes entiers ne suffiraient pas à retracer les navrantes agonies de ces innocentes victimes !

Choix et surveillance d'une nourrice à la campagne. — Quand une mère est cependant forcée de se séparer de son enfant, quelles conditions doit-elle au moins exiger de la nourrice qui l'emporte ? Chez quelles gens, dans quel milieu, convient-il, enfin, de placer, pour sa sauvegarde, une pauvre petite créature incapable de se défendre et de se plaindre ?

Autant que possible on choisira, tous renseignements pris, une femme mariée à un cultivateur, possédant des chèvres, une vache, ou suffisamment aisé pour qu'il puisse, sans parcimonie, acheter, chez les fermiers du voisinage, le lait qui pourrait, au besoin, servir à la nourriture de l'enfant. Plus exposées aux privations, les femmes d'ouvriers, à la campagne, sont généralement de mauvaises nourrices. Les filles-mères, après leur faute, vont généralement se placer dans les grandes villes. Elles sont, d'habitude, moins exigeantes et plus dociles que les femmes mariées engagées comme nourrices sur lieu.

Il est indispensable que la nourrice habite, à la campagne, une maison bien aérée, dans un pays fertile et point marécageux. C'est en Normandie, en Picardie, en Bourgogne, que le climat est le plus favorable aux jeunes enfants. Dans le Berry, l'Orléanais, la Sologne, où la fièvre intermittente est endémique, les nourrissons peuvent souffrir beaucoup de cette insalubrité.

Quelque excellentes que puissent sembler les conditions dans lesquelles un enfant a été mis en nourrice, il est utile qu'il soit fréquemment visité par les parents ou par des amis dévoués, demeurant dans le pays. A défaut de personnes de confiance, la mère, pour peu qu'elle ait souci du bien-être du nourrisson, doit charger de ces visites le médecin, le maire ou le curé de la localité. Cette surveillance bien faite, oblige la nourrice à se tenir constamment sur ses gardes et parfois à sauver un enfant de l'indifférence et de la mort.

A Paris, la direction du *Bureau municipal des nourrices*, rue des Tournelles, procure aux familles des nourrices à la campagne et s'engage à les faire surveiller; mais il est, administrativement, bien difficile de remplir une mission si délicate; aussi, les parents, quand ils pourront se résoudre à quelques petits sacrifices, trouveront-ils plus de sécurité, je crois, à se mettre en relation directe avec un médecin ou toute autre personne qui régulièrement leur donnera des nouvelles du nourrisson.

HYGIÈNE DES NOURRICES

Plus encore que la mère qui donne le sein à son enfant, la nourrice est tenue d'observer une bonne hygiène. Eu égard à l'alimentation, une femme de la campagne a souvent des goûts un peu grossiers qu'il ne faut point absolument chercher à corriger s'ils ne sont pas de nature à porter préjudice au nourrisson; mais il faut se montrer inflexible envers une nourrice qui boirait en excès du vin pur ou toute autre liqueur alcoolique, et la congédier alors sur-le-champ, sous peine de voir l'enfant bientôt frappé de convulsions éclamptiques.

Chaque jour et surtout quand le temps est beau, la nourrice doit sortir avec son nourrisson, s'aérer et se promener au soleil. Au cas ou l'on douterait de sa bonne conduite, il serait indispensable de la surveiller rigoureusement ou de l'accompagner.

Sans se fatiguer à des travaux pénibles, il est bon que la nourrice soit active et laborieuse; elle doit, en outre, avoir soin de son corps et de ses vêtements, s'abstenir ou n'user que très modérément, des rapports sexuels, et sans retard, au cas d'un retour de règles ou d'une grossesse présumée, avertir les parents du nourrisson.

Changement de nourrice. — On ne doit jamais, que pour de sérieuses raisons, renvoyer une nourrice; mais quand l'enfant, loin de profiter, dépérit, quand, après avoir teté, il crie au lieu de s'endormir ou quand il s'endort au sein sans teter, c'est que la nourrice manque de lait; aussi convient-il, surtout si l'enfant n'est encore âgé que de quelques jours, de lui en donner aussitôt une autre. Plus tard, à six ou huit mois, mieux vaut souvent, au lieu d'en changer, permettre à la nourrice dont les seins commenceraient à se tarir, de donner à l'enfant, en supplément, du lait de vache ou de légères fécules. Le nourrisson, confié dans de telles conditions à une nouvelle nourrice, perdrait, en effet, peut-être plus qu'il ne gagnerait.

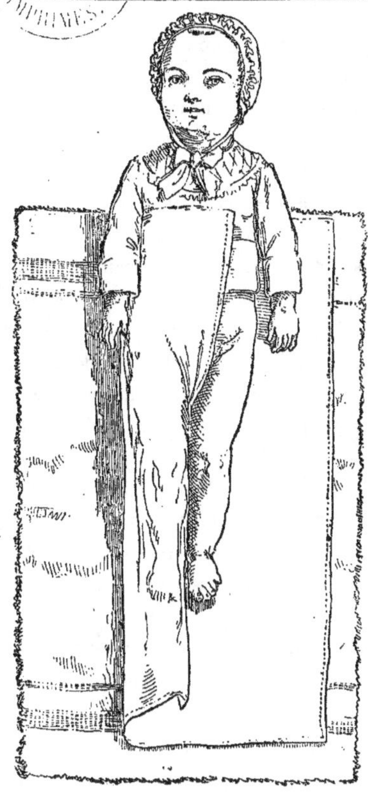

Maillot hygiénique ouvert pour montrer
la façon d'envelopper l'enfant.

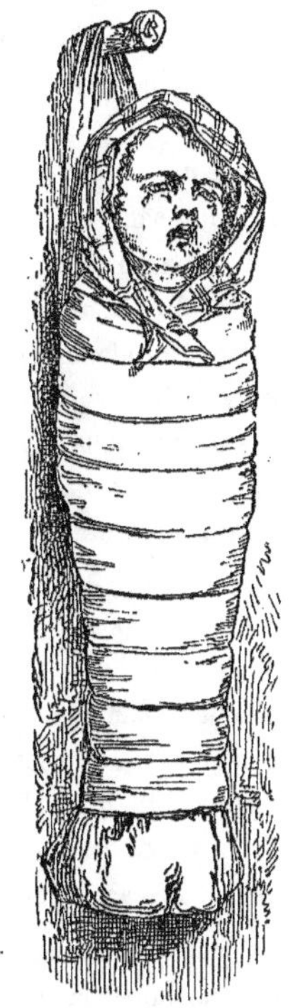

L'ancien maillot emprisonnant les membres
et comprimant le corps de l'enfant.

ALLAITEMENT ARTIFICIEL.

Différant absolument des procédés de la nature, l'alimentation artificielle du nouveau-né, de quelque façon qu'on la pratique, est trop souvent mortelle au jeune enfant, pour que, prenant ici sa défense, je la présente comme un moyen commode d'éviter les soucis et les peines de l'allaitement.

Il importe de répéter, au contraire, que c'est toujours tripler ou doubler les chances de mort d'un enfant, que de le soumettre, dès sa naissance, à cette dangereuse méthode d'alimentation où le petit être ne trouve ni le lait tiède et doux, spécialement composé pour lui, ni la vigilante tendresse que l'allaitement inspire à toute bonne nourrice ; ni cette bienfaisante incubation que la mère, en le maintenant contre son sein, fait éprouver à son cher nourrisson.

Et pourtant, en présence des lamentables hécatombes qui résultent de l'allaitement mercenaire à la campagne, l'alimentation au biberon, prudemment conduite, peut être avantageuse au nouveauné. Appliquée par une mère intelligente, elle peut donner d'excellents résultats, et j'ai l'occasion, chaque jour, de constater combien il est facile de les obtenir, quand on met, à la pratiquer, tout le soin, toute l'attention désirables.

Dans ces conditions, toutefois, l'allaitement artificiel est plus difficile et plus pénible encore que l'allaitement maternel. Il exige, de la part de la mère, plus de soins minutieux et plus de surveillance, dans les villes surtout, où l'on se procure si difficilement de bon lait. Il expose l'enfant à des indispositions plus fréquentes, et pourtant, quand il peut être dirigé par la mère elle-même, je n'hésite pas à le conseiller de préférence à l'allaitement mercenaire à la campagne, presque toujours si funeste aux nourrissons.

Alimentation prématurée. — L'on ne doit entendre, par allaitement artificiel, que la simple substitution du lait de vache au lait de femme et non l'alimentation de l'enfant par toute autre substance que du lait.

Donner prématurément au nouveau-né, dont le tube digestif est incapable de digérer autre chose que du lait, une nourriture plus substantielle, de la bouillie, des fécules, des panades, des soupes même, comme on le fait dans les campagnes, c'est travailler chaque our à sa perte, c'est vouloir infailliblement le tuer au bout de quelques mois.

Cette alimentation prématurée n'est point, en effet, seulement une faute d'hygiène. En présence des nombreuses victimes qu'elle fait tous les ans elle peut être définitivement classée parmi les pratiques criminelles, et la justice, au moins autant que la médecine, à le devoir de s'intéresser à cette question.

Allaitement mixte. — Ce n'est jamais avant le quatrième mois, comme je l'ai déjà dit à propos de l'allaitement maternel, que l'enfant peut impunément recevoir et digérer une autre nourriture que le lait.

La mère ou la nourrice, quand elles ne sont point d'une très forte constitution, peuvent alors se soulager en faisant prendre au nourrisson, soit du lait de vache au biberon ou à la tasse, soit des bouillies ou des fécules qui prépareront l'enfant au sevrage et ne feront que hâter un peu son développement physique et moral.

Ainsi compris, l'allaitement mixte offre à tous égards de sérieux avantages. Il est seulement essentiel de ne point le commencer trop tôt et de ne l'entreprendre qu'avec la certitude absolue de donner à l'enfant de bon lait de vache ou de chèvre.

Allaitement au biberon. — C'est encore le lait qui doit être l'objet du constant souci de la mère, quand elle se résout à nourrir son enfant au biberon. A Paris, il ne faut guère compter se procurer ce précieux aliment avec toutes ses qualités naturelles. Malgré la sévérité de la police, le lait, apporté tous les matins de la campagne, est le plus souvent étendu d'eau, quand il n'est pas abominablement frelaté. Les vacheries des quartiers excentriques ne sont guère peuplées que de vaches phthisiques ou trop peu nombreuses pour fournir le lait nécessaire à tous les clients. Certains soi-disant « nourrisseurs » ne possèdent même d'autre vache que celle qu'ils ont fait peindre sur l'enseigne de leur maison. C'est assez pour attirer les consommateurs, à qui l'on donne, tout uniment, du lait venu pendant la nuit de la banlieue ou des pays voisins.

Depuis quelques années, cependant, on trouve, dans les principales laiteries urbaines, des bouteilles ou des boîtes de lait cachetées, provenant de grandes fermes peu éloignées de Paris, qui garantissent ainsi la pureté du produit expédié.

Autant que possible c'est du lait de cette provenance qu'il faudra donner au nouveau-né. On le paye assez cher, pour qu'il soit vraisemblablement pur · il est seulement fâcheux que le voyage, en le ballottant, ait encore altéré quelques-unes de ses propriétés, ou fait éclore même, dans sa masse, des moisissures microscopiques du genre *œscophora*, susceptibles, quand elles abondent, de donner des coliques à l'enfant.

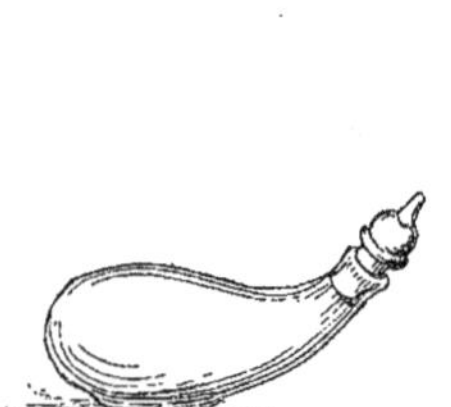
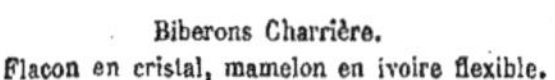
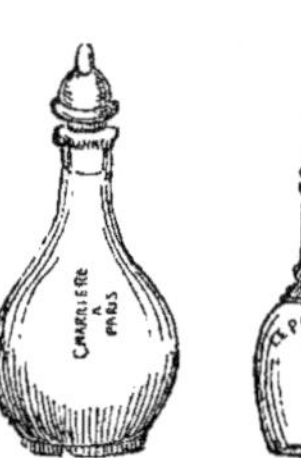
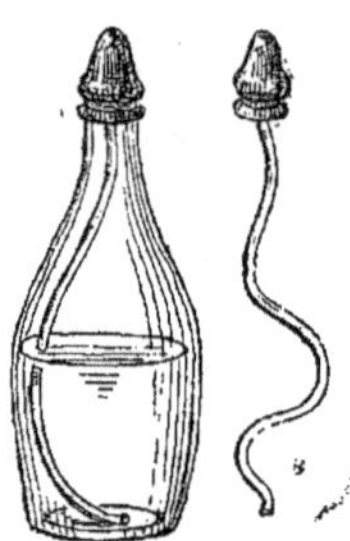

Biberons Charrière.
Flacon en cristal, mamelon en ivoire flexible.

Biberon Leplanquais
à goulot flexible.

Biberon Galante
à tube plongeur et teline
en caoutchouc.

A la campagne, où l'on a toute facilité pour se procurer du bon lait, au moment même de la traite, l'allaitement au biberon est bien plus pratique qu'à la ville, et l'on doit en obtenir alors tous les excellents résultats qu'il peut donner. C'est à la même vache qu'il faudra chaque jour prendre la ration de lait nécessaire à l'alimentation de l'enfant, et l'on devra veiller à ce que la nourriture, le genre de vie de cette nourrice inconsciente, ne puissent nuire aucunement à la haute fonction qu'elle remplit.

Biberons. — Pour suivre aussi précisément qu'on le peut les indications de la nature, il convient, dans l'allaitement artificiel, de faire véritablement teter à l'enfant le lait qui doit le nourrir, et l'on atteint parfaitement ce but en donnant à boire au petit être au moyen d'un biberon.

Le plus simple de ces instruments se compose d'une fiole ou d'un flacon dans le goulot duquel on enfonce un bouchon de vieux linge ou, si l'on aime mieux, un morceau d'éponge fine que l'on coiffe d'un capuchon de mousseline sans apprêt.

Dans un cas urgent, il est facile de fabriquer partout une tetterelle de ce genre, et, tout élémentaire qu'il soit, ce biberon est encore préférable aux petits pots, aux pipettes en étain, trop facilement oxydables, dont on se sert encore de nos jours dans les campagnes éloignées. Chez les herboristes et les pharmaciens on trouve enfin des biberons de diverses formes, dont quelques-uns, très heureusement perfectionnés dans ces dernières années, remplissent toutes les conditions désirables.

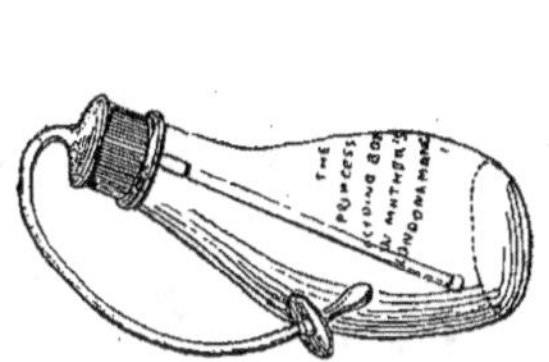
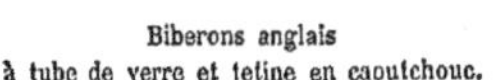
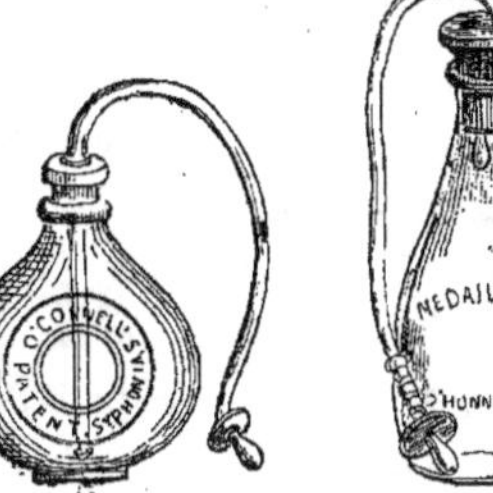

Biberons anglais
à tube de verre et tetine en caoutchouc.

Biberon Robert
à soupape.

Les biberons anglais à tetterelle en caoutchouc, le biberon Robert à soupape, ceux de Charrière à bout d'ivoire, de Leplanquais à goulot flexible, de Galante à tube plongeur, etc., sont aujourd'hui les plus usuels. Il est facile de les entretenir en bon état, et leur prix modique permet d'en avoir au moins deux chez soi, dont un toujours prêt à être donné à l'enfant, tandis que l'on nettoie ou que l'on prépare l'autre.

Ce n'est parfois qu'avec la plus grande difficulté que l'on habitue un nouveau-né à se servir du biberon, aussi Galante a-t-il imaginé, pour les enfants difficiles, un sein artificiel en caoutchouc qu'une femme peut fixer sur sa propre mamelle et présenter au nourrisson comme un sein naturel. La chaleur du corps conserve à une douce température le lait contenu dans la poche élastique, et souvent il suffit de cette ingénieuse supercherie, pour décider un enfant récalcitrant à prendre le biberon.

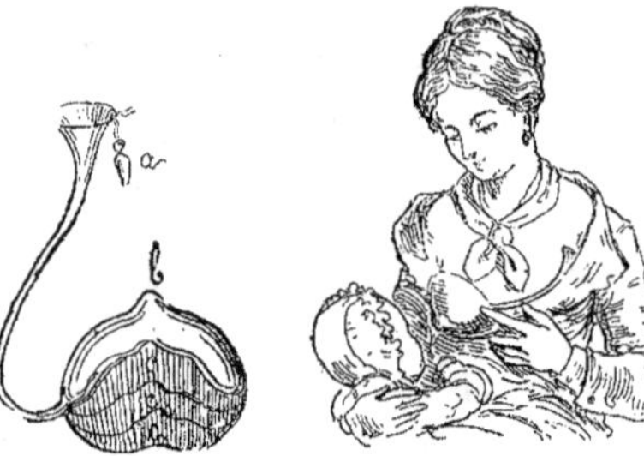

SEIN ARTIFICIEL DE GALANTE.

Coupe horizontale.   L'appareil appliqué sur la poitrine.

a. Entonnoir et son bouchon.
b. Mamelon.
c. c. c. Développement progressif de l'appareil.

Règles à suivre pour l'allaitement artificiel. — Tant de précautions et de soins sont indispensables pour conduire à bonne fin l'allaitement au biberon, que l'Académie de médecine, dans une instruction spéciale sur l'hygiène des nouveau-nés a cru devoir formuler à ce sujet, quelques règles précises.

Le lait de vache, qu'il faut constamment donner tiède, mais non bouilli, doit être, dans les premiers jours, coupé par tiers, puis par quart, avec de l'eau pure. Les décoctions d'orge ou de gruau, que l'on emploie ordinairement dans ce but, ne sont pas meilleures; mais peut-être est-il plus avantageux, comme je le recommande d'habitude, de faire ce mélange avec du bouillon de veau ou de poulet. Le lait ainsi coupé ne doit être que légèrement sucré. On doit le faire tiédir au bain-marie ou sur la cendre chaude.

Pendant les premiers jours de la vie, l'enfant prend en moyenne un litre de lait en vingt-quatre heures, et progressivement davantage; mais le biberon ne doit jamais contenir que la quantité justement nécessaire pour être prise en une seule fois. Si l'enfant, rassasié, laissait un peu de liquide au fond du vase, on viderait celui-ci pour le laver et l'essuyer soigneusement, et l'on en détacherait même la tetterelle en caoutchouc, pour la plonger dans l'eau jusqu'au repas suivant. Il ne faut pas oublier, en effet, que les moindres parcelles de lait qui séjournent dans les vases peuvent altérer, aigrir le nouveau lait que l'on y verse et provoquer, outre de mauvaises digestions, divers accidents, tels que le muguet. On devra surtout se défier, à cet égard, des biberons métalliques, l'étain dont ils sont formés renfermant toujours une certaine quantité de plomb.

PREMIERS VÊTEMENTS. — LE MAILLOT

Malgré tout ce que les hygiénistes ont écrit contre l'usage du *maillot*, un grand nombre de nourrices et de jeunes mères persistent encore dans les campagnes à l'employer pour vêtir leurs nourrissons.

Il ne serait point difficile de trouver les causes de cette préférence pour un vêtement que le raisonnement le plus simple aurait dû faire proscrire depuis longtemps ; les enfants emmaillottés, serrés comme dans une camisole de force, et paralysés sous les spirales de toile qui maintiennent, dans une tension perpétuelle, leurs jambes et leurs bras, s'endorment, paraît-il, même accrochés à la muraille, plus facilement que ceux qui dans leurs berceaux, peuvent remuer leurs petits membres à leur aise.

On en a conclu que le nouveau-né préférait à la liberté cette étroite prison de langes et de bandelettes ; on s'est imaginé que ses jambes se développeraient de travers, si elles n'étaient point constamment tenues dans une rectitude forcée, et l'on a conservé le maillot.

Eh bien, que l'on étudie un peu la physiologie organique du nouveau-né, que l'on songe au travail de développement qui s'accomplit en lui, durant les premiers mois de l'existence, que l'on surveille avec attention tous ses mouvements instinctifs, et l'on reconnaîtra bientôt que le maillot ne peut être qu'une cause de souffrances, de maladies et d'infirmités.

Laissez un moment le petit être nu dans son berceau : ses jambes aussitôt s'agitent et prennent la position qui facilite le plus le cours du sang, la demi-flexion ; ses bras, de même, se fléchissent, s'approchant et s'écartant tour à tour de la poitrine qui se dilate avec aisance ; son visage s'épanouit ; toutes ses fonctions s'accomplissent avec une régularité parfaite.

Garrotté dans son maillot, l'enfant ne vit plus selon les intentions de la nature. Ses membres, immobilisés et raidis, s'engourdissent. La compression empêche le sang d'y affluer, et fait remonter le liquide nourricier dans les poumons et le cerveau.

Les os encore mous et gélatineux se déforment ; les matières excrémentitielles appliquées contre la peau, y déterminent, par leur âcreté, des rougeurs et des excoriations dangereuses.

Qu'on laisse donc au nouveau-né, dans les langes souples et moelleux qui le couvrent, toute sa liberté. Qu'une chemisette de toile fine et une brassière de laine, à manches assez larges, protègent sa poitrine et ses bras ; que son ventre et ses jambes ne soient point comprimés sous les linges amples et flottants qui les enveloppent.

Le maillot hygiénique se compose, comme je l'ai dit à propos de l'habillement du nouveau-né, d'une couverture de laine ou de coton et de couches de toile servant à envelopper les membres inférieurs de l'enfant. Jusqu'à cinq ou six mois, ce vêtement que l'on doit toujours assujettir au moyen d'épingles à pointe cachée, est le plus convenable et le plus commode.

On peut alors lui substituer le *maillot anglais* dont les langes, disposés en culotte triangulaire donnent encore plus d'aisance aux mouvements du bébé. Des chaussons souples et chauds protègeront ses petits pieds. Un simple bonnet couvrira sa tête, et si la chevelure est suffisamment épaisse on habituera même l'enfant à rester jour et nuit tête nue.

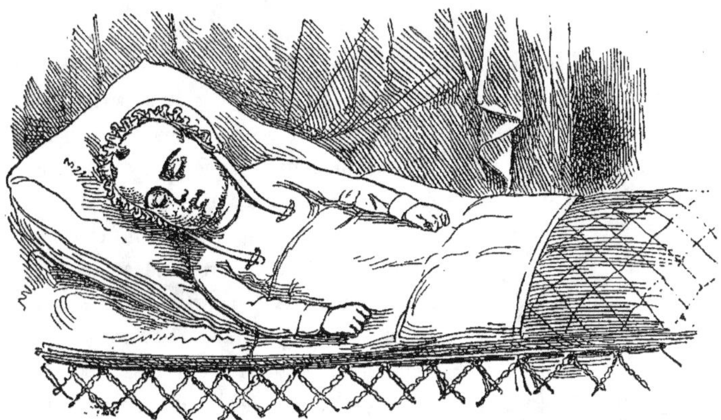

L'enfant couché.

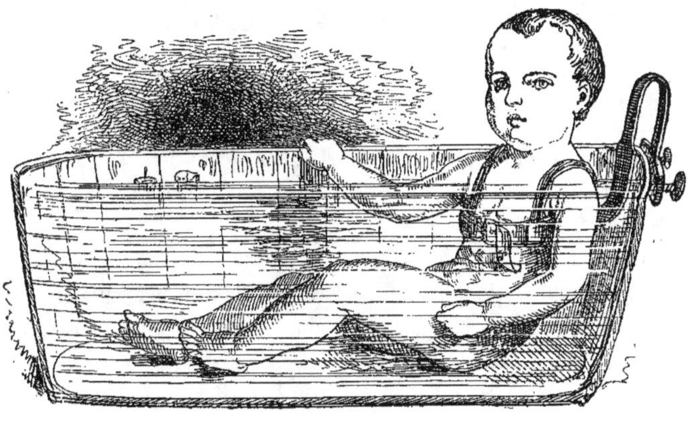

L'enfant au bain.

LE SOMMEIL. — LE BERCEAU.

Le bon sommeil est aussi nécessaire au jeune enfant que le bon lait. Teter, dormir; d'autre chose il n'a cure aux premiers temps de l'existence.

Aussi convient-il d'apporter à la composition de la couchette sur laquelle reposera le petit être , au choix du berceau qui le recevra, l'attention la plus judicieuse, le soin le plus scrupuleux.

Berceau. — Le berceau généralement adopté dans les ménages parisiens est, sans contredit, le plus hygiénique et le plus com-

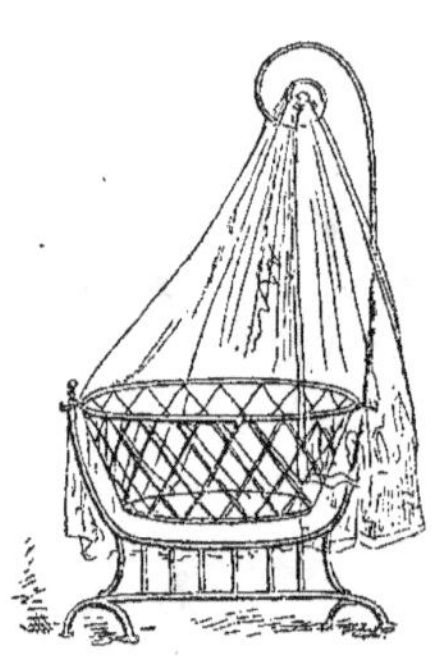

Le berceau.

mode. Il consiste en une nacelle ou corbeille en filet, suspendue à un cadre en fer très solide et pouvant légèrement osciller autour de son grand axe, sur un double support vertical. Une longue tige métallique, recourbée en crosse, soutient les rideaux. Le pied, suffisamment lourd pour que le berceau ne puisse point chavirer , est aussi suffisamment élevé pour que la couchette, isolée de toute humidité , se trouve toujours à hauteur d'appui.

Ainsi conditionné, le berceau est bien préférable aux grandes corbeilles d'osier dont on se sert encore dans les campagnes, et surtout à ces petits lits en bois plein, où nichent, trop souvent, des légions de punaises.

Couchette. — Un grand nombre de jeunes mères ou de nourrices, craignant, pour le nouveau-né, les refroidissements ou les courants d'air, le couchent dans la plume, l'étouffent sous un édredon, l'enferment, quand il est endormi, sous d'épais rideaux formés d'un vieux châle ou même d'une couverture de laine, et le pauvre petit, suffoqué, baigné de sueur, ne respirant qu'un air vicié par sa propre haleine, se couvre bientôt de boutons ou de rougeurs, en même temps qu'il s'affaiblit et devient beaucoup plus sensible aux impressions atmosphériques. Inspirées par une sollicitude mal éclairée, ces pratiques sont donc absolument mauvaises.

En toute saison, la couchette de l'enfant doit se composer de deux paillassons garnis de balle d'avoine, de varech ou mieux de fougère. La laine et la plume doivent être proscrites. De préférence on remplira de crin le petit oreiller.

Pour empêcher les paillassons d'être mouillés d'urine, il ne faudra point les couvrir d'une toile imperméable qui maintiendrait une humidité nuisible autour de l'enfant. Le petit lit étant couvert d'une couche blanche, on placera sur elle un carré de feutre absorbant, qui s'imprègnera de tout le liquide épanché.

Une deuxième couche, puis une chaude couverture, compléteront la couchette que l'on tiendra toujours très sèche et dans un parfait état de propreté.

De légers rideaux de mousseline ou de perse, très perméables à l'air, seront suspendus à la flèche du berceau. Dans la nuit, il sera prudent de ne point s'en approcher avec une lumière, le feu pouvant prendre à ces légères étoffes avec une extrême rapidité. Peut-être, pour éviter tout accident de ce genre, vaudra-t-il même mieux rendre ininflammables les tentures de la couchette, soit en les plongeant dans une solution de *sulfate d'ammoniaque :* 20 gr. pour un litre d'eau ; soit en incorporant à l'amidon qui sert à les empeser un mélange pâteux de *plâtre* et de *sel ammoniac*. Il suffit de ces simples précautions, quelquefois, pour empêcher un effroyable malheur !

Le berceau doit être placé dans le coin le plus abrité de l'appartement, près du lit de la mère, quand elle est aussi la nourrice ; à l'écart de toute porte ou fenêtre pouvant donner lieu à un courant d'air. Il ne faut pas, non plus, qu'il soit constamment frappé de côté par la trop grande clarté du jour. L'enfant s'habituerait, en effet, à tourner alors ses regards vers la lumière et peut-être en résulterait-il à la longue, un strabisme, une loucherie dont il serait difficile de le corriger.

L'été, quand on habite la campagne, il n'est pas mauvais de laisser le nouveau-né dormir à l'ombre, au dehors, à la condition qu'il soit couché, loin de tout danger, dans un hamac suspendu à une certaine hauteur au-dessus du sol. Dans les fermes où les animaux vont et viennent librement, l'on doit bien se garder, enfin, de laisser les berceaux à terre, à la portée de toute bête malfaisante qui peut s'en approcher. Que de fois des porcs ont ainsi dévoré, tout vivants, de pauvres nourrissons laissés un moment sans surveillance!

Réglementation du sommeil. — Pendant les premiers mois de la vie, l'enfant s'endormant en général, après avoir teté, on le couche, sans défaire son maillot et l'on se borne à le recouvrir d'une couverture légère. Plus tard, vers un an ou dix-huit mois, on le déshabille avant de le mettre au berceau; mais la nuit il lui arrive encore de tant s'agiter sur sa couchette, qu'il se débarrasse bientôt de ses couvertures et souvent se refroidit jusqu'à s'enrhumer. Pour obvier à cet inconvénient, il est bon d'enfermer l'enfant dans un *sac* à longues manches, qui s'attache autour du cou, sous les pieds, et à l'extrémité des bras. Autant qu'il s'agite, alors, il ne peut se débarrasser de cette enveloppe qui l'empêche, en outre, de se livrer à l'onanisme, si malheureusement il est enclin à ce triste défaut,

Le nouveau-né, je l'ai déjà dit, ne doit jamais rester endormi dans les bras de sa nourrice, ni dans la nuit être pris par elle dans un grand lit où il courrait le risque d'être étouffé.

Dès les premiers jours, on le couchera définitivement à onze heures, après lui avoir donné le sein, pour ne plus le lever que le lendemain, s'il est possible, entre quatre et six heures du matin. Dans la matinée, on le laissera dormir encore; dans le milieu de la journée, enfin, il devra faire, entre midi et deux heures, une bonne sieste, après laquelle on le sortira jusqu'à cinq ou six heures, si le temps le permet.

De la naissance à la fin de la deuxième année, ce repos quotidien de l'après-midi fait à l'enfant le plus grand bien. A trois ans le bébé ne s'endort plus aussi volontiers à cette heure. Il préfère jouer, courir, et l'exercice, après le repas, à cet âge, lui vaut mieux, en effet, que le sommeil.

C'est toujours dans son berceau, jamais sur les bras, qu'il faut endormir le nouveau-né. Quand on lui a donné cette bonne habitude, il ferme les yeux sans mot dire, dès qu'on le couche, et cède aussitôt au sommeil. Il n'est pas bon, non plus, que l'enfant repose dans une pièce où seraient réunies plusieurs personnes ; à plus forte raison dans un endroit public, dans un théâtre, où l'on entend trop souvent pleurer de tout petits enfants. Outre que le bébé, maussade et chagrin, toujours en pareil cas, regrette son berceau, il occasionne à ses parents des désagréments de toute sorte. — Cet enfant-là ne serait-il pas mieux couché? murmurent les voisins; et les voisins, trop prompts ordinairement à se mêler de tout, cette fois n'ont pas tout à fait tort.

Dans certaines campagnes, pour apaiser les cris du petit être, quand il ne s'endort point, on place, dans sa bouche, un nouet de linge ou de mousseline, contenant de la mie de pain trempée dans du lait. Il est même quelques localités où l'on humecte ce sachet d'une décoction de pavots, et le pauvre enfant s'épuise à teter cet abominable *suçon*, jusqu'à ce que le sommeil le gagne.

Il est des misérables, d'ailleurs, parmi les nourrices mercenaires, surtout, qui, pour s'épargner la peine de tenir un enfant sur les bras, le laissent des journées entières croupir sur son berceau, dans la crasse et l'ordure.

La plupart des petits Parisiens qui reviennent, rachitiques et noués, de la campagne, ont subi cet horrible supplice du couchage forcé. Qui sait combien d'heures et de jours ces innocents ont crié, garrottés sur leurs déjections, sans être écoutés, sans être entendus, pour en arriver à ce degré d'épuisement et de dégradation physique !

Bercement. — Il est bien rare que les mères et les nourrices ne bercent l'enfant pour l'endormir et ne donnent au bébé cette mauvaise habitude de ne plus trouver le sommeil sans ce balancement préalable qui toujours ébranle un peu le cerveau.

Ce n'est pas qu'il soit dangereux, cependant, d'imprimer au berceau quelques douces oscillations. Il suffit, parfois, d'appuyer, sur le bord de la couchette, le bout du doigt, pour que l'enfant, se sentant bercé, s'apaise et s'endorme. Suspendues entre deux supports, les bercelonnettes modernes ne permettent point d'ailleurs de trop brusques secousses; aussi doit-on les adopter, quand on est obligé de recourir au bercement. Ce qu'il faut à tout prix éviter c'est le balancement rapide et saccadé qui n'amène le sommeil qu'en provoquant une véritable commotion cérébrale.

Voyez, par exemple, à quel horrible ballottement est soumis un enfant couché dans un de ces primitifs berceaux de campagne, supportés par deux planchettes placées de champ et taillées en demi-cercle. Son pauvre petit corps, alternativement roulé sur le ventre et sur le dos, court d'un bord du berceau à l'autre. Il va et vient sous les couvertures, malgré les sangles et les lisières qui l'assujétissent, et semble être plutôt secoué par quelque machine aveugle et brutale que par la main d'une nourrice jouissant d'un certain bon sens. La tête du nouveau-né, que les muscles cervicaux, encore trop faibles, ne peuvent maintenir, subit, à chaque impulsion du berceau, une double torsion autour de la colonne vertébrale, d'où résulte le choc répété du cerveau contre les parois de la boîte osseuse qui le contient.

Essayez de tourner la tête brusquement, et plusieurs fois de suite, de droite à gauche. L'étourdissement que ce simple exercice vous occasionnera, vous permettra d'apprécier exactement ce qui doit se passer dans le cerveau d'un enfant que l'on remue de cette façon durant des heures entières.

Outre le bercement, quelques bébés difficiles exigent de leurs nourrices le chant monotone et lent d'une « berceuse », avant de s'endormir. Longtemps il fut de mode de leur faire entendre en les couchant, le classique : *dodo, l'enfant do, l'enfant dormira tantôt* ; mais il existe un nombre infini d'autres chansons de ce genre, dont l'effet soporifique ne paraît pas moins certain. Mieux vaut assurément, ne point créer de tels besoins aux nourrissons encore qu'il n'y ait, en l'espèce, aucun inconvénient à les contenter. On a si rarement l'occasion, d'ailleurs, de poétiser un peu le cours de l'existence, que je ne vois aucun motif sérieux d'empêcher les nourrices de chanter des berceuses et les enfants de les écouter.

TOILETTE. — SOINS DU CORPS.

La propreté, si bienfaisante à tout âge, est indispensable au nouveau-né dont la peau, fine et délicate, rougit et s'excorie à la moindre irritation. Il est rare qu'un enfant bien tenu ne jouisse pas d'une bonne santé; aussi, par des bains fréquents, des lotions, des frictions, des ablutions quotidiennes, la jeune mère doit-elle entretenir toujours propre et net le corps d'un bébé dont le teint frais et rose lui fera honneur.

Une mère peu soigneuse, nourrît-elle son enfant de son lait, s'abaisse au rang de mauvaise nourrice quand elle ne lui donne point ce luxe de la propreté qui lui est nécessaire et qu'il est si facile de lui procurer.

Bains. — Le bain général est un des meilleurs moyens d'entretenir le parfait fonctionnement de la peau chez les enfants et de la débarrasser de toutes les impuretés qui, journellement, s'y attachent.

On fabrique, aujourd'hui, pour les bébés, de petites baignoires en zinc, parfaitement convenables ; mais dans tous les ménages on peut trouver un ustensile d'une capacité suffisante pour en tenir lieu. L'eau du bain doit être maintenue en moyenne à la température de 30 degrés centigrades en hiver, de 27 degrés en été. On y peut jeter, pour la rendre plus douce, un petit sac de son ou bien y faire dissoudre, pour mieux nettoyer l'enfant, quelques cristaux de carbonate de soude.

Il est toujours facile et peu coûteux, d'ailleurs, de donner à ces petits bains, suivant le tempérament ou l'état de santé du nouveau-né, des propriétés médicamenteuses.

L'enfant est-il un peu nerveux, impatient, irritable, on ajoute à l'eau du bain une forte infusion de tilleul.

Est-il d'une constitution délicate, molle, lymphatique, on le plonge dans une infusion de feuilles de noyer, dans un bain au sel marin : 1 kilog. ; à l'iodure de potassium, 10 gram., etc.

Trop souvent répétés, les bains deviendraient bientôt débilitants et nuisibles. Un bébé bien tenu devant être lavé plusieurs fois dans la journée, il suffira de le mettre au bain tous les deux ou trois jours, pour obtenir de cette salutaire immersion tous les bons effets que l'on peut en attendre. Habitué aux grands bains, l'enfant y prend beaucoup de plaisir et se remue souvent plus qu'il ne convient dans sa baignoire. Il est indispensable, alors, de ne point le quitter et même de le maintenir assis ou couché dans le bain afin qu'il ne puisse glisser et disparaître sous l'eau. L'on peut employer à cet usage soit un petit hamac, soit la ceinture *Hélène-Julienne*, qui se fixe à la paroi de la baignoire au moyen d'un crochet.

Il est, quelquefois, difficile d'immerger l'enfant sans qu'il proteste et pousse des cris d'effroi. Pour y parvenir, il suffit, souvent, en pareil cas, de couvrir la baignoire d'une serviette qui doucement soutienne le nourrisson, jusqu'à ce qu'il soit parfaitement assis dans l'eau.

Après dix ou quinze minutes, l'enfant doit être retiré du bain. On l'essuie rapidement, et quand il est bien sec, on saupoudre, avec soin, tous les plis de la peau, de poudre de riz ou de lycopode, pour le coucher ensuite, ou le laisser, chaudement vêtu, prendre, à son aise, ses ébats.

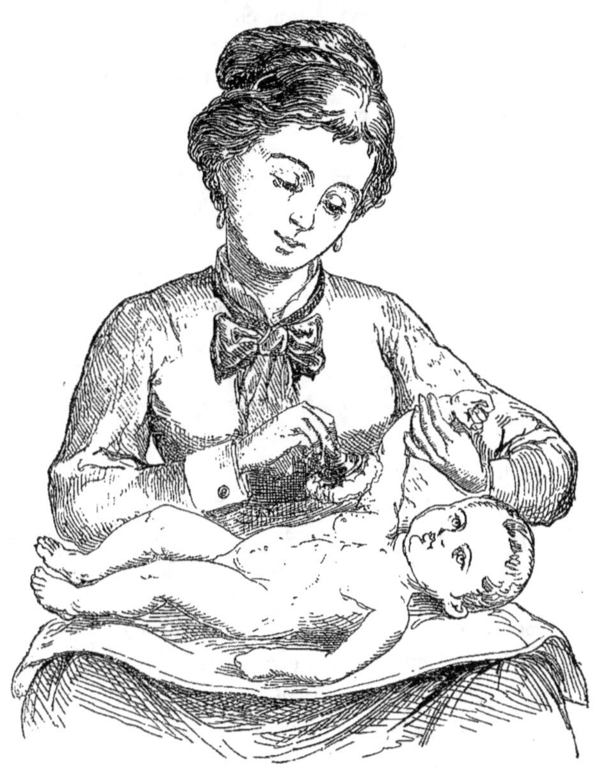

La toilette de l'enfant.

Lotions. — Les bains tièdes donnés deux ou trois fois par semaine à l'enfant, n'ont pas seulement pour but de débarrasser la peau de toutes les impuretés qui la couvrent, ils en facilitent aussi les fonctions, assouplissent les membres, favorisent les évacuations intestinales, prédisposent au sommeil; préviennent, enfin les accidents convulsifs en calmant la surexcitation nerveuse qui se manifeste à un si haut degré chez un grand nombre de ces petits êtres éminemment impressionnables.

L'entretien seul de la peau exige, d'ailleurs, des soins encore plus minutieux; aussi, chaque matin, devant un bon feu, une lotion complète à l'aide d'une éponge imbibée d'eau tiède doit-elle être faite sur toute la surface du corps, dans les plis articulaires et sur les parties génitales où l'on ne laissera séjourner aucune souillure, aucun dépôt irritant.

Dans la journée, aussi souvent que l'enfant se sera sali, ces mêmes lotions devront être renouvelées sur les points, seulement, où elles seront nécessaires; le nettoyage terminé, l'enfant sera couché sur des langes propres, essuyé, séché, puis saupoudré d'amidon ou de lycopode sur toutes les surfaces sujettes à la gerçure ou à l'excoriation.

En temps d'épidémie ou quotidiennement, même, chez les enfants un peu débiles, on pourra mêler à l'eau des lotions, soit, une petite quantité d'eau-de-vie, soit, de préférence, une cuillerée à café de *thymol* qui débarrassera les tissus de tout ferment morbide et les tonifiera en même temps.

Hydrothérapie. — Dans certains pays, en Angleterre notamment, il est d'usage d'habituer les nouveau-nés à l'eau froide et de les aguerrir ainsi contre ces refroidissements, qu'en raison de leur délicatesse et de leur jeune âge, ils ont, beaucoup plus que nous, à redouter.

Quelque excellente qu'elle puisse être quand elle est prudemment appliquée, cette pratique est toujours téméraire et souvent dangereuse. Les médecins français hésitent, en général, à la recommander, même dans les cas où elle serait le plus utile, et si l'on se décide à y recourir dans le but de tonifier un enfant délicat, mieux vaut, je crois, faire précéder les immersions froides de bains tièdes dont on abaissera chaque jour un peu la température, jusqu'à ce que l'on en vienne à ne plus employer, à cet usage, que de l'eau ayant séjourné depuis la veille dans l'appartement.

Pour agir avec toute l'efficacité désirable, l'immersion froide ne doit pas être prolongée au delà de trois à quatre minutes. Dans ces conditions, elle suffit, longtemps continuée, à préserver des inflammations catarrhales de la poitrine, les enfants dont elle fortifie le système nerveux ou cutané; mais le plus souvent, il faut bien en convenir, elle peut être avantageusement remplacée par de simples lotions fraîches, qui présentent moins de dangers.

Frictions. — Il n'est pas jusqu'aux douces frictions pratiquées avec une flanelle sèche sur les membres et les reins d'un enfant délicat, qui ne puissent lui être fort utiles. On les rend aussi actives que possible, en imprégnant préalablement la flanelle de vapeurs aromatiques de benjoin ou de baies de genièvre, que l'on fait dégager de ses substances en les brûlant sur un réchaud.

Soins de la tête. — Il semble invraisemblable, aujourd'hui, que l'on ait pu, à une certaine époque, considérer la malpropreté comme un bienfait, une condition essentielle à la conservation de la santé. Le plus simple bon sens se refuse à admettre une théorie si déraisonnable; et cependant, un grand nombre de jeunes enfants pâtissent encore et meurent même, de ce déplorable préjugé.

Sur la tête du nouveau-né s'amasse ordinairement, avec une extrême facilité, une couche de crasse qui bientôt couvre la partie supérieure du front, s'étend vers les tempes, se fissure et se soulève en écailles noirâtres et se durcit jusqu'à doubler le cuir chevelu d'une sorte de carapace que l'on désigne communément, dans le peuple, sous les noms caractéristiques de *croûte,* de *calotte* ou de *chapeau,* etc.

Ce magma d'ordure et de sueur, se forme surtout chez les enfants dont la tête est trop couverte et dont les parents ou les nourrices ne s'occupent pas assez.

On laisse lentement la poussière et les débris épidermiques s'accumuler à la base des cheveux; les excrétions cutanées cimenter tout cela; puis, quand on s'aperçoit qu'il va résulter de cet amas de crasse, une *calotte,* on se garde bien d'y toucher. — Au contraire : c'est la santé du petit! s'écrient les commères; si vous ne respectez pas cette précieuse croûte, vous ferez tomber le mal sur les yeux, sur les oreilles, sur la poitrine de l'enfant! Pas de peigne! pas de brosse! point de lavage intempestif!... Et, maîtresse du terrain, la crasse s'étend, s'agrandit, s'épaissit, surtout, englobant et tirant les cheveux, irritant le derme, occasionnant d'intolérables démangeaisons. A la grande joie des parents elle gagne l'occiput et redescend même sur les oreilles. Ce n'est bientôt plus une calotte, mais une coiffe complète dont on se fait gloire et que l'on se montre avec un véritable orgueil : — Cet enfant se porte-t-il bien!... voyez donc!... a-t-il un assez *joli chapeau?*... En ferons-nous un homme?... Et l'on admire; et l'on se pâme de voir ce pauvre innocent si parfaitement envahi par la saleté!

Victime de cette sottise, le petit être, cependant, proteste de toutes ses forces et selon ses faibles moyens. Il pleure, il trépigne, il crie; il cherche à se débarrasser de son bonnet; il se frotte, se gratte avec rage, et dans leur stupide ignorance, les gens qui le surveillent, souvent alors le grondent ou le rudoient!...

Mais le pauvre innocent n'est pas au bout de son supplice. La constante irritation de la peau par la crasse, ne tarde pas à provoquer à la surface du derme des excoriations étendues; et bientôt des suintements sanieux çà et là se font jour, à travers les fissures et les crevasses de la calotte. Une odeur fétide s'exhale de ces clapiers; les poux, enfin, sous les croûtes soulevées par le pus, apparaissent et pullulent. — Tant mieux! reprennent les commères : les poux n'ont jamais fait que du bien aux enfants!... Et l'on respecte ces dégoûtants insectes aussi scrupuleusement que l'on a respecté la crasse. Il ne reste plus qu'à transformer en fumier cette surface suppurante et fétide où l'on ne reconnaît plus le cuir chevelu, et c'est à quoi ne manquent pas les femmes de la campagne.

Sur cette malheureuse tête ulcérée et dévorée par la vermine, elles placent alors une feuille de bette ou de chou, mettent une compresse par-dessus et recouvrent le tout d'un bonnet jusqu'à ce que la putréfaction du tissu végétal les oblige à renouveler ce pansement, aussi ridicule que barbare.

Voilà ce que l'on fait encore, non seulement chez les paysans, mais aussi dans certaines familles d'ouvriers, en plein Paris, de ces mignonnes et jolies têtes d'enfants, si charmantes quand elles sont proprement tenues, avec leurs fins cheveux blonds qui les encadrent comme d'une auréole.

Les malheureux bébés que l'on martyrise de la sorte, souffrant et pleurant jour et nuit, ne tardent cependant pas, à s'étioler, à s'épuiser, à languir. Une fièvre lente les consume et le marasme qui les gagne finit par en entraîner un grand nombre au tombeau.

Pour arracher un enfant à cet état déplorable où l'ont conduit l'ignorance et l'incurie, il importe d'assainir promptement le cuir chevelu, de détruire les parasites dont il fourmille, et de panser les ulcérations qui doivent avoir entamé la peau. Dans ce but, après avoir coupé les cheveux aussi ras que possible, on fait d'abord sur la tête une ou deux légères frictions à l'*huile de cade* qui tue les insectes ; puis on attaque doucement, et sans l'arracher, la surface croûteuse, dont on humecte les écailles d'huile d'olive ou d'amandes douces, le soir avant de mettre l'enfant au berceau.

Le lendemain matin, à l'aide d'une brosse douce trempée dans de l'eau savonneuse, on détache par fragments cette sordide carapace, et chaque jour on procède au nettoyage, jusqu'à ce que l'abominable calotte ait tout à fait disparu.

Débarrassé de cette coiffe infecte, le bébé retrouve aussitôt le calme et la gaieté. Ses fraîches couleurs reviennent ; il rit, il joue, il dort; avec sa bonne mine, la propreté lui a rendu sa belle humeur.

A l'enfant bien tenu, ces soins exceptionnels de la tête et du cuir chevelu sont, on le conçoit bien, tout à fait inutiles. Il suffit, pour empêcher la formation des croûtes, de passer chaque matin, sur la tête du nouveau-né, une éponge humide, puis une brosse douce de chiendent, après avoir séché la chevelure. L'emploi du peigne, avant que les cheveux n'aient acquis une certaine longueur, n'offre sur la brosse aucun avantage.

Soins des yeux et des oreilles. — Les yeux et les oreilles exigent chez le nouveau-né, quelques soins spéciaux qu'il ne faut pas négliger de mettre en pratique. Très sensibles à l'impression du froid, les yeux souvent deviennent chassieux et l'on doit, alors, tous les matins, les laver doucement à l'eau tiède.

Dans la journée, comme il est bon de sortir l'enfant et de le promener au soleil, on couvre son visage d'un voile de mousseline qui le protège contre la fraîcheur de l'air en tempérant l'éclat d'une lumière trop vive.

Les oreilles doivent être aussi très proprement tenues. Il est utile de les nettoyer chaque jour à l'aide d'une éponge fine que l'on fixe au bout d'un manche afin de balayer plus facilement les plis de la conque et l'entrée du conduit auditif. On trouve dans les boîtes de toilette, à l'usage des bébés, des éponges montées de la sorte. Elles conviennent parfaitement à l'emploi que j'indique; il faut seulement éviter, quand on les introduit dans l'oreille, de ne les point faire pénétrer trop profondément.

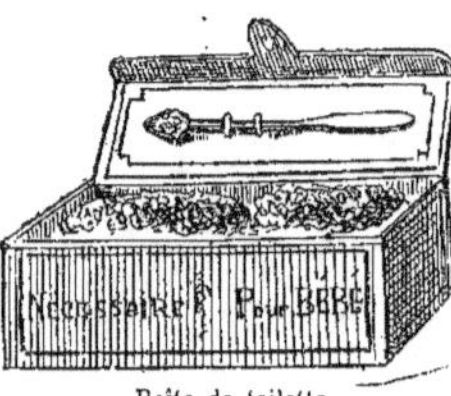

Boîte de toilette.

On ne doit jamais, dans le seul but de déterger le conduit auriculaire, recourir aux injections, et surtout aux injections froides qui, fatalement, occasionneraient une inflammation aiguë du tympan, voire des accidents plus redoutables encore. S'il est utile, au cas d'un catarrhe de l'oreille, d'injecter un liquide médicamenteux, celui-ci doit toujours être tiède et ne point séjourner dans le conduit auditif. On évitera, de même, d'introduire habituellement et sans raison, dans l'oreille, des boulettes de coton.

Il n'est pas rare, chez un grand nombre d'enfants, que le pli de l'oreille, en arrière ne se gerce et ne se *coupe,* suivant l'expression des nourrices, sur une certaine hauteur. Il en résulte un suintement irritant et désagréable qu'il importe de faire cesser au plus tôt en remédiant à la petite excoriation qui l'occasionne.

On y parvient, en lotionnant chaque jour la gerçure à l'eau fraîche, puis en saupoudrant le pli de l'oreille d'amidon ou de lycopode, après l'avoir séché avec soin. Dans aucun cas, il ne faut panser le mal, comme on le fait dans les campagnes, avec une feuille de chou, ni même avec un linge enduit d'un corps gras. Le plus souvent on entretiendrait longtemps ainsi le suintement et la fissure.

La tête d'un nouveau-né, très étroitement comprimée à la dernière période de l'accouchement, reste quelques jours allongée d'avant en arrière pour s'arrondir bientôt d'elle-même et prendre, insensiblement, sa forme définitive. Il existe cependant encore des sages-femmes, assez ignorantes de leur art, pour se croire autorisées à pétrir à leur guise la tête du jeune enfant. Dans le midi de la France, au contraire, on trouve une certaine grâce à cet allongement conique du vertex et l'on s'efforce, en serrant au moyen d'un bandeau la tête du nouveau-né, de lui conserver la forme d'un pain de sucre.

Entretenues par la routine et dérivant d'anciens préjugés, ces dernières pratiques, aussi bien que toutes celles dont j'ai déjà signalé les dangers, peuvent être suivies tôt ou tard, des plus fâcheuses conséquences.

Gardez-vous donc bien, jeunes mères, d'écouter jamais, en tout ce qui touche à l'hygiène de votre cher nourrisson, les conseils insignifiants ou funestes des personnes sans autorité qui vous entourent. Consultez votre propre cœur, suivez votre instinct maternel, laissez vous guider par le simple bon sens, et vous ne serez jamais nuisibles au frêle petit être qui doit recevoir de vous la santé physique et morale, comme il en a reçu la vie.

AÉRATION. — PROMENADES.

Quelque soin que l'on prenne de l'entretien de son corps, l'enfant ne jouira jamais d'une excellente santé qu'autant qu'il lui sera donné de respirer chaque jour un air vivifiant et salubre.

L'habitation à la campagne présente, à cet égard, des avantages qu'il est difficile de réaliser dans les grandes villes. A Paris cependant, les jardins publics et les squares créés depuis quelques années, méritent, à ce point de vue, d'être recommandés comme des milieux aussi favorables que possible à l'aération des jeunes enfants.

Quand le temps n'est pas absolument mauvais, trop froid ou pluvieux, il est important de sortir chaque jour le nourrisson chaudement vêtu, dans le milieu de la journée, en hiver ; dans la matinée ou de quatre à six heures pendant les fortes chaleurs de l'été.

Pendant toute la durée du premier âge, il dormira parfaitement au dehors sur les bras de sa nourrice. Plus tard il prendra plaisir à jouer à terre, avec le sable et les cailloux.

En tout temps, jusqu'à ce que son visage soit accoutumé à l'action de l'atmosphère et ses yeux à la trop vive clarté du jour, on abritera l'enfant d'un voile assez léger pour que le grand air puisse pénétrer dans sa poitrine et la lumière du soleil donner à ses tissus cette douce fraîcheur, cette teinte rosée qui dénotent le bon sang et la bonne humeur.

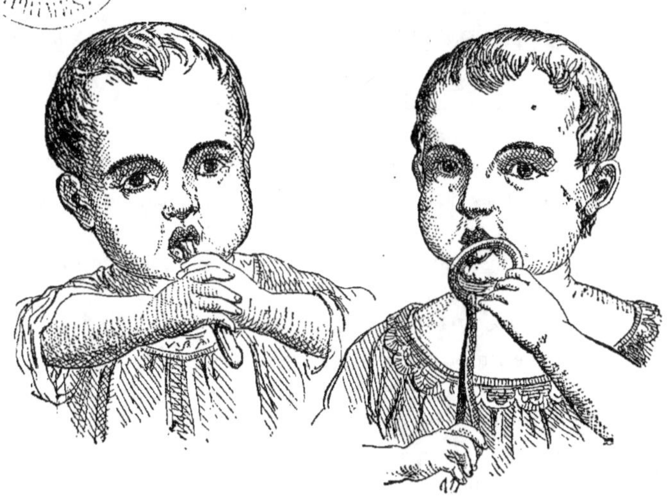

Le bâton de guimauve.   LES HOCHETS.   L'anneau d'ivoire.

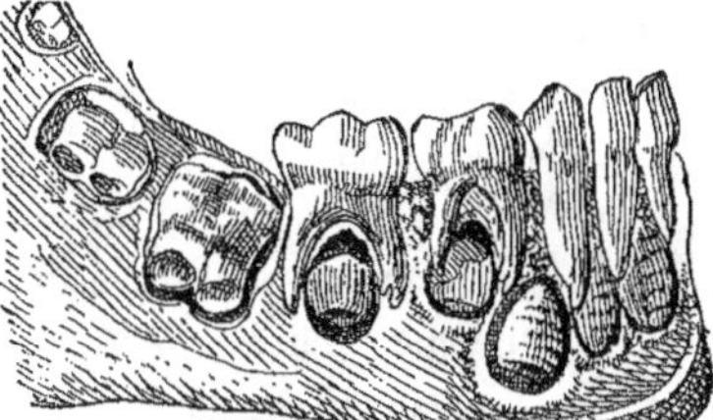

Germes des dents permanentes enfermés dans l'os maxillaire.

Dents de la première dentition ou dents de lait.

Évolution des dents.

LIVRE II. — LA CROISSANCE.

La vie se présente à notre observation comme une incessante succession de phénomènes organo-chimiques; comme un travail continu, s'accomplissant dans les moindres éléments de l'organisme, depuis l'instant où l'être est conçu, jusqu'à l'heure où il est frappé de mort.

Ce travail comprend, dans son ensemble, trois phases distinctes.

Dans la première période de la vie, de la conception à la vingt-cinquième année, il est essentiellement générateur. Il organise, il bâtit, il édifie, pour ainsi dire, l'être vivant.

C'est la *croissance*.

Durant un intervalle à peu près égal, de la vingt-cinquième à la cinquantième année, ce mouvement se ralentit ou plutôt se continue dans un autre sens. Loin de se manifester par un développement de l'être en hauteur, il se révèle par l'accroissement en largeur, l'amplification de l'individu.

C'est l'*âge adulte* et l'*âge mûr*.

Dans une troisième période, sensiblement égale aux deux premières, de la cinquantième à la soixante-quinzième année, quand l'homme y parvient, le travail vital, enfin, non seulement agit dans un autre sens, mais d'une façon absolument contraire à celle qui, primitivement, le caractérisait. Dans sa marche rétrograde, il décompose et détruit l'organisme qu'il avait édifié. Il ramène au néant l'être qu'il en avait fait sortir.

C'est la *vieillesse* et la *décrépitude*, dont la terminaison fatale est la cessation même du mouvement vital dans le corps épuisé.

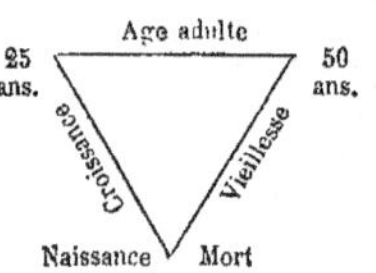

Symboliquement, la vie humaine pourrait donc être assez exactement représentée par un triangle équilatéral renversé, dont le côté horizontal représenterait l'âge moyen de la vie; le côté gauche, ascendant, la croissance; le côté droit, descendant, la vieillesse; l'angle inférieur, point de départ et de retour, le commencement et la fin, c'est-à-dire l'inconnu.

ACCROISSEMENT DE L'ENFANT. — PESÉES.

La croissance et le développement rapide qui se manifestent chez le jeune enfant, ne diffèrent donc pas du travail commencé dans le sein maternel au moment même de la conception. C'est, au contraire, la simple continuation d'un phénomène, dont l'être nouveau n'est, en somme, que le premier résultat.

Le poids d'un enfant bien constitué peut être évalué, en moyenne, à *trois* ou *quatre* kilos, à l'heure même de la naissance. Il n'est point rare, toutefois, de voir des nouveau-nés peser bien davantage et d'autres aussi, beaucoup moins, abstraction faite, bien entendu, des enfants nés avant terme.

Si deux jours après qu'il est venu au monde, on replace dans la balance un enfant pesé le premier jour, on constate, cependant, qu'en vingt-quatre heures, il a perdu de 30 à 100 grammes de son poids primitif.

Quelque notable que soit cette différence, il ne faudrait point en conclure, à vrai dire, que le petit être a souffert. La diminution de poids tient surtout à ce que l'enfant s'est vidé du *meconium* contenu dans ses intestins et que le premier lait qu'il a pu prendre ne s'est point assimilé. Après deux ou trois jours, d'ailleurs, l'équilibre se rétablit et l'augmentation de poids, dans les huit jours qui suivent, doit être très marquée, sinon le nouveau-né serait alors réellement malade ou ne recevrait pas de sa nourrice une suffisante alimentation.

De nombreuses pesées ont fourni la preuve que tout nourrisson bien venant augmente de 20 à 25 grammes par jour, ou d'environ 175 grammes par semaine, pendant les *cinq* premiers mois de l'existence.

Il n'augmente plus que de 10 à 15 grammes par jour ou de 100 grammes par semaine, durant les *sept* mois suivants.

A *cinq* mois, il pèse le double de ce qu'il pesait à la naissance.

A *seize* mois il pèse seulement le double de ce qu'il pesait à cinq mois.

Pour se développer dans ces proportions, le nouveau-né doit, enfin, teter dix à douze fois dans les vingt-quatre heures, et prendre, chaque fois, à sa nourrice, de 80 à 100 grammes de lait. Ce sont là des chiffres à peu près invariables et qu'il est toujours important de noter quand on élève un enfant.

Cette vérification permet, en effet, non seulement de suivre le parfait développement du nourrisson, mais aussi d'apprécier mathématiquement, pour ainsi dire, la valeur d'une nourrice, puisqu'elle fournit aux parents la preuve certaine que l'enfant, quand il augmente suivant la progression régulière, reçoit un lait aussi bon qu'abondant.

DENTITION.

ÉVOLUTION DES DENTS

Première dentition. — Dents de lait. — L'évolution des dents est un des plus sérieux et des principaux phénomènes de la croissance aux premiers temps de la vie. C'est, généralement, du sixième au dixième mois qu'elle commence ; quelquefois un peu plus tôt, souvent beaucoup plus tard.

A cette époque, les *germes* contenus dans l'épaisseur des os maxillaires, sont complètement ossifiés. La couronne des dents, d'un blanc pur, transparaît à travers la gencive, la perce, et graduellement s'élève au-dessus de la muqueuse dont la déchirure se resserre pour étreindre la dent au niveau du collet.

Dans la grande majorité des cas, les premières dents, dites *dents de lait* ou de la première dentition, évoluent dans l'ordre suivant :

1° Les deux incisives moyennes de la mâchoire inférieure.

2° Les deux incisives moyennes de la mâchoire supérieure.

3° Les incisives latérales de la mâchoire supérieure.

4° Les incisives latérales de la mâchoire inférieure.

5° Les quatre premières petites molaires.

6° Les dents canines ou œillères, dans l'espace laissé vide entre les premières petites molaires et les dernières incisives.

7° Les quatre secondes petites molaires.

En tout, vingt petites dents provisoires, destinées à être remplacées à l'époque de la deuxième dentition, par des organes définitifs, plus solides et plus forts.

Deuxième dentition. — C'est vers la fin de la quatrième année, que les dents *permanentes,* commencent à sortir. Les premières qui paraissent, appartiennent au groupe des molaires. Elles sont au nombre de quatre et destinées à devenir les premières grosses molaires, après la chute des dents de lait.

Ces dernières, d'habitude se détachent successivement d'elles-mêmes ; non pas toutes à sept ans, comme on le croit ; mais souvent à de grands intervalles, entre la septième et la douzième année.

Prêts, depuis longtemps, à les remplacer, les nouveaux germes se développent dans l'épaisseur des os maxillaires et bientôt la dent définitive a pris la place de celle qui vient de tomber.

On ne saurait trop attentivement surveiller la bouche des enfants, dans le cours de la deuxième dentition. Très fréquemment, en effet, il arrive que la dent permanente perce la gencive avant la chute de la dent de lait qui la dévie et la force à pousser dans une direction vicieuse. Il faut, alors, se hâter de faire enlever la dent provisoire, afin que la suivante se puisse exactement loger dans l'intervalle qui lui est destiné.

PHYSIOLOGIE DE LA DENTITION.

Rarement un enfant fait ses dents sans souffrir. C'est presque toujours une crise pour le pauvre petit, que ce phénomène, physiologique pourtant, de l'évolution dentaire ; et d'avance on peut deviner, à son humeur chagrine, au prurit qui l'excite à porter ses doigts à la bouche, aux cris de douleur qu'il pousse en prenant le sein, que ses premières dents ne tarderont pas à sortir.

Bientôt, en effet, les gencives sont rouges et gonflées; la salive ruisselle des lèvres entr'ouvertes; des aphthes se forment sur la muqueuse de la langue ou des joues; des poussées érythémateuses, connues sous le nom de *feux de dents,* précédant parfois une éruption de gourmes, se montrent aux pommettes; tandis qu'une inflammation sympathique des yeux, de l'intestin ou des bronches complique ces premiers phénomènes de quelques accidents un peu plus sérieux.

Agité, privé de sommeil, brûlé par la fièvre, l'enfant tousse, pleure, refuse, dans la crainte instinctive d'exaspérer son mal, de prendre aucune nourriture, même le lait maternel qui l'a tant de fois consolé de ses peines ou de ses douleurs.

Il n'est pas rare, alors, que des convulsions se déclarent et que les parents effrayés ne redoutent de voir fatalement se terminer une si violente crise. Avec beaucoup de calme et de sang-froid, cependant, on peut encore conjurer le péril et j'ai pris soin de décrire, dans « les *Grands maux* (*) », les divers moyens auxquels il conviendrait d'avoir recours en telle circonstance.

Peut-être est-il bon, toutefois, de rappeler ici, qu'au début des accidents il est utile de laver la bouche de l'enfant à l'aide d'un pinceau de coton, imbibé d'eau de guimauve miellée, de plonger ses pieds dans un bain tiède additionné de farine de moutarde; de bassiner d'eau de sureau les feux du visage, pour les saupoudrer ensuite d'amidon.

La crise éclate-t-elle, on la combat immédiatement par de douces frictions sur les gencives avec la pulpe du doigt ou le pinceau imprégnés d'un mélange de *miel* et de *poudre de safran,* par parties égales; on promène des papiers sinapisés sur les jambes; on donne, par cuillerées à café, soit une petite quantité de sirop

---

(*) *Les Grands Maux et les Grands Remèdes,* par le Dr J. RENGADE. 1 vol. gr. in-8°. Paris, 1878.

d'éther, soit un peu d'eau sucrée où l'on aura fait dissoudre 0 gr. 30 cent. à 0 gr. 40 centigr. de bromure de potassium.

C'est assez, bien souvent, pour atténuer la crise, détourner tout accident grave et procurer au pauvre petit patient, plusieurs heures de repos.

Hochets. — L'agacement des gencives et le besoin de mordre qu'éprouvent les enfants au moment de la crise dentaire, ont fait imaginer le *hochet,* ce joujou d'ivoire ou de verre, garni de grelots, que l'on donne volontiers aux bébés pour les aider à pousser des dents, comme, sans plus de raison d'ailleurs, on passe autour de leur cou un collier d'ambre, pour les préserver des convulsions.

De quelque substance qu'il soit composé, le hochet n'exerce, en effet, aucune influence sur la sortie des dents. A peine s'il apaise, par le frottement ou la compression, le désagréable prurit dont peut souffrir le jeune enfant, et, dans ce cas, mieux vaut mettre, entre ses mains, un bâton de guimauve, une croûte de pain qu'il mâchonne ou, simplement encore, un anneau d'ivoire sans aspérités, qu'un joujou plus ou moins élégant, dont les enjolivements et les angles, pourraient quelquefois le blesser.

SEVRAGE.

L'apparition des dents annonce que l'enfant est désormais capable de prendre une autre nourriture que le lait; aussi ne doit-on pas sevrer le nourrisson tant qu'il est dépourvu de ces organes indispensables à la digestion d'aliments plus substantiels. Ce n'est pas, non plus en pleine crise dentaire qu'il convient de lui retirer le sein, sa meilleure consolation encore, quand il est très souffrant.

Autant que possible, l'allaitement doit-être continué jusqu'à la sortie des dents canines, entre le douzième et le quinzième mois;

encore faut-il que l'enfant ait été depuis longtemps préparé au sevrage par l'usage habituel de petites fécules, ou même de légers potages gras ou maigres, au pain, à la semoule, au tapioca.

On l'admet, alors, à la table de famille, pour lui donner sa petite part de tous les mets que l'on y servira.

Les viandes légères d'abord, le blanc de poulet, le poisson, dont on aura soigneusement enlevé les arêtes, les œufs, les légumes bien cuits, lui conviendront parfaitement. Il faudra surtout éviter de le gorger de viandes, pour varier, autant que possible, son alimentation.

Le vin qu'il boira devra toujours être coupé d'eau. Les liqueurs et le café purs lui seront sévèrement interdits.

L'hiver et le printemps sont les saisons les plus favorables au sevrage. On supprime d'abord la tetée de la nuit que l'on remplace, pendant quelque temps, et malgré les protestations du bébé, par une bonne tasse de lait tiédi, puis, tout uniment par de l'eau sucrée, jusqu'à ce que l'enfant passe la nuit entière à dormir sans plus rien demander. Dans la journée on ne donne le sein qu'à de très longs intervalles, puis on cesse, un jour, avec la ferme résolution de ne plus céder.

L'enfant, quand on s'y prend bien, ne regrette pas trop ce doux sein maternel qui tant de fois, pourtant, a calmé ses douleurs et ses peines. C'est sa première ingratitude et j'ai vu bien des jeunes mères s'en montrer réellement affectées.

Mais déjà le bébé mange et boit comme un petit homme; il déjeune à la fourchette, il prend son verre à deux mains, avec une adorable gaucherie.

Point n'est besoin, pour l'en dégoûter, de barbouiller le sein d'une solution amère d'aloès ou de gentiane. Bientôt, le repoussant de lui-même, il répondrait comme cet enfant gâté qu'une mère trop craintive allaitait encore dans le cours de sa troisième année :

« Ma foi, maman, je n'en veux plus ! »

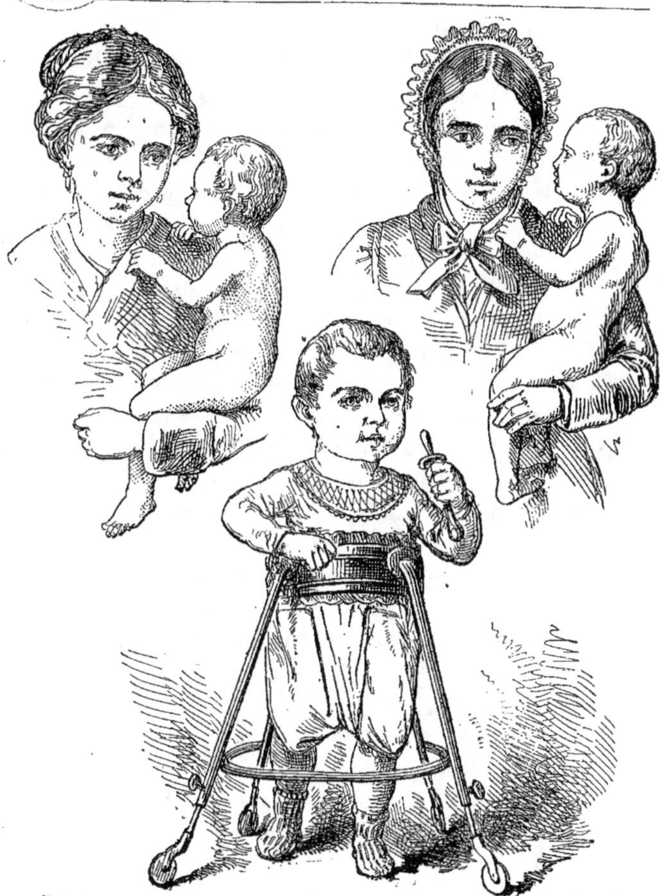

DÉVELOPPEMENT DES FORCES. — PREMIERS PAS.

A mesure qu'il augmente de volume, qu'il grossit et grandit, l'enfant prend aussi des forces.

Ses mouvements, purement instinctifs et désordonnés d'abord, de plus en plus se soumettent à la volonté, se précisent sous l'influence de la réflexion, se régularisent et se coordonnent.

Sa mignonne main, moins maladroite, saisit mieux les objets. Ses petites jambes, plus affermies, soutiennent le poids de son corps et lui permettent de rester un moment debout, en équilibre. Encore un effort, un peu plus d'aplomb, d'assurance, de hardiesse, et la frêle créature va faire son premier pas!

C'est une de vos plus douces joies, jeune mère, que de voir le cher petit être de lui-même prendre son élan pour venir à vous!... Tendez donc un épais tapis sous ses pieds; placez-vous à quelque distance; ouvrez-lui vos bras, et bébé, trébuchant et vacillant, s'y jettera tout joyeux, pour recevoir vos baisers et vos caresses!...

On attend avec une si vive impatience, dans les familles, que l'enfant ait fait ses premiers pas, que trop souvent, on le contraint, prématurément, à se tenir sur ses pieds, afin qu'il marche de bonne heure. Outre qu'il est bien difficile, ainsi, de gagner même quelques jours, l'enfant, dont les os sont encore flexibles, peut se tordre les jambes ou se dévier la colonne vertébrale en s'efforçant de se soutenir, surtout s'il n'a d'autre appui que les *lisières* dont se servent toujours, pour l'aider à marcher, les nourrices de la campagne.

Le petit être ne se fortifiera jamais mieux qu'en jouissant de la pleine liberté de ses membres; en s'étirant, gigottant, hors de toute entrave, sur un épais tapis; qu'en se traînant, enfin, sur ses genoux et sur ses mains, — à quatre pattes, — l'hiver dans l'appartement, l'été sur le sable ou sur le gazon.

Manière de porter un enfant. — Jusqu'à ce que ses forces lui permettent de se tenir sur ses jambes, l'enfant doit être porté sur le bras de sa mère ou de sa nourrice, pour être promené au grand air. Bien peu de femmes, cependant, savent s'acquitter de cette fonction, toute simple qu'elle paraisse. Non seulement elles se fatiguent, elles-mêmes, à tenir le nourrisson contre leur sein; mais encore elles le gênent, quelquefois, au point d'obliger le pauvre petit à prendre une attitude vicieuse, capable, à la longue, de se transformer en une irrémédiable déformation.

Un enfant bien porté doit être commodément assis sur le bras de sa nourrice; les cuisses également appuyées et les pieds placés à la même hauteur.

Dans cette position, n'étant contraint à aucun effort pour se maintenir en équilibre, tous ses muscles se reposent, et la promenade est pour lui un véritable délassement. *(Voir les figures.)*

Soit négligence ou maladresse, il est malheureusement rare qu'une nourrice porte d'une façon irréprochable un petit enfant. En général, elle le presse trop contre sa poitrine; de telle sorte que l'enfant, les jambes comprimées, les pieds tournés en dedans, glisse à tout moment sur le bras qui le porte et ne cesse de se contracter, de se raidir, pour se tenir assis ou se redresser.

Lisières. — Dès que l'enfant possède assez de force et de hardiesse pour faire quelques pas, le mieux est de le tenir simplement par la main, pour l'aider à marcher.

Les lisières passées sous l'aisselle, ont, en effet, l'inconvénient grave d'inviter l'enfant à se pencher en avant, d'étrangler sa poitrine, d'exhausser ses épaules, et de gêner considérablement ainsi les fonctions des poumons et de l'estomac.

Chariots roulants. — Préférable à tous égards, le chariot roulant a surtout pour but d'apprendre à l'enfant à mouvoir ses petits pieds, à régulariser, à ne point précipiter ses pas. Aussi convient-il que les roulettes de l'appareil soient d'une mobilité parfaite et le cercle, sur lequel s'appuie l'enfant, suffisamment rembourré pour n'occasionner aucune gêne, aucune compression.

Après quelques jours d'exercice, d'ailleurs, le chariot devient inutile et l'enfant désormais est assez sûr de lui-même pour marcher hardiment. Souvent, encore, il trébuche, il se heurte, il tombe; et ce sont, alors, des cris, des pleurs et des sanglots!

Mais qu'y faire? Ces dures leçons ont aussi leur utilité. Elles rendent l'enfant attentif, prudent, circonspect, et ces qualités lui seront aussi précieuses que la force et la souplesse musculaire pour se conduire et se diriger dans la vie.

Les indispensables précautions à prendre, quand un enfant commence à marcher, c'est d'éloigner de lui tout objet dangereux qu'il pourrait saisir, les armes, les couteaux, les substances nuisibles ou vénéneuses; d'écarter les meubles contre lesquels il risquerait de se blesser; de placer, devant les cheminées, les fourneaux de cuisine et les poêles, un grillage métallique assez résistant pour l'arrêter dans une chute et l'empêcher de se brûler.

On ne saurait croire combien sont généralement graves les accidents dont le seul défaut de surveillance ou de précautions rend trop souvent les petits enfants victimes! Chaque jour, quand on exerce la médecine, on est appelé en toute hâte, pour donner des soins à un pauvre bébé qui, par mégarde est tombé dans le feu, sur lequel on a renversé un vase d'eau bouillante, etc. Ce sont là des malheurs dont les parents ne se consolent pas, quand ils songent qu'il eût suffi, pour les éviter, de la moindre attention de la plus élémentaire prévoyance!

Bourrelets. — On a renoncé, depuis quelque temps, à coiffer les enfants d'un *bourrelet* pour les empêcher de se meurtrir le visage, quand ils tombent violemment, la face contre terre.

Les couvre-chefs, destinés à cet usage, ne remplissaient, en effet, parfaitement leur but, qu'à la condition d'être fortement bombés et d'un tissu solide, partant d'un certain poids, et dans ces conditions, échauffant trop la tête des enfants, ils les exposaient à des accidents d'un autre genre. Il était rare, d'ailleurs, que la coiffure fût assez avancée sur le front, pour protéger le nez dans une chute. Il est donc inutile d'affubler le jeune enfant d'un chapeau gênant et disgracieux, impropre, le plus souvent, à rendre les services que l'on croit pouvoir en attendre.

Voitures. — La nature a certainement voulu que la mère portât sur les bras son enfant, afin qu'après l'avoir alimenté de son lait, elle le nourrît encore de sa pensée ; qu'elle le trouvât toujours sous ses yeux pour lui parler, lui sourire, développer lentement sa jeune intelligence, éveiller son esprit et faire germer dans son âme, par ses douces paroles, les tendres et bons sentiments.

Il est malheureusement bien difficile, dans les villes surtout, que les femmes d'ouvriers, forcées de contribuer par leur travail à l'entretien du ménage, puissent encore s'occuper de l'éducation de leurs bébés, et les dames du monde ne sauraient tenir sur leurs bras, en public, à la promenade, l'enfant **même** qu'elles nourriraient.

Pour sortir les enfants et les aérer, on **a** donc imaginé de petites voitures élégantes et commodes, que la mère ou la nourrice poussent devant elles et dans lesquelles, du reste, les bébés sont parfaitement assis.

On ne doit cependant placer dans ces véhicules que les enfants bien constitués et déjà doués d'une vitalité suffisante pour qu'ils ne s'y refroidissent point. Jusqu'alors, mieux vaut les tenir sur les bras, même étendus sur un coussin, quand ils sont, comme il arrive souvent, d'une extrême délicatesse.

La petite voiture a l'inconvénient grave, au point de vue moral, de séparer l'enfant de sa mère et de ne plus laissser aucun rapport direct entre deux êtres dont celui-ci doit véritablement s'incarner dans celui-là, de même que le rôle du premier est de se nourrir, pour ainsi dire, et de s'imprégner autant que possible, du second. Au seul point de vue physique, au contraire, la voiture possède le grand avantage de ne point fatiguer la mère et celui, non moins incontestable, de laisser sans le gêner ni le comprimer en aucune sorte, toutes ses aises à l'enfant.

Celui-ci, d'ailleurs, éprouve en général beaucoup de plaisir à se sentir voituré dans son berceau roulant; aussi pourvu qu'il y soit chaudement enveloppé, solidement assujetti par une large lisière, attentivement surveillé par sa mère ou la personne qui le conduit, je ne vois aucune raison sérieuse à lui interdire un moyen de locomotion aussi commode qu'agréable.

EXERCICE PHYSIQUE. — JEUX.

Aussitôt que l'enfant est capable de faire à pied une petite course, il est bien préférable, cependant, de le prendre par la main et de l'exercer à la marche une heure ou deux chaque jour. C'est la seule façon rationnelle de développer ses muscles; et bientôt, quand il se sentira de réelles forces, on ne lui procurera pas de plus grande joie que de le laisser en toute liberté, trotter, gambader et courir.

Alors, le petit être si frêle jusque-là, si gauche, dans ses mouvements et si timide dans ses allures, deviendra remuant, pétulant, tapageur, turbulent. Il éprouvera le besoin de s'agiter, de sauter, de grimper, de folâtrer, de s'ébattre, de se dissiper, de rire, de crier. Ce ne sera plus un enfant, mais un démon; et je vous entends d'ici, parents sévères et grondeurs, imposer silence à l'espiègle, le morigéner, le punir, le corriger plus qu'il ne convient, peut-être!

Eh! je sais bien qu'il est très fatigant d'entendre sans cesse un enfant faire du bruit autour de soi; mais au nom de l'hygiène et de la physiologie, je réclame une tolérance extrême, en faveur du petit diable. Si le jeune enfant éprouve à tel point le besoin de se donner du mouvement, c'est qu'en réalité, cette agitation lui est absolument nécessaire; qu'elle a pour but, non seulement de mettre en jeu l'appareil musculaire dans son ensemble, mais aussi d'accélérer la circulation, de stimuler tous les organes, d'activer, enfin, l'important travail qui s'accomplit dans ce corps en voie de développement, où la vie ne saurait jamais être trop intense.

La gaieté, la vivacité, l'enjouement, sont toujours, chez l'enfant des qualités précieuses qu'il faut bien se garder de détruire en se montrant envers lui d'une excessive sévérité. Les bébés les plus pétulants sont, en général, ceux qui se portent le mieux et qui résistent le plus aux influences morbides. Les plus calmes, trop souvent se font remarquer par la mollesse de leurs chairs, leur tempérament lymphatique, leur fâcheuse tendance à contracter, à la moindre occasion, des maladies aiguës. Le mouvement, qui dénote la santé, doit, enfin, toujours être regardé, surtout au premier âge, comme un des meilleurs moyens de la conserver ou de l'acquérir. Il n'est point rare, alors, que la tristesse, l'indolence et le besoin de repos annoncent la prochaine explosion d'une maladie sérieuse.

Les nourrices à la campagne, les sevreuses à qui l'on confie un enfant, trop volontiers, pour s'éviter la peine de le surveiller, laissent étendue sur son berceau, durant des journées entières, la pauvre créature avide de grand air, de lumière et de liberté. Cette déplorable insouciance a pour fatal résultat la scrofule et le rachitisme; mais les malheureuses qui s'en rendent coupables, l'ignorent, ou font semblant de l'ignorer !

Instinctivement, les jeunes enfants aiment beaucoup les jeux qui leur permettent de se livrer à quelque exercice et de satisfaire l'impérieux besoin d'agir dont ils sont tous plus ou moins possédés.

A peine fait-il quelques pas en se dandinant sur ses jambes vacillantes, que le moindre bébé se plaît à tirer une petite charrette, à faire claquer un fouet, à prendre ici des cailloux pour les porter là-bas; à creuser des trous dans la terre; à débiter en pâtés, des monceaux de sable.

Un peu plus tard, il veut jouer au cerceau, faire l'exercice militaire, et chaque jour nous voyons, dans les jardins publics, les petits garçons s'amuser surtout à courir, tour à tour postillons et chevaux, tandis que les fillettes n'ont point de plus agréable récréation que de sauter à la corde.

Ces divers jeux, en effet, sont excellents. A cet âge, mieux que la gymnastique la plus rationnelle, ils exercent naturellement tous les muscles, activent toutes les fonctions; aussi, deux ou trois fois par jour, laissera-t-on les enfants s'y livrer dans une juste mesure et sous la protection d'une surveillance assidue.

La plupart des bébés sont véritablement ravis que leurs parents ou les grandes personnes qui les entourent se mêlent à leurs jeux, et je sais, aussi, nombre de bons papas qui ne voudraient, pour rien au monde, céder leur part de ces douces joies de la famille.

On ne saurait jamais assez s'intéresser à l'enfant, et ces scènes intimes ont trop de charme et de naturel, pour que je ne me hâte point de les approuver, au double point de vue de la morale et de l'hygiène; mais je ne dois pas taire, non plus, qu'un grand jnombre de personnes ne savent point jouer avec les enfants et que leurs brusques façons, leur imprudence et leur témérité, trop souvent peuvent occasionner des accidents, des malheurs déplorables.

Combien de gens, par exemple, ne peuvent approcher d'un jeune enfant sans le faire sauter en l'air pour le recevoir dans leurs bras? Combien d'autres, prenant sa petite tête entre leurs grosses mains, le soulèvent ainsi brutalement et l'empêchent, durant une ou deux minutes, de toucher terre, soi-disant pour lui montrer une merveille, pour lui faire voir Paris?... Ce sont là des jeux extrêmement périlleux, tant ils paraissent innocents, le malheureux bébé lancé en l'air, pouvant être saisi d'une frayeur subite et soudain frappé de convulsions; sa tête, quand on l'étreint pour soulever le corps, risquant de se luxer sur les vertèbres, auquel cas la compression fatale de la moelle épinière entraînerait instantanément la mort du pauvre petit!

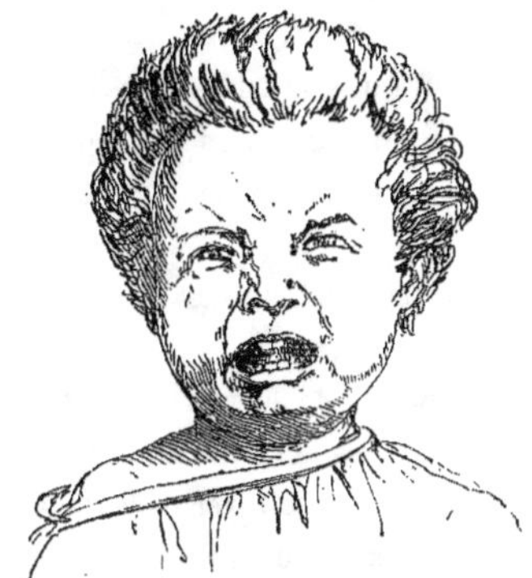

Les pleurs.

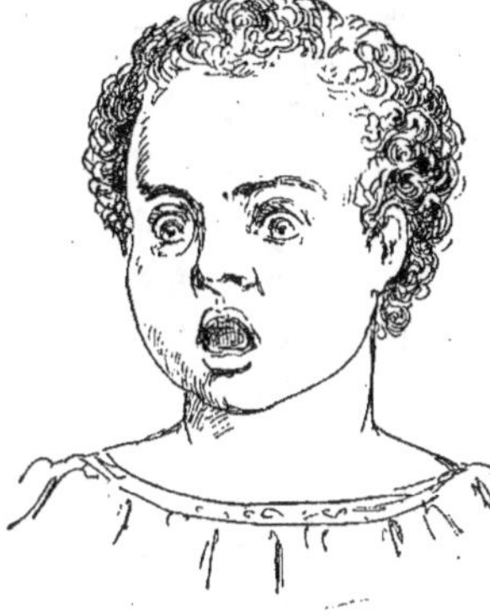

La colère.

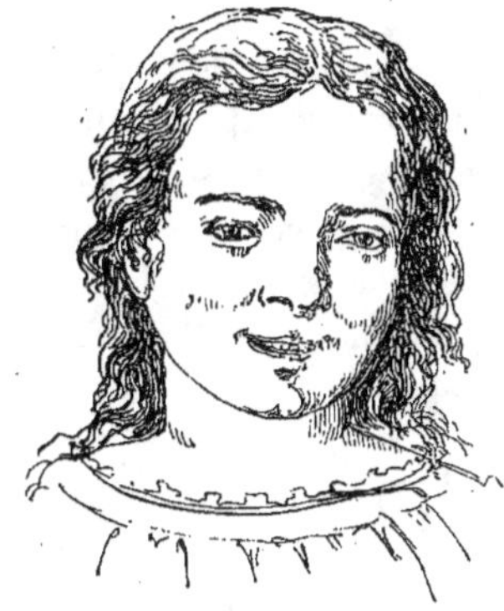

Le rire.

L'effroi.

Expression des émotions chez les jeunes enfants.

ÉDUCATION MORALE

La mère qui refuse d'allaiter son enfant, ne lui porte pas seulement préjudice au point de vue de la santé physique.

En laissant à une étrangère le soin d'alimenter la frêle créature, elle donne à cette femme tout pouvoir sur l'esprit et l'intelligence du nourrisson.

C'est elle, la nourrice mercenaire, qui sera la mère intellectuelle du nouveau-né. Elle, qui recevra son premier sourire et qui, dans ce tendre cerveau, déposera le germe de tous les sentiments, de toutes les passions qui, plus tard, feront à l'enfant, devenu jeune homme, un caractère si différent de celui de ses propres parents.

La nature n'exige donc pas seulement, de la mère, l'éducation physique, mais aussi l'éducation morale de l'enfant. A cette seule condition, en effet, l'être nouveau sera l'œuvre véritable et complète de ses générateurs. Il prendra leurs qualités, leur goûts, leurs habitudes; il sera moralement le reflet de leur cœur et de leur âme, comme il est physiquement la chair de leur chair et le sang de leur sang.

Élevé par sa mère, à la maison, le petit être, objet des plus vives sollicitudes, maintiendra l'union entre les époux. Au pied de son berceau, s'évanouiront toutes les querelles, se dissiperont tous les nuages dont ne sont pas exempts les ménages même les plus heureux. C'est, en effet, sur l'amour de l'enfant, si profond et si pur, que repose la famille et sur la famille elle-même que sont établies les bases naturelles de la société.

DÉVELOPPEMENT DES SENS.

Le nouveau-né, durant les premiers jours de la vie, est incapable d'entrer en relations avec le monde qui l'entoure. Ses sens, encore obtus, ne lui apportent qu'une vague sensation des choses extérieures. La vue n'est qu'un éblouissement, l'ouïe ne lui transmet que des rumeurs, le toucher, qu'il exerce avec ses lèvres, plutôt qu'avec ses doigts, lui permet seul de reconnaître, au moindre effleurement, le sein de sa nourrice.

A ce contact, l'enfant, par un frémissement de son petit corps, trahit le plaisir qu'il éprouve. Il n'a d'autre moyen d'exprimer la douleur et la faim que de pousser des cris.

Cris. — Leur signification. — Une mère attentive et sensible ne tarde pas à reconnaître la véritable cause des souffrances de son enfant, à sa seule façon de crier. Quand il souffre réellement, et que ses plaintes ne sont point provoquées par quelque caprice, l'enfant s'agite en général et sanglote à perdre haleine. Son visage se gonfle et se congestionne ; son front se plisse ; les veines du cou, tendues et violacées, font saillie sous la peau.

Vers le troisième mois, seulement, les yeux se mouillent de larmes qui, bientôt, si la crise se prolonge, coulent abondamment sur les joues.

Par leur timbre ou leur durée, certains cris diffèrent essentiellement des cris ordinaires et caractérisent trop souvent une grave maladie. Faibles, étouffés, ils annoncent une constitution débile, un lent épuisement du petit être qui peut à peine les pousser. Rauques, voilés, ils doivent faire craindre la congestion des cordes vocales, une laryngite, le redoutable croup. Très aigus et revenant par intervalles, ils trahissent ordinairement la méningite commençante. Plaintifs et prolongés ils se manifestent surtout dans le cours des bronchites intenses et de la pneumonie.

DÉVELOPPEMENT DE L'INTELLIGENCE

Sensibilité. — Certains enfants perçoivent bien plus vivement que d'autres, les impressions extérieures et sont beaucoup plus sensibles à toute parole, à toute action qui les frappe ou les émeut.

Tel bébé supporte de ses parents une sévère remontrance sans en éprouver d'autre ennui qu'une vague confusion. Tel autre, au moindre blâme, au simple froncement d'un sourcil, éclate en sanglots et fond en larmes. Quand elle n'est point excessive, cette sensibilité est un don précieux chez les enfants. Elle n'appartient qu'aux bonnes natures. Elle dénote la douceur du caractère, la facile intelligence, la prédominance des bons instincts sur les mauvais penchants.

Imitation. — Gestes. — Dès qu'il voit et qu'il entend, l'enfant s'efforce de reproduire, par le geste ou la parole, les actes ou les sons qui l'ont frappé. Il reconnaît sa mère et lui sourit. Il exerce sa langue à balbutier les mots que son oreille a perçus. Il apprend, par exemple, à tenir un objet, à porter une tasse à ses lèvres, à se servir d'une cuiller, à saluer, à donner un baiser du bout des doigts.

Langage. — Ce n'est guère avant le septième ou le huitième mois, que l'enfant prononce quelques mots intelligibles, et d'abord ce doux assemblage de voyelles qui vont droit au cœur des parents : *maman, papa.*

L'articulation des consonnes offre de bien plus grandes difficultés. Longtemps les bébés ont de la peine à les faire entrer dans les mots dont ils se servent couramment; et de ces lacunes dans la prononciation, résulte ce bizarre langage enfantin, que les parents adoptent si volontiers, quand ils devraient, au contraire, pour en corriger l'enfant, s'évertuer à ne jamais prononcer devant lui, qu'avec la plus parfaite pureté, toutes les syllabes défectueuses.

En général, les consonnes les plus rebelles à l'articulation, sont le *C* le *K* et le *Q* que le bébé prononce indistinctement comme le *T*, disant : *tafé, torbeau, tanon,* au lieu de *café, corbeau, canon; tépi, tioste, tell'un* pour *hépi, kiosque, quelqu'un,* etc. ; le *G*, qu'il fait sonner comme le *D*, prononçant *dateau, damin, dlace,* pour *gâteau, gamin, glace,* etc. ; le *J*, qu'il articule comme le *Z*, disant: *zamais, zules, zaldin,* pour *jamais, Jules, jardin,* etc. ; l'*R*, enfin, dont la prononciation lui coûte tant d'efforts, que jusqu'à la cinquième ou la sixième année, souvent, le bébé dit encore : *laisin, loue, lentler,* au lieu de *raisin, roue, rentrer,* etc. L'exercice et l'habitude seuls, peuvent, à la longue, triompher de ces obstacles et donner à l'expression des mots toute sa netteté.

Sens moral. — Avant six ou sept mois l'enfant ne possède aucune notion du bien et du mal. Suivant qu'il est plus ou moins sensible et selon le milieu où il est placé, il comprend alors, plus ou moins vite que le mal est tout ce qu'on lui défend, le bien tout ce qu'on lui permet.

Un peu plus tard, son bon naturel se trahit quand sa mère pleure ou fait semblant de pleurer devant lui. Mange-t-il un gâteau, il éprouve le besoin de le partager avec les personnes qu'il aime. Ainsi que l'a maintes fois constaté M. B. Perez *, le sentiment de la justice se manifeste aussi de très bonne heure chez l'enfant; l'instinct de l'appropriation et du vol peut se traduire enfin, dès la deuxième année, par de petits larcins faits en cachette, surtout sous l'impulsion de la gourmandise et quelquefois même, après mûre réflexion.

Eu égard à la manifestation de la méchanceté, l'auteur que je viens de citer me semble toutefois beaucoup trop exclusif, quand il avance que la plupart des enfants sont cruels et qu'ils apprennent difficilement à ne point faire souffrir les animaux. J'ai vu souvent bien des preuves du contraire et je puis même, à ce propos, invoquer l'exemple de ma petite fille Thérèse, qui, dès la fin de sa première année, éprouvait pour les animaux de toute espèce, mais surtout pour les chevaux, une sympathie véritablement extraordinaire.

Association des idées. — Raisonnement. — L'observation conduit bien vite les bébés attentifs à rassembler les idées, à saisir des ressemblances, à faire des comparaisons et des raisonnements. Les déductions qu'ils en tirent ne sont pas toujours, il est vrai, parfaitement justes, mais souvent elles frappent par leur ingéniosité, leur naïveté charmante et, par cela même, beaucoup de ces « mots » d'enfant méritent bien d'être cités.

Frappé de me voir froncer le sourcil, chaque fois que je le

---

* *Les trois premières années de l'enfant : Étude de psychologie expérimentale*, par B. Perez. 1 vol. Paris, 1878.

réprimandais, mon petit Roger me dit, un jour que je penchais mon front vers lui : — Voilà beaucoup de petits cheveux, sur tes yeux... — A quoi servent ces cheveux-là?... lui demandai-je. — C'est pour gronder! me répondit-il.

Doddy, le petit enfant de Darwin, dont le savant naturaliste a si parfaitement tracé l'esquisse biographique*, n'avait pas plus de cinq mois, quand les premières associations d'idées, indépendantes de toutes leçons, se fixèrent dans son esprit; par exemple, dès qu'on lui mettait son chapeau et son manteau, il devenait de fort mauvaise humeur si on ne le sortait pas sur-le-champ. A l'âge de sept mois il associa l'idée de sa nourrice avec son nom de sorte que si l'on prononçait ce nom, il la cherchait partout des yeux. A neuf mois et quelques jours il apprit tout seul que lorsqu'une main ou tout autre objet projetait son ombre sur une muraille en face de lui, il fallait chercher cet objet derrière lui.

Chez un autre enfant, observé par M. Taine**, l'association des idées semble ne s'être manifestée que beaucoup plus tard. Il est vrai de dire, d'ailleurs, qu'à cet égard, la façon dont on élève l'enfant, exerce, sur le développement de sa raison, une influence décisive.

Passions. — Les passions les plus fortes, sont, pour ainsi dire, à l'état latent dans le cerveau du nouveau-né. La jalousie peut nettement s'accuser dès l'âge de trois mois; et le plus souvent elle précède la colère, la haine même, plus nuisible à l'enfant qui l'éprouve, qu'à celui qui en est l'objet. Cette mauvaise passion tourmente surtout les enfants des nourrices à la campagne, qui partagent avec un petit citadin le lait maternel. Elle n'est point rare non plus entre les enfants d'une même famille, quand les parents semblent témoigner à l'un d'eux un peu plus d'affection. Dans tous les cas, quelques malheureux bébés en souffrent, au

---

* *Esquisse biographique d'un jeune enfant : Revue scientifique*, 1877.
** *Revue philosophique,* 1876.

point d'en être sérieusement malades. Ils s'attristent, dépérissent, et quelquefois, si l'on n'y prend garde, finissent par tomber dans une incurable langueur.

La crainte se manifeste aussi dès les premiers jours de la naissance. Il suffit d'éternuer près d'un jeune enfant pour l'effrayer. Plus tard, c'est la peur, l'effroi, qui, la nuit surtout, s'emparent de l'esprit du petit être, d'autant plus aisément qu'un grand nombre de ces pauvres innocents ont été bercés par leurs nourrices, de contes stupides, dont le souvenir peuple sans cesse leur imagination de fantômes effrayants.

PRINCIPES D'UNE BONNE ÉDUCATION.

Ce simple aperçu de l'éducation intellectuelle d'un jeune enfant montre suffisamment quelle grande tâche incombe encore à la mère de famille ; quelle lourde responsabilité la naissance d'un être nouveau crée à ses parents, devant la Nature et devant les hommes.

C'est par l'imitation, nous venons de le voir, que le nourrisson apprend surtout à se servir de ses mains, à parler, à se mettre en relations avec le monde qui l'entoure.

De bonne heure, donc, il convient de l'instruire par l'exemple; d'apporter de l'ordre et de la méthode dans les divers actes de sa vie; de lui donner, en attendant qu'il soit capable de comprendre, des habitudes de propreté; de lui inspirer le dégoût des choses nuisibles ou mauvaises et le désir de celles dont il peut, au contraire, tirer quelque profit.

Aussi jeune soit-il, quand, après l'avoir allaité, lavé, soigné, il ne manque vraiment plus de rien, l'on doit se garder surtout d'obéir encore et de se plier à ses volontés, sous peine de le rendre, en peu de jours, absolument exigeant, hargneux et désagréable. La force de caractère est aussi nécessaire, alors, qu'en toute autre circonstance la complaisance et la douceur. On a bientôt fait, du reste, de reconnaître, à sa façon toute différente de crier, si le bébé souffre bien réellement ou si véritablement ses pleurs ne dépendent que de son seul caprice.

Dès que son intelligence se développe et que l'enfant commence à parler, plus que jamais c'est par de bons exemples et par de véritables « leçons de choses », qu'il convient de frapper son esprit.

Contre les habitudes vicieuses qu'il pourrait prendre, les mauvaises passions qui tendraient à s'éveiller en lui, c'est encore par le raisonnement et la douceur qu'il faudrait agir. On se plaît, souvent, à taquiner les bébés en colère. On a tort. Il est bon de leur montrer, en ce cas, comme ils sont méchants, vilains, et quel chagrin ils causent à leurs parents en agissant de la sorte.

Quelques bébés, quand ils ont été intimidés, surtout, par des récits fantastiques, n'osent point, le soir, demeurer sans lumière ni traverser seuls un appartement obscur. On doit alors les y aider en les prenant par la main, en causant avec eux dans les ténèbres, en leur montrant qu'il n'existe, dans aucun coin, ni diable noir, ni revenant, ni monstrueuse bête.

La jalousie, quand elle s'est lentement développée, est beaucoup plus difficile à vaincre. On n'y parvient souvent, je l'ai dit, qu'en éloignant de l'enfant dont il est jaloux, le malheureux bébé que cette passion tourmente. Avant tout il est du devoir de parents sages et sensés de ne point montrer, envers tel ou tel de leurs enfants, une préférence sensible.

Combien de pauvres petits êtres, parce qu'ils sont malingres, chétifs, et par conséquent irritables et soucieux, ne sont ainsi, dans les maisons, que des souffre-douleurs, d'innocentes victimes !

Une mère vraiment bonne doit, au contraire, témoigner à ces déshérités plus de sollicitude et de tendresse ; intéresser à leur sort les enfants plus âgés ou mieux portants et, par l'équitable répartition de ses remontrances ou de ses gâteries, maintenir l'harmonie et l'union entre tous les membres de la famille.

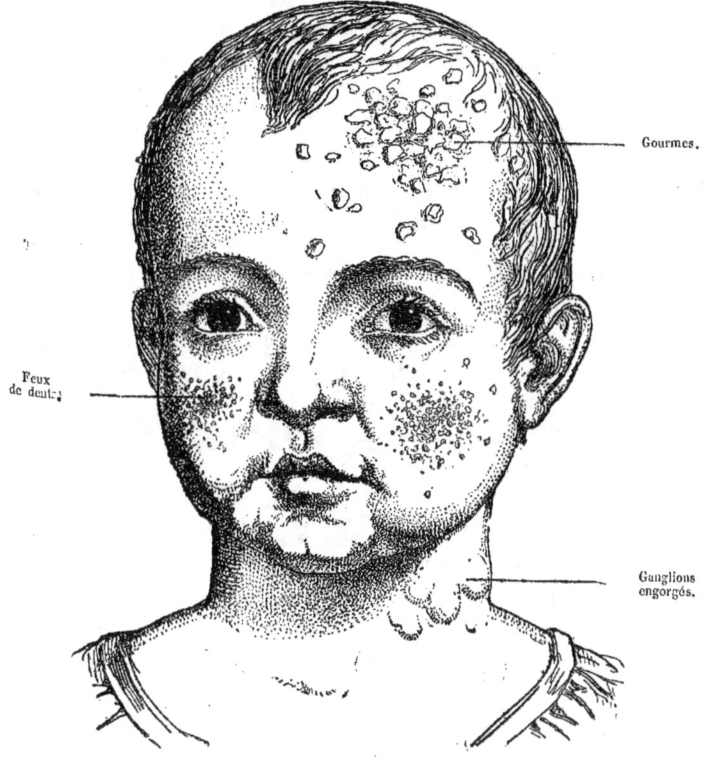

Les gourmes et les feux de dents.

INDISPOSITIONS ET MALADIES DES ENFANTS.

Quoique cet ouvrage soit plus spécialement consacré à la vie physiologique, peut-être n'est-il pas inutile, ici, d'indiquer, en quelques mots, à la jeune mère inexpérimentée, les petits moyens qu'elle pourrait mettre en pratique, au cas d'une de ces indispositions sans gravité, si fréquentes chez les enfants, et même de lui donner un aperçu de ce qu'elle devrait faire contre une maladie plus sérieuse, en attendant l'arrivée du médecin.

Si, toutefois, les symptômes du mal ne laissaient, dans son esprit, qu'une cruelle incertitude, il lui serait facile de trouver dans « *les Grands Maux et les Grands Remèdes* », où toutes ces questions ont été minutieusement traitées, une description complète de la maladie soupçonnée et même, en l'absence de tout secours, à la campagne, assez d'indications précises pour instituer aussitôt un traitement rationnel.

Eruptions. — Rougeurs. — Feux de dents. — La peau délicate des jeunes enfants s'excorie avec une extrême facilité et se couvre, au contact de l'urine et des excréments, de rougeurs, de taches, de boutons, qui, souvent, causent à ces pauvres petits de vives cuissons ou de véritables douleurs. Au moment de la dentition, des éruptions de même nature se montrent encore aux joues et sur plusieurs points du corps. Ce sont les *feux de dents*, qui, fréquemment, coïncident avec les *gourmes*. De simples soins de propreté suffisent, ordinairement, à préserver les enfants des rougeurs causées par l'irritation directe de la peau. Quand ils se manifestent, ces légers accidents peuvent être efficacement combattus, d'ailleurs, par des bains à l'eau de son, additionnés de carbonate de soude : 60 à 100 gram. ; par des lotions à l'eau de sureau, aromatisée de thymol ; par des applications, à la houppe, de poudre de lycopode ou de fleur de riz.

Gourmes. — Croûtes de lait. — Sans constituer en apparence une maladie dangereuse, les *gourmes,* si communes chez les enfants à la mamelle, dépendent toujours, soit d'une constitution lymphatique, soit d'un mauvais régime alimentaire, et doivent absolument être combattues. En général, elles débutent sur le front, les joues, le nez de l'enfant, par de larges plaques rouges, sur lesquelles se forment bientôt des pustules blanchâtres, d'où s'échappe une épaisse sérosité. Ce liquide, en se coagulant, se concrète en écailles jaunes, mêlées de sang, qui s'étendent bientôt vers le cuir chevelu, les tempes, les oreilles, recouvrant parfois, la face entière, comme d'un masque fétide et repoussant.

Dévoré par d'atroces démangeaisons, le malheureux enfant s'efforce d'arracher avec ses petits ongles le mal affreux qui le brûle comme une braise ardente. Il ne réussit de la sorte qu'à se mettre le visage en sang, et si, garrotté dans son maillot, il n'y peut parvenir, il se frotte opiniâtrément contre les rugosités de sa couche.

Quand le petit être souffre de la sorte, il importe de pratiquer sur son visage quelques lotions douces à l'eau de sureau mêlée d'une petite quantité de goudron, de thymol, d'acide phénique, ou mieux, de l'asperger doucement des mêmes liquides, projetés au moyen d'un pulvérisateur. Les démangeaisons calmées, on saupoudre d'amidon l'éruption gourmeuse et l'on fait tomber les croûtes, quand elles sont trop épaisses, à l'aide de quelques cataplasmes de fécule ou de mie de pain. Pour empêcher l'extension du mal, il est souvent utile de modifier le régime alimentaire, de hâter le sevrage, et de donner chaque jour, deux à trois cuillerées d'un sirop dépuratif ioduré à l'érysimum, au raifort, au cresson, combiné avec une petite quantité de lacto-chlorure ou d'iodure de fer.

Glandes. — Ganglions. — Il n'est pas rare, au moment de la dentition, ou dans le cours d'une éruption de gourmes, que les glandes du cou s'enflamment, durcissent et bientôt suppurent, pour former un abcès. On évite souvent cette terminaison fâcheuse en appliquant, dès le début, sur la région malade, une mince couche de teinture d'iode ou de pommade à l'iodure de plomb.

Ophthalmies. — Les yeux de l'enfant, dans les mêmes circonstances, peuvent être frappés d'une inflammation intense, caractérisée par la rougeur, le gonflement des paupières et l'écoulement d'une humeur blanchâtre plus ou moins épaisse. La jeune mère ne saurait, trop tôt, s'en préoccuper. Certaines de ces ophthalmies pouvant s'aggraver jusqu'à rendre l'enfant aveugle elle devra, dès le début, prendre l'avis d'un médecin. Dans les simples inflammations dues à l'impression d'un courant d'air froid, il suffira de quelques lotions à l'eau de roses tiédie pour amener la guérison.

Hoquets. — Vents. — Vomissements. — Après avoir abondamment teté, l'enfant ne digère pas toujours bien le lait qu'il a bu. Il est tourmenté de hoquets, de vents qui gonflent son estomac et souvent même le soulèvent au point de le forcer à vomir une partie de son repas. Ces accidents ne sont généralement pas bien graves. Volontiers les nourrices disent, en pareil cas : « Enfant vomissant, enfant bien venant; » ce qui n'est point, à vrai dire, absolument juste. Pour que le nourrisson profite, il faut, avant tout, qu'il garde et digère le lait qu'il a pris; aussi convient-il, quand il souffre de vents ou qu'il vomit, d'appliquer sur son ventre des linges chauds et de lui faire prendre, dans une infusion de tilleul sucré, deux à trois prises de bicarbonate de soude ou sel de Vichy.

Coliques. — Les coliques, auxquelles sont plus ou moins sujets les jeunes enfants, leur causent parfois des douleurs très vives, et leur façon de crier, l'expression de leur visage en pareil cas, indiquent assez clairement la cause de leurs souffrances. On les calme en leur frottant doucement le ventre, d'huile de camomille camphrée, en le couvrant d'un léger cataplasme de farine de lin, arrosé de quelques gouttes de laudanum.

Diarrhée. — La couleur des selles est un des plus sûrs indices de la santé du nourrisson. Jaunes et demi-fluides, les matières, pendant que l'enfant ne prend que du lait, dénotent une digestion parfaite. Vertes, au contraire, et plus ou moins liquides, elles annoncent une inflammation intestinale assez sérieuse pour être suivie, quand elle se prolonge, d'un extrême dépérissement.

La diarrhée qui se manifeste au moment de la dentition, à moins qu'elle ne soit exagérée, doit être regardée comme une dérivation naturelle qu'il serait imprudent d'arrêter. Dans toute autre circonstance elle doit être combattue par le sous-nitrate de bismuth ou le phosphate de chaux à la dose de 1 à 2 gram. délayés dans une cuillerée à bouche d'eau de riz sucrée. Il peut être utile, encore, d'administrer quelques cuillerées à café d'eau de chaux ou de faire prendre, dans une petite quantité de bon lait, deux à trois prises de bicarbonate de soude.

Muguet. — Aphthes. — La bouche délicate de l'enfant s'enflamme avec une grande facilité pour peu qu'un mauvais régime alimentaire trouble les fonctions du tube digestif. Il en résulte la formation, sur la muqueuse irritée, de petites taches blanchâtres analogues à des grumeaux de lait caillé. Dus à des champignons microscopiques, du genre *oïdium,* ces dépôts caractérisent l'inflammation buccale désignée sous le nom de *muguet;* mais, souvent on découvre aussi, dans la bouche des enfants, de petites ulcérations arrondies, des *aphthes,* qui les font peut-être encore plus souffrir. Le muguet, quand il n'est point lié à quelque état constitutionnel grave, cède promptement, de même que les aphthes, à de simples badigeonnages pratiqués sur la muqueuse à l'aide d'un pinceau trempé dans du miel rosat ou dans un collutoire au chlorate de potasse : 1 gr. pour 10 gr. de miel blanc.

Vers intestinaux. — Il est de règle, dans la plupart des familles, d'attribuer aux vers toutes les indispositions dont souffrent les enfants. Quoique cette opinion soit le plus souvent erronée, bien des bébés, dont l'alimentation n'a pas été parfaitement régulière, sont, en effet, tourmentés par des *ascarides* dont la longueur atteint souvent 12 à 15 centimètres ou par des petits *oxyures* qui se tiennent surtout à l'anus et à la partie inférieure de l'intestin. Généralement, alors, les enfants ont le teint pâle, les yeux cernés, l'haleine aigrelette. Ils se grattent le nez et sont sujets aux convulsions. Contre les ascarides, on administre pendant trois à quatre jours quelques dragées vermifuges à la santonine. Il suffit, pour détruire les oxyures, d'un lavement froid additionné de 15 à 20 gouttes d'éther.

Rhume de cerveau. — Coryza. — Un simple rhume de cerveau, chez un enfant à la mamelle, est toujours une maladie sérieuse, en ce qu'elle empêche le petit être de respirer dès qu'il prend le sein. Il n'en faut pas davantage pour qu'un nourrisson, placé loin de ses parents, à la campagne, meure d'inanition. Avec quelques soins, au contraire, une mère patiente et dévouée parviendra le plus souvent, à conjurer, en pareil cas, tout accident funeste. Des fumigations à la fleur de sureau, des papiers sinapisés promenés sur les jambes, un badigeonnage à la teinture d'iode sur les épaules de l'enfant, l'aideront puissamment à lui faire heureusement traverser cette crise périlleuse.

Bronchite. — Si, dans le cours d'un coryza, la toux se déclare, l'enfant doit être attentivement surveillé. Les bronchites parfois sont fort graves au premier âge; aussi convient-il, dès qu'elles se manifestent, de leur opposer une active médication. Un lait de poule, un looch blanc, une infusion de fleurs pectorales édulcorée avec du sirop de capillaire ou de Tolu, suffisent, souvent, à les enrayer. Un emplâtre de thapsia, un vomitif à l'ipécacuanha sont parfois nécessaires. Au moins ces moyens-là n'ont ils jamais été nuisibles, quelque traitement que puisse formuler ensuite le médecin.

Angine. — Maux de gorge. — Dans les familles, on a pris l'habitude, dès qu'un enfant tousse ou se plaint d'avoir mal à la gorge, de lui administrer aussitôt un vomitif. Cette médication peut avoir souvent sa raison d'être; elle est souvent insuffisante ou sans utilité. Au début d'une angine on peut en obtenir de bons résultats; aussi, toute mère de famille doit-elle avoir constamment à sa disposition, chez elle, *un à deux grammes d'ipéca* soigneusement pulvérisés. La poudre peut être divisée en paquets de 0,50 centigr. dont on fait prendre un ou deux à l'enfant, suivant son âge, dans une petite tasse d'eau tiède ou d'infusion de mauve légèrement sucrée. Le *sirop d'ipéca* des pharmacies, moins actif, est souvent insuffisant. Il vaut toujours mieux l'associer, quand on l'administre comme vomitif, à quelques centigrammes de poudre.

Convulsions. — A la grande épouvante des mères, les enfants quelquefois sont frappés de convulsions ; mais cet accident si redouté n'est point, par bonheur, invariablement grave. Une crise de dentition, la présence des vers intestinaux, une simple indigestion suffirait à les occasionner ; mais elles peuvent annoncer aussi, surtout liées à de violents maux de tête, à des vomissements, le début d'une *méningite*. Dans tous les cas, en attendant le médecin, l'enfant sera mis dans son berceau, la tête haute ; le front couvert d'une compresse trempée d'eau froide, puis arrosée de vinaigre, d'alcoolat de mélisse, de thymol. On lui donnera quelques cuillerées de tilleul ou d'eau sucrée aromatisée de 8 à 10 gouttes d'éther. On videra l'intestin à l'aide d'un lavement huileux ; on promènera des sinapismes sur les jambes.

Fièvres éruptives. — Vaccine. — Le jeune âge est généralement très éprouvé par les fièvres éruptives : la *roséole*, la *rougeole*, la *variole*, etc., qui, toutes, exigent, au cours de leur évolution, des soins assidus et l'observance de la plus parfaite hygiène. Pour mettre l'enfant à l'abri de la variole, on le vaccinera dès les premiers mois de l'existence ; au printemps si c'est possible, mais en quelque saison que ce soit, en temps d'épidémie. La rougeole, plus souvent qu'on ne le croit, peut être suivie, chez les enfants délicats, d'accidents fort graves. Il est indispensable, quand elle se manifeste, de tenir au lit le petit malade, sans toutefois, le surcharger d'édredons ou de couvertures, comme on le fait habituellement.

Diphthérie. — Croup. — La redoutable diphthérie, dont l'angine couenneuse et le croup sont les manifestations les plus fréquentes, frappe surtout, que les mères ne l'oublient pas, les petits enfants souffreteux, chétifs, mal tenus ou vivant dans de mauvaises conditions hygiéniques.

Comme toutes les fièvres infectieuses, cette cruelle maladie est éminemment contagieuse; aussi convient-il, quand elle éclate dans une maison, d'isoler d'abord le petit malade et de le placer dans une chambre facilement aérable que l'on désinfectera plusieurs fois le jour, au moyen du thymol, du chlorure de chaux, des vapeurs de goudron, de l'acide phénique. Les personnes qui veilleront auprès du pauvre enfant devront observer aussi la propreté la plus minutieuse.

Comme moyen préventif des plus efficaces, l'acide thymique mérite surtout d'être recommandé. Je le prescris ordinairement dans un sirop adjuvant, à base d'eucalyptus. C'est une préparation que les enfants prennent avec plaisir, et qui possède réellement d'éminentes qualités antiseptiques. L'acide phénique, le perchlorure de fer, le chlorate de potasse, le soufre, etc., pourraient de même être employés; et quand, malheureusement, la maladie éclate, c'est encore à ces puissants moyens, aidés de la médication tonique par le fer et le quinquina, qu'il faut se hâter de recourir.

Les lésions locales de l'angine couenneuse et du croup exigent les badigeonnages répétés de la gorge et les pulvérisations fréquentes avec des désinfectants énergiques employés en solutions concentrées. En cas d'asphyxie, les vomitifs peuvent être indiqués pour détacher les fausses membranes. Le malade, étant à la fois menacé par les accidents locaux et l'empoisonnement général, on comprend, d'ailleurs, que le traitement doive être dirigé, avec la même vigueur, sur les deux points d'attaque.

La diphthérie est une double lutte à laquelle il s'agit de faire face, et ce n'est pas trop de toutes les forces du malade, de tout le dévouement de la famille, de toute la sagacité du médecin pour la soutenir.

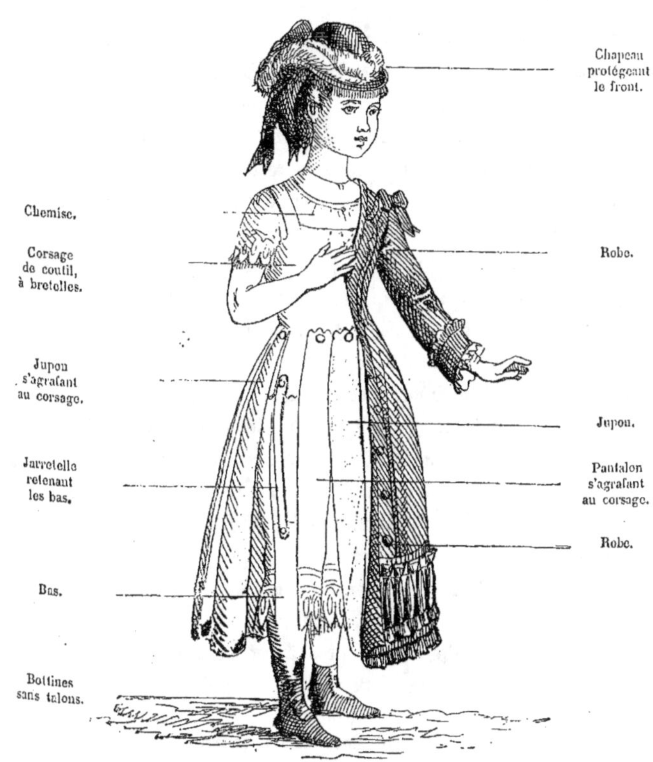

Costume hygiénique d'une jeune fille à l'âge de la puberté.

LA SECONDE ENFANCE.

A mesure qu'il avance en âge, l'enfant subit insensiblement dans tout son être de profondes modifications.

Il grandit rapidement, surtout, et tandis que sa taille s'allonge, sa bouffissure diminue; ses muscles, quoique grêles encore, s'accusent déjà sous la peau; ses membres perdent de leur empâtement et prennent plus de souplesse.

Toutes les fonctions organiques, aussi, s'accomplissent avec une activité, une régularité parfaites. La pétulance, la vivacité de la jeune créature provoquent, à tout moment, l'expansion de sa poitrine et la dilatation complète de ses poumons. Le cœur bat plus vite; l'appétit parfois est extraordinaire; la digestion toujours bonne; une assimilation facile compense largement les pertes et les dépenses quotidiennes de ce petit corps.

A sept ans, les dents de lait, insuffisantes, sont remplacées par des molaires solides, destinées à broyer la nourriture abondante et forte désormais indispensable à l'accroissement continu de l'être en voie de développement.

La première enfance à ce moment est finie, et la seconde commence pour s'étendre jusqu'à la onzième ou la douzième année. A cet âge, l'enfant, suivant son sexe, sentira d'autres organes et d'autres désirs s'éveiller en lui. La jeune fille et le jeune garçon, même les plus innocents, auront conscience des différences profondes qui les séparent et des secrètes impulsions qui les poussent l'un vers l'autre; ils passeront les belles années de l'adolescence à s'observer, à se désirer, à se rendre physiquement et moralement propres à reconstituer une famille, pour engendrer, à leur tour, d'autres êtres qui leur ressembleront.

HYGIÈNE DE LA SECONDE ENFANCE.

L'éducation en famille. — Le développement de l'intelligence suit le développement du corps jusqu'à la fin de la croissance; aussi l'esprit et le cœur, durant toute la jeunesse, doivent-ils être alimentés des leçons et des préceptes que peut seule donner une parfaite éducation.

Dois-je répéter, ici, qu'à la jeune mère incombe encore cette tâche et qu'avant aucun précepteur, aucun maître, elle a le devoir de semer la première, le bon grain, dans l'esprit du petit être qu'elle aura nourri de son lait?...

Les parents ne s'occupent pas assez, en France, de l'éducation de leurs enfants. Ils s'en séparent beaucoup trop tôt pour les interner dans les pensionnats et ne les en faire sortir, de temps en temps, que pour les amuser à des frivolités ou les ennuyer de vaines remontrances.

En Angleterre, l'éducation en famille tient, au contraire, une grande place dans la vie de l'enfant. La mère d'abord, le père ensuite, prennent plaisir à le moraliser, à l'instruire, et cet enseignement, si restreint qu'il soit, donne des résultats que l'on attendrait en vain du système scolaire.

Je sais bien que dans les grandes villes, à Paris notamment, les parents, tout le jour absorbés par leurs affaires, n'ont guère le loisir de s'occuper de leurs enfants. Libres le soir, ils pourraient s'intéresser au moins à leurs études; mais au plus grand nombre l'instruction, le dévouement, la patience, manquent pour cela. Le pénible labeur de la journée a rendu, d'ailleurs, la distraction nécessaire. La maison pèse; le ménage ennuie. On a hâte d'aller passer sa soirée au café, au cercle, au théâtre, dans le monde, chez des amis. Que faire des marmots, en ce cas? Ils sont bien gênants, ces petits! Aussi, dès qu'ils tiennent sur leurs pieds, vite, à la pension!... où moyennant tant par mois on leur donnera le vivre et le couvert, la pâtée matérielle et morale.

La culture de l'enfant, ainsi comprise et réglementée, peut être fort commode pour les parents; mais elle a le tort immense de niveler toutes les aptitudes et toutes les intelligences.

Les fillettes et les jeunes garçons élevés dans les villes semblent être tous, de dix à douze ans, taillés sur le même patron et fondus dans le même moule. Ce sont déjà de petits messieurs et de petites dames, suffisamment aimables, gentils, sachant lire, écrire, à peu près compter, réciter une fable, répéter quelques bribes d'histoire sainte et de géographie; agissant et parlant, en un mot, selon le même mécanisme.

Toutes les dispositions exceptionnelles qu'un de ces enfants eût pu montrer, ont été refoulées ; toutes ses heureuses tendances, qu'une éducation spéciale eût fait épanouir, sont demeurées incultes.

La plupart des hommes qui se distinguent par leurs œuvres et leurs travaux, le doivent généralement aux soins tout particuliers que leurs parents ont pris de leur instruction, quand ce n'est point aux efforts personnels qu'ils ont dû faire plus tard, en sortant du collége. L'avenir d'un enfant, disait avec raison, un de nos plus illustres contemporains, est toujours l'ouvrage de sa mère !

Travail intellectuel. — Écoles. — Pensions. — En dépit de ces sérieux inconvénients, il faut bien pourtant reconnaître que les pensions et les écoles donnent aux jeunes enfants, avec une solide instruction, l'habitude du travail, en même temps qu'elles les arment suffisamment, qu'elles les aguerrissent pour les luttes autrement difficiles, qu'ils auront plus tard à soutenir. Il peut encore être, quelquefois, indispensable d'interner un enfant insoumis ou désobéissant ; même en ce cas, cependant, je ne conseillerais jamais de lui infliger cette punition avant qu'il ait atteint l'âge de onze à douze ans, afin qu'en somme il n'eût point trop à souffrir des exceptionnelles sévérités que lui mériterait certainement sa mauvaise conduite.

La plus rigoureuse hygiène doit être observée, d'ailleurs, dans tous les établissements d'éducation, non seulement au point de vue du bien-être physique et moral des élèves, mais encore et d'abord eu égard à la disposition, à l'aménagement des locaux.

Presque toujours, on le sait, les enfants sont parcimonieusement nourris dans les pensions. Trop souvent on les entasse, la nuit, dans un étroit dortoir, le jour dans une classe froide, humide, mal aérée. L'hiver on les chauffe à l'aide de poêles en fonte qui dessèchent l'atmosphère des salles d'étude ou la

vicient de dangereuses émanations; l'été, quand on n'impose pas
à leur cerveau des travaux excessifs, on les exténue souvent, sous
prétexte de les récréer, à de trop longues promenades.

Les bancs même, sur lesquels, à l'école, on les fait asseoir, ne
sont point généralement proportionnés à la taille des élèves; aussi,
beaucoup de jeunes enfants, à force de se pencher sur des pupitres
trop bas ou trop éloignés des sièges, finissent-ils par se déformer
la poitrine ou prendre de vicieuses attitudes dont ils ne peuvent
plus se corriger.

Travail manuel. — Apprentissage. — L'enfant goûte bien davantage,
ordinairement, les travaux manuels que l'étude, parce qu'en effet,
le mouvement et l'activité physique répondent mieux à ses besoins
que la patiente application aux choses de l'esprit. Les enfans les
plus heureux sont, à cet égard, ceux de la campagne qui, de
bonne heure, suivent aux champs les travailleurs, quand ils ne
sont point chargés de la garde des troupeaux ou de la surveillance
de la basse-cour. La plupart de ces marmots, vivant de la vie
naturelle, jouissent d'une excellente santé; malheureusement ils
ne reçoivent aucune éducation intellectuelle; et pas un bourgeois
ne voudrait, d'ailleurs, élever son fils comme un petit paysan.

Dans les villes, au contraire, le travail manuel est aussi pernicieux à l'enfant, qu'il peut lui être salutaire à la campagne.
Quelque formelles que soient les lois protectrices qui défendent
aux parents dénaturés ou cupides de condamner de pauvres
innocents aux travaux forcés et de les mettre prématurément en
apprentissage, que de malheureux petits êtres souffrent et s'étiolent
encore dans les ateliers, les usines, les manufactures, jusque dans
les puits de mines, constamment sevrés de liberté, d'air pur et
de jour! Combien de ces douces créatures sont lâchement terrori-
sées et martyrisées par un père ivrogne; par une marâtre jalouse!
Combien sont odieusement dressées à la mendicité, torturées et
rouées de coups par les bohémiens et les saltimbanques!...

Honte aux misérables qui ne reculent pas devant cette infâme exploitation de la faiblesse et de l'innocence !... Qu'ils soient, impitoyablement dénoncés à la justice et châtiés avec la dernière rigueur !

Jeux et Jouets. — Le travail manuel ne doit être, en somme, pour le jeune enfant, qu'un exercice hygiénique et non l'apprentissage forcé d'un métier plus ou moins pénible. Il est excellent, par exemple, quand on le peut, de faire participer le bambin aux occupations du jardinage, aux petits travaux de la maison.

Dans les lycées et les pensions, il importe qu'il joue avec ses camarades à la *course*, aux *barres*, au *ballon*, au *volant*, aux *quilles, etc.*, qu'il prenne part à tous les jeux qui demandent à la fois de l'agilité, de la hardiesse, de la souplesse et de l'entrain.

Un peu plus tard, quand il est devenu plus raisonnable et plus réfléchi, les jouets scientifiques, les beaux livres illustrés, sont les distractions, les amusements que le jeune garçon préfère, et l'on ne saurait trop favoriser ces heureuses dispositions. A la fillette, au contraire, nul joujou n'est plus agréable, alors, qu'une *poupée*, et je n'en sais pas, non plus, qui lui soit, en réalité, plus utile.

C'est, en effet, sur ce petit personnage inanimé, que l'enfant fait, pour ainsi dire, l'épreuve de ses premiers sentiments, qu'elle répète les bons soins, les caresses, les réprimandes, les punitions dont elle-même a goûté les douceurs ou senti l'amertume; qu'elle développe, en un mot, par un exercice de chaque jour, ses instincts et ses penchants naturels.

Mieux que la plus savante leçon, mieux que le meilleur livre, la poupée initie la jeune fille à tous les grands devoirs que la vie lui impose. Elle lui révèle, dès l'âge le plus tendre, les douces charges de la maternité qui lui incomberont plus tard et qu'elle remplira, le moment venu, avec d'autant plus d'aptitude et de joie, qu'elle en aura fait, dans ses jeunes années, un plus parfait apprentissage.

La poupée qu'elle habille, qu'elle couche, qu'elle fait dîner, éveille encore, chez l'enfant, l'instinct de l'ordre, de la propreté, de la gestion du ménage. Elle lui inspire aussi, tout en l'amusant, le goût du travail, et la rend industrieuse, habile, adroite, sans que la fillette s'en doute. Toutes les qualités, enfin, toutes les vertus de la mère de famille sont véritablement en germe dans le cœur de l'enfant qui prend plaisir à jouer avec sa poupée.

LA PUBERTÉ.

A la fin de la seconde enfance, vers la douzième année chez la jeune fille, un peu plus tard chez le jeune garçon, l'activité vitale semble plus spécialement se manifester sur les organes génitaux, et ces phénomènes cachés se trahissent extérieurement par une modification complète du caractère, des allures, des habitudes, de la physionomie. La sincère naïveté, la franche insouciance du premier âge se sont à jamais évanouies. La puberté qui succède à l'enfance donne au sujet, même le plus innocent, la conscience de son sexe.

Le garçon physiquement éprouve dans ses organes génitaux une chaleur, une surexcitation inaccoutumées. Ses glandes spermatiques se fluxionnent, congestionnées par le travail de sécrétion dont elles sont le siège; moralement il sent s'éveiller en lui des besoins, des désirs, des appétits jusqu'alors inconnus.

Devenue tout à coup timide et réservée, la jeune fille cesse de prendre part aux jeux des garçons. Elle s'observe et rougit facilement quand on lui parle. C'est une « grande demoiselle » contrainte, par les convenances, à ne plus quitter sa mère et désormais assujettie à des soins hygiéniques tout particuliers.

Menstruation. — Dans nos climats, l'appareil génital de la jeune fille n'atteint guère, avant la douzième année, son parfait développement. Il s'éveille plus tardivement encore sous les climats du Nord, et beaucoup plus tôt, de la huitième à la dixième année, dans les contrées équatoriales. Les jeunes filles élevées à la ville, sont aussi plus précoces que les petites paysannes dont l'imagination n'a jamais été impressionnée par la fréquentation du monde ou par la lecture de mauvais romans.

La puberté, chez les jeunes filles, s'annonce ordinairement par un vague malaise, une extrême sensibilité, une grande propension à l'impatience, à la tristesse. Des gonflements douloureux se manifestent souvent au niveau des seins et jusque dans les parties génitales. Après quelques jours, enfin, la jeune fille, que sa mère a dû confidentiellement instruire de la signification de ces phénomènes, se sent subitement mouillée de sang, et cette première hémorrhagie, désormais sera suivie d'écoulements périodiques de même nature, désignés, en raison de leur retour régulier chaque mois, sous les noms de *règles* ou de *menstrues*.

Dans nos régions tempérées, il est mauvais que les jeunes filles soient réglées de trop bonne heure. Ces pertes les affaiblissent, en effet, considérablement et durant toute leur vie elles peuvent en éprouver une profonde anémie, une extrême faiblesse. Il est fâcheux aussi que leurs règles soient très abondantes ou trop prolongées. Quand, plus tard, la jeune fille se marie dans ces conditions, elle ne peut donner naissance qu'à des êtres délicats et chétifs qui, bien souvent, ne viennent pas à terme ou ne vivent que quelques jours.

Rarement la menstruation, dont nous aurons plus loin l'occasion d'étudier les diverses phases, s'établit d'emblée dans toute sa régularité. Plusieurs mois se passent, quelquefois, entre les premières et les secondes règles, et la santé de la jeune fille, pendant toute la durée de cette " formation " laborieuse, exige les plus grands ménagements.

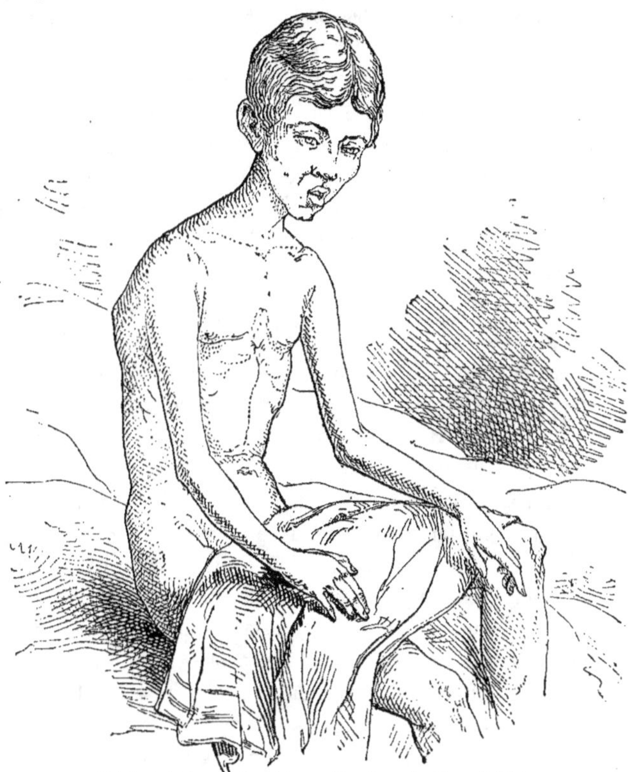

Attitude et physionomie d'un adolescent dégradé par de vicieuses habitudes.

L'ADOLESCENCE.

Jusqu'à la puberté, les enfants des deux sexes ont pu vivre ensemble, recevoir la même éducation, prendre part aux mêmes plaisirs.

L'âge est venu, maintenant, de les séparer, de donner à chacun l'instruction spéciale qui lui convient, de préparer ces êtres, désormais dissemblables, à bientôt se réunir de nouveau pour se joindre intimement cette fois et donner naissance à d'autres êtres qui grandiront et se reproduiront à leur tour.

La jeune fille, détournée de tout amusement frivole, sera instruite, alors, des grands devoirs d'épouse et de mère qu'un jour elle devra remplir. Le jeune homme recevra la forte éducation qui lui permettra de résister aux rudes épreuves de la vie, d'être le chef d'une famille, de procurer l'aisance et le bien-être à ses enfants.

HYGIÈNE DE L'ADOLESCENCE.

Alimentation. — En ce qui regarde les grandes fonctions de nutrition, les adolescents, quel que soit leur sexe, pourront suivre une même hygiène. L'appétit, très vif à cet âge, les rendra peu difficiles sur le choix des mets. Une alimentation substantielle leur sera pourtant nécessaire pour parer à la débilité constante résultant d'une croissance continue. Trop souvent voraces, les garçons éviteront de manger gloutonnement et de s'emplir de victuailles ; les jeunes filles, toujours disposées, en revanche, à faire « petite bouche », dans la crainte d'engraisser ou pour se rendre intéressantes, laissant de côté ces déraisonnables calculs et ces vaines manières, s'efforceront, avant tout, de satisfaire les justes réclamations de leur estomac.

Vêtements. — Quelle que soit la mode régnante, il est indispensable que les jeunes gens, à l'âge de la puberté, ne soient pas obstinément soumis à ses caprices et qu'ils portent surtout des vêtements amples, commodes, protégeant le corps sans le comprimer ni l'étreindre sur aucun point. Je n'aime pas voir nos jeunes garçons vêtus, à la mode anglaise, de costumes trop courts qui laissent les jambes et les genoux à nu.

Il n'en faut pas davantage, sous notre climat changeant, pour éprouver, même au cœur de l'été, de la fraîcheur ou du froid sur les membres découverts, et gagner ainsi des névralgies, des rhumatismes, des arthrites susceptibles, chez un grand nombre de sujets, de dégénérer en tumeurs blanches.

En toute saison la jambe doit donc être couverte d'un pantalon bien coupé, sinon d'un bas suffisamment épais, se rattachant sous une culotte courte, au-dessus du genou. Dans l'intérêt d'une bonne digestion, la ceinture du vêtement ne serrera point là taille; il sera toujours préférable que des bretelles élastiques soutiennent le pantalon.

La jeune fille, bannissant toute coquetterie, devra se vêtir avec une modestie, une simplicité qui n'excluront ni le bon goût, ni l'élégance. On se gardera bien, à la puberté surtout, de l'emprisonner dans un corset à baleines qui, refoulant vers le bassin les organes abdominaux, ne manquerait pas de troubler la menstruation et d'occasionner des accidents fort graves.

Un corsage de coutil à bretelles, garni de boutons au niveau de la ceinture, soutiendra, sous la robe, les diverses pièces du vêtement, qui n'auront ni cordons ni boucles. Les jarretières, en raison de l'excessive constriction qu'elles exercent, seront remplacées par des jarretelles verticales, tendues entre le corsage et les bas. Des bottines sans talons maintiendront constamment le pied dans une attitude naturelle; un chapeau léger mais suffisamment large couvrira la tête en protégeant le front.

Dans sa toilette quotidienne, enfin, la jeune fille ne devra faire usage d'aucun parfum. Parée de sa grâce et de sa fraîcheur, elle ne portera point de bijoux, et jamais, d'aucune poudre, d'aucun fard, elle ne salira son visage.

Habitudes. — C'est pendant l'adolescence que l'on se fait à certaines habitudes, que l'on s'accoutume, par imitation ou par manie, après de mauvaises lectures ou de fâcheuses fréquentations, à des pratiques vicieuses dont quelques-unes ne laissent pas de porter à la santé les plus graves préjudices. Les pires de ces habitudes sont l'usage prématuré du tabac et des boissons alcooliques, l'onanisme et la précocité des rapports sexuels, vices funestes et honteux que l'on ne saurait trop tôt prévenir ou combattre.

Usage du tabac. — Fumage. — A tout âge, que l'on fume, que l'on prise ou que l'on chique, l'usage du tabac n'est, en réalité, qu'une mauvaise et coûteuse habitude, nuisible à la santé, désagréable à toutes les personnes qui ne la partagent pas et ne procurant, en somme, à ceux qui l'ont acquise, que des jouissances absolument factices, puisqu'elles ne répondent à la satisfaction d'aucun de nos besoins naturels.

Mais c'est, en particulier, sur les adolescents, que le tabac exerce une fâcheuse influence, et nos jeunes collégiens sont si pressés de vouloir paraître des hommes, que la plupart, l'un poussant l'autre, se font un point d'honneur d'arriver, sans que le cœur leur tourne, à fumer un cigare ou « culotter une pipe » selon les règles de l'art.

Que de désagréments, de malaises, de souffrances à subir pourtant avant d'être un fumeur émérite! L'empoisonnement qui résulte de l'absorption des premières bouffées de tabac occasionne des vertiges, des dégoûts, des nausées vraiment insupportables. Mais l'esprit de l'homme est ainsi fait, qu'il n'est point de déboires, point de répugnances' que le plus délicat ne surmonte, même par forfanterie pure, quand son amour-propre est en jeu.

Le tabac abîme les dents, empeste la bouche, empuantit les vêtements. Il trompe la faim, émousse l'appétit, excite la soif, provoque la salivation, détermine un crachotement continuel qui débilite jusqu'à l'épuisement le fumeur précoce. Il paralyse, enfin, chez les jeunes gens, le libre essor des facultés intellectuelles ou prédispose à toute autre mauvaise habitude ; au libertinage, par exemple, et à l'ivrognerie.

Ivrognerie. — Le besoin immodéré des liqueurs fortes est un vice de l'âge adulte, mais d'autant plus irrémédiable et nuisible qu'il date d'une époque plus reculée. Rarement les jeunes gens des familles bourgeoises s'adonnent, de bonne heure, à cette funeste passion; mais trop souvent, sollicités par le mauvais exemple de leurs pères ou de leurs camarades d'atelier, un grand nombre de fils d'ouvriers, de petits apprentis, se livrent, encore enfants, à de déplorables excès de boissons alcooliques.

Abrutis aussi par le tabac et la plus grossière débauche, la plupart de ces malheureux sont d'autant plus à plaindre, qu'ils n'ont même pas l'intelligence d'entrevoir, au bout de ces excès, la mort la plus misérable après la plus affreuse agonie.

Il est d'ailleurs impossible à leurs parents, indifférents ou vicieux eux-mêmes, de moraliser ces pauvres esprits, de diriger vers le bien ces mauvaises natures qui, dans un autre milieu, façonnées par l'éducation et les bons exemples, n'eussent sans doute point failli.

Malingre, amaigri, blafard, la voix éraillée par l'alcool, le « pâle voyou » de nos grandes villes est le type caractéristique de cet adolescent dégradé par de vicieuses habitudes. Moralement, ce triste gamin finit presque toujours par le vol ou l'assassinat; physiquement, il succombe, jeune encore, à la phthisie, à la folie alcoolique, aux lésions ultimes de quelque honteuse maladie.

Masturbation. — Onanisme. — Un vice pire encore que l'ivrognerie, c'est l'abus prématuré des organes génitaux, la masturbation, désignée aussi, d'après la légende biblique d'Onan, sous le nom d'*onanisme*.

Au premier âge, cette funeste habitude, presque spéciale aux enfants du sexe féminin, se développe le plus souvent sous l'influence d'une cause morbide. La muqueuse de la vulve s'irritant avec une facilité extrême, soit par défaut de propreté, soit par le passage, dans le vagin, d'oxyures vermiculaires venus du rectum, les petites filles, pour calmer les intolérables démangeaisons qu'elles éprouvent, frottent d'abord, sans penser à mal, les parties irritées et bientôt, pour peu qu'elles y trouvent un certain plaisir, continuent, avec une sorte de frénésie, cette dangereuse pratique.

Plus tard, c'est l'ardeur du tempérament, la vivacité de l'imagination, la sensibilité outrée, qui, fatalement, poussent à la masturbation les adolescents, — garçons ou filles, — de douze à vingt ans ; ceux surtout qui rêvent ou s'ennuient dans les pensionnats, les couvents et les séminaires. Un bien petit nombre alors, échappe à cette invincible excitation du sens génital ; mais il est rare, heureusement, que le vice acquis s'exagère au point d'être suivi des funestes accidents qu'il occasionne quand il tourne à la fureur et à la manie.

Ce sont ordinairement, d'ailleurs, les jeunes garçons les plus intelligents, les jeunes personnes de l'esprit le plus délicat et du meilleur monde, qui, précisément, en raison même de leur impressionnabilité supérieure, éprouvent, au plus haut degré, le besoin d'apaiser de cette façon grossière, leurs désirs et leurs sens exaltés.

Une conversation légère, la lecture d'un roman, la vue d'une personne aimable, un seul mot, quelquefois, suffisent à surexciter ces âmes ardentes, à les transporter, à leur inspirer des rêves érotiques, dont l'inévitable dénouement ne peut être qu'une pollution spontanée ou provoquée par la masturbation. Défiant alors toute surveillance, l'adolescent cherche la solitude, il se cache partout où il peut être le moins soupçonné, sans attendre la nuit, si favorable, pourtant, à ces viles manœuvres, et parvient même quelquefois, par le seul frottement de ses cuisses, à satisfaire, sous les yeux de ses parents ou de ses maîtres, sa honteuse passion.

Malheur alors, quel que soit son sexe, à l'être sans énergie qui s'habitue à ces jouissances factices, qui ne peut plus se passer de ces tristes plaisirs ! Ce n'est plus bientôt qu'une véritable manie qui le force à s'y livrer.

Son cerveau s'épuise à des surexcitations malsaines auxquelles les organes surmenés se refusent même d'obéir. Blême, haletant, le misérable s'essouffle à provoquer des spasmes voluptueux dont il ne ressent plus que la fatigue, et rapidement, alors, ses yeux cernés, éteints, s'enfoncent dans les orbites, les lèvres pendent, le nez s'effile, la face, décharnée, rappelle la physionomie du singe, la tête penche, honteuse, le dos se voûte, les membres s'amaigrissent, et ces premiers phénomènes de profond épuisement sont fatalement suivis, à courte échéance, des graves accidents de la phthisie, de l'épilepsie, de l'hystérie, de l'imbécillité, de la folie, de la consomption dorsale.

Rarement, pendant les premières années, au moins, de l'adolescence, les jeunes gens ont l'occasion de commettre, en dehors de la masturbation, de véritables excès vénériens. On a cherché, cependant, au point de vue des conséquences fâcheuses qu'ils peuvent avoir sur la santé des adolescents, à rapprocher la précocité des rapports sexuels de l'onanisme, et ce dernier vice, — il était aisé de le prévoir, — moins naturel et plus commode à pratiquer, doit être aussi regardé comme le plus pernicieux.

Que faire, cependant, pour combattre cette avilissante passion, pour conjurer la lamentable fin que trop souvent elle entraîne?...

Depuis Tissot, qui le premier fit de l'onanisme une peinture exagérée, dans le but, peut-être, de frapper les jeunes gens vicieux d'un salutaire effroi, tous les hygiénistes contemporains ont proposé les mêmes moyens contre cette déplorable habitude.

Surveillance incessante de jour et de nuit, lever matinal, coucher retardé jusqu'à ce qu'un sommeil impérieux rende le repos au lit nécessaire; bains frais quotidiens, douches froides, régime sévère, exercices gymnastiques, travaux manuels, promenades rurales poussées jusqu'à la fatigue, remontrances et réprimandes des parents, telles sont, en somme, les seules ressources pratiques dont on puisse utilement et convenablement user à l'égard d'un adolescent, d'une jeune fille surtout, qui s'abandonnent, au grand détriment de leur santé, au plus honteux de tous les vices.

LA NUBILITÉ.

Mais laissons là ces erreurs, ces défaillances morales qui, dès les plus jeunes années, malheureusement, trahissent déjà toute la faiblesse de notre intelligence, toute la despotique domination de nos sens.

Voici l'âge où le jeune homme, maître enfin, de sa destinée, vaillant et fort, peut fièrement envisager l'avenir et songer à se donner une compagne. Fortifié par une solide instruction, son esprit ne cède plus aussi facilement aux malsaines excitations, ne se laisse plus emporter par de vains enthousiasmes. La raison l'éclaire et le guide. Son cœur aussi s'ouvre à de plus généreux sentiments; la passion qu'il éprouve est grande, noble, pure, cette fois. Il aime !

Ardent, exubérant, exalté, l'homme cherche à présent parmi les jeunes femmes, celle qui fera tressaillir tout son être et qui prendra son cœur. L'a-t-il aperçue, il la désire, il la poursuit, il brave tous les périls pour lui parler, pour la voir, pour aspirer le parfum qu'elle laisse après elle, ou baiser la trace de ses pas...

Elle, au contraire, depuis qu'elle est nubile, ne cesse de voir, en imagination, l'être idéal qu'elle a conçu selon ses rêves et ses désirs. Que lui importent les autres! Celui-là seul est beau, brave, aimant, généreux. C'est le bien-aimé qui, la nuit, passe dans l'azur de ses songes, l'homme surhumain qui, seul entre tous, connaîtra le secret de son âme et triomphera de sa pudeur !

Au fond de cet amour imaginaire, la jeune fille éprouve, cependant, le vague sentiment de la maternité. A chaque battement de son cœur, correspond un sourd tressaillement de ses entrailles.

Vienne le mariage, et l'amante passionnée d'aujourd'hui sera, demain, l'épouse affectueuse, la compagne fidèle, la mère dévouée, la femme sublime !

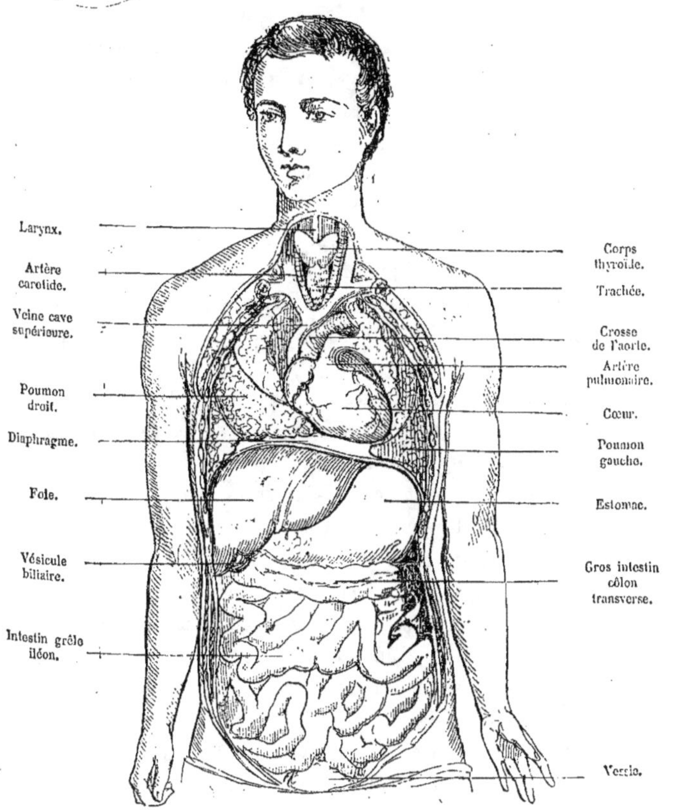

Disposition normale des viscères du corps humain, à l'âge adulte.

LIVRE III. — L'ÊTRE ACCOMPLI.

Voilà donc, à travers des dangers, des périls sans nombre, l'être humain parvenu à son complet développement.

L'homme possède l'ardeur et la force ; la femme, la douceur et la beauté.

A quelque race qu'ils appartiennent, sous quelque climat qu'ils habitent, ils sont, à cet âge, irrésistiblement poussés l'un vers l'autre, et leur devoir, alors, est d'obéir à cette impulsion naturelle, de s'unir intimement pour transmettre l'existence qu'ils reçurent eux-mêmes de leurs générateurs et dont ils ne sont, véritablement, que les dépositaires.

Cet âge est celui de la virilité. C'est l'époque active de la vie humaine; aussi l'adulte jouit-il, à ce moment, de toutes ses facultés physiques et morales, de toutes les ressources que peuvent lui fournir son esprit et son corps pour mener à bien la grande mission qu'il doit accomplir.

Il est intelligent, robuste, vaillant, hardi. Désormais son existence individuelle est assurée. La terre la lui garantit à la seule condition qu'il travaille. A lui de remplir aussi son rôle et son but en se reproduisant; c'est-à-dire en assurant la vie de l'espèce.

La Nature, d'ailleurs, lui donne, dans cette intention, de longues années de force et de vigueur.

Plus généreuse, à son égard, qu'envers un grand nombre d'animaux qui meurent aussitôt après l'accouplement, elle lui accorde, en outre, la joie de connaître et d'élever ses enfants, le bonheur de les aimer, le doux contentement de les voir, à leur tour, constituer une famille.

A vingt ans, entre tous les grands devoirs qui s'imposent à l'homme, se présente l'obligation sacrée de servir la patrie. Et je n'entends pas ici, seulement, l'absolue soumission aux lois militaires, la franche acceptation du rôle de soldat.

C'est encore servir sa patrie, quelle que soit la carrière que l'on embrasse, que de penser et d'agir constamment en bon citoyen; que de contribuer, par son travail, si modeste soit-il, à la prospérité, à la richesse, à la gloire nationales.

L'heure du dévouement, de la lutte, de l'opiniâtre labeur a donc sonné pour l'homme.

Il doit maintenant appliquer sa force intellectuelle ou physique non seulement à gagner sa vie, mais celle aussi de sa femme et de ses enfants, et dans ce rude combat pour l'existence, il sera soutenu, stimulé sans cesse, par le louable désir d'augmenter le bien-être de ceux qu'il aime, par l'ambition de parvenir à la fortune, à la renommée, aux honneurs.

A la jeune épouse incombent, du reste, une tâche non moins difficile, de non moins austères devoirs.

Son rôle, tout d'amour et de dévouement, est d'abord de faire le bonheur et la joie de celui qui la choisit un jour et dont elle accepta d'être la compagne. En échange de la peine, des fatigues, des ennuis qu'il prend ou qu'il supporte pour le bien commun, elle lui doit les plus douces consolations, les plus tendres caresses. Il est aussi, dans ses attributions, de diriger le ménage avec intelligence, d'administrer sagement la maison.

Devenue mère, sa mission s'agrandit encore. Son cœur, tout en conservant l'affection dont il est déjà rempli, se sent envahi par un amour nouveau si puissant, qu'il peut exiger de la femme tous les dévouements, toutes les abnégations, tous les sacrifices. Le mari, quand il est indigne, ne mérite plus d'être aimé. L'enfant dans son innocence, a toujours droit à toute la tendresse, à tous les bons soins que l'intérêt de sa conservation rend indispensables ou seulement utiles.

Travailler, se dévouer, lutter sans relâche, telle est la grande loi naturelle de la vie.

Dans toutes les conditions sociales, dans toutes les professions, les nouveaux venus se heurtent forcément aux anciens ; les faibles sont aux prises avec les forts ; les grands oppriment les petits ; la concurrence est générale, la dispute acharnée, la mêlée sur quelques points, particulièrement terrible.

Aux intelligents, aux robustes, aux habiles, aux vaillants, appartient la victoire. La justice et la loi, dans les pays civilisés, doivent seulement intervenir pour soutenir les jeunes, les humbles et les faibles ; pour briser la force qui prétend primer le droit, pour maintenir, enfin, dans les bornes de l'honnêteté, l'intelligence ou l'habileté qui tourneraient à la scélératesse.

Qu'est-ce que l'homme, cependant, en face de la vie? l'acteur en regard du rôle? l'athlète en présence du combat?

Comment la Nature l'a-t-elle armé pour le labeur et pour la lutte?

Quelle est l'organisation de cet être supérieur, le seul, entre tous, qui jouisse de la raison, qui soit capable d'améliorer sa destinée, le seul, devant qui s'ouvrent les insondables problèmes de l'existence et l'effrayante notion de l'infini?

Toutes ces questions nous devons les traiter et nous efforcer de les résoudre, dans le troisième livre de cet ouvrage, qui se rapporte à l'*être accompli*.

Absolument distincts par leur sexe, l'homme et la femme sont identiquement semblables au point de vue de l'organisation générale et de la structure intime des tissus.

Les grands appareils de nutrition, d'innervation et de relation présentent, chez l'un et chez l'autre, la plus parfaite analogie. Mus par les mêmes ressorts, ils sont sujets aux mêmes troubles fonctionnels ; ils obéissent aux mêmes stimulants et sont sensibles aux mêmes influences. Aussi, sous ce titre, *l'homme et la femme* étudierons nous d'abord les phénomènes de la vie communs aux deux sexes et l'action commune qu'exercent sur eux les divers agents modificateurs.

Cette connaissance acquise, nous pourrons aborder, avec fruit, l'étude des *sentiments,* des *instincts,* des *passions* de l'homme et l'analyse étendue que nous ferons alors de l'être moral, nous intéressera d'autant plus, qu'elle reposera tout entière sur ce que nous aurons appris déjà de l'être physique.

La troisième partie de ce même livre sera consacrée enfin, à l'*union des sexes*, à la physiologie du mariage, et l'adulte étudié dans l'acte suprême de son existence, nous suivrons, chez la femme, l'évolution de l'œuf humain, le développement du fœtus, les diverses phases de la grossesse, jusqu'à l'heure de délivrance où le premier cri de l'être nouveau dédommagera la jeune mère des atroces douleurs de l'enfantement !

I. — L'HOMME ET LA FEMME.

Jusqu'à la fin de la première enfance l'homme et la femme ont, pour ainsi dire, mêmes formes, même caractère, mêmes pensées, mêmes désirs ; mais à mesure qu'ils grandissent on voit successivement s'accuser entre eux de frappantes différences et quand arrive la puberté, ces deux êtres qu'il eût peut-être été difficile de distinguer l'un de l'autre dans leur jeune âge, maintenant ne se ressemblent plus.

En quelques années, le rapide développement de l'appareil de la génération a considérablement modifié chacune de ces créatures et pourtant, en réalité, dans sa structure intime, ni l'homme ni la femme n'a changé.

Formés d'après un même plan, tous deux, à l'âge adulte, sont encore servis, en dehors de l'appareil sexuel, par des organes identiques et c'est à ce moment que leur corps se présente dans toute la perfection de sa forme, dans toute l'harmonie de ses fonctions.

Il suffit, alors, de jeter un regard sur l'ensemble de l'organisme humain, pour en découvrir aussitôt l'admirable agencement, pour en comprendre le merveilleux mécanisme.

L'appareil respiratoire, largement développé, remplit toute la poitrine. Les poumons, gonflés d'air, soulèvent le thorax ; le cœur, avec toute la régularité de la plus parfaite machine de précision, lance des torrents de sang pur dans l'aorte dont les innombrables rameaux vont porter cette chair coulante jusque dans la profondeur des tissus.

Sous la cloison charnue du diaphragme, l'estomac, stimulé par l'appêtit, digère, avec une étonnante activité, tous les aliments ; le foie sécrète une bile jaune et fluide ; la rate, en grand travail, prépare au sang des globules nouveaux ; l'intestin fonctionne ; les reins dépouillent de tout élément nuisible, le liquide nourricier.

Le système musculaire possède, à la fois, la vigueur et la souplesse ; les sens, la finesse et la subtilité. Dans le cerveau, surexcité par un sang généreux, foisonnent aussi les pensées généreuses. L'esprit est sain dans le corps sain ; car la santé résulte, en effet, de cet équilibre absolu, de cet harmonieux accord entre tous les organes.

Comparativement à celui de l'homme, le corps de la femme, dans ses détails et son ensemble, est plus petit, plus frêle, plus délicat ; mais cette réduction de volume est excellemment compensée par la grâce et la beauté supérieure des formes.

La taille, chez la femme, est moins haute, les membres plus courts, la poitrine d'une capacité plus restreinte, malgré l'apparente largeur que lui donnent, extérieurement, la proéminence de la gorge et la voluptueuse rondeur des mamelles.

L'opposition, cependant, est particulièrement prononcée au niveau du bassin, qui, dès la puberté, doit être capable de contenir l'utérus gravide ; mais le développement des hanches et le volume des cuisses, loin de nuire à l'harmonie des proportions, constitue, au contraire, une des plus séduisantes beautés du corps féminin.

Le visage de la femme diffère considérablement, aussi, de celui de l'homme, par l'absence de toute production pileuse, par la fraîche coloration du teint, par la finesse et la douceur des traits qui, chez quelques jeunes personnes, à l'âge de la nubilité, présentent, véritablement, un charme inexprimable.

Et ce n'est pas seulement la pureté des lignes, la teinte rosée des tissus, qui donnent à la jeune femme tout pouvoir sur le cœur de l'homme. Le sourire, la voix, le regard de la superbe créature, sont encore ses plus puissants moyens de séduction et

bien malheureux, alors, celui qui ne se prend pas à ce mystérieux chef-d'œuvre d'esprit et de chair, à cette sublime combinaison de matière et d'intelligence!

La suprême force de la femme est dans ses yeux. Il s'en
échappe des éclairs fascinateurs qui dans un seul regard troublent
l'homme le plus fort et soudain captivent son âme. Une sorte
d'effluve magnétique s'en dégage parfois et donne le vertige. Il
est des yeux de jeunes filles, comme l'ont constaté tous les poètes,
que l'on ne peut interroger sans être aussitôt saisi du tournoie-
ment que l'on éprouve en présence d'un abîme, d'un gouffre où
l'on craindrait de se noyer. N'est-il pas admirable, que la nature
ait donné à la femme, en compensation de sa faiblesse relative,
cette immatérielle et formidable puissance du regard?

A la délicatesse extérieure du corps féminin, correspond un
moindre volume des viscères et des organes profonds.

Le cerveau, dans son ensemble, est moins volumineux que celui
de l'homme; mais ses lobes postérieurs sont plus larges, si ses
lobes antérieurs sont plus étroits; et cette conformation peut
expliquer l'extrême développement, chez la femme, des facultés
affectives, de la coquetterie et du sentiment maternel.

La grosseur et la mollesse relative de ses nerfs témoignent de
sa sensibilité supérieure et sont une excuse à son irritabilité vraiment outrée quelquefois.

Le larynx de la femme étant plus étroit, sa voix est plus douce
et moins forte; ses poumons moins volumineux permettent moins
d'ampleur à sa respiration; son cœur, plus petit, bat moins énergiquement, sinon avec moins de fréquence, et n'envoie aux tissus
qu'un sang plus fluide, trop souvent appauvri par la chlorose ou
par une mauvaise menstruation.

Peu développés, les muscles sont faibles et pâles, incapables
d'aucun travail fatigant, d'aucun pénible effort. La charpente osseuse, elle-même, est beaucoup moins grossière; les

os, en particulier, sont moins anguleux et moins résistants.

Blanche, fine et douce, la peau de la femme est doublée, d'ailleurs, partout où pourrait se montrer une saillie osseuse, d'une épaisse couche de graisse qui donne au corps tout entier des formes arrondies, de gracieux contours. Une chevelure longue, abondante, épaisse, ruisselle enfin sur ses épaules et couvre comme d'un voile, ou couronne comme d'un diadème, le chef-d'œuvre de la création.

Moralement, la femme est, en général, moins capable que l'homme d'exécuter de grandes œuvres exigeant beaucoup de réflexion et de raisonnement; mais son esprit n'en est que plus subtil peut-être, son jugement plus sûr.

Douée d'une exquise délicatesse, elle est péniblement impressionnée par tout ce qui choque le bon goût, les bonnes manières et les bonnes mœurs; les propos grossiers, les infractions aux règles du savoir-vivre et de la politesse. Les moindres de nos défauts la frappent bien plus que nos meilleures qualités; aussi, cette perfection qu'elle recherche en toutes choses, la défend-elle efficacement contre les hommages empressés que chaque jour elle reçoit, contre les tentatives amoureuses sans cesse dirigées contre sa vertu. Il est difficile de lui plaire; mais quand elle aime, c'est avec une incomparable ardeur, et la fougue de sa passion, quand elle peut la satisfaire, n'est égalée que par la violence de son désespoir ou de sa jalousie, quand elle est trompée.

Mais ne nous attardons pas à ce parallèle entre deux créatures qui, réunies par l'amour, ne forment plus qu'un seul être jouissant d'un pouvoir supérieur à tout autre au monde, le pouvoir créateur.

L'homme et la femme respirent, se nourrissent, s'accroissent, marchent, sentent et pensent au moyen d'organes identiques accomplissant mêmes fonctions.

C'est d'abord dans ces actes de la vie commune que nous devons considérer le couple humain, avant d'étudier en particulier chacun de ses éléments dans le mariage.

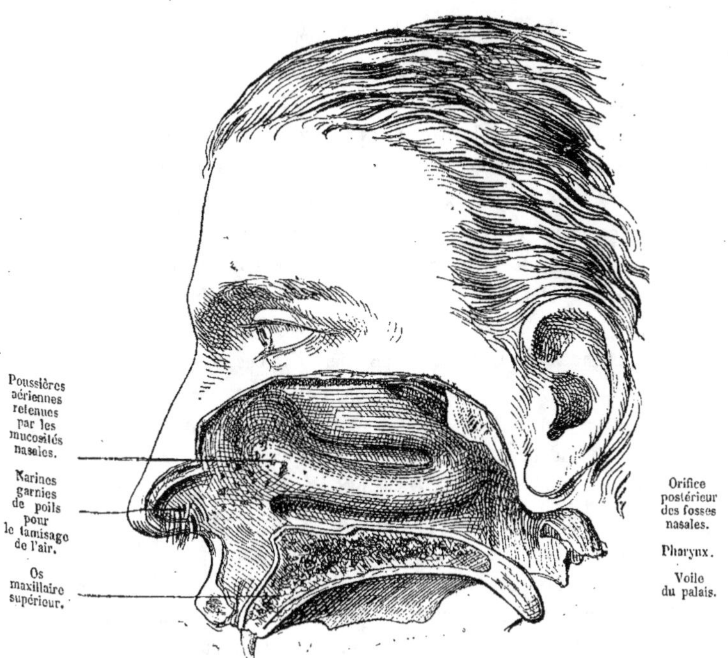

Voies aériennes. — Coupe des fosses nasales montrant les replis de la membrane pituitaire sur les cornets.

STRUCTURE ET FONCTIONS DES ORGANES.

RESPIRATION.

Respirer, c'est vivre. Instantanément, avant que toute autre fonction s'accomplisse, la poitrine de l'enfant qui vient au monde, se dilate et s'emplit d'air pour la première fois. Une révolution soudaine se fait, en même temps, dans ce frêle petit corps. La vie que l'enfant recevait jusqu'alors de sa mère, il l'obtient maintenant lui-même, par le seul jeu de ses propres organes. L'être nouveau ne s'individualise, à vrai dire, qu'à dater de ce moment-là.

Pour cette délicate créature, avoir respiré, — ne fut-ce qu'une seconde, — c'est avoir vécu. La première bulle d'air qui pénètre dans les poumons en modifie, en effet, si profondément la texture, que le médecin légiste appelé devant la justice à formuler une opinion sur la mort naturelle ou criminelle d'un nouveau-né, peut, après une expérience des plus simples, se prononcer d'une façon catégorique avec la certitude absolue de ne se point tromper. Jeté dans un vase plein d'eau, le poumon où l'air a pénétré surnage; il tombe, au contraire, au fond du vase, si l'enfant n'a point respiré.

De même qu'elle est la première exercée, la respiration est aussi, de toutes les fonctions, la plus importante.

Elle a pour but de mettre l'air en contact avec le sang, dans la profondeur des cellules pulmonaires, et ce simple phénomène ayant pour résultat la constante régénération du sang par le fluide atmosphérique est le principe et la source même de la vie.

On peut vivre plusieurs jours sans manger. Cesser de respirer pendant dix minutes, c'est l'asphyxie et la mort. Le cœur même, en dépit de ses nobles fonctions, n'est pour ainsi dire, que le serviteur de l'organe respiratoire; car tout l'admirable travail que le cœur exécute, se résume à lancer d'un côté le vieux sang dans les vésicules aériennes du poumon et à recevoir de l'autre, le sang rajeuni, pour l'envoyer vers tous les points du corps.

De toutes les maladies enfin, que nous nous attirons par nos constantes infractions aux lois de l'hygiène, de toutes celles qui nous sont héréditairement transmises, les plus fréquentes, sans contredit, et les plus terribles, frappent les organes de la respiration.

Malgré le nombre toujours croissant, à cette époque d'appétits dépravés et de surexcitations malsaines, des hommes qui se tuent par l'estomac ou le cerveau, et la proportion beaucoup plus humble de ceux qui meurent par le cœur, c'est par le poumon, surtout, que s'éteint et périt la génération actuelle.

Jamais, en effet, à Paris seulement, le chiffre des décès causés par la phthisie pulmonaire, ne s'abaisse à moins de deux cents cas par semaine. Depuis la fin de l'automne jusqu'à l'été suivant, ce nombre déjà considérable s'accroît souvent du double et la « grande moissonneuse », épargnant les vieillards, fauche presque exclusivement les rangs de la jeunesse et ceux de l'âge mûr.

Après la phthisie, la bronchite et la pneumonie sévissent cruellement sur l'espèce humaine et c'est précisément la vieillesse qu'elles frappent le plus.

Point n'est besoin d'insister, d'ailleurs, pour faire comprendre que des organes destinés à recevoir l'air extérieur, à s'en pénétrer jusque dans leurs dernières profondeurs comme l'éponge de l'eau qu'elle boit; à le décomposer, enfin, pour lui prendre son oxygène et le donner au sang, doivent être fatalement aussi, très souvent lésés par ce même fluide, sans cesse et si intimement en rapport avec eux.

Est-il seulement froid ou chargé d'une humidité glaciale? L'air que nous respirons irrite, en effet, la muqueuse, si riche en vaisseaux, des voies aériennes. Il y attire le sang, la fluxionne, l'enflamme; et suivant la partie de l'organe plus directement affectée, une *laryngite,* une *bronchite,* une *pneumonie* se déclarent. C'est un simple *coryza,* un *rhume de cerveau,* si l'inflammation est limitée aux fosses nasales; mais des accidents beaucoup plus graves, des maladies plus redoutables encore succèdent journellement, comme nous le verrons plus tard, à l'inspiration habituelle ou fortuite d'une atmosphère chargée de poussières, de gaz toxiques, de miasmes ou de germes malfaisants.

L'AIR ATMOSPHÉRIQUE

Composition de l'air normal. — Pour que la respiration soit aussi parfaite que possible, il est indispensable que les poumons reçoivent un air pur, ni trop humide ni trop sec, d'une température de 12 à 20 degrés centigrades et sous une pression barométrique moyenne de 0,76 centimètres.

L'air normal est composé de 21 parties d'oxygène et de 79 parties d'azote. Il contient, en outre, une minime quantité d'acide carbonique et de vapeur d'eau.

Rarement, il est vrai, l'atmosphère qui nous entoure possède à la fois toutes ses qualités hygiéniques. Elle est ordinairement chargée, après un temps pluvieux, au bord de la mer et dans toutes les localités marécageuses, d'un excès d'humidité; dans les appartements où nous nous tenons habituellement, dans les villes où le ciel est constamment souillé par les fumées et les exhalaisons de toute sorte, elle renferme, dans une proportion fort exagérée, de l'acide carbonique et beaucoup d'autres gaz, les uns irrespirables, les autres vénéneux.

Air vicié. — Poisons aériens. — Les plus nuisibles de ces substances volatiles ou gazeuses, sont l'hydrogène sulfuré, qui se dégage des fosses d'aisance, des égouts, et généralement de tous les amas de matières animales ou végétales en fermentation ; l'hydrogène carboné, le grisou détonant des houillères, l'ammoniaque, le chlore et l'acide chlorhydrique, qui déterminent aux yeux et aux bronches une vive irritation.

Les ouvriers employés dans les fabriques d'allumettes, ont à craindre les vapeurs du phosphore, qui peuvent causer la gangrène des poumons et la nécrose des os maxillaires; les photographes sont exposés aux émanations stupéfiantes du cyanure de potassium ; les ouvriers qui manipulent le mercure, aux troubles nerveux déterminés par l'absorption prolongée des vapeurs de ce métal.

Poussières minérales. — D'autres fois, ce sont des poussières impalpables, tenues en suspension par l'atmosphère, qui troublent la pureté de l'air. Dans un grand nombre d'usines flottent ainsi d'infimes parcelles des métaux qui y sont le plus communément travaillés, le plomb, le cuivre, le zinc, dont les effets se traduisent bientôt par des coliques, des vomissements, et tous les autres symptômes d'une intoxication lente et progressive.

Dans les fours à plâtre et à chaux, dans les ateliers où l'on scie la pierre et où l'on aiguise des outils, la bronchite et la phthisie, très fréquentes chez les ouvriers, indiquent assez la fâcheuse influence qu'exerce sur eux l'air chargé des molécules minérales qu'ils y respirent.

Poussières organiques. — Aux mêmes dangers, les poussières animales ou végétales joignent, en outre, ceux qui peuvent être causés par l'absorption d'éléments putrides ou l'exhalaison des odeurs les plus infectes. Si les bouchers paraissent bien se trouver, en général, des émanations de la viande fraîche, il n'en est point de même des ouvriers qui travaillent dans les boyauderies, les mégisseries, les fonderies de suif, etc. Leur apprentissage est presque toujours troublé par des désordres fréquents des voies digestives, et l'on sait que les premiers travaux à l'amphithéâtre d'anatomie éprouvent pareillement les étudiants en médecine.

La nature, elle-même, enfin, ne se fait aucun scrupule de semer à profusion, dans l'air, les spores des parasites, les germes d'infusoires, les mille ferments inconnus des affections contagieuses, et c'est ainsi que nous respirons parfois, à notre grand détriment, la fièvre intermittente, la variole, le typhus, la peste, la fièvre jaune ou le choléra.

Air des champs. — Air du matin. — Les feuilles des végétaux ayant la propriété, sous l'influence de la lumière, d'absorber l'acide carbonique de l'atmosphère et de dégager de l'oxygène, l'air de la campagne est d'autant plus pur, que les plantes, les arbres, y sont plus nombreux et les sources d'infection plus rares.

Pour le même motif, les villes percées de larges avenues, de boulevards plantés d'arbres; les quartiers embellis de squares ou de jardins publics sont particulièrement salubres et l'on ne peut nier, à cet égard, que les grands travaux accomplis depuis trente ans à Paris, n'aient eu la meilleure influence sur la santé de ses habitants.

La fraîcheur de la nuit, de même que les fortes averses, précipitant vers le sol les poussières en suspens dans l'atmosphère, l'air n'est jamais plus pur que dans la matinée ou qu'après une pluie d'orage.

C'est donc le matin, de bonne heure, qu'il faut, quand on le peut, respirer le grand air. Les paysans qui, dès le point du jour, vont travailler aux champs, jouissent, en général, d'une excellente santé. Les citadins, malheureusement, se couchent presque tous beaucoup trop tard, pour qu'ils puissent résolument adopter cette bonne habitude.

L'APPAREIL RESPIRATOIRE ET SES FONCTIONS

VOIES AÉRIENNES. — FOSSES NASALES.

L'air que nous respirons peut indifféremment, entrer par la bouche ou par les narines, pour arriver jusqu'aux poumons. L'observation la plus superficielle démontre, cependant, que les fosses nasales sont le véritable vestibule de l'appareil aérien. C'est là que le fluide atmosphérique se réchauffe et se débarrasse, au moins en partie, de l'excès d'humidité, des ferments ou des poussières qu'il entraîne toujours avec lui.

Double rôle des fosses nasales. — La structure et la disposition des fosses nasales ne permettent point, d'ailleurs, de mettre en doute la double destination de ces organes, aussi nettement indiquée dans l'acte de la respiration que dans celui de la perception des odeurs.

Étymologies. — MEMBRANE PITUITAIRE : *Pituita*, pituite, mucosité. — OLFACTIVE, qui sert à l'olfaction, à l'odorat. On la nomme aussi *membrane de Schneider*, du nom de l'anatomiste qui la décrivit le premier. — Os ETHMOÏDE : *ethmos*, crible. L'os étant criblé de petits trous. — SPHÉNOÏDE, *sphèn*, coin. L'os est enclavé comme un coin, entre les autres os du crâne. — ANTRE D'HYGMORE : du nom de l'anatomiste qui découvrit cette cavité.

Depuis l'ouverture des narines où elles commencent, jusqu'au pharynx où elles se terminent, les fosses nasales forment deux hautes cavités triangulaires, séparées l'une de l'autre, sur la ligne médiane, par la cloison du nez et tapissées, dans toute leur étendue, par une membrane rose très riche en vaisseaux, la membrane *olfactive* ou *pituitaire*.

Dans la trame intime de cette muqueuse, s'épanouissent, en pinceaux épais, les ramifications du *nerf olfactif* qui préside à l'odorat et comme il importe que la surface sensible aux odeurs ait un développement considérable, non seulement des lames osseuses, saillantes et recourbées, forment de chaque côté, sur la paroi externe des fosses nasales, des replis sinueux désignés sous le nom de *cornets;* mais encore de véritables chambres accessibles à l'air, sont percées en dehors des cavités principales dans l'épaisseur des os voisins.

Telles sont, en haut, les *cellules de l'ethmoïde* et les *sinus de l'os frontal;* en arrière, les *sinus du sphénoïde;* dans le milieu même des fosses nasales, l'*antre d'Hygmore* ou *sinus maxillaire,* qui s'ouvre, par un étroit orifice, sous le cornet moyen. (Voir *Organes des sens. Odorat.*)

Tamisage de l'air. — Grâce à cette ingénieuse disposition, il est impossible que l'odeur même la plus subtile, passant sur cette vaste surface, ne soit pas aussitôt perçue, en un point quelconque de la muqueuse, par une ramification du nerf olfactif et sur-le-champ, dénoncée au cerveau qui la juge bonne ou mauvaise.

Mais avant de franchir les fosses nasales et d'obtenir, pour ainsi dire, son laisser-passer, l'air a bien d'autres épreuves à subir. A l'intérieur des narines d'abord, et tout à l'entrée, se trouvent, généralement, des touffes de poils rigides, formant, par leur entrecroisement serré, une sorte de grillage ou de tamis, dans les mailles duquel s'arrêtent les petits corps étrangers, les poussières les plus grosses. Au delà, viennent ensuite les étroits défilés des cornets nasaux, enduits des épaisses mucosités sécrétées par la pituitaire ; et l'air, forcé de s'insinuer à travers ces surfaces visqueuses, y laisse, cette fois, engluées dans le mucus, les plus minimes parcelles des substances étrangères dont il était chargé.

Dans les fosses nasales, en un mot, comme dans un bureau de douane ou d'octroi, s'exerce le plus sévère contrôle. L'air pur, seul, a le droit de passage. Tous les atomes entrés avec lui, qui, par leur nature ou leur nombre, pourraient empoisonner le sang ou léser le poumon, sont autant que possible, retenus, confisqués, saisis.

Quand on se mouche, le matin, après avoir séjourné la veille, dans un endroit public, une salle enfumée, etc., les mucosités desséchées et noirâtres que l'on reçoit dans le mouchoir, contiennent la plus grande partie des poussières et du charbon enlevés à l'air inspiré.

Éternûment. — Les substances étrangères, cependant, ne s'accumulent pas toujours ainsi, dans les fosses nasales. Le plus souvent, au contraire, pour peu qu'elles irritent la muqueuse, elles en sont immédiatement expulsées par un brusque *éternûment,* une expiration convulsive et bruyante qui se produit, comme nous le verrons plus loin, par action réflexe, et suivant un mécanisme analogue à celui de la toux.

Coryza. — Un éternûment répété, sans cause appréciable, annonce ordinairement le début d'un coryza. La muqueuse alors se gonfle au point d'intercepter le passage de l'air ; l'inflammation se propageant jusqu'aux sinus frontaux, rend la tête douloureuse ; d'abondantes sécrétions, ruisselant de la pituitaire, donnent lieu à ce désagréable catarrhe que l'on qualifie si improprement encore de *rhume de cerveau.*

Forcément, en ce cas, il faut respirer par la bouche et l'air froid pénétrant directement, ainsi, dans le larynx et les bronches, trop souvent les irrite et les enflamme à leur tour.

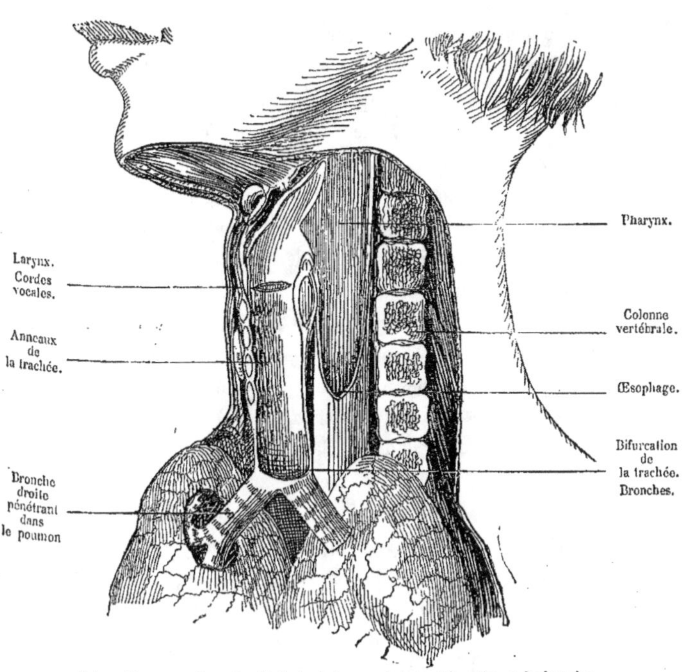

Voies aériennes. — Coupe longitudinale du larynx, de la trachée artère et des bronches.

LARYNX. — TRACHÉE-ARTÈRE. — BRONCHES.

Après s'être débarrassé, dans les fosses nasales, des impuretés dont il est chargé, le courant aérien, destiné à la régénération du sang dans les poumons, franchit l'arrière-gorge et s'engage, à travers l'étroite ouverture de la glotte, dans le tuyau, toujours béant, formé par le larynx et la trachée-artère.

La première partie de ce conduit n'est point, toutefois, seulement destinée au passage de l'air. Comme les fosses nasales, qui sont, en même temps, le vestibule de l'appareil respiratoire et le siége de l'odorat, le larynx remplit un double rôle.

S'il est bien la porte d'entrée du conduit trachéal, il constitue, aussi l'organe de la phonation, et c'est en étudiant, plus loin, ce singulier phénomène, que nous décrirons, dans tous ses détails, le simple et merveilleux instrument qui produit la voix.

Larynx. — Considéré comme conduit aérien, le larynx se compose essentiellement de deux forts cartilages, revêtus intérieurement d'une couche de muscles et d'une muqueuse rosée très sensible, qui se continue avec celle de la trachée et des bronches. Le plus important, le cartilage *thyroïde,* peut être, en réalité, regardé comme la charpente du larynx. Il a la forme d'une carte ployée, et c'est son angle saillant qui, très apparent sous la peau du cou chez certaines personnes, est communément désigné sous le nom de *pomme d'Adam.*

Au-dessous, le second cartilage, le *cricoïde,* forme, pour ainsi dire, le premier anneau de la trachée. Il est surmonté, en arrière, de deux autres plus petits, les *aryténoïdes,* qui jouent un grand rôle dans la physiologie vocale, mais d'une importance tout à fait secondaire dans l'acte de la respiration.

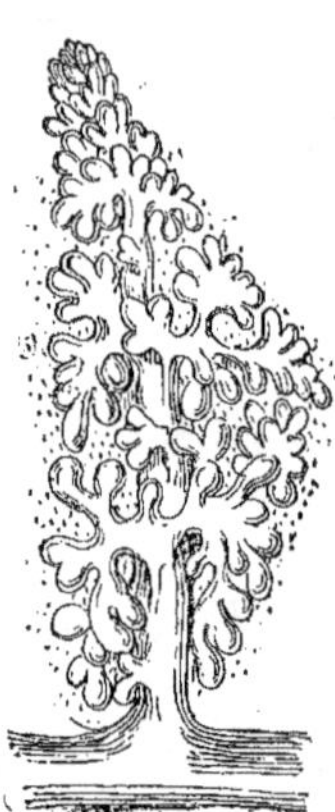

Terminaison des bronches dans les poumons. Cellules pulmonaires.

Trachée. — Bronches. — La trachée, qui n'est point une *artère*, malgré qu'elle en porte le nom, continue le larynx et se compose d'une série de demi-anneaux cartilagineux, dont la résistance et la souplesse assurent la béance permanente des voies de l'air. Le calibre du conduit permet facilement l'introduction du doigt sur une longueur de 12 à 15 centimètres, après quoi la trachée se divise en deux *bronches* qui

Étymologies. — LARYNX, *larunx*, organe de la voix. — TRACHÉE, *trakus*, âpre, rude ; à cause des rugosités dues à la présence des anneaux cartilagineux. — BRONCHES, *bronchos*, gorge ou gosier. — POUMONS, *pneumon*, de *pncin*, respirer. — CARTILAGE THYROÏDE : *thyra*, porte, entrée, ou *thuréos*, bouclier. — CRICOÏDE, *cricos*, anneau. — ARYTÉNOÏDES, *arytaina*, entonnoir; de la ressemblance des cartilages avec ces divers objets. — PLÈVRE, *pleura*, côté. — DIAPHRAGME, *dia*, entre, *phragma*, cloison.

se dirigent obliquement, l'une à droite, l'autre à gauche, vers le poumon, et là se subdivisent elles-mêmes, à la façon des rameaux d'un arbre, en une infinité de *bronchioles* de plus en plus déliées, dont les extrémités, dilatées en petites *vésicules* closes, constituent la trame même des poumons, les *cellules pulmonaires*.

POUMONS.

Cellules pulmonaires. — Le parenchyme ou tissu de ces importants organes est complété par l'épais réseau de la petite circulation qui s'entrelace au canevas fibreux des vésicules. D'innombrables vaisseaux capillaires, les uns chargés de sang veineux, les autres de sang artérialisé, serpentent entre les cloisons des cellules, et c'est là, dans ces laboratoires microscopiques, que s'accomplit comme nous le verrons plus loin, le grand phénomène de la sanguinification, l'*hématose*.

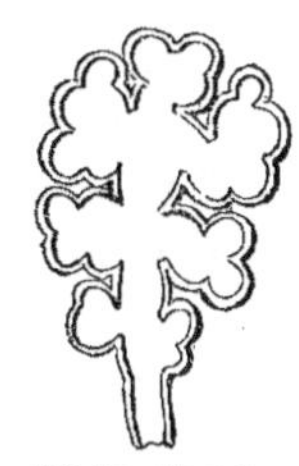

Cellules pulmonaires grossies.

Lobes des poumons. — Extérieurement, les poumons se présentent sous l'aspect d'une énorme masse charnue, spongieuse, occupant, dans la poitrine, de chaque côté du cœur, une grande loge formée, en dehors, par la concavité des côtes et limitée, en bas, par la voûte charnue du diaphragme. Chacun d'eux est divisé par de profondes scissures en deux ou trois *lobes* dont les supérieurs, moins volumineux, ne servent guère qu'au moment des fortes inspirations et méritent bien, par cela même, d'être désignés sous le nom de *lobes de renfort* qu'on leur donne quelquefois.

Plèvre. — Dans toute l'étendue de sa surface et jusqu'au fond des scissures qui séparent ses lobes, le poumon est revêtu d'une membrane séreuse, la *plèvre,* qui, de la base de l'organe, se réfléchit sur le diaphragme pour remonter sur la paroi costale et rejoindre en haut le poumon sans aucune solution de continuité.

Cette singulière enveloppe ne saurait donc être mieux comparée qu'à un sac sans ouverture, ou même, comme l'ont dit tous les anatomistes, à un « bonnet de coton », dont la double coiffe couvre bien la tête, quoique, en réalité, celle-ci ne soit point contenue dans la cavité close qui sépare l'une de l'autre les deux moitiés du bonnet.

Comme toutes les membranes séreuses, la surface libre de la plèvre laisse suinter un liquide onctueux, une *synovie* qui facilite le glissement du poumon contre la paroi costale, mais dont la sécrétion exagérée, quand la plèvre s'enflamme, donne lieu aux abondants et dangereux épanchements de la *pleurésie*.

La cavité pleurale droite ne communique point avec la gauche ; mais les deux membranes sont appliquées l'une contre l'autre derrière le sternum, sur la ligne médiane de la poitrine, et leur adossement constitue une sorte de cloison fibreuse verticale, désignée sous le nom de *médiastin*.

MUQUEUSE DES VOIES AÉRIENNES.

Une fine muqueuse rosée tapisse, dans la plus grande partie de leur étendue, les conduits de l'air, ne cessant, avec les anneaux cartilagineux, qu'au point où le calibre des ramifications bronchiques est assez rétréci pour ne plus mesurer qu'un demi-millimètre de diamètre. Très riche en vaisseaux et en nerfs, cette membrane est une des plus sensibles de l'économie. On sait, quand on avale de travers, et qu'une miette de pain, une simple goutte d'eau pénètre dans le larynx, quelle sensation désagréable en résulte et quels subits accès de toux. C'est la muqueuse aérienne qui, froissée du contact du corps étranger, transmet au nerf pneumogastrique son irritation et, par action réflexe, détermine aussitôt cette protestation violente.

Toux. — Dans ce singulier phénomène, d'ailleurs, la réaction provoquée par le nerf impressionné suit toujours de si près la sensation perçue que le fluide électrique seul pourrait produire des effets analogues. Irrité au larynx, le nerf pneumogastrique perçoit en même temps à son point d'attache, à la moelle épinière, le désagréable contact qui l'impressionne, et de lui-même, avant que le cerveau lui en donne, pour ainsi dire, l'autorisation, il détermine, dans tous les muscles expirateurs qu'il tient sous sa dépendance, les intercostaux, le diaphragme, etc., les contractions précipitées et comme convulsives qui caractérisent la *toux.* (Voir *Innervation, action réflexe.*)

Déjà nous avons vu se produire de la même façon l'*éternuement,* qui n'est autre chose, en réalité, qu'une toux nasale, et, comme cette dernière, la véritable toux n'a le plus souvent, d'autre objet que d'expulser des voies aériennes un corps étranger qui les obstrue. C'est ainsi, par exemple, que dans la plupart des catarrhes bronchiques ou pulmonaires, la toux, quelque pénible qu'elle soit, peut être considérée comme un phénomène salutaire, en ce qu'elle empêche réellement les malades d'être étouffés par leurs crachats. En revanche, la toux sèche de la bronchite ou de la grippe, provoquée par la seule irritation de la muqueuse, et la toux spasmodique de la coqueluche, sont seulement fatigantes sans utilité.

Inflammation. — Avantageuse à certains égards, l'extrême sensibilité de la muqueuse aérienne n'est donc pas sans présenter aussi de sérieux inconvénients. Au moindre refroidissement, surtout, elle se congestionne, s'enflamme, et l'on sait combien sont fréquentes les *laryngites,* les *bronchites,* les *pneumonies* ou *fluxions de poitrine* provoquées par la seule transition brusque du chaud au froid.

Parasites. — Les mucosités visqueuses, dont la membrane est ordinairement humectée, sont aussi très souvent nuisibles en ce qu'elles engluent et retiennent les ferments ou les spores parasitaires que l'air entraîne avec lui. Dans ce milieu favorable, humide et tiède à la fois, les germes cryptogamiques se développent avec une étonnante promptitude, et c'est ainsi que prennent naissance la *coqueluche*, le *croup*, certains *asihmes* professionnels, sur lesquels nous aurons l'occasion de revenir.

Œdème. — Fréquemment, enfin, dans le cours d'une maladie chronique affectant telle ou telle partie de l'appareil respiratoire, le tissu graisseux qui double la muqueuse s'infiltre d'une sérosité plus ou moins abondante et du gonflement, de l'*œdème* ainsi formé, peuvent résulter, avec l'obturation de la voie aérienne, des accidents de suffocation rapidement mortels.

PHÉNOMÈNES MÉCANIQUES DE LA RESPIRATION

La description succincte que je viens de donner des organes de la respiration ne nous fournit guère que d'intéressants détails sur les conduits de l'air, sur le *tube* du soufflet respiratoire. C'est l'acte même de la respiration qui doit faire maintenant l'objet de notre étude et le phénomène physiologique qu'il convient d'expliquer.

Il n'est personne qui n'ait fait fonctionner un soufflet de cuisine. On ne saurait mieux comparer qu'à celui de cet instrument le jeu de l'appareil respiratoire. Les planchettes du soufflet se retrouvent dans les os du thorax, le *sternum* et les *côtes;* le muscle *diaphragme* représente assez bien le cuir souple et résistant qui fait l'office d'aspirateur.

Ecarte-t-on, par les poignées dont elles sont munies, les planchettes de l'instrument, aussitôt sa cavité s'emplit d'air et ce premier temps est l'exacte reproduction de l'*inspiration* thoracique.

Rapproche-t-on les planchettes, l'air s'échappe immédiatement par la tuyère du soufflet, de la même façon qu'il est chassé par l'*expiration*, des cavités pulmonaires.

I. — Inspiration. — Ce mécanisme bien compris, il est aisé de suivre pas à pas le phénomène de la respiration dans toutes ses phases. L'inspiration en est toujours le premier acte. C'est par un mouvement d'inspiration que le nouveau-né commence la vie; c'est par une expiration que l'agonisant la termine. L'homme adulte, au repos, respire, en moyenne, dix-huit fois par minute, et dans le double mouvement que fait sa poitrine, l'expiration toujours est un peu plus longue que l'inspiration.

Comme on peut aisément le comprendre, il existe d'ailleurs, à cet égard, un rapport direct entre la fréquence des mouvements respiratoires et le nombre des pulsations du cœur. Le poumon est d'autant plus actif que la circulation est plus rapide.

L'exercice, enfin, la course, les violents efforts, accélèrent beaucoup la respiration. On a calculé qu'un cheval au repos ne respirant que dix fois par minute, après une course au trot de cinq minutes respire cinquante fois et soixante-cinq fois après une course au galop de même durée. Cette progression est sensiblement la même chez l'homme.

Rôle des muscles. — A mesure que l'air emplit les poumons, la poitrine se soulève, et ce grand travail, qui nous paraît si facile, nécessite l'action simultanée de la plupart des muscles qui, de la base du crâne, des épines vertébrales, de l'omoplate et des clavicules vont s'attacher aux côtes qu'ils tirent à la fois en haut et en avant. Les petits muscles intercostaux externes concourent à ce même effort, et lentement, toute la cage thoracique s'agrandit, en même temps qu'elle se redresse.

Cependant, à l'intérieur de la poitrine, le *diaphragme,* dont la voûte charnue est en contact direct avec la base du poumon, de plus en plus se contracte et tend à devenir horizontal. Sa courbure, dans les fortes inspirations, s'affaisse même tout à fait; mais il n'est pas exact, comme on l'a dit, qu'elle bombe jamais en bas, dans la cavité abdominale.

Divers modes d'inspiration. — Tel est le type normal de l'inspiration. Rarement, toutefois, le diaphragme et les muscles pectoraux prennent part égale à l'agrandissement de la poitrine. La femme respire à peu près exclusivement par le seul travail des muscles élévateurs, et l'on sait, quand une émotion vive accélère chez elle le jeu des poumons, avec quels doux mouvements son sein se soulève.

Chez l'homme, au contraire, c'est surtout par la contraction du diaphragme que s'agrandit la cavité thoracique, et ce mode d'inspiration lui permet d'emmagasiner une quantité d'air beaucoup plus considérable.

Avec un peu d'exercice, d'ailleurs, il est facile de s'habituer à l'un ou l'autre des deux types respiratoires et de l'adopter exclusivement. Aussi, les professeurs de chant et de déclamation font-ils surtout pratiquer à leurs élèves la respiration abdominale ou diaphragmatique, afin que, sans reprendre haleine, ils puissent, le plus longtemps possible, soutenir l'émission de la voix.

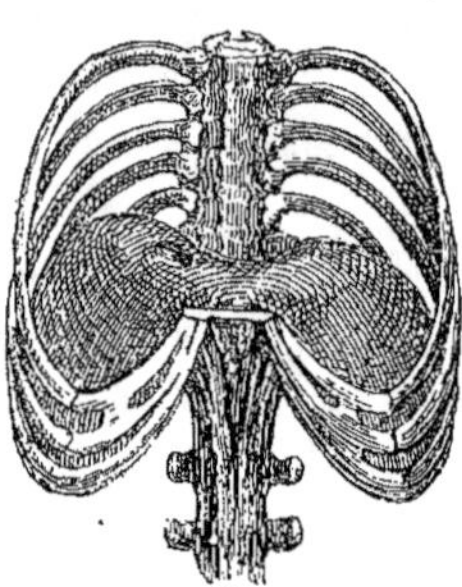

Muscle diaphragme,
au début d'une inspiration.

Dans les inspirations ordinaires, les narines ne se dilatent pas sensiblement pour donner accès à l'air. Il n'en est pas de même dans les fortes inspirations, ni dans le humage rapide que l'on répète coup sur coup quand on veut percevoir une odeur fugace, un parfum subtil. Les lèvres de la glotte, au contraire, s'écartent toujours, au moment de l'inspiration, pour laisser passer la colonne aérienne; et quand cette dilatation n'est pas suffisante, l'air produit, en frôlant les bords de l'ouverture, un bruit plus ou moins aigu qui, chez les chevaux, constitue le *cornage*.

Parvenu dans le poumon, le fluide élastique en gonfle toutes les cellules et l'organe, glissant sur la paroi costale humectée par la sérosité de la plèvre, suit, dans son double mouvement, le thorax qui s'élève et se dilate.

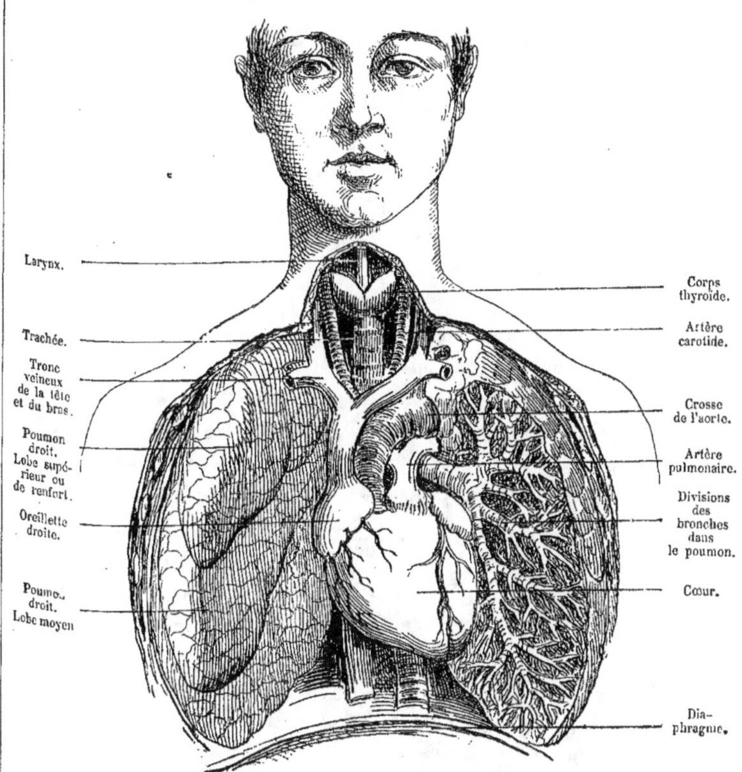

Ensemble de l'appareil respiratoire. — Rapports des poumons et du cœur.

II. — Expiration. — Le travail relatif, l'effort appréciable que doivent simultanément accomplir un grand nombre de muscles, pour faire pénétrer l'air extérieur jusqu'au fond des cellules pulmonaires, ne sont plus indispensables pour l'en faire sortir.

Les parois thoraciques soulevées tendent à retomber par leur propre poids; le poumon, grâce à son élasticité, revient spontanément sur lui-même; aussi, dans le fonctionnement régulier des organes de la respiration, le rôle des muscles expirateurs chargés d'abaisser le thorax est-il toujours extrêmement facile.

Certains actes physiologiques, cependant, ne peuvent s'accomplir en dehors de l'intervention plus ou moins soutenue des masses musculaires qui, des bords du bassin, viennent s'attacher aux côtes ; mais, en raison de leur importance et des nombreux ressorts mis en jeu par l'*expectoration*, le *bâillement*, le *sanglot*, le *rire*, le *hoquet*, etc., nous étudierons bientôt, en particulier, chacun de ces curieux phénomènes.

Dans les mouvements respiratoires ordinaires, la différence de capacité de la poitrine au début ou à la fin de l'expiration, n'est point, du reste, aussi considérable qu'on le pourrait croire. Un *demi-litre* d'air, environ, pénétrant seulement à chaque inspiration dans les cellules pulmonaires, ce n'est guère que de cinq à six cents centimètres cubes, en moyenne, que se trouve diminuée la cavité thoracique, par l'effort des muscles expirateurs.

Bruit respiratoire. — Murmure vésiculaire. — Quand on applique l'oreille sur la poitrine d'une personne en

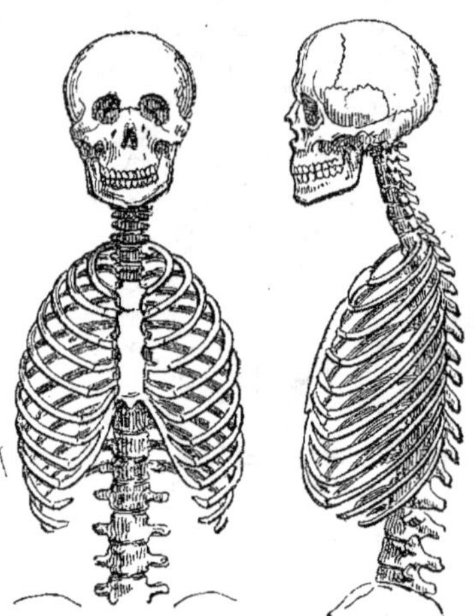
Mouvements et configuration du thorax,
pendant l'inspiration.   pendant l'expiration.

bonne santé, l'on perçoit très distinctement, à chaque inspiration, le léger bruit auquel donne lieu le frottement de l'air contre les parois des conduits aériens, puis le souffle encore plus doux qu'il produit quand il est chassé, par l'expiration, des cellules pulmonaires.

Désigné sous le nom de *murmure respiratoire* ou *vésiculaire,* ce double bruissement, uniforme et moelleux à l'état normal, peut être considérablement modifié dans sa durée, son timbre, son intensité, par les diverses maladies qui frappent l'appareil respiratoire; et la connaissance de ces modifications, dont Laënnec le premier sut comprendre le sens, est aujourd'hui, pour le médecin, de la plus haute importance.

Bruits morbides. — Auscultation. — Aussi, dès qu'il soupçonne une altération quelconque des organes aériens, l'homme de l'art s'empresse-t-il d'écouter et de saisir, pour les interpréter, les divers bruits qui peuvent se produire dans la poitrine du malade. Tour à tour, il applique l'oreille au niveau des bronches, au sommet, à la base des poumons, et cette *auscultation* rapide lui permet, aussitôt, non seulement de se prononcer sur la nature, mais aussi sur le siége précis de la lésion, sur son étendue, sur le degré de gravité qu'elle présente.

Dans le plus grand nombre des cas, en effet, le murmure vésiculaire normal est à tel point modifié par la maladie, qu'il n'est plus guère possible de s'y tromper après avoir une fois constaté cette profonde différence.

C'est ainsi qu'une bronchite, même légère, donne lieu à des sifflements aigus, des *râles sibilants* analogues au bruit que fait le vent à travers les fentes d'une porte; la pneumonie ou fluxion de poitrine s'annonce par un *râle crépitant,* comparable au pétillement du sel jeté sur une braise ardente; des *craquements humides* au sommet de la poitrine, trahissent la phthisie à sa première période; des *gargouillements* et des *souffles sonores,* la présence de cavernes dans le tissu des poumons, etc.

Le plus souvent, d'ailleurs, ces bruits anormaux subissent eux-mêmes, dans le cours de la maladie qu'ils caractérisent, diverses modifications qui permettent au médecin de suivre l'affection pas à pas et de la reconnaître dans toutes ses phases.

ACTES PHYSIOLOGIQUES LIÉS AUX PHÉNOMÈNES DE LA RESPIRATION.

Les agents mécaniques de la respiration ne sont pas seulement destinés à mouvoir la cage thoracique. Ils entrent encore en jeu dans une foule d'autres actes physiologiques, la déglutition, le vomissement, la phonation, etc. Nous les avons déjà vus participer à la toux, à l'éternuement; il importe de les considérer, maintenant, dans quelques autres phénomènes où leur action n'est pas moins immédiate et directe.

Bâillement. — Une lente et profonde inspiration, prolongée durant quelques secondes, la bouche étant grande ouverte, caractérise le bâillement. Tandis qu'il s'accomplit, le voile du palais, convulsivement tendu, ferme, en arrière, les fosses nasales; puis une expiration brusque survient qui termine le phénomène. Le bâillement en général est l'indice du besoin de sommeil. Il est encore déterminé par l'ennui, le désœuvrement, la faim. Chez quelques malades affaiblis, il peut être le précurseur d'une syncope.

Hoquet. — Le hoquet consiste en une brusque inspiration provoquée par une rapide convulsion du diaphragme. Soudainement appelé dans la poitrine, l'air fait vibrer en passant les cordes vocales et produit ainsi le bruit caractéristique du hoquet. C'est ordinairement après le repas, chez les enfants surtout, que le spasme se manifeste, et dans ce cas il est facile de le faire cesser en buvant quelques gorgées d'eau froide. Plus grave est le hoquet qui se déclare dans le cours de la péritonite ou de toute autre maladie aiguë. Il est persque toujours, alors, du plus fâcheux augure.

Ronflement. — Le mécanisme du ronflement est beaucoup plus simple. La vibration seule du voile du palais occasionne ce bruit désagréable, et le courant d'air qui met en mouvement la membrane charnue, résonnant dans les fosses nasales et le pharynx, donne parfois au ronflement une sonorité vraiment extraordinaire. On ne s'explique pas le but physiologique du ronflement. Ce ridicule phénomène, d'autant plus impropre qu'il ne se produit jamais que pendant le sommeil, ne peut être qu'une erreur, une faute d'orthographe de la nature, dans l'organisation humaine.

Rire. — Une suite d'expirations bruyantes et saccadées caractérisent l'accès de rire. Expulsé par rapides secousses, l'air fait vibrer au passage les cordes vocales et le voile du palais; de joyeux éclats de voix se font entendre; les muscles du visage donnent à la physionomie une expression de contentement; le diaphragme, enfin, quand l'hilarité se prolonge ou s'accentue, se fatigue bientôt à tel point que le rieur est forcé de se « tenir les côtes ». Un spectacle, une parole, un souvenir plaisants provoquent ordinairement le rire. Les imbéciles seuls rient quelquefois sans motif. Quand le plaisir ou la joie se peint seulement dans l'expression de la physionomie, il en résulte le *sourire* qui n'est plus sous la dépendance des agents mécaniques de la respiration.

Sanglot. — Très fréquemment le sanglot succède aux pleurs, chez les sujets nerveux et les enfants particulièrement sensibles. Comme le hoquet, il consiste en une succession plus ou moins continue de spasmes diaphragmatiques; mais dans le sanglot, au lieu d'éprouver, par intervalles, une contraction brusque et soudaine, le diaphragme tressaille et paraît être agité d'un véritable tremblement. Des inspirations saccadées et bruyantes, des palpitations nerveuses, des larmes, des soupirs, accompagnent ordinairement ce phénomène convulsif, qui toujours dénote une vive émotion, une affliction profonde.

Expectoration. — Crachats. — Les brusques expirations qui toujours accompagnent la toux, chassent avec une telle violence l'air contenu dans les voies aériennes, que celles-ci, balayées, de bas en haut, sont débarrassées ainsi des mucosités qui les tapissent ou les obstruent. Suivant leur épaisseur et leur viscosité, les sécrétions se détachent, toutefois, avec plus ou moins de facilité. Souvent des quintes de toux répétées sont nécessaires à leur expulsion du tube laryngo-bronchique; mais quand elles sont parvenues dans l'arrière-gorge, il suffit d'un effort complexe, simultanément accompli par la langue qui les rassemble et par le voile du palais qui leur barre l'entrée des fosses nasales, pour qu'aussitôt elles soient rejetées au dehors.

Les mucosités dont ce double phénomène de l'*expectoration* et du *crachement* débarrasse les voies de l'air, sont communément désignées sous le nom de *crachats*. Elles ne diffèrent point, ordinairement, par leur aspect ni leur composition, des mucosités nasales; mais dans la plupart des maladies des organes respiratoires elles peuvent fournir, au point de vue du diagnostic, par leur consistance, leur coloration, leur odeur, des indications extrêmement utiles.

Aérés, transparents et muqueux dans la bronchite simple, les crachats, dans la fluxion de poitrine, sont épais, visqueux, d'un jaune de rouille ou d'abricot. Ils sont mêlés de sang pur au début de la phthisie, et, plus tard, à la période de consomption, grumeleux, purulents, arrondis en petits paquets de la forme et du volume d'une fleur de camomille desséchée. Dans les catarrhes chroniques, tantôt ils sont épais, jaunâtres ou verdâtres; tantôt clairs, liquides et filants. Mousseux, écumeux, inodores, dans l'asthme essentiel et l'emphysème, ils caractérisent, quand ils sont noirâtres, sanieux et d'une odeur infecte, la gangrène du poumon.

OBSTACLES MÉCANIQUES AUX MOUVEMENTS RESPIRATOIRES.

Maladies. — L'intégrité absolue des organes respiratoires est indispensable à leur parfait fonctionnement. Toute maladie du poumon ou des bronches s'oppose, en effet, plus ou moins, à la pénétration de l'air dans les cellules pulmonaires; mais d'autres obstacles aux mouvements respiratoires peuvent exister encore en dehors du poumon.

Après une pleurésie, par exemple, il arrive fréquemment que des *adhérences* fibrineuses s'établissent dans la cavité thoracique, entre les deux feuillets enflammés de la plèvre. Le poumon se trouve alors, à ce niveau, fixé par un ou plusieurs points à la paroi costale et ne peut plus être, dans sa totalité, pénétré par l'air, au moment de l'inspiration.

Toutes les maladies consomptives ou débilitantes, la seule anémie, même, par l'atonie dont elles frappent le système musculaire tout entier, empêchent aussi l'acte de la respiration de s'accomplir dans sa plénitude. Les muscles inspirateurs se fatiguent promptement, en pareil cas, à soulever le thorax, et leur affaiblissement se traduit par une oppression très prononcée quelquefois chez les femmes chlorotiques.

Fautes d'hygiène. — Vêtements. — De tous les obstacles à l'action régulière et complète des agents mécaniques de la respiration, les plus nuisibles, toutefois, et les plus constants, sont ceux que nous créons nous-mêmes en couvrant notre poitrine de vêtements dont l'étroitesse exagérée paralyse l'effort des muscles inspirateurs et ne permet point la dilatation de la poitrine. Il n'est personne, aujourd'hui, sous les costumes que la mode nous impose, qui puisse respirer à pleins poumons.

Chez l'homme, la ceinture du pantalon presque toujours trop serrée, gêne les mouvements du diaphragme. Les gilets, boutonnés et bouclés, entravent l'expansion des côtes, et de lourds paletots, pesant sur les épaules, ajoutent un travail considérable à l'action des muscles élévateurs.

Corset. — Chez la femme, le corset immobilise absolument toute la partie inférieure de la cage thoracique, en même temps qu'il déplace et refoule les viscères abdominaux. Fortement comprimé, le foie, non seulement pèse sur l'estomac dont il trouble les fonctions, mais encore remonte dans la poitrine, sous le diaphragme qu'il soulève et paralyse. Refoulés ainsi par la base, les poumons ne sont plus perméables à l'air que dans leur partie supérieure.

Le cœur, pris entre ces masses charnues, ne jouit plus de la liberté nécessaire à son fonctionnement. Il tend sans cesse à s'arrêter, sous les lobes pulmonaires qui l'étouffent, et pour peu que, poussée par la coquetterie, la femme se serre un jour plus étroitement que de coutume, l'organe moteur du sang peut tout à coup cesser de fonctionner. Cet accident se produit surtout dans un milieu où la chaleur, la viciation de l'air par un certain nombre de personnes rassemblées, rendent la respiration plus pénible; au théâtre, au bal, dans une soirée, etc. Haletante dans son corset, la victime de cette torture volontaire tombe le plus souvent en syncope. Elle s'évanouit, perd connaissance et ne parvient à reprendre ses sens qu'après avoir été rapidement débarrassée de son corsage.

Ces dangereux inconvénients ne sont point les seuls, du reste, qu'entraîne l'usage du corset. Dans l'abdomen, la compression du foie, de l'estomac, de l'intestin, le refoulement dans le petit bassin, de l'utérus et des ovaires, occasionnent encore des dyspepsies, des gastralgies, des indigestions, des leucorrhées, des inflammations ou des névralgies rebelles des organes génitaux.

Et pourquoi la femme s'expose-t-elle à ces graves désordres, à ces redoutables maladies? Pour détruire ordinairement une de ses beautés les plus réelles; pour se donner la disgracieuse taille d'une guêpe, en coupant, étranglant sans raison un torse quelquefois admirable comme celui de la Vénus de Milo, presque toujours en harmonie avec les autres parties du corps. La forme et l'ampleur de la gorge, le volume même des seins, obligent, dit-on, la plupart des femmes à porter un corset. Il est vrai que ce singulier vêtement a longtemps passé pour « contenir les superbes, soutenir les faibles et ramener les égarés »; mais un simple corsage de toile remplirait au besoin le même but sans mettre obstacle aux fonctions des poumons et du cœur, deux organes d'élite, à qui, pour le bien général de l'économie, la liberté absolue est indispensable.

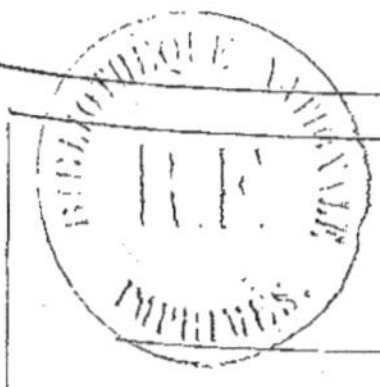

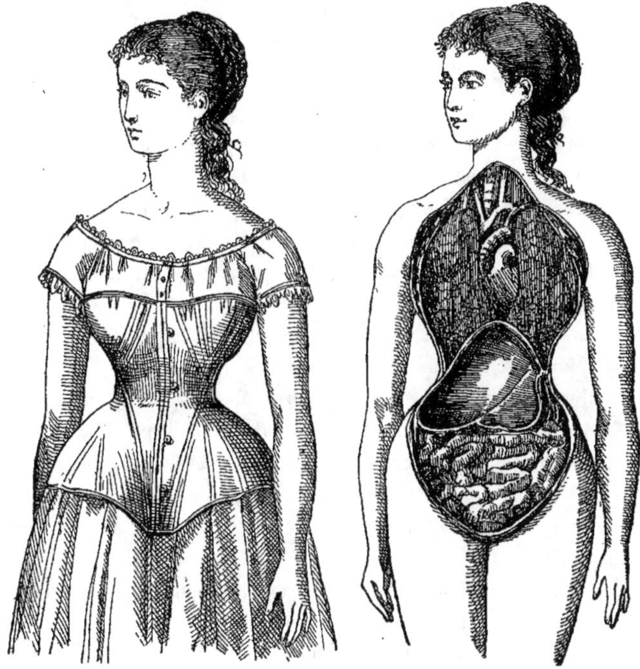

Déplacement et compression, par le corset, des viscères de la poitrine et de l'abdomen.

PHÉNOMÈNES CHIMIQUES DE LA RESPIRATION

HÉMATOSE.

Théorie de Lavoisier. — Jusqu'à la fin du siècle dernier le phénomène ultime de la respiration était demeuré un insoluble problème. Sans doute on n'ignorait pas que l'air, indispensable à la vie, devenait impropre à l'entretenir après avoir été respiré; mais vainement on eût demandé aux physiologistes les plus ingénieux d'expliquer le pourquoi et le comment de cette étrange chose.

Il ne fallut pas moins que le génie de Lavoisier pour éclaircir ce mystère. Après avoir étudié les propriétés de l'oxygène atmosphérique, l'illustre savant put affirmer que la respiration consistait essentiellement dans l'absorption, par le sang, d'une partie de *l'oxygène* de l'air et l'exhalation d'une partie à peu près égale *d'acide carbonique*.

De même que l'oxygène était l'indispensable agent de la flamme et du feu, il déterminait dans les poumons, en se combinant au charbon et à l'hydrogène du sang, une combustion véritable, dont les résultats, parfaitement rationnels, étaient, outre une abondante exhalation de gaz carbonique et de vapeur d'eau, une production de chaleur considérable.

La théorie de Lavoisier, quand elle fut émise, souleva dans le monde scientifique un enthousiasme extraordinaire. Cette explication si précise et si nette, parut éblouissante de vérité. L'on put croire, un moment, que son auteur allait pénétrer, par son admirable intelligence, le secret même de la vie. Et véritablement les physiologistes modernes, malgré les importantes corrections qu'ils ont faites à la théorie de Lavoisier, l'ont simplement agrandie, en somme, plutôt qu'ils ne l'ont modifiée.

L'illustre chimiste avait regardé le poumon comme l'unique foyer où s'opérât la combustion par l'oxygène de l'air, du carbone et de l'hydrogène apportés par le sang. C'était là, d'après lui, que se produisait exclusivement, pour se répandre ensuite dans tout le corps, la *chaleur animale*.

Théorie moderne. — Dans l'opinion des physiologistes modernes, ces phénomènes n'ont point changé. Le poumon, seulement, n'est plus considéré comme l'unique foyer où ils s'accomplissent. C'est un simple intermédiaire entre l'air et le sang.

Dans les cellules des poumons, à travers les mailles de tissu fibreux, qui les cloisonnent, serpentent les vaisseaux capillaires à l'intérieur desquels le sang *veineux* lancé par le ventricule droit du cœur, se transforme en sang *artériel*, avant de retourner au ventricule gauche de cet organe. (Voir *figure 19*.)

Les parois membraneuses de ces capillaires ont une telle minceur, que l'oxygène de l'air les traverse sous l'influence de la pression atmosphérique, pour passer d'emblée dans le sang.

En même temps, par un mécanisme opposé, se dégage le gaz carbonique. Dissous dans le sang, il s'en échappe au moment même où l'oxygène y pénètre et s'exhale à travers les parois vasculaires avec une certaine quantité de vapeur d'eau.

A peine, cependant, le sang veineux s'est-il débarrassé de son carbone et chargé de l'oxygène de l'air, que son aspect change tout à coup. L'*hématose* est accomplie et le liquide, noir bleuâtre d'abord, prend aussitôt une coloration vermeille. C'est désormais du sang artériel, du sang régénéré, possédant l'étonnante propriété de mettre en jeu tous les organes et d'entretenir la vie.

Destiné à être disséminé sur tous les points du corps, l'oxygène, dès sa pénétration dans les vaisseaux, s'attache aux innombrables corpuscules qui forment la base même du sang et sont désignés sous le nom de *globules*.

Grâce à la minime parcelle de fer qui les constitue, ces microscopiques éléments peuvent momentanément fixer le gaz aérien. Ils l'emportent ainsi, l'entraînent avec eux dans le torrent circulatoire, et l'oxygène, divisé de la sorte, en milliards d'atomes, donne successivement lieu, dans cette course incessante à travers l'organisme, à toutes les réactions nécessaires à l'accomplissement d'une parfaite nutrition.

Rôle de l'oxygène dans le sang. — A la seule énumération que nous ferons plus loin des nombreuses substances contenues dans le sang, nous comprendrons combien ces réactions doivent être complexes et multiples.

Des divers matériaux que la digestion introduit sans cesse dans le torrent circulatoire, l'oxygène du sang brûle les graisses, le sucre, une partie de l'alcool résultant de la transformation des fécules et de tous les aliments non azotés. Il convertit en acide carbonique l'énorme quantité d'acide lactique provenant des mêmes substances; il s'épuise, enfin, dans les réactions qui fixent dans nos organes les matériaux azotés ou plastiques et dans toutes celles qui déterminent, avec la désassimilation des tissus, la formation de l'urée. (Voir *Digestion. Circulation.*)

Un grand nombre de substances échappant, au moins en partie, à l'action de l'oxygène, se dégagent du sang par la voie des poumons. L'haleine des buveurs, par exemple, est empestée de cette façon, par d'abondantes vapeurs alcooliques; l'essence d'ail, chez toutes les personnes qui font usage de ce condiment, s'exhale par la même route; la plupart des médicaments usités contre les maladies des voies respiratoires, le soufre, l'arsenic, le goudron, les résines, etc, s'éliminent, enfin, par les vésicules pulmonaires ou la muqueuse des bronches, entraînés par la vapeur aqueuse .ou par les mucosités.

INFLUENCE DE LA PRESSION ATMOSPHÉRIQUE SUR LA RESPIRATION.

Pour que les phénomènes respiratoires s'effectuent le plus facilement, le plus régulièrement possible, il est indispensable que le fluide atmosphérique non seulement soit abondant et pur, mais encore qu'il exerce sur les cellules des poumons une pression suffisante.

Pression normale. — Au niveau de la mer, la colonne d'air qui pèse sur la cuvette du baromètre fait équilibre, comme on sait, à une colonne de mercure de 0 m. 76 centimètres de hauteur, et cette même pression, s'exerçant sur le corps tout entier d'un homme de taille moyenne, peut être évaluée à 15,000 kilogrammes environ.

Ce poids, énorme en apparence, est nécessaire à la parfaite harmonie de nos fonctions organiques. C'est lui, surtout, qui maintient le sang dans le réseau serré des vaisseaux capillaires et l'empêche de les rompre pour se répandre au dehors.

Diminution de pression. — Si l'on s'élève dans l'atmosphère, la couche d'air diminuant d'épaisseur, la pression qu'elle exerce est aussi moins considérable. L'équilibre organique est d'autant plus troublé, d'ailleurs, que l'ascension est plus rapide et l'on sait que les touristes qui chaque année gravissent les hautes cimes des Alpes ou des Pyrénées éprouvent des oppressions, des vertiges, des hémorrhagies, divers autres phénomènes, enfin, dont l'ensemble constitue le « *mal des montagnes.* »

Plus l'ascension est lente, au contraire, moins de tels accidents sont à redouter. L'organisme, alors, s'habitue, peu à peu, à la différence de pression ; la dilatation vasculaire se fait d'une manière insensible et les parois élastiques des capillaires cèdent doucement au lieu d'éclater.

Ce sont là des faits précis, observés depuis longtemps sur les ouvriers travaillant dans les mines ou, sous une pression artificielle, dans les piles des ponts en construction, et sur lesquels, les récentes expériences de M. Paul Bert viennent d'attirer de nouveau l'attention des physiologistes.

Raréfaction de l'oxygène. — Quand la pression de l'atmosphère est considérablement diminuée, l'oxygène raréfié ne possède pas, non plus, une tension suffisante. Il lui est impossible de pénétrer à travers la mince membrane qui le sépare du sang et c'est, principalement, à ce défaut de tension du gaz vivifiant, que M. P. Bert attribue les graves phénomènes du mal des montagnes ou les accidents absolument identiques, d'ailleurs, qu'éprouvent les aéronautes en s'élevant trop rapidement au-dessus de quatre ou cinq mille mètres dans les airs.

Mal des aéronautes. — Catastrophe du « Zénith ». — Telle fut, au moins, l'explication que le savant physiologiste donna de l'épouvantable mort de deux jeunes physiciens, Sivel et Crocé-Spinelli, victimes de l'ascension qu'ils firent, en compagnie de M. Gaston Tissandier, dans le ballon le « *Zénith* », le 15 avril 1875.

Quelque vaisemblable que paraisse, en ce cas, l'opinion de M. P. Bert, je ne crois pas, cependant, que le seul abaissement de tension de l'oxygène ait été la cause unique de ce déplorable malheur. Le « *Zénith* », on s'en souvient, après s'être promptement élevé à une altitude considérable, redescendit rapidement pour remonter tout à coup à une prodigieuse hauteur, et c'est bien certainement à la brusque succession de ces deux marches en sens contraire, aussitôt suivies d'un deuxième mouvement ascensionnel à une altitude indéterminée, qu'il faut surtout attribuer la mort violente de Sivel et Crocé-Spinelli.

La raréfaction graduelle de l'air, à mesure que l'aérostat s'élevait, eût simplement produit une asphyxie plus ou moins prompte, contre laquelle les aéronautes pouvaient efficacement lutter, d'ailleurs, en pratiquant des inhalations d'oxygène. Le passage subit, au contraire, d'une zone où la pression de l'air était relativement considérable, dans une région supérieure où elle était très amoindrie, dut occasionner une congestion soudaine des viscères et ce fut à l'apoplexie pulmonaire et cérébrale, autant qu'à l'asphyxie, que succombèrent probablement les aéronautes.

Avant les malheureuses victimes du « *Zénith* », Gay-Lussac, d'ailleurs, et plus près de nous, Glaisher et Coxwell, s'étaient élevés aussi dans l'atmosphère, à 8,000 mètres d'altitude. A cette hauteur, que le « *Zénith* » ne paraît pas avoir dépassée, ils avaient éprouvé les divers accidents caractéristiques de la raréfaction de l'air, pâleur, faiblesse extrême, évanouissement, etc., mais leur passage des zones atmosphériques moyennes, aux zones supérieures, s'était effectué, sans doute, avec plus de lenteur et surtout, après une brusque descente de deux mille mètres, ils n'avaient point aussitôt recommencé une ascension plus rapide encore que la première.

Mal des montagnes. — A l'appui de cette thèse, on me permettra de faire remarquer encore, que le mal des montagnes ne se manifeste guère que sur les touristes pressés d'atteindre les sommets et n'ayant point l'habitude de ces escalades.

La plupart des voyageurs qui, sur les traces de Jacques Balmat et de Théodore de Saussure ont fait l'ascension du Mont-Blanc, n'ont pas manqué d'éprouver, entre trois et quatre mille mètres, les divers accidents causés par la rapide diminution de pression : malaise, nausées, vertiges, hémorrhagie, prostration extrême, évanouissement, etc,

Or, sur plusieurs points du globe, en Asie notamment et dans l'Amérique du Sud, des villages et des villes sont bâtis à cette altitude et peuplés d'habitants qui possèdent autant que ceux de la plaine, la santé, la force et l'ardeur au travail.

Sur les montagnes du Thibet, en Asie, le cloître bouddhiste de Hanlé, l'habitation humaine la plus élevée du globe, est situé à 5,039 mètres. Le village de Thock-Jaluy, dans les mêmes contrées, est à 4,979 mètres. A Quito, bâtie à 3,000 mètres dans les Andes, le physicien Boussingault a vu des toréadors d'une agilité merveilleuse. De Humboldt a rencontré des laboureurs à la ferme d'Antisana à 4,100 mètres. La Paz, une des villes les plus florissantes des Andes, est située dans ces montagnes, à 3,700 mètres au-dessus du niveau de la mer, etc.

Mais, dans ces localités, où l'oxygène doit-être aussi raréfié qu'au Mont-Blanc, les habitants sont accoutumés à ce milieu et n'éprouvent par conséquent pas les accidents qui résultent seulement de la transition brusque de la pression normale à une basse pression.

INFLUENCE DU SYSTÈME NERVEUX SUR LA RESPIRATION.

La plupart des nerfs qui, de la région dorsale à la base du crâne, se détachent de la moelle épinière, tiennent, sous leur dépendance, les phénomènes mécaniques de la respiration.

L'important appareil musculaire qui fait mouvoir le thorax est animé par les branches intercostales, par les rameaux des plexus nerveux du bras et du cou. Le diaphragme doit le mouvement au nerf phrénique; sur les organes respiratoires eux-mêmes agissent enfin, spécialement, les nerfs *vagues* ou *pneumogastriques,* dont l'origine est au centre même du bulbe rachidien.

Toute blessure à cet endroit de la moelle épinière que les anciens désignaient sous le nom de *nœud vital,* est immédiatement suivie de mort, et celle-ci résulte de la paralysie subite des poumons et du cœur.

Nerfs pneumogastriques. — Du bulbe rachidien dont ils émanent, les nerfs pneumogastriques descendent directement vers la poitrine en suivant le faisceau vasculaire des artères du cou. Dans cette partie de leur trajet ils se présentent sous l'aspect d'un gros cordon blanc d'où se détachent, outre plusieurs rameaux secondaires destinés au pharynx et à l'œsophage, le nerf *laryngé supérieur,* qui se distribue à la glotte, et plus bas, au niveau des bronches, le nerf *laryngé* inférieur ou *récurrent,* qui remonte jusqu'au larynx en suivant la trachée.

Les poumons reçoivent ensuite, du nerf vague, de nombreux rameaux enchevêtrés en un épais plexus; d'autres filets nerveux se répandent sur les parois de l'œsophage où se mêlent au plexus cardiaque du grand sympathique; franchissant enfin le diaphragme, les branches terminales du nerf vont couvrir d'un réseau serré la tunique de l'estomac et correspondre même avec les nerfs des reins et du foie.

Ces relations multiples des pneumogastriques avec tous les viscères importants de la poitrine et du ventre, expliquent bien les phénomènes réflexes de la toux, du rire, du bâillement, etc., que nous avons étudiés plus haut, et rendent bien compte, aussi, du retentissement qu'exercent les maladies de l'un quelconque de ces viscères, sur les viscères voisins.

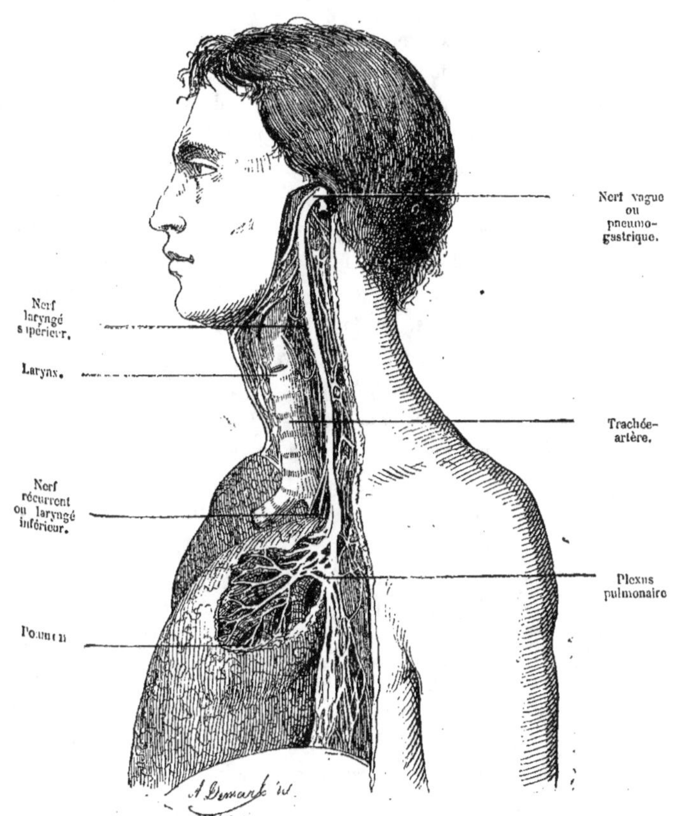

Distribution du nerf pneumogastrique aux organes respiratoires.

HYGIÈNE DE LA RESPIRATION

INFLUENCE VARIABLE DE L'AIR SUIVANT SES QUALITÉS PHYSIQUES.

L'air est le grand réservoir où nous puisons la vie. Selon qu'il est plus ou moins chaud ou froid, humide ou sec, doux ou agité, il agit différemment sur nos organes et convient, eu égard à la diversité des tempéraments, plutôt à tel individu qu'à tel autre ; mais c'est toujours à lui, quelles que soient ses qualités physiques, que nous devons l'entretien de deux fonctions essentielles, la respiration et la circulation.

Il est dès lors facile de comprendre combien, dans les diverses modifications qu'il subit, peut être utile ou nuisible à certains sujets, selon leur état constitutionnel, un agent de cette importance ; combien il peut être funeste à tous indistinctement, quand, se faisant le véhicule de poisons impalpables, il les introduit au centre de notre corps, au foyer même où s'accomplit la transformation en sang vivifiant et nouveau, du sang devenu impropre à la vie.

Température. — Humidité de l'air. — Trop froid, l'air provoque les dangereuses inflammations des voies aériennes ; trop chaud, il diminue l'énergie fonctionnelle des organes ; trop sec, il dessèche la muqueuse respiratoire ; trop humide, il favorise le rhumatisme, l'angine, le croup, le catarrhe intestinal. Un air calme, frais, d'une température de 15 à 20 degrés, est le plus agréable à respirer et le plus hygiénique.

Air dilaté ou raréfié. — L'air dilaté des hautes montagnes, où la pression atmosphérique est moindre qu'au fond des vallées, ne fournissant point, à chaque inspiration, une suffisante quantité d'oxygène aux poumons, accélère le travail de ces organes, multiplie les battements du cœur et facilite, conséquemment, les fonctions digestives.

Climat de montagne. — Son utilité. — Contraire aux personnes atteintes d'une maladie du cœur ou des gros vaisseaux, d'une angine de poitrine ou d'un asthme symptomatiques d'une affection cardiaque, le séjour des montagnes sera donc profitable à celles qui souffrent de maladies rebelles de l'estomac et de l'intestin, de gastralgies, de dysenteries, de diarrhées chroniques. Le jeu plus actif des poumons, à mesure que l'altitude augmente, constitue une véritable gymnastique respiratoire extrêmement utile aux convalescents, aux anémiques, aux diabétiques, à tous les valétudinaires épuisés par de longues maladies. Le climat de montagne, enfin, nuisible à la troisième période de la phthisie, suffit, au contraire, à préserver de la consomption les ijeunes gens menacés de cette maladie cruelle. Les cures d'air pratiquées, depuis quelques années, sur les hauts plateaux de l'Engadine, dans les Alpes, produisent, à cet égard, de merveilleux résultats. Il en est de même, d'ailleurs, des inhalations artificielles que je préconise avec beaucoup d'autres médecins, contre les maladies des voies respiratoires, non seulement parce qu'elles constituent un excellent procédé de gymnastique pulmonaire, mais encore parce qu'elles introduisent des vapeurs actives jusque dans les organes, au siége même de la lésion dont ils sont atteints.

Air des plaines. — Air comprimé. — Plus dense et plus oxygéné que l'air des montagnes, l'air des vallées et des basses plaines favorise le jeu modéré des poumons et leur permet de fonctionner avec le plus grand calme. Il convient donc aux malades, affectés de lésions organiques du cœur, à certains asthmatiques, aux phthisiques malheureusement parvenus à la période ultime de la maladie.

L'air artificiellement comprimé dans un récipient pneumatique peut être, aussi, très efficace contre l'asthme essentiel; mais, dans la plupart des cas, il est avantageux de substituer à cette médication peu pratique l'inhalation médicamenteuse qui produit, plus rapidement encore, de meilleurs effets.

Air ozoné. — Il paraît être utile à la santé publique qu'une certaine quantité d'*ozone* ou d'oxygène, à l'état naissant, existe constamment dans l'atmosphère. Ce gaz, en effet, non seulement empêche les miasmes et les ferments morbides de se multiplier dans l'air, mais encore de s'y développer et d'y vivre. On peut s'assurer, au moyen du papier ozonométrique imprégné d'amidon et d'iodure de potassium, que l'ozone est surtout abondant à la campagne, après le lever du soleil. Dans les villes, il est facile, aussi, de constater sa présence dans les grands espaces plantés d'arbres et dans l'atmosphère des jardins. Très souvent, enfin, l'on perçoit après un orage, l'odeur sulfureuse qui le caractérise, les coups de foudre possédant la propriété d'électriser considérablement et de transformer en ozone une quantité notable de l'oxygène de l'air.

AIR VICIÉ. — FERMENTS ET POUSSIÈRES ATMOSPHÉRIQUES.

Air confiné. — L'air est le plus souvent vicié par le séjour d'une ou de plusieurs personnes dans un espace clos et relativement étroit. Alors, en effet, non seulement l'oxygène de la masse atmosphérique ainsi limitée est bientôt épuisé par les consommateurs, mais il est encore, au fur et à mesure, incessamment altéré par l'acide carbonique exhalé des poumons.

On se rendra compte, aisément, de la rapidité de la viciation de l'air par cette seule cause, si l'on songe que l'homme adulte rejette, approximativement, par heure, 21 litres d'acide carbonique, équivalant à 11 grammes de charbon. En dehors de la respiration, le chauffage, l'éclairage, la fumée de tabac, les émanations des fleurs que l'on se plaît à placer dans les appartements, etc., contribuent, sans cesse, à vicier l'atmosphère des habitations; aussi n'est-il pas exagéré de prétendre, en bonne hygiène, qu'il faut, par personne et par heure, 10 mètres cubes d'air, en moyenne, pour bien respirer.

La capacité d'une chambre à coucher dans laquelle on séjourne de huit à neuf heures, ne devrait pas être inférieure à 80 ou 90 centimètres cubes, pour une seule personne; et si quelquefois on couche à deux, à trois même, dans une chambre moins spacieuse encore, peut-être ne doit-on qu'au tirage de la cheminée, aux vents coulis qui soufflent à travers portes et fenêtres, l'heureux hasard de n'être point asphyxié.

Ferments et poussières. — Il est incontestable, après les belles découvertes de Pasteur et de Tyndall, que l'atmosphère contient des poussières de toute nature, parmi lesquelles, à certaines saisons et dans certains milieux surtout, abondent des spores cryptogamiques, des ovules d'infusoires, des ferments à tel point minimes quelquefois, qu'ils échappent même aux plus forts grossissements du microscope. Un grand nombre de ces germes invisibles sont le principe fatal d'*endémies,* d'*épidémies* meurtrières. Leur éclosion chaque jour engendre les maladies les plus redoutables, le choléra, la peste, le croup, les fièvres éruptives, infectieuses, paludéennes, etc., toutes remarquables par leur grande analogie d'origine, de développement et de transmissibilité.

Des récentes observations faites par M. Miquel à l'observatoire de Montsouris *, il résulte que le nombre de ces cellules organisées, de ces microbes de l'atmosphère, peut varier de 500 à 120,000 par mètre cube d'air. Faible en hiver, le nombre moyen des microbes augmente rapidement au printemps, reste à peu près stationnaire en été et diminue en automne. Les accroissements provoqués par la pluie sont souvent surprenants. En été, par exemple, quand aux fortes chaleurs succède un orage ou une pluie soutenue, les instruments qui la veille accusaient de 5 à 10,000 germes, en accusent plus de 100,000 le lendemain. Le même fait se reproduit en toute saison. Les cellules les plus répandues dans l'air, sont les spores des mucédinées et les semences de nombreuses productions cryptogamiques. Viennent ensuite les fructifications de certains champignons; puis les pollens, les grains d'amidon, les algues vertes, etc. Les œufs des gros infusoires, rotateurs, cyclopes, loxédes, etc., y sont rares; mais on y trouve fort souvent des monades, quelquefois des rhizopodes, et toujours des bactéries.

Asthme d'été. — Les germes microscopiques ne sont point, cependant, les seuls corps impalpables qui flottent dans l'air. A la

* Académie des sciences, 8 juillet 1878.

campagne, les paysans qui fauchent les foins ou coupent les blés, sont très souvent atteints de brusques accès d'*asthme*, qui bien certainement ne reconnaissent pas d'autre cause que l'absorption d'irritantes poussières détachées des végétaux coupés. Endémique dans certaines contrées, l'asthme d'été, depuis quelque temps est encore connu sous les noms d'*asthme de foin*, d'*asthme des moissonneurs*, mais ces dénominations diverses désignent, évidemment, une seule et même maladie.

Dans l'industrie il n'est point rare, non plus, d'observer de semblables affections chez un grand nombre d'ouvriers boulangers, menuisiers, amidonniers, chez les batteurs de laine, les chapeliers, les vanneurs de grains, les aiguiseurs, etc., et les crises d'asthme, à force de se renouveler, entraînent bien souvent, alors, des accidents beaucoup plus graves.

Phthisie pulmonaire. — La mauvaise qualité de l'atmosphère des villes contribue encore pour une grande part, sinon à produire la phthisie, du moins à faciliter son éclosion chez les personnes que leur naissance ou leur constitution y prédispose.

Il n'est pas jusqu'aux animaux mêmes, qui ne subissent sa pernicieuse influence. Les vaches amenées de la campagne à Paris y deviennent rapidement phthisiques, et malgré que la maladie soit relativement indulgente pour elles, leurs poumons se remplissent bientôt du produit morbide spécial qui constitue le *tubercule*.

Quelque grave que soit la phthisie tuberculeuse il n'est point impossible de la prévenir ni de l'enrayer si l'on n'attend pas l'invasion du mal pour lui déclarer la guerre. La promenade au grand air, le bain de soleil, les respirations accélérées par la course ou l'ascension d'une côte rapide sont, à cet égard, d'excellents moyens dont nous ne tirons pas assez grand parti. Sans doute, nous n'avons point à Paris les versants méridionaux des Alpes ou des Pyrénées pour y faire promener nos malades; mais, à certains jours, les sentiers escarpés des buttes Montmartre et les allées tortueuses des buttes Chaumont ne sont pas à dédaigner et je les recommande, volontiers, aux Parisiens trop pauvres ou trop pressés pour aller faire, ailleurs, de la gymnastique respiratoire.

Influence de l'automne sur la phthisie. — Il est difficile de remonter jusqu'à l'origine de la triste légende qui limite aux feuilles d'automne l'existence des malades lentement consumés par la phthisie.

Une vague ressemblance entre la pâleur blême du poitrinaire et le jaunissement des feuilles de l'arbre a-t-elle seule amené ce lugubre rapprochement ?

A-t-il été déduit, au contraire, avec une apparence de raison scientifique, de ce fait singulier, que les feuilles étant les poumons des végétaux, le phthisique dont les poumons sont détruits, doit, aussi, fatalement tomber lorsque les feuilles tombent ?

On ne sait. — Toujours est-il que les poètes se sont emparés de cette trompeuse coïncidence pour en tirer nombre d'élégies fort émouvantes sans doute, mais aussi peu rassurantes pour le malade, qu'absolument contraires à la stricte observation des faits.

On connaît le mot si naïf et si navrant, à la fois, de cette petite fille que l'on surprit un jour rattachant avec un fil, aux branches d'un arbre, les feuilles mortes que le vent en détachait. — Pourquoi fais-tu cela ? lui demanda-t-on. — Parce que le docteur a dit que ma grande sœur mourrait quand ces feuilles tomberont...

Plus fameuse encore est la classique élégie où Millevoye s'est peint lui-même, en termes si touchants :

> Bois que j'aime, adieu, je succombe,
> Votre deuil me prédit mon sort ;
> Et, dans chaque feuille qui tombe,
> Je vois un présage de mort...

Tel fut le succès de ce poème, à son apparition, que, par une étrange aberration de goût, la phthisie alors devint à la mode, et qu'il fut de bon ton d'avoir, dans le monde, le visage plombé, les joues caves, et l'air mélancolique du poitrinaire qui s'éteint.

Tous les rimeurs du temps imitèrent la *Chute des Feuilles.* On vit paraître tour à tour le *Jeune malade,* l'*Enfant malade,* la *Sœur malade,* la *Mère mourante,* et la poésie elle-même allait peut-être mourir de langueur, quand un critique bien inspiré s'étant avisé d'écrire : *L'Oncle à la mode de Bretagne en pleine convalescence,* guérit définitivement, par un immense éclat de rire, tous ces faux agonisants.

Il n'est point surprenant que la tradition du phthisique mourant avec les feuilles, soutenue avec une telle ferveur, se soit propagée jusqu'à nous. L'étude sérieuse de la phthisie démontre, cependant, que cette cruelle coïncidence n'existe pas.

Sans doute, il est vrai que l'automne exaspère un peu les souffrances des phthisiques, plus exposés alors aux refroidissements et aux accidents qu'ils provoquent ; mais la saison ne leur est pas, à beaucoup près, ausssi défavorable que le printemps.

Millevoye lui même, à qui le « fatal oracle d'Epidaure » avait dit :

Les feuilles des bois
A tes yeux jauniront encore;
Mais c'est pour la dernière fois !

Millevoye ne mourut de la phthisie qu'en plein mois d'août, et nombre d'années encore après ce désespérant pronostic.

Que les malades frappés de cette cruelle affection ne s'effrayent donc pas des feuilles qui tombent. La langueur dont il souffrent n'a point de rapport avec la langueur de l'automne, et leur existence n'est point suspendue, quoi qu'en dise le poète, à la dernière feuille de l'arbre.

Au lieu de se laisser aller à la mélancolie, c'est, au contraire, à l'automne que le phthisique doit s'aguerrir contre les froids menaçants, afin que debout et toujours fort, à l'heure où le printemps recommencera l'épreuve annuelle de tous les êtres, il lui soit encore octroyé un long brevet d'existence.

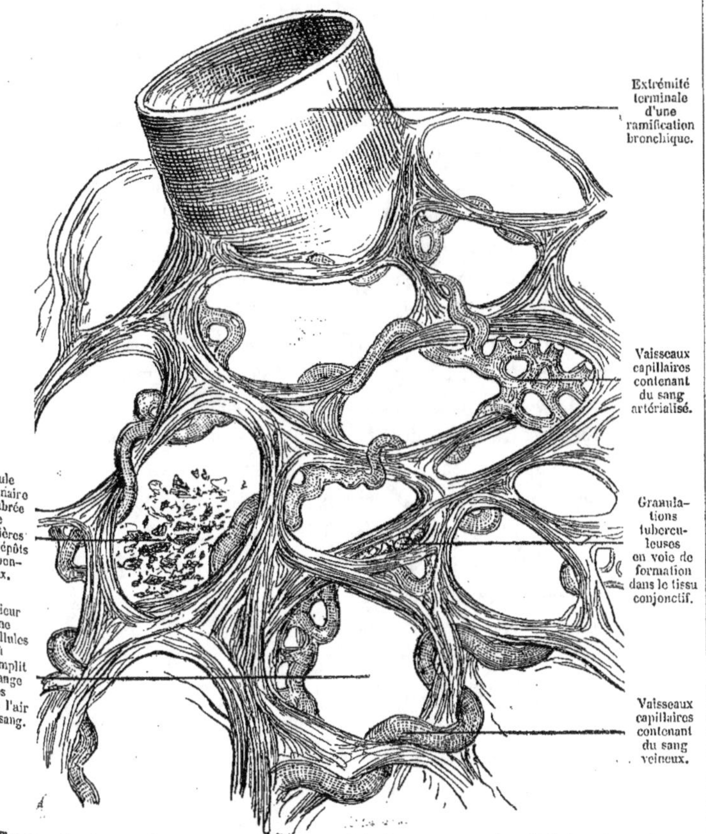

Transformation du sang veineux en sang artériel dans les cellules des poumons, vues à un très fort grossissement.

L'HABITATION. — HYGIÈNE DU CHEZ SOI.

Si l'on n'écoutait que les sages conseils de l'expérience et que l'on cédât toujours à l'instinct naturel, peut-être faudrait-il se résigner, pour jouir de la meilleure santé possible, à n'habiter que la campagne, dans un pays salubre et sous un climat tempéré; mais la civilisation moderne tend de plus en plus à peupler les villes, et les inégalités de fortune y placent les hommes dans les conditions d'existence les plus opposées.

Sur cette base, les médecins philosophes établissent volontiers une classification des maladies en *maladies de richesse* et *maladies de misère*, et, de toutes les influences auxquelles ils attribuent la plupart de ces dernières, une des plus importantes est celle de l'*habitation*.

Choix d'un appartement. — Il est facile aux gens aisés de se loger à la fois hygiéniquement et confortablement, dans une grande ville; mais les petits ouvriers et les familles pauvres n'ont, à leur disposition, que les réduits malsains des vieux quartiers et des faubourgs, et chaque année les commissions des logements insalubres nous révèlent à ce sujet les faits les plus navrants.

Un appartement, quelque frais et luxueux qu'il soit, ne se trouve pas dans les conditions essentielles de salubrité, s'il n'est en même temps aéré, clair et parfaitement sec. Aussi, doit-on le choisir, s'il est possible, sur un boulevard planté d'arbres, sur une large rue ou sur un quai, les fenêtres regardant le midi, et toujours au-dessus de l'entresol.

A moins qu'il ne soit placé sous le toit, où, l'été, la chaleur est insupportable, et le froid très vif en hiver, l'appartement est d'autant plus favorable qu'il occupe un étage plus élevé. Les planchers doivent en être parquetés et non garnis de carreaux; les plafonds à la hauteur moyenne de trois mètres; toutes les chambres à coucher munies d'une bonne cheminée.

On a beaucoup critiqué, mais à tort, certainement au point de vue hygiénique, les innombrables maisons neuves qui, depuis une vingtaine d'années, ont été construites à Paris. Tout au plus était-il juste de leur reprocher un peu l'étroitesse générale des appartements. La plupart sont d'une propreté remarquable; l'eau et le gaz y circulent à tous les étages; les cabinets d'aisances, hermétiquement clos, n'y laissent échapper aucune émanation désagréable ou délétère, et ces grands avantages compensent, il faut en convenir, bien des défauts.

Seul, un emménagement prématuré dans une maison neuve, peut être nuisible, et ce n'est pas trop que d'attendre cinq à six mois la dessication complète des murs et des peintures, avant de l'habiter.

Il n'est point d'ailleurs, jusqu'à la décoration de l'appartement, qui ne puisse avoir une influence directe sur la santé de ceux qui l'habitent, et l'on doit toujours considérer l'hygiène, même dans l'œuvre toute confortable du tapissier. Jamais, par exemple, on ne saurait accepter un papier de tenture où dominerait la couleur verte. La poussière arsenicale qui s'en détache a souvent causé de graves accidents, et l'on voit encore, dans quelques vieux châteaux de province, des chambres réputées hantées par le diable, où il est, en effet, impossible de passer une nuit sans éprouver des hallucinations et des coliques, mais dont il suffirait de changer la tapisserie pour en chasser à jamais l'esprit malin.

Il est bon, chez soi, de faire cirer les parquets, afin d'entretenir une propreté salutaire ; si l'on pose un tapis l'hiver, pour éviter le refroidissement des pieds, qui se produit très vite sur un plancher lisse et poli, surtout quand on reste dans l'inaction, l'on aura soin de le faire battre une ou deux fois par an.

Aëration. — Ventilation. — Aucune règle hygiénique ne saurait, pour la salubrité de l'appartement, prévaloir sur la nécessité d'une large aération quotidienne. L'air vicié d'une chambre trop étroite engendre la scrofule, la phthisie, la fièvre typhoïde, il aggrave en peu de temps les plus légères maladies.

La ventilation est urgente en hiver comme en été ; aussi ne faut-il point, à la saison froide, se préoccuper outre mesure, de calfeutrer, au moyen de bourrelets, portes et fenêtres. Les petits courants d'air qui s'établissent par leurs fissures et les tuyaux des cheminées, chassent les émanations malsaines, et sans cesse introduisent un air pur qui prend la place de l'air confiné.

J'ai déjà fait entendre que les fleurs devaient, au moins la nuit, être bannies des chambres à coucher. Il est nécessaire encore d'aérer plus fréquemment les pièces où elles sont contenues, celles où l'on fume, les cuisines, les cabinets, les salles où se réuniraient un grand nombre de personnes.

Établissements publics. — Théâtres. — Dans les établissements privés ou publics, les manufactures, les casernes, les écoles, les théâtres, les hôpitaux, on dispose souvent des ventilateurs pour obtenir une aération plus parfaite. Ailleurs, on se contente de placer dans le carreau d'une fenêtre une petite roue à palettes qui tourne constamment en entraînant l'air de la pièce, ou, plus simplement, on remplace une vitre par un carré de toile métallique; mais ces moyens ne sont pas toujours suffisants, et rien ne vaut, pour établir une rapide ventilation, des fenêtres recevant un grand jour, et maintenues quelques instants largement ouvertes.

La viciation de l'air dans un établissement public est d'autant plus rapide, qu'à la respiration du grand nombre de personnes qui s'y réunissent, s'ajoutent, ordinairement, la combustion des nombreux mètres cubes de gaz destinés à l'éclairage de la salle.

Les théâtres, par exemple, trop souvent, peuvent être considérés, à ce point de vue, comme de véritables étouffoirs. Dès le milieu de la représentation, même aux meilleures places, on suffoque; la tête se congestionne, et cet état de malaise ne laisse pas de nuire considérablement au plaisir que le spectacle pourrait procurer.

A Paris, toutefois, la plupart des théâtres, nouvellement reconstruits, offrent au spectateur toutes les conditions de salubrité désirables, et l'Opéra, sous ce rapport, est aussi parfait que sous beaucoup d'autres. Aujourd'hui, dans toutes nos grandes salles, la ventilation est assez puissante, en effet, pour fournir de 25 à

30 mètres cubes d'air par auditeur et par heure, quantité bien suffisante aux besoins de la combustion pulmonaire la plus active.

Il n'en est malheureusement pas de même dans les anciens théâtres, où les ventilateurs ne fournissent guère, dans le même temps, plus de 10 mètres cubes d'air à chaque spectateur. Aussi, l'élévation de la température aidant — et surtout la compression du corset — chez certaines spectatrices, n'est-il point rare d'observer, au théâtre, de nombreux cas de syncope que l'exposition au grand air dissipe, du reste, rapidement.

Dangers de l'air confiné. — Asphyxie. — Autrement graves sont les dangers de l'air absolument confiné, quand tout l'oxygène, contenu dans un espace clos, étant épuisé, la ventilation ne le renouvelle point et ne chasse pas les torrents d'acide carbonique exhalés par les personnes assemblées. La mort par asphyxie en est, malheureusement, la conséquence fatale.

Lente et graduelle, l'asphyxie par manque d'air diffère surtout de celle qui se manifeste quand le gaz carbonique émane d'un réchaud de charbon, en ce que, cette dernière, plus rapide, se complique toujours d'un empoisonnement par l'oxyde de carbone, dont l'absorption hâte de beaucoup le moment fatal.

Il existe, dans la science, de terribles exemples d'asphyxie par l'air confiné. L'un des plus épouvantables est celui de cent quarante-six malheureux prisonniers anglais, qui, dans la guerre des Indes, en 1750, furent enfermés dans un cachot où l'air ne pénétrait que par un étroit soupirail donnant sur une sombre galerie. Ces malheureux, se sentant étouffer, pendant huit heures se disputèrent, avec un horrible acharnement, la bouffée d'air tiédi qui leur arrivait par cette insuffisante ouverture, et vingt-trois seulement sortirent vivants de ce tombeau.

Après la « glorieuse journée » d'Austerlitz, ce lugubre drame se renouvelle en France. Deux cent soixante Autrichiens, cette fois, périssent asphyxiés dans une cave, et ce même fait se reproduit encore aux Tuileries, en 1848, sur des insurgés enfermés dans les sous-sols du château. Bien souvent enfin, pour ne pas dire chaque jour, des poêles mal éteints, des réchauds de charbon, des amas de fruits, des bouquets de fleurs, etc., laissés dans une chambre étroite, occasionnent la mort des imprudents ou des malheureux qui s'y sont endormis.

Ces tristes accidents ne prouvent que trop combien l'air pur est indispensable à l'accomplissement des fonctions organiques, et comme la plus robuste santé déclinerait promptement dans un milieu où, par une cause quelconque, serait habituellement altéré, soit en quantité, soit en qualité, ce premier élément de la vie.

LE GRAND AIR. — INFLUENCE DE LA CAMPAGNE SUR LA SANTÉ.

Quelque affairé que l'on soit à la ville, on n'y ressent pas les tièdes effluves du printemps sans éprouver le vif désir d'aller, au moins un jour, voir la campagne. Un instinct secret nous pousse alors vers les champs, et la seule contemplation, durant une belle journée, des feuillages et des gazons frais, semble introduire en nous des éléments nouveaux de vigueur et de jeunesse.

Une des plus salutaires influences que nous puissions éprouver à la campagne, est celle de l'atmosphère plus pure que nous y respirons. Les fonctions pulmonaires, facilitées par un air vif, riche en oxygène et chargé des saines émanations des végétaux, y sont beaucoup plus parfaites, et l'organisme tout entier profite des qualités nombreuses que puise alors le sang dans le foyer où il vient constamment se régénérer.

A la bienfaisante action de l'air s'ajoute celle de la lumière, qui brunit peut-être un peu le teint, mais qui rend aussi plus fermes et plus roses les chairs molles et décolorées des enfants et des femmes, trop souvent étiolés à la ville, par l'ombre froide des appartements.

A la campagne, on vit plus librement et plus naturellement, on fait bon marché des conventions de la mode ; et comme rien n'est plus hygiénique que de prendre ses aises, on ne tarde point à en ressentir les excellents effets. L'alimentation, moins animale, convient aussi beaucoup mieux à notre organisation et à nos besoins. Au village, on se nourrit surtout de bons légumes, de fruits de premier choix, et le corps n'est pas peu sensible à ce changement de régime, s'il est pratiqué chaque année au moment favorable, c'est-à-dire à l'entrée de la belle saison.

Le séjour à la campagne est non seulement le plus héroïque remède contre les énervantes fatigues causées par les travaux intellectuels trop longtemps prolongés, mais encore le travail manuel aux champs, repose souvent du labeur plus opiniâtre et plus ingrat que l'on fait à la ville. On ne voit jamais un paysan venir se distraire dans un atelier; mais c'est, au contraire, une joie pour le citadin s'il peut, le dimanche, aller dans quelque coin de la banlieue, bêcher, sarcler, ratisser un jardinet, tailler une treille ou planter des choux.

Combien, encore, les récréations que l'on peut se donner à la campagne, sont plus agréables et salutaires que celles que nous offrent nos carrefours et nos établissements publics.

Est-ce bien, même, se distraire et s'amuser, que de passer une journée entière au café, à vider des chopes, ou se promener dans un nuage de poussière, au milieu du fracas des voitures, tout le long des boulevards? Il est pourtant bon nombre de Parisiens qui font, de ce genre de récréation, leurs plus chères délices, et qui ne vont à la campagne que le jour où « c'est la fête du pays », pour voir les pompiers sous les armes, les marchands de pains d'épice, les chiens savants et les chevaux de bois.

Il va sans dire qu'il n'est rien de commun entre ce tumulte et l'hygiène.

La campagne, pour qu'elle soit bonne à l'esprit et au corps, doit être, avant tout, silencieuse et tranquille, riche, s'il est possible, en beautés naturelles, en sites pittoresques, en grandes prairies ensoleillées, en bois ombreux sans humidité, en eaux limpides et courantes.

Aux environs de Paris, je ne sais guère que quelques points de la forêt de Fontainebleau qui remplissent à peu près ces conditions; mais je suis persuadé que dans ces Edens, malheureusement peu connus, reviendraient promptement à la santé, s'ils pouvaient seulement y vivre à l'aise et sans souci du lendemain, pendant un mois ou deux, les trois quarts des misérables qui s'éteignent lentement dans les bouges sombres de nos faubourgs ou dans les salles de nos hôpitaux; jeunes hommes consumés par la phthisie, jeunes filles minées par la chlorose, vieillards manquant d'air et de soleil, enfants atrophiés par la scrofule et le rachitisme. C'est là que se fortifieraient, en peu de jours, les travailleurs épuisés, les convalescents de maladies graves, les blessés, victimes des forces brutales de l'industrie ou des engins meurtriers de la guerre.

Nous avons bien, près de Paris, il est vrai, deux asiles construits dans ce but, l'un à Vincennes, pour les hommes, l'autre au Vésinet, pour les femmes; mais ce sont encore là des hôpitaux et non pas de véritables maisons de convalescence, où le malade puisse se reposer, se distraire, et reprendre, en même temps que des forces, du courage au travail. On ne reste pas assez longtemps à l'asile, encore s'y ennuie-t-on quelquefois à mourir.

Et cependant, les adultes n'ont point trop encore, à se plaindre, on a beaucoup pensé à eux; mais les enfants, les petits enfants pauvres et souffrants, à qui le grand air et le soleil feraient tant de bien, pourquoi n'auraient-ils pas également, aux portes de Paris, leur maison de campagne, où librement ils pourraient respirer, jouer, sauter, courir, prendre une saine nourriture et boire de bon lait? Ce serait utile, simple, économique même, et la grande cité parisienne peut assurément faire à ses enfants ce petit cadeau, quand elle le voudra.

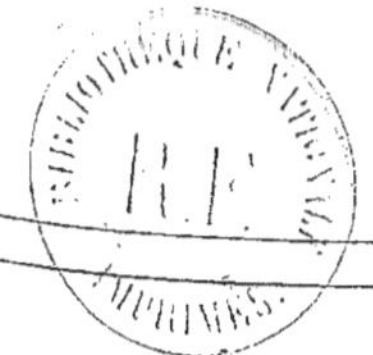

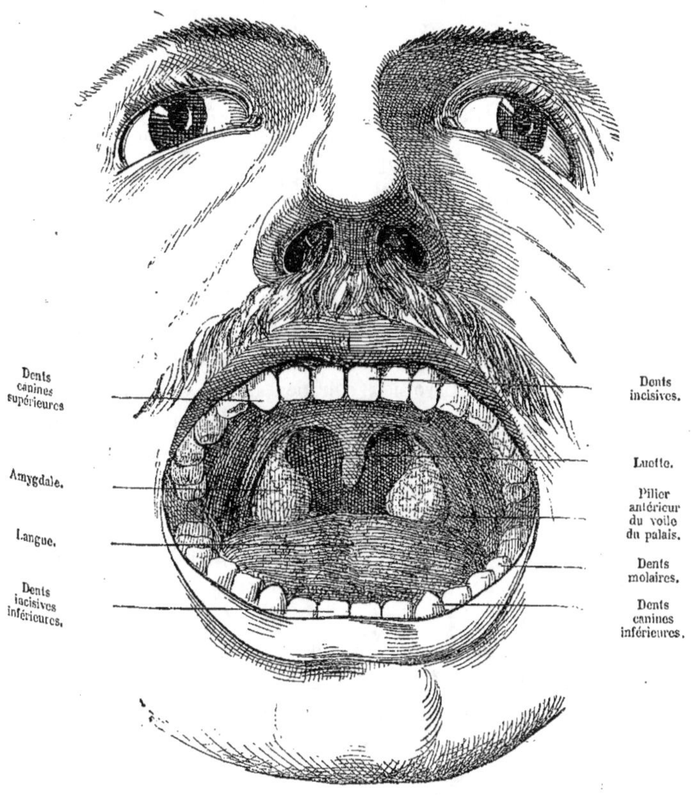

Entrée du tube digestif. — La bouche et les dents.

DIGESTION

Maintes fois on a comparé le corps humain à une machine à vapeur produisant du mouvement et de la force, en échange du combustible qu'elle reçoit. Cette ingénieuse comparaison ne laisse pas d'être, jusque dans les moindres détails, d'une parfaite justesse.

A l'organisme de chair et d'os il faut, en effet, des aliments pour fonctionner, comme il faut du charbon à l'organisme de fonte et de fer.

Dans les voies circulatoires l'oxygène de l'air brûle les matériaux puisés dans l'intestin, comme il consume dans le foyer de la machine, ceux qu'y jette le chauffeur. De cette combustion résultent, de part et d'autre, de la chaleur, du mouvement et du travail; de part et d'autre, enfin, retournent à l'air, de l'acide carbonique et de la vapeur d'eau; à la terre, des scories et des cendres, résidus inutiles des combustibles utilisés.

Si l'air, à la naissance, allume pour ainsi dire la vie dans nos organes, l'aliment seul peut l'entretenir, comme l'huile, suivant la comparaison de Lavoisier, entretient le feu de la lampe.

Comestible, en physiologie, est donc synonyme de combustible, et la digestion n'a précisément pas d'autre but que de préparer, de rendre possibles en nous, les diverses réactions chimiques dont l'air et les aliments sont les agents essentiels.

Faim et soif. — « Il faut manger pour vivre », dit le simple bon sens, — « et non pas vivre pour manger », ajoute sentencieusement l'hygiène.

Aussi bien, pour nous conformer de tous points à ce sage précepte, éprouvons-nous régulièrement, deux ou trois fois par jour, dans l'état de santé, des sensations tout à fait caractéristiques, la *faim* et la *soif* qui nous avertissent à point nommé des besoins de notre organisme. Ces excitations, selon toute apparence, émanent des grands centres nerveux. Agréables d'abord, elles se transforment bientôt, quand on ne les satisfait point, en un besoin impérieux s'aggravant jusqu'à la douleur et jusqu'au délire. La lamentable histoire des souffrances de l'humanité nous montre, par de trop fréquents exemples, qu'il n'est guère de tortures comparables à celles que font éprouver la soif et la faim.

Appétit. — Les aliments étant surtout destinés à la réparation des forces, le besoin de manger se manifeste d'autant plus fréquemment, que l'individu dépense davantage et plus vite. Aussi, les enfants, dont l'activité non seulement est considérable, mais dont la croissance exige l'apport constant de matériaux nutritifs, outre les quatre repas qu'ils font régulièrement chaque jour, acceptent-ils encore volontiers ce que l'on veut bien leur offrir dans les intervalles.

Cette faim périodique et modérée qu'il est si bon de satisfaire, constitue, d'ailleurs, l'*appétit*, apanage des estomacs privilégiés ou fidèlement soumis aux lois de l'hygiène.

L'appétit est généralement un sûr indice de la parfaite santé. Dans certaines maladies de l'estomac ou du système nerveux il n'est point rare, toutefois, de constater une exagération de la faim véritablement extraordinaire ; mais cette sensation morbide, désignée sous le nom de *boulimie, faim-valle* ou *faim canine,* presque toujours est insatiable et se montre par accès bien différents des calmes manifestations du bon appétit.

La soif, dans le régime ordinaire de la vie, ne tourmente guère, en dehors des repas, les personnes sobres. L'été, cependant, la transpiration cutanée dépouillant le sang d'une grande quantité d'eau, il n'est pas rare que l'on éprouve l'impérieux besoin de boire et, comme on le dit vulgairement, « de se rafraîchir ». Trop souvent alors, malheureusement, la soif devient une habitude. Si l'on boit, l'été, pour se rafraîchir, on boit, l'hiver, pour se réchauffer, et l'on sait quels terribles accidents peuvent, à la longue, résulter, de ce vice funeste.

L'ALIMENT

Toute substance alimentaire, pour jouer dans l'organisme le grand rôle qui lui est dévolu, doit être chimiquement composée de telle sorte qu'elle puisse fournir au sang du *charbon,* de l'*hydrogène,* de l'*oxygène* et de l'*azote.*

De ces divers éléments, les trois premiers servent surtout à la combustion d'où résulte la chaleur animale, à la formation d'une certaine quantité d'eau, à de nombreuses réactions physico-chimiques. L'azote, entre tous, est plus spécialement nourrissant; aussi, désigne-t-on sous le nom d'aliments *plastiques* ou *réparateurs,* les substances azotées, tandis que l'on qualifie les substances hydro-carbonées d'aliments *combustibles* ou *respiratoires.*

Aliments azotés. — Les aliments azotés sont, la plupart, de nature animale et contiennent différentes matières dites *albuminoïdes,* telles que l'albumine, la fibrine, la caséine, l'osmazôme, la gélatine, etc. La viande, les œufs, le lait, le sang, le bouillon, la cervelle, les os, etc., sont riches surtout, de ces principes, dont les analogues, de nature végétale, se retrouvent dans les graines des plantes alimentaires, les légumineuses et les céréales plus particulièrement.

Aliments non azotés. — Les aliments non azotés forment deux groupes distincts comprenant, l'un, les substances *amylacées, féculentes* ou *saccharoïdes,* presque toutes fournies par le règne végétal, l'autre, les substances *grasses,* provenant en aussi grand nombre du règne végétal que du règne animal. La fécule et l'amidon caractérisent les aliments amylacés, dont les plus usuels sont le pain, les farines et les fécules, les pommes de terre, haricots, pois, lentilles, etc., mais, au même groupe, appartiennent, aussi, les *gommes* et les matières *sucrées,* parmi lesquelles la plupart des fruits, le glucose, le sucre de canne et de betterave, le lactose ou sucre de lait, l'acide lactique, enfin, qui dérive du lait, du fromage et de beaucoup d'autres substances.

Au nombre des aliments *gras* figurent surtout les graisses animales, le beurre et les diverses huiles extraites des végétaux.

Alimentation complète. — Quelque complexe que semble la composition de ces diverses substances, tous les principes combustibles ou plastiques qu'elles renferment trouvent leur emploi dans l'organisme, et la nutrition parfaite ne peut s'accomplir qu'à l'expresse condition que chacun d'eux soit chaque jour absorbé en quantité suffisante. Bien peu d'aliments, du reste, contiennent, à la fois, tous ces principes essentiels. On ne les trouve guère réunis que dans l'œuf et le lait, deux aliments complets qui suffiraient à l'entretien de la vie, à l'exclusion de tout autre. Aussi, le régime alimentaire de l'adulte doit-il être, habituellement, assez varié pour fournir à l'économie tous les matériaux qui lui sont nécessaires.

Outre ces principaux éléments de la nutrition, nos tissus utilisent encore un grand nombre de substances minérales qui doivent se trouver, sous une certaine forme, dans les aliments. Le sel marin, la chaux, le phosphore, la potasse, la soude, le fer, entre autres, sont indispensables aux diverses réactions qui s'accomplissent en nous, et ces principes nous sont heureusement fournis par la plupart des substances solides ou liquides qui servent à notre alimentation de chaque jour.

Transformation de l'aliment. — Telles sont, en somme, les qualités multiples que doit posséder l'aliment pour être complet. C'est à la digestion qu'il appartient de séparer des principes utiles de la substance, ceux qui ne le sont pas; de rendre possible l'absorption des uns, en travaillant à l'expulsion des autres ; de préparer, enfin, les phénomènes plus complexes encore, de l'assimilation.

A cet égard, après la série d'opérations physiques et chimiques qu'ils subissent dans l'appareil digestitif, les aliments, suivant leur nature, doivent être transformés dans l'intestin :

Les *aliments azotés ou plastiques,* en *albuminose,* comprenant la fibrine, l'albumine, la caséine et les divers autres principes plastiques.

Les *amylacés* ou *féculents,* en *glycose* et, pour une minime partie, en *acide lactique.*

Les *matières grasses,* en une simple *émulsion* qui leur permet d'être absorbées en nature.

Les *substances minérales,* enfin, doivent seulement être dissoutes dans l'eau ou les divers liquides servant de boisson.

Il est aisé de juger, par là, quel travail considérable est celui de la digestion, et comme il peut être intéressant d'en suivre, de près, toutes les phases. Aussi, comme tous les physiologistes, allons-nous maintenant successivement étudier : La *préhension des aliments*, — la *mastication*, — l'*insalivation*, — la *déglutition*, — la *digestion stomacale*, — la *digestion intestinale*, — l'*excrétion des résidus*, — l'*absorption* et la *nutrition*.

L'APPAREIL DIGESTIF ET SES FONCTIONS.

PRÉHENSION DES ALIMENTS

L'homme, à l'état sauvage, prend sa nourriture avec les doigts. L'homme civilisé se sert plutôt d'un instrument approprié à cet usage. La plupart des peuples orientaux mangent encore à l'aide de bâtonnets pointus ; les Européens, depuis deux ou trois siècles, ont tous adopté la fourchette, qui paraît être originaire de l'Italie.

D'invention non moins ancienne, la cuiller, vers le milieu du quatorzième siècle, fut généralement substituée aux coquillages, dont on se servait encore dans certains pays, pour prendre les aliments liquides.

Préhension des solides. — Quel que soit l'instrument employé comme intermédiaire, c'est toujours la main, d'ailleurs, qui constitue, chez l'homme, l'organe préhenseur et qui porte l'aliment à la bouche. Les solides, alors, sont saisis par les dents ou par les lèvres, et suivant leur degré de consistance, coupés par les incisives, déchirés par les canines, rapidement poussés, par la langue, sous les molaires, qui les broient aussitôt.

Préhension des liquides. — La préhension des liquides, un peu plus difficile, peut s'accomplir de plusieurs façons. Le plus sou-

---

Etymologies. — BOUCHE, *boca*, *bocca*, ouverture. — AMYGDALE, *amygdalé*, amande : de la forme de la glande. — MUSCLE ORBICULAIRE, *orbis*, cercle, anneau. — ZYGOMATIQUE, *zygoma*, os de la pommette. — BUCCINATEUR, *buccina*, trompette : le muscle buccinateur servant à souffler.

vent on boit en versant coup sur coup, dans la bouche, le contenu d'un verre ou d'une tasse, pour l'attirer, au fur et à mesure, dans l'arrière-gorge, par des mouvements de déglutition.

S'agit-il de déguster un liquide ou de prendre un potage trop chaud, on le *hume* par petites gorgées ; on *sable* un vin d'élite en versant d'un trait, dans la bouche, la portion servie ; on boit *à la régalade*, quand on fait directement tomber dans la gorge, la tête étant renversée en arrière, le contenu d'une bouteille ou de tout autre récipient à goulot étroit. Sans se déranger, dans son lit, le malade peut prendre, enfin, *par aspiration*, les tisanes qui lui sont offertes, et ce même mode de boire est aussi celui que l'on pratique l'été selon la méthode américaine, pour absorber certains rafraîchissements.

Bouche. — La bouche, pour le physiologiste, n'est point seulement cette fente en arc plus ou moins accusé qui s'étend horizontalement, bordée de deux lèvres, entre le nez et le menton. C'est toute la cavité comprise entre cette ouverture et la gorge, cavité dont les joues forment les parois latérales ; la voûte du palais, le plafond ; la langue, le plancher ; le voile du palais, la cloison postérieure. Mobile de bas en haut, celle-ci s'élève et s'abaisse à la façon d'un store pour laisser les aliments passer dans le pharynx et descendre, de là, dans l'œsophage.

Voile du palais. — Il est facile, en ouvrant largement la bouche, d'apercevoir au fond ce voile membraneux dont la partie moyenne s'allonge en une languette charnue qui constitue la *luette* et dont les bords forment, de chaque côté de la gorge, deux replis saillants, les *piliers* du voile du palais, entre lesquels on distingue la saillie plus ou moins volumineuse de *l'amygdale*. C'est là *l'isthme du gosier*, la porte du pharynx, intermédiaire entre cet organe et la bouche. La fine muqueuse dont le voile du palais est recouvert, se continue, en haut et en arrière, avec celle des fosses nasales et s'étend, en avant, sur la table horizontale des os maxillaires qui forme la voûte du palais. Très adhérente en cet endroit, la membrane présente, au niveau des gencives, des plis rudes et saillants contre lesquels la langue peut facilement écraser les aliments d'une faible consistance.

Lèvres. — Au voile du palais en arrière, répondent, en avant, les *lèvres*, revêtues d'une muqueuse fine et rosée, dont l'agréable fraîcheur est un sûr indice de bonne santé. Les lèvres se continuent directement avec les joues, laissant, comme ces dernières, entre elles et les mâchoires, un sillon profond, que la langue, toutefois, peut aisément balayer.

Glabre chez la femme, la surface externe des lèvres, chez l'homme, est couverte de poils, et la face interne doublée, dans l'un et l'autre sexe, d'un tissu cellulaire lâche, dans l'épaisseur duquel sont disséminées de nombreuses *glandules salivaires*.

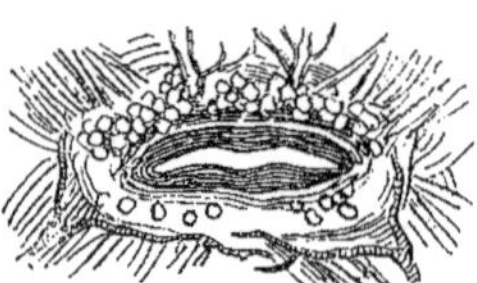

Face postérieure des lèvres.
Glandes labiales.

Une dizaine de muscles s'attachent enfin au pourtour des lèvres, de leur partie moyenne à leur commissure, pour leur donner cette extrême mobilité qui non seulement se manifeste pendant la mastication, mais aussi quand on sourit, quand on parle, quand on exprime, par un jeu de physionomie, la vive impression que l'on ressent.

Au nombre de ces muscles, sur lesquels nous aurons d'ailleurs à revenir, à propos de l'expression des émotions, nous devons ici distinguer surtout, l'*orbiculaire*, qui fait saillir les lèvres en avant, les ferme et les resserre; le *petit* et le *grand zygomatiques*, qui tirent en haut et en dehors, la lèvre supérieure; le *triangulaire* et le *carré du menton*, qui tirent la lèvre inférieure verticalement en bas; le *buccinateur*, enfin, qui non seulement prend une part active à la mastication, mais nous permet encore de souffler sur les aliments quand ils sont trop chauds

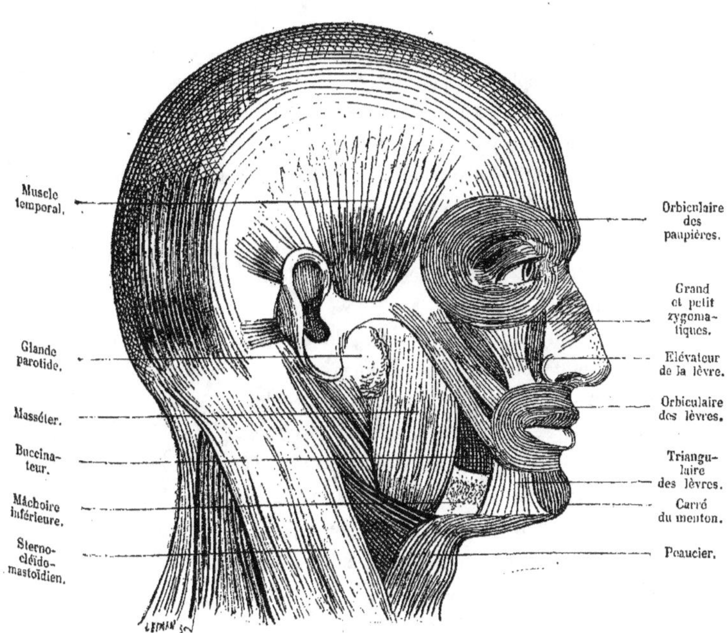

Appareil musculaire des lèvres et de la mâchoire, servant à la préhension et à la mastication des aliments.

MASTICATION.

Avant d'être introduit dans la bouche, l'aliment, sans qu'il y paraisse, est flairé par le nez, sentinelle avancée et vigilante, qui ne laisserait passer aucune substance dont le fumet douteux offusquerait l'odorat. Echappe-t-il, quand il est inodore, à la compétence de l'organe olfactif, le comestible doit subir encore sur les lèvres, le sévère contrôle de la langue qui le goûte et l'expulse immédiatement, pour peu que sa saveur ne lui convienne pas.

Rôle de la langue. — C'est seulement après cette double épreuve que l'aliment est rapidement poussé sous les molaires qui l'écrasent, tandis que la langue, fort affairée durant cette opération, va et vient dans la bouche, d'un maxillaire à l'autre, sans cesse occupée à replacer, sous les dents, les parcelles alimentaires qui s'en échappent, jusqu'à ce qu'elles soient suffisamment broyées.

Dans ce travail tout mécanique de la mastication, les mâchoires n'ont, en réalité, d'autre rôle que de s'élever et de s'abaisser tour à tour; mais à la langue échoit la part délicate de la besogne; elle en est, pour ainsi dire, l'agent intelligent, et sa fonction dans la bouche est absolument comparable à celle du meunier dans son moulin.

Douée d'une force considérable et d'une extraordinaire mobilité, tantôt elle écrase elle-même, contre la voûte du palais et les dents, les morceaux friables éparpillés dans la bouche, tantôt, quand ils sont trop durs, elle les rejette sous la meule avec assez de prestesse pour n'être point saisie et mordue avec eux. Rapide, par instants, elle balaye les fosses profondes qui séparent les gencives des joues; de sa pointe, elle frotte, parfois, la face postérieure des dents, pour enlever les débris et les filaments charnus restés engagés dans les interstices.

Cette activité, cette souplesse de la langue, laissent aisément préjuger toute la perfection de sa structure, toute la délicatesse de son organisation. Attaché par sa racine à l'os hyoïde et par une portion de sa base au maxillaire inférieur, l'organe est, en effet, constitué par de nombreux faisceaux musculaires qui, la plupart, viennent se confondre et s'épanouir sous la muqueuse, pour former précisément la partie étalée et mobile de la langue, celle qui, non seulement préside à la mastication et au goût, mais encore à l'articulation des mots, à la parole.

Animés par le grand nerf *hypoglosse*, ces muscles donnent à la langue la faculté de s'allonger, de se raccourcir, de s'abaisser,

---

Etymologies. — Mastication : *mastax*, mâchoire. — Hypoglosse : *vpò*, sous, *glossa*, langue. — Canaux de Sténon, de Wharton, de Rivinus : du nom des anatomistes qui les ont découverts. — Glande parotide : *parà*, auprès, *otos*, oreille. — Ptyaline : *ptualon*, salive. — Diastase : *diastasis*, séparation, décomposition. — Déglutition : *deglutire*, avaler.

de se relever, de s'effiler, de s'élargir, de se ployer en gouttière, de tourner en tous sens sur sa base aussi facilement que sur un pivot.

La surface libre de l'organe, couverte de papilles que nous étudierons spécialement, avec le sens du goût, est tapissée d'une muqueuse qui se replie en avant et au-dessous de la langue en un mince *frein* ou *filet,* assez proéminent parfois, à la naissance, pour qu'il soit utile, chez l'enfant qui tette, de le trancher d'un coup de ciseaux.

Tandis que la langue travaille de la sorte à la mastication, les lèvres et les joues, de leur côté, ne restent point inactives. Autant que leur souplesse et leur mobilité le leur permet, elles concourent à maintenir les aliments sous les molaires, et leurs mouvements s'harmonisent si bien avec ceux de la langue, que rarement l'un ou l'autre de ces organes se trouve pris entre les dents.

Rôle des mâchoires et des dents. — La trituration des aliments, indispensable à leur bonne digestion, ne saurait, toutefois, s'opérer par le seul fonctionnement des parties molles.

Ce rôle essentiel est celui des mâchoires, et les dents, dont nous avons étudié l'évolution chez l'enfant, dans la première partie de cet ouvrage, sont les agents directs de la mastication.

Rangées en arcade sur le bord des maxillaires et profondément enfoncées dans les alvéoles percés dans l'épaisseur de ces os, les dents, chez l'adulte, sont au nombre de 32, y comprises les dernières molaires ou *dents de sagesse,* dont la présence, toutefois, paraît être un signe d'infériorité de race, d'après les récentes recherches de Darwin.

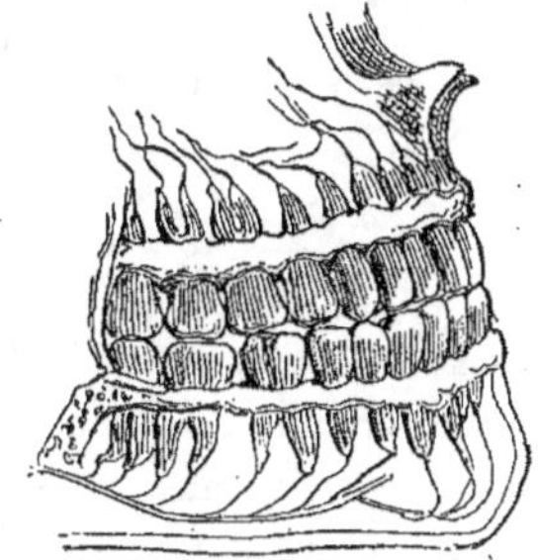

Ordre et disposition des dents sur les maxillaires.

En avant, à chaque mâchoire, et justement à l'entrée de la

bouche, se trouvent quatre *incisives* coupantes, dont les supérieures, au repos, débordent légèrement les inférieures. Viennent ensuite, de chaque côté, une *canine* aiguë, faite pour déchirer, puis, successivement, deux petites et trois grosses *molaires*.

Chacun de ces organes est planté comme un clou dans l'alvéole du maxillaire et reçoit, par sa pointe, des vaisseaux qui le nourrissent, des filets nerveux qui lui donnent une vive sensibilité.

Les dents, quoi qu'on en ait dit, ne sont pas de petits osselets; mais leur structure rappelle, jusqu'à un certain point, celle du tissu osseux. L'*ivoire* qui les compose, percé dans toute son épaisseur de fins canalicules, constitue la partie résistante de la dent. Il recouvre une sorte de moelle centrale, particulièrement sensible, la *pulpe*, ou *bulbe dentaire*, et se trouve lui-même recouvert, sur toute la couronne, par une couche d'*émail;* par une couche de *cément* sur toute la longueur de la racine.

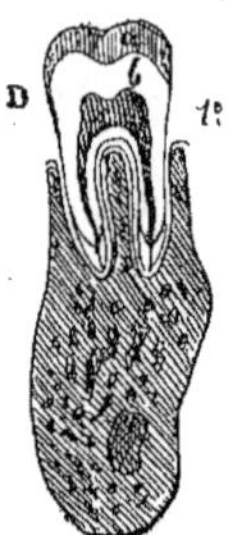
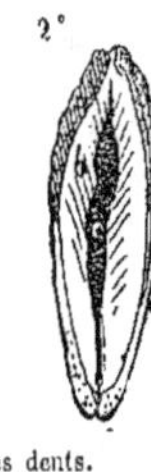

Structure des dents.
1ᵉ Dent dans son alvéole; 2° Dent canine isolée : *a* émail, *b* ivoire, *c* pulpe ou bulbe dentaire.

Des deux os, dans l'épaisseur desquels sont enfoncées les dents, le maxillaire inférieur seul est mobile et joue un rôle actif dans la mastication. La mâchoire supérieure, fixe et résistante, ne sert guère que de point d'appui; les molaires d'en bas, frappant sur leurs correspondantes d'en haut, comme le marteau sur l'enclume.

Pour accomplir ces mouvements alternatifs d'abaissement et d'élévation, la mâchoire inférieure, en forme de fer à cheval dans sa partie horizontale, se prolonge verticalement en deux branches montantes munies, à leur extrémité, de deux pointes coniques, dont la postérieure, arrondie, roule dans une fossette articulaire, creusée dans l'os temporal. A la pointe antérieure, désignée sous le nom d'*apophyxse coronoïde,* s'attache un muscle puissant, le *temporal,* dont l'effort, toutefois, est loin d'égaler celui que peut produire le véritable élévateur de la mâchoire, le muscle *masséter.*

Tandis que l'action de ce dernier s'exerce en dehors du maxillaire, d'autres faisceaux charnus, de moindre importance, concourent en dedans à l'élévation de l'os et lui permettent, aussi, de légers mouvements de latéralité. Tous ces muscles, recevant des filets nerveux du nerf *facial,* possèdent une énergie considérable. On sait quelle force l'on déploie quand on serre les dents, et quels poids énormes les bateleurs peuvent soulever, accrochés à leur mâchoire. Aussi n'est-il pas impossible, à certaines personnes, de briser entre leurs dents les corps les plus durs.

En revanche, les muscles abaisseurs du maxillaire, tendus entre l'os hyoïde et le menton, sont tous extrêmement faibles, la mâchoire ayant toujours une certaine tendance à retomber et à s'ouvrir par son propre poids.

INSALIVATION

Glandes salivaires. — Au fur et à mesure qu'ils sont écrasés par les molaires, les aliments s'imbibent d'un liquide clair et filant, la *salive,* que des glandes spéciales versent dans la bouche au moment de la mastication.

Le plus important de ces organes, la glande *parotide,* est situé au-devant de l'oreille, sous la peau et la couche superficielle des muscles de la joue. Elle forme, en cet endroit, un amas charnu, d'une teinte rosée, se décomposant, comme toutes les glandes analogues, en une infinité de lobules qui présentent au microscope l'aspect d'une grappe de raisin.

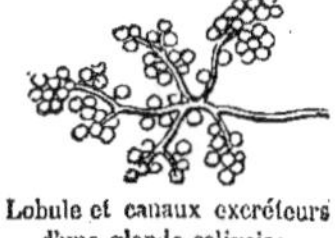

Lobule et canaux excréteurs d'une glande salivaire.

Chacun des grains de cette grappe est une vésicule où s'élabore la salive et d'où se détache un fin conduit qui verse dans un canal plus volumineux le liquide sécrété. Emanant de la glande parotide, le *canal de Sténon* vient s'ouvrir au niveau des molaires supérieures sous un repli de la muqueuse buccale qu'il est facile d'apercevoir quand, la bouche béante, légèrement du doigt, on écarte la joue.

Outre la parotide, deux autres glandes salivaires versent de chaque côté, dans la bouche, le produit de leur sécrétion. Ce sont, la glande *sous-maxillaire* dont le liquide s'écoule, à la base du frein de la langue, par le *canal de Wharton,* et la glande *sublinguale,* qui s'ouvre, au voisinage de la précédente, par de nombreux petits canaux désignés sous le nom de *conduits de Rivinus.*

Rôle mécanique de la salive. — Chacun peut constater, en mangeant, combien la salive afflue abondamment dans la cavité buccale. La sensation de la faim, l'aspect d'un mets appétissant la font, aussi, sourdre aussitôt, et les gourmets, on le sait, n'exagèrent aucunement, quand ils affirment qu'à la seule pensée d'un morceau savoureux, « l'eau leur vient à la bouche ».

La salive, cependant, humecte encore le palais et la langue, en dehors de la mastication. Toutes les minutes, en moyenne, nous en avalons une petite quantité, aussi n'est-il pas étonnant que les glandes en fournissent 300 grammes, au moins, en vingt-quatre heures.

La sécrétion, chez les fumeurs, est même plus abondante encore. La salive ruisselant alors dans la bouche, doit en être constamment rejetée, et ce n'est pas un des moindres inconvénients du tabac, que cette continuelle expulsion d'un liquide absolument nécessaire au parfait accomplissement des fonctions digestives. Outre le tabac, certaines substances médicinales, dites *sialagogues,* les préparations mercurielles, le pyrèthre et surtout le jaborandi, possèdent encore à un haut degré, la propriété d'exciter la sécrétion salivaire. Par contre, les purgatifs et les astringents la diminuent ; la transpiration cutanée, dépouillant le corps d'une notable quantité d'eau, produit aussi le même effet; l'exercice de la parole, enfin, dessèche rapidement la bouche et justifie la présence, à la portée de l'orateur, du traditionnel verre d'eau sucré.

La salive, durant la mastication, s'incorpore de telle sorte à l'aliment, que celui-ci, quelque compacte qu'il soit, se trouve bientôt transformé en une pâte molle, susceptible de glisser, sans difficulté, dans le pharynx et l'œsophage.

Pour en assurer la déglutition, la langue façonne la bouillie contenue dans la bouche en un petit amas que sa ressemblance avec une grosse pilule ou *bol* a fait désigner sous le nom de *bol alimentaire.*

Rôle chimique de la salive. — C'est sous cette forme que l'aliment passe de la bouche dans l'arrière-gorge pour être immédiatement avalé; mais la salive dont il est imprégné n'a point seulement pour but de faciliter ce glissement auquel pourraient suffire, à la rigueur, le mucus fourni par les amygdales et les glandules de la bouche.

Outre cette action mécanique, la salive possède une propriété chimique de la plus haute importance qu'elle doit à la présence d'un ferment azoté spécial, la *ptyaline* ou *diastase,* dont le rôle est de transformer en sucre ou *glycose,* les substances amylacées. Il n'est personne qui n'ait constaté le goût sucré que prend une bouchée de pain après une mastication de quelques secondes. Cette sapidité caractéristique d'un aliment, qui semblait fade d'abord, est précisément due à l'action qu'exerce sur l'amidon du blé le ferment salivaire.

Ce n'est point dans la bouche, toutefois, que s'accomplit définitivement cette opération chimique essentielle. Commençant pendant le travail de la mastication elle se continue dans l'estomac, pour ne se terminer, comme nous le verrons bientôt, que dans la première partie de l'intestin, grâce à l'aide puissante qu'apportent à la diastase salivaire les ferments analogues de deux autres agents digestifs, le *suc pancréatique* et le *suc intestinal.*

DÉGLUTITION.

L'aliment étant convenablement trituré, mêlé de salive, ramassé sous la forme d'un bol plus ou moins volumineux, la langue, d'une simple contraction, le porte au niveau des amygdales, à l'entrée même du gosier. Une seconde encore et la bouchée nutritive aura franchi l'isthme pharyngien pour descendre tout le long de l'œsophage, jusqu'à l'estomac.

Peu de phénomènes physiologiques sont plus complexes et plus merveilleux que celui-là. Par sa seule présence sur la base de la langue, le bol alimentaire, en effet, annonce aux multiples agents de la déglutition, qu'il est prêt à être avalé. Une action réflexe se produit, des nerfs sympathiques, sur les branches motrices des muscles pharyngiens. La langue recule, les piliers du voile du palais, happant l'aliment, se referment, comme une porte, derrière lui; le pharynx tout entier s'élève pour le saisir, obturant, en arrière et en haut, les fosses nasales que le voile du palais masque en avant et en bas; et le bol alimentaire ne trouvant en face de lui qu'une voie, celle de l'œsophage, instantanément y est précipité par les rapides contractions des anneaux du pharynx.

Mais, aussitôt, un nouveau péril se présente. L'ouverture du larynx, où l'air seul peut s'engager, se trouve, précisément sur le passage de l'aliment. Il y tomberait à coup sûr, comme il arrive, quelquefois, quand un accès subit de rire ou de toux fait « avaler de travers »; mais pour empêcher ce grave inconvénient, un petit couvercle charnu qui défend l'entrée du larynx, l'*épiglotte,* subitement s'abaisse en même temps que le larynx lui-même s'élève brusquement. Solide ou liquide, l'aliment passe par-dessus ou glisse sur les côtés; rapidement, il parcourt l'œsophage; toutes les issues fermées se rouvrent à la fois, et cet ensemble de phénomènes, cet admirable concours d'efforts harmonieux se renouvellent coup sur coup, ne demandant, chaque fois, pour s'accomplir, qu'un laps de temps inappréciable.

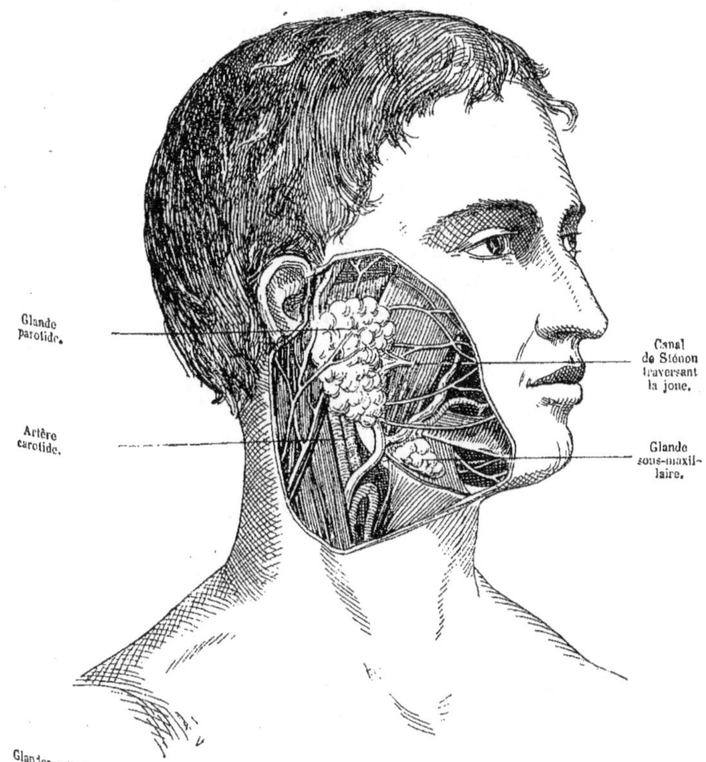

Glandes salivaires parotide et sous-maxillaire, dans leurs rapports avec les muscles, les vaisseaux et les nerfs de la joue.

DIGESTION STOMACALE

A moins que le bol alimentaire ne soit trop volumineux ou trop chaud, il est rare, après l'avoir avalé, de le sentir glisser dans le conduit œsophagien qui l'amène à l'estomac.

Avant de pénétrer dans ce viscère, l'aliment franchit l'extrémité de l'œsophage fermée par un anneau charnu, le *cardia*, puis, tombant dans le sac stomacal, il y séjourne suivant sa consistance et sa nature, jusqu'à ce qu'il soit convenablement digéré.

Estomac. — Les anatomistes ont assez heureusement comparé la forme de l'estomac à celle d'une cornemuse. L'organe de la digestion, placé sous le diaphragme qui le sépare des poumons et du cœur, occupe la partie la plus haute de l'abdomen, sa grande courbure logée dans l'hypochondre gauche et contiguë à la rate; sa petite courbure recouverte, à droite, par le lobe du foie.

De dehors en dedans, trois enveloppes ou tuniques, la première fibreuse, la deuxième musculeuse, la troisième muqueuse, constituent l'estomac et le tube digestif tout entier. A la tunique fibreuse, l'organe doit sa résistance et sa solidité; la tunique musculeuse lui donne le pouvoir d'agir mécaniquement sur les aliments qu'il reçoit; la tunique muqueuse, par les nombreuses glandes qu'elle renferme, lui fournit un liquide d'une acidité marquée, le *suc gastrique,* agent essentiel de la digestion.

Suc gastrique. — Depuis les curieuses expériences exécutées sur des oiseaux, à la fin du siècle dernier, par Spallanzani, les savants se sont maintes fois appliqués à l'étude des étonnantes propriétés du suc gastrique.

Pour obtenir une notable quantité de ce produit physiologique, le célèbre naturaliste italien faisait avaler à des pigeons de petites éponges retenues par un fil, à l'aide duquel il les retirait, quand il les jugeait suffisamment imprégnées du liquide digestif.

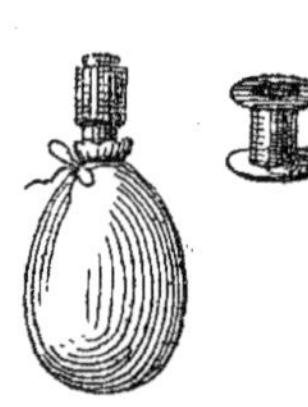

Fistule gastrique
pratiquée
sur un jeune chien.

Appareil servant à recueillir
le suc gastrique.

Etymologies. — Estomac : *gaster,* d'où gastrique. Suc gastrique : suc de l'estomac. — Cardia : *kardia,* cœur. L'orifice de l'estomac est voisin du cœur. — Pylore : *pularos,* portier. — Chyme, Chymification : *kumos,* suc, bouillie. — Pepsine : *pepsis,* digestion. — Péristaltique : *peri,* autour, *stellein,* resserrer; compression circulaire.

Moins patients aujourd'hui, les expérimentateurs, dans le même but, pratiquent une fistule à l'estomac d'un chien, introduisent, dans la plaie, une tubulure en bouton de chemise, et vissent sur cet appareil un récipient en caoutchouc où s'écoule le suc gastrique, au fur et à mesure qu'il est élaboré par le pauvre animal.

Versé sur des substances alimentaires maintenues à la température moyenne du corps, et de temps en temps agitées à l'aide d'un bâton de verre, le liquide digestif attaque surtout les viandes et les matières albuminoïdes, dissocie les féculents et les corps gras, réduisant bientôt le tout en une sorte de bouillie grisâtre, le *chyme*, absolument identique à celle qui se forme dans l'estomac, pendant la digestion.

Logées dans l'épaisseur de la muqueuse comme les glandes de la sueur dans l'épaisseur de la peau, les *glandes à suc gastrique* s'ouvrent à la surface de la membrane par un pore très appréciable au microscope et se prolongent dant le tissu, sous la forme d'un tube clos, plus ou moins tordu sur lui-même.

On peut évaluer leur nombre à cinq ou six millions, et dans les intervalles qu'elles laissent entre elles, foisonnent encore d'autres glandules non moins importantes, destinées, comme sur toutes les muqueuses, à la sécrétion du mucus.

A simple vue, le suc gastrique ne semble point différer de l'eau pure; mais au goût il présente une saveur manifestement acide ou salée, et, traité par l'alcool, il laisse se précipiter une substance en minces écailles grisâtres qui n'est autre que le ferment spécial, l'agent essentiel du liquide digestif, la *pepsine*.

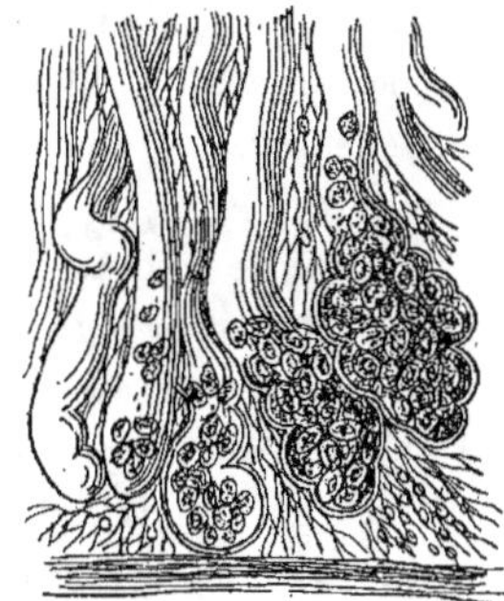

Glandes à suc gastrique de l'estomac
de l'homme.

Ce n'est jamais qu'au moment de la digestion, fort heureusement pour nous, que s'opère la sécrétion du suc gastrique. L'estomac vide, en effet, ne résisterait pas à son action. Faute d'aliments à chymifier, l'énergique agent de la digestion s'attaquerait à la muqueuse elle-même; aussi, pour s'en défendre, celle-ci lui oppose-t-elle constamment les épaisses mucosités qu'elle doit à la sécrétion de ses glandes muqueuses. Isolé par cet enduit protecteur, le suc gastrique ne peut plus atteindre que l'aliment seul, et c'est, en effet, contre ce dernier, au fur et à mesure qu'il arrive dans la cavité stomacale, que le ferment digestif exerce toute son action.

Chymification. — Indépendamment des nombreuses expériences pratiquées sur des animaux vivants, il a quelquefois été possible de suivre pas à pas, chez l'homme, le travail de la digestion.

Certain Canadien, dont la paroi de l'abdomen avait été en partie enlevée par un coup de feu tiré à bout portant, est resté célèbre, à cet égard, dans les annales de la science.

Le médecin Beaumont, qui l'avait pris à son service, put étudier sur lui la digestion dans toutes ses phases. Non seulement, en effet, il lui était facile d'introduire par la fistule stomacale du sujet des aliments de toute sorte qu'il en retirait à volonté, mais encore, en appliquant l'œil à l'orifice, il pouvait voir s'opérer à l'intérieur de cet estomac, artificiellement ouvert, la digestion naturelle.

A peine le viscère a-t-il reçu l'aliment, qu'aussitôt, des pores invisibles dont la muqueuse est criblée, le suc gastrique suinte et ruisselle. La digestion commence; mais un travail mécanique d'une extrême importance vient en même temps s'ajouter à l'opération chimique, la rendre plus active et la régulariser. La tunique musculeuse de l'estomac fonctionne; ses fibres contractiles formant, les unes de larges anneaux, les autres de longues ellipses dirigées de l'une à l'autre de ses deux courbures, alternativement entrent en jeu, remuant, soulevant, déplaçant la pâtée alimentaire avec une sorte d'intelligence et dans le but évident de permettre au suc gastrique de la pénétrer dans toute son épaisseur.

Ces mouvements, dits *péristaltiques,* durent tout le temps de la digestion, d'autant plus prononcés, que les substances sont moins divisées et présentent à l'action des ferments digestifs une plus grande résistance.

Beaumont, après de nombreuses expériences sur son Canadien, put fixer, comme il suit, la durée moyenne de la digestion des aliments les plus usuels :

ALIMENTS	Durée de la digestion		ALIMENTS	Durée de la digestion	
Riz	1 h.	»	Boudin	3 h.	»
Pied de cochon mariné	1	»	Côtelette de porc grillée	3	15
Truite et saumon frais	1	30	Pain de froment	3	15
Cervelle bouillie	1	45	Carottes bouillies	3	15
Œufs frits	2	15	Saucisse fraîche, grillée	3	20
Oie sauvage rôtie	2	30	Beurre fondu	3	30
Agneau frais, bouilli	2	30	Fromage à la crème	3	30
Navets bouillis	2	30	Pain blanc frais	3	30
Pommes de terre frites	2	30	Œufs durs	3	30
Haricots en cosse, bouillis	2	30	Veau frais, bouilli	4	»
Poulet fricassé	2	45	Canard rôti	4	»
Bœuf bouilli	2	45	Porc salé bouilli	4	15
Porc salé cuit à l'étuvée	3	»	Tendons bouillis	5	30
Lait bouilli	3	»	Graisse de bœuf	5	30

Dans l'estomac, d'ailleurs, le suc gastrique n'est point le seul liquide qui travaille à la digestion. Tandis qu'il attaque les substances charnues, la salive apportée par l'aliment continue son œuvre sur les matières féculentes; la petite quantité de bile qui toujours occupe le bas-fond du viscère prépare l'émulsion des corps gras et bientôt, sous l'influence de ces divers agents, la masse alimentaire, plus ou moins fluidifiée par les boissons, se trouve transformée en un *chyme* d'un blanc grisâtre, dont certains éléments déjà peuvent être immédiatement absorbés et versés dans le sang.

Poussée alors par d'énergiques contractions vers la petite courbure de l'organe, à l'extrémité de laquelle s'ouvre le conduit intestinal, la bouillie nutritive afflue au *pylore* obstinément fermé
jusque-là. Le « portier de l'estomac » dilate ses anneaux, et lentement le chyme passe dans l'intestin pour y subir, après de nouvelles opérations, sa transformation dernière.

Inconvénients d'une mauvaise digestion. — Dyspepsie. — « On n'est
pas nourri par ce que l'on mange, mais bien par ce que l'on
digère », professent, d'un commun accord, les gastronomes et
les médecins. Sans doute. Mais la digestion, sans qu'il y paraisse,
est un des difficiles problèmes de notre époque, une des grandes
questions de ce temps. Les bons estomacs se font rares. En France,
à Paris surtout, où la vie est trop active, la dyspepsie chaque
jour se généralise, et l'organisme tout entier se ressent toujours
fâcheusement d'une mauvaise digestion. Plus flegmatiques, au
contraire, et plus calmes que nous, les Anglais et les Allemands
ont aussi de meilleurs estomacs, et l'on nous a récemment prouvé
que la capacité stomacale de M. de Bismarck n'était pas inférieure à sa force intellectuelle.

Tout homme qui digère mal est maussade, ennuyé, mélancolique.
La noire hypochondrie le mine. Abattu, découragé, sans forces, il
se sent incapable de toute occupation sérieuse, et, fatigué de l'existence, il s'abandonne, loin du monde, aux plus sombres pensées.

Digestions artificielles. — Connaissant bien les intéressants phénomènes de la digestion normale, les médecins modernes ont essayé
de les reproduire artificiellement dans les estomacs où ils ne s'ac-
complissaient plus; aussi la thérapeutique est-elle riche, aujour-
d'hui, de médicaments antidyspeptiques et digestifs, dont l'activité,
cependant, n'est pas toujours égale. A peine eût-on reconnu, surtout, que le suc gastrique était l'agent essentiel de la digestion,
qu'aussitôt les chimistes les plus éminents s'empressèrent d'en
faire l'analyse. Sur ce point, malheureusement, éclatèrent quelques

désaccords que n'ont pu faire cesser, jusqu'à ce jour, les plus scru-
puleuses recherches.

Le suc gastrique, incontestablement, doit ses propriétés digestives
au ferment spécial, à la *pepsine* qu'il renferme; mais la pepsine
elle-même tient d'un acide tout son pouvoir, et cet acide mystérieux est l'acide *lactique,* selon les uns, l'acide *chlorhydrique*
selon les autres.

En réalité, l'on trouve toujours, dans les voies digestives de
l'homme, une quantité notable de chacun de ces puissants dissolvants et peut être est-ce à leur action simultanée sur les aliments,
qu'est due la digestion parfaite. Ce qui tendrait à le prouver,
d'ailleurs, c'est l'impuissance relative, dans bien des cas, de la
pepsine officinale prescrite par les médecins. Ce médicament, si
rationnel en apparence, est presque exclusivement extrait, il est
vrai, pour l'usage médicinal, de l'estomac des moutons et des
veaux, journellement sacrifiés dans les abattoirs; de telle sorte
que ces pauvres bêtes, outre leur propre viande, nous devraient
encore fournir le principe nécessaire pour la bien digérer.

Or, il est fort probable que ces animaux, quelque résignés
qu'ils soient à leur triste sort, ne poussent pas si loin la complaisance. Destinée à digérer du foin, de l'herbe, des feuilles ou
d'autres végétaux, la pepsine de leur estomac souvent n'exerce,
en effet, qu'une action très superficielle et fort limitée sur les
matières animales dont nous faisons surtout notre nourriture.
Aussi, même dans les cas où son emploi semble le plus nettement indiqué, n'est-il point rare que quelques gouttes d'acide
chlorhydrique diluées dans une grande quantité d'eau, ne soient
promptement suivies de résultats plus réels et plus appréciables.

La *diastase* salivaire, qui transforme en sucre les aliments
féculents et le ferment analogue que l'on extrait du pancréas, la
pancréatine, journellement aussi, sont administrés contre les mauvaises digestions; mais ce sont là des agents qu'il vaut encore

mieux fabriquer soi-même qu'emprunter aux viscères d'un ruminant.

Nous n'aurions nul besoin, d'ailleurs, de ces dissolvants artificiels, si nous nous soumettions habituellement aux lois d'une bonne hygiène. En général, nous faisons trop bon marché de la susceptibilité de notre estomac, et nous tentons, à ses risques et périls, les plus dangereuses épreuves. En état de santé, ce sont tantôt des excès, des surcharges d'aliments, tantôt des privations, des abstinences prolongées que l'estomac supporte.

Certaines gens noient, en outre, dans la bière, leur viscère surmené; d'autres l'enflamment, en l'arrosant d'alcool; il en est, enfin qui l'irritent constamment par l'abus qu'ils font des mets épicés et des condiments acides.

Sommes-nous malades, c'est bien pis. Survient le docteur, qui trop souvent se substitue au cuisinier, et l'on ne se figure pas ce qu'un médecin zélé peut inutilement jeter, dans un estomac, de médicaments et de drogues. Pour qu'un remède soit véritablement actif, il est indispensable qu'il soit absorbé; or, l'estomac et l'intestin, dans l'état de maladie, sont complètement rebelles, parfois, à l'absorption de certaines préparations pharmaceutiques. Les pilules, par exemple, très souvent, traversent le tube digestif sans s'y dissoudre. Insolubles en grand nombre, les poudres médicamenteuses forment parfois, avec les mucosités intestinales, d'épais mastics qui s'agglomèrent en bézoards, en calculs, en concrétions pierreuses. Le fer, dont on fait depuis quelques années un si grand usage, n'est jamais assimilé qu'avec une extrême difficulté; c'est presque accidentellement, pour ainsi dire, qu'il passe dans le sang, et de telle ou telle préparation ferrugineuse bien des malades ont avalé des kilos, sans en absorber un milligramme.

Dans tous les cas d'un simple trouble fonctionnel des voies digestives, chacun, en somme, doit surtout chercher en soi les éléments de sa guérison. La nature les y a placés; la physiologie apprend à les connaître, et l'hygiène à s'en servir.

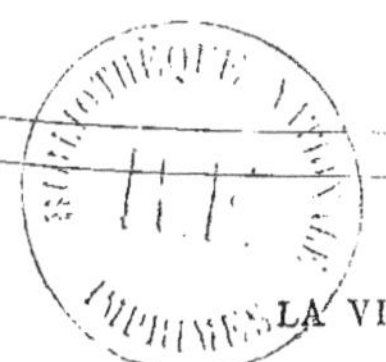

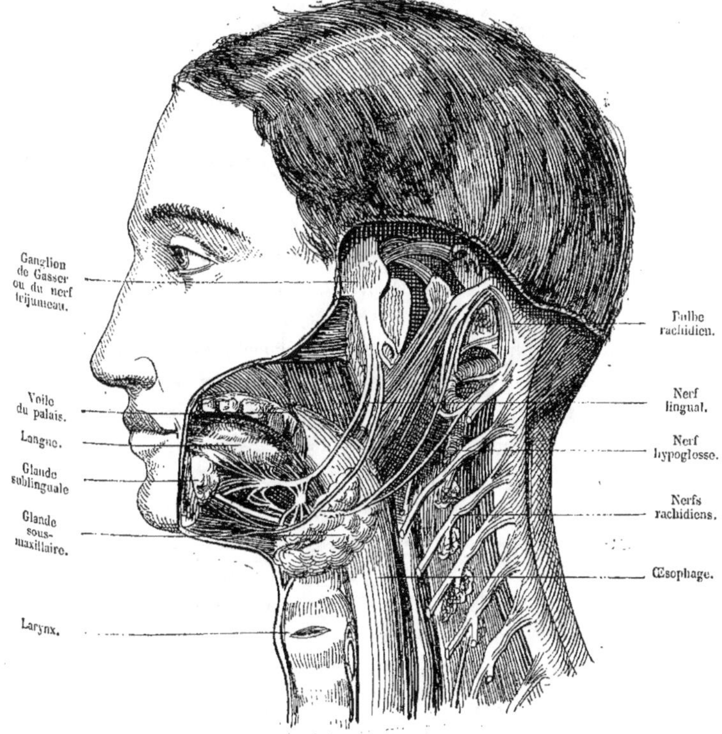

Nerfs de la langue. — Coupe verticale de la bouche et des voies de la déglutition.

DIGESTION INTESTINALE.

Commencée dans l'estomac, la digestion ne s'accomplit réellement et ne se termine que dans l'intestin, où les matières transformées en chyme lentement arrivent, au fur et à mesure que le pylore les laisse passer.

Intestin. — Le long tube membraneux que les substances alimentaires vont désormais parcourir, mesure environ six à sept fois la longueur du corps; mais dans toute son étendue il ne possède absolument ni le même calibre ni la même structure; aussi ses fonctions varient-elles un peu, suivant sa forme et sa configuration.

La première partie de l'intestin, de beaucoup la plus longue, est de moindre calibre que la seconde, ce qui lui a valu les qualifications d'*intestin grêle* ou de *petit intestin*.

Du pylore où il commence, au cœcum où il finit, l'intestin grêle se subdivise en trois portions distinctes : le *duodenum,* qui fait immédiatement suite à l'estomac; le *jejunum,* où s'opère la dernière modification des subtances alimentaires; l'*iléon,* où s'accomplit surtout l'absorption des principes nutritifs.

Relativement courte, la seconde partie de l'intestin, d'un plus fort calibre que la première, est désignée sous les noms de *côlon* ou de *gros intestin.* A son point de soudure avec l'iléon, celui-ci forme en s'engaînant légèrement dans la paroi de celui-là, une sorte de soupape à deux lèvres, désignée sous le nom de *valvule de Bauhin,* qui ne permet plus aux matières engagées dans le gros intestin de refluer dans le petit. Au-dessous de cette barrière, infranchissable même aux remèdes administrés par l'ouverture inférieure du tube intestinal, ce qui valut jadis à la valvule de Bauhin le nom de « barrière des apothicaires », le côlon s'élargit en une sorte de poche profonde, en un cul-de-sac ou *cœcum* dont la partie la plus déclive se prolonge en un petit tube très étroit, l'*appendice vermiculaire,* où souvent peuvent malheureusement s'engager des vers intestinaux ou des noyaux de fruits.

Etymologies. — INTESTIN, *enteron.* — DUODENUM: *duodena,* douze, la longueur de cette partie de l'intestin étant d'environ *douze* travers de doigt. — JEJUNUM : à jeun. Cette partie de l'intestin est souvent vide de matières. — ILÉON, *ilia,* entrailles. — GLANDES DE BRUNNER, DE PEYER, etc., du nom des anatomistes qui les découvrirent. — PANCRÉAS : *pan,* tout, *kréas,* chair; l'organe étant de consistance molle et charnue. — FOIE: *hépar,* d'où hépatique, qui appartient au foie. — CHOLÉDOQUE : *holé,* bile, *dokos,* qui contient, qui reçoit. — CHYLE : *kulos,* suc. — CHYLIFICATION, élaboration du chyle.

Remontant alors de la fosse iliaque, où il commence, jusque sous le foie, le côlon, de ce point se dirige transversalement au-dessous de l'estomac, pour redescendre, le long du flanc gauche, dans la profondeur du bassin.

A ce niveau, après avoir décrit une double courbure désignée sous nom d'*S* iliaque du côlon, l'intestin, plongeant directement en bas, ne présente plus qu'une partie droite, le *rectum,* dont l'orifice inférieur, l'*anus,* est habituellement tenu fermé par la contraction d'anneaux musculeux puissants, désignés sous le nom de *sphincters*.

Structure de l'intestin. — Dans toute son étendue, le tube intestinal, comme l'estomac, se compose de trois tuniques superposées, la première, *fibreuse* ou de soutien; la seconde, *musculeuse,* destinée au travail mécanique de la digestion; la troisième, *muqueuse,* pourvue d'une multitude de petits organes dont la diversié montre suffisamment quel rôle complexe la membrane doit remplir.

Ce sont, d'abord, dans toute la longueur de l'intestin grêle, des plis saillants et rapprochés, les *valvules conniventes,* dont le but évident est de présenter au cours des matières une série d'obstacles, afin de favoriser autant que possible leur absorption.

Outre ces froncements caractéristiques, la muqueuse laisse voir encore, logées dans son épaisseur, une infinité de petites glandes dont la forme varie un peu suivant la région de l'intestin à laquelle elles appartiennent, mais qui, la plupart, sécrètent un même liquide aux propriétés digestives, le *suc intestinal*.

Glandes de l'intestin. — La majeure partie de ces glandes se compose d'un simple *tube* s'ouvrant à la surface de la membrane, qui paraît, sur certains points, toute criblée de petits trous; mais, dans leur nombre se montrent, çà et là, d'autres follicules isolés ou *solitaires,* du volume d'un grain de millet. Dans la première partie de l'intestin grêle se trouvent aussi de nombreuses glandules en grappe, dites glandes de *Brünner;* dans l'iléon, enfin, s'aperçoivent, groupés en petits amas aplatis, les follicules ou *plaques de Peyer*, qui s'enflamment et s'ulcèrent, ordinairement, dans le cours de la fièvre typhoïde.

Villosités. — Sur la plus grande étendue, enfin, de sa surface, la muqueuse est véritablement hérissée de papilles charnues analogues à des brins de velours et formant, par endroits, comme un gazon touffu. Ce sont là les *villosités* intestinales, les suçoirs spongieux destinés à retirer du produit ultime de la digestion, tous les principes nutritifs.

Annexes de l'appareil digestif. — Quelque abondant que soit le liquide fourni par les innombrables glandules disséminées dans le tube intestinal, il serait certainement impossible à la digestion, de s'opérer d'une façon définitive, si deux organes d'une haute importance, le *foie* et le *pancréas,* n'y prenaient une part active. Aussi ces deux volumineuses glandes, ayant pour fonction, l'une la sécrétion de la *bile*, l'autre la production du *suc pancréatique,* sont-elles, à juste titre, considérées comme de simples annexes du tube digestif.

Foie. — Le foie, de sa masse épaisse, remplit tout l'hypochondre droit et, par le *canal hépatique,* verse constamment dans la *vésicule biliaire,* le liquide jaune verdâtre qu'il produit en abondante quantité. De cette poche de réserve, où, parfois, elle se concrète en calculs anguleux, la *bile* se dégage par le *conduit cholédoque* qui la verse à flots dans l'intestin, au moment de la digestion ; mais avant de traverser la paroi du duodenum, le conduit biliaire reçoit le canal excréteur du pancréas, de telle sorte que les deux conduits n'ont qu'une même embouchure.

Pancréas. — De consistance molle et d'une teinte rosée comme les parotides, la glande pancréatique est couchée en travers de la cavité abdominale, au-dessous de l'estomac. Le liquide qu'elle fournit, véritable salive intestinale, est versé dans le tube digestif par deux canaux distincts, dont le principal, comme je viens de l'indiquer, communique avec le conduit cholédoque, et dont le plus petit, indépendant, débouche directement dans le duodenum.

Tel est, dans son ensemble, le curieux appareil où se termine le grand travail de la digestion.

Nous avons laissé, plus haut, à l'orifice de l'intestin, la bouillie alimentaire déjà transformée en *chyme*. Il nous reste à décrire les dernières modifications qu'elle subit dans toute l'étendue de la voie intestinale et plus particulièrement, les intéressants phénomènes de la *chylification*.

DIGESTION DANS L'INTESTIN GRÊLE

Chylification. — En quittant l'estomac pour entrer dans l'intestin, les aliments, digérés à divers degrés, suivant leur nature, sont déjà plus ou moins susceptibles d'être absorbés. Une bonne partie des féculents se trouve dans le chyme, à l'état de glycose; les viandes et les matières albuminoïdes attaquées par le suc gastrique, s'y présentent sous forme de *peptones* assez solubles pour être portées dans le sang; les matières grasses, seules, jusqu'alors ont échappé à tout travail de digestion.

Action de la bile. — Aussi, dès leur entrée dans le duodenum, les graisses rencontrent-elles le liquide chargé de préparer leur absorption, la *bile,* qui les dissocie et leur permet de se mêler, sous forme d'émulsion, aux autres matériaux du chyme.

Loin d'être, comme on le supposait autrefois, une « humeur noire », un produit inutile et malfaisant, comme tant de personnes le croient encore, aujourd'hui, la bile mérite donc d'être considérée comme un agent physiologique absolument indispensable à la digestion; et si, parfois, elle est versée en telle abondance qu'elle envahit l'estomac au lieu de couler dans l'intestin, les nausées, les vomissements qu'elle provoque n'indiquent pas autre chose qu'un trouble passager des voies digestives sous l'influence probable d'une mauvaise hygiène ou d'un vice quelconque dans l'alimentation.

Fonction glycogénique du foie. — Outre la bile qu'il sécrète en quantité considérable, le foie, d'après la plupart des physiologistes modernes, aurait aussi la propriété de transformer en sucre une matière amylacée spéciale contenue dans ses cellules et désignée sous le nom de *glycogène* par Claude Bernard qui, le premier, signala sa présence dans la glande hépatique exclusivement. La récente découverte, dans tous les tissus de l'économie de cette même matière amylacée ou *zoamyline,* n'a cependant pas laissé d'ébranler sérieusement cette théorie.

Selon toute probabilité, le sucre contenu dans les cellules hépatiques doit y être apporté par les veines absorbantes qui l'ont puisé dans l'intestin. Il est d'ailleurs bien difficile d'admettre que le foie dont la structure est parfaitement homogène, puisse, en même temps, sécréter de la bile et produire du sucre, surtout quand on songe que ce dernier produit est surabondamment fabriqué déjà, aux dépens des substances féculentes, par les ferments spéciaux de la digestion.

Action du suc pancréatique. — Simultanément avec la bile, et par une même embouchure, comme nous l'avons vu plus haut, est versé dans le duodenum, le liquide sécrété par le pancréas, le *suc pancréatique.*

On connaît la couleur jaune verdâtre et le goût caractéristique de la bile, qui de tout temps a rendu proverbiale l'amertume du *fiel.* Le suc pancréatique, loin de lui ressembler, est un liquide incolore, épais, visqueux et légèrement salé. Il contient, comme le suc gastrique, un ferment spécial, la *pancréatine,* dont les propriétés toutefois, se rapprochent beaucoup plus de celles de la diastase salivaire que de celles de la pepsine. Le suc pancréatique, en effet, a pour mission d'achever, dans l'intestin, sur les aliments féculents, l'œuvre commencée par la salive et de mener à bonne fin leur transformation en glycose. Mais, outre cette propriété fondamentale, due à la *pancréatine* qu'il renferme, le suc du pancréas possède aussi, même à un plus haut degré que la bile, le pouvoir d'émulsionner les corps gras. A son contact, tandis que la saccharification des matières féculentes se termine, l'émulsion des graisses s'opère plus parfaitement. Il ne reste plus, dès lors, au chyme, pour être absorbable, qu'à subir l'action du suc intestinal et celle-ci ne différant pas essentiellement de l'action du suc pancréatique, l'absorption peut être déjà très active dans la première partie de l'intestin.

Action du suc intestinal. — Quelle que soit leur forme, les nombreuses glandules disséminées dans l'intestin grêle, paraissent toutes sécréter un liquide de même qualité. Malgré que celui-ci n'agisse sur les graisses et les fécules qu'à la façon d'un simple adjuvant, ce n'est guère, toutefois, qu'après s'en être suffisamment imprégnées, que les substances utiles contenues dans la bouillie alimentaire sont définitivement transformées en *chyle*. La digestion, alors, est véritablement terminée et les matières accumulées dans l'intestin y forment une masse extrêmement complexe.

Dans l'émulsion graisseuse mêlée aux résidus, sont dissous le glucose provenant des féculents et les peptones dues à l'action du suc gastrique sur les substances animales. L'acide lactique libre s'y trouve en quantité notable; les acides acétique, chlorhydrique, butyrique y naissent plus ou moins abondamment et déjà s'y combinent avec la soude, la chaux, la potasse, pour former un certain nombre de sels.

Puisés par les villosités intestinales qui trempent dans cette bouillie comme autant de suçoirs, les principes nutritifs sont rapidement portés dans le torrent circulatoire et les résidus inutiles, franchissant la *valvule de Bauhin*, passent bientôt dans le côlon pour être expulsés au dehors.

Rôle mécanique de l'intestin. — L'intestin, cependant, tandis que s'accomplissent ces diverses opérations, ne demeure point inerte. De même que pendant la digestion stomacale des mouvements *péristaltiques* n'ont cessé d'agiter, dans l'estomac, la bouillie alimentaire, des ondulations identiques partant de l'ouverture du pylore et se continuant tout le long de l'intestin pour recommencer ensuite en sens inverse, constamment aussi, remuent, dans le tube intestinal, la bouillie chymeuse.

Qualifiés encore ici de *péristaltiques* et d'*antipéristaltiques,* ces mouvements ondulatoires sont déterminés, on le devine, par les contractions de la tunique musculeuse de l'intestin. En se continuant pendant toute la durée de la digestion, ils malaxent, pour ainsi dire, avec les sucs digestifs, les matières nutritives et celles-ci, retardées, en outre, dans leur marche, par les valvules conniventes, se trouvent dans les meilleures conditions pour être promptement dépouillées de tous les éléments utiles qu'elles peuvent renfermer.

Béance des voies digestives. — Au fur et à mesure qu'elle chemine dans l'intestin, la bouillie alimentaire glisse sur une couche de mucus qui facilite sa progression. Devant elle les voies digestives sont constamment tenues béantes par les gaz qui s'exhalent de la muqueuse ou des matières elles-mêmes, de telle sorte que l'encombrement du petit intestin par les substances qu'il renferme, est à peu près impossible à l'état normal. L'abondance des liquides et des sucs à tout moment versés dans l'intestin grêle est bien suffisante, d'ailleurs, pour entretenir la fluidité des matières digérées. Fréquemment, même, pour peu que les sécrétions ou la production des gaz soient exagérées, des conflits ont lieu dans l'intestin entre les fluides qu'il renferme, et l'on entend alors des *gargouillements,* des *borborygmes* qui sans annoncer aucun grave désordre, trahissent toujours un léger dérangement dans le cours habituel de la digestion.

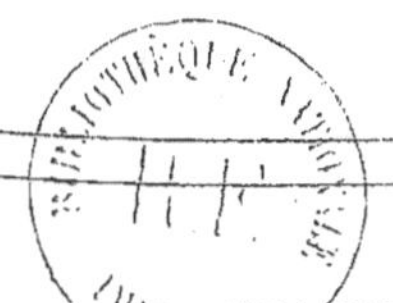

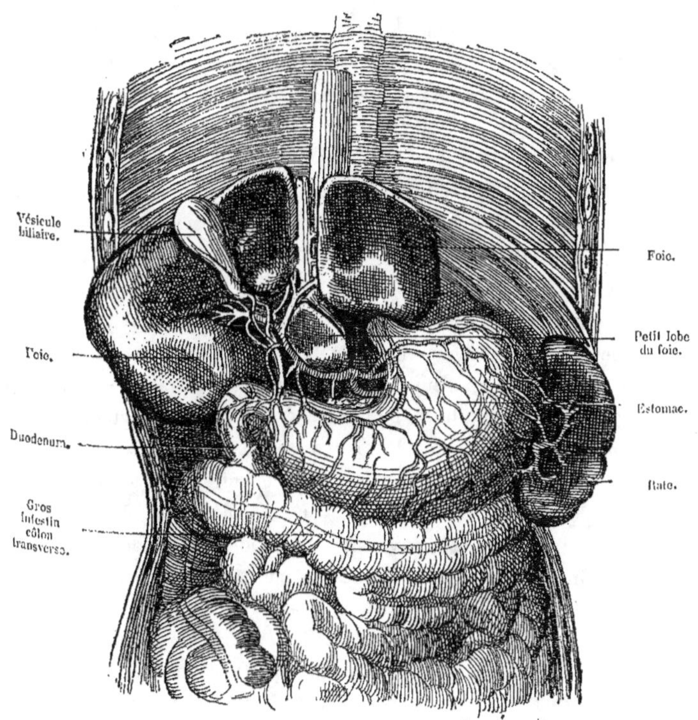

Ensemble de l'appareil digestif. — Le foie est soulevé pour montrer sa face inférieure, la situation de l'estomac et ses rapports avec les organes voisins.

DIGESTION DANS LE GROS INTESTIN.

Quand, après avoir suivi, du pylore à l'extrémité de l'iléon, toutes les circonvolutions intestinales, la bouillie alimentaire se présente, complètement digérée, à l'orifice du gros intestin, ses qualités, sa consistance et son aspect diffèrent essentiellement de ce qu'ils étaient à la sortie de la poche stomacale. Dépouillée, par l'absorption, de tout ce qu'elle contenait d'utile à l'économie, elle ne renferme plus que les parties indigestes ou trop dures des aliments, empâtées dans une gangue jaunâtre et fétide. Ce n'est plus une matière gorgée de sucs nutritifs, mais une scorie embarrassante, un résidu sans valeur, un *excrément*.

Chassés par les incessantes contractions des derniers anneaux musculeux de l'intestin grêle, ces restes inutilisables franchissent la valvule iléo-cœcale ou de Bauhin qui ferme l'entrée du côlon et tombent dans le sac profond désigné sous le nom de *cœcum* par les anatomistes.

Corps étrangers du gros intestin. — Dans cette cavité s'ouvre, comme je l'ai dit plus haut, le tube étroit d'un *appendice vermiculaire* où, malheureusement, peuvent s'engager parfois, des fragments d'aliments mal digérés, des noyaux, des graines volumineuses. Il n'est point rare, en ce cas, que le corps étranger n'irrite jusqu'à l'inflammation, le conduit où il a pénétré. A l'inflammation succède alors un abcès qui perfore les parois de l'appendice et par l'ouverture ainsi formée s'écoulent dans le péritoine, des excréments mêlés de pus, qui déterminent, aussitôt, une péritonite mortelle.

On voit par là combien il est dangereux, quand on mange des fruits, d'en avaler les noyaux. Il importe donc que les parents surveillent, à cet égard, les enfants toujours un peu gloutons, qui prendaient aisément cette mauvaise habitude.

C'est aussi dans le cœcum que s'amassent souvent et s'agrègent en concrétions pierreuses connues sous le nom de *bézoards,* les pépins de raisins, les graines de fraises, les poudres médicinales même, administrées contre certaines maladies du tube digestif.

Le fer en poudre, les phosphates calcaires, les sels insolubles,

Etymologies. — Côlon : *kôlon*, gros intestin. — Cœcum : *cœcus*, aveugle ; le cœcum se terminant en cul-de-sac. — Valvule de Bauhin : du nom de l'anatomiste qui la décrivit le premier. — Rectum : *rectum*, droit, cette portion de l'intestin étant à peu près droite. — Constipation : *constipare*, resserrer. — Défécation : *de*, hors, *fœces*, lie, matières fécales. — Régurgitation : *regurgitare*, regorger. — Eructation : *creugmos*, émission de gaz. — Vomissement : *vomere* ; vomir.

les végétaux ligneux pulvérisés, forment souvent de ces durs amas qui roulant plus ou moins longtemps dans l'intestin, peuvent, à la longue, en irriter les parois et déterminer, ainsi, des rétrécissements, des occlusions funestes. J'ai donné mes soins, il y a quelques années, à une dame qui rendit, à la suite d'une purgation, une quantité considérable de pépins de raisins, dont elle avait mangé les grains l'année précédente ; et dans les hôpitaux il n'est pas rare, en pratiquant une autopsie, de découvrir dans un cadavre des calculs intestinaux.

Inertie de l'intestin. — Constipation. — Point n'est besoin, du reste, que des noyaux ou d'autres substances plus ou moins indigestes soient mêlés aux excréments pour encombrer l'intestin et mettre obstacle au cours des matières.

L'absorption se continuant toujours, quoique beaucoup moins active, dans toute l'étendue du côlon, très fréquemment les fèces seules se dessèchent et se durcissent à tel point, que leur expulsion présente bientôt des difficultés considérables. C'est, ordinairement, lorsque l'intestin, paresseux, ne se contracte pas avec une suffisante énergie, que ces phénomènes se produisent ; et de toutes les causes qui favorisent l'inertie intestinale, il n'en est pas de plus puissante ni de plus commune que l'anémie.

Telle est, en ce cas, l'atonie de l'intestin, chez certaines personnes, que ses fonctions en sont, pour ainsi dire, tout à fait suspendues et qu'une opiniâtre constipation en est la conséquence. Huit, dix, quinze jours se passent, sans que le côlon se vide des matières qu'il reçoit. Seuls, bientôt, des purgatifs ou des lavements répétés peuvent momentanément désobstruer la voie digestive ; mais ces moyens antiphysiologiques favorisent la paresse de l'organe au lieu de la corriger et l'évacuation naturelle ne tarde pas à devenir, ainsi, tout à fait impossible.

Cet extrême « échauffement », que les femmes qualifient plus volontiers « d'inflammation » quoiqu'il n'ait aucun rapport avec un phénomène inflammatoire, passe, en général, dans le monde, comme une cause d'inconvénients graves et de toutes sortes de maux.

Souffre-t-on d'une névrose, d'une bronchite, d'un rhumatisme, d'une névralgie, — « c'est l'inflammation ! » et voilà qu'avant tout, il convient de se purger et de se repurger, pour triompher de cette inflammation maudite.

Il est d'ailleurs si commode, aujourd'hui, de s'administrer une purgation quelconque. Les eaux laxatives, les pilules infaillibles abondent ; on n'a que l'embarras du choix et malheureusement on met toujours en pratique ces divers moyens, sans se demander, jamais, si l'on a bien raison de le faire.

Or, dans la grande majorité des cas on a précisément tort ; car ces opiniâtres constipations qui font le tourment des personnes sédentaires, le plus souvent s'aggravent par les purgations répétées, quand, au contraire, elles cèdent peu à peu, sous l'influence d'une médication tonique.

Inconvénients de la constipation. — Moyens d'y remédier. — Sans occasionner les graves désordre dont on l'accuse, la constipation ne laisse pas de présenter quelquefois de sérieux inconvénients.

Le plus souvent c'est un état de plénitude ou de malaise engendrant, à la longue, une excessive impressionnabilité, une noire hypochondrie. Bientôt surviennent de vives douleurs d'entrailles, des entéralgies bien différentes des coliques ordinaires, puis des troubles digestifs, des névralgies, des migraines, des hémorrhoïdes, des bouffées de chaleur au visage après les repas, des congestions viscérales même, qui chez les personnes prédisposées, peuvent devenir, en se répétant, véritablement dangereuses.

L'encombrement intestinal peut enfin, chez les jeunes gens, occasionner la fièvre typhoïde et chez les adultes il n'est pas rare d'observer, dans les mêmes circonstances, une inflammation spéciale du cœcum, désignée sous le nom de *typhlite*.

On voit par là, comme il importe à la santé que les fonctions intestinales s'accomplissent avec la plus grande régularité possible, et cela, physiologiquement, naturellement, sans purgation et sans remèdes.

Une alimentation mixte, végétale autant qu'animale, l'usage du lait, de boissons rafraîchissantes, l'habitude, enfin, de se présenter chaque jour à la garde-robe à la même heure, sont les plus sûrs moyens d'empêcher la constipation et les seuls qui n'offrent réellement aucun danger, quand il s'agit de la combattre. Il est rare qu'une personne dont la digestion s'opère convenablement dans toutes ses phases, ne jouisse pas d'une bonne santé. Son vif appétit, son teint frais, son air enjoué sont les sûrs garants de l'absolue liberté de ses voies digestives.

Défécation. — Chaque jour, quand l'intestin fonctionne régulièrement, les contractions de la tunique musculeuse chassent, par petites portions, les matières contenues dans le côlon et les poussent, ainsi, jusque dans le rectum où elles s'accumulent. Cependant, cette dernière portion du tube intestinal aux parois très souples quoique très musculeuses, est fermée par le sphincter anal qui ne cède habituellement aux efforts d'expulsion qu'une fois par jour, quand les dernières contractions de l'intestin s'exercent directement sur la cavité rectale.

A ce moment, les glandes de la muqueuse laissent suinter un mucus épais qui facilite le glissement des matières; les muscles de l'abdomen se contractant sur la masse intestinale, la refoulent d'avant en arrière, tandis que le diaphragme pèse sur elle de haut en bas, et l'intestin se vide alors plus ou moins complètement, suivant l'énergie de la poussée et la densité des matières.

La défécation normale s'opère promptement et sans difficulté. Il n'en est pas de même lorsque, durci par la constipation, l'excrément se présente sous la forme d'une masse sèche, composée de matières *ovillées*. Outre les violents efforts qu'en ce cas, son expulsion nécessite, son passage à travers l'anneau du sphincter fait éprouver d'intolérables douleurs ; la muqueuse se fendille ou s'éraille et souvent, il n'en faut pas davantage pour favoriser la production de fistules anales ou de bourrelets hémorrhoïdaux.

Chute du rectum. — Ténesme. — Chez les enfants faiblement constitués et chez les personnes débiles, ces seuls efforts suffisent encore parfois, à faire sortir à travers l'anus, une portion plus ou moins considérable de la muqueuse rectale, accident fort désagréable au moins, sinon réellement grave, que l'on désigne sous le nom de *chute du rectum*.

Il n'est point rare, enfin, qu'après la défécation, une cuisson vive se manifeste à l'anus, irrité par le passage de flux bilieux, de matières diarrhéiques, ou même par la présence d'*oxyures vermiculaires* logés entre les plis de la muqueuse. Ce pénible prurit est presque toujours accompagné de fausses envies, d'un ténesme qui ne persiste pas habituellement, mais qui dans le cours de certaines entérites, de la dysenterie, notamment, peut occasionner par sa persistance et son intensité, de véritables tortures. Quelques lotions tièdes à l'eau de sureau suffisent, il est vrai, dans les cas les plus simples, à rendre le calme au patient.

INFLUENCE DU SYSTÈME NERVEUX SUR LA DIGESTION

Le même nerf qui préside aux fonctions respiratoires, le nerf *pneumogastrique,* tient aussi sous sa dépendance, les fonctions de l'estomac ; mais ce viscère, important entre tous, reçoit aussi, comme les divers autres organes composant l'appareil digestif, de nombreux rameaux nerveux émanant du plexus abdominal du grand sympathique.

Vomissement. — De même qu'une seule goutte d'eau chatouillant la muqueuse laryngée détermine un accès de toux par action réflexe, de même, le chatouillement de la luette ou du pharynx

par le bout du doigt ou les barbes d'une plume, est instantanément suivi d'un effort de vomissement. C'est là le procédé le
plus simple et le plus expéditif, on le sait, pour vider l'estomac
et dans un cas urgent, on ne devrait pas hésiter à le mettre en
pratique.

Chez les personnes délicates, même, point n'est besoin d'un
attouchement direct du voile du palais pour que l'estomac se soulève. La simple vue d'un objet écœurant produit aussi le même
phénomène. Le balancement de l'escarpolette provoque souvent
des nausées; un voyage maritime, ne fût-il que de très courte
durée, s'accompagne presque fatalement de l'horrible *mal de mer;*
l'apprenti fumeur, dès les premières bouffées de tabac, constate,
avec anxiété, que son épigastre se révolte. Il n'est point rare, en
ces derniers cas, qu'un éblouissement précède ou suive la nausée
et ce *vertige stomacal* est assez intense, parfois, pour faire trébu-
cher ou tomber le malade.

Le vomissement, toutefois, ne se produit pas seulement par
action réflexe, quoique le nerf pneumogastrique y soit toujours
intéressé. Après un excès de viande ou de boisson, l'estomac,
plus raisonnable apparemment, que son propriétaire, spontanément se débarrasse lui-même de la surcharge qui lui a été im-
posée et proteste, par une indigestion, contre la gloutonnerie de
son maître.

Un vague malaise, une sensation désagréable improprement
désignée sous le nom de *mal de cœur,* puisque le cœur est
complètement étranger à ce phénomène, précèdent presque toujours le vomissement. Bientôt un pénible embarras se fait sentir
au creux de l'estomac, la bouche s'emplit de salive, puis, soudain, la subite contraction de la tunique musculaire stomacale
aidée par l'effort simultané du diaphragme et des muscles abdominaux expulsent brusquement, par l'œsophage et le pharynx, le
contenu du viscère. Telle est, parfois, la violence des contrac-

tions, que la bouche grande ouverte ne suffisant pas à la sortie des matières projetées, celles-ci sont impétueusement envoyées dans les fosses nasales et même, comme il est arrivé à de malheureux ivrognes, jusque dans le larynx et la trachée.

Régurgitation. — Eructation. — Quelque énergique qu'il soit, il est rare, cependant qu'un seul vomissement vide complètement l'estomac. Le plus souvent trois ou quatre efforts consécutifs sont indispensables et les derniers amènent ordinairement un flot de bile jaune, qui remonte, parfois, du duodenum.

Très fréquemment, dans le cours d'une digestion difficile, se produisent aussi de brusques et rapides contractions de l'estomac qui font refluer jusqu'à la gorge, une certaine quantité d'aliments mal digérés. Ces *régurgitations* apportent souvent avec elles l'odeur aigre ou fétide des gaz dégagés dans l'estomac, mais le mécanisme de ces simples *renvois* est essentiellement distinct de celui du vomissement. Quand, enfin, les gaz seuls, en vertu de leur moindre pesanteur, remontent, avec un sourd grondement, à travers l'œsophage, le phénomène, plus élémentaire encore, est désigné sous le nom d'*éructation*. Habituellement il constitue le symptôme caractéristique de la dyspepsie flatulente et telle est sa fréquence en certains cas, qu'il est difficile de s'expliquer la formation d'une telle quantité de gaz par le seul trouble des réactions qui doivent, à l'état normal, s'opérer sur les aliments, dans les voies digestives.

Coliques. — L'intestin, comme l'estomac, est souvent influencé, aussi par action réflexe. Il suffit d'avoir quelque temps froid aux pieds, pour qu'un retentissement sympathique ait lieu sur la muqueuese intestinale et produise de douloureuses coliques bientôt suivies de *diarrhée*. Une brusque surprise, une vive émotion déterminent fréquemment le même phénomène et jamais ces déplorables effets ne sont plus manifestes que chez les jeunes soldats qui, pour la première fois, entendent gronder le canon...

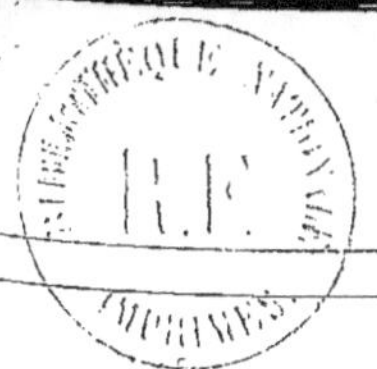

BIBLIOTHÈQUE NATIONALE — IMPRIMÉS — R. F.

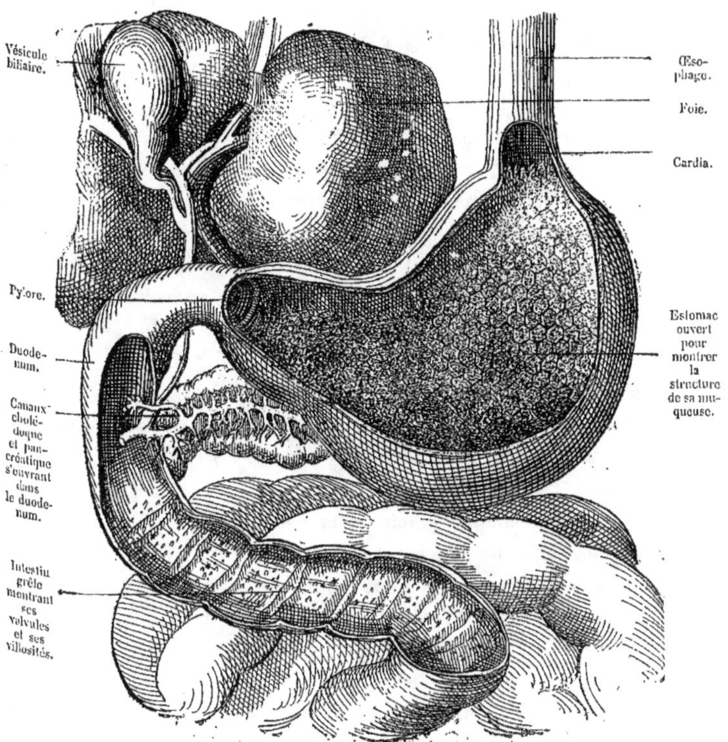

Appareil biliaire et pancréatique. — Configuration intérieure de l'estomac et de l'intestin.

ABSORPTION DES PRODUITS DE LA DIGESTION

APPAREIL ABSORBANT.

Structure des villosités intestinales. — On ne saurait mieux comparer qu'aux radicelles d'une plante les innombrables villosités spongieuses qui hérissent, comme un gazon touffu, la muqueuse de l'intestin.

De même que les suçoirs végétaux puisent dans le sol les

liquides nécessaires à l'accroissement de la plante, de même les suçoirs animaux puisent, dans la bouillie alimentaire, le *chyle* indispensable à la nutrition de nos tissus.

Vu au microscope, ce petit organe que l'on nomme une villosité intestinale est admirablement construit pour l'usage auquel il est destiné. Dans ce mince fil charnu sont réunis, en effet, des vaisseaux de trois ordres, une artériole qui le nourrit, une veine absorbante et tout au centre, environné d'une gaîne spongieuse, un vaisseau blanc, un *chylifère,* principale voie d'absorption de la villosité. *(Voir les planches 29 et 30).*

L'artériole ne jouant aucun rôle dans la fonction qui nous occupe, ne mérite point de nous arrêter; mais le système veineux absorbant et les vaisseaux chylifères ayant, en revanche, une importance de premier ordre, nous les étudierons successiment.

Veines de l'intestin. — Veine porte. — De la villosité où elles commencent, les veines de l'intestin, à travers les membranes qu'elles enveloppent d'un épais réseau, gagnent les feuillets du péritoine ou *mésentère,* qui soutiennent le tube intestinal. Elles s'y réunissent pour former les veines *mésentériques* et ces dernières, à leur tour, se joignent à la grosse veine *splénique* émanée de la rate, pour donner naissance à un gros tronc veineux, la *veine porte,* qui se jette dans le foie.

Aussi remarquable par ses fonctions que par son volume, la veine porte introduit dans le foie où elle se subdivise à l'infini, les matériaux puisés dans l'intestin par les veinules de la villosité. L'énorme glande aussitôt en utilise une partie à la fabrication de la bile et laisse passer le reste dans la veine cave, qui l'ira verser dans le cœur.

Chylifères. — Canal thoracique. — Du centre de la villosité où ils

Étymologies. — ABSORPTION : *absorbere,* absorber. — EXCRÉTION : *ex cernere,* séparer de, enlever.

prennent naissance, les vaisseaux chylifères gagnent, comme les veines, les replis mésentériques du péritoine qu'ils recouvrent d'un épais réseau. Sur plusieurs points ils traversent, en faisceaux serrés, les nombreux ganglions lymphatiques placés sur leur trajet, après quoi, se dirigeant vers la colonne vertébrale, ils se déversent dans l'ampoule relativement volumineuse, du canal thoracique, qui les recueille presque tous.

De ce réservoir des chylifères, désigné sous le nom de *citerne de Pecquet,* le canal thoracique, appuyé sur les vertèbres, monte jusqu'au haut de la poitrine, recevant, comme autant d'affluents, au niveau de chaque espace intercostal, les vaisseaux lymphatiques qui en arrivent. Parvenu au niveau de la clavicule gauche, il se recourbe en crosse et s'ouvre alors dans la veine *sous-clavière* qu'il rencontre à cet endroit. *(Voir planche 30 et 31.)*

Les chylifères, au point de vue de leur structure et de leurs fonctions, ne diffèrent point des vaisseaux lymphatiques dont le réseau serré ramène au sang les matériaux utiles disséminés dans toutes les régions du corps.

Comme ces derniers ils sont intérieurement pourvus de fines valvules qui facilitent le cours des sucs nutritifs, et la composition du chyle présente avec celle de la lymphe les plus grandes analogies.

PHÉNOMÈNES MÉCANIQUES DE L'ABSORPTION

Chyle. — Malgré que l'on désigne indifféremment, sous ce nom, le produit ultime de la digestion dans l'intestin grêle et le liquide spécial que les vaisseaux chylifères vont jeter dans le sang, mieux vaut exclusivement réserver la dénomination de chyle au suc blanc crémeux qui renferme, en dernière analyse, tous les principes nutritifs de l'aliment.

C'est grâce à la couleur blanche du chyle qu'Aselli put découvrir, en 1622, les vaisseaux chylifères sur un chien sacrifié au moment de la digestion.

Fréquemment étudié depuis cette époque, le suc lactescent puisé dans les voies digestives a toujours été décrit comme un liquide séro-albumineux, contenant, outre de nombreux corpuscules de graisse, des *globules blancs* analogues à ceux de la lymphe et destinés, selon toute apparence, à se transformer en *globules rouges,* sitôt versés dans le sang.

A mesure qu'il progresse, le chyle prend d'ailleurs dans les vaisseaux où il circule, une teinte de plus en plus rosée. Il se coagule à l'air et ne peut être mieux comparé, en somme, qu'à du sang en voie de formation.

Rôle des veines et des chylifères. — Pour bien comprendre comment les sucs nutritifs contenus dans la bouillie alimentaire peuvent être absorbés par les villosités intestinales et passer de là dans les vaisseaux absorbants, il est bon de se souvenir que les tissus vivants possèdent la remarquable propriété de se laisser plus moins pénétrer par les liquides qui les baignent.

On donne à ce phénomène physique le nom d'*endosmose,* et l'imbibition est la condition première qui lui permet de se manifester.

Le tissu spongieux de la villosité s'étant donc imbibé des liquides nutritifs, une certaine quantité de ceux-ci contenant la glycose des féculents, les sels et les peptones provenant de la digestion des matières animales, filtrent, par endosmose, à travers les parois des veinules absorbantes et passent directement dans le sang.

Les corps gras émulsionnés, plus difficilement absorbables, restent en dehors des veines, où l'incessant afflux du sang les empêche de pénétrer ; mais les vaisseaux chylifères étant vides, il est d'autant plus facile à l'émulsion graisseuse de s'y insinuer, qu'elle y est constamment aidée par la pression continue qui résulte des contractions intestinales.

Ainsi, les veines absorbantes emportent les sucs nutritifs composés de glycose, d'albuminose et des divers sels dissous dans l'eau des boissons.

Les vaisseaux chylifères, en même temps qu'une proportion considérable de ces mêmes substances, enlèvent les matières grasses à l'état d'émulsion.

Vitesse de l'absorption. — Quel que soit le vaisseau qui les absorbe, les sucs nutritifs ne parviennent dans le sang qu'avec une certaine lenteur et ne s'y mélangent qu'à petites doses, afin que leur incorporation s'accomplisse aussi parfaitement que possible, sans changer la nature du liquide nourricier.

Il serait donc inutile de beaucoup manger dans l'espoir d'absorber aussi beaucoup; car le sang ne reçoit jamais et ne s'assimile en un temps donné, qu'une quantité limitée de chyle. Quand l'estomac et l'intestin sont surchargés d'aliments, toutes les substances nutritives en excès, éliminées avec les excréments, sont complètement perdues pour la nutrition et si, par hasard, certaines d'entre elles, le sucre, par exemple, pénètrent jusque dans le torrent de la circulation, elles en sont aussitôt enlevées par les reins ou tout autre émonctoire.

A quelque substance que ce soit, introduite par la voie digestive, il faut, toujours, un temps appréciable pour qu'elle passe dans le sang. L'absorption de l'eau, des boissons, des parties aqueuses des aliments, est cependant toujours très rapide, surtout à jeun, et c'est dans l'estomac même qu'elle commence. Les médicaments et les poisons solubles sont aussi très promptement portés dans le sang. Certains d'entre eux, une ou deux minutes seulement après avoir été ingérés, se retrouvent déjà dans l'urine. Dans quelques conditions exceptionnelles, enfin, l'absorption s'opère avec une extrême activité. C'est ainsi, par exemple, chez les personnes maigres, qui le plus souvent, d'ailleurs, doivent cet état constitutionnel au travail excessif de leur système absorbant général.

ÉLIMINATION DES PRINCIPES INUTILES A LA NUTRITION

Le triage, dans l'intestin, des aliments utiles à la nutrition n'est point si parfait, que tous ceux qui passent dans le sang puissent être employés à sa régénération, à l'entretien des tissus. L'eau, si nécessaire à la circulation de ces matériaux réparateurs, puisée en excès par les villosités intestinales, ne doit faire, aussi, que traverser l'économie et ne peut, après avoir rempli son rôle, rester mêlée au sang qu'elle affaiblirait beaucoup trop.

Il est donc indispensable que cet excédant de liquide soit retiré du torrent circulatoire au fur et à mesure qu'il y pénètre et qu'il emporte, à sa sortie, tous les éléments inutiles, de même qu'il apportait à son entrée, tous les principes nutritifs.

Ce grand travail d'épuration peut être considéré comme la phase ultime des fonctions digestives. C'est seulement, en effet, après qu'il s'est accompli, que le sang, possesseur de matériaux absolument élaborés, peut les répandre sur tous les points où ils sont nécessaires et les utiliser aux divers besoins de l'économie.

A chacun des appareils excréteurs de l'organisme, incombe une part plus ou moins considérable de ce travail important.

Excrétion biliaire. — Le foie, du torrent sanguin qu'il reçoit par la veine porte et l'artère hépatique, élimine sous forme de bile une foule de matériaux dont l'accumulation finirait par être funeste et qui fournissent, au contraire, par cette seule élimination, un liquide émulsif non seulement utile à l'absorption des graisses, mais encore à la progression facile des excréments dans l'intestin. Sous une influence morbide quelconque, cette importante excrétion vient-elle à se troubler, aussitôt, la bile demeurant dans le sang, donne lieu à un *ictère* ou *jaunisse* plus ou moins grave, selon la cause qui l'a produit.

Excrétions pulmonaire, salivaire, muqueuse, etc. — L'exhalation pulmonaire non seulement débarrasse le sang d'une quantité considérable de vapeur d'eau, mais aussi de l'acide carbonique dont la rétention dans les vaisseaux amènerait promptement l'asphyxie.

Par les glandes salivaires s'écoule encore de l'eau tenant en dissolution des sels et le ferment diastasique indispensable à la digestion.

Par les glandes muqueuses, une notable quantité d'albumine et d'eau sont éliminées sous forme d'un épais mucus et cette excrétion, très modérée à l'état normal, constitue quand la muqueuse est enflammée d'abondants *catarrhes ;* mais les véritables organes de la dépuration du sang, les principaux filtres qui le débarrassent de toutes ses impuretés, sont les reins et les glandes sudoripares de la peau, constituant ensemble deux puissants appareils éliminateurs qui se complètent l'un par l'autre.

Excrétion sudorale. — En étudiant le sens du toucher, nous aurons plus loin l'occasion de décrire en détail la structure de la peau. Les glandes, qui sécrètent la sueur, fonctionnent avec d'autant plus d'énergie que l'activité des reins est plus diminuée, et réciproquement, les reins travaillent d'autant plus, que les glandes de la peau sont moins actives.

En été, quand le corps en transpiration ruisselle, l'urine est bien moins abondante qu'en hiver, où la perspiration cutanée est beaucoup plus faible. La sueur, enfin, comme l'urine, contient un certain nombre de sels en solution, parmi lesquels des chlorures de sodium et de potassium, des sulfates, des phosphates de soude et de potasse, une matière azotée coagulable, etc., mais en aucun cas elle ne sépare du sang ni l'acide urique, ni l'urée, produits éminemment nuisibles et dont l'élimination appartient exclusivement aux glandes rénales.

Excrétion urinaire. — Placés dans l'abdomen, au-dessous de l'estomac et de chaque côté de la colonne vertébrale, les *reins* ou *rognons,* présentent, comme on sait, la forme d'un haricot et se rattachent à la vessie par un conduit spécial, l'*uretère*, à l'intérieur duquel coule l'urine.

A la coupe, les reins paraissent composés de deux parties distinctes, l'une *tubuleuse,* divisée en faisceaux coniques s'ouvrant dans les calices qui coiffent leurs sommets, l'autre *corticale,* qui semble, en effet, recouvrir la base des faisceaux tubuleux comme d'une écorce rougeâtre. *(Voir planches 32 et 33).* Distinctes à l'œil nu, ces deux couches du rein sont pourtant absolument solidaires. Les artérioles qui les traversent se terminent dans la substance corticale en un fin peloton désigné sous le nom de *glomérule de Malpighi,* et les tubes des faisceaux coniques, s'étendant aussi jusque-là, coiffent les glomérules d'un petit sac, ou *capsule de Bowmann,* dans lequel le peloton artériel laisse suinter l'urine. Au fur et à mesure qu'il est sécrété, le liquide descend dans les calices qui le versent dans le *bassinet* puis, de cet entonnoir membraneux, l'urine coule le long de l'uretère pour aller s'amasser dans la vessie.

Outre l'énorme quantité d'eau qu'ils retirent du sang et que l'on peut évaluer à 1200 ou 1500 grammes en 24 heures, les reins en séparent encore les principes provenant de la désassimilation des matériaux azotés, l'*urée* entre autres, dont un litre d'urine renferme 26 grammes environ ; l'*acide urique,* éliminé à l'état de combinaison avec la potasse, l'ammoniaque, la soude ; une proportion variable de *phosphates alcalins* et *terreux;* beaucoup d'autres substances, enfin, dont la présence n'est pas absolument constante, surtout dans l'urine *chyleuse* sécrétée immédiatement après la digestion.

De ces divers éléments, toutefois, l'acide urique et l'urée sont de beaucoup les plus nuisibles. Le premier, en excès dans le sang, paraît occasionner les douloureux accidents du rhumatisme et de la goutte ; le second, plus redoutable encore, engendre, s'il n'est point éliminé, l'*empoisonnement urémique* caractérisé par des convulsions éclamptiques presque toujours suivies de mort.

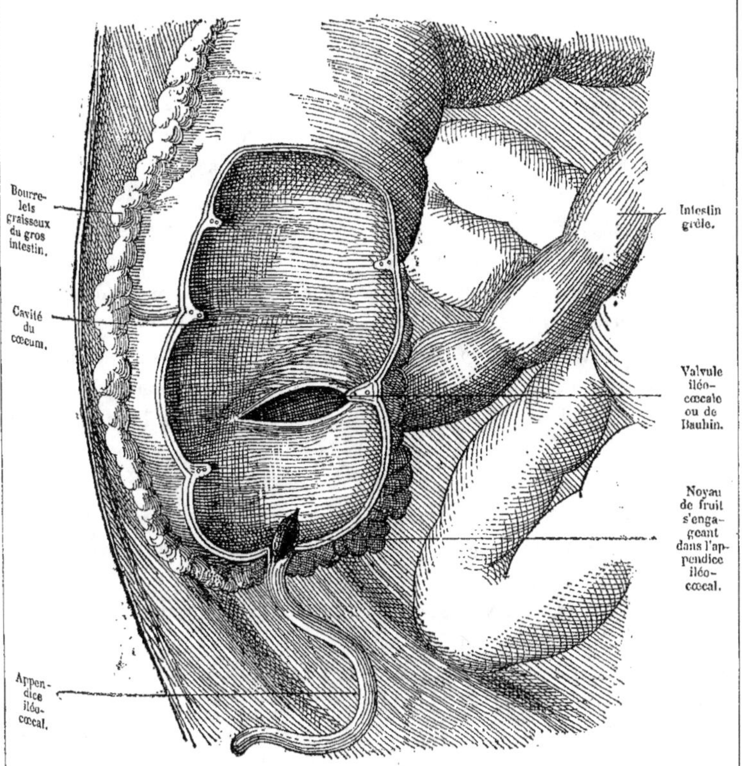

Voies digestives. — Le cœcum, la valvule de Bauhin et l'appendice iléo-cœcal.

ASSIMILATION. — NUTRITION

Comme l'impur minerai d'où l'on ne peut extraire, qu'à la suite de difficiles et multiples opérations, la vis ou le clou que les charpentiers utiliseront à la construction d'un édifice, l'aliment ne cède qu'à la longue, au travail complexe des organes digestifs, la parcelle utile qui pourra servir à l'accroissement ou à la réparation des tissus vivants.

De même que le métal doit être d'abord, dans le haut-fourneau, réduit par le charbon, séparé de ses scories, puis affiné, forgé, tiré à la filière, refondu, coupé, poli, travaillé à la lime ou au marteau ; de même, la substance alimentaire, introduite dans le tube digestif, doit être, comme nous venons de le voir, successivement mastiquée, insalivée, avalée, chymifiée dans l'estomac, affinée et séparée de ses scories dans l'intestin, absorbée, épurée encore, et finalement transformée, dans le sang, en un principe assimilable, désormais apte à trouver sa place dans l'économie.

Cette dernière phase de l'évolution de l'aliment, quoique la moins facile à surprendre, est cependant relativement bien connue aujourd'hui et son étude ne laisse pas d'être intéressante au plus haut degré. A la fin de la digestion, les chylifères et les veines absorbantes des villosités accomplissant leur fonction, le sang reçoit en abondance tous les principes utiles des aliments :

Des matériaux *azotés* ou *plastiques,* provenant surtout des substances animales.

Des matériaux non *azotés* ou *combustibles,* fournis surtout par les substances féculentes ou sucrées.

Métamorphoses des aliments azotés ou plastiques. — Au fur et à mesure qu'elle pénètre dans le torrent circulatoire, l'*albuminose* réunissant tous les éléments plastiques, subit encore diverses modifications. Sous l'influence de l'oxygène absorbé, une partie se transforme en *fibrine,* et dissoute dans le sérum du sang, elle traverse par endosmose les parois des vaisseaux capillaires, pour s'épancher, en même temps qu'une notable quantité d'*albumine,* dans l'épaisseur des tissus.

Ces deux substances, éminemment plastiques, s'organisent, s'incorporent et s'assimilent à la trame organique au sein de laquelle elles se sont extravasées ; puis, après un temps plus ou

Étymologies. — Assimilation : *assimilare,* rendre semblable. — Nutrition : *nutrire,* nourrir.

moins long, s'oxydant de plus en plus, elles formeront encore d'autres produits qui, devenant inutiles, devront être éliminés de l'économie pour faire place à des éléments nouveaux.

Désassimilation. — Formation de l'urée. — Ainsi, la vie, dans nos organes, consiste en un mouvement moléculaire incessant; en une suite ininterrompue d'agrégations et de désagrégations infimes; en un travail continu d'assimilation et de désassimilation. Le phénomène est d'autant plus rapide, que l'oxydation elle-même est plus active; aussi, l'exercice, la marche, tout ce qui favorise l'absorption de l'oxygène, et par conséquent use les tissus, stimule-t-il aussi l'appétit qui nous invite à réparer nos pertes et à subvenir sans retard aux besoins de la nutrition.

En s'oxydant de plus en plus dans la trame organique où ils ont pénétré, les matériaux plastiques passent par une série de formes chimiques dont les derniers termes sont l'*acide urique* et l'*urée*, cette dernière éminemment nuisible, comme je l'ai déjà dit au chapitre précédent, et dont les reins ont la haute mission de débarrasser l'économie.

Métamorphoses des aliments non azotés ou respiratoires. — C'est ainsi que s'opère, dans l'épaisseur des tissus, la transformation des aliments azotés ou plastiques. Tandis qu'elle s'accomplit, les principes utiles des aliments non azotés ou respiratoires subissent d'ailleurs, aussi, leurs évolutions et passent, en même temps, par une série d'autres métamorphoses.

La plus grande partie, nous l'avons vu en étudiant les phénomènes chimiques de la respiration, est brûlée dans le sang par l'oxygène de l'air absorbé. Cette combinaison constitue la principale source de la chaleur animale, et ses produits ultimes, l'acide carbonique et l'eau, sont à leur tour éliminés de l'organisme par des voies diverses; par les poumons surtout, par les reins et la peau.

Formation de la graisse. — Engraissement. — La combustion des substances non azotées ne se réalise jamais dans le sang qu'avec une certaine lenteur; aussi, quand dans une alimentation mal pondérée ou composée dans cette intention, les corps gras et féculents prédominent, une notable quantité de ces substances, échappant à l'oxydation, se dépose et s'emmagasine à l'état de *graisse* dans les tissus.

La peau, notamment, se double bientôt d'une couche adipeuse plus ou moins épaisse et l'on voit, alors, l'individu qui fait de ces économies, *engraisser* rapidement.

Ce n'est point, d'ailleurs, aux dépens des seules substances grasses que se forment ces dépôts adipeux.

Le glycose, le sucre, les fécules mêmes, subissent aussi la transformation graisseuse et l'on sait, en effet, que les éleveurs n'engraissent jamais les bœufs, les moutons ou les porcs, autrement que par une nourriture exclusivement composée de fourrages de toute espèce, de pommes de terre, d'avoine, ou de maïs.

Résorption. — Amaigrissement. — Quand ils ne se développent pas trop vite et qu'ils ne sont point excessifs, ces amas de graisse dans les tissus, loin de nuire à la santé, donnent au corps des formes arrondies, potelées, agréables, et constituent pour les jours de maladie ou les temps de disette, autant de provisions de réserve qui permettent de résister bravement à la fièvre ou de supporter une abstinence prolongée.

Dans ces conditions, en effet, l'économie manquant d'aliments réparateurs, une résorption lente s'opère par les voies de la circulation de retour, les veines capillaires et les vaisseaux lymphatiques. La graisse emmagasinée, petit à petit est reprise, reversée dans le torrent sanguin où elle se consume, et c'est ainsi, tant que dure la réserve graisseuse, que sont entretenues la chaleur et la vie.

Extérieurement, ces phénomènes s'accusent par un *amaigrissement* plus ou moins rapide du sujet chez lequel ils s'accomplissent. Successivement, les bourrelets adipeux s'effacent, les creux mus-

culaires se prononcent, les épines osseuses font saillie sous la
peau qui se ride, et cette consomption, superficielle encore, ne
tarderait pas à devenir véritablement funeste, si le malade n'op-
posait bientôt à ce travail désassimilateur l'ingestion régulière d'une
abondante et saine alimentation.

Un grand nombre de physiologistes, Cl. Bernard entre autres,
ont fait, sur la résorption lente de la graisse chez les animaux,
de très curieuses expériences.

Des bœufs gras, laissés plusieurs jours à la diète, ont pu supporter ces longs jeûnes sans souffrir, nourris qu'ils étaient par
les masses adipeuses en réserve dans leurs propres tissus.

— Eh quoi! dit un jour une grande dame au célèbre physiologiste qui lui faisait part de ces expériences, vous avez le cœur
de laisser, toute une semaine, ces pauvres bêtes sans manger?...

— Pardonnez-moi, madame, répondit le savant. Ces bêtes ne
sont pas à plaindre : elles mangent... du bœuf!

Rôle de l'eau dans la nutrition. — Toutes les opérations physiques
ou chimiques dont notre corps est le siège, toutes les réactions
qui se passent en nous, ont nécessairement l'eau pour agent principal ou pour intermédiaire.

Journellement, l'organisme n'utilise pas moins de 2 kilogrammes
d'eau à ses divers besoins, et dans l'ensemble des tissus les rapports
de la partie liquide à la partie solide sont en telle proportion,
qu'un sujet pesant *cent* livres, serait réduit à *vingt cinq* livres
s'il était absolument désséché.

Rôle des sels. — Les diverses substances salines, qui font partie
intégrante de nos aliments, le *chlorure de sodium* surtout, le *sel
marin* dont nous les assaisonnons, paraissent aussi jouer, dans la
nutrition, un rôle d'une extrême importance.

Outre l'appétit qu'il excite, la digestion qu'il facilite, l'engraissement qu'il favorise, le sel introduit dans le sang une assez grande
quantité de soude pour entretenir l'alcalinité du liquide nourricier,

maintenir à un degré déterminé le point de coagulation de l'albumine et rendre plus faciles les diverses réactions chimiques dont l'oxygène est l'agent essentiel.

A tous égards, le sel peut donc être considéré comme un véritable tonique, un puissant assimilateur ; aussi mérite-t-il d'être largement employé comme condiment dans l'alimentation quotidienne.

Alimentation et régime. — De tout ce qui précède, il est aisé de conclure qu'à l'entretien de la vie sont indispensables les aliments azotés aussi bien que les aliments respiratoires, et qu'une nourriture parfaite doit se composer des uns et des autres, dans une proportion qu'il est facile de connaître et de déterminer.

L'azote seul, tout réparateur qu'il est, ne suffit pas au fonctionnement vital. S'il comble les pertes de l'organisme, il est impropre à entretenir la chaleur qui lui est nécessaire et que peuvent seuls produire l'hydrogène et le carbone des aliments non azotés.

Dans quelle proportion devont être combinés ces divers principes, pour former un aliment complet, capable d'assurer à l'économie une nutrition parfaite?

On peut le savoir en prenant pour base du calcul la moyenne des excrétions d'un adulte en bonne santé, les principes azotés et non azotés devant être évidemment contenus dans l'aliment complet en proportions correspondantes aux produits des diverses excrétions.

Les nombreuses recherches faites sur ces données ont toutes approximativement fourni le même résultat, et les physiologistes admettent généralement aujourd'hui que l'aliment complet doit être composé comme il suit :

Principes azotés ou plastiques. . . . . 1 partie.
Principes non azotés ou respiratoires . . . . . . 3 parties.

Le tableau suivant, dressé par Liebig, montre combien sont rares les aliments simples qui présentent naturellement cette composition. Le *lait*, l'aliment type, est en réalité le seul qui soit irréprochable à cet égard; viennent ensuite l'*œuf*, le *froment*, et la *viande grasse* qui le suivent d'assez près.

ALIMENTS	Principes azotés ou *plastiques*	Principes hydro-carbonés ou *respiratoires*
Lait.	1	3
Lentilles	1	2.1
Fèves.	1	2.2
Pois.	1	2.3
Chair de mouton gras	1	2
Chair de porc gras.	1	2.6
Bœuf gras	1	2.5
Œufs	1	3.2
Froment	1	4.5
Avoine.	1	5
Seigle.	1	5.7
Orge. . ,	1	5.7
Pommes de terre.	1	9
Riz	1	12
Sarrasin	1	13

Balance entre les matières ingérées et les matières excrétées. — Chez l'adulte dont la croissance est terminée et dont le poids n'augmente pas sensiblement chaque jour, on conçoit que la quantité quotidienne des matières ingérées, en y comprenant l'oxygène atmosphérique, corresponde exactement à la quantité des matières excrétées.

Cette balance, établie bien souvent, a toujours prouvé que l'homme, à l'état normal, consomme, en moyenne, *20 gram. d'azote* et *300 gram. de carbone,* en vingt-quatre heures.

Une alimentation complète devra donc contenir un poids équivalent de matériaux plastiques et respiratoires; et le seul examen du tableau ci-dessus montrera comment il est toujours facile de la constituer, en combinant de telle ou telle façon les aliments entre eux.

On pourra voir encore, en consultant le tableau de Liebig, combien il serait difficile, pour ne pas dire impossible, d'adopter pour l'alimentation, en dehors des œufs et du lait, une seule des substances alimentaires, à l'exclusion des autres.

Si l'on voulait, par exemple, exclusivement se nourrir de pain, — 100 gram. de cet aliment renfermant 30 gram. de carbone et seulement 18 gram. d'azote, — il ne faudrait pas en manger, chaque jour, moins de *2 kilogrammes,* pour y trouver les 20 gram. d'azote nécessaires ; et cette masse de matière féculente contiendrait alors 600 gram. de carbone, c'est-à-dire un excédant de 300 gram. dont l'économie serait inutilement surchargée.

De même, 100 gram. de viande renfermant 10 gram. de carbone et 3 gram. d'azote, il ne faudrait pas en consommer moins de *3 kilogrammes* en vingt-quatre heures, pour y trouver les 300 gram. de carbone indispensables à la calorification ; et cette énorme quantité de matière azotée fournirait alors 90 gram. d'azote, c'est-à-dire un excédant de 70 gram. dont la digestion, en admettant qu'elle fût possible, serait certainement suivie de rapides accidents.

Ration alimentaire ou d'entretien. — Ainsi, pour n'absorber et n'user que la quantité d'aliments strictement nécessaire aux multiples besoins de l'organisme, il est indispensable de varier autant que possible l'alimentation, les nombreuses combinaisons que l'on peut faire en ce sens, étant aussi avantageuses à la santé qu'à l'économie sociale.

En associant la viande au pain dans les proportions indiquées, il est d'ailleurs facile d'établir une *ration mixte* qui convienne à toutes les exigences de la nutrition. Ainsi,

	CARBONE.	AZOTE.
1000 gram. de pain renfermant	300 gr.	10 gr.
300 gram. de viande renfermant	30 gr.	10 gr.
1300 gram. de nourriture solide, contiendront	330 gr.	20 gr.

c'est-à-dire, sans excédant ni déficit, les matériaux plastiques et respiratoires justement nécessaires à l'entretien de chaque jour.

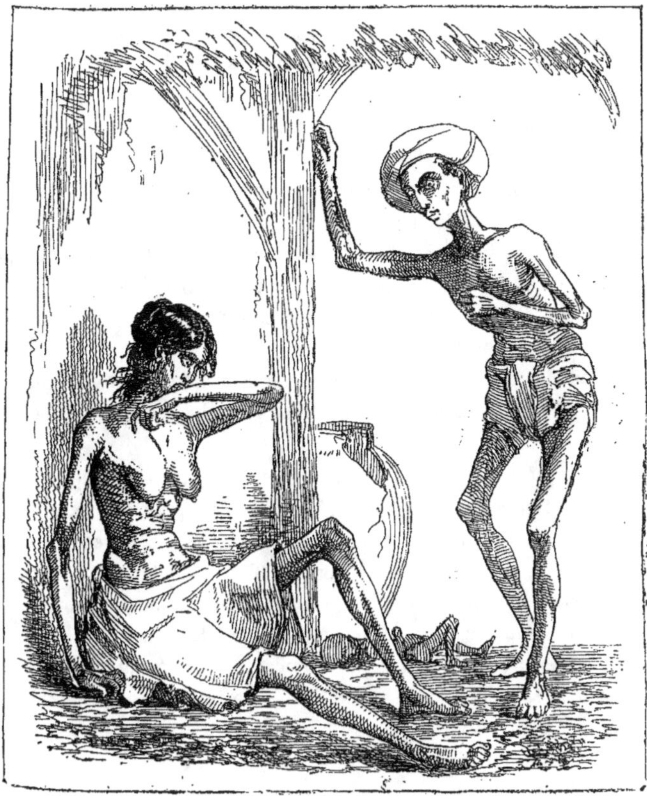

Effets de l'inanition. — Les faméliques de l'Inde.

HYGIÈNE DE LA DIGESTION

Conditions d'une bonne digestion. — Si l'on s'est bien rendu compte, en lisant les pages qui précèdent, du grand travail physiologique qu'exige l'œuvre de la digestion, peut-être m'accordera-t-on, sans peine, que bien peu de personnes, à notre époque, savent manger.

Dans notre existence fiévreuse, en effet, les affaires prennent jusqu'au temps du repas. On ne mâche plus sa bouchée, on l'avale. On n'absorbe plus l'aliment, on l'engloutit.

Cependant, la statistique des maladies de l'estomac s'élève de en plus et la race française dégénère. Il est vrai que nos gouvernants semblent avoir deviné, comme tant d'autres, cette cause de décadence et je me plais à lire sur le programme des « Leçons d'hygiène » imposées depuis peu à nos jeunes lycéens, cette proposition rassurante : « *Conditions d'une bonne digestion.* »

Bien digérer : toute l'hygiène alimentaire est, en effet, contenue dans cette simple formule. Bien digérer, c'est toujours avoir bien dîné, n'eût-on mangé que d'un vulgaire ragoût sainement préparé, au lieu des mets les plus copieux et les plus exquis.

Ne jouit pas qui veut d'une bonne digestion. Pour s'assurer cette faculté précieuse de s'assimiler les principes nutritifs de l'aliment, il faut, avant tout, avoir de l'appétit en se mettant à table, et par ce temps de palais blasés et de goûts pervertis, l'appétit est chose rare qui, malgré l'affirmation du proverbe, ne vient pas toujours en mangeant. L'habitude de prendre ses repas à des heures réglées est un stimulant de l'appétit, dont la sensation, en effet, ne se produit point ou s'émousse quand en dîne trop tôt ou trop tard. La promenade ou l'exercice au grand air, le favorisent, mais une vive contention d'esprit le diminue. On le réveille parfois, en usant avec modération des condiments ou de certaines eaux gazeuses; mais on le trouble, et l'on finit par l'abolir absolument, si l'on s'efforce de l'exciter par l'absinthe, le vermouth, le bitter et les autres liqueurs prétendues apéritives.

— Que pensez-vous de l'absinthe pour s'ouvrir l'appétit? demandait un bohème au docteur Trousseau.

— Je pense, répondit le spirituel médecin, qu'il ne faut point s'ouvrir l'appétit avec une fausse clef.

Outre la *faim* préalable, il est encore deux conditions essentielles à toute bonne digestion. Les aliments doivent d'abord être bien mâchés; ils doivent trouver ensuite, en assez grande abondance, dans les voies digestives, les divers sucs nécessaires à la transformation qu'il leur faudra subir pour être absorbés par les veines intestinales et pouvoir passer dans le sang.

Les dents, chargées de la mastication, s'acquittent toujours bien de leur rôle, pourvu qu'elles soient en nombre suffisant et soigneusement entretenues. Il est indispensable, toutefois, de leur laisser le temps nécessaire pour mener leur besogne à bonne fin. On mange trop à la hâte, généralement, et rien n'est plus fatigant pour les organes, que la digestion lente de morceaux volumineux. Il faut aussi laisser sur son assiette les parties dures des aliments, et ne point avaler, comme le font les enfants, les pelures et les noyaux des fruits. De terribles accidents, on ne saurait trop le répéter, peuvent être la conséquence de cette habitude, en apparence inoffensive, comme l'a malheureusement prouvé, il y a peu d'années encore, la triste fin du fils unique d'un de nos savants confrères, M. Louis Figuier, mort, à dix-huit ans, d'une perforation intestinale.

Pour exciter la sécrétion des liquides gastriques destinés à la transformation alimentaire, il est bon d'user à propos des condiments servis sur nos tables. Le sel, le poivre, le vinaigre, la moutarde, les pikles, employés avec mesure, activent puissamment la coction des viandes et des légumes indigestes; aussi, l'expérience, plus encore que la mode, veut-elle que la salade convenablement épicée, succède immédiatement au rôti.

La façon de boire, en mangeant, n'est point sans influence, non plus, sur la digestion. Il est avantageux de « boire à petits coups », comme le veut la chanson, et du vin coupé d'eau plutôt que du vin pur, selon les recommandations de l'hygiène.

Après le repas, enfin, l'estomac se trouve bien d'un exercice modéré. Si l'on se couche trop tôt, la digestion peut rester suspendue jusqu'au réveil, ce qui faisait dire au docteur Véron, avec autant d'esprit que de sagesse : « On ne sait jamais si l'on a bien dîné, que le lendemain matin. »

Nécessité d'une alimentation complète. — Nous avons vu, plus haut, que la ration d'entretien d'un adulte peut se composer de 1000 gram. de pain donnant 300 gram. de carbone et de 300 gram. de viande fournissant 20 gram. d'azote. Cette formule étant seulement présentée comme le type d'une ration mixte, on comprend qu'elle puisse se prêter, suivant les circonstances, à un très grand nombre de modifications.

Loin de s'astreindre à manger chaque jour, deux livres de pain, ce qui serait extrêmement fastidieux, mieux vaut remplacer, en effet, une partie de cette substance par des légumes secs, des pommes de terre ou tout autre aliment féculent et substituer aussi, dans une certaine proportion, aux 300 grammes de viande qui nous sont nécessaires, des œufs, du fromage, du lait, etc.

Tous les aliments dont on fait usage, doivent être, d'ailleurs, autant que possible, d'une bonne qualité. L'on choisira surtout, de préférence aux conserves, aux salaisons, des substances fraîches ; on s'abstiendra de crudités et de fruits verts.

L'alimentation ne sera véritablement réparatrice, que si elle est complète. Un amaigrissement rapide et bientôt de graves phénomènes morbides, seraient fatalement provoqués par une nourriture insuffisante ou ne comportant pas tous les éléments indispensables à la nutrition.

On sait combien les privations alimentaires qui marquèrent la fin du siège de Paris, éprouvèrent cruellement l'héroïque population de la grande cité. Les jeunes enfants, surtout, périrent en grand nombre, et la mortalité générale s'éleva promptement de 1000 décès, par semaine, à 4.500 environ.

Alimentation insuffisante. — Inanition. — Ce n'est plus, heureusement, dans nos contrées, que l'on peut observer ces tristes effets de l'alimentation insuffisante; mais de nos jours encore, dans les régions isolées du centre de l'Asie, la famine exerce d'épouvantables ravages et des tribus entières sont exterminées par la faim.

Comment, avec les grands moyens dont la civilisation dispose, de telles calamités sont-elles possibles au temps où nous vivons? D'un côté, l'indolence et l'apathie des peuplades affamées, de l'autre, l'insouciance des nations qui les entourent, engendrent fatalement cette situation lamentable et l'Inde a ses *faméliques*, comme l'Afrique centrale a ses marchés d'esclaves et ses sacrifices humains.

Sur ces malheureux qui se dévorent eux-mêmes, l'inanition produit, graduellement, d'effroyables désordres. Après l'émaciation rapide de tout le corps, l'estomac lentement se rétrécit et se rétracte. Cruelle d'abord, la sensation même de la faim s'apaise et se perd; les yeux caves, s'allument d'un regard étrange; la voix s'affaiblit et s'éteint; les membres, étiques, refusent de soutenir le corps dont la température s'abaisse de plus en plus jusqu'à ce que la mort termine enfin cette navrante agonie. Est-il une épidémie, quelque funeste qu'elle soit, que l'on puisse comparer à cette horrible *fièvre de famine?*

Les gouvernements font chaque année, les plus louables efforts pour étouffer, dans leur berceau, la peste et le choléra. Serait-ce parce que le fléau de la faim ne s'étend pas vers eux de proche en proche, qu'ils restent indifférents aux tortures de malheureuses populations incapables, par elles-mêmes, de le vaincre et de s'en débarrasser?

Régime diététique des malades et des convalescents. — Ce ne sont pas seulement les personnes en bonne santé qui doivent, par une alimentation substantielle, compenser les pertes incessantes que leur occasionne l'exercice ou le travail de chaque jour.

Dans le plus grand nombre des cas, les malades eux-mêmes

ont tout à gagner à se nourrir suffisamment. La diète absolue a fait son temps, comme la saignée ; et sans prétendre qu'un régime alimentaire bien entendu vaut tous les remèdes du monde, je soutiendrais volontiers qu'une alimentation quotidienne, réglée par un habile médecin, peut avoir bien plus d'efficacité, souvent, que le meilleur traitement pharmaceutique.

Loin de partager l'opinion de nos devanciers, qui malheureusement se figuraient que « la fièvre nourrit », quand au contraire, elle dévore, nous considérons, aujourd'hui, comme un premier devoir, même dans les cas où l'on saignait autrefois le patient, de sustenter le malade, et de ne le laisser jamais s'affaiblir.

Restaurer, réparer ! Quoi de plus médical, en somme, et le médecin ne doit-il pas être, avant tout, un véritable restaurateur ?

Les praticiens modernes n'ont ils point reconnu, d'ailleurs, cette vérité, que les médicaments n'agissent jamais mieux que lorsqu'ils sont pris au moment des repas, et déguisés, pour ainsi dire, sous les espèces du pain et du vin ?...

La plupart des eaux minérales n'exercent-elles pas une action d'autant plus efficace, qu'elles entrent dans le régime alimentaire quotidien ? Les huiles, les vins, les pains, les biscuits, les bonbons médicinaux, ne présentent-ils pas une valeur d'autant plus incontestable qu'ils se rapprochent davantage de l'aliment ?... Et puis, quel extrait, quel sel, quel suc est plus susceptible de passer dans le sang et de se fixer dans nos tissus, que la substance nutritive préparée tout exprès dans les laboratoires de la nature ?

La gastronomie peut donc être élevée, en certains cas, à la hauteur d'un système thérapeutique, si l'on veut bien considérer, surtout, qu'au prix où sont les drogues, les excellents comestibles ne coûtent pas beaucoup plus cher.

Notre génération, épuisée et débile, doit être, d'ailleurs, absolument soumise au régime tonique et reconstituant.

A cet enfant blême et maladif, que l'on promène inutilement dans les squares, à cette jeune fille pâle et nerveuse, à cet adolescent qui se voûte et maigrit, à ce jeune homme que la consomption dévore, à ce vieillard précoce que le soleil et la flamme sont impuissants à réchauffer, donnez hardiment une alimentation forte et substantielle.

Bourrez de combustible ces corps languissants qui se refroidissent comme des machines dont le feu s'éteint. Servez-leur les potages gras et azotés, les purées de fécules phosphatiques, le beurre en abondance et pour ainsi dire à toutes sauces; les poissons marins, les crustacés riches en phosphore, les rôtis de viandes noires, les terrines de foie gras! Le foie gras, surtout, qui possède tous les avantages de l'huile de foie de morue nauséabonde, sans en avoir les horribles désagréments.

Et les vins! les bons vins alcooliques du Médoc et du midi de la France! ne craignez pas d'accorder une trop large place, dans l'alimentation tonique, à ces précieux agents de reconstitution.

Largement employé de nos jours, l'alcool donne d'excellents résultats jusque dans les maladies aiguës adynamiques, et je n'ai eu qu'à me féliciter, tout récemment encore, de l'avoir prescrit à une jeune dame aux derniers degrés de l'anémie.

Comme cette intéressante malade finissait, un jour, de me raconter, ses petites misères :

— Voyez-vous, docteur, ajouta son mari en manière de conclusion, c'est surtout le sang qui ne circule pas chez ma femme... Elle a toujours les pieds froids quand elle se couche; elle ne peut même pas se réchauffer au lit...

Au ton navré dont il disait ces mots, je compris toute la douleur du pauvre homme. Tour à tour, le quinquina, le fer, l'arsenic, avaient été vainement employés. Ces pieds, charmants, sans doute, mais constamment à la glace, ne se réchauffaient pas. L'époux s'aigrissait de plus en plus, et peut-être une séparation allait-elle résulter de ce déplorable phénomène, quand je conseillai l'alcool sous la forme d'une liqueur aromatique et stimulante à la fin des repas.

Le jeune couple partit avec une dernière espérance, et je ne comptais plus le revoir, quand un matin, dans la rue, j'aperçus le mari venant à moi le sourire aux lèvres...

Madame avait enfin les pieds chauds!...

Quels que soient les bienfaits du régime tonique, on ne doit pas oublier, cependant, qu'il ne convient pas à tous les malades, et j'entends, d'ici, le chœur désolé des goutteux, des diabétiques, des dartreux, se plaindre amèrement de ne pouvoir suivre, à la lettre, une trop séduisante ordonnance.

Pourquoi faut-il, en effet, qu'il n'y ait point de règle sans exceptions?

Le diabétique surtout, condamné par la médecine au supplice de Tantale, excite toute ma pitié. A ce malheureux, l'alimentation reconstituante est absolument nécessaire, et pourtant, les viandes grasses, les purées épaisses, les sauces savoureuses, les féculents de toutes sortes, le pain lui-même, sont sévèrement interdits! Il lui reste, il est vrai, la consolation des bons vins, des rôtis, des poissons marins, des écrevisses, des homards, friandises auxquelles le dartreux et le goutteux ne toucheront que du bout des lèvres, pour vivre surtout de poissons d'eau douce, de volailles, de légumes tendres et nouveaux, arrosés seulement d'eau rougie!...

Quant aux innombrables valétudinaires de la génération présente, que l'anémie énerve, que le lymphatisme épuise, que le rachitisme déforme, que la scrofule et la phthisie mènent au tombeau, je ne saurais trop leur recommander la nourriture grasse, forte, copieuse : « — Enrichissez-vous, disait M. Guizot aux hommes de son temps. » — Engraissez-vous! dirai-je à ceux du nôtre.

BIBLIOTHÈQUE NATIONALE — IMPRIMÉS

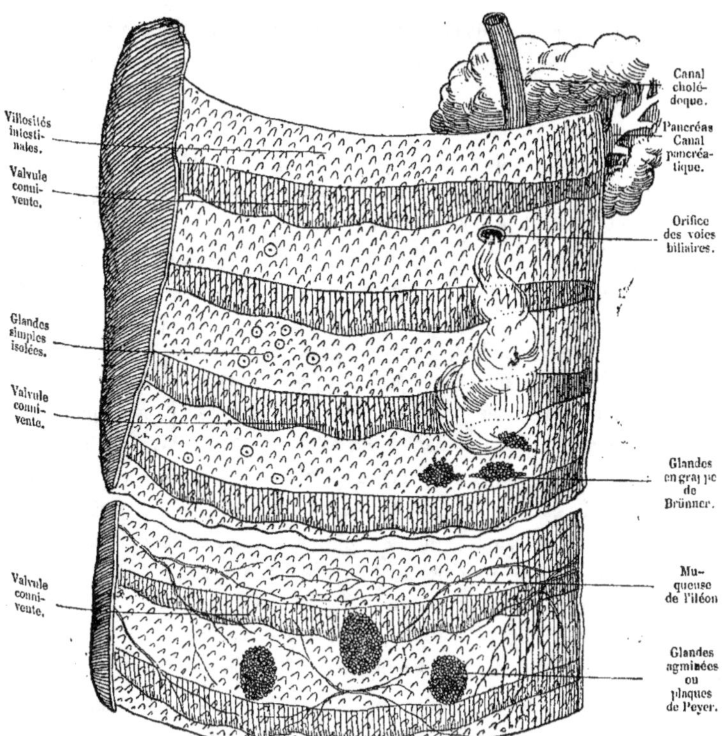

Lambeaux d'intestin pris au niveau du duodenum et de l'iléon, et fendus longitudinalement pour montrer la structure de la muqueuse.

Nombre et régularité des repas. — Le climat d'un pays et les mœurs de ses habitants modifient profondément la façon dont ceux-ci se nourrissent. En France, l'habitude est à peu près générale de déjeuner légèrement le matin, de faire un copieux repas à midi, de dîner enfin, le soir, entre six et sept heures. Les paysans, quand ils sont occupés aux rudes travaux des champs, *goûtent*, en outre, vers le milieu de la journée et dans toutes les pensions comme dans toutes les familles, l'on donne pareillement à goûter aux jeunes gens, jusqu'à ce que leur croissance soit accomplie.

Ainsi réglé, le nombre des repas me semble parfaitement rationnel. Un suffisant intervalle les sépare l'un de l'autre; et la digestion, pourvu que l'estomac n'ait point été surchargé d'aliments, a tout le loisir de s'effectuer.

Suivant leurs occupations, leur disposition particulière ou leurs habitudes, certaines personnes mangent plus ou moins, à tel ou tel repas.

En bonne hygiène, c'est le repas de midi qui devrait être le plus copieux; mais dans les grandes villes, et surtout, à Paris, c'est au dîner que l'on donne le plus d'importance. A ce moment, en effet, la journée étant finie et les affaires renvoyées au lendemain, on apprécie mieux le plaisir de la table, et l'habitude de veiller tard, absolument passée dans les mœurs parisiennes, exige d'ailleurs, que l'on fasse un bon repas au début de la soirée. Réciproquement, du reste, l'importance du dîner met aussi le Parisien dans l'obligation de veiller au moins deux ou trois heures, le repos au lit et le sommeil pendant que la digestion s'opère pouvant tôt ou tard provoquer de redoutables accidents.

Ecarts de régime. — Dîners en ville. — Soupers. — La tempérance et la sobriété, plus encore que la régularité dans les repas, sont indispensables à l'entretien de la santé. Loin donc de se gorger, deux ou trois fois par jour, de boissons et de viandes, mieux vaudra se lever de table avant d'avoir complètement assouvi sa faim.

Est-ce à dire, cependant, qu'il faille rigoureusement suivre ces préceptes et ne jamais se départir d'une telle règle de conduite? Point. Les relations que l'on a dans le monde, occasionnent, souvent, d'inévitables écarts de régime. On dîne hors de chez soi; quelquefois on y soupe; mais quand ces infractions à l'hygiène ne se renouvellent pas trop fréquemment, il n'en peut résulter aucun fâcheux désordre, et le grand Hippocrate lui-même est plein d'indulgence pour ces petits *extras,* s'ils ne dégénèrent point en excès.

Le malheur est que, même à Paris, les maisons deviennent rares où l'on mange encore selon les traditions de la bonne cuisine française. Tous les repas officiels, tous les dîners de cérémonie, aujourd'hui, se ressemblent. Avoir pris part à l'un, c'est les connaître tous. Ils sont généralement ordonnancés et conçus selon la formule des restaurants, qui, le plus souvent, en ont reçu la commande, et leurs mets, prévus d'avance, se succèdent avec un ordre, une régularité mathématiques, sur la table où ils sont servis. Ces dîners-là, d'ailleurs, offrent au point de vue hygiénique un double inconvénient. Ou l'on en sort rassasié, avec la menace d'une indigestion pénible, ou l'on en revient triste, avec un vague besoin de recommencer.

Les gens habitués à dîner en ville, ayant acquis l'expérience du menu, savent, à vrai dire, éviter ces écueils. Ils se réservent quand il le faut, pour se remettre en train au moment opportun; mais les estomacs naïfs, accoutumés à la cuisine bourgeoise, trop souvent sont victimes d'un repas extraordinaire auquel ils se sont innocemment abandonnés.

La plupart des soirées mondaines sont consacrées au plaisir de la danse et, généralement, c'est par un souper qu'on les termine. Irrationnel en toute autre circonstance, ce repas nocturne est alors absolument indispensable, car ce serait en réalité, pécher contre l'hygiène, que de s'aller coucher, après trois ou quatre heures d'un fatigant exercice, sans réparer, par une alimentation tonique, les forces que l'on a perdues.

On a calculé qu'en une seule nuit de bal à l'Opéra, les 2,000 personnes y prenant part, en moyenne, dépensaient ensemble, une force de 500 chevaux-vapeur; force colossale, qui pourrait, appliquée à un navire de 1,800 tonneaux, le faire avancer de soixante kilomètres, ou suffire à la marche d'un train de mille voyageurs, entre le Havre et Paris!

Après de telles dépenses, il n'est donc pas étonnant que l'on éprouve le besoin de se restaurer; mais ici, l'hygiène reprend ses droits et si elle concède le souper, c'est exclusivement pour le souper froid qu'elle se prononce. Absorber, à cette heure indue, des aliments ou des liquides chauds, c'est commettre une hérésie physiologique des plus grossières; c'est se préparer, au lieu d'un sommeil que l'on a bien gagné, un malaise certain, une indigestion probable.

Le souper doit être froid, léger, stimulant, substantiel sous un petit volume, afin de traverser, sans les encombrer, les premières voies digestives. Il faut en écarter les mets lourds et compactes, les vins capiteux, le thé surtout et le café.

La simple sagesse exigerait même que l'on supprimât le souper tout entier le plus souvent possible, le bon sommeil, pendant la nuit, étant infiniment préférable au meilleur repas.

Régime maigre et régime gras. — Quand Brillat-Savarin écrivit cet axiome : « Dis-moi ce que tu manges, je te dirai ce que tu es, » l'érudit gastronome n'avait d'autre prétention, sans doute, que de juger du goût et de la fortune des gens, d'après la délicatesse des mets dont ils faisaient usage.

L'aphorisme du spirituel auteur de la *Physiologie du goût,* serait toutefois susceptible d'une grande extension, car on peut tout aussi bien augurer de la santé d'une personne, d'après la nourriture qu'elle prend.

L'influence bien évidente des saisons sur la santé publique, n'est point seulement due, en effet, aux vicissitudes de l'atmosphère ou de la température, mais encore aux modifications importantes qui s'opèrent, tous les trois ou quatre mois, dans notre alimentation.

Un brusque changement de régime, ou même l'intervention

mal pondérée dans la nourriture habituelle, des légumes frais, des fruits nouveaux, de la venaison, etc., ne sont pas sans occasionner souvent des troubles graves dans les voies digestives, et l'on sait combien il est quelquefois difficile, en voyage, de s'habituer à la cuisine spéciale de certains pays.

En revanche, il est à peu près indifférent, au point de vue de la nutrition, que le régime maigre soit pendant quelque temps substitué au régime gras, à la condition, bien entendu, que nul élément essentiel ne soit distrait de l'alimentation. Les expériences tentées par un habile médecin sur sa personne, ne laissent aucun doute à cet égard.

Cette année, écrit l'observateur à la *Gazette médicale,* j'ai jeûné d'un bout à l'autre du carême, les dimanches exceptés, puisque la religion les excepte, c'est-à-dire que je ne mangeais qu'à midi, quoique me levant à six heures. Ce repas était composé d'œufs, de poisson, de légumes, et de dessert, à l'exception des trois derniers jours de la semaine sainte, où l'on ne mange plus d'œufs.

Le soir, de huit à neuf, je faisais une collation consistant en fromage, confitures, compotes ou fruits secs.

Je satisfaisais complètement mon appétit. Je me suis privé de pluvier, poules d'eau, sarcelles, macreuses et d'autres oiseaux aquatiques regardés comme aliments maigres, réservés pour certaines bouches privilégiées, et qui sont loin d'être maigres, chimiquement et médicalement parlant.

A des époques fixes, tous les dix jours, le matin à jeun, je me pesais et j'essayais mes forces. La pesée, faite la veille du carême donna 60 kilogr. et demi; dix jours après, même poids; dix jours encore, 250 gram. de moins; dix jours de plus, je regagne, et au delà, ce que j'avais perdu; je pèse 60 kilogr. trois quarts. Dix jours après, je retombe à 60 kilos, et je reste avec ce poids jusqu'à la fin du carême; mais un mois après Pâques j'avais engraissé: je pesais 60 kilos trois quarts.

Mon appétit resta le même ou à peu près. Ma digestion fut tout aussi facile et mes forces ne diminuèrent point. Le maigre échauffe, dit-on, c'est-à-dire qu'il constipe. Le jeûne en fait autant; toutefois, j'ai eu peu à souffrir de la constipation. J'en dirai autant de la diarrhée. Mon sommeil a été moins bon; mes rêves plus agités, mais pas plus érotiques, bien que je vécusse dans la continence. En somme, le maigre est une pauvre nourriture, surtout pour l'homme habitué à manger de la viande. Le jeûne énerve; mais à part cela, on peut faire le carême, même rigoureusement, sans beaucoup souffrir.

Entretien de la bouche et des dents. — On ne saurait croire combien l'entretien de la bouche et des dents importe à l'appétit autant qu'à la bonne digestion. Non seulement les dents détruites ou cariées, sont impropres à mâcher les aliments, et ne leur permettent plus d'être modifiés par la salive et le suc gastrique; mais encore elles retiennent, dans les cavités dont elles sont creusées, des parcelles alimentaires qui s'y corrompent et répandent dant la bouche des liquides âcres, exhalant une fort mauvaise odeur.

PARASITES DE LA BOUCHE, VUS AU MICROSCOPE.

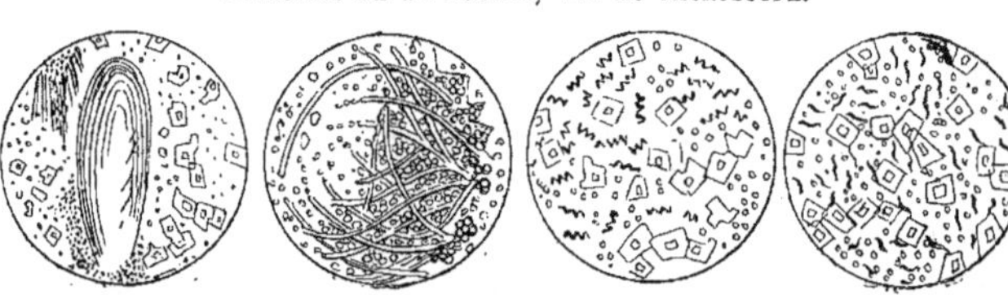

Bientôt, à ce contact, les dents restées saines s'altèrent ou se salissent à leur tour et dans les dépôts qui les encroûtent, pullulent les *vibrions* mêlés aux filaments blanchâtres du *leptothrix* et d'autres moisissures parasitaires.

L'entretien des dents est donc une pratique hygiénique de la plus haute importance ; aussi les nettoiera-t-on soigneusement chaque jour, en les frottant, le matin, à l'aide d'une brosse douce trempée dans un verre d'eau additionnée de quelques gouttes de rhum ou d'eau-de-vie, les meilleurs des dentifrices.

On emploiera le charbon en poudre impalpable, pour les désinfecter et les blanchir au besoin ; après les repas, il sera bon de les débarrasser, au moyen d'un cure-dents, de tous les débris qu'elles pourraient retenir et de les rincer avec une gorgée de vin ou de toute autre liqueur tonique. Au cas, malheureusement trop fréquent, enfin, où plusieurs grosses dents seraient détruites par la carie, il serait absolument utile, pour s'assurer une digestion parfaite, de les remplacer par un dentier artificiel.

LES ALIMENTS

CLASSIFICATION DES ALIMENTS.

Les aliments sont à la machine humaine ce que l'eau et le charbon sont à la machine à vapeur. Ils entretiennent la force et la chaleur animales ; mais l'organisme vivant étant, en outre, le siège de phénomènes de nutrition qui ne sauraient s'accomplir dans l'organisme métallique, les substances alimentaires doivent encore fournir les éléments essentiels à ce travail continu d'assimilation et de désassimilation.

Eu égard à cette évolution chimique qu'ils subissent dans l'économie, nous avons dû, jusqu'à présent, distinguer les aliments en substances *azotées* ou *plastiques,* substances *hydro-carbonées* ou *respiratoires;* mais cette classification n'est plus utile au point de vue hygiénique et mieux vaut, désormais, recourir au simple groupement basé sur la nature animale ou végétale de la substance alimentaire.

Nous étudierons donc, successivement :

Les *viandes* et les *substances animales,* comprenant les viandes de boucherie, la volaille, le gibier, les poissons, les crustacés et les mollusques, les œufs, le lait, le beurre, le fromage, etc.

Les *féculents* et *farineux,* dont les céréales et le pain, la pomme de terre, et les légumes secs, pois, haricots, lentilles, etc., sont les principaux représentants.

Les *aliments herbacés,* végétaux et légumes verts, tels que salades, choux, asperges et toutes les primeurs.

Les *fruits,* dont les uns sont acides, les autres doux et sucrés.

Les *matières grasses,* animales et végétales.

Les *condiments,* représentés par les épices, le vinaigre, la moutarde, les champignons, truffes, etc.

Les *boissons* enfin, dont les unes sont simples et naturelles, les autres complexes et fermentées, etc.

VIANDES ET SUBSTANCES ANIMALES.

En considération de leur pouvoir nutritif, plus encore qu'au point de vue de leur aspect, les viandes peuvent être groupées en deux sections :

Les *viandes rouges ou brunes,* comprenant celles du bœuf, du mouton, du cheval, du porc, du sanglier, du lièvre, du chevreuil, etc.

Les *viandes blanches,* parmi lesquelles se classent le porc frais, le veau, l'agneau, le chevreau, le lapin, la volaille, le perdreau, le faisan, etc.

Les *poissons,* les *crustacés* et les *mollusques,* en raison de leurs qualités spéciales, forment un troisième groupe que nous étudierons plus tard.

Les viandes noires, plus réparatrices, conviennent surtout aux jeunes gens que la croissance fatigue, aux femmes anémiques, aux hommes qui dépensent une somme considérable de forces à des travaux quotidiens. Les viandes blanches sont plus spécialement profitables aux jeunes enfants, aux vieillards, aux malades enfin, qui, longtemps privés d'aliments, commencent à recevoir une légère nourriture.

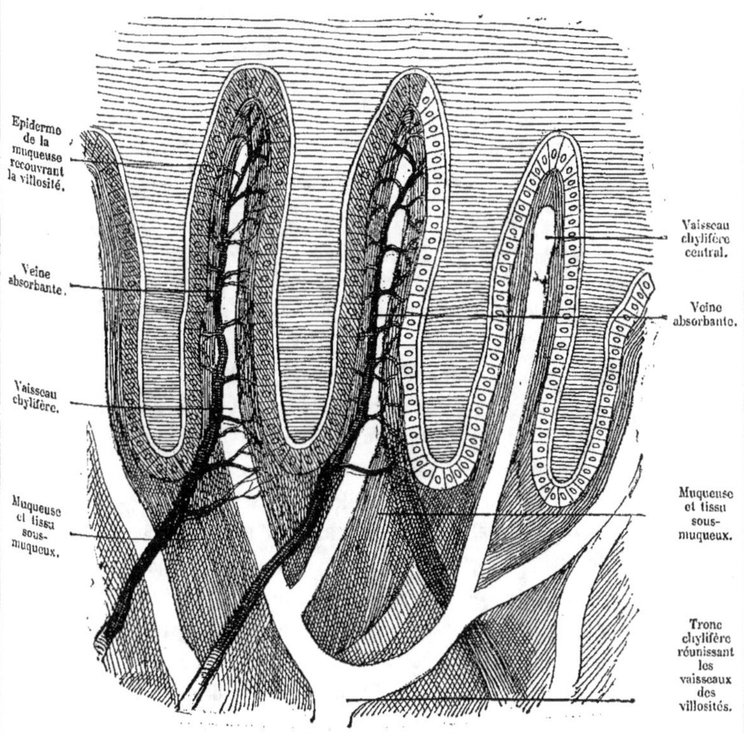

Villosités absorbantes de l'intestin, vues à un fort grossissement.

Viandes de boucherie. — La bonne viande de boucherie est l'aliment nourrissant par excellence et de toutes les parties des animaux propres à la consommation, la chair musculaire, la viande proprement dite, est préférable à celle de tout autre organe quel qu'il soit.

Au premier rang des viandes de boucherie se placent celle du bœuf et du mouton quand elles proviennent d'animaux suffisamment engraissés. Le veau et l'agneau ne fournissent jamais qu'une viande moins nourrissante et souvent difficile à digérer.

La chair du porc vaudrait souvent celle du bœuf, n'étaient les vers parasites qu'elle renferme parfois et qui la rendent, alors, absolument insalubre. A l'état frais elle est lourde; mais convenablement salée, elle se digère facilement et se prête à diverses préparations de charcuterie qui jouent un grand rôle dans l'alimentation des marins et des habitants de la campagne.

La viande de cheval constituerait une nourriture parfaitement saine; mais elle a l'inconvénient d'être un peu coriace et de posséder une odeur forte, à laquelle les consommateurs ont beaucoup de peine à s'habituer. Aussi, dans les petits ménages, lui préfère-t-on, maintenant, les viandes de porcs et de bœufs en conserves, que l'Amérique nous expédie depuis quelque temps en quantité considérable et dont l'aspect et le goût semblent, jusqu'à présent, garantir l'excellente qualité.

Caractères des viandes de bonne qualité. — Il n'est pas toujours facile de distinguer, au premier aspect, une viande insalubre d'une viande saine et l'on devine, de quelle haute importance il serait, au point de vue de l'hygiène publique, que l'on pût toujours aisément faire cette distinction.

Dans l'un et l'autre cas, cependant, les viandes, quelles qu'elles soient, possèdent, suivant MM. Bouley et Nocart *, des caractères suffisamment tranchés pour qu'un œil exercé puisse les reconnaître, et voici, d'après ces habiles observateurs, comment ils peuvent être résumés :

La viande de bonne qualité doit être ferme au toucher, se couper facilement, avoir un grain fin et serré et fournir un jus de couleur rouge vif; son odeur doit être douce et fraîche.

La coupe de la viande permet de voir si la coloration est uniforme, si la viande ne renferme pas d'ecchymoses, d'infiltrations

* Rapport à l'Académie de médecine, 1878.

sanguines ou séreuses; elle permet surtout de se rendre compte de la répartition de la graisse.

Chez le bœuf engraissé à point, la coupe transversale d'un muscle présente, sur un fond uniformément rouge vif, une arborisation blanche très touffue, un véritable réseau à mailles très serrées et très délicates, constituant ce qu'en termes de boucherie on appelle le *marbré* ou le *persillé*.

Le persillé n'est bien visible que dans la viande de bœuf ou de vache; il manque dans les viandes de mouton et de tous les jeunes animaux. Chez le porc, il y a un certain degré d'infiltration graisseuse, constituant plutôt le marbré que le persillé.

Les morceaux de viande qui proviennent d'une région superficielle sont presque toujours recouverts d'une couche plus ou moins épaisse de graisse; si la couverture est abondante, on peut en conclure que la viande est de bonne qualité, mais il faut qu'elle soit ferme et d'une couleur blanche ou très légèrement jaunâtre.

La viande grasse est plus nutritive; elle ne contient que 30 ou 40 0/0 d'eau, tandis que la maigre en contient 60 0/0, c'est-à-dire un tiers en moins de principes nutritifs.

Si l'animal est préparé par moitié ou par quartier, la surface extérieure doit être partout recouverte d'une couche uniforme et plus ou moins épaisse de graisse blanche et ferme, la surface intérieure doit présenter la même couche de graisse, épaisse surtout autour des rognons; la plèvre et le péritoine doivent être intacts, lisses, transparents, laissant voir la teinte rosée des muscles intercostaux; s'ils manquent, c'est que le boucher les a fait disparaître pour cacher les traces d'un état maladif quelconque.

La moelle des os longs doit être ferme, solide, blanche ou jaune, beurre frais, très légèrement rosée; la moelle des os courts est rosée et se fige très rapidement.

Tels sont les signes auxquels se reconnaissent les viandes de première qualité. Quelques-uns de ces caractères, il est vrai, peuvent faire défaut sans que les viandes, pour cette seule raison, puissent être considérées comme insalubres ; mais il faudrait absolument rejeter toutes celles qui proviennent d'animaux atteints de maladies transmissibles à l'homme ; toutes celles qui présentent de graves altérations, dues aux influences atmosphériques ; celles, enfin, qui provenant d'animaux très vieux ou épuisés, n'ont plus les qualités nécessaires pour constituer un véritable aliment.

Gibier. — Beaucoup de personnes aiment le gibier ; mais il est digne de remarque que la plupart des chasseurs préfèrent le poursuivre que le manger. En revanche, les femmes, gourmandes par tempérament, en sont généralement très friandes. Il est vrai que cette chair noire, nutritive, stimulante, parfumée, convient parfaitement aux exigences de leur organisation.

Le gibier à plumes est d'autant plus nourrissant, que la chair des volatiles est d'une couleur plus foncée. La bécasse, la caille, le canard sauvage et presque tous les oiseaux aquatiques ont une viande brune, excitante, grasse, exhalant un fumet très prononcé, mais aussi, d'une digestion souvent difficile. Au contraire, la chair de la perdrix, du faisan, du ramier, d'une teinte rougeâtre, est plus légère, plus digestible, et se rapproche davantage de celle de nos gallinacés de basse-cour.

Le lièvre, longtemps considéré comme un animal impur, détermine parfois, dans certaines conditions peu connues, des indigestions sérieuses, caractérisées surtout par de violentes coliques. Je sais bien qu'il a été dit par un naïf cuisinier : « Le lapin *demande* à être écorché vif, le lièvre *préfère* attendre » ; mais je ne puis croire que les accidents causés par divers civets ou terrines, d'un excellent goût, d'ailleurs, puissent être attribués à la trop grande fraîcheur d'une pièce de gibier ; plus volontiers serais-je tenté de les mettre sur le compte de la cause contraire.

Rare autrefois, le chevreuil est servi maintenant sur les tables des plus humbles restaurants de Paris. Sa chair, médiocrement, faisandée, est d'une digestion facile; mais on ne saurait trop se méfier des sauces poivrades qui l'accompagnent ordinairement, et qui d'un mets salubre, font une préparation incendiaire, aussi désagréable au palais que nuisible à l'estomac.

Le sanglier, culinairement et spécifiquement, ne diffère du porc que par son état sauvage. Quoique un peu plus savoureuse que celle de l'animal domestique, sa chair, compacte et serrée, est toujours indigeste. Peut-être est-elle aussi moins sujette à la ladrerie, à la trichinose, à toutes ces maladies parasitaires qui, depuis quelque temps, ont jeté sur l'espèce porcine une grande défaveur.

En somme, il en est du gibier comme de tous les aliments dont on ne fait usage qu'à certaines époques de l'année. On doit en user modérément et lui préférer de beaucoup la viande de boucherie, comme base d'une nourriture quotidienne.

Volaille. — La chair blanche et de digestion facile des animaux de basse-cour peut être très avantageusement employée aussi à varier le régime alimentaire quotidien; mais il serait fastidieux et très coûteux, d'ailleurs, d'en faire continuellement usage.

Le poulet, le chapon, le dindonneau, la poularde, la dinde, convenablement engraissés, figurent, sur nos tables, au nombre des mets les plus sains et les plus justement estimés. Les grasses dindes truffées, surtout, constituent, de l'aveu de tous les gastronomes, le nec plus ultra de la bonne chère et pourtant, quelque séduisantes que soient ces plantureuses pièces, l'hygiéniste se voilant les yeux à leur aspect, doit avoir, avant tout, le courage de son opinion. Elles représentent le festin somptueux, le dîner de gala et, par conséquent, l'excès qui mène parfois à l'apoplexie, toujours à la goutte.

A part cela, cuites à point, elles sont généralement excellentes et de tous les aliments plastiques on peut les regarder comme les plus savoureux et les plus légers. La chair de volaille ne nourrit point, toutefois, comme la viande de bœuf. Trop maigre, elle est souvent coriace et trop grasse, elle ne convient qu'aux bons estomacs.

A cet égard, l'oie mérite bien sa mauvaise réputation gastronomique. Le canard même n'est point toujours parfaitement digestible et les foies si estimés de ces deux palmipèdes sont aussi très péniblement supportés, si l'on n'a mis une certaine discrétion dans leur usage.

Peu de personnes apprécient le pigeon, la pintade et la poule. La chair de ces volatiles, en effet, presque toujours exige comme celle du poisson, l'accompagnement d'une sauce qui la fasse passer.

Poissons. — La pêche est une passion instinctive; aussi les poissons ont-ils été certainement créés pour servir à notre nourriture.

La délicatesse et l'excellence de leur chair en sont les meilleures preuves; et de tout temps, le saumon, le turbot, la truite, ont été regardés, à juste raison, comme des aliments exquis.

Autrefois, des peuplades entières ne vivaient que de poissons, et, de nos jours encore, la population d'un grand nombre de villages du littoral est essentiellement ichthyophage.

L'obligation de faire maigre en carême, — c'est-à-dire de manger du poisson, — n'a donc rien d'extrêmement pénible, et l'hygiène, ici, montre clairement le bout de l'oreille, sous le dogme religieux.

C'est qu'en effet le poisson n'est pas seulement un mets agréable; ses tissus renferment encore des principes utiles à notre économie, des éléments qu'il est nécessaire d'introduire en nous et de nous assimiler.

La plupart des hygiénistes estiment à bon droit, que les poissons de rivière sont moins nourrissants que ceux de mer, mais que leur chair est d'une digestion beaucoup plus facile. Ils s'accordent à reconnaître aussi que certains poissons ou certaines parties du poisson peuvent être nuisibles par leur nature même.

Les œufs de brochet, de barbeau, sont dans ce cas. Dans les

pays chauds, sous les tropiques, quelques poissons, en dehors de toute maladie et de toute altération, empoisonnent ceux qui les mangent. Aussi, les gens de mer, avant de manger des poissons d'une espèce inconnue, en font-ils ordinairement l'essai sur des chats ou sur des poules, en leur donnant surtout à manger les intestins, le foie et le frai.

Brillat-Savarin se demande lequel doit l'emporter, au point de vue culinaire, du poisson de mer ou du poisson d'eau douce, et conclut sagement qu'un tel différend ne saurait être jugé, conformément au proverbe connu :

« Des goûts et des couleurs il ne faut point disputer. »

Ces sensations fugitives ne peuvent s'exprimer, dit-il, par aucun caractère ; il n'y a pas d'échelle pour estimer si un cabillaud, une sole ou un turbot valent mieux qu'une truite saumonée, un brochet de haut bord, ou même une tanche de six ou sept livres.

La première qualité hygiénique du poisson c'est d'être frais. Sa chair alors est ferme, ses ouïes rouges, son odeur franche et douce, sa peau brillante et nacrée. Les espèces vivant dans les étangs, les viviers et les marécages sont moins digestibles que celles des ruisseaux rapides et des rivages rocailleux.

Je ne voudrais dégoûter personne de la fameuse « friture de Seine », ni froisser sur ce point l'amour-propre des braves pêcheurs à la ligne qui passent des journées entières entre le pont des Invalides et le Jardin des Plantes, à tenter la gourmandise d'un poisson problématique ; mais je dois à la vérité d'avouer que le produit de la pêche parisienne n'est point tout ce qu'il y a au monde de plus salubre et de plus exquis. Il est bien difficile de ne point retrouver l'odeur des mégisseries, dans les gardons pêchés à l'embouchure de la Bièvre, et le goût de vase ou de lessive, aux ablettes capturées dans les parages du Pont-Neuf.

Il est incontestable qu'à volume égal, la chair de poisson est moins nourrissante que la viande de boucherie ; elle renferme, en effet, beaucoup moins d'osmazôme, mais elle contient, comme cette dernière, une grande quantité de corps gras. L'anguille, tout aliment maigre qu'elle soit, est beaucoup plus riche en graisse que la volaille la plus dodue. Le tissu graisseux s'élève chez elle à 63 0/0.

Mais un avantage que possède, sur celle des autres animaux, la chair des poissons, c'est de contenir des substances phosphorées en assez grande abondance. La physiologie moderne ayant démontré que le phosphore est l'aliment spécial du cerveau, voilà donc le poisson élevé au rang des comestibles les plus précieux et les plus nobles.

Au printemps et pendant le carême on mange encore, un animal bien voisin des poissons, la grenouille, dont les cuisses seules sont estimées chez nous. Les Allemands, dont la bouche est plus grande que la nôtre, se moquent de notre délicatesse à cet égard, et d'une grenouille ne font jamais qu'une bouchée. Mais c'est là certainement une hérésie gastronomique et physiologique, la grenouille, même entière, ne constituant jamais qu'un bien maigre aliment.

Crustacés. — Plus appétissants sont les crustacés marins et d'eau douce, le homard, la langouste, la crevette, l'écrevisse, que leur excellente saveur place au rang des aliments recherchés. Le homard, particulièrement apprécié des gastronomes, est remarquable par sa chair blanche, dense et serrée, d'autant plus excitante qu'on l'associe, presque toujours, à des condiments fortement relevés de poivre et de moutarde. L'écrevisse des ruisseaux est surtout bonne à manger en mars et en avril; sa chair pilée sert à préparer un potage spécial, la *bisque d'écrevisses,* très stimulant et fort en vogue dans les restaurants de Paris. Les crevettes et les salicoques, plus fines que l'écrevisse, ont une saveur salée très agréable. Tous ces crustacés, pourtant sont, plus ou moins lourds à l'estomac et peuvent, comme les moules, occasionner, à certaines époques de l'année, de violentes indigestions accompagnées d'urticaire.

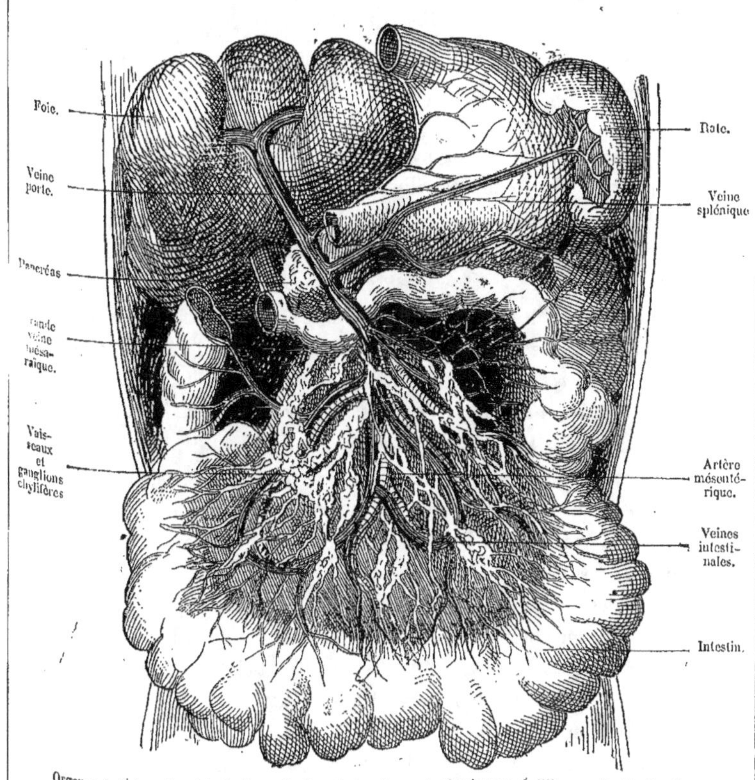

Organes de l'absorption intestinale. — Système de la veine porte et vaisseaux chylifères pendant la digestion

Mollusques. — Huîtres. — Il n'est plus donné à tout le monde de manger des huîtres, et pourtant ce précieux mollusque jouit depuis si longtemps d'une telle vogue, que l'on ne saurait le passer sous silence, en écrivant l'hygiène de l'alimentation.

Les gourmands ont une grande loi pour juger de sa valeur gastronomique; « il ne faut en manger, disent-ils, que durant les mois dont le nom contient un R. » Et les huîtres, en effet, sont malsaines ou médiocres, de mai en août, pendant toute la saison du frai.

L'huître de bonne qualité doit être de grandeur moyenne, charnue sans excès, ferme et fraîche, exempte de toute mauvaise odeur, baignée, enfin, d'une eau limpide, agréablement salée.

Dans ces conditions, le mollusque, épanoui dans sa coquille, résiste quand on l'ouvre, et se crispe rapidement, quand on l'arrose de jus de citron.

Les huîtres les plus délicates sont celles d'Ostende, bien qu'on les ait définies « les huîtres des gourmets qui ne les aiment pas. » Les *vertes,* de Marennes, jouissent d'une juste réputation; l'huître *pied de cheval,* l'espèce la plus grosse et la plus commune, est aussi la moins estimée.

Recueilli sur le banc même où il a pris naissance, le mollusque est toujours moins agréable au goût, que lorsqu'il a séjourné dans un parc. C'est dans les parcs de Marennes, peuplés en grande partie de jeunes huîtres nées dans le bassin d'Arcachon, que celles-ci prennent leur teinte verte caractéristique, coloration maladive, qui prouverait que l'animal ainsi séquestré, se fait au moins *beaucoup de bile,* s'il n'est point atteint, comme le pense M. Coste, d'une véritable maladie du foie.

Malade ou non, l'huître verdie de la sorte, est cependant excellente à manger, tandis qu'il n'en est pas de même si elle a été colorée en vert par le cuivre, comme il arrive quelquefois, quand elle a, par hasard, adhéré à la coque d'un navire.

Le bassin de la Corne-d'Or, à Constantinople, où mouillent de nombreux vaisseaux, possède encore la spécialité de ces huîtres toxiques; mais il n'est pas rare d'en prendre aussi sur nos côtes, et plusieurs médecins français ont écrit, à ce sujet, d'intéressants mémoires. Il est vrai que les uns contredisent un peu ce qu'affirment les autres; au cas, cependant, où l'on soupçonnerait la présence du sel vénéneux dans une huître, on pourrait s'en assurer en introduisant dans les chairs du mollusque une fine aiguille d'acier. Sous l'influence de l'eau salée, le cuivre formerait un dépôt d'un brun rougeâtre sur l'aiguille : et celle-ci ne perdrait rien de son éclat, si l'animal soumis à l'expérience n'était point intoxiqué.

Moules. — Les *moules*, plus populaires, offrent les mêmes inconvénients. Elles nourrissent mieux que les huîtres; mais leur digestion est plus pénible, et les traditionnels parieurs que l'on voit manger, sans qu'il y paraisse, des vingt douzaines d'huîtres, ne répéteraient point sans danger le même jeu avec des moules.

Ces mollusques, dans certaines circonstances et suivant les tempéraments, occasionnent même des accidents tout à fait particuliers. Peu de temps après leur ingestion, un violent malaise se déclare, accompagné d'un abattement extrême, d'anxiété, de pesanteur à l'estomac, d'étouffement, de nausées, d'un mal de tête pouvant aller jusqu'au délire, de spasmes, de convulsions; enfin, d'une éruption subite, sur divers points du corps, de rougeurs et d'élevures cuisantes, analogues à des piqûres d'ortie.

Ces symptômes, à vrai dire, ne se montrent pas toujours avec la même intensité, mais très communément on observe l'indigestion et l'apparition de l'*urticaire*. Il est rare, aussi, qu'ils exposent le malade à un danger sérieux. L'administration d'un vomitif et de quelques gouttes d'éther ou d'eau de mélisse, suffisent ordinairement à les dissiper.

Outre les huîtres et les moules, les populations du littoral mangent encore un grand nombre d'autres mollusques, se rapprochant plus ou moins, au point de vue alimentaire, de l'un ou l'autre des deux types que nous venons d'étudier. A Marseille, ce sont deux espèces de *vénus,* connues sous les noms de *praïres,* de *clovisses,* d'*arseilles,* etc. A Bordeaux, c'est la *bucarde,* ou *palourde,* du bassin d'Arcachon; ailleurs, le *pétoncle pileux,* la *mye des sables,* la *donace des canards,* la coquille de *Saint-Jacques,* etc.

Toutes ces espèces, de même que l'huître et la moule, se mangent crues ou cuites; mais la cuisson en coagulant d'albumine de leurs tissus, les rend toujours plus indigestes.

Escargots. — Le seul mollusque terrestre digne d'être servi sur une table, est ce sympathique *escargot des vignes*, dont les Romains faisaient jadis le plus grand cas. L'escargot est mangé toujours cuit, et fournit alors un aliment salubre, très en vogue dans les petits restaurants, et chez les marchands de vin de Paris. Ces mollusques se nourrissant impunément de plantes vénéneuses, il serait téméraire de faire usage, sans les avoir laissé se dégorger par un jeûne préalable, de ceux que l'on pourrait avoir recueilli dans les champs.

Dans certains pays, on mange, outre l'*hélice vigneronne*, beaucoup d'autres espèces plus petites, mais non moins savoureuses.

On prépare encore, avec les escargots, la pâte pectorale et le sirop de limaçons, utiles contre les affections pulmonaires. L'huître elle-même devient parfois un médicament et bon nombre de malades, atteints de gastralgie ou de dyspepsie, n'ont eu qu'à se féliciter de s'être adressés à l'écaillère, plutôt qu'au pharmacien.

Substances animales. — On ne trouve, dans la nature, que deux aliments complets, c'est-à-dire deux substances qui réunissent en elles tous les principes nécessaires à notre organisation, et puissent à la rigueur, suffire seules à notre existence.

Ce sont les *œufs* et le *lait*.

Œufs. — Sous un petit volume, les œufs sont très nourrissants quand ils sont frais. On les sert accommodés de bien des façons sur nos tables. Cuits à la coque, en omelette, ou sur le plat, on les digère facilement. Quand ils sont durs, leur digestion est plus pénible.

Les œufs conviennent surtout aux enfants, aux femmes, aux convalescents, mais ils n'offriraient point aux ouvriers, qui se livrent à de rudes travaux, une nourriture suffisamment réparatrice.

Les œufs de poule sont les plus répandus ; on mange aussi quelquefois, ceux de cane et de dinde ; mais les gastronomes raffinés ont une prédilection marquée pour ceux de faisan, de mouette et de vanneau, qui sont, en effet, d'une parfaite délicatesse.

Dans toutes les fermes de nos campagnes, on recueille régulièrement les œufs pour les vendre à la ville ; il en vient, de tous côtés, d'énormes quantités à Paris, qui, d'ailleurs, loin de tout consommer, en expédie une bonne partie vers l'Angleterre.

Au bout de peu de temps, les œufs perdent de leur fraîcheur et deviennent d'une conservation difficile. Bien souvent alors, placés dans un vase plein d'eau, ils surnagent, ou présentent des vides à l'intérieur quand on les *mire* au-devant de la flamme d'une bougie. Pour les garder frais aussi longtemps que possible, on les enfouit dans du son ou de la cendre, on les enduit d'un lait de chaux ou d'une couche de vernis, etc., procédés qui tous ont pour but d'empêcher la pénétration de l'air dans l'œuf, par l'obturation des pores de la coquille.

Lait. — Il n'est point difficile de prouver la grande importance du lait au point de vue alimentaire. Tout le monde sait que le nouveau-né, durant sa première année, ne pourrait recevoir une meilleure nourriture. Ce liquide convient moins à l'adulte et au vieillard, dont les organes exigent un aliment beaucoup plus réparateur ; mais il rend graduellement leurs forces aux convalescents, et souvent même la santé parfaite aux malades atteints d'affections aiguës ou chroniques de l'appareil digestif.

Les qualités du lait varient avec les différentes espèces d'animaux qui les fournissent. C'est ainsi que la vache donne un lait très sucré, sans odeur désagréable, d'une saveur douce et d'un arome tout spécial. Le lait de chèvre est plus odorant, un peu moins doux, mais particulièrement tonique. Le lait d'ânesse, clair et léger, se digère très aisément et jouit de propriétés adoucissantes et pectorales.

Toutes les personnes ne s'habituent point à l'usage du lait. Aux estomacs délicats, ce liquide, employé pur, cause souvent des aigreurs, et son mélange avec le café, quoiqu'il constitue le déjeuner matinal d'une bonne partie de la population française, ne convient pas non plus à tous les tempéraments.

La nourriture et le mode de vivre des animaux influent considérablement aussi sur les qualités du lait. A cet égard, les vaches, les chèvres et les ânesses nourries à Paris, ne donnent qu'un produit inférieur, tandis que les troupeaux vivant en pleine liberté dans les pâturages herbeux des montagnes, au cœur de l'été, fournissent une substance crémeuse, nourrissante, parfumée, bien supérieure à la précédente.

Quand il est pur, le lait, quelle que soit sa provenance, contient toujours une certaine quantité de crème. C'est là sa richesse, et le lait est d'autant meilleur, qu'il est plus crémeux. Par le repos, la crème se sépare lentement de la partie fluide du lait, et flotte à sa surface. Dans certains pays on active cette séparation en chauffant légèrement le lait dans de grandes jattes, et l'on enlève, après le refroidissement, à l'aide d'une écumoire, une couche épaisse d'une crème abondante et délicieuse.

Dans les campagnes, à quarante ou cinquante kilomètres autour de Paris, les fermiers envoient généralement tout leur lait sur les marchés ou dans les crémeries de la capitale. Il en arrive en abondance de la Brie et de la Normandie surtout, qui nous expédie pareillement les beurres estimés d'Isigny et de Gournay. La Bretagne fournit aussi son contingent, et son beurre de la Prévalaye jouit entre tous les autres d'une réputation méritée.

Crème. — Beurre. — La crème, au point de vue hygiénique, présente toutes les qualités du lait. Elle est seulement d'une digestion un peu plus difficile, à moins qu'elle ne soit mêlée, comme on le pratique d'habitude, à du chocolat, à du café, à des fruits ou simplement aromatisée d'une liqueur alcoolique.

Le beurre, qui le plus souvent en dérive, ne possède plus au contraire, les mêmes propriétés. C'est un corps gras généralement employé à la préparation des aliments, d'autant meilleur qu'il est plus frais, mais lourd à digérer comme toutes les matières grasses. Convenablement salé, le beurre se conserve longtemps et remplace parfaitement le beurre frais, pour les besoins de la cuisine. On peut avantageusement le donner en tartines épaisses aux enfants délicats, comme un succédané de l'huile de foie de morue.

Fromages. — Certains fromages blancs et frais ne diffèrent point par leurs qualités hygiéniques de la crème ou du lait ; mais la plupart de ces produits alimentaires possèdent, après une longue fermentation, une force, une âcreté particulières, qui les rendent fort irritants pour la muqueuse de la bouche et de l'estomac. Pris en petite quantité à la fin du repas, les fromages forts stimulent toutefois assez favorablement les estomacs paresseux et bien des personnes seraient incapables de digérer sans leur secours. Aussi, dans un dîner, quel qu'il soit, l'usage veut-il que le fromage figure toujours au dernier service. « Un dessert sans fromage, a dit Brillat-Savarin, est une belle à qui il manque un œil. »

Préparations culinaires. — **Bouillon.** — De toutes les préparations culinaires, le bouillon est une des plus nourrissantes, parce qu'il contient toutes les parties utiles de la viande qui a servi à sa préparation. C'est l'aliment par excellence des malades, des convalescents, des personnes dont l'estomac est plus ou moins délicat ou fatigué.

Le *thé de bœuf*, préparé, selon la méthode anglaise, en faisant infuser dans l'eau des morceaux de filet de bœuf dégraissé, convient surtout aux valétudinaires. Le bouillon de poulet quoique très léger, peut être néanmoins administré pour soutenir les forces dans le cours d'une maladie fébrile ; le bouillon de veau, moins nourrissant encore, agit surtout comme rafraîchissant et laxatif.

Potage. — **Soupe.** — Avec le bouillon, dans tous les ménages on fait des potages aux légumes, de la soupe au pain, etc., préparations traditionnelles, qui pour quelques détracteurs, comptent, en somme, beaucoup de partisans.

Les ouvriers, les paysans, les soldats se régalent d'une bonne soupe aux choux bien trempée et se trouvent fort bien de son usage. La soupe, cependant, ne possède point toutes les hautes qualités qu'on lui attribue. C'est un aliment bien composé, nourrissant, mais dont on peut, à la rigueur se passer, sans en souffrir aucunement.

Gelées. — Jus de viandes. — La viande bouillie a généralement laissé dans l'eau où elle a cuit, non seulement une grande partie de ses principes nutritifs, mais aussi son agréable saveur. Rôtie, au contraire, elle conserve la majeure partie de son jus, c'est-à-dire un suc très nourrissant, contenant en abondance le principe savoureux des viandes connu sous le nom d'*osmazôme*.

Le jus qui ruisselle d'un rôti pendant la cuisson, se prend en gelée par le refroidissement et constitue aussi un aliment très tonique sous un petit volume, convenant bien aux malades, aux jeunes gens affaiblis, à toutes les personnes affligées d'un mauvais estomac.

Les gelées de viande que préparent les charcutiers avec les tendons et les jarrets des animaux, doivent surtout leur consistance à la gélatine qu'elles renferment et sont bien moins nourrissantes que le véritable jus.

Sauces. — Roux. — Fritures. — Ces divers éléments des viandes, associés au beurre, au jaune d'œuf, à la farine de froment, etc., servent à composer un grand nombre de préparations désignées sous le nom de *sauces* et servant d'accompagnement aux pièces rôties ou bouillies.

Toutes les sauces ne sont point de digestion facile. Il en est même d'absolument lourdes, telles que les *roux,* les *fritures,* les *sauces à l'oignon,* toutes celles, enfin, dont le beurre ou la graisse forment la base, ou qui sont trop chargées de principes féculents.

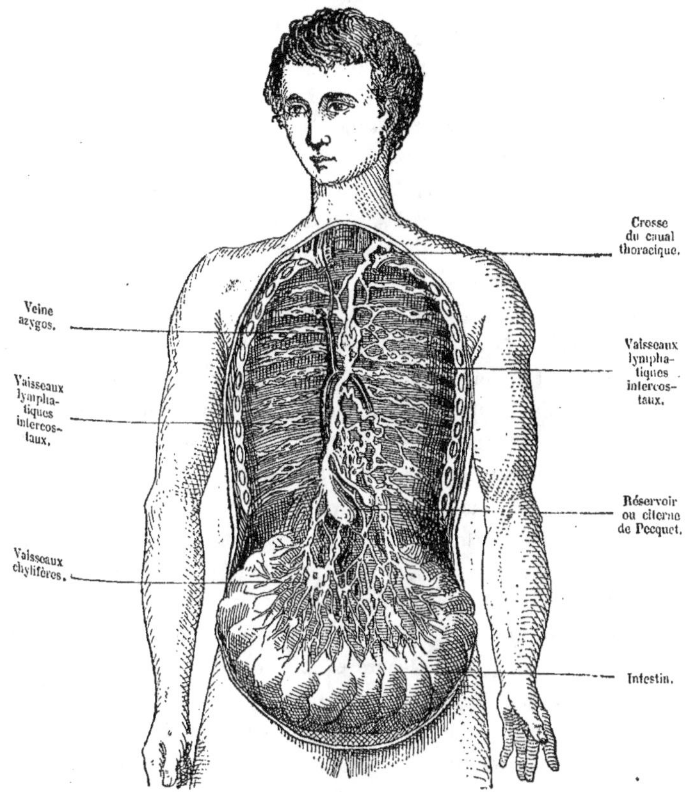

Appareil de l'absorption intestinale. — Canal thoracique et ses affluents.

FÉCULENTS ET FARINEUX.

Céréales. — **Pain**. — Si la nature, en nous plaçant sur la terre, ne nous eût donné les *céréales* et l'instinct de les cultiver, il est probable que notre malheureuse race, faute d'aliments, s'y fût promptement éteinte.

Aussi, dès la plus haute antiquité, l'homme a-t-il connu le blé, pratiqué l'agriculture, pétri et fait cuire du pain. Plus tard, en même temps que le froment, il a cultivé le seigle, le blé noir ou sarrasin, le riz, l'orge, l'avoine, le millet, le maïs, etc., et ces richesses alimentaires lui ont permis d'assurer définitivement sa subsistance sur tous les points du globe.

Les graines des céréales, à part peut-être, celles du riz, sont rarement mangées entières. Le plus souvent elles sont broyées, moulues, réduites en *farine* et servent, sous cette forme, à la confection de divers produits dont le plus utile est le *pain*.

Le bon pain de froment est la base de toute sérieuse nourriture. C'est l'aliment par excellence, celui dont on ne se rassasie jamais. Sa croûte doit être d'un beau jaune doré, lisse, sans crevasses. Sa mie, parfaitement blanche, spongieuse et très aérée. Cuit à point et bien levé, le bon pain de froment doit se dessécher sans se moisir, contrairement au pain de seigle, qui, plus humide, presque toujours se couvre de moisissures en vieillissant.

Le pain chaud, quoique très appétissant, présente l'inconvénient d'être d'une digestion difficile ; aussi le pain rassis d'un jour doit-il être préféré, pour l'alimentation quotidienne. La croûte du pain, quand elle est tendre et bien dorée, est plus agréable à manger et plus digestible que la mie. Celle-ci, comme tous les aliments farineux ou féculents, occasionne parfois aux estomacs délicats, des dyspepsies flatulentes fort pénibles. Le pain de seigle ou *pain bis,* et les galettes de sarrasin en usage dans les campagnes, sont moins nourrissants que le pain de froment. Ils sont aussi plus lourds à digérer, produisent beaucoup de résidus et relâchent certaines personnes.

Riz, Maïs, etc. — Autant et plus peut-être que le blé, le riz est utile à l'alimentation humaine et s'il n'est qu'un accessoire dans nos climats, il constitue en Orient, en Afrique et dans les régions méridionales de l'Europe, la principale nourriture d'un grand nombre de populations. Loin de présenter les inconvénients qu'on lui attribue, d'être échauffant et d'une digestion difficile, le riz, au contraire, convient aux estomacs délicats et n'exerce aucune fâcheuse action sur les voies digestives.

Le maïs, usité surtout en bouillie, le millet, l'avoine et l'orge contribuent aussi, dans une certaine proportion à la nourriture des paysans. Mais la farine de ces céréales est déjà plus grossière, et celle du maïs est parfois altérée par un champignon microscopique dont la présence dans l'économie paraît être la cause d'une maladie cutanée, la *pellagre,* assez fréquente dans nos départements méridionaux.

Pommes de terre. — Il suffit de nommer la pomme de terre, pour évoquer le souvenir des inappréciables services rendus depuis un siècle par la bienfaisante *parmentière,* aux populations des villes et des campagnes. La pomme de terre, croissant partout, a rendu la famine impossible dans tous les pays où elle est cultivée. Excellente au point de vue hygiénique, elle n'est guère contraire qu'aux dyspeptiques dont elle augmente beaucoup les flatuosités. Elle se prête, d'ailleurs, aux préparations culinaires les plus variées et constitue, simplement cuite à l'eau, un véritable « petit pain tout fait » ; aussi remplace-t-elle le pain de froment sur la plupart des tables anglaises.

Légumes secs. — La farine contenue dans les pois, les haricots, les fèves, les lentilles, quoique très flatulente et peu propice aux estomacs délicats, est extrêmement nourrissante et profitable aux personnes qui jouissent d'une bonne digestion. Les graines légumineuses, en effet, contiennent une notable quantité d'azote, et leur principes hydro-carbonés se transforment facilement en graisse dans l'économie. A ce point de vue, les féculents et les farineux ne conviennent pas, du reste, aux personnes dont la constitution tendrait à l'obésité. La farine de la châtaigne et les fécules de certaines racines exotiques, le tapioca, le salep, l'arrow-root, etc., possèdent les mêmes propriétés hygiéniques et malheureusement aussi les mêmes inconvénients.

ALIMENTS HERBACÉS.

Primeurs. — D'elle-même, et sans que nous ayons d'autre peine à prendre que d'observer attentivement ses manifestations, la nature nous indique toujours clairement à quelles règles hygiéniques nous devrions soumettre les besoins matériels de notre existence.

Voyez-la s'efforcer, au printemps, de nous fournir, dans des proportions incalculables, toutes les substances alimentaires dont il serait sage, sans doute, que nous fissions presque exclusivement usage à cette époque de l'année.

Petits pois, pommes de terre, artichauts, asperges, légumes herbacés de toute espèce, se hâtent de sortir du sol pour foisonner bientôt sur nos marchés. Ce sont encore des *primeurs,* c'est-à-dire les premières œuvres de ces collaborateurs tout-puissants, la terre et le soleil; mais ces produits, quelque prématurés qu'ils soient, n'en possèdent pas moins une saveur exquise, contrairement aux ouvrages des hommes, qui sont rarement bons s'ils n'ont été mûris.

Bien des personnes, cependant, et dans le nombre quelques médecins, se demandent encore s'il est réellement hygiénique de manger des primeurs, et s'il est bien aussi dans les intentions de la nature que les légumes soient arrachés à la terre, avant d'avoir acquis un certain développement?

Assurément, en cette matière, plus qu'en tout autre peut-être, on voit journellement se produire, par gloriole ou par caprice, d'étranges abus. Il est au moins puéril, sinon malsain, de manger des petits pois nouveaux au cœur de janvier; mais, en plein avril, l'usage du même légume est déjà très excusable, j'ajouterai même, très recommandable aux personnes qui ne sont point tenues à l'économie.

Les jeunes asperges et les pommes de terre nouvelles ne présentent pas plus d'inconvénients ; et comme elles sont bien plus savoureuses, dans leur premier âge, qu'à l'époque de leur développement parfait! Il est vrai qu'en vieillissant elles acquièrent des propriétés qui leur manquent quand elles sont prématurément récoltées; mais, en devenant plus riches en principes nutritifs, elles perdent aussi certaines qualités parfois avantageuses, telles, par exemple, que la présence d'une plus grande quantité d'eau, et la faculté précieuse d'être plus facilement digérées par les estomacs délicats.

Il est bien rare d'ailleurs, quand un produit végétal ne doit être comestible qu'à maturité, qu'il ne soit pas jusqu'à ce moment plus ou moins mauvais à la bouche. Voyez la plupart des fruits. Il est impossible d'y goûter avant l'heure où ils doivent être cueillis. C'est le contraire chez les légumes. Vous les trouverez d'autant plus tendres et plus doux, qu'ils sont plus nouveaux. L'usage des primeurs nous semble donc très nettement indiqué par ces faits remarquables, et l'hygiène, sur ce point comme sur bien d'autres, donne certainement la main à la gastronomie.

Avantages des légumes verts. — Il est en somme, excellent de manger des légumes frais, du printemps à l'automne, aussi longtemps que la culture potagère peut nous en fournir. L'alimentation exclusivement animale, à peine supportable en hiver, deviendrait, durant les temps chauds, fatalement nuisible.

Nécessairement, il convient de tempérer son action par l'emploi des légumes herbacés, qui, sans alimenter le sang, lui portent toutefois d'utiles matériaux, et le rafraîchissent.

L'asperge est excellente en ce cas; mais ce légume, toujours recherché, n'est malheureusement point accessible à toutes les bourses. La chicorée, la laitue, l'oseille, les épinards, ne sont que rafraîchissants et très digestibles, les épinards surtout, que l'on a surnommés le *balai de l'estomac*. Il existe un peu plus de substance nutritive dans les pois, les haricots verts, les navets, les choux, les carottes ; mais il n'est de légumes véritablement nourrissants que la pomme de terre et les graines des légumineuses féculentes, dont la pulpe, je l'ai déjà dit, fournit une farine presque aussi riche que celle des céréales en principes alimentaires.

Il ne serait point hygiénique, cependant, de se contenter d'une nourriture exclusivement végétale! L'homme est essentiellement omnivore et doit mettre à contribution, pour le service de son estomac, tout ce que lui offrent de ressources, les trois règnes naturels. C'est à son intelligence à discerner, dans cet ensemble, ce qui peut être véritablement profitable à son corps ; à son génie à découvrir les moyens d'améliorer et de perfectionner son alimentation quotidienne.

FRUITS.

Il semble que tout le monde devrait s'accorder à reconnaître, dans les fruits, un des biens les plus précieux de la nature. Il n'en est rien ; et ces excellents produits de la terre et du soleil ont aussi leurs détracteurs. » — Les fruits appauvrissent le sang, dit l'un. — Ils donnent la dysenterie, fait l'autre. — Ils engendrent les vers, ajoute un troisième, » et voilà les fruits condamnés en masse, sans autre forme de procès.

Ce n'est point tout à fait sans fondements, sans doute, que sont journellement portées d'aussi graves accusations. Mais les fruits sont-ils réellement coupables, et ne devrait-on pas attribuer plutôt les accidents réels qu'ils déterminent quelquefois, à la déplorable manie que nous avons de vouloir croquer quand même, en juillet, ce qui ne doit être salutaire et bon qu'en septembre ?

Aujourd'hui, dans les grandes villes, une surveillance bien entendue, empêche la mise en vente sur le marché, des fruits qui pourraient être nuisibles à la santé publique : mais, dans les campagnes, n'est-ce pas surtout à la saison des prunes vertes, qu'éclatent les inflammations graves du tube digestif?

Caractères des fruits mûrs. — La première qualité d'un fruit c'est d'être mûr, comme celle d'une viande d'être cuite à point. A ce moment seul, un parfait équilibre existe entre les éléments acides et les principes sucrés de son tissu. Alors seulement, sa pulpe, convenablement amollie, est accessible aux sucs normaux de la digestion.

A mesure qu'il se développe, le fruit perd en acidité ce qu'il gagne en douceur, et ce travail naturel de transformation, que l'homme ne devrait point interrompre, cesse de lui-même au moment opportun, quand le fruit mûr se détache et tombe.

Fruits acides et fruits sucrés. — Suivant qu'ils sont âpres ou sucrés, les propriétés alimentaires des fruits sont toutes différentes. Les premiers irritent souvent le tube intestinal; les seconds sont toujours d'une digestion laborieuse. La prune trop acide détermine l'entérite et la dysenterie; le melon trop doux neutralise, par son liquide sucré, l'indispensable action du suc gastrique.

Il serait facile de grouper les fruits selon leur saveur, car la nature prévoyante, pour répondre à nos besoins divers, en a créé d'âpres et de doux, comme elle en avait produit aussi, dans un autre but, à pulpe farineuse ou féculente.

Les fruits *acides,* — et la plupart le sont avant leur maturité, — rafraîchissent quand on en use modérément, deviennent laxatifs quand on en continue l'usage, et finissent par être irritants quand on en fait abus.

Les fruits *sucrés,* pectoraux et nourrissants, présentent, en outre, l'avantage de pouvoir être conservés, et, sous ce nouvel état, peut-être sont-ils plus salubres encore.

Ces différentes qualités des deux sortes de fruits, justifient bien l'habitude instinctive que l'on a, dans certains pays, de manger un peu de pain avec un fruit acide, et de boire un peu de vin après un fruit sucré. C'est une pratique rationnelle et des plus hygiéniques, dont les tempéraments délicats n'auront qu'à se louer.

Usage des fruits suivant les tempéraments. — Il faut bien reconnaître, en effet, que les fruits ne conviennent pas également à toutes les personnes. Généralement, les acides agissent avec beaucoup plus d'activité sur les sujets lymphatiques, et l'on peut constater que ceux-ci préfèrent naturellement les fruits doux et pectoraux, tandis que les personnes robustes et pléthoriques ont au contraire une prédilection marquée pour les baies rafraîchissantes.

Les femmes, à vrai dire, ont toujours été, depuis notre mère Ève, de telles « croqueuses de pommes », que malgré l'acidité de ces fruits, ce sont presque toujours les jeunes filles pâles, anémiques, débilitées, qui paraissent les manger avec le plus de plaisir ; mais il ne faut point voir à cela une contradiction à ce que nous venons de dire. Ces mêmes jeunes filles raffolent de cornichons, de pickles, de vinaigre ; et c'est uniquement à la pauvreté de leur sang que l'on doit attribuer cette perversion du goût.

Les acides contenus dans les fruits étant, en partie, éliminés de l'économie, avec les liquides sécrétés par les glandes, les nourrices doivent s'abstenir de crudités, parce qu'en ce cas, elles ont tout l'agrément du fruit, et le nourrisson... les coliques.

Desséchés ou cuits, les fruits, même les plus âpres, ne présentent plus ces inconvénients, et c'est presque toujours ainsi que les médecins les ordonnent. Ils entrent encore sous cette forme, dans la préparation des sirops, des tisanes, des robs dont on faisait autrefois grand usage, et l'on sait qu'il était déjà prescrit, au temps du bonhomme Argan, de manger, le soir, de petits pruneaux pour « lâcher le ventre ».

Les fruits crus, toutefois, et particulièrement les raisins, sont aussi recommandés, dans certains cas, pour déterminer une purgation douce, mais leur usage est alors soumis à des règles précises, que le consommateur doit suivre de point en point.

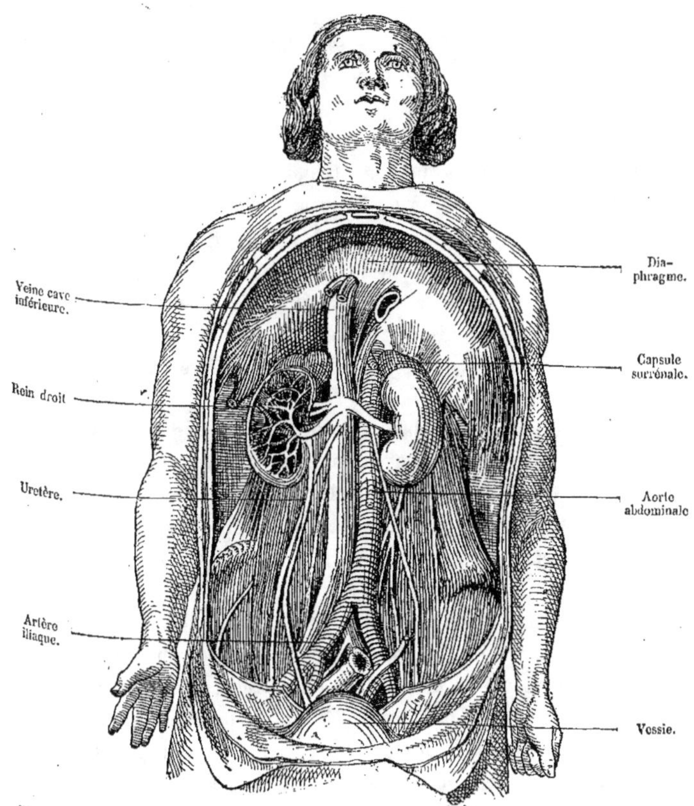

Ensemble de l'appareil urinaire, servant à l'élimination de l'eau et à la dépuration du sang, après la digestion.

Usage thérapeutique des fruits. — **Cure de raisin.** — Je plains sincèrement le buveur au goût dépravé, qui dédaigneusement s'écriait, en refusant une superbe grappe de raisin : — « Je ne prends pas mon vin en pilules. »

Tant pis! car le vin en pilules vaut souvent beaucoup mieux

que le vin en bouteille, et je sais bien des malades qui s'accommoderaient fort de ces pilules-là.

Mais, si le raisin n'est point, malheureusement, une panacée, au moins peut-on le considérer comme un auxiliaire utile dans le traitement d'un grand nombre de maladies, et même, dans certains cas, comme un médicament véritable.

Si l'on tient compte, en effet, de sa composition intime, il est juste de lui faire une place, au point de vue nutritif et thérapeutique, entre le lait et les eaux minérales les plus riches, le jus du raisin mûr ressemblant à celles-ci par les sels qu'il tient en dissolution, à celui-là par ses matières albumineuses et sucrées.

Il serait difficile d'obtenir artificiellement une préparation plus parfaite, une combinaison de substances plus assimilables, et la *cure de raisin* mérite bien réellement la vogue dont elle jouit dans quelques pays depuis un grand nombre d'années.

Mais, tandis que nous possédons en France les meilleurs vignobles, c'est, au contraire, en Suisse et en Allemagne que la cure de raisin est surtout en usage, rationnellement pratiquée par les malades, et judicieusement conseillée par les médecins. Dans nos provinces du centre et du Midi, cependant, les populations connaissent et suivent d'*instinct* cette médication naturelle. Il est vrai que bien des personnes, en ce cas la pratiquent sans nécessité, simplement parce que c'est la mode, et que cette thérapeutique, ordinairement bienfaisante, présente alors moins d'avantages que d'inconvénients.

Que de fois d'absurdes paris s'engagent, entre les amateurs, sur la quantité de raisins à absorber en une matinée!

On se gorge, on s'emplit, on se gonfle de « purée septembrale », et trop souvent alors, une dysenterie, une gastrite, une entérite graves terminent ces dangereuses plaisanteries.

Dans les pays où elle est réglementée par les ordonnances

médicales, la cure de raisin est souvent comparée à la cure de petit-lait. Mais que la première serve ou non de complément à la seconde, c'est toujours au moment de la maturité des *chasselas*, et surtout avec les fruits de cette espèce, qu'il convient de l'entreprendre.

On débute, généralement, par une livre de raisins, pris le matin à jeun, — en ayant soin d'en rejeter les pépins et les pellicules, — pour s'élever graduellement, suivant la nature de la maladie, la constitution individuelle et les effets obtenus, jusqu'à six, huit ou dix livres par jour, divisées en trois rations, deux le matin, avant le déjeuner, la troisième au repas du soir.

Après quelques jours de ce régime, le raisin agissant d'abord sur le tube digestif, puis sur le sang lui-même, les plus heureux effets physiologiques ne tardent point à se manifester. L'appétit augmente, les digestions sont plus faciles, les fatigues moins pénibles, et l'assimilation plus parfaite des substances alimentaires amène un notable embonpoint.

Indications de la cure de raisin. — La cure de raisin peut donc compléter aussi bien et souvent beaucoup mieux que la cure thermale, le traitement rationnel d'un grand nombre de maladies chroniques. Elle peut interrompre, au grand profit du malade, une médication depuis longtemps suivie et tendant à s'émousser par l'habitude.

C'est surtout à la suite des traitements actifs dirigés contre les congestions cérébrales, les engorgements de la rate, les excrétions pierreuses des reins et du foie, les hydropisies symptomatiques des affections du cœur, etc., que la dérivation intestinale déterminée par l'usage du raisin à haute dose sera d'une véritable efficacité.

Les enfants lymphatiques et souffreteux, les femmes anémiques et nerveuses de nos villes, que des chagrins de cause purement physiologique, tourmentent si souvent, se trouveront également bien de ce facile et doux régime.

Il n'est pas, enfin, jusqu'au ventre du gastronome, délabré par les pénibles digestions de chaque jour, jusqu'à l'estomac du buveur, corrodé par l'alcool des liqueurs douteuses, que ne puisse régénérer le jus franc et pur du raisin.

Peut-être même, alors, serait-il aussi juste que sage de condamner le malade, — j'allais dire le coupable, — à l'usage exclusif et prolongé de ces pilules aromatiques, sucrées, translucides, idéales, que le pharmacien le plus habile ne saurait imiter.

MATIÈRES GRASSES.

Graisses, huiles, etc. — Les substances grasses d'origine animale ou végétale, les graisses, les huiles, les beurres, sont toutes plus ou moins indigestes et provoquent, souvent, des embarras gastriques bientôt caractérisés par des renvois acides et la perte complète de l'appétit.

La graisse de bonne qualité doit être récente, homogène et parfaitement blanche. Ce n'est qu'en vieillissant qu'elle jaunit et rancit.

Quand ils séjournent, quelque temps, dans des vases ou des ustensiles de cuivre, les corps gras attaquent, très promptement, le métal et déterminent alors la formation d'une épaisse couche de vert-de-gris dont l'absorption pourrait être suivie d'accidents graves. Il importe donc de ne jamais laisser se refroidir un aliment gras dans une casserole mal étamée.

Les graisses de volaille sont les plus fines et les plus digestibles; le lard et la graisse de porc les plus difficiles à digérer. Les huiles usitées dans l'art culinaire sont celles d'olive, d'œillette et de noix; mais on les mélange souvent, dans le commerce, à l'huile de sésame, de colza, de noisettes et de chènevis. Elles sont toutes, d'une digestion d'autant plus facile qu'elles sont plus fraîches. En cuisant ou rancissant elles acquièrent des propriétés irritantes qui rendent la cuisine à l'huile insupportable à un grand nombre d'estomacs.

CONDIMENTS ET ALIMENTS DIVERS.

Sous les dénominations de condiments ou d'assaisonnements on désigne toutes les substances qui servent à relever, adoucir ou modifier la sapidité des mets les plus usuels.

Certains condiments sont sucrés, d'autres salins, d'autres acides. Il en est que l'on emploie simplement pour aromatiser une sauce ; il en est, enfin, que l'on associe aux aliments en proportion suffisante pour qu'ils puissent, eux-mêmes, compter pour une part importante dans l'alimentation.

Sel. — Le *sel* est de tous les condiments le plus utile, car il est indispensable à la conservation de la santé, peut-être à l'entretien de la vie. La nourriture quotidienne d'un adulte n'en contient pas moins de 15 à 30 gram. et chacun de nous doit en absorber, en moyenne, 4 kilos par an. Au point de vue hygiénique, le sel gris, plus impur, me semble préférable au sel blanc qu'un lavage, excessif peut-être, a tout à fait débarrassé des iodures et des bromures pareillement contenus dans l'eau de mer.

Sucre. — Les usages du sucre sont, comme on sait, des plus nombreux ; mais cette substance, de première nécessité aujourd'hui, n'est pas sans inconvénients quand on en fait, d'habitude, une consommation exagérée.

Outre que le sucre agace et carie les dents, il dessèche les voies digestives, fait perdre l'appétit tout en augmentant la soif, et quelquefois provoque le diabète. On ne doit donc pas laisser les enfants manger à leur gré, des bonbons ou des sucreries. Non seulement ces friandises nuiraient directement à leur santé, mais encore elles leur feraient bientôt trouver mauvais tout aliment qui ne contiendrait pas du sucre.

Chocolat. — Composé de cacao torréfié, de sucre et souvent aussi de diverses fécules, le chocolat constitue moins un condiment qu'un aliment véritable. C'est une substance fort agréable au goût et très nourrissante, mais parfois d'une digestion difficile, en raison de la grande quantité de matière grasse qu'elle peut contenir. Dans un grand nombre de ménages, on prend surtout le chocolat préparé à l'eau ou au lait, au déjeuner du matin. Les Espagnols et les Italiens en consomment beaucoup et l'emploient, mêlé d'eau, pour combattre la soif, autant qu'à l'état solide pour apaiser la faim.

Epices, poivre, piment, moutarde, etc. — La plupart des substances usitées pour aromatiser ou relever les mets peu savoureux, le poivre, l'ail, le girofle, le piment, la moutarde, etc., sont des stimulants énergiques dont il convient de n'user jamais que très modérément. L'excitation qu'ils exercent sur les fibres musculaires de l'estomac est toujours des plus vives et s'ils facilitent parfois la digestion, ce n'est, jamais, qu'au détriment de la muqueuse. Le vinaigre se mêlant promptement aux liquides contenus dans les voies digestives est peut-être le moins dangereux de ces condiments. Il ne faudrait point, toutefois, comme le font par coquetterie, bien des jeunes filles, en boire, chaque jour, une certaine dose, pour se faire maigrir. Outre que l'on manquerait ainsi, sûrement son but, on ne tarderait pas à souffrir d'une gastrite qui serait inévitablement suivie des plus graves conséquences.

Champignons. — Truffes. — Les champignons de couche cultivés dans les carrières des environs de Paris, peuvent former, mêlés aux viandes, un très agréable condiment, bien que légèrement indigeste. On peut, de même, utiliser ainsi, les bons agarics comestibles à feuillets roses, que l'on recueille dans les prés; mais on ne saurait trop s'abstenir, quand on ne les connaît pas, des divers autres champignons, souvent fort appétissants, qui croissent partout à la campagne. Les cèpes ou bolets que l'on cueille dans les bois sont d'une digestion particulièrement difficile. Les morilles, les chanterelles et les oronges plus aromatiques, sont en général mieux supportées.

En ce qui regarde les propriétés alimentaires de la truffe, il est bien reconnu maintenant que le « diamant de la cuisine », est moins excitant et moins indigeste qu'on ne le supposait autrefois. De nombreuses expériences ont été faites à cet égard, mais Rossini seul paraît avoir trouvé la solution du problème. Comme on cherchait à lui démontrer, un jour, ces deux inconvénients de la truffe : « Laissez donc, répondit l'auteur de *Guillaume Tell,* ce sont des bruits que les dindons font courir. »

Du reste, cette double exagération s'explique. La truffe ne paraissant que dans les dîners où l'on mange et boit toujours copieusement, nos pères mettaient volontiers sur son compte, l'embarras de l'estomac causé par une trop grande absorption de viandes, ainsi que l'émoustillement simplement dû aux trop fréquentes rasades de vins mousseux.

Aussi, de tout ce que l'on a dit sur la vertu des truffes, ne faut-il vraiment regarder, comme à peu près exact, que, ce qui est exprimé dans cette sentence de Brillat-Savarin :

« La truffe n'est point un aphrodisiaque positif; mais elle peut, en certaines occasions, rendre les femmes plus tendres, et les hommes plus aimables. »

CLASSIFICATION DES ALIMENTS SUIVANT LEUR DEGRÉ DE DIGESTIBILITÉ.

VIANDES ET SUBSTANCES ANIMALES.

Faciles à digérer.	Difficiles à digérer.
Viandes : Agneau, chevreau, veau, mouton, bœuf.	Viandes : Porc, cochon de lait, bœuf et vache bouillis.
Volaille : Poulet, pigeonneau, chapon, poularde, dindonneau.	Volaille : Poule, coq, dinde, pigeon, oie, canard.
Gibier : Lapereau, perdreau, caille, alouette, gelinotte, grive, ortolan, pluvier, vanneau, merle, bécasse, oie sauvage, canard sauvage.	Gibier : Lapin, faisan, perdrix, chevreuil, lièvre, sarcelle, poule d'eau, coq de bruyère, outarde, daim, cerf, sanglier.

Poissons : Merlan, éperlan, limande, carrelet, flet, barbue, sole, vive, carpe, able, meunier, goujon, ombre, truite, saumoneau.

Poissons : Sardine, mulet, rouget, turbot, morue, raie, brochet, hareng, bar, barbeau, tanche, alose, maquereau, lamproie, anguille, saumon, loche, thon, esturgeon.

Substances animales : Lait, œuf, ris de veau, laitance, langue, cervelle, crêtes de coq, tête, hure, pieds.

Substances animales : Foie, moelle, graisse, cœur, sang, tripes, tendons, cartilages, os, gélatine.

FÉCULENTS ET FARINEUX.

Faciles à digérer.

Fécule de salep, arrow-root, tapioka, etc., riz, froment ou blé, gruau d'avoine, pois.

Difficiles à digérer.

Maïs, pomme de terre, millet, sarasin ou blé noir, seigle, lentilles, haricots, châtaigne, orge, avoine.

ALIMENTS HERBACÉS.

Faciles à digérer.

Épinards, chicorée, bette ou poirée, laitue, oseille, haricots verts, asperges, cardon, choufleur, artichaut, salsifis, carottes, pois.

Difficiles à digérer.

Panais, pomme de terre, céleri, topinambour, betterave, radis, mâche ou doucette, cresson, chou, navet, poireau, oignon, rave.

FRUITS.

Faciles à digérer.

Raisins, cerises, groseilles, orange, poires, pommes, pêches, merises, fraises, abricots, pruneaux, framboises.

Difficiles à digérer.

Figues, dattes, coings, prunes, mûres, guignes, nèfles, melon, potiron, citrouille, tomates, aubergines, olives, amandes, noisettes, noix.

PRÉPARATIONS CULINAIRES.

Faciles à digérer.

Viandes rôties, gelées et jus de viandes, ragoûts, étuvées, daubes de viandes, de volaille ou de poisson, purées de légumes, marmelades, compotes de fruits, fromages frais, chocolat léger.

Difficiles à digérer

Viandes bouillies, viandes lardées ou piquées, salées ou fumées, jambons, boudins, saucissons, roux, fritures, choucroutes, galettes, hâchis, fromages fermentés, patisseries.

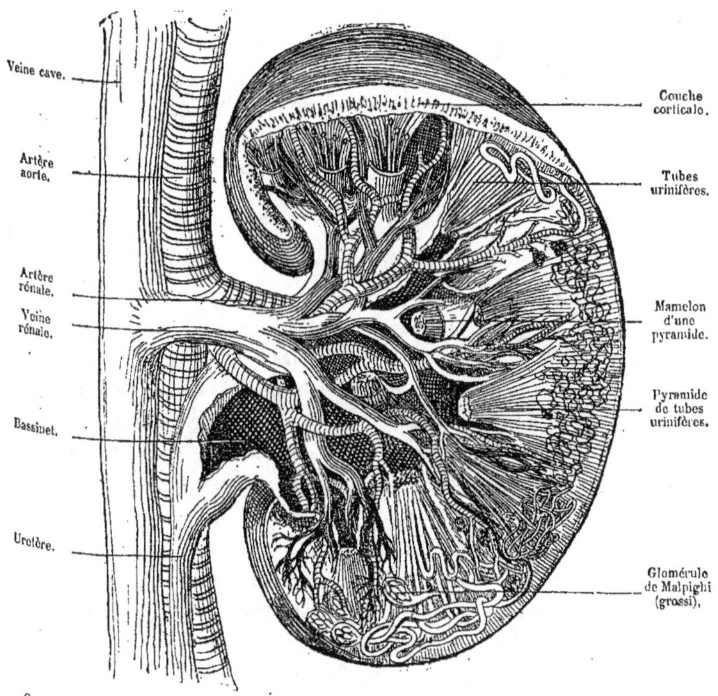

Coupe verticale du rein, montrant la structure des organes de la dépuration du sang et de la sécrétion urinaire.

BOISSONS.

Depuis longtemps les philosophes ont remarqué que l'homme « boit sans soif » et se distingue par là de la brute. Hâtons-nous de constater, à l'honneur de l'espèce humaine, qu'il existe heureusement, entre elle et les animaux, d'autres caractères distinctifs. Boire sans soif n'est jamais utile, et le vice le plus funeste, l'ivrognerie, peut, à la longue, résulter de cette mauvaise habitude. Il ne faut donc boire, jamais, que pour calmer la soif et, pendant les repas, pour faciliter la digestion des aliments solides.

Eau potable. — La bonne eau pure est la plus hygiénique des boissons; mais on lui préfère, en tous pays, les liquides aromatiques ou fermentés qui flattent davantage le goût et se recommandent par des propriétés stimulantes ou digestives.

L'eau de source est la meilleure des eaux potables; mais il n'est pas toujours facile de s'en procurer, dans les villes surtout, où l'on doit forcément boire des eaux de puits, de rivière, de fleuve, voire des eaux pluviales recueillies dans des puisards, des citernes, des réservoirs plus ou moins clos.

Les eaux stagnantes, quelles qu'elles soient, présentent, malheureusement, l'inconvénient grave de s'altérer promptement et de contenir alors des infusoires en nombre considérable, des monades, des vibrions, des palmelles, des bactéries, etc., dont quelques-uns ne sont certainement pas étrangers à la production des fièvres paludéenne et typhoïde.

Les filtres au charbon, d'une si grande utilité pour clarifier les eaux limoneuses, ne purifient pas toujours celles qui renferment des animalcules ou des dépôts organiques; aussi doit-on s'abstenir de boire habituellement de l'eau provenant d'une mare ou d'une citerne mal fermée.

Usage hygiénique de l'eau. — Indispensable à la nutrition, l'eau doit être prise fraîche, autant que possible, mais toujours en quantité modérée. Il n'est point rare, bue longtemps en excès, qu'elle trouble les fonctions digestives, favorise le diabète, ou provoque un catarrhe intestinal. Tiède, l'eau est absolument indigeste et détermine le vomissement. Trop froide ou glacée elle peut occasionner, surtout dans l'intervalle des repas, une occlusion de l'intestin qui se traduit par de violentes coliques.

A la dose d'un demi-verre à jeun, l'eau fraîche constitue le meilleur des apéritifs et souvent un laxatif fort efficace. A haute dose elle est le dissolvant par excellence des produits morbides qui peuvent se former dans le sang et mérite, à cet égard, d'être considérée comme un des plus sûrs préservatifs contre la gravelle et la goutte.

Essentiellement utile à l'intérieur, l'eau, extérieurement appliquée en lotions, bains, douches, etc., possède aussi, comme on sait, de hautes vertus hygiéniques et thérapeutiques, sur lesquelles nous aurons à revenir.

Eaux minérales. — Chargée, enfin, de principes minéraux, l'eau naturelle devient un véritable médicament, bien supérieur parfois aux préparations pharmaceutiques les plus actives; mais, à combien de préjugés obéissent encore les personnes qui fréquentent les stations thermales; à combien de routines elles se soumettent; que de mauvaises habitudes elles adoptent sans s'en douter!...

Et d'abord, est-il rationnel de fixer d'avance la durée du traitement par les eaux minérales? de décréter par exemple que la *saison* doit être de *vingt et un jours,* — pas un de plus, pas un de moins, — et de s'ingurgiter régulièrement de l'eau à bouche que veux-tu, durant ces vingt et un jours-là, pour n'en plus boire une seule goutte dès le matin du vingt-deuxième?

C'est là, certainement, une règle inadmissible et puérile, le simple bon sens conseillant au malade, d'allonger ou de raccourcir la saison, selon l'influence que les eaux exerceront sur son organisme, et suivant les effets qu'il en éprouvera.

Dans un grand nombre de localités, une coutume plus dangereuse encore, réglemente, pour ainsi dire, le nombre de verres qu'il faut boire dans tel espace de temps; aussi, confiants dans l'usage établi, de malheureux malades, d'une capacité médiocre, s'y gonflent-ils d'eau jusqu'à s'en faire du mal, parce que c'est la dose habituelle.

Ailleurs, la tradition prétendant que les eaux sont d'autant plus efficaces qu'on en boit davantage, d'absurdes paris s'engagent entre les buveurs. Il en est qui s'ingurgitent ainsi jusqu'à dix litres de liquide par jour et l'on a même vu des médecins donner le mauvais exemple de ces joûtes aussi ridicules que dangereuses.

Sans doute, il est certaines eaux que l'on peut absorber à peu près impunément à toutes doses; mais, avec la plupart des eaux arsenicales ou sulfureuses, de tels excès ne manqueraient point d'être suivis de troubles graves, et ces accidents ne sont que trop fréquents dans les annales de la thérapeutique hydro-minérale.

En général, quand l'économie est saturée, le malade éprouve une sorte de malaise accompagné bientôt d'agitation, d'insomnie et d'inappétence, auquel on a donné le nom de *fièvre thermale*. Il serait imprudent, alors, de continuer l'usage des eaux, et l'on doit, dès ce moment, en cesser l'emploi, sauf à les reprendre après quelques jours de repos, si tel est l'avis du médecin.

Eaux de table. — Certaines eaux minérales, seulement chargées d'acide carbonique, sont journellement utilisées aux repas, pour faciliter la digestion. L'eau de Seltz artificielle, ordinairement trop gazeuse, ne laisse pourtant pas à la longue, de fatiguer un peu l'estomac; aussi lui doit-on préférer les eaux naturelles moins fortes, celles surtout de Saint-Alban, de Condillac ou de Saint-Galmier.

Boissons fermentées. — Vin. — De toutes les boissons fermentées, le *vin* est la plus estimée et la plus hygiénique. On l'obtient, dans tous les pays vinicoles, en foulant le raisin dans une cuve et l'abandonnant quelques jours à la fermentation.

Le premier vin tiré, le *vin doux*, comme le nomment les vignerons, diffère notablement, par sa nature et ses propriétés hygiéniques, de ce qu'il sera plus tard.

C'est un liquide épais, foncé, chargé de matière colorante, aromatique et très sucré. Il tient moins encore du vin que du jus de raisin, mais il est plus nourrissant et n'est pas moins alcoolique.

On a même plutôt fait de s'enivrer avec du vin doux qu'avec certains vins vieux, parce que l'acide carbonique qui se dégage au moment de la fermentation, ajoute son influence à celle de l'alcool naissant, et que celui-ci, comme beaucoup d'autres corps en voie de formation, agit plus vivement alors sur les organes.

La fermentation alcoolique terminée, et le liquide dépouillé, par le repos, des substances solides qu'il tenait en suspens, le vin doux est devenu du *vin*.

Le sucre ne masque plus ses qualités ni ses défauts, et dès lors il est facile à un palais exercé d'apprécier l'arome, la sapidité, la richesse spiritueuse du liquide, en tenant compte, toutefois, de la verdeur et de l'âpreté que le temps seul lui fera perdre.

Un bon vin ne doit rien laisser à désirer sous le rapport de la couleur, de l'odeur, de la saveur et de la limpidité.

Ce sont là ses vertus essentielles. Les plus fins dégustateurs ne le jugent pas sur d'autres points, et, véritablement le vin qui réunit ces quatre conditions est la boisson par excellence.

Usage hygiénique du vin. — Pris à dose modérée, le vin facilite la digestion, tonifie l'estomac, active la circulation, excite favorablement les systèmes nerveux et musculaire, réjouit l'esprit et le cœur.

C'est le « lait » des vieillards, a-t-on dit. Et celui aussi, devons nous ajouter, des jeunes gens et des adultes. Le bon vin, discrètement versé, n'a jamais été nuisible. On le défendait autrefois aux enfants, et Platon l'interdisait même jusqu'à l'âge de la majorité. Quelle erreur! Nous nous gardons bien aujourd'hui d'être si sévères!

Le plus grand nombre de nos pâles petits Parisiens auraient une tout autre santé s'ils buvaient à leurs repas de bon vin naturel. Et les femmes, qui s'abstiennent si souvent par coquetterie, comme elles se délivreraient, par un usage raisonné du vin, de l'anémie qui les alanguit et de la chlorose qui les fane !

Un mot de plus, et l'on va croire que je pousse à l'ivrognerie, le plus abrutissant de tous les vices ; aussi m'empresserai-je d'ajouter que le vin, coupé d'eau, est, pour calmer la soif, aussi bien que pour aider à la digestion, la boisson la plus convenable.

Le vin pur, pendant tout le repas, est un excès, surtout si l'on ne se contente pas, comme beaucoup de gourmets, d'un vin ordinaire.

Plus excitants et plus alcooliques, les vins sucrés, ou de liqueur, ne conviennent guère qu'au dessert. Il en est de même des vins blancs mousseux, du champagne, par exemple, qui doit à son acide carbonique de déterminer si promptement une ivresse, bien plus fugace et plus douce, il est vrai, que celle causée par les vins rouges.

Ce dont on ne saurait trop se défier, c'est du « petit vin blanc » pris à jeun ; de cette coutume, malheureusement populaire à Paris, de commencer la journée, sous prétexte de « tuer le ver », par l'absorption d'un verre d'affreuse piquette. « Tuer le ver ! » Quel médicastre marchand de vin a bien pu imaginer une telle excuse ?

On ne saurait croire combien de santés robustes sont minées par ce terrible petit vin blanc matinal, et pour l'ouvrier, qui vit au jour le jour, la perte de la santé, c'est bien pis que le mal, c'est la misère !...

Cidre. — Dans les pays où l'on ne peut cultiver la vigne, un grand nombre de fruits servent à fabriquer diverses boissons, généralement agréables au goût, et dont quelques-unes se rapprochent même des vins ordinaires, par leurs propriétés nutritives et leur richesse en alcool.

Le *cidre,* par exemple, ressemble beaucoup, après sa fermentation, aux vins blancs mousseux et sucrés. Comme eux, il devient plus capiteux à mesure qu'il vieillit, et s'il est laxatif, débilitant même, quand il sort du pressoir, il ne laisse pas plus tard d'être généreux et tonique.

Son usage immodéré nuirait, d'ailleurs, à la santé, comme l'abus du vin; aussi, dans toutes les contrées ou le cidre est la principale boisson de table, le coupe-t-on, presque toujours, avec de l'eau.

Le *poiré*, quoique plus spiritueux, est moins nourrissant que le bon cidre de pommes. Il cause en outre quelquefois un peu d'irritation dans les voies digestives; mais, en somme est-il préférable encore, à l'*hydromel* consommé par les peuples du Nord, à la *sapinette* préparée avec les sommités de végétaux résineux; au *cormé*, au *râpé*, au *vin de prunelles*, à tous ces extraits de fruits sauvages, auxquels, nos paysans peu difficiles, trouvent cependant, une agréable saveur.

Bière. — La *bière*, prise aux repas, est essentiellement alimentaire, mais ses bons effets cessent de se faire sentir quand on la prend en excès et par manie, comme le font ces insatiables videurs de chopes, que l'on voit boire et fumer à outrance dans les brasseries en renom. Il arrive souvent, alors, que la bière détermine des dyspepsies gazeuses, de la bouffissure, des maladies des reins et de la vessie; tandis que son usage bien entendu est, au contraire, favorable à la plupart des personnes qui, par goût ou par nécessité, la font entrer dans leur alimentation quotidienne.

Aux principes amers qu'elle tient du houblon, la bière doit ses incontestables vertus apéritives et toniques. Mais si elle excite l'appétit par son amertume, elle gêne quelquefois la digestion, surtout lorsqu'elle est forte ou mousseuse. Les meilleurs estomacs la supportent alors difficilement, à moins qu'une longue habitude n'ait suffisamment émoussé leur sensibilité.

C'est à l'orge germée qui sert à sa préparation, que la bière emprunte presque tous ses éléments nutritifs ou stimulants, albumine, dextrine, sucre, alcool, phosphates alcalins, etc. Chaque litre de liquide renferme, en moyenne, 48 grammes de substances alimentaires, équivalant, au moins pour la nutrition, à pareil poids d'excellent pain. Aussi voit-on bon nombre de personnes soumises au régime de la bière acquérir bientôt de la fraîcheur et de l'embonpoint. Chez les enfants pâles et frêles, ces phénomènes d'engraissement rapide se montrent plus fréquemment encore, et tel de ces petits êtres, débiles et souffreteux, a dû à la bière une transformation complète de son état, au bout de peu de temps.

Aujourd'hui, tous les pays, — bien plus, toutes les grandes villes des deux mondes, — ont leurs bières spéciales : les unes blondes, les autres brunes, celle-ci amères, celle-là sucrées, mais différant surtout au point de vue de la richesse alcoolique. L'*ale* anglaise est une des plus capiteuses et des plus pâles. Aussi la mêle-t-on, pour l'usage ordinaire, à pareille quantité de *porter*.

L'excitation cérébrale déterminée par la bière, ne ressemble en rien à celle que donne le vin. Elle alourdit et voile l'esprit, au lieu de le faire éclater en joyeuses saillies et l'on sent, à ses effets, que son principe stimulant, produit purement chimique, n'a point été préparé par les rayons du soleil.

A tout bien considérer, d'ailleurs, la bière n'est qu'une tisane, et relève autant de la pharmacie que de l'estaminet. Mieux que la classique infusion de chiendent, elle active la sécrétion urinaire, et mieux aussi que le tilleul, elle excite à la sueur, les glandes de la peau. Cette dernière propriété devrait la faire repousser comme *impropre* quand, par les chaudes journées de l'été, on ne sait à quel rafraîchissement se vouer pour se procurer un peu de bien-être; mais son goût et sa fraîcheur lui gardent, quand même, de nombreux fidèles qui la préfèrent, à tort, à une boisson pourtant plus hygiénique, le café noir étendu d'eau.

Lait. — Koumis. — Petit-lait. — Le lait, pris froid, constitue une agréable boisson dont il ne faut cependant user, pendant les fortes chaleurs, qu'avec une extrême prudence. Fermenté, c'est le *koumis* des Orientaux, riche en alcool et doué par conséquent, de propriétés toniques. Le petit-lait, plus rafraîchissant, est un laxatif doux, que l'on emploie, comme le raisin, à des *cures* souvent fort efficaces.

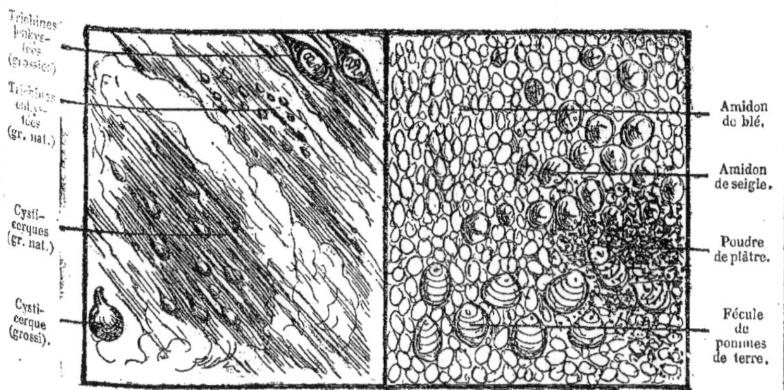

Viande de porc altérée par des vers parasites.   Pain de froment frelaté (vu au microscope).

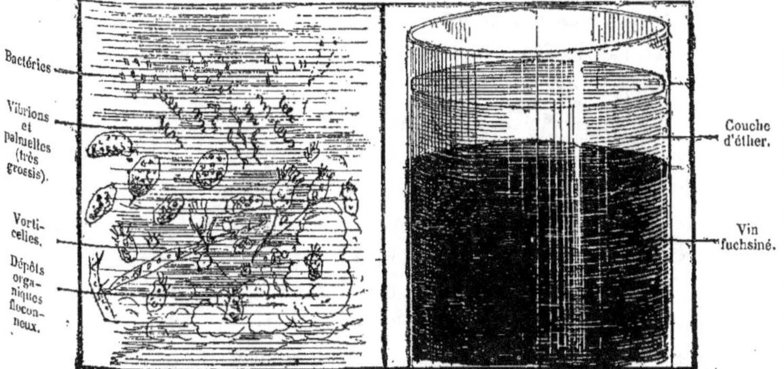

Goutte d'eau corrompue (vue au microscope).   Vin fuchsiné, traité par l'éther.

Altération et sophistication des substances alimentaires.

Spiritueux. — **Liqueurs.** — De tous les liquides sucrés et fermentés, du vin surtout, on obtient, par la distillation, l'*alcool,* ce produit inflammable et volatil qui formant la base et pour ainsi dire l'âme même, de toute boisson tonique, est aussi désigné sous le nom d'*esprit-de-vin.*

L'alcool existe en proportion considérable dans l'eau-de-vie, le rhum, le kirsch, l'absinthe, etc. Il donne, aussi, leur force relative aux liqueurs plus douces, le curaçao, l'anisette, le cassis, dont quelques-unes sont assez utilement employées à la fin du repas, pour aider à la digestion.

Les spiritueux, cependant, ne doivent jamais être pris qu'à dose minime; encore ne conviennent-ils pas aux personnes irritables et nerveuses, aux femmes, aux enfants, aux vieillards.

Alcoolisme. — Une intoxication funeste, l'*alcoolisme,* presque fatalement succède à l'abus des liqueurs fortes ou de l'eau-de-vie et la folie spéciale qui la caractérise se complique, en outre, d'accidents épileptiques quand c'est spécialement l'absinthe, qui l'a déterminée.

Il y a peu d'années encore, c'était pourtant, une rareté, même chez les plus grands buveurs, d'observer ce terrible empoisonnement par l'acool qui, de nos jours, fait si misérablement périr la plupart des ivrognes.

Nos pères buvaient incontestablement plus que nous. Il passaient des journées entières au cabaret, à « humer la purée septembrale ». Ils se grisaient impunément et les fumées du vin dissipées, gais et dispos, ils s'attablaient pour trinquer encore, en chantant « la bouteille aux joyeux glous-glous » et le « divin jus de la treille ».

Comment donc cette ébriété de bon aloi, cette inoffensive exaltation que nos aïeux puisaient au fond de leurs verres, a-t-elle pu se transformer en une fatale intoxication frappant le cerveau comme la pire des maladies mentales?... Par quelle étrange substitution, la généreuse liqueur qui faisait autrefois des chansonniers et des poètes ne fait-elle plus aujourd'hui que des épileptiques et des fous?...

Les récentes études entreprises par d'éminents chimistes sur les alcools vont nous donner la clef de ce mystère.

Alcools toxiques. — Outre l'acool ordinaire, l'acool du vin naturel, désigné dans la science sous le nom d'*alcool éthylique,* on sait qu'il existe dans les grains, les betteraves, les pommes de terre servant à la fabrication des eaux-de-vie communes, deux autres alcools très différents du produit de la vigne, l'*alcool butylique* et l'*alcool amylique* surtout, dont le Dr Rabuteau vient de dénoncer à la Société de biologie les propriétés dangereuses *.

Tout en déterminant une ivresse rapide, le véritable et pur *esprit-de-vin* n'empoisonne pas le buveur et n'amène pas, à la longue, l'alcoolisme morbide, caractérisé par les épouvantables accès du *delirium tremens*.

Aussi, dans les pays vignobles, ceux qui boivent même des quantités considérables de vin naturel, parfois cinq à six litres par jour, s'enivrent-ils impunément sans jamais devenir alcooliques. Il n'y a d'exception que pour les ouvriers qui, non contents de boire le vin de leur fabrication, se rendent au cabaret, où le breuvage qu'on leur sert n'est plus qu'un douteux mélange alcoolisé par des trois-six de grains, de fécule ou de betterave.

L'*alcool amylique,* trente fois plus toxique, d'après Rabuteau, que l'esprit-de-vin, doit être surtout considéré comme le poison générateur du *delirium tremens* et de la folie alcoolique.

C'est en Suède, où l'on se sert du produit plus ou moins épuré de la distillation des *flegmes* de pommes de terre, que Magnus Huss a décrit, en 1849, pour la première fois, cet empoisonnement si redoutable.

Or, nous sommes inondés, en France, de ces alcools du Nord, qui s'en vont, dans le Midi, falsifier et empoisonner nos vins. Le commerçant commence par augmenter la force du vin naturel en y mêlant de l'alcool et, le plus souvent, de l'alcool de betterave, beaucoup moins cher que celui du vin, mais riche, malheureusement, en alcool amylique.

Lorsqu'il a, de la sorte, augmenté la richesse de son vin en alcool, il l'introduit dans les villes, à Paris, notamment, où les droits sont très élevés et d'une seule pièce de ce vin, si forte-

---

* Rabuteau : *Des alcools et de l'alcoolisme.* Paris, 1878.

ment alcoolisé, il obtient aisément, par une simple addition d'eau, une pièce et demie ou deux, qui sont alors livrées à la consommation.

C'est ce vin que boit la population ouvrière. C'est lui qui la condamne à l'alcoolisme. On s'explique ainsi pourquoi cette affection est de date récente et pourquoi elle était inconnue de nos pères, il y a seulement une trentaine d'années. C'est qu'alors les alcools toxiques n'étaient pas connus, et, si déjà l'on vinait les vins pour en assurer la conservation, c'était avec du pur alcool de vin; jamais avec des produits vénéneux dont on ne soupçonnait même pas l'existence.

Et les terribles accidents de l'alcoolisme sont bien dus à la présence de l'alcool amylique dans les vins et les eaux-de-vie consommés par la classe laborieuse. Les expériences du docteur Rabuteau sont, à cet égard, absolument concluantes. L'empoisonnement est encore plus prompt et plus exagéré, d'ailleurs, lorsqu'on absorbe en nature des alcools contenant, outre l'alcool amylique, certains gaz mal définis qui se rencontrent dans les eaux-de-vie de pommes de terre ou de betteraves.

Si le vin blanc porte plus à la tête que le vin rouge, c'est parce qu'il contient, par litre, de deux à cinq grammes d'un éther très volatil, l'*acétate d'éthyle,* auquel le liquide doit son bouquet spécial et sa saveur particulière. L'éther acétique semble seulement rendre le vin plus capiteux; mais, à la longue, il pourrait occasionner aussi quelques accidents, surtout si les commerçants en ajoutaient à leur vin blanc pour en relever le parfum et le goût.

L'alcoolisme, on le voit, n'est pas autre chose qu'un véritable empoisonnement par des alcools dont il ne serait guère possible, aujourd'hui, d'interdire l'emploi, bien qu'ils soient éminemment toxiques.

Le peuple, en qualifiant de « *vitriol* » l'eau-de-vie commune, en désignant sous le nom « *d'assommoir* » le cabaret actuel, une fois de plus a montré qu'il sait donner aux choses, en son rude jargon, la dénomination qu'elles méritent.

Qu'il se tienne donc sur ses gardes, puisqu'il a déjà fait preuve de tant de bon sens; qu'il ne croie pas surtout, qu'en raison de leur robuste constitution, certains hommes peuvent impunément supporter une dose d'alcool qui nuirait à des individus plus faibles.

Tous les buveurs, aujourd'hui, sont égaux devant l'alcool amylique. Le subtil poison frappe de folie les chétifs et les forts. Il n'y a plus de Dieu pour les ivrognes!

Boissons aromatiques. — Café. — Après le bon vin qui « réjouit le cœur de l'homme » le café peut être considéré comme la plus salutaire de toutes les boissons usuelles. Agent d'épargne, s'il ralentit au profit de la nutrition, le travail désassimilateur qui s'opère dans les tissus, il stimule et surexcite très favorablement les fonctions cérébrales; aussi, toujours a-t-il été fort apprécié des gens d'esprit.

Le café convient surtout aux personnes lymphatiques, grasses, inertes, qui s'endorment volontiers après les repas. Il est indispensable aux habitants des contrées marécageuses qu'il préserve souvent de la fièvre paludéenne, et rend à cet égard de signalés services à nos colons d'Afrique, à nos soldats. Il est moins utile aux enfants, aux personnes nerveuses qui néanmoins peuvent en user sans inconvénient à petite dose et coupé d'eau.

L'infusion froide, très étendue et convenablement sucrée, constitue, pendant la saison chaude, un breuvage tonique, le « mazagran », préférable à toute autre boisson délayante.

Thé. — Comme le café, le thé possède des propriétés stimulantes qui le rendent éminemment propre à combattre les mauvaises digestions, les refroidissements, les somnolences qui suivent les repas, les abattements et les lassitudes.

Au thé vert, beaucoup trop actif et seulement utile dans les cas d'extrême atonie, on doit substituer, pour l'usage habituel, le thé noir, dont les effets ne laissent pas d'être encore très marqués, pour peu que l'infusion soit un peu forte.

ALTÉRATION ET SOPHISTICATION DES SUBSTANCES ALIMENTAIRES

Des nombreuses substances qui servent à notre alimentation, les unes sont susceptibles de s'altérer spontanément, les autres, dans un détestable but de cupidité, sont frelatées surtout, par ceux qui les vendent ou les préparent. Quoi qu'il en soit, il importe au plus haut point, à la santé publique, que ces altérations soient connues, ces fraudes dénoncées.

Les comestibles qui se corrompent le plus facilement, sont les viandes des divers animaux. Elles se ramollissent d'abord, et laissent suinter, en se défraîchissant de plus en plus, un liquide clair, émané du sang dont elles sont imprégnées. Un peu plus tard, elles noircissent, et présentent, dans leur épaisseur, des taches bleuâtres; mais cette décomposition commençante se trahit alors à l'odorat.

La chair du porc est souvent criblée de parasites qui, généralement, sont détruits par une bonne cuisson. La manger crue, quand elle n'a point été soumise à l'examen microscopique, c'est donc s'exposer à gagner la trichinose ou le ténia.

Le pain bien préparé doit se conserver, sans s'altérer autrement que par la dessication. Mais parfois il se couvre de moisissures, prend une teinte rougeâtre, acquiert une mauvaise odeur, et cause des coliques accompagnées de vomissements à ceux qui en font usage. Ces désordres peuvent être plus graves encore, si le pain a été fabriqué avec des farines avariées ou contenant de l'ergot de seigle en proportion notable, auquel cas, peuvent se manifester des symptômes d'empoisonnement, caractérisés surtout par des convulsions et la gangrène des orteils.

Quant aux sophistications que certains boulangers de mauvaise foi font subir au pain, elles sont aussi répréhensibles, mais moins dangereuses, peut-être, que l'emploi des farines altérées. En y mêlant du plâtre, ils nous volent sans doute, mais ne nous empoisonnent pas; et ce n'est jamais qu'en très faible quantité qu'ils se servent de l'alun pour blanchir la pâte, du sulfate de cuivre et du carbonate d'ammoniaque pour la rendre poreuse et la faire lever.

Les crémiers qui se respectent, vendent les œufs à différents prix, suivant leur fraîcheur; mais il en est d'autres qui, sans aucun scrupule, font payer les vieux comme les frais. Il est facile, pourtant, de prévenir la fraude. Un œuf récemment pondu paraît plein, sans vides ni bulles d'air, quand on le mire devant une bougie allumée. Mis dans l'eau, il va au fond, tandis que l'œuf ancien surnage et présente, vu à la lumière, des bulles et des vides intérieurs.

Le lait, à Paris surtout, est l'objet de falsifications plus sérieuses. La plus élémentaire, l'addition d'une certaine quantité d'eau, est tellement passée dans les habitudes, que l'on ne s'en plaint plus guère à présent, à moins que le marchand n'ait réellement vendu plus d'eau que de lait. Il est, du reste, bien difficile, au consommateur, d'apprécier la supercherie au moyen du galactoscope, et de savoir jusqu'à quel point il est trompé. Il arrive aussi que l'on enlève la crème du lait, et qu'on la remplace soit par de la fécule ou de l'amidon, soit par de la cervelle de veau, ce qui peut être plus désagréable. Le microscope, en ce cas, ferait clairement connaître la vérité; mais quelques gouttes de teinture d'iode bleuissant le lait, décèlent pareillement la présence de la fécule.

La sophistication des vins, toujours très lucrative, en dépit des justes sévérités de la police, plus que toute autre, peut-être, exerce la coupable sagacité des marchands. De nos jours, c'est en colorant les vins coupés, avec de la fuchsine arsenicale, que l'on compromet surtout la santé des consommateurs. Il est relativement facile, toutefois, de reconnaître la fraude en ajoutant au vin suspect, versé dans une éprouvette, quelques centimètres cubes d'alcool amylique ou d'éther. Les deux liquides après avoir été agités ensemble, se séparent en deux couches, dont la supérieure, formée par l'alcool ou l'éther, est alors colorée en rose, si le vin contient de la fuchsine, incolore, au contraire, s'il n'en contient pas.

Chez les épiciers, les huiles sont rarement pures; mais si les mélanges qu'on leur fait subir leur ôtent de leur valeur, ils ne les rendent point malsaines. De même du chocolat. Il est souvent frelaté avec des amandes grillées, de l'amidon, de la fécule, qui n'ont, en somme, aucune propriété nuisible, et qui remplaçant, d'ailleurs, très imparfaitement le cacao, se trahissent à la dégustation.

Le thé, non plus, n'est point toujours authentique. Parfois même, il est rendu vénéneux, quand on n'hésite pas à colorier les feuilles étrangères que l'on y ajoute, avec du bleu de Prusse ou du chromate de plomb. Mais, c'est contre le café, surtout, que la fraude a déployé ses ruses les plus condamnables.

Sans parler de la chicorée qui, bien souvent est dénaturée elle-même, ni des cafés avariés, presque toujours reconnaissables à l'odeur, croirait-on qu'il existe des prétendus mokas dont tous les grains sont artificiellement fabriqués avec de l'argile mêlée à une petite quantité de farine de maïs et de seigle? des soidisant Bourbons, moulus avec de la carotte, de l'ocre rouge, du cinabre, et même de la sciure de bois d'acajou?...

C'est toujours pour imiter cette couleur naturelle des denrées, que les fraudeurs nous empoisonnent.

Il ne leur coûte point d'employer pour colorier les conserves, les confitures, les liqueurs, les bonbons, etc., les sels de cuivre et de mercure les plus vénéneux, se gardant bien, dans leur exécrable cupidité, de se servir des couleurs végétales, qui leur coûteraient quelques sous de plus, mais qui, du moins, n'exerceraient aucune mauvaise influence sur la santé des consommateurs.

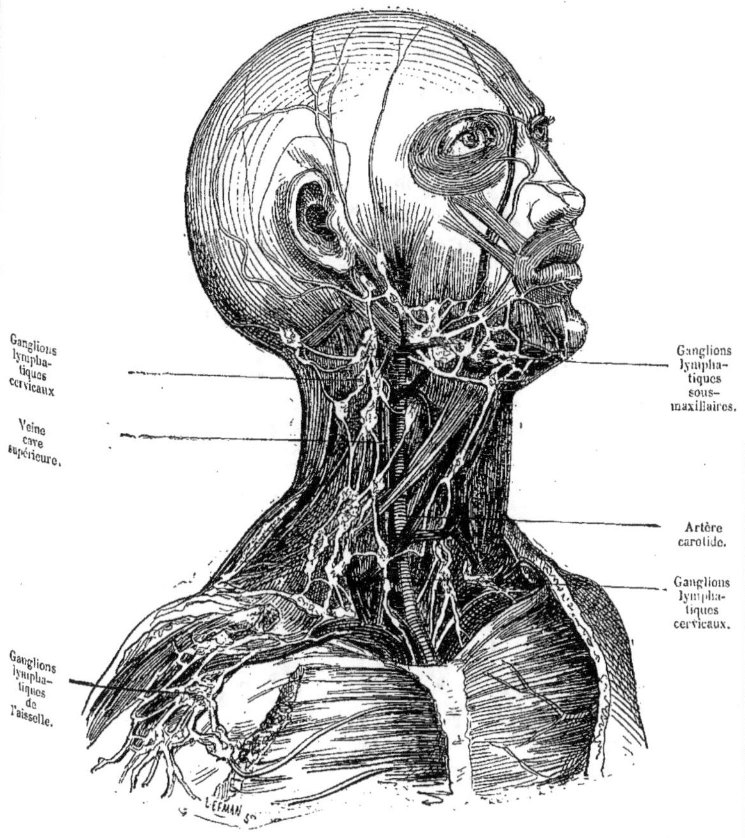

Appareil circulatoire. — Ganglions lymphatiques de l'aisselle et du cou.

CIRCULATION

Il n'est pas de phénomène physiologique plus admirable que celui de la circulation du sang et le plus ingénieux de tous les appareils de l'organisme est bien certainement celui qui distribue dans l'économie tout entière le liquide nourricier.

Ce n'est donc pas sans raison que l'on regarde le cœur comme le plus important ou le plus noble des organes et que l'on place dans le sang même, le principe de la vie.

En dépit, cependant, de cette réelle prédominance, le système circulatoire dépend à la fois des appareils de la digestion et de la respiration, le premier lui fournissant les matériaux du sang, le second, transmettant à celui-ci l'oxygène de l'air qui, d'un simple mélange chimique, fait un liquide vivant.

De cet ensemble organique et de son rôle complexe, ayant pour résultat final la constitution et la distribution du sang, nous venons d'étudier les appareils de la formation et de la vivification du liquide nourricier. Il nous reste à connaître, outre le sang lui-même, l'intéressant appareil qui le contient et le distribue.

LE SANG

Quand on recueille, dans un vase, du sang tiré d'une veine et qu'on le laisse séjourner à l'air, on s'aperçoit bientôt que la masse liquide, primitivement homogène, se sépare en deux couches d'inégale épaisseur; l'inférieure, dense et noire, formant un *caillot* compact, la supérieure, fluide, translucide, rappelant le petit-lait par son aspect et, comme ce dernier, scientifiquement désignée sous le nom de *serum*. Riche en albumine, cette partie liquide du sang renferme, en outre, un nombre considérable de sels et d'autres substances, le sang contenant, nécessairement, tous les principes constitutifs de nos tissus.

Le caillot, au contraire, est exclusivement composé de l'élément plastique du liquide nourricier, la *fibrine* et d'une masse innombrable de corpuscules rouges de la plus haute importance, les *hématies* ou *globules du sang*.

Globules du sang. — Emprisonnés dans les mailles de la fibrine

Étymologies. — Sang, *sanguis*, *héma*. — D'où hémoglobine, hématine, hématose, etc.

qui les entraîne en se coagulant, les globules ne conservent que fort peu de temps, dans le caillot, leur forme caractéristique.

Pour les bien connaître, il est essentiel de délayer une gouttelette de sang frais sur la plaque porte-objet d'un bon microscope; car ces corpuscules ont une telle ténuité, qu'il n'en faut pas moins de 125 à 150 placés l'un près de l'autre et bout à bout, pour mesurer un millimètre.

Vus à un fort grossissement, ils se présentent sous l'aspect de disques aplatis, un peu plus épais sur les bords qu'au centre et paraissent constitués par une mince membrane enveloppant une substance interne albumineuse, l'*hémoglobine,* qui renferme la matière colorante du sang.

Rôle physiologique des globules. — Toute minime qu'elle soit, cette parcelle de substance remplit, cependant, un rôle considérable. Elle est la seule partie active du globule, la base même et le principe essentiel de ce microscopique élément. L'hémoglobine, en effet, possède seule une aptitude spéciale aux combinaisons chimiques et nous savons déjà que de ces combinaisons résulte la vie.

EXAMEN MICROSCOPIQUE DU SANG.

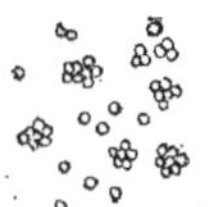 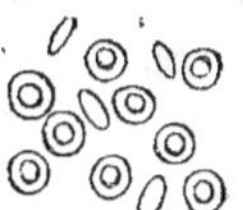 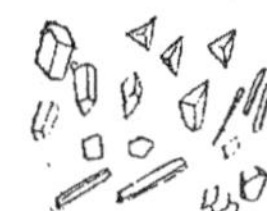

Globules blancs.   Globules rouges.   Cristaux d'hémoglobine.

On s'explique facilement, d'ailleurs, la possibilité de ces phénomènes par la présence, dans la matière globulaire, de la petite quantité d'oxyde rouge de fer, l'*hématine,* qui donne au sang sa coloration. C'est à cette parcelle de métal que l'hémoglobine doit aussi sa propriété de pouvoir cristalliser en prismes quadrangulaires; c'est sur l'hématine, enfin, que se fixe, dans les poumons, l'oxygène de l'air pour être charrié vers tous les points de l'économie par les globules.

Quoique l'analyse de cet admirable phénomène se rattache plus directement à l'étude de la respiration, peut-être n'est-il pas inutile, ici, de rappeler en deux mots, comment s'accomplit l'hématose :

Imprégnés de l'acide carbonique qu'ils ont recueilli dans leur passage à travers les tissus, les globules, dans le réseau vasculaire des poumons, le laissent s'exhaler, pour prendre à sa place l'oxygène de l'air contenu dans les vésicules pulmonaires.

De même qu'un barreau de fer, à l'air libre, se couvre de rouille, de même, l'hématine du globule s'oxyde au contact de l'air inspiré, pour se dépouiller bientôt, dans sa course à travers l'économie, du gaz vivifiant qui met en jeu tous les organes.

Noirâtre, quand il arrive au poumon chargé de carbone, le sang, après l'oxydation qu'il y subit, a pris une coloration caractéristique d'un beau rouge vif; de sang veineux qu'il était, il est enfin devenu sang artériel, et cette transformation, incessamment renouvelée, fait du liquide nourricier l'agent essentiel et le dispensateur même de la vie (Voir *Hématose*).

Hématine. — **Fer du sang.** — Depuis Menghini qui, le premier, constata, il y a deux siècles, la présence du fer dans le sang de l'homme, plusieurs chimistes ont essayé de recueillir l'hématine globulaire et de la doser.

En évaluant à 8 kilogrammes, en moyenne, la quantité de sang circulant dans le corps de l'homme adulte, il n'est pas possible de fixer à plus de 2 gr. 40 centigr. le poids du fer contenu dans cette masse de liquide, relativement considérable.

Ce serait assez, comme le voulait Parmentier, pour fabriquer avec le sang d'un grand homme, une médaille commémorative, une bague ou tout autre bijou; mais il n'est plus permis de croire, avec Menghini, que du sang d'un homme on puisse jamais extraire assez de métal pour en forger une arme de guerre.

Outre qu'ils sont le siège des combinaisons chimiques que je viens de rappeler et précisément à cause de cela, ces *deux grammes* de fer, cependant, paraissent être aussi, dans l'organisme, l'élément par excellence, de la force et de la santé. L'hémoglobine, dont ils constituent le principe actif, diminue-t-elle en proportion notable, les globules qui la contiennent se rident et s'affaissent; le sang se décolore et l'anémie qui lentement en résulte, se trahit bientôt par la pâleur des tissus, l'abattement des forces, l'alanguissement de toutes les fonctions. L'usage du fer à l'intérieur, suffit, ordinairement, à faire cesser cet état morbide et d'ingénieux instruments, désignés sous le nom de *compte-globules,* permettent de voir les hématies petit à petit reprendre leur forme, au fur et à mesure que la bonne influence de la médication se fait sentir.

Globules blancs. — Quand on étudie attentivement le sang au microscope, il n'est pas rare d'apercevoir, mêlés aux globules rouges, d'autres éléments granuleux d'un blanc argenté caractéristique et désignés sous le nom de *globules blancs.* Relativement peu nombreux, ces corpuscules ne diffèrent point, selon toute apparence, des globules de la lymphe et c'est bien certainement par le canal thoracique qu'ils sont versés dans le sang.

D'après les plus récentes recherches des physiologistes, les globules blancs se forment surtout dans les ganglions lymphatiques et la rate, d'où la lymphe les emporte, pour les répandre dans le torrent sanguin. Au fur et à mesure qu'ils y arrivent, ces corpuscules se développent; s'emplissent d'hémoglobine et revêtent, enfin, tous les caractères des globules rouges dont ils accomplissent alors toutes les fonctions.

Malgré qu'elle semble s'opérer, dans le plus grand nombre des cas, d'une façon rapide, cette transformation des globules blancs en globules rouges, quelquefois est beaucoup plus lente et paraît même ne pouvoir pas s'accomplir.

L'anémie, par exemple, ne consiste pas seulement en une altération des globules rouges, mais, surtout, en une multiplication anormale des globules blancs ; aussi ne serais-je point éloigné de croire que le principe même de la maladie est tout entier, dans cet empêchement qu'éprouvent les globules de la lymphe à devenir globules du sang.

Serum. — Tant qu'il vit et circule dans les vaisseaux, le sang ne charrie d'autres éléments solides que les globules, et la fibrine qui s'en sépare dès que le liquide nourricier s'échappe de la veine est alors dissoute dans le serum avec tous les autres principes albumineux ou salins, pour constituer la partie fluide du sang, ou *plasma*.

Les plus éminents chimistes se sont occupés de l'analyse du sang et la diversité des substances dont ils ont signalé la présence dans le serum est véritablement extraordinaire.

En dehors de la fibrine et des globules qui forment le caillot, la sérosité claire et transparente du sang renferme une telle quantité d'albumine, que le liquide, visqueux et filant, présente toutes les propriétés du blanc d'œuf. La chaleur, promptement le coagule, les acides forts et le bichlorure de mercure y déterminent, instantanément, des précipités floconneux.

Les sels en dissolution dans le serum, doivent s'y prêter, dans les diverses phases de la nutrition, à un nombre de transformations considérable ; quelques-uns d'entre eux, cependant, s'y retrouvent toujours en notable proportion et fournissent à certains tissus des matériaux absolument indispensables. Tels sont le chlorure de sodium, le sel marin que nous puisons abondamment dans notre alimentation quotidienne ; les chlorures de potassium et d'ammonium, les carbonates de soude, de chaux et de magnésie ; le sulfate de potasse, le lactate et le phosphate de soude, etc.

Dans le serum se trouvent encore des acides gras et de la cholestérine qui sont éliminés avec la bile par le foie, de l'urée et des urates alcalins qui sont expulsés par les voies urinaire et sudorale.

D'une suffisante quantité de sang l'on peut extraire, enfin, certains gaz qui proviennent, soit de l'air inspiré, soit des multiples réactions qui s'accomplissent constamment dans le système circulatoire. Le sang veineux, par exemple, contient surtout de l'acide carbonique, de l'hydrogène et de l'azote et l'on constate facilement la prédominance de l'oxygène dans le sang artériel.

Le liquide nourricier en somme, renferme et résume en lui tous les principes utiles à la reconstitution de nos tissus, et cette composition complexe justifie bien la qualification de « chair coulante », sous laquelle Bordeu désignait déjà le sang, au siècle dernier.

A la suite de certains excès et dans le cours de la plupart des maladies constitutionnelles, plusieurs substances de formation morbide peuvent gravement altérer le sang ou même, le rendre impropre à la vie. Le sucre, l'urée, l'acide urique, sont au nombre des éléments les plus nuisibles et beaucoup d'autres ferments, jusqu'à ce jour insaisissables, circulent aussi, selon toute apparence, dans les veines des personnes atteintes d'herpétisme, d'arthritisme, de scrofule, de tuberculose, etc.

Quoi qu'il en soit, à l'état normal le sang d'un homme est absolument identique à celui d'un autre homme. Un haut baron allemand ayant un jour demandé au chimiste Klaproth, d'en faire l'expérience, celui-ci lui démontra catégoriquement, par l'analyse chimique, qu'il n'existe aucune différence entre le sang d'un noble et celui d'un roturier.

Influence de diverses substances sur la composition du sang. — La plupart des substances qui servent à notre alimentation, exercent sur le sang une influence qu'il est bon de connaître, en ce qui concerne au moins quelques-unes d'entre elles.

L'eau en excès dilue le sang, le fluidifie, et favorise ainsi la circulation. Les acides faibles étendus, le vinaigre surtout, attaquent les globules et les dissolvent. L'alcool et les substances astringentes agissent à la fois sur les globules et sur l'albumine du serum qu'ils coagulent. Les alcalines exercent, comme les acides faibles, une action dissolvante sur le sang, qu'ils affaiblissent à la longue.

Certains gaz accidentellement respirés, l'acide carbonique, l'azote, l'hydrogène, l'hydrogène carboné, déterminent l'asphyxie en se substituant dans le sang, à l'oxygène de l'air; quelques autres, l'oxyde de carbone, l'hydrogène sulfuré, le chlore, attaquent le sang lui-même; ou bien, charriés par le liquide nourricier, paralysent le système nerveux sous leur influence toxique.

Quantité de sang contenue dans l'organisme. — On a souvent tenté de mesurer la quantité de sang contenue dans le corps humain; mais dès les premières recherches entreprises dans ce but, les physiologistes constatèrent, comme ils s'y attendaient d'ailleurs, que cette quantité varie considérablement, suivant le volume et le poids du sujet.

Deux savants allemands, Lehmann et Weber, pesèrent le sang qui s'était écoulé du cadavre de deux décapités. Ils injectèrent ensuite de l'eau dans les vaisseaux, dosèrent, par l'analyse chimique, le sang qu'elle contenait et fixèrent ainsi, le poids du sang au huitième environ, du poids total de l'individu.

Quoique moins rationnels, divers autres procédés ont donné des résultats à peu près identiques. Il est à peu près indifférent du reste, au point de vue pratique, de savoir quelle quantité de sang peut circuler dans le corps d'un homme. Ce qu'il importe surtout, au médecin de connaître, c'est la richesse globulaire du sang et son degré de plasticité; c'est de pouvoir apprécier s'il contient en proportion anormale, du sucre, de l'urée ou tout autre produit d'excrétion, et la science, aujourd'hui, lui fournit les moyens de résoudre promptement ces intéressants problèmes.

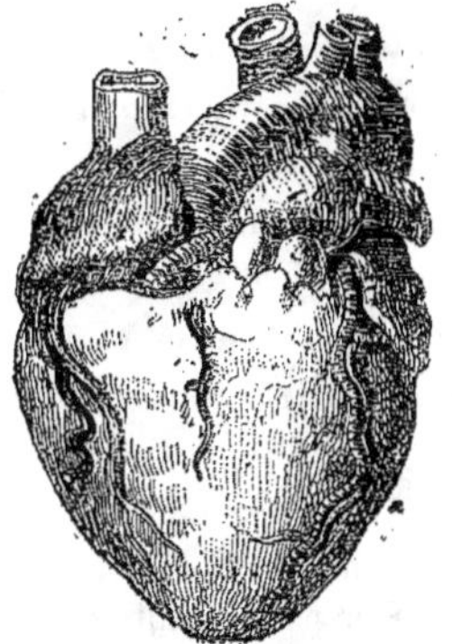

Le cœur, vu par sa face antérieure.

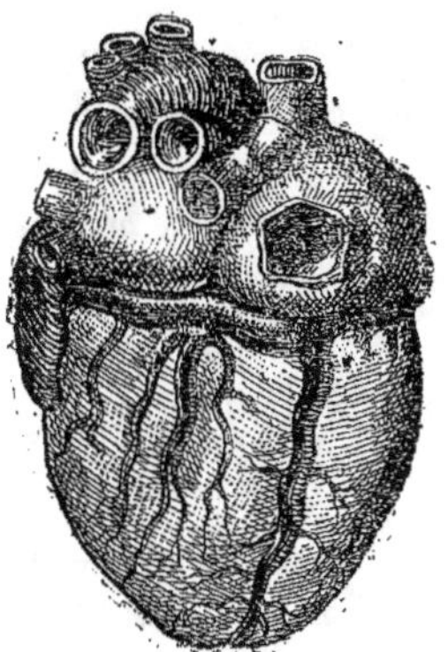

Le cœur, vu par sa face postérieure.

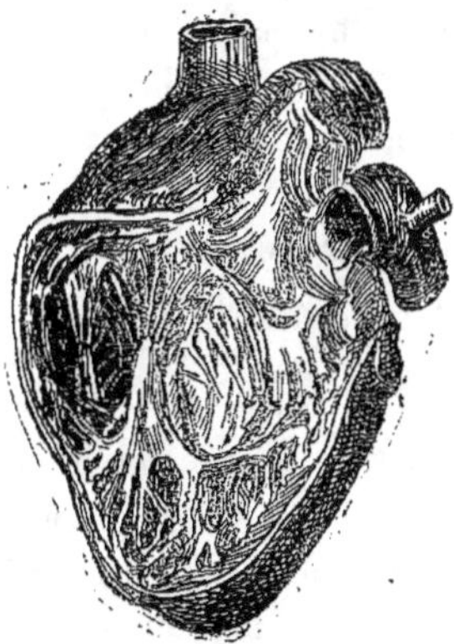

Ventricule droit et ses orifices.

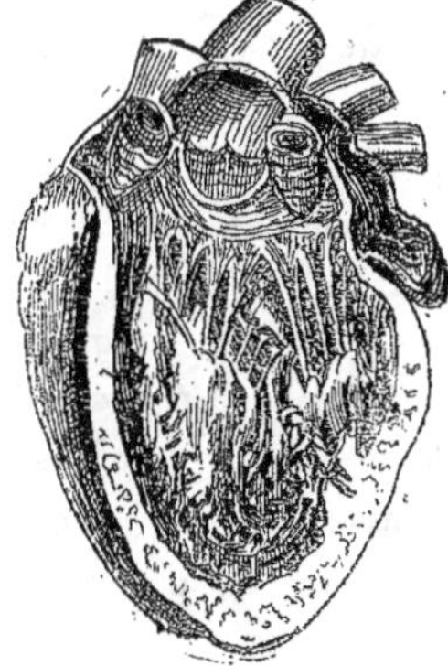

Ventricule gauche. — Orifice de l'aorte.

L'APPAREIL CIRCULATOIRE ET SES FONCTIONS.

Considéré dans son ensemble, l'appareil circulatoire se compose d'un organe central, le *cœur,* véritable pompe musculeuse qui met le sang en mouvement, et d'un grand nombre de canaux de différent calibre, les *artères* et les *veines,* dont les premiers répandent le liquide nourricier dans toute l'étendue de l'organisme, tandis que les seconds l'y reprennent, par l'intermédiaire de *vaisseaux capillaires,* pour le ramener au cœur.

Constamment, le moteur central fonctionne. Il travaille, sans s'arrêter jamais, depuis le jour où il s'est formé dans le corps de l'embryon, jusqu'à la suprême minute de la mort, qui n'est point accomplie tant que le cœur palpite.

CŒUR.

Structure du cœur. — Le cœur, a-t-on dit avec beaucoup de raison, est un « muscle creux ». Ses parois contractiles sont, en effet, les seuls agents de cet admirable travail que l'organe exécute régulièrement, à l'état normal, sans se lasser ni s'interrompre.

Le muscle, du volume du poing, est intérieurement percé de quatre cavités recouvertes, chacune, d'un entrelacement spécial de fibres charnues d'autant plus épaisses que la fonction du compartiment est plus active ou plus laborieuse.

Un dernier revêtement musculeux recouvre les quatres cavités rendues ainsi solidaires, et le cœur tout entier, la racine même des gros vaisseaux qui s'en détachent, est tapissé d'une membrane séreuse, le *péricarde,* qui facilite les mouvements du viscère, de la même façon que la plèvre favorise le jeu des poumons.

Cavités du cœur. — **Oreillettes et ventricules.** — Deux des cavités du cœur, les plus amples et les plus flasques, occupent la base de l'organe. Ce sont les *oreillettes.* Les deux autres, les *ventricules,* à parois plus épaisses, sont pratiquées dans la partie conique et musculeuse du cœur.

Juxtaposées et séparées par une cloison résistante, les cavités d'un même côté de l'organe, ne communiquent point avec les cavités

Étymologies. — Cœur, *cardia,* d'où PÉRICARDE, membrane qui entoure le cœur; ENDOCARDE, membrane interne du cœur. — VALVULES, *valva,* valve, porte. — TRICUSPIDE, *tricuspis,* à trois pointes. — MITRALE, *mitra,* mitre, bonnet d'évêque. — SIGMOÏDES : semblables au sigma, la lettre S de l'alphabet grec.

du côté opposé ; mais l'oreillette droite s'ouvre dans le ventricule droit et l'oreillette gauche débouche, de même, dans le ventricule qui lui correspond.

Cet isolement du cœur gauche et du cœur droit, est un des derniers phénomènes de la vie du fœtus. Jusqu'à la naissance, en effet, un étroit passage, le *trou de Botal,* a fait communiquer les oreillettes entre elles. Cet orifice, quand l'être nouveau se détache de sa mère, doit être fermé pour ne plus se rouvrir. Sa persistance, que l'on observe quelquefois, occasionnant le mélange du sang veineux et du sang artériel, se manifeste par une coloration bleuâtre des téguments, une *cyanose,* dont une lente asphyxie est malheureusement la conséquence fatale. A l'âge adulte, les oreillettes, quoique définitivement isolées, accomplissent les mêmes fonctions. Elles reçoivent le sang, pour le transmettre aux ventricules qui le renvoient ; mais les cavités droites du cœur, comme on va le comprendre, ne reçoivent jamais que du sang veineux, les cavités gauches que du sang artériel.

Circulation cardiaque. — Petite circulation. — Dans l'oreillette droite, en effet, s'ouvrent seulement les deux grosses veines caves qui ramènent tout le sang du corps. Au fur et à mesure que ces larges canaux emplissent l'oreillette, celle-ci se vide dans le ventricule sousjacent, dont elle n'est séparée que par une mince membrane formant une sorte de soupape à trois angles, la *valvule tricuspide,* rattachée aux parois du ventricule par de solides tendons.

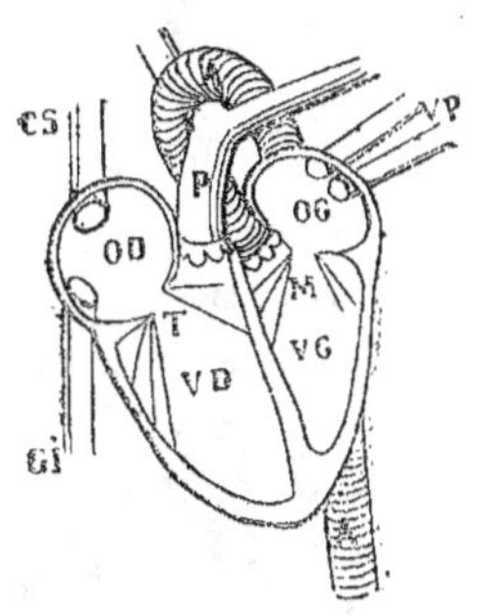

COUPE VERTICALE DU CŒUR
ET DE SES CAVITÉS

OD. Oreillette droite.
VD. Ventricule droit.
OG. Oreillette gauche.
VG. Ventricule gauche.
T. Valvule tricuspide.
M. Valvule mitrale.
CS. CI. Veines caves supér. et infér.
P. Artère pulmonaire.
VP. Veines pulmonaires.
AA. Artère aorte.

Commandés eux-mêmes, par des piliers musculeux d'une grande

puissance, les tendons, au moment opportun, tirent sur la valvule qu'ils abaissent et le flot de sang qui remplissait l'oreillette, chassé par les contractions de cette dernière, tombe aussitôt dans le ventricule droit.

A peine est-elle remplie, qu'à son tour, la cavité ventriculaire se contracte. Refoulé de toutes parts, le sang qu'elle contient remonterait vers l'oreillette si la valvule tricuspide ne se refermait subitement pour empêcher ce reflux.

Mais, en même temps, une autre voie s'ouvre, vers laquelle le sang est énergiquement projeté. C'est l'*artère pulmonaire,* dont le tronc volumineux part de l'angle supérieur du ventricule, pour aller se ramifier à l'infini dans la profondeur des poumons.

Trois petites valvules *sigmoïdes,* semblables par leur forme, à des paniers de pigeons, sont accolées, par leur pourtour, à l'orifice de l'artère pulmonaire. Elles s'écartent devant l'ondée sanguine qui les refoule, lui livrent passage et, soudain, se referment derrière elle, pour l'empêcher de retomber dans le ventricule qu'elle vient de quitter.

Artère pulmonaire. — A peine détachée du cœur, l'artère pulmonaire se subdivise en deux gros rameaux destinés à chacun des poumons et pénétrant au même niveau que les bronches, dans l'épaisseur de l'organe de la respiration. De ce point jusqu'à l'extrémité des plus fines bronchioles, les deux vaisseaux accolés se divisent encore, se mêlent et s'enchevêtrent, l'un conduisant l'air, l'autre le sang, pour former l'inextricable réseau, le tissu vésiculaire et spongieux, à travers lequel s'accomplit l'hématose.

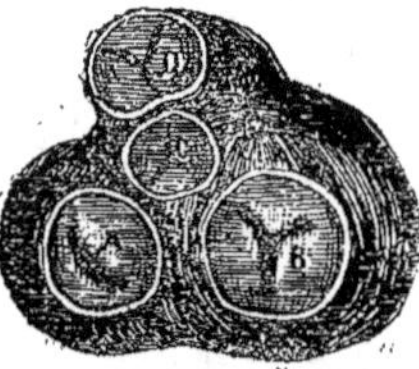

VALVULES DU CŒUR
VUES PAR LEUR FACE SUPÉRIEURE.

A. Valvule mitrale.
B. Valvule tricuspide.
C. Valvules sigmoïdes de l'aorte.
D. Valvules sigmoïdes de l'artère pulmonaire.

Au contact du fluide aérien, le sang veineux affluant par les innombrables ramifications de l'artère pulmonaire, se transforme en sang artériel. Les globules, fixant l'oxygène, prennent aussitôt, une coloration vermeille; l'acide carbonique et la vapeur d'eau s'échappent du torrent circulatoire pour laisser le sang régénéré reprendre, par les veines pulmonaires, la route du cœur.

Quatre canaux veineux, de gros calibre, sont employés à reprendre aux poumons l'énorme quantité de sang que leur apporte l'artère pulmonaire et à ramener à l'oreillette gauche du cœur, le liquide nourricier.

Dès lors, tout le curieux travail que nous venons de voir s'opérer dans le cœur droit, se renouvelle dans le cœur gauche. L'oreillette pleine, une soupape en forme de mitre d'évêque, la *valvule mitrale*, s'ouvre au-dessous d'elle, de la même façon que la valvule tricuspide, pour laisser tomber dans le ventricule gauche, le sang artériel.

Un suprême effort devient enfin nécessaire : c'est la projection du sang dans sa grande voie de distribution, dans l'*artère aorte* qui prend naissance à la partie supérieure du ventricule gauche et dont le large orifice, comme celui de l'artère pulmonaire, présente aussi trois valvules sigmoïdes, d'un tissu fibreux très résistant.

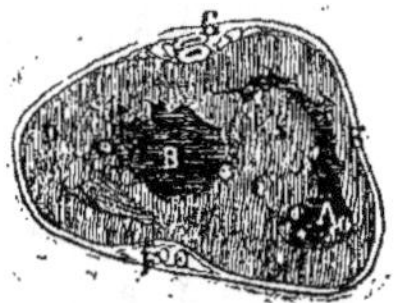

COUPE TRANSVERSALE DU CŒUR
AU NIVEAU DES VENTRICULES.

A. Ventricule droit.
B. Ventricule gauche.
C. Cloison interventriculaire.
D. Parois du ventricule gauche.
E. Parois du ventricule droit.
FG. Péricarde et vaisseaux du cœur.

Pour donner au sang une impulsion suffisante, les parois du ventricule gauche, constituées par d'épaisses couches de fibres musculaires, se contractent avec énergie. Les valvules sigmoïdes s'écartent; l'aorte, dont le volumineux canal s'arrondit en crosse, au-dessus du cœur, reçoit, dans sa courbure, le flot de sang qui la dilate en venant la frapper; et tandis que les valvules se referment, le vaisseau élastique réagissant, contribue à chasser la colonne sanguine, en ajoutant à la poussée du ventricule, son propre effort.

Tel est, merveilleux dans sa simplicité, le mécanisme de la circulation *cardio-pulmonaire,* désignée aussi sous le nom de petite circulation. De l'aorte où il est entré, le sang, par de nombreuses artères, se répand dans toute l'économie pour être, après la nutrition, reconduit au cœur par les veines caves : la grande circulation terminée, la petite aussitôt recommence, précédant encore la seconde; et successivement, avec un ordre parfait, se reproduisent, jusqu'à la mort, ces mêmes phénomènes, dans un ensemble d'organes qui peuvent être, à bon droit, considérés comme les principaux rouages de la vie.

Battements du cœur. — L'exacte connaissance des diverses phases de la petite circulation permet d'expliquer aisément les pulsations et les bruits dont le cœur est le siège.

Pourquoi le cœur bat-il? Quelle force le soulève et projette sa pointe en avant, contre la paroi de la poitrine? Longtemps, les physiologistes hésitèrent à répondre à ces questions dont on trouve aujourd'hui la solution dans la puissance même des contractions du cœur et dans cette disposition en crosse, de l'aorte, que nous avons déja dû remarquer.

Violemment lancée par le ventricule contre cette courbure du vaisseau artériel, l'ondée sanguine s'y heurte, en effet, avec une telle force, qu'elle en éprouve un subit mouvement de recul. Entravée par les valvules sigmoïdes qui se referment, cette impulsion en sens contraire, se traduit par une forte secousse imprimée au viscère tout entier. Libre en avant, l'organe rebondit alors contre la paroi du thorax. Comme une arme à feu qui repousse, lorsque le coup part, le cœur bat, en un mot, parce qu'il recule.

Bruits du cœur. — L'explication des bruits caractéristiques dont on entend si nettement la répétition régulière et cadencée, quand on applique l'oreille sur la poitrine, au niveau du cœur, n'est pas plus difficile.

On en trouve la raison dans le jeu des valvules qui tour à

tour s'ouvrent et se ferment, à l'entrée des divers orifices, sous l'effort du sang.

Comme il est aisé de le constater, les bruits de l'organe consistent en une suite ininterrompue de *tic-tac* — *tic-tac* — *tic-tac* — séparés les uns des autres par un repos appréciable que l'on a qualifié de *grand silence,* un intervalle de moindre durée encore, — le *petit silence,* — séparant le premier bruit, *tic,* du deuxième, *tac.*

Quelle peut être la cause de ce premier bruit? Dans les deux moitiés du cœur l'emplissage des cavités, la *diastole,* se fait sourdement. Il n'en est pas de même de la contraction ou *systole* qui, sourde encore du côté des oreillettes, se traduit, quand les ventricules se vident, par le *claquement* des valvules tricuspide et mitrale brusquement refermées par la poussée du sang. Ce claquement des valvules auriculo-ventriculaires constitue donc le premier bruit du cœur.

A peine s'est-il produit, que le sang, projeté dans les artères aorte et pulmonaire, retombe sur les valvules sigmoïdes placées à l'entrée de ces vaisseaux. Sous le choc qu'elles reçoivent, celles-ci bruyamment se tendent, pour s'opposer au reflux du sang dans le ventricule, et cette occlusion sonore des valvules sigmoïdes constitue le deuxième bruit du cœur.

En somme, l'auscultation du cœur à l'état normal permettant de reconnaître, dans chacun des mouvements du viscère, *deux bruits* et *deux intervalles,* il en résulte que le fonctionnement complet de l'organe se compose de *quatre temps* bien distincts, durant lesquels les divers phénomènes de la circulation cardiaque s'accomplissent dans l'ordre suivant :

Premier bruit : Claquement des valvules tricuspide et mitrale, systole ou contraction des ventricules, emplissage ou diastole des oreillettes.

Petit silence, très court, entre le claquement des valvules auriculo-ventriculaires et celui des valvules sigmoïdes.

Deuxième bruit : Claquement des valvules sigmoïdes de l'aorte et de l'artère pulmonaire ; projection du sang dans les gros vaisseaux, emplissage ou diastole des ventricules.

Grand silence : Relativement long : contraction ou systole des oreillettes. Diastole ou dilatation des ventricules.

Quelque simple que paraisse, aujourd'hui, l'évolution de ces phénomènes, on ne saurait s'étonner de l'ignorance absolue des anciens eu égard à cet admirable mécanisme de la circulation du sang. Avant Galien, les plus éminents anatomistes considéraient les artères comme des vaisseaux aériens en communication avec les bronches, et ce fut seulement Michel Servet, vers 1553, qui décrivit en quelques mots, la circulation pulmonaire ou petite circulation. Après lui, Harvey, de 1613 à 1615 comprit enfin la circulation, dans son merveilleux ensemble, et put déjà donner une explication suffisante des mouvements du cœur.

A vrai dire, ce n'est pourtant que de nos jours et grâce aux patientes investigations des savants modernes, que la cause exacte des battements du cœur et la signification précise de ses bruits nous sont, enfin, définitivement acquises.

Au premier abord, il semble puéril d'attacher à ces questions de minutieuse physiologie, une telle importance. Il n'en est rien. La parfaite netteté des bruits du cœur annonce, en effet, au médecin qui l'ausculte, l'intégrité absolue de l'organe.

Formées par un simple repli de la fine membrane séreuse, l'*endocarde*, qui tapisse les cavités du cœur, les valvules présentent une telle délicatesse que la moindre altération de leur tissu se traduit immédiatement par un trouble des bruits cardiaques normaux. Au tic-tac régulier de l'organe, se susbtituent des bruits de souffle, de râpe, de scie, etc., qui dénoncent à l'oreille exercée du praticien, suivant leur caractère, telle ou telle lésion des valvules elles-mêmes ou des orifices au niveau desquels elles se trouvent attachées.

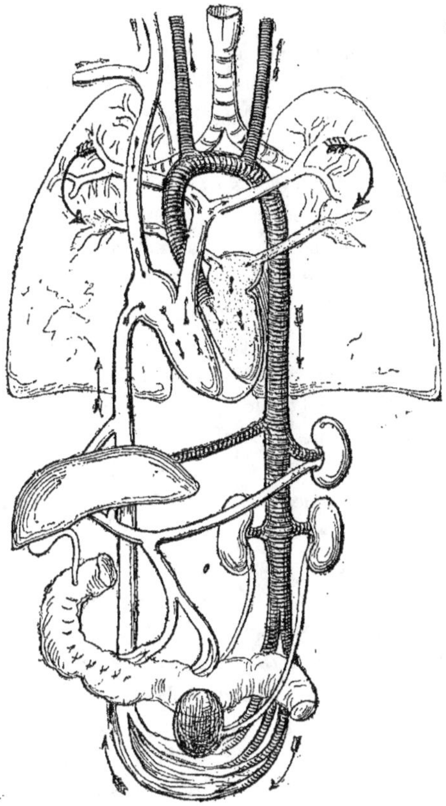

Figure théorique, expliquant le phénomène de l'hématose et le mécanisme de la circulation du sang.

ARTÈRES.

Au ventricule gauche du cœur, avons-nous dit, est dévolue la haute fonction d'envoyer dans tous les organes et de répandre sur tous les points de l'économie, le liquide nourricier.

Cette merveilleuse distribution du sang s'opère par la voie de canaux toujours béants, les *artères*, dont la plus volumineuse, l'*aorte,* en communication directe avec le ventricule même, est le tronc principal d'où se détachent tous les autres vaisseaux.

Structure des artères. — C'est bien, certainement, pour une bonne part, à la disposition des artères, à leur structure, aux propriétés qu'elles possèdent, que le cours du sang doit d'être toujours libre et de s'accomplir, sans repos ni trêve, avec une précision, une régularité, une harmonie qui frappent d'étonnement et d'admiration l'observateur attentif.

Non seulement les artères de quelque importance, pour être, autant que possible, à l'abri de toute atteinte, sont profondément situées sous les tissus, particulièrement le long des os; sur quelques points de l'économie encore, des gouttières protectrices sont faites, pour les recevoir; et dans l'épaisseur de certains muscles qui les pourraient obturer en les comprimant, des gaines fibro-cartilagineuses les protègent efficacement, contre toute contraction musculaire.

Les artères d'un calibre appréciable, se composent indistinctement de trois enveloppes ou tuniques superposées, qui leur donnent une grande résistance.

La tunique externe, *celluleuse,* est formée d'un tissu cellulaire dense et compact, mais, néanmoins, très extensible.

L'enveloppe moyenne, dite aussi *tunique jaune,* dure, épaisse, cassante, doit sa force au tissu fibreux dont elle se compose et sa remarquable élasticité à de nombreuses fibres de tissu élastique, entremêlées à la trame fibreuse.

La tunique interne ou *séreuse,* fait suite à la membrane interne du cœur, l'*endocarde,* et possède toutes ses propriétés. Elle tapisse, comme une mince couche de vernis, les parois du vaisseau, facilite la circulation du sang, et malheureusement, comme l'endocarde, elle est sujette, sous l'influence du rhumatisme et de

Étymologies. — ARTÈRES : *aër,* air, *térein,* conserver. On croyait autrefois, que les artères ne contenaient que de l'air. — POULS : *pulsus,* en grec : *sphygmos,* d'où sphygmographe.

la goutte, à diverses altérations chroniques constituant l'athérôme artériel.

De leur point d'origine à leur extrémité, les artères diminuent progressivement de volume et se terminent en vaisseaux capillaires d'une extrême ténuité. La plupart vont directement se jeter dans les régions qu'elles doivent alimenter; mais quelques-unes, destinées aux bords d'une ouverture, aux parois d'un organe creux, à l'estomac, aux lèvres, par exemple, présentent des flexuosités qui leur permettent, suivant les besoins, de s'allonger ou de se raccourcir.

De distance en distance, les artères sont aussi reliées entre elles, par des branches dites *anastomotiques,* ayant seulement pour but d'établir, entre les deux vaisseaux, une communication qui suffit souvent à assurer la circulation dans un organe, au cas ou l'artère spéciale à cet organe vient à s'obturer accidentellement au-dessus de l'anastomose. C'est encore grâce à ces branches de communication, que les chirurgiens, pour arrêter une hémorrhagie, peuvent impunément lier l'artère ouverte, sans que, pour cela, la circulation du sang soit interrompue dans la région où le vaisseau se distribue.

Système artériel. — A l'exception de l'artère pulmonaire, qui porte au poumon le sang veineux et que l'on ne saurait, à cet égard, considérer comme un vaisseau artériel, toutes les artères, sans exception, contiennent et charrient le sang revivifié par l'hématose.

La plus importante, l'*aorte,* se détache du ventricule gauche pour se recourber, aussitôt, en forme de crosse, au-dessus du cœur; se diriger en arrière et en bas, en s'appuyant sur la colonne vertébrale; traverser le diaphragme et se diviser, au niveau du bassin, en deux branches d'égal volume, destinées à chacun des membres inférieurs.

De son point d'origine à sa terminaison, l'aorte comprend donc deux portions distinctes : l'une, *thoracique,* logée dans la poitrine, l'autre, *abdominale,* sous-jacente au diaphragme et s'étendant entre ce muscle et le bassin.

Dans la première partie de sa courbure, l'aorte thoracique reçoit, comme nous l'avons vu, le choc du sang lancé par le ventricule ; aussi présente-t-elle souvent, à cet endroit, une dilatation marquée, s'exagérant parfois, chez les personnes prédisposées, jusqu'à la formation d'un anévrysme.

Du point le plus élevé de la crosse, se détachent, à droite, le tronc *brachio-céphalique,* d'où naissent bientôt les *carotides* destinées à la tête, et l'artère du membre supérieur, successivement désignée, suivant les régions qu'elle traverse, sous les noms d'artère *sous-clavière, axillaire, humérale, radiale, cubitale, palmaire, etc.* A gauche, la *carotide primitive* et le tronc artériel du bras, se détachent séparément de la crosse de l'aorte.

Dans l'abdomen, naissent successivement, du vaisseau aortique : en haut, sous le diaphragme, le *tronc cœliaque,* qui se subdivise aussitôt en trois branches ; les *coronaires,* destinées à l'estomac, l'*hépatique,* qui se rend au foie et la *splénique,* à la rate. Plus bas, s'en détachent les *rénales,* qui nourrissent les reins et les longues *ovariques* ou *spermatiques,* selon le sexe, qui chez l'homme, traversent obliquement le bassin pour gagner le scrotum, tandis que chez la femme, elle se répandent dans l'ovaire.

Tout le long de la colonne vertébrale, l'aorte, enfin, fournit à chaque espace intercostal une fine artériole qui se distribue à tous les muscles du thorax.

De la bifurcation aortique résultent, dans le bassin, les artères *iliaques,* d'où se détachent les branches nourricières de la vessie et des organes génitaux ; puis, la grosse artère du membre inférieur, successivement désignée, suivant les régions qu'elle arrose, sous les noms de *fémorale, poplitée, tibiale, péronière, pédieuse, plantaire, etc.*

Telles sont, subdivisées comme les branches d'un arbre, en rameaux de plus en plus déliés, les grandes voies d'irrigation et de nutrition du corps humain.

Marche du sang dans les artères. — Lancé dans l'aorte par l'énergique contraction du ventricule, le sang progresse dans les artères avec une extrême rapidité.

Son courant, s'augmentant à chaque systole, d'une ondée nouvelle qui lui transmet une nouvelle impulsion, reçoit ainsi, coup sur coup, une série de poussées qui ne lui permettent pas de se ralentir durant une seule seconde.

Cette impulsion répétée en arrière du torrent sanguin, cette *vis a tergo,* suivant l'expression des physiologistes, n'est point, cependant, la seule force qui mette le sang en mouvement. Les artères, en effet, possèdent, elles-mêmes, une activité toute particulière, une élasticité qui, puissamment contribue à la progression du liquide nourricier.

Dilatées, à chaque effort du ventricule, par l'onde sanguine qui les emplit, leurs parois aussitôt reviennent sur elles-mêmes, exerçant, sur la colonne liquide, une très sensible pression. Déjà refoulée en arrière, celle-ci ne peut plus être alors, chassée qu'en avant; et cette impulsion de l'artère vient ainsi très efficacement s'ajouter à l'action du cœur.

Tension du sang dans les artères. — Maintes fois les plus éminents physiologistes ont essayé de mesurer la tension du sang dans les artères et, par conséquent, la force de contraction du ventricule qui le fait constamment progresser.

D'assez grandes divergences d'opinion cependant, existèrent à cet égard, dans la science, jusqu'au jour où Poiseuille imagina de répéter, avec plus de persévérance et de précision, les expériences de Hales sur ce sujet. L'appareil qu'il fit construire dans ce but, l'*hémodynamomètre,* essentiellement composé d'un tube de verre coudé, à moitié rempli de mercure, mis en communication avec l'artère carotide d'un animal vivant, accusa une pression de 215 grammes environ sur chaque centimètre carré de l'aorte à sa sortie du cœur.

Des calculs consécutifs, plusieurs fois vérifiés, lui permirent d'évaluer à 2 ou 3 kilogrammes, en moyenne, la force totale de contraction du ventricule gauche, et de nombreuses expériences comparatives, lui prouvèrent, enfin, que si, très souvent, cette pression diminue, sous l'influence d'une maladie, d'une fatigue physique ou morale, etc., jamais, au contraire, elle ne dépasse 3 kilogrammes, chez les sujets les plus forts et les plus vigoureux.

Obstacles au cours du sang. — La membrane séreuse, lisse et polie, qui fait suite à l'endocarde et dont les artères sont intérieurement tapissées, n'est point si glissante, dans toute son étendue, que le sang n'éprouve de sa part, une certaine résistance.

Les flexuosités, les courbes, les coudes nombreux que forment les vaisseaux artériels en traversant les tissus, les angles de bifurcation, enfin, contre lesquels vient à tout moment, se briser la colonne sanguine, sont autant d'obstacles à la circulation, que les contractions du cœur ont à vaincre.

Ces frottements, toutefois, ne ralentissent pas sensiblement la vitesse du sang. Ils mettent au contraire, en jeu, la contractilité artérielle et celle-ci, s'exerçant de distance en distance sur le liquide contenu dans les vaisseaux, en facilite la progression en même temps qu'elle en régularise le cours.

Au voisinage, aussi bien que dans la profondeur des organes d'une texture particulièrement délicate; à proximité du cerveau, par exemple, et dans toute l'épaisseur des centres nerveux, les obstacles à la poussée trop violente du sang ont, d'ailleurs, une utilité plus grande encore. Ils amortissent le funeste ébranlement que causerait aux tissus le choc direct de l'ondée sanguine et rendent aussi plus rares les accidents apoplectiques ou congestifs, qui malgré tout, sont encore si fréquents.

Bruits artériels. — Il n'est point extraordinaire, chez les sujets anémiques surtout, que le sang, en circulant dans les artères, fasse entendre divers bruits analogues au ronflement d'une toupie ou parfois, même, au bruit de souffle qui se manifeste dans la plupart des maladies du cœur.

Le mécanisme de cet intéressant phénomène n'est pas encore définitivement expliqué par les physiologistes; le plus grand nombre des expérimentateurs s'accorde à croire, toutefois, qu'il est occasionné par des remous ou tourbillons qui sous l'influence d'une maladie débilitante, se formeraient par places, dans les gros vaisseaux.

Pulsations des artères. — Pouls. — Le cœur, à chacune de ses contractions, poussant une certaine quantité de sang dans les artères, celles-ci, comme nous l'avons dit, se dilatent à chaque ondée sanguine qu'elles reçoivent, et leur dilatation se traduit tantôt par un déplacement de l'artère, tantôt par une expansion rapide qui caractérisent le *pouls*.

Le battement artériel ainsi produit, n'est guère appréciable que lorsque le vaisseau repose sur un plan dur et résistant; quand il est, par exemple, appuyé contre un os, comme l'artère *radiale* au poignet, ou la *temporale* de chaque côté du front.

Le pouls souvent alors est visible, ce qui tient au déplacement plus ou moins limité de l'artère; ou bien il est seulement appréciable au toucher quand, avec la pulpe du doigt, on presse doucement le vaisseau contre le plan résistant qui le supporte.

C'est, ordinairement, au niveau du poignet, que l'on « tâte le pouls. » Il est indispensable, pour le bien sentir, d'appliquer à la fois sur l'artère radiale, tous les doigts de la main, à l'exception du pouce qui s'arc-boute et s'appuie sur le bord externe du poignet.

On perçoit très nettement, alors, l'expansion, puis le retrait rapide de l'artère et chacune de ses pulsations répondant aux contractions du ventricule, on conçoit que l'on puisse, d'après l'état du pouls, assez exactement juger de l'état du cœur.

Le pouls normal varie considérablement suivant l'âge, le tempérament et le sexe. Il bat, chez le nouveau-né, 140 fois environ, par minute; à six mois, 128 fois; 120 fois à la fin de la première année; 110, à la fin de la deuxième; de 90 à 95 fois, à sept ans; de 70 à 75 fois chez l'adulte; 60 fois à 60 ans; 50 fois et moins, dans une vieillesse plus avancée.

Fort, plein, bondissant, chez les individus robustes et pléthoriques, il est mou, petit, lent, chez les sujets d'une constitution délicate et chez les anémiques.

Même en pleine santé, certaines personnes ont le pouls très fréquent. Chez d'autres, au contraire, ses battements sont bien au-dessous de la moyenne. Au nombre de ces dernières, on cite l'empereur Napoléon Ier, dont le pouls, extrêmement faible, ne donnait que 40 pulsations par minute. Chomel a rapporté aussi l'observation d'une dame chez laquelle le pouls, dans les plus fortes fièvres, ne dépassait pas 60 pulsations, tandis que chez une autre il battait, à l'état normal, 120 fois par minute.

Dans la grande majorité des cas, cependant, un pouls fréquent indique la fièvre, notamment quand il coïncide avec de la chaleur, du mal de tête, et ce pénible malaise qui se manifeste au début de toute maladie aiguë. Ses battements, alors, peuvent s'élever jusqu'à 130, 140, 160 pulsations et plus par minute; à tel point que parfois, même à l'aide d'une montre à secondes, il devient difficile de les compter.

Le pouls de la femme, plus fréquent, est plus faible, aussi, que celui de l'homme; dans l'un et l'autre sexe, enfin, le pouls change d'allure avec la plus grande facilité, suivant l'état nerveux du sujet, selon, surtout, les différents actes du travail physiologique. L'exercice, la marche, une simple émotion l'accélèrent; la digestion l'amplifie et le développe; le sommeil l'apaise et le ralentit.

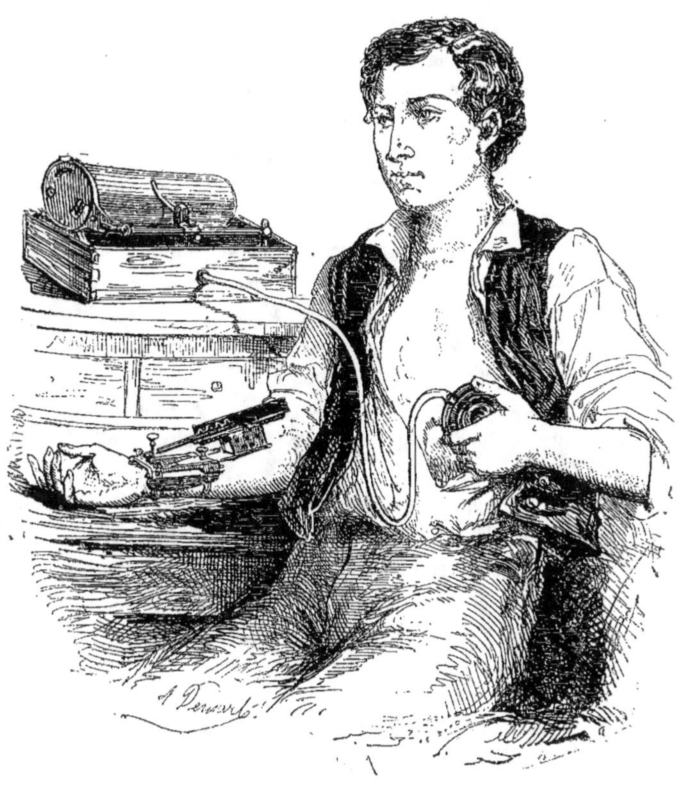

Sphygmographe direct.   Sphygmographe à transmission.

Inscription des battements du cœur et du pouls au moyen du sphygmographe.

Inscription du pouls. — Sphygmographes. — Il n'est personne qui s'étant un moment tenu dans la station assise et les jambes croisées, n'ait bientôt vu le bout de son pied s'élever et s'abaisser tour à tour, obéissant ainsi à une série de saccades intermittentes et régulières, assez fortes pour soulever sensiblement tout le membre inférieur.

Déterminé par les fortes pulsations de l'artère fémorale, ce balancement appréciable de la jambe donna l'idée à plusieurs physiologistes de fixer graphiquement les battements artériels et c'est dans ce but que furent inventés plusieurs appareils d'abord fort imparfaits, qui reçurent le nom de *sphygmographes*.

Perfectionnés plus tard par Vierordt et surtout par Marey, ces instruments enregistreurs peuvent rendre aujourd'hui, soit à l'expérimentateur, soit au médecin, de véritables services.

Les uns, dits sphygmographes *directs*, consistent essentiellement en un levier métallique, s'appliquant d'un côté sur l'artère dont on veut étudier les pulsations et muni, de l'autre, d'une fine pointe qui trace, sur une étroite bande de papier poussée par un mouvement d'horlogerie, toutes les impulsions qu'elle reçoit de l'artère.

Les autres appareils, sphygmographes à *transmission*, envoient, au contraire, la pulsation artérielle au levier inscripteur, par l'intermédiaire de longs tubes pleins d'air ou de liquide; mais ces derniers sont surtout employés par les physiologistes, pour enregistrer les battements du cœur.

De quelque instrument que l'on fasse usage, le tracé sphygmographique se compose toujours, quand le pouls est normal, d'une série d'ondulations régulières dont le point le plus culminant correspond à l'extrême dilatation de l'artère, le point le plus déclive à son extrême affaissement.

Plus l'impulsion est forte, plus les jambages du tracé sont hauts et nettement marqués. Ils sont d'autant plus rapprochés, que les pulsations sont plus rapides; l'on conçoit, enfin, qu'ils présentent, lorsque le cœur est malade, des déformations de toute sorte et les plus grandes irrégularités.

Etymologies. — SPHYGMOGRAPHE : *sphygmos*, pouls, *graphô*, j'écris. — VAISSEAUX CAPILLAIRES, *capillus*, cheveu, par allusion à la ténuité de ces canalicules. — VEINE : *vena, phlebs* ; d'où *phlébite, phlébotomie*. — VEINE CAVE, veine profonde. — SAPHÈNE : *saphès*, visible, évident. On la voit sous la peau. — AZYGOS : *a*, privatif, *zugos*, pair. Impair. La grande azygos occupe seulement un des côtés (le droit), de la colonne vertébrale.

VAISSEAUX CAPILLAIRES.

A mesure qu'elles se prolongent et s'enfoncent dans la profondeur des tissus, les artères, à la façon des rameaux d'un arbre, de plus en plus s'amincissent et finissent par se diviser en canalicules innombrables, à tel point entrelacés, qu'ils forment, dans tous les organes, un véritable réseau invisible à l'œil nu.

C'est par ce lacis vasculaire, à mailles serrées, que les *artères* se terminent et que, sans aucune transition, les *veines* commencent; ces dernières ramenant au cœur et au poumon le sang que les premières en ont apporté.

L'extrême ténuité de ces vaisseaux, confondus en une même trame, les a fait désigner sous le nom de *vaisseaux capillaires;* mais ces minimes organes ne sont plus seulement des canaux destinés à conduire le sang.

Leurs minces parois laissent transsuder dans les tissus tous les principes indispensables à leur nutrition, en même temps qu'elles reprennent nombre d'autres matériaux devenus inutiles, et dans ce réseau perméable s'accomplissent, comme dans les capillaires du poumon, tous les échanges chimiques nécessités par l'incessant travail d'assimilation et de désassimilation qui s'opère dans l'économie.

Observation des capillaires au microscope. — Il n'est point difficile, à l'aide d'un bon microscope, d'étudier les vaisseaux capillaires dans les divers tissus du corps humain; mais pour se rendre bien compte du merveilleux phénomène de la circulation du sang dans ces infimes canalicules, il est préférable d'étaler sous l'objectif grossissant, la queue transparente d'un têtard vivant ou la mince membrane interdigitale d'une patte de grenouille.

L'étrange spectacle qui frappe alors la vue est des plus étonnants et des plus admirables. Dans le réseau vasculaire que l'œil contemple, on voit le sang courir et se précipiter. Ses globules, que l'on distingue nettement, s'engagent, se distribuent, se répandent dans les vaisseaux avec une facilité surprenante et sans les encombrer jamais.

Çà et là, chassés avec force, ils indiquent assez, par leur exceptionnelle vitesse, qu'ils circulent dans un capillaire artériel; plus loin, roulant péniblement les uns sur les autres, ils trahissent, par leur progression plus calme, la nature veineuse du vaisseau qui les contient.

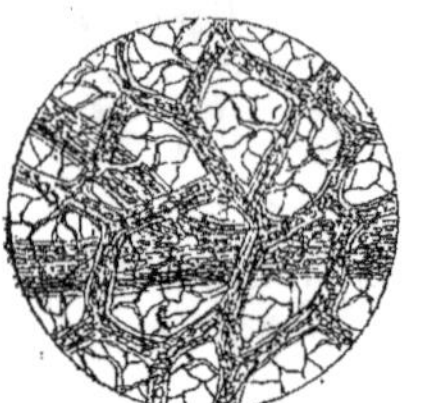
Réseau capillaire vu au microscope.

Contractilité des capillaires. — A voir le sang traverser avec une telle rapidité le réseau capillaire, on a peine à comprendre quelle force est assez puissante pour le pousser ainsi.

Sans doute l'impulsion du cœur et des artères se fait sentir jusque dans ces microscopiques vaisseaux; mais les capillaires eux-mêmes doivent activement contribuer à la circulation du liquide nourricier.

Leurs parois, en effet, quoique réduites à une mince membrane, possèdent encore le pouvoir de se contracter, sous l'influence de la moindre excitation, avec une véritable énergie.

Il est facile de s'en assurer en déposant sur la patte de la grenouille observée au microscope, une goutte d'acide acétique ou de tout autre liquide irritant. A peine le contact a-t-il eu lieu, qu'aussitôt, un mouvement de retrait s'accomplit dans le réseau capillaire. Les vaisseaux, immédiatement se contractent, se resserrent, et les globules du sang, entravés dans leur course, s'arrêtent en certains points ou ne progressent plus qu'avec une extrême lenteur.

Irritation. — Inflammation. — Le curieux phénomène que cette simple expérience permet de constater, est d'autant plus remarquable, d'ailleurs, qu'il caractérise l'*irritation*, ce travail morbide qui, d'après les médecins de l'école de Broussais, se produirait fatalement, dans toutes les maladies. Quelle que soit la cause, apparente ou cachée, qui la provoque, l'irritation commence toujours, en effet, par la contraction des capillaires d'une région, promptement suivie de l'arrêt du sang et de l'engorgement des vaisseaux. La rougeur, la chaleur, le gonflement, l'*inflammation*, en un mot, de la partie malade, trahissent ces modifications anatomiques et si la perméabilité des capillaires ne se rétablit point; si la *résolution* ne se fait pas, lentement un abcès se forme et l'inflammation se termine par *suppuration*.

Envies. — Taches de naissance. — C'est encore dans le réseau capillaire que siègent ces taches violacées ou rougeâtres dont quelques personnes sont marquées dès la naissance et que le vulgaire, — ami du merveilleux, — attribue sans aucune raison, d'ailleurs, aux envies non contentées de la mère, pendant la grossesse.

Suivant la teinte et la forme que l'anomalie capillaire peut affecter, on y voit une tache de vin, de chocolat, de café, une cerise, une prune, une fraise, etc., mais tout cela n'est qu'imagination pure et préjugé; la difformité ne consistant jamais qu'en une dilatation exagérée des vaisseaux, tantôt peu proéminente mais très étendue; tantôt, au contraire, fort limitée et formant une véritable *tumeur érectile*.

VEINES.

Structure des veines. — De l'épaisse trame des capillaires où les artères aboutissent, se dégagent, comme nous l'avons dit, des vaisseaux d'un autre ordre, les *veines,* qui ramènent au cœur le sang disséminé dans les tissus.

Trois tuniques superposées, analogues à celles des artères, mais plus flasques et plus minces, constituent les parois des veines. L'enveloppe moyenne, beaucoup moins contractile, n'exerce en outre sur le liquide contenu dans le vaisseau qu'une action très limitée; aussi la circulation du sang est-elle beaucoup plus lente dans le système veineux que dans le système artériel.

Pour compenser cette différence de vitesse entre l'aller et le retour, équilibrer le flux et le reflux et par conséquent, empêcher le sang de s'accumuler dans les capillaires, il ne restait à la nature qu'à multiplier le nombre des vaisseaux veineux. Elle l'a fait en plaçant d'abord deux veines le long de chaque artère, puis en développant un large réseau de veines superficielles qui vient puissamment en aide aux vaisseaux profonds.

Marche du sang dans les veines. — L'impulsion du cœur ne se faisant plus sentir au delà des capillaires, comment le sang progresse-t-il dans le système veineux?

Ce problème, jusqu'à présent n'a point reçu de solution pleinement satisfaisante. Il est à croire, cependant, étant donnée la souplesse des veines, que les mouvements musculaires qui s'accomplissent pendant la locomotion contribuent, dans une certaine limite, à la circulation du sang dans ces vaisseaux.

La poussée qui vient des capillaires, la *vis a tergo*, si faible alors qu'elle soit, doit néanmoins encore exercer sur le sang qui monte dans les canaux veineux, une pression sensible; un grand nombre de physiologistes, et des plus éminents, s'accordent, en outre, à penser que l'oreillette droite du cœur, en se dilatant, aspire réellement le sang veineux, à la façon d'une pompe.

Valvules. — Dans toutes les longues veines, enfin, quand la colonne sanguine, trop pesante, risquerait de ne pouvoir plus avancer, de petites valvules, analogues aux sigmoïdes du cœur, la brisent de distance en distance et présentent, pour ainsi dire, au sang, une série d'échelons qui lui permettent de se hisser de proche en proche, jusqu'aux vaisseaux plus volumineux où la circulation plus facile, s'accomplit encore avec plus de rapidité.

Formées par un repli de la membrane interne du vaisseau, les valvules sont particulièrement nombreuses dans les veines des membres inférieurs, où, malgré leur présence, la stagnation du sang est toujours si facile.

On sait, d'ailleurs, combien sont fréquents ces engorgements veineux, chez les personnes que leur profession force à travailler debout, dans une immobilité relative. Les *varices* ainsi développées, quand on ne leur oppose pas aussitôt un traitement palliatif, ne peuvent qu'augmenter de volume et constituer en peu de temps, une dangereuse infirmité.

STRUCTURE D'UNE VEINE.
A B. Veine ouverte.
C. Branches anastomosées.
D. Orifices veineux.
E. Valvules.

Système veineux. — Malgré leur nombre, bien supérieur à celui des artères, les veines, avant de déboucher dans le cœur, se groupent seulement en deux troncs volumineux, les *veines caves,* dont l'une, la veine cave *supérieure,* répond à la crosse aortique; l'autre, la veine cave *inférieure,* à la partie abdominale du vaisseau artériel. La veine cave supérieure apporte à l'oreillette droite le sang du membre supérieur ramené, depuis l'extrémité des doigts, par les veines *radiales, cubitales, céphaliques, basiliques, humérales, axillaires, sous-clavières, etc.* Elle rend au cœur, par les *jugulaires,* le sang que les carotides ont répandu dans toute la tête et lui verse encore, outre le courant continu de la lymphe, le chyle transmis, après les digestions, au canal thoracique, par les vaisseaux absorbants de l'intestin. (Voir *Digestion.*)

La veine cave inférieure réunit, outre les veines profondes du membre inférieur et du bassin, les *saphènes,* qui courent sous la peau de la jambe et de la cuisse. Elle reçoit aussi par les veines *sus-hépatiques,* tout le sang de la veine porte, après qu'il a traversé le foie.

On sait le rôle considérable que joue, pendant la digestion, le système porte constitué par la réunion des grandes veines viscérales de l'abdomen, la *splénique,* qui vient de la rate et les *mésaraïques* qui, de l'intestin conduisent au foie, outre une quantité de sang considérable, la partie la plus fluide du chyme élaboré par les sucs digestifs.

Les veines *rénales,* grosses et courtes, s'ouvrent directement dans la veine cave. Avant de déboucher séparément dans l'oreillette, les deux troncs veineux supérieur et inférieur sont enfin reliés l'un à l'autre par de petites veines verticalement placées le long de la colonne vertébrale pour y recevoir les intercostales et désignées sous les noms de grande et de petite *azygos.*

Ces dernières constituent donc, entre les veines caves, une véritable *anastomose,* mode d'union, qui se rencontre plus fréquemment d'ailleurs, sur le système veineux que sur le système artériel. Comme les artères encore, les veines, dans leur trajet à travers les muscles, sont garanties, par des arcades fibreuses, de toute excessive pression. Par leur situation superficielle, cependant, un grand nombre d'entre elles sont plus exposées aux accidents que les artères et leur parois, après une blessure, sont aussi plus sujettes à s'enflammer.

Saignée. — C'est, habituellement, sur les veines du pli du coude que l'on pratique la *saignée,* en faisant, préalablement, au-dessus, vers le milieu du bras, une ligature dont le but est d'arrêter le cours du sang, et par conséquent, d'amener le gonflement des veines sous-jacentes. Dès que la ligature est faite, on voit, en effet, les vaisseaux se dilater et nettement s'accuser sous la peau. On choisit le plus apparent, on le pique de la pointe de la lancette et le sang, aussitôt, jaillit ou s'écoule, noirâtre, sans saccades, avec une lente régularité.

Dans les plaies artérielles, au contraire, c'est par secousses répondant aux pulsations du cœur, que le sang, rouge et vermeil, jaillit de la blessure, mais l'hémorrhagie, en ce cas, est toujours beaucoup plus grave que celle qui peut résulter d'une veine coupée.

BIBLIOTHÈQUE IMPRIMÉS

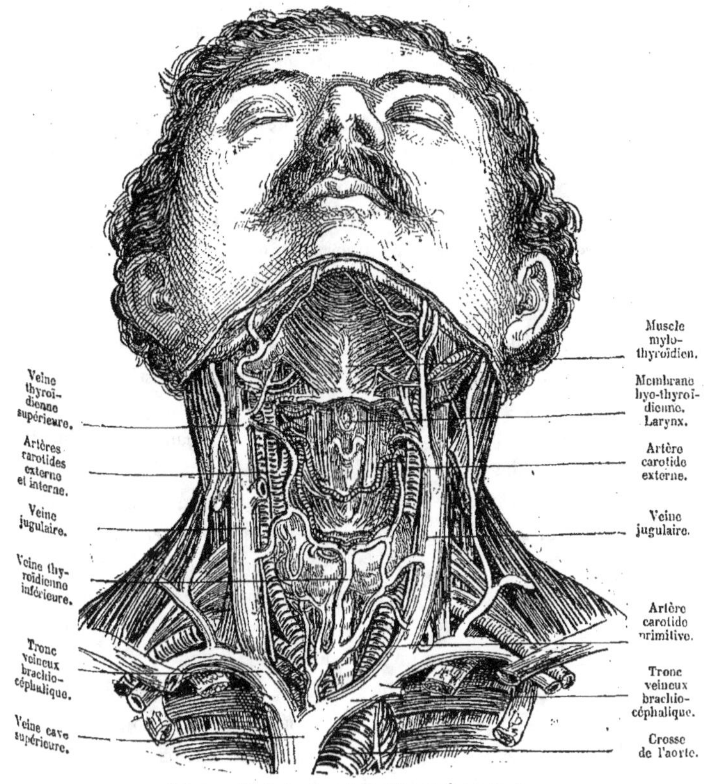

Vaisseaux artériels et veineux de la région antérieure du cou.

Transfusion du sang. — Le sang étant bien, en réalité, l'agent essentiel de la vie, on s'explique aisément que la vie s'éteigne quand une certaine quantité de sang s'écoule hors des vaisseaux qui doivent le contenir.

Il n'est point rare que la mort soit ainsi causée par une hémorrhagie accidentelle ou consécutive à une première affection.

Le plus grand nombre des blessés tombés sur un champ de bataille succombe, malheureusement, de la sorte, sans autre lésion, souvent, qu'une artère ouverte au fond d'une plaie.

Beaucoup de femmes anémiques sont emportées de même, soit par une perte excessive à l'époque menstruelle, soit par une métrorrhagie foudroyante, après un accouchement.

Chaque jour enfin, dans un accident quelconque, à la suite d'une simple blessure, il peut arriver qu'une personne meure pour avoir perdu du sang en trop grande quantité.

De tout temps, en présence de cas de ce genre, les médecins eurent l'idée de conjurer la mort imminente ou même de ramener un cadavre exsangue à la vie en lui infusant aussitôt le sang d'une autre personne ou même celui d'un animal.

Maintes fois de curieuses expériences furent faites qui démontrèrent la pleine possibilité de cette *transfusion du sang;* mais les procédés et les appareils d'abord en usage étaient si peu rationnels et si grossiers, que l'opération, plus dangereuse qu'utile,

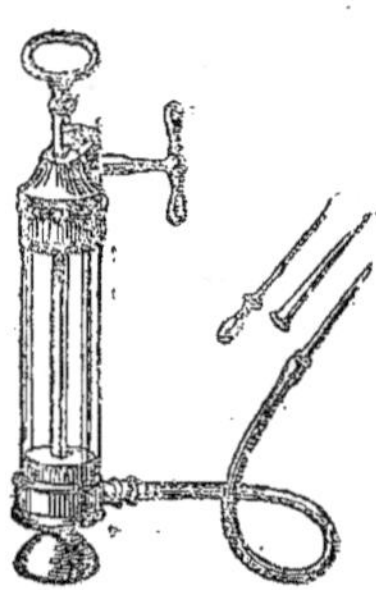

Appareil du Dr Moncoq
pour la transfusion du sang.

fut définitivement abandonnée, vers la fin du dix-septième siècle, pour ne plus guère être de nouveau pratiquée sur l'homme, que de nos jours.

Ce furent, il y a quelques années, les curieuses expériences de Brown-Séquard sur de malheureux chiens, auxquels le savant physiologiste rendait une apparence de vie après leur avoir coupé la tête, qui rappelèrent l'attention sur la transfusion du sang. A partir de cette époque, un certain nombre d'opérations de ce genre tentées à l'aide d'appareils perfectionnés, réussirent pleinement dans les hôpitaux de Paris et l'une des dernières, pratiquée par le pro-

Etymologies. — TRANSFUSION : *transfundere*, verser d'un vase dans un autre. — SYSTÈME LYMPHATIQUE : *lympha*, lymphe. — GANGLION : *ganglion*, glande.

fesseur Béhier, au moyen de l'appareil Moncoq, fut surtout remarquable par la précision et la sûreté qui présidèrent à son exécution.

L'appareil Moncoq, le plus ingénieux de tous ceux qui peuvent servir à cet usage, se compose, en effet, d'un corps de pompe muni à sa partie inférieure d'une cupule en cristal, et latéralement, d'un tube injecteur, terminé par une aiguille métallique.

Pour opérer la transfusion à l'aide de cet instrument, on ouvre,

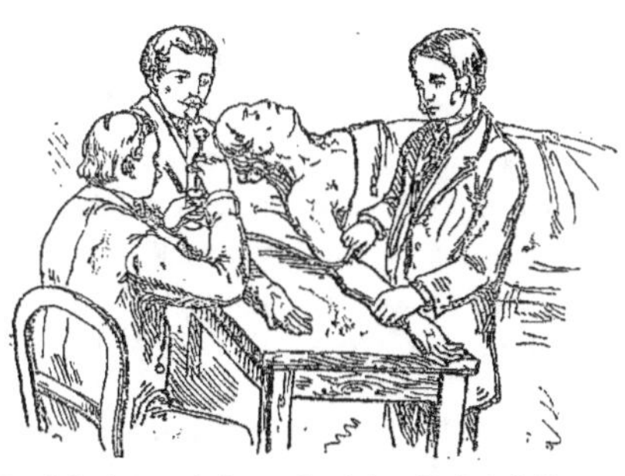

Transfusion instantanée du sang d'après la méthode du Dr Moncoq.

au pli du coude, la veine du sujet exsangue, dont le bras repose sur une table. Sans se presser, on introduit dans le vaisseau, l'aiguille qu'un aide maintient du bout du doigt, comme le montre la figure, et la veine du sujet qui doit donner le sang, étant aussi, largement ouverte, on applique, sur la plaie saignante, la cupule de l'aspirateur. Tour à tour, à l'aide du levier dont l'appareil est armé, l'on élève et l'on abaisse le piston. Le sang, doucement aspiré monte dans l'instrument et presque aussitôt, lentement refoulé, passe par le tube latéral, dans la veine qui doit le recevoir. Après quelques tours de clef, si l'opération réussit, le moribond renaît à la vie et se réveille. Il a suffi de 100 à 120 grammes de sang, pour opérer cette résurrection!

Injections dans les veines. — La promptitude, l'instantanéité, pour mieux dire, avec laquelle l'action d'un médicament se manifeste dès que la substance a pénétré dans le sang, devait, naturellement suggérer aux médecins l'idée d'injecter, dans certains cas, tel ou tel médicament dans les veines.

De nombreuses expériences ayant suffisamment prouvé que cette méthode était parfaitement réalisable, le Dr Oré, à Bordeaux a pu rapidement endormir des malades en leur administrant, ainsi, des solutions concentrées de chloral; mais, en somme, toutes les opérations pratiquées sur les veines exposant les malades à de réels dangers, le premier devoir du chirurgien est de n'y jamais recourir que lorsqu'elles sont absolument indispensables. Il peut arriver, en effet, qu'une subite coagulation du sang dans les vaisseaux, soit promptement suivie des accidents les plus graves et l'on a vu la seule entrée de quelques bulles d'air dans les veines, immédiatement occasionner la mort.

SYSTÈME LYMPHATIQUE.

Outre les artères et les veines qui servent exclusivement à la circulation du sang, un troisième réseau vasculaire aux canaux étroits, aux mailles serrées, s'étend encore à la surface des principaux organes et particulièrement dans l'épaisseur du tissu cellulaire, au-dessous des muqueuses et de la peau qui forment comme la doublure et l'enveloppe du corps.

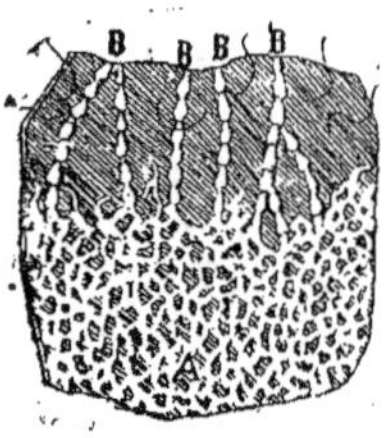

ORIGINE DES LYMPHATIQUES.
A. Réseau commun.
BBB. Vaisseaux isolés.

Très difficile à saisir, l'origine de ces vaisseaux n'est point distincte de l'inextricable lacis où ils commencent et qui présente, avec la trame épaisse des vaisseaux capillaires la plus grande analogie.

Dégagés de cette source commune, les minces canalicules, isolés ou groupés en petits cordons, cheminent dans les tissus, rencontrant çà et là, sur leur passage, de petits renflements ou *ganglions* à l'intérieur desquels ils se subdivisent pour en ressortir bientôt, moins nombreux qu'ils n'y sont entrés, mais beaucoup plus volumineux.

Quoique de peu d'importance au premier aspect, cet ensemble vasculaire constitue le *système lymphatique* qui joue un rôle considérable dans la circulation.

Vaisseaux lymphatiques. — Les vaisseaux, remarquables par leurs minces parois garnies de valvules analogues à celles des veines, contiennent un liquide transparent, d'un jaune clair, la *lymphe,* qui par ses propriétés et sa composition chimique, mérite bien d'être considérée comme du sang en voie de formation. Non seulement, en effet, la lymphe se coagule à l'air, comme le sang ; elle charrie encore, comme le liquide nourricier, des globules qui semblent s'élaborer dans les ganglions et qui, *blancs,* d'abord, se transforment bien réellement en globules *rouges,* au fur et à mesure qu'ils sont emportés par le torrent sanguin.

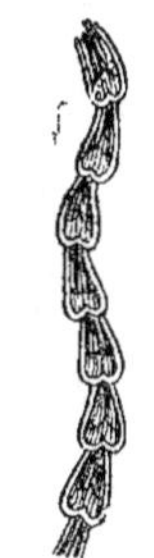

Vaisseau
lymphatique
ouvert.

Ganglions. — Les nombreux ganglions qui, de distance en distance, sont placés sur le trajet des vaisseaux lymphatiques, ne dépassent guère, en volume, la grosseur d'une lentille ou d'un petit pois.

Ils sont formés d'une sorte d'écorce de tissu cellulaire, englobant une substance spongieuse centrale et la divisant en une quantité variable de noyaux désignés sous le nom de *follicules.*

Ces derniers, toutefois, loin d'adhérer sur tous les points à la capsule extérieure, en sont, au contraire, séparés par des lacunes ou vacuoles à travers lesquelles se ramifient les vaisseaux qui pénètrent dans le ganglion, et ceux aussi, qui s'en éloignent.

C'est dans l'épaisseur de ces singuliers organes, de même que dans les vacuoles de la rate et de quelques autres glandes sanguines, que se forment, selon toute probabilité, les globules blancs ; mais ce qui semble incontestable, c'est que les ganglions jouent à l'égard de la lymphe, le rôle de véritables filtres et qu'ils arrêtent, pendant un certain temps au moins, dans leurs cellules,

les virus ou les poisons absorbés soit à la surface de la peau, soit en un point quelconque de l'économie.

Engorgements ganglionnaires. — Adénites. — Il n'est pas rare, on le sait, de sentir sous les téguments, au voisinage d'une plaie ou d'un ulcère, des « *glandes* » qui roulent sous le doigt. Il suffit d'une carie dentaire, d'une excoriation aux parties génitales, d'une piqûre à la main, pour qu'aussitôt, des engorgements de cette nature apparaissent sous la mâchoire, au pli de l'aine, ou dans le creux de l'aisselle, suivant les cas. Ce sont là des *adénites,* c'est-à-dire des ganglions qui jouent leur

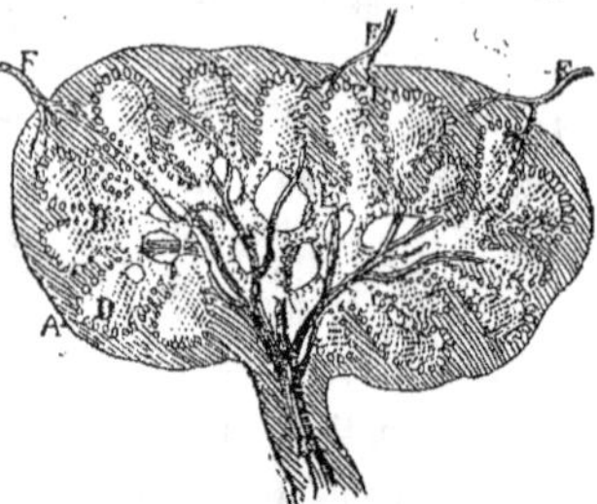

COUPE D'UN GANGLION LYMPHATIQUE GROSSI.

A B. Enveloppe du ganglion et des follicules.
C. Lacunes ou vacuoles entourant les follicules.
D. E. Follicules.
F. Vaisseaux lymphatiques entrant dans le ganglion.
G. Vaisseau lymphatique sortant du ganglion.

rôle de filtres et dont l'inflammation jusqu'alors légère, peut néanmoins se terminer par suppuration, gangrène ou dégénérescence, lorsque le mal initial, virulent ou diathésique, dépend surtout de la syphilis, de la scrofule, de la tuberculose ou du cancer.

Après avoir traversé un certain nombre de ces organes épurateurs, les vaisseaux lymphatiques du côté gauche du corps vont se jeter dans le *canal thoracique;* ceux du côté droit, dans la grande *veine lymphatique*, et ces derniers canaux s'ouvrant eux-mêmes dans les veines sous-clavières, versent à ce niveau, la lymphe dans le sang.

VITESSE DE LA CIRCULATION.

Une des questions qui piquent le plus la curiosité quand on étudie la circulation, c'est de savoir en combien de temps le sang peut faire le tour du corps. Il n'est point difficile, sans doute, d'affirmer, de prime abord, que la durée de ce trajet, en dépit de la longueur du circuit, doit être fort courte; mais ce sont les physiologistes modernes, seuls, qui, par la voie expérimentale, sont parvenus à l'évaluer mathématiquement.

Dès le principe, ils firent usage, dans ce but, de divers appareils désignés sous le nom d'*hémodromomètres,* consistant en un long tube de verre dont la longueur était connue et que l'on mettait en communication avec une artère; mais ce procédé ne donnant que des résultats douteux, Hering eut l'idée d'injecter une solution inoffensive de ferro-cyanure de potassium dans la veine jugulaire droite d'un cheval, tandis qu'un aide piquait la jugulaire gauche et recevait le sang dans un verre gradué. Ce récipient, d'ailleurs était changé toutes les cinq secondes. L'expérience durait une minute et l'expérimentateur devait, alors, rechercher le ferro-cyanure injecté, dans les dix ou douze verres qui, durant ce temps, avaient été remplis.

En procédant ainsi, l'analyse chimique révèle toujours la présence du fer dans le sixième verre contenant le sang recueilli de la 25° à 30° seconde; mais le liquide du cinquième verre accusant aussi quelquefois, des traces de la substance, il est plus exact, en somme, d'estimer que le sang fait le tour complet du corps en 23 secondes environ.

INFLUENCE DU SYSTÈME NERVEUX SUR LA CIRCULATION.

Les phénomènes circulatoires, si méthodiques et si réguliers, ne s'accomplissent pas, on le devine, sans être réglementés par le système nerveux, d'une façon toute particulière.

Le cœur, moteur central, est à la fois animé par le nerf *pneumogastrique* et par le *grand sympathique,* dont les nombreux filets forment autour de l'organe un véritable plexus.

Chacun de ces nerfs, du reste, exerce, dans la motilité du cœur une action spéciale. Le grand sympathique est l'aiguillon qui stimule le viscère, le pneumogastrique au contraire, est le frein qui modère ses mouvements et les ralentit.

Nerfs vaso-moteurs. — Cette double innervation qui préside à la parfaite harmonie des battements du cœur, n'est point, cependant, limitée à l'organe central de la circulation.

Le nerf grand sympathique étant en communication, sur toute la longueur de la colonne vertébrale, avec les nerfs de la vie de relation émanant de la moelle épinière, se répand, avec eux, sur les vaisseaux sanguins dont il excite la contractilité.

Désignés sous le nom de *vaso-moteurs*, en considération de l'influence manifeste qu'ils exercent jusque sur les capillaires, ces nerfs permettent bien d'expliquer les divers phénomènes physiologiques qui s'accomplissent dans le système circulatoire.

Qu'une vive émotion frappe, inopinément, une personne douée de quelque sensibilité. L'impression reçue par le cerveau se *réfléchit* aussitôt, sur le nerf grand sympathique et suivant la nature de l'ébranlement produit, tantôt le nerf est violemment surexcité, tantôt, au contraire, passagèrement engourdi.

Dans l'un et l'autre cas, des troubles circulatoires apparaissent. Le cœur, stimulé, bat plus rapidement, ou s'arrête tout à coup, comme sous le poids d'une étreinte assez prolongée souvent, pour occasionner une syncope. Les vaso-moteurs, pareillement influencés, laissent le sang affluer dans les capillaires et la face rougit aussitôt ; ou bien, par la soudaine contraction qu'ils déterminent dans les parois vasculaires, ils entravent le cours du sang ; et la subite pâleur des tissus est la conséquence forcée de ce phénomène.

Malgré les nombreuses expériences des physiologistes modernes, ce rôle si remarquable des nerfs vaso-moteurs dans l'économie, n'est point, encore, complètement élucidé. Tout porte à croire, cependant, qu'il est de la plus haute importance et que la plupart des troubles circulatoires qui se manifestent dans le cours d'une maladie, la congestion, l'inflammation, la fièvre surtout, ne sont certainement pas indépendants d'une action quelconque du grand sympathique.

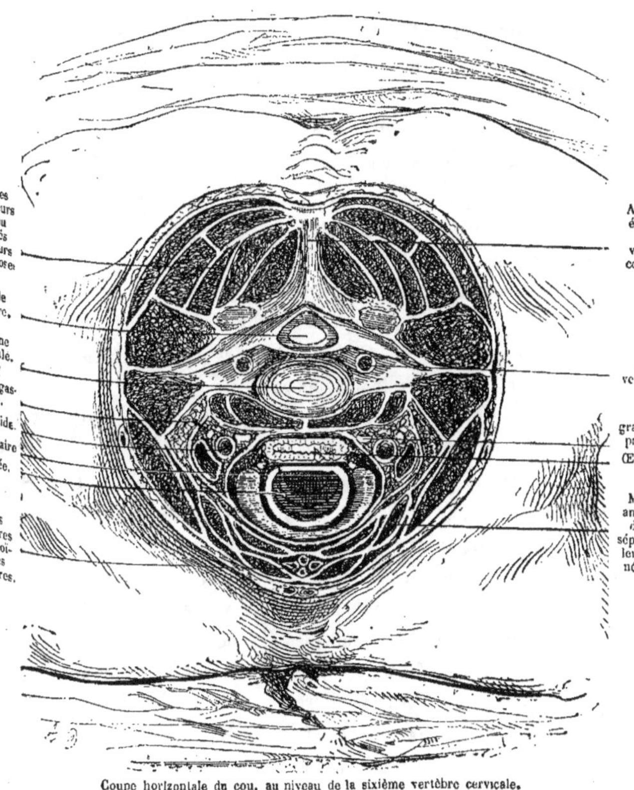

Coupe horizontale du cou, au niveau de la sixième vertèbre cervicale.

HYGIÈNE DE LA CIRCULATION

Instinctivement, les personnes qui souffrent sans pouvoir préciser ni définir la nature de leurs maux, sont tentées d'attribuer au sang les tourments qu'elles endurent. On se moque, volontiers, de leur conviction fermement arrêtée à cet égard, et pourtant, ces malades-là n'ont point déjà si tort. C'est bien le sang, tantôt parce qu'il est altéré dans ses éléments essentiels, tantôt parce que sa circulation sur certains points est plus ou moins embarrassée, qui doit être accusé de provoquer ou d'entretenir la plupart des maladies qui nous affligent.

Entraves au cours du sang. — Toute entrave au libre cours du sang, quand elle est habituelle, ou fréquemment renouvelée, détermine de sérieux accidents, dont quelques-uns peuvent être promptement funestes.

Un vêtement, un corset trop serré, gênent à tel point les mouvements du cœur et l'oxygénation du sang, qu'à la longue il en résulte toujours une profonde anémie et parfois même, avant tout autre accident, de subites syncopes.

La constriction des veines jugulaires par une cravate étroitement nouée favorise les congestions cérébrales et peut suffire, chez les sujets pléthoriques, à provoquer l'apoplexie. Il n'est pas rare de voir, chez de jeunes soldats, des goîtres succéder à la seule compression de la glande thyroïde et des vaisseaux du cou par le collet de l'uniforme; journellement, enfin, nombre de personnes se plaignent de souffrir de varices, d'ulcères aux jambes, de douloureux gonflements aux malléoles qui ne reconnaissent pas d'autre cause que l'excessif étranglement des veines du membre inférieur par des cordons ou des jarretières.

Ces accidents, dus à la constriction des vaisseaux, s'expliquent d'autant plus facilement, d'ailleurs, que le seul défaut d'exercice, souvent, suffit à les produire.

C'est ainsi que la station assise, en congestionnant l'intestin, finit par amener le développement d'hémorrhoïdes chez les sujets à profession sédentaire, les hommes de lettres, les gens de bureau etc. La station debout prolongée, occasionne des varices aux compositeurs d'imprimerie, aux blanchisseuses, aux cuisiniers, aux frotteurs. Trop souvent, enfin, la femme enceinte, quand elle ne se soumet point à l'hygiène spéciale que réclame son état, se voit malheureusement atteinte d'infirmités semblables, avant de donner le jour à son enfant.

La libre circulation du sang est donc une condition essentielle de santé. Aussi, la mode qui se plaît à serrer les tailles, à comprimer les formes pour les faire valoir, doit-elle, avant tout, s'ingénier à ne point entraver le cours quelquefois trop lent encore, du liquide nourricier.

Congestions locales. — Inflammation. — Combien de maladies, en outre, débutent par une congestion, c'est-à-dire par une stase, un arrêt du sang dans les capillaires d'un organe? Le nombre en est si considérable, qu'il ne faut point songer à les énumérer. Sous l'influence d'une variation brusque de température, d'une fatigue, d'un excès, de beaucoup d'autres causes qui nous échappent, le sang s'amasse et se fixe dans les viscères les plus importants de l'économie.

Suivant la prédisposition des individus, c'est particulièrement le cerveau, le poumon, le foie, les reins qui se congestionnent; telle est même, souvent, la tension, la pression du sang accumulé dans la trame vasculaire de ces organes, que soudain, sous cet effort, les minces parois capillaires se rompent et qu'alors, une *hémorrhagie* se manifeste, assez brusque, assez abondante, parfois, pour qu'aussitôt le malade tombe foudroyé.

Ce n'est pas tout. Un coup violent vous atteint; une écharde s'enfonce dans votre doigt, une mouche vous pique, un germe morbide existe ou pénètre en vous et se localise sur un point; immédiatement, à l'endroit touché, se fait une *irritation* plus ou moins vive. Le sang y afflue; mais cette congestion d'un nouveau genre, souvent s'accompagne de chaleur, de gonflement et de fièvre. C'est une *inflammation* qui peut se résoudre encore et disparaître, si le sang amassé reprend son cours; mais qui se termine, au contraire, par suppuration, quelquefois par gangrène, si la persistance de l'irritation locale empêche la circulation de se rétablir.

Œdème.— Hydropisie. — Les obstacles à la circulation du sang et la compression modérée des vaisseaux n'ont point, cependant, toujours, soit une congestion, soit une hémorrhagie, pour fatale conséquence.

Dans un grand nombre de cas, loin que le sang s'extravase en totalité, c'est uniquement, sa partie la plus fluide, le *serum,* qui suinte à travers les parois des capillaires, pour se déposer dans les tissus ou dans la cavité d'une membrane séreuse.

Fréquemment, dans les maladies du cœur, la circulation en retour étant gênée, on voit s'infiltrer ainsi le tissu cellulaire qui double la peau des jambes et l'on donne le nom d'*œdème,* à cette enflure qui garde, à la pression, l'empreinte du doigt. Quand, au contraire, l'infiltration se produit dans la cavité d'une séreuse, dans le péritoine, par exemple, comme il arrive dans les cas où la veine porte est étranglée par une atrophie du foie, l'épanchement consti-tue, à proprement parler, une *hydropisie* plus ou moins abondante.

Point n'est besoin, d'ailleurs, d'une cause pathologique pour déterminer de pareils accidents. Il suffit, souvent, d'une jarretière trop serrée, pour amener un gonflement sensible du pied et l'empâtement œdémateux des malléoles.

Excès de sang. — Pléthore. — Obésité. — Les congestions partielles et locales ne sont point toujours occasionnées, comme on le pourrait croire, par un obstacle au cours du sang. Souvent, encore, elles dépendent de l'état constitutionnel du sujet; elles sont intimement liées à la constitution pléthorique de l'individu.

L'excès de sang, la pléthore sanguine, quoique relativement rare de nos jours, se rencontre encore, quoiqu'on en ait dit, chez un grand nombre de personnes de la génération présente, généralement atteinte d'anémie.

Beaucoup de paysans, surtout, sont pléthoriques et dans les villes, les gens riches, les bourgeois retirés, faisant peu d'exercice, buvant et mangeant bien, souvent finissent par acquérir un embonpoint qui, lorsqu'il n'est point occasionné par un lymphatisme facile à reconnaître, accompagne et trahit toujours, la pléthore sanguine.

La santé de ces personnes, meilleure en hiver qu'en été, les oblige donc à suivre, pendant la saison chaude surtout, contre les accidents dont elles sont alors menacées, l'hygiène la plus rigoureuse.

C'est, en effet, un des ennemis les plus cruels des gens sanguins que le soleil. Tandis qu'à ses vivifiants rayons les personnes froides et nerveuses, les lymphatiques aux chairs molles et décolorées reprennent force et vigueur, les pléthoriques haletants sentent leur sang bouillir dans leurs veines, la sueur perler à leur front, leur appétit se troubler et se perdre. Cet état anormal, outre le malaise dont il est cause, expose incessamment ceux qui en souffrent à de graves maladies, dont les plus à redouter sont les congestions cérébrales ou pulmonaires.

Quoiqu'il soit assez fréquent de rencontrer des gens gros et gras, d'un sang relativement pauvre, il est plus commun que les obèses soient pléthoriques en même temps. Ces malheureux ont en ce cas, deux sujets de perpétuels soucis, leur sang d'abord, leur ventre ensuite. Ils en ressentent, moralement aussi bien que physiquement, une véritable souffrance, et certainement il est des infirmités d'un autre genre, qui ne sont pas plus pénibles qu'une extrême obésité.

Les hommes, à vrai dire, s'accommodent encore assez bien de cet embarras; mais les femmes! Elles ont la terreur de l'embonpoint; et s'il en est un si grand nombre d'anémiques, c'est assurément parce que la plupart, s'efforçant d'atteindre à la frontière idéale qui sépare la maigreur de l'obésité, préfèrent encore demeurer fluettes que risquer de trop engraisser.

A cet égard, le mariage exerce une influence singulière sur certaines constitutions féminines. D'une jeune fille délicate et mignonne, il fait une femme robuste et forte, ou tout au contraire, il amaigrit, jusqu'à l'épuiser, une personne potelée et rondelette.

Je ne veux point, à ce propos, étudier l'impression que peut faire sur le cœur et l'esprit du mari, une telle métamorphose; mais il est facile de constater qu'il n'accepte point toujours cette substitution sans un certain dépit. Ce qu'il serait important de pouvoir analyser, ce sont les modifications intimes, les phénomènes secrets, qui s'accomplissent chez une personne dont le tempérament change de la sorte, du jour au lendemain. Pourquoi ce nouveau mode de nutrition? — Quelle révolution s'est opérée en elle? — Que se passe-t-il aujourd'hui dans ses organes, qui ne s'y passait pas hier?

Dans l'état actuel de la science, il est sans doute impossible de répondre à ces questions d'une façon catégorique; mais la voie expérimentale dans laquelle sont dirigées, de notre temps, toutes les recherches médicales, permet, d'espérer plus tôt qu'on ne pense peut-être, une solution précise à ces problèmes intéressants.

L'embonpoint et la maigreur, la richesse et la pauvreté du sang, relèvent évidemment des fonctions nutritives, et c'est par l'institution d'un régime convenable où l'alimentation jouera le principal rôle, que l'on parviendra certainement à donner du sang et de la graisse aux personnes qui n'en ont pas; à en ôter tout juste assez à celles qui en ont de reste.

N'avons-nous point, d'ailleurs, déjà, des médicaments qui, prudemment maniés, exercent sur le sang et la constitution des modifications profondes? N'est-il point prouvé que les préparations ferrugineuses enrichissent le sang et le reconstituent; que l'iode et ses composés sont, au contraire, des altérants énergiques, des *fondants,* comme on disait autrefois, capables d'arrêter, presque à coup sûr, le développement de la graisse, quand on les administre à certaines doses, et dans les conditions exigées par le tempérament individuel?

J'ai toujours trouvé, dans ma pratique, beaucoup d'avantages à prescrire, dans ces conditions, l'iode à l'*état naissant,* c'est-à-dire une combinaison d'iodure de sodium et d'iodate de soude, qui, se décomposant avec la plus grande facilité, au contact des sucs digestifs, fournit, dans l'estomac ou l'intestin, de l'iode pur, éminemment apte à subir les transformations définitives les plus favorables à son absorption.

Une relation directe existant en outre entre les fonctions respiratoires et le dépôt de la graisse dans les tissus, puisque c'est dans les poumons que viennent se consumer pour la production de la chaleur animale, les principes combustibles des aliments l'hydrogène et le carbone entre autres, dont la graisse est pareillement composée, il est facile de concevoir ce qui se passe quand l'activité pulmonaire n'est point suffisante, et que, pour ainsi dire la cheminée tire mal : Une partie seulement du combustible étant brûlée, l'autre partie se transforme en *graisse*, et va s'emmagasiner comme dans un grenier, sur divers points du corps, notamment sous la peau du ventre.

Traitement hygiénique de l'obésité. — Aussi, que recommande l'hygiène contre l'obésité ? Que l'on s'abstienne, d'abord, d'aliments gras et féculents, qui renferment en effet, beaucoup d'hydrogène et de carbone; que l'on se donne ensuite, le plus de mouvement possible, afin d'activer les fonctions respiratoires, et d'augmenter ainsi la dépense du combustible.

Voilà certainement de bons conseils; le malheur est que les personnes pléthoriques raffolent presque toujours de farineux, et ne redoutent rien tant que l'exercice!

Brillat-Savarin qui, dans le cours de ses études gastronomiques devait fatalement se heurter à cette grave question de l'obésité, ne se dissimulait point, déjà, combien il était difficile d'instituer, contre cette infirmité, un régime pratique.

Toute cure de l'obésité, dit-il, doit commencer par ces trois préceptes de théorie absolue : discrétion dans le manger, modération dans le sommeil, excercice à pied ou à cheval. Ce sont les premières ressources que nous présente la science ; cependant j'y compte peu, parce que je connais les hommes et les choses et que toute prescription qui n'est pas exécutée à la lettre ne peut pas produire d'effet.

Or, il faut beaucoup de caractère pour sortir de table avec appétit. Proposer à des obèses de se lever matin, c'est leur percer le cœur : ils vous diront que leur santé s'y oppose, que quand ils se sont levés matin, ils ne sont bons à rien toute la journée ; etc. Monter à cheval, est un remède cher qui ne convient ni à toutes les fortunes, ni à toutes les positions ; l'exercice à pied, enfin, donne lieu à bien d'autres objections encore.

Désespérant de voir ses salutaires conseils écoutés, l'auteur de la *Physiologie du goût* se borne donc à recommander aux obèses l'usage, à peu près exclusif, du pain de seigle, des potages aux légumes verts, le riz, la croûte de pâté, les viandes blanches rôties, la salade, les légumes herbacés, les gelées et les crèmes, les vins blancs acidulés, l'eau de seltz, le café, le thé, le punch à l'occasion. Il leur interdit, le pain blanc, les farineux, les gâteaux, les œufs, la bière et les engage, enfin, à porter nuit et jour une ceinture dite anti-obésique, destinée à exercer sur le ventre une certaine compression.

Hormis ce dernier moyen, d'une efficacité fort contestable, les conseils donnés par l'éminent gastronome, sont absolument d'accord avec les lois de la physiologie.

Les hygiénistes modernes, cependant, font passer en première ligne, dans le traitement de la pléthore et de l'obésité, la gymnastique, le massage, les frictions sèches pratiquées sur le corps tout entier à l'aide d'un tissu de flanelle, d'une brosse de crin, de chiendent ou de caoutchouc ; mais ce sont encore là des pratiques dont les personnes, même les plus courageuses, se fatiguent bien vite et qui n'agissent efficacement d'ailleurs, qu'avec l'indispensable concours d'un régime bien réglé.

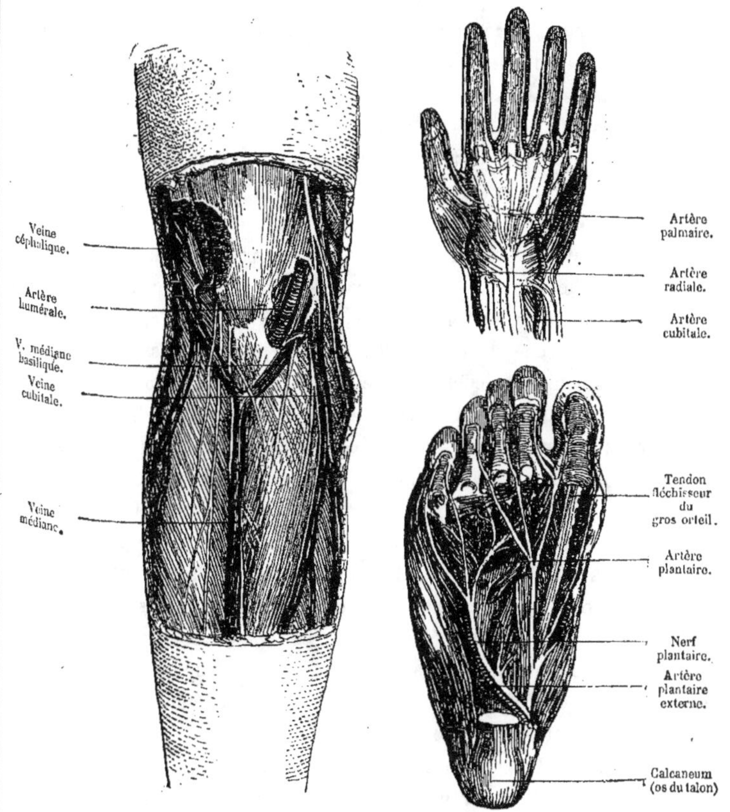

Vaisseaux artériels et veineux du pli du coude, de la main et du pied.

Défaut de sang. — Anémie. — Ardente au plaisir autant qu'au travail, remuante, ambitieuse, pressée de vivre, notre génération de plus en plus s'épuise, dans l'incessante agitation dont elle est tourmentée. La grande lutte pour l'existence, plus opiniâtre à mesure qu'augmentent les besoins et les appétits, use le sang des combattants sans le faire couler, mais n'en fait pas moins, chaque jour, d'innombrables victimes. Dans les villes populeuses où toutes les fâcheuses influences sont réunies, air insuffisant, aliments suspects, labeur écrasant, débauche facile, les familles sont rares dont quelques membres ne soient point étiolés, physiquement appauvris, condamnés enfin à la consomption, résultante fatale de la misère physiologique ; mais dans les campagnes où l'alimentation grossière ne compense pas toujours les dépenses occasionnées par un travail excessif, bien des gens aussi, dans les contrées paludéennes surtout, présentent un appauvrissement du sang, une débilité constitutionnelle parfois considérables.

L'anémie, en effet, comme on l'a cru longtemps, ne frappe point exclusivement le sexe féminin. Si toujours elle se traduit chez la femme, par des troubles spéciaux et des symptômes plus accusés, elle ne se manifeste pas moins très fréquemment chez l'homme, avec la plupart des grands caractères qui lui sont propres.

C'est même quand on envisage un pareil sujet, que l'on est surtout forcé de reconnaître combien nous sommes dégénérés de nos aïeux. On ne connaissait guère l'anémie au temps de nos pères. La plupart étaient pléthoriques, « ils avaient trop de sang, » aussi les médecins les saignaient-ils et les purgeaient-ils à outrance, tandis que l'Eglise à son tour, s'évertuait à mortifier la chair en multipliant les abstinences et les jeûnes.

Aujourd'hui nous n'avons plus que de très rares occasions d'utiliser la lancette, et nous compromettrions gravement la vie de nos malades en leur faisant prendre les médecines de cheval des anciennes pharmacopées.

L'Eglise elle-même, en présence de l'appauvrissement croissant de notre race, a dû modifier ses commandements. Elle a permis l'usage de la viande le samedi, et nous devons lui rendre cette justice, qu'elle n'autorise point les âmes, même les plus dévotes, à jamais désobéir au médecin.

La vie moderne, en somme, est si remplie d'exigences pour les uns, de privations pour les autres, que les mortifications pieuses n'ont plus guère leur raison d'être, dans une société assez débilitée, déjà, pour que l'on puisse craindre de voir s'exagérer, de plus en plus, cette anémie régnante. N'est-il point reconnu, d'ailleurs, que l'esprit n'est jamais moins tourné vers le mal que lorsqu'il habite un corps jouissant d'une santé parfaite? *Mens sana in corpore sano,* dit un vieux proverbe, aussi juste en français qu'en latin.

L'anémie consiste essentiellement en une altération plus ou moins profonde du liquide nourricier. Le sang, devenu plus aqueux, perd un grand nombre des globules rouges qui font sa richesse, et ceux qui lui restent se dépouillent en partie du fer qui les constitue.

Cette lésion se révèle bientôt par des troubles multiples, très nettement accentués chez les jeunes femmes. La peau blêmit et prend une teinte cireuse; l'appétit se perd, ou se dépravè; les digestions sont laborieuses et pénibles; à la moindre fatigue, des palpitations douloureuses agitent le cœur; une marche un peu rapide, l'ascension d'un escalier ôtent le souffle aux malades, et les accidents spéciaux de la chlorose compliquent encore ce dépérissement général.

Mais ce n'est là que la première période de l'anémie. Bientôt le mal s'aggrave, et retentit sur le système nerveux. Le caractère, surtout chez la jeune fille, devient tantôt irascible et bizarre, tantôt triste et mélancolique. Elle est prise d'envies de rire ou de pleurer sans motifs. Puis éclatent des vertiges, des éblouissements, des migraines, des névralgies violentes du visage, du ventre et de la poitrine, qui souvent sont les avant-coureurs de plus terribles accidents. Un jour, en effet, l'oppression semble plus pénible, une fièvre légère se déclare vers le soir, une petite toux sèche amène dans la bouche quelques filets de sang. C'est le début d'une affection redoutable, qui, traitée directement, peut être encore victorieusement combattue, mais qu'il eût toujours mieux valu prévenir, en rendant assez tôt au corps épuisé du sang et des forces.

Traitement de l'anémie. — Il est toujours possible d'enrayer l'anémie, en se plaçant de bonne heure, en dehors des mauvaises conditions hygiéniques qui lui ont donné naissance.

Le retour au grand air, à la pleine lumière, à la vie calme et régulière que l'on peut mener à la campagne suffisent, ordinairement, à régénérer le sang appauvri, soit en lui rendant l'oxygène qui lui est indispensable, soit en réveillant l'appétit, qui force le malade à mieux se nourrir.

Il n'est, malheureusement pas toujours possible de suivre ce traitement si simple et si rationnel, qui ne peut guère être mis en pratique, d'ailleurs, que durant la belle saison.

Or, c'est précisément pendant l'hiver que les anémiques, d'autant plus frileux qu'ils ont le sang plus affaibli, souffrent davantage de leur mal et qu'ils sont le plus exposés à prendre, en se refroidissant, de dangereuses bronchites.

La médecine alors doit utilement intervenir et de tous les reconstituants préconisés contre l'anémie, le fer est bien certainement celui qui, dans la grande majorité des cas, remplit le plus rapidement le but que l'on se propose.

Mais, les préparations ferrugineuses qui se recommandent au public, ne se comptent plus, et dans le nombre, laquelle est la meilleure, laquelle doit être choisie? C'est l'occasion ou jamais, je crois, comme dans toute question de ce genre, de se placer sur le terrain de la physiologie, pour ne se laisser absolument guider que par le raisonnement et l'expérience.

Eh bien, que peut-on conclure des récentes découvertes faites à ce sujet, par les plus éminents physiologistes? C'est que le fer, pour être absorbé, doit former avec les acides lactique et chlorhydrique des sucs digestifs, soit du *lactate,* soit du *chlorure* de fer, celui-ci, d'autant plus abondant que le chlorure de sodium dont les aliments sont assaisonnés, se trouve aussi dans le tube digestif en plus grande abondance.

En s'appuyant sur ces faits incontestables, il n'est pas difficile de déterminer quelle est la préparation ferrugineuse la plus apte à combattre l'anémie dans la grande majorité des cas. Ce doit être, nécessairement, une combinaison de lactate et de chlorure de fer et tous les praticiens en effet, s'accordent à proclamer aujourd'hui que ce sont bien là les ferrugineux par excellence.

Tel est le raisonnement qui depuis de longues années m'a fait adopter dans ma pratique, de préférence à toutes les préparations préconisées contre l'anémie, les solutions au lacto-chlorure de fer et de sodium, que j'ai déjà recommandées dans un précédent ouvrage * et dont un habile pharmacien de Paris, M. Gelin, a définitivement fixé la formule. L'Académie de médecine et la majeure partie du corps médical viennent de se prononcer ouvertement contre l'emploi du fer dialysé, dont la vogue, durant ces dernières années avait été si grande. Il leur serait impossible de protester de la même façon contre le lactate ou le chlorure de fer. Ces préparations si rationnelles sont désormais, en effet, au-dessus de toute discussion. Nier leur efficacité, ce serait ne point reconnaître les plus incontestables découvertes de la physiologie et douter, en réalité, de la science elle-même.

Vainement un médecin sceptique a pu dire avec une apparence de raison : « il faut se dépêcher de se servir d'un remède pendant qu'il guérit. » La vérité est que l'on ne doit jamais user d'un médicament sur la seule foi d'une annonce, sans se demander s'il est vraiment utile, pourquoi et comment il agit; si telle ou telle de ses préparations vaut mieux que telle autre, et l'on conviendra qu'après quelques études il n'est guère plus difficile, en somme, de raisonner en physiologie, qu'en toute autre matière.

---

* *Les Grands Maux et les Grands Remèdes : Anémie et Chlorose*, p. 49 à 56.

Défibrination. — Hémorrhagies. — Le sang ne s'appauvrit pas uniquement par l'altération de ses globules. Souvent il perd une quantité plus ou moins considérable de la fibrine qu'il tient en dissolution et cette diminution de l'élément plastique occasionne bientôt une fluidité anormale du liquide nourricier qui se trahit par d'abondantes hémorrhagies.

On sait comme les enfants et les jeunes gens dont la croissance est rapide, sont fréquemment pris, dans leurs brusques ébats, surtout, d'une hémorrhagie nasale.

Cet accident qui ne laisse pas d'inspirer quelquefois aux parents une certaine inquiétude, ne reconnaît ordinairement pas d'autre cause qu'un défaut de plasticité du sang, déterminé par la dépense de la fibrine et son utilisation trop prompte à l'accroissement des tissus.

Il est rare que l'hémorrhagie, dans ces seules conditions, soit bien redoutable. Parfois, cependant, elle peut être provoquée par une défibrination compliquée d'une anémie globulaire ; auquel cas, si l'enfant ne réparait point ses forces par une alimentation suffisante, il serait indispensable d'adjoindre à son régime habituel les toniques les plus efficaces, le fer, la gentiane et le quinquina.

Vices du sang. — Virus et diathèses. — Les pires des maladies du sang ne sont cependant pas celles que nous venons sommairement de passer en revue.

Le liquide nourricier, de même qu'il'peut s'affaiblir, est malheureusement, plus susceptible encore de s'empoisonner et les altérations qu'il éprouve de ce fait, présentent le plus souvent, une gravité tout exceptionnelle.

Et d'abord, dans la grande majorité des cas, le sang peut être directement infecté, dans les capillaires mêmes des poumons, par une atmosphère chargée de poisons ou de miasmes pernicieux. C'est ainsi qu'en respirant dans un milieu insalubre, nous absorbons sans nous en douter, les ferments contagieux qui flottent dans l'air; c'est ainsi que pénètrent en nous, dans une localité empestée, les germes, presque tous insaisissables, dont l'ensemencement et l'éclosion dans le sang provoquent aussitôt l'explosion d'une maladie infectieuse.

Les fièvres paludéennes, le typhus, la fièvre typhoïde, le choléra, l'érysipèle, la variole, la rougeole, la scarlatine, la diphtérie, la coqueluche, la grippe, etc., ne se développent probablement pas d'une autre façon.

Leur gravité, selon toute apparence, varie avec le degré d'intoxication du sang et la force de résistance que chaque malade, suivant son tempérament ou sa constitution, peut opposer à l'influence morbide.

Outre ce mode d'infection, d'une fréquence extrême, le sang, très communément encore est empoisonné par inoculation, c'est-à-dire par la pénétration d'un virus ou d'un venin dans le torrent circulatoire, à travers les muqueuses ou la peau.

La moindre éraillure à la surface des tissus, la plus subtile blessure suffisent, en ce cas, pour livrer passage au poison et l'introduire dans l'économie. Le chien enragé, quand il mord, n'inocule pas autrement le virus rabique; la dent des serpents, l'aiguillon des insectes venimeux, la pointe acérée d'une arme empoisonnée, ne nous nuisent pas d'une autre manière; le simple contact même, d'une parcelle de virus sur un point dénudé de l'épiderme peut suffire à l'infection du sang, et c'est ainsi que, le plus souvent, se communiquent la syphilis, la morve, le charbon, parfois, aussi, toute autre maladie contagieuse.

Presque toujours, dans ces conditions, les vaisseaux lymphatiques sont les premières voies ouvertes au poison. Emporté par la lymphe, celui-ci rapidement est versé dans les canaux sanguins, malgré les entraves et les barrières que les ganglions lymphatiques lui opposent tout d'abord.

Il n'est point rare, même, que cet arrêt provisoire du virus n'enflamme, jusqu'à les détruire par la suppuration, les filtres qui le retiennent. Cet accident se voit fréquemment à la suite d'une inoculation syphilitique ; le malheur est que ce suprême effort de l'organisme contre le mal envahissant, ne suffit ordinairement pas encore à le préserver de l'infection.

Le sang n'est pas moins fréquemment altéré, d'ailleurs, soit par les principes nuisibles qui peuvent être contenus dans les aliments, soit par les substances vénéneuses imprudemment ingérées ou lâchement administrées par une main criminelle. Les eaux de mauvaise qualité peuvent introduire ainsi, dans le sang, les ferments de fièvres paludéennes ou typhoïdes ; le vice goutteux paraît être lié souvent, à l'usage habituel d'une alimentation trop azotée ; chaque jour, les faits divers des journaux rapportent les tristes exemples d'intoxications de toute nature, criminelles ou fortuites ; dès la naissance, enfin, l'économie tout entière peut être infectée d'un vice constitutionnel transmis par les générateurs mêmes ou les ascendants, plus ou moins éloignés, du nouveau-né. Ces taches originelles, désignées sous le nom de *diathèses*, sont le plus communément, la scrofule, la tuberculose, la syphilis, l'arthritisme, l'herpétisme, le cancer. Il n'est point rare qu'elles se manifestent dès les plus jeunes années et que leur évolution se termine de de bonne heure par l'explosion des accidents les plus funestes.

L'observance d'une bonne hygiène, la tempérance, la sobriété, la propreté, la prudence, tels sont les grands moyens à mettre en pratique pour se préserver de toute intoxication de nature miasmatique ou virulente.

Le traitement des diathèses, plus long et plus difficile, exige concurremment l'emploi des dépuratifs efficaces, au nombre desquels l'iode, l'arsenic, les alcalins et les sulfureux sont les plus aptes à rendre, en peu de temps, les meilleurs services.

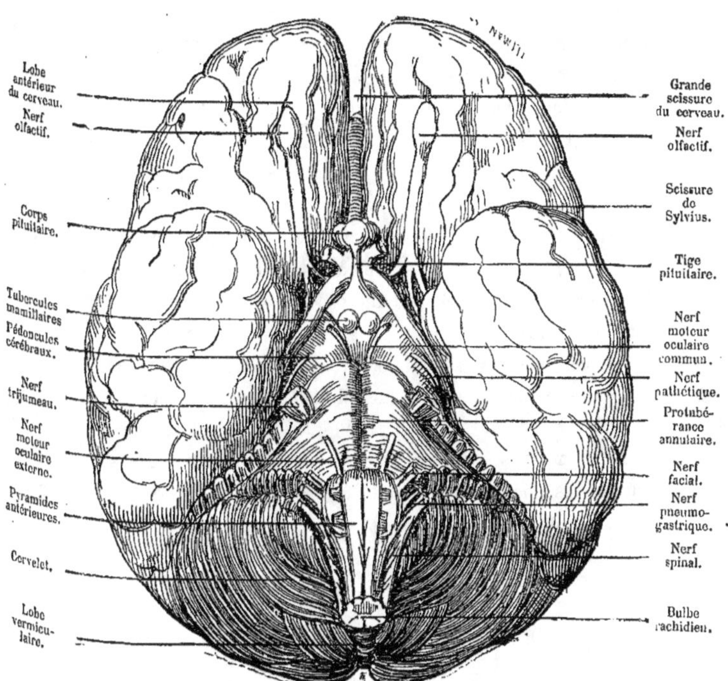

Encéphale vu par sa face inférieure.

INNERVATION

Avec les seuls organes que nous venons d'étudier, l'homme pourrait vivre; mais d'une existence purement végétative, analogue à celle de la plante qui seulement respire et se nourrit.

Les appareils que nous allons décrire, lui donnent, comme à tout animal d'une organisation supérieure, la faculté de sentir et de se mouvoir.

Ce sont là les propriétés fondamentales du système nerveux.

Par le développement plus parfait de son cerveau, qui lui permet de

coordonner ses idées, de réfléchir et de raisonner, l'homme s'é-
lève, en outre, au-dessus de la bête. Il occupe, en dehors même
de la série animale, une situation à part, caractérisée par le privilège qu'il possède de se connaître et de pouvoir, sans cesse,
travailler à son amélioration physique et morale.

La structure des divers organes dont se compose le système
nerveux, très minutieusement étudiée, déjà, par les anciens anatomistes, nous a été complètement révélée, en ces dernières années, par l'application du microscope à des investigations d'une
extrême délicatesse.

La méthode expérimentale, presque exclusivement adoptée de
nos jours, pour les recherches physiologiques, a jeté sur le fonctionnement général des appareils de l'innervation, la plus vive
lumière; mais si nous connaissons, relativement, le système nerveux et les phénomènes complexes dont il est le siège, en revanche,
la force même qu'il recèle et par laquelle il manifeste son action, nous est, encore, totalement inconnue.

L'INFLUX OU «FLUIDE NERVEUX»

L'influx nerveux et l'électricité. — Quand Galvani découvrit, par
hasard, il y a cent ans, que les muscles d'une grenouille obéis-
saient à l'action d'un faible courant électrique, un long cri d'enthousiasme et de joie s'éleva dans le monde savant.

On crut, à n'en plus douter, que l'agent essentiel de la vie
était enfin trouvé; que l'insaisissable élément, jusqu'alors désigné
sous le nom de *fluide nerveux*, ne devait point différer de ce
même *fluide électrique* dont les effets sur l'organisme étaient en
tout semblables et que, par le seul fait de cette découverte, la
science médicale tout entière allait être bouleversée.

Un siècle durant, les physiologistes et les médecins les plus

Étymologies. — INNERVATION : *nervus*, nerf. — ENCÉPHALE : *en*, dans, *héphalè*, tête. — MÉ-
NINGES : *meninx*, membrane. — DURE-MÈRE, PIE-MÈRE, noms empruntés à la médecine arabe; le
mot *mère*, désignant en langue arabe une enveloppe quelconque. — ARACHNOÏDE, *arachné*, araignée.

éminents de tous les pays ont fait, sur cette donnée, les investigations les plus actives.

Les expériences de Galvani, répétées et contrôlées des milliers de fois, ont servi de prétexte à des hécatombes de grenouilles et de cochons d'Inde; d'énormes ouvrages ont été coup sur coup publiés sur ces intéressants travaux; et finalement, le « fluide nerveux » n'est pas mieux connu de nos jours, qu'il ne l'était au temps de Galvani.

Devant les patientes études des physiologistes, se sont lentement effacées les séduisantes analogies qui semblaient identifier à l'électricité l'agent mystérieux de l'organisme.

L'illusion des savants du siècle dernier à cet égard, a fui comme un mirage et les observations des savants modernes l'ont absolument dissipée.

L'influx nerveux diffère donc essentiellement de l'électricité. Il ne peut, comme cette dernière, être saisi, ni dans les milieux où il prend naissance, ni sur les cordons spéciaux qui le conduisent, ni dans les organes où, selon toute apparence, il doit s'accumuler.

Et pourtant, les deux éléments présentent entre eux de remarquables ressemblances.

Comme l'électricité, l'influx nerveux possède une extrême rapidité d'action. Il réveille et met en jeu, comme elle, la contractilité musculaire; il se forme probablement, comme elle, dans les réactions chimiques qui s'accomplissent sans cesse dans la profondeur de nos tissus.

On démontre expérimentalement, en physique, l'influence bien manifeste qu'un aimant peut exercer sur un courant électrique et celui-ci sur un autre courant. Mais en temps d'orage, quand l'air est chargé d'électricité, les courants nerveux qui circulent en nous, ne sont-ils pas fortement influencés, aussi, par cette électricité qui nous environne, et les modifications qu'ils éprouvent, ne se traduisent-elles pas, aussitôt, par des névralgies chez quelques personnes, par une excessive irritabilité chez d'autres, par un vague malaise chez les sujets même les moins nerveux ?

Influence des métaux sur l'influx nerveux. — Point n'est besoin, du reste, d'une accumulation d'électricité pour forcer l'agent nerveux de se révéler autrement que par ses effets normaux. On sait la puissante affinité des métaux pour tous les phénomènes électriques. L'insaisissable élément qui nous anime n'est pas moins sensible à l'action que peuvent exercer sur lui ces mêmes substances; mais tandis que l'électricité se comporte, avec tous les métaux, à peu près de la même façon, l'influx nerveux, plus difficile, ne paraît se laisser influencer que par tel ou tel métal, suivant la constitution, peut-être, ou le tempérament du sujet.

Métallothérapie. — Ce sont là des faits curieux sur lesquels le docteur Burq a basé, depuis plusieurs années, une méthode thérapeutique parfaitement rationnelle, la *métallothérapie*, après avoir constaté sur un grand nombre de malades les singuliers effets produits par l'application des métaux.

Une hystérique frappée d'*hémianesthésie,* — c'est-à-dire de l'insensibilité d'une moitié du corps, — sur laquelle on applique un disque de métal, recouvre peu à peu la sensibilité perdue et celle-ci, renaissant au pourtour de la plaque métallique, s'étend de proche en proche dans la région paralysée, pour s'arrêter immédiatement, si l'on enlève le disque, rétrograder et s'éteindre enfin, de nouveau, si le métal n'est point réappliqué.

Une simple rondelle de fer, de l'épaisseur et de la dimension d'un petit sou, suffit, ordinairement, à déterminer ces phénomènes; mais un certain nombre de malades sont insensibles à ce métal, et c'est alors le cuivre, l'or, l'argent, le platine ou telle autre substance, suivant la disposition spéciale des sujets, qui réveillent, chez ces réfractaires au fer, la sensibilité perdue.

Application de l'électricité au traitement des névroses. — Cette exquise impressionnabilité de l'agent nerveux prouve suffisamment avec quelle extrême prudence doit être appliquée l'électricité dans le traitement de la plupart des névroses. Les malades, malheureusement, se confient trop souvent à des *électrisateurs* sans autorité, qui cherchent plus encore à les éblouir qu'à les soulager.

Le magnétiseur ne s'occupe guère qu'à jeter du « fluide » aux yeux de son client. L'électricien, lui, n'a rien de plus pressé que de faire monter le patient sur un tabouret de verre, pour lui tirer du corps des milliers d'étincelles, l'envelopper d'auréoles lumineuses, le faire crépiter dans un bain d'électricité, comme un goujon dans la friture, et lui rompre enfin, par une série de commotions et de secousses, les jambes et les bras.

Ce jeu-là peut être fort divertissant quand il est exécuté par la « femme-torpille » dans une baraque foraine ; mais l'art médical ne saurait sérieusement utiliser de tels procédés à la cure difficile des maladies du système nerveux.

L'APPAREIL INNERVATEUR ET SES FONCTIONS.

Considéré dans son ensemble, l'appareil innervateur n'est point sans analogie avec l'appareil circulatoire. Il se compose, comme ce dernier, d'une partie centrale, qui reçoit puis renvoie l'agent nerveux et d'une partie périphérique qui reprend et distribue l'élément actif après l'avoir d'abord conduit aux centres.

Pour étudier méthodiquement le système nerveux, nous procéderons donc, à son égard, comme nous l'avons fait pour l'appareil de la circulation.

Nous occupant en premier lieu de la partie centrale, nous décrirons successivement :

L'*encéphale*, logé, comme son nom l'indique, dans la boîte osseuse du crâne et se subdivisant lui-même en *cerveau, cervelet, moelle allongée, etc.*

La *moelle épinière* qui, sans interruption, fait suite au cerveau pour occuper le long canal osseux de la colonne vertébrale.

Passant ensuite à la partie périphérique du système nerveux, nous étudierons :

Les *nerfs* de la vie de relation, émanés de la moelle pour donner aux muscles le mouvement; à la peau, la sensibilité.

Le *nerf grand sympathique,* enfin, qui tient spécialement sous sa dépendance les fonctions de la vie végétative, la respiration, la digestion, la circulation, etc.

Mais avant tout, nous devrons un moment nous arrêter à examiner la structure intime du tissu nerveux lui-même, afin de mieux comprendre, quand nous les décrirons, les singulières propriétés de la substance nerveuse, et le rôle distinct des diverses parties de l'appareil innervateur.

TISSU NERVEUX.

Quand on examine, au microscope, la substance dont se composent les masses centrales ou les rameaux périphériques du système nerveux, il est facile de reconnaître qu'elle est essentiellement constituée par des éléments de deux ordres : des *tubes* de différents diamètres et des *cellules* de forme irrégulière, à prolongements ou *pôles*, plus ou moins nombreux.

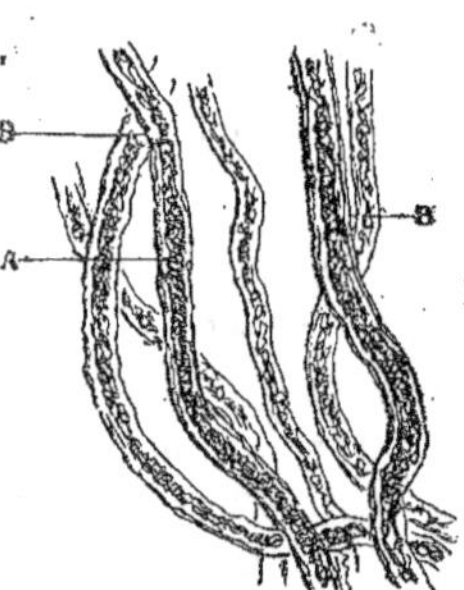

Tubes nerveux pris dans le nerf sciatique et grossis à 500 diamètres.
A. Moelle nerveuse. — *BB*. Gaine ou paroi.

Tubes nerveux. — Quoiqu'ils servent surtout à former les nerfs, les tubes nerveux entrent encore, en très grande proportion, dans la composition de la substance blanche du cerveau et de la moelle. Les uns, larges de 10 à 15 millièmes de millimètre, appartiennent aux nerfs de la vie de relation, les autres, plus étroits de moitié, semblent être plus spécialement affectés aux nerfs de la vie organique.

Quelque minime que soit son volume, tout nerf se compose

d'un certain nombre de *faisceaux* tubuleux, enveloppés chacun d'une fine membrane ou *périnèvre*. Le nombre de ces faisceaux varie selon la grosseur du nerf et le cordon formé par leur assemblage est lui-même, consolidé par une enveloppe extérieure, désignée sous le nom de *névrilème*.

Considéré séparément, chacun des tubes nerveux se compose de trois éléments distincts. Il comprend une *gaine*, transversalement plissée ou striée, une moelle liquide, enfermée dans cette gaine, puis, tout au centre, plongeant dans la moelle, un filament, le *cylindre-axe*, arrondi, solide, flexible, et très finement rayé lui-même, en travers.

Organe essentiel de la transmission nerveuse, le cylindre-axe, délicatement isolé par la moelle qui le baigne, établit une communication directe entre les tissus où il commence et les cellules du centre nerveux ou il aboutit.

Cellules nerveuses. — Les cellules nerveuses sont les éléments constitutifs de la substance grise des centres et des ganglions nerveux.

Plus régulières, dans ces derniers organes, que dans le tissu de la moelle et du cerveau, elles s'y présentent, généralement, sous l'aspect d'un fuseau court, dont les deux extrémités, les deux pôles, se continuent avec le cylindre-axe du tube nerveux qui les traverse.

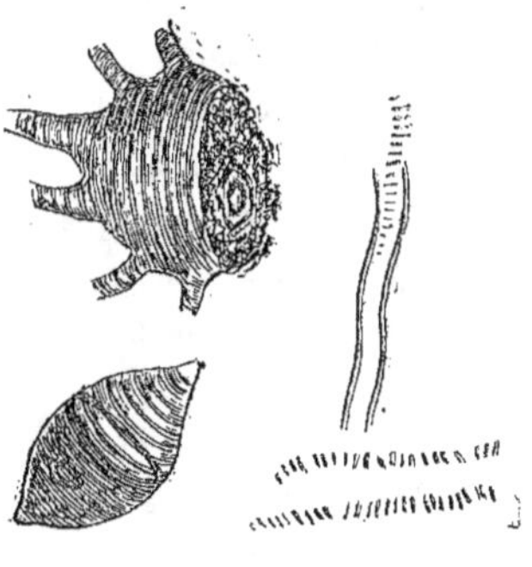

Un certain nombre d'entre elles, cependant, même dans les ganglions, présentent plusieurs pôles, mais elles sont toujours beaucoup plus régulières que les cellules constituant la substance grise des centres nerveux.

Celles-ci, presque toutes multipolaires, se distinguent, en effet,

Cellules nerveuses
multipolaire
et bipolaire.

Tube nerveux
et cylindre-axe
avec ses stries.

non seulement par leur irrégularité, mais encore par le grand nombre de leurs prolongements, qui s'enchevêtrent et s'anastomosent, pour former un véritable réseau.

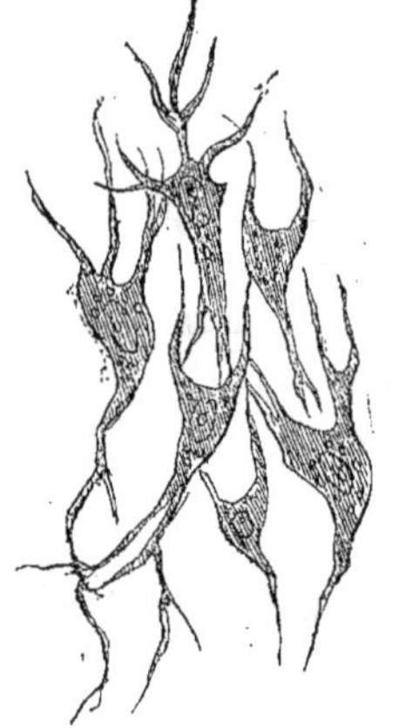

Cellules multipolaires des centres nerveux prises dans la moelle épinière.

C'est avec la plupart de ces prolongements, d'ailleurs, que se continuent les tubes dont est formée la substance blanche des centres nerveux et par conséquent, aussi, les nerfs eux-mêmes, dont le tissu tubuleux de la moelle et du cerveau n'est, pour ainsi dire, que le dernier assemblage et l'épanouissement.

Propriétés des éléments nerveux. — Les éléments nerveux possèdent, selon leur nature, des propriétés toutes différentes.

Les cellules jouissent de l'étonnante faculté de recevoir une impression, de la conserver et de la rendre. Le rôle des tubes est de conduire aux cellules les sensations et réciproquement de transmettre aux organes les excitations qu'ils reçoivent des centres nerveux.

C'est par les sens que pénètrent en nous les impressions de toute sorte, lumineuses, auditives, tactiles, etc., qu'il nous est donné de percevoir; c'est par les nerfs en rapport avec les autres organes, que les centres nerveux manifestent leur action.

A quelque ordre de nerfs qu'ils appartiennent, les tubes conducteurs possèdent, cependant, mêmes propriétés. Leur fonction sensitive ou motrice dépend absolument de l'organe auquel ils se distribuent. Il n'est pas difficile, aux physiologistes, de prouver expérimentalement qu'un nerf sensitif peut être moteur; il est donc probable qu'un nerf moteur, s'il était en rapport avec l'un ou l'autre des organes des sens, transmettrait pareillement aux centres nerveux les impressions reçues par cet organe.

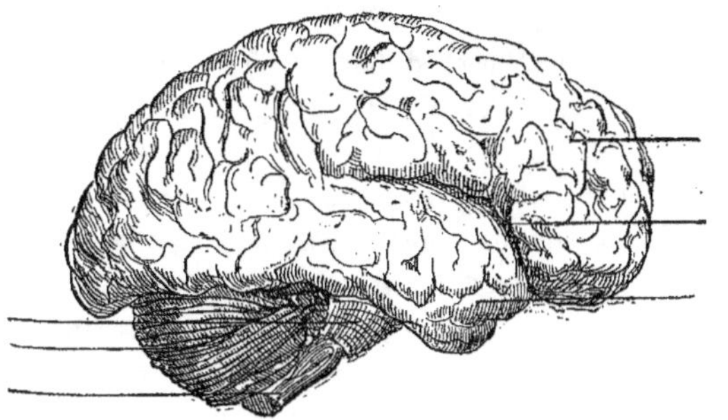

Encéphale vu de profil.

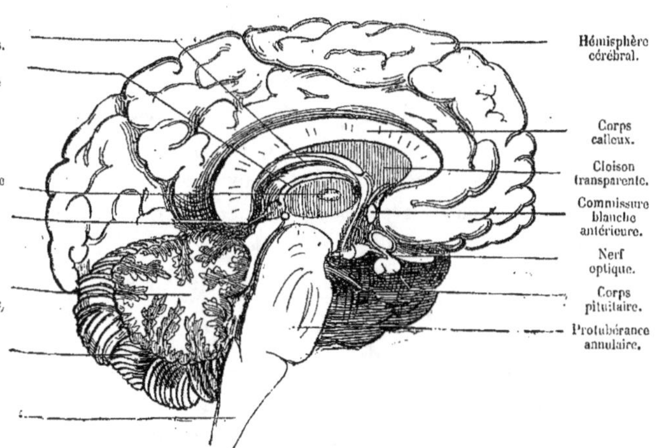

Coupe verticale de l'encéphale sur la ligne médiane.

CENTRES NERVEUX. — ENCÉPHALE.

Enveloppes des centres nerveux. — Les centres nerveux, nous l'avons dit, se composent d'une partie volumineuse et renflée, l'*encéphale*, et d'une partie rétrécie, la *moelle épinière*, faisant suite à la précédente sans solution de continuité.

L'énorme masse nerveuse qui constitue l'encéphale, comprend

trois portions nettement distinctes : le cerveau, le cervelet, la moelle allongée, toutes trois placées dans la cavité du crâne; la moelle épinière forme un gros cordon blanc, logé dans le canal osseux dont la colonne vertébrale est percée.

Outre cette enveloppe résistante, trois membranes d'épaisseur variable, les *méninges,* protègent les centres nerveux.

Méninges. — La plus extérieure, ou *dure-mère,* tapisse la boîte osseuse du crâne, à laquelle, sur plusieurs points, elle est très fortement adhérente; tandis que dans le canal rachidien, au contraire, elle est séparée de la paroi vertébrale, par une couche de graisse que traverse un large réseau veineux.

Formée d'un tissu fibreux très épais, la dure-mère se replie dans le crâne, entre les diverses parties de l'encéphale, qu'elle isole et soutient. Une cloison verticale, la *faulx du cerveau,* sépare, l'un de l'autre, les deux hémisphères; un plancher fibreux horizontal, la *tente du cervelet,* couvre ce dernier organe, qu'un troisième prolongement, la *faulx du cervelet,* sépare pareillement en deux parties. Entre la dure-mère et les os du crâne, sont creusés de profonds canaux veineux, désignés sous le nom de *sinus.*

Au-dessous de cette première enveloppe, se trouve une deuxième membrane, une séreuse, l'*arachnoïde,* sorte de sac sans ouverture, qui par son feuillet extérieur adhère intimement à la dure-mère, se réfléchit sur la pie-mère en doublant le cerveau, s'étend, de la même façon, à la surface de la moelle, et, par son feuillet interne, sécrète un liquide clair dont l'accumulation, dans la boîte crânienne et le canal vertébral, forme une couche isolante, un lit élastique, sur lequel peuvent mollement reposer la moelle et le cerveau.

Le liquide céphalo-rachidien ainsi sécrété, isole complètement

Étymologies : CERVEAU, *cerebrum,* d'où cérébral. — CERVELET : *cerebellum,* d'où cérébelleux. — DOLICHOCÉPHALE, BRACHYCÉPHALE : *dolichos,* allongé, *brakus,* court, *képhalè,* tête. — ORTOGNATHE, PROGNATHE, *orthos,* droit, *pro,* en avant, *gnathos,* mâchoire.

l'arachnoïde de la troisième membrane enveloppante, la *pie-mère,* qui, très riche en vaisseaux, a surtout pour mission de distribuer le sang aux centres nerveux, avec toute la modération nécessaire.

Très simple néanmoins, la pie-mère se réfléchit et s'insinue dans toutes les anfractuosités cérébrales. Elle revêt les nerfs qui se détachent des centres nerveux, d'une fine enveloppe qui constitue leur névrilème, et, plus résistante sur la moelle épinière, elle forme à cet organe une véritable gaine qui lui donne toute sa solidité.

Mouvements de l'encéphale. — En dépit de toutes ces enveloppes qui le maintiennent et malgré son poids relativement considérable, l'encéphale exécute dans le bain où il est plongé, des mouvements alternatifs d'élévation et d'abaissement, déterminés, selon toute apparence, par les pulsations des artères qui rampent à sa surface ou se distribuent dans son épaisseur.

Ces dernières, cependant, forment au sein de la masse cérébrale un réseau capillaire d'une extrême ténuité. Le sang, pour ne point froisser cet organe délicat, doit s'y répandre sans secousses, tout en lui donnant en abondance l'oxygène et les divers matériaux nécessaires à son fonctionnement.

CERVEAU. — CERVELET.

Circonvolutions. — Hémisphères. — Le cerveau forme à lui seul les trois quarts au moins, de l'encéphale.

Il se présente sous l'aspect d'une masse ovoïde, molle, d'un blanc grisâtre, divisée, d'avant en arrière, par une profonde scissure, en deux hémisphères creusés, chacun, de nombreux sillons aux contours irréguliers.

Les plis épais compris entre ces anfractuosités tortueuses qui les mettent en relief, sont désignés sous le nom de *circonvolutions* cérébrales. C'est là le siège de l'intelligence et de la pensée.

A la coupe, la portion du cerveau que représentent les circonvolutions paraît très nettement formée d'une substance grise. La portion sous-jacente, au contraire, est constituée par de la substance blanche et le microscope montre que cette dernière est surtout composée de tubes nerveux, tandis que la première est particulièrement faite de cellules.

Chacun des hémisphères cérébraux possède sensiblement le même volume et le même poids. Ils n'est point rare, cependant, de constater, à cet égard, quelques différences; auquel cas c'est généralement l'hémisphère gauche qui l'emporte de cinq à sept grammes sur l'hémisphère droit.

Face inférieure du cerveau. — Quand on examine le cerveau par sa face inférieure, on remarque aisément que les hémisphères semblent rattachés à sa partie moyenne, par une sorte de pied ou *pédoncule,* autour duquel chaque hémisphère se développe comme sur sa tige un champignon.

De ce point central se détache une profonde scissure demi-circulaire, la *scissure de Sylvius,* qui se dirigeant en dehors, divise nettement chaque hémisphère en deux *lobes,* l'un conique et correspondant à la région frontale du crâne, l'autre globuleux, emplissant sur les côtés, les fosses pariétales et répondant, en arrière, à l'occiput. (*Voir pl. 42 et 43.*)

Au-dessus des pédoncules et couchés sur les lobes cérébraux antérieurs, se montrent les nerfs *olfactifs,* remarquables par leur extrémité renflée en massue, d'où se détachent les filets nerveux qui président à l'odorat. Dans l'étroit espace qu'ils limitent sur la ligne médiane, se voit l'entrecroisement nerveux ou *chiasma,* des nerfs optiques et par-dessus ce dernier, une sorte d'excroissance pédiculée, la *tige* et le *corps pituitaire,* sorte de glande rougeâtre, presque indépendante du cerveau. Plus bas, entre les pédoncules, apparaissent deux petits corps arrondis, les *éminences mamillaires,* puis, au-dessous, une large bandelette divisée par un sillon médian, la *protubérance annulaire* ou *Pont de Varole* qui réunit, en effet, comme un pont, les deux hémisphères cérébraux.

Du pourtour de la protubérance, émergent les nerfs *moteurs oculaires communs,* les *pathétiques* et les gros troncs du *trijumeau.* C'est de son bord inférieur que se détache le bulbe et dans son épaisseur même que viennent se fondre les pédoncules du cervelet.

Ventricules. — Cette minutieuse organisation de l'encéphale n'est pas moins apparente à l'intérieur des hémisphères qu'à l'extérieur. Dans les *ventricules* dont ils sont creusés se retrouvent de nombreux détails anatomiques depuis longtemps décrits par tous les observateurs qui jamais, cependant, n'en ont pu préciser les fonctions.

Sur la ligne médiane, au-dessous de l'épaisse bande blanche réunissant les hémisphères et constituant le *corps calleux,* on remarque surtout la *cloison transparente,* qui ferme les ventricules latéraux; la *voûte à trois piliers,* qui recouvre les *couches optiques,* la *glande pinéale,* petite excroissance en forme de cône de pin, où Descartes, sans aucune bonne raison, d'ailleurs, plaçait le siège de l'âme!

Tout est mystère encore, dans les profondeurs tant de fois explorées pourtant, de l'organe qui donne à l'homme sa supériorité. L'intelligence est là dans son domaine; et comme par une étrange dérision, c'est chez elle qu'elle faiblit et ne se retrouve plus!

Cervelet. — Le *cervelet* ou petit cerveau, situé sous les hémisphères cérébraux dont il n'est qu'un accessoire, se rattache, avons-nous dit, par la protubérance annulaire, à l'organe principal.

Il comprend, comme ce dernier, deux lobes *latéraux,* dont les circonvolutions, loin d'être tortueuses, sont simplement superposées, à la façon des feuillets d'un livre; et, séparant ces deux hémisphères, un lobe *vermiculaire* ou moyen, beaucoup plus étroit,

A la coupe, il est facile de reconnaître, dans le cervelet comme dans le cerveau, la présence d'une substance grise extérieure et d'une substance blanche que la précédente englobe et divise en nombreuses ramifications. Il en résulte une sorte d'arborisation bizarre du cervelet qui ne pouvait manquer de frapper l'esprit des anciens anatomistes ; aussi la désignèrent-ils sous le nom d'*arbre de vie*, sans qu'aucune fonction supérieure de l'organe justifiât, cependant, cette prétentieuse dénomination.

FONCTIONS DE L'ENCÉPHALE.

De tous les organes, l'encéphale est celui, peut-être, qui se développe avec le plus de lenteur et qui vieillit le plus vite.

Sa pulpe, jusqu'à la septième année, présente fort peu de consistance, aussi ne doit-on pas, de trop bonne heure, imposer au jeune enfant un travail intellectuel exigeant une application soutenue.

C'est à 40 ans, en moyenne, que l'encéphale atteint son plus haut degré de développement. De 40 à 50 ans il reste stationnaire et vers la 60° année sa puissance commence à décroître, pour diminuer de plus en plus entre 70 et 80 ans.

La structure de l'organe, absolument identique chez l'homme et chez la femme, prouve suffisamment l'égale aptitude des deux sexes à tous les exercices de l'esprit. L'infériorité relative, à cet égard, de la plupart des femmes, ne peut donc provenir que de l'infériorité manifeste de l'éducation qui leur est habituellement donnée.

Le volume et le poids du cerveau, toujours proportionnels au poids et au volume du corps, varient d'ailleurs, un peu suivant les individus, et beaucoup suivant les races.

Angle facial. — Le parfait développement de l'encéphale exhaussant et faisant saillir le front, cette forme particulière du crâne permet au premier abord, de distinguer d'un sauvage un homme civilisé; mais, pour apprécier nettement cette différence, il suffit de mesurer l'angle facial entre deux lignes, l'une verticale, l'autre horizontale, se coupant en avant du maxillaire inférieur.

En rapprochant ainsi du crâne d'un Européen, le crâne d'un nègre, on saisit d'un coup d'œil, l'énorme différence qui les séparc et de la forme du contenant il est certainement aisé de déduire la forme du contenu.

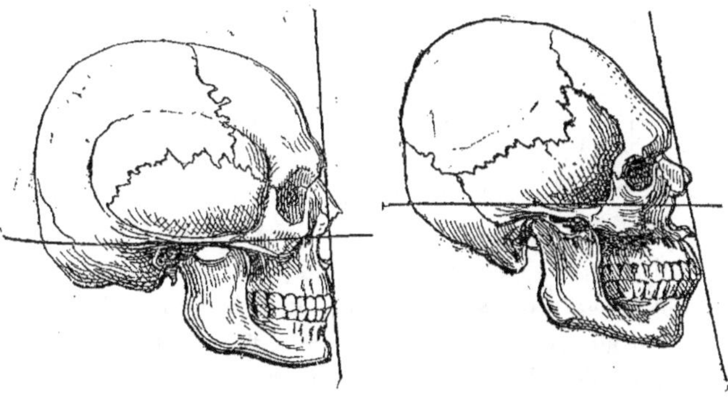

Tête d'un Européen.   ANGLE FACIAL.   Tête d'un Nègre.
(Dolichocéphale orthognate.)   (Brachycéphale prognathe.)

Les anthropologistes modernes ne cherchent point ailleurs les caractères distinctifs des races humaines. Les hommes, suivant la configuration de leur crâne, sont *brachycéphales,* à tête courte d'un ovale tronqué, ou *dolichocéphales*, à tête allongée, d'un parfait ovale.

Suivant la proéminence de leurs mâchoires, ils sont, en outre, *orthognathes,* à mâchoire verticale, ou bien, au contraire, *prognathes,* à mâchoire oblique et faisant saillie.

A la race dolichocéphale orthognathe, appartiennent les Français, les Suédois, les Allemands du Sud ; les Esquimaux, les Japonais, les Chinois, au groupe dolichocéphale prognathe. Parmi les brachycéphales, les Turcs, les Slaves, les Hongrois, les Allemands du Nord sont des orthognathes ; on peut citer, au nombre des prognathes, les Mongols, les nègres et les Malais.

Rapport entre l'intelligence et le poids du cerveau. — De cette relation directe entre la forme du crâne et le degré de civilisation des diverses races humaines, il ne faudrait point se hâter de conclure que l'intelligence est toujours proportionnelle au poids du cerveau.

Sans accepter, que « dans les petites boîtes sont les bons onguents », on ne doit point admettre non plus, qu'une grosse tête, concordant avec un cerveau lourd et volumineux est un indice certain de supériorité intellectuelle.

A soixante ans, d'après les recherches de M. Broca, le poids moyen du cerveau, chez l'homme, est de 1,400 grammes. Celui de Dupuytren n'en pesait guère que 1,436 ; celui de Cuvier, atteignait à 1,829 gr., ceux de lord Byron et de Cromwell à 2,200 environ.

Voilà certainement des chiffres remarquables ; mais, dans les statistiques de Parchappe et de Bergmann, on trouve un grand nombre de cerveaux d'aliénés dépassant, en poids, 1,500 grammes, et quelques-uns s'élevant même de 1,700 à 1,815 grammes.

Il est donc impossible de tirer de la seule masse d'un cerveau, un argument en faveur de la capacité morale de l'individu auquel il appartenait.

Serait-il plus juste de conclure d'après le développement superficiel du cerveau? Peut-être, car si l'on compare aux cervelles des différents mammifères, la cervelle humaine, on s'aperçoit bientôt que celle-ci, malgré qu'elle soit plus légère et moins volumineuse, présente beaucoup plus de replis, de circonvolutions, d'anfractuosités profondes, qui lui donneraient, s'il était possible de les étaler, une bien plus grande étendue. Le cerveau du mouton est plus volumineux que celui du chien; le chien cependant est plus intelligent que le mouton. C'est que les sinuosités de sa cervelle sont plus nombreuses, et les sillons qui les séparent plus profonds que ceux de la cervelle de l'animal ruminant.

En règle générale, il est souvent possible, toutefois, de juger de la valeur intellectuelle d'un homme d'après le seul volume de sa tête, d'après la hauteur surtout, et la largeur de son front.

La circonférence du crâne, chez les imbéciles à tête exiguë n'atteint pas souvent 35 centimètres; elle mesure, couramment, de 54 à 56 centimètres, chez les hommes d'un esprit supérieur.

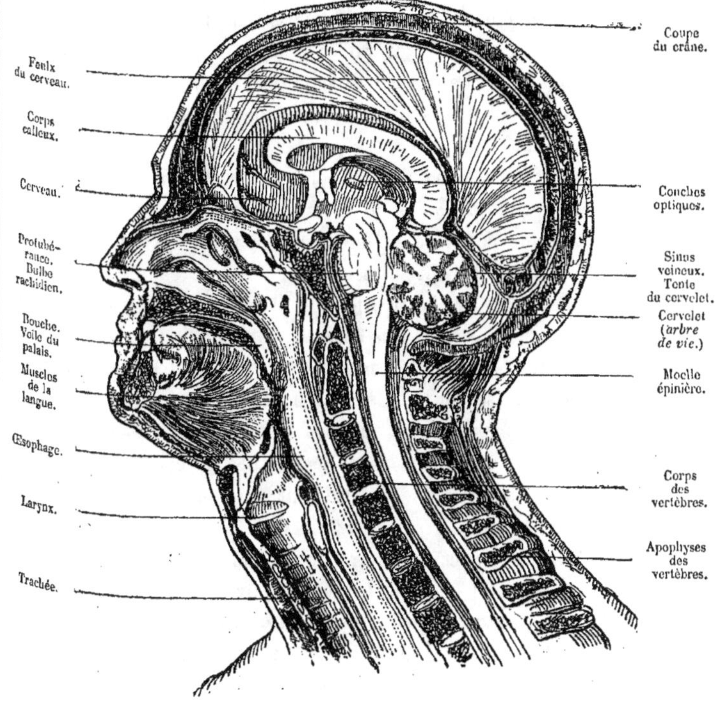

Coupe verticale et médiane de la tête. — Situation et rapports des grands centres nerveux,

INTELLIGENCE. — TRAVAIL INTELLECTUEL.

Les physiologistes et les philosophes ne doutent plus, aujourd'hui, que du fonctionnement normal de l'encéphale résultent surtout l'intelligence et la pensée. De même que le travail physique est l'œuvre du muscle, le travail intellectuel est l'œuvre du cerveau.

S'il est incontestable, que l'organe qui se fatigue est aussi celui qui fonctionne, la pesanteur, le mal de tête qui suivent toute pénible étude n'annoncent-ils pas que l'encéphale seul, en cette circonstance, a dû travailler et fournir l'effort d'une application soutenue? Le développement de l'intelligence n'accompagne-t-il point, d'ailleurs, pas à pas, le développement de l'organe qui la produit?

L'enfant dont le cerveau n'a point encore acquis toute sa consistance, ne possède aussi qu'un esprit faible et limité; l'adulte ne jouit guère de toute sa force intellectuelle qu'à l'époque où il se trouve pareillement en possession de toute sa vigueur physique, c'est-à-dire de la trentième à la cinquantième année; le vieillard, à mesure que son cerveau se ramollit, perd successivement toutes ses facultés morales; il retombe, comme on dit, en enfance, ne se souvient pas et ne comprend plus.

Toutes les maladies qui frappent l'encéphale; celles, surtout, qui lèsent plus ou moins la substance grise, la congestion, l'apoplexie, l'encéphalite, etc., déterminent aussitôt, soit la perte de connaissance, soit une surexcitation de l'intelligence, un délire, une folie variant avec la nature du mal et le siège qu'il occupe.

L'alcool seul des boissons fermentées, transporté par la circulation dans le réseau capillaire du cerveau, trouble à tel point les facultés intellectuelles, qu'il abaisse l'homme au-dessous de la brute, en lui ôtant après la raison, le sentiment même de son existence.

Comme tout organe qui par le travail s'amplifie et se développe d'autant plus qu'il fonctionne davantage, l'encéphale, enfin, grossit et se fortifie d'une façon très appréciable chez les personnes qui se livrent, habituellement, aux occupations de l'esprit.

De très curieuses recherches faites à ce sujet, par deux médecins militaires, MM. Lacassagne et Cliquet, ont absolument prouvé que la tête des gens instruits est bien plus développée que celle des illettrés ou des individus dont l'intelligence est restée inactive et que cette amplification porte principalement sur la région frontale, correspondant, comme on sait, aux lobes antérieurs du cerveau.

Localisation des facultés intellectuelles. — Ces dons précieux que nous tenons de la nature, l'intelligence et la raison, siègent donc bien, selon toute apparence, dans l'épaisseur de ces plis contournés, dans la trame grisâtre de ces circonvolutions qui sont le suprême épanouissement de la substance nerveuse et pour ainsi dire, l'inflorescence même du cerveau.

Peut-être serait-il difficile, à vrai dire, de préciser à quel point ces hautes facultés sont limitées à la partie antérieure de l'organe auquel nous les devons. La solution de l'intéressant problème des *localisations cérébrales*, n'est point assez avancée, encore, pour qu'il soit déjà possible de marquer les bornes du domaine de la pensée; mais ce qui n'est point jusqu'ici réalisable pour l'ensemble des manifestations intellectuelles est absolument démontré pour quelques-unes des facultés secondaires qui siègent, pareillement, dans les centres nerveux.

Fonction du langage. — **Aphasie.** — La fonction du langage, par exemple, quoiqu'elle ne soit point l'apanage exclusif de l'espèce humaine, présente de telles relations, de si grands rapports avec les phénomènes purement intellectuels qu'il n'est certainement pas sans intérêt de savoir quel est dans l'encéphale son siège précis.

Eh bien, la physiologie moderne a été assez ingénieuse pour découvrir, dans le cerveau, le point exact qui nous fait parler. Elle a pu limiter, sur l'hémisphère cérébral, aussi précisément que sur une carte, le district spécial du langage; désigner, dans la masse encéphalique, le casier qui renferme, avec tous les mots acquis par la mémoire, la faculté complémentaire que nous possédons, de les y reprendre au besoin, pour les exprimer.

C'est vers la partie moyenne de la troisième circonvolution frontale du cerveau, que ce compartiment du langage a sa place marquée. La moindre lésion en cet endroit, tous les médecins le savent, fait perdre au patient son vocabulaire, sans, pour cela, paralyser sa langue, ni sa voix.

La mémoire des mots seule est atteinte; et le malade ainsi frappé d'*aphasie* quand il veut exprimer ce qu'il pense, demeure stupide, hébété devant son casier vide, comme le thésauriseur en présence de la cassette qu'il trouve forcée.

Dans tous les cas, d'ailleurs, cette suppression pathologique du langage, ne s'accomplit point en totalité. Ce sont, le plus souvent, quelques mots à peine, un ou deux parfois, mais des plus usuels, qui disparaissent et ne se retrouvent plus.

Quand ils se présentent naturellement, dans une phrase que prononce le malade, celui-ci, tout à coup hésite, s'inquiète et, finalement, reste court si, pour achever sa pensée, il ne parvient pas à saisir aussitôt quelque secourable synonyme.

Et pourtant, ce mot qui tout à coup se dérobe, le patient le connaît, il le voit, il lui vient, comme on dit, au bout des lèvres et si quelqu'un qui le devine, le prononce alors pour lui, c'est avec la plus vive satisfaction que le malade approuve, avec une véritable joie qu'il accueille cette expression tombée de sa mémoire, comme un objet de prix qu'il aurait perdu.

Que le mot *pain,* par exemple, ait disparu de son vocabulaire, l'aphasique qui veut prononcer cette phrase : « Je désire manger du pain frais », instantanément s'arrête au mot du... Vainement il cherche l'expression familière qu'il a vingt fois articulée chaque jour; ce n'est qu'en l'entendant prononcer qu'il peut, verbalement, ou d'un signe de tête, faire comprendre, à ceux qui l'entourent, que c'est bien là le terme propre qui traduit sa pensée.

Ce mot perdu lui fût-il d'ailleurs, dès ce moment, cent fois encore répété, le malade ne le recouvre point et ne parvient plus à le replacer dans son cerveau, la cellule où il était emmagasiné, désormais sans doute étant close, ou détruite par la maladie.

L'incontestable attribution de la fonction du langage à la troisième circonvolution cérébrale, nous autorise donc à penser que bien certainement, sur d'autres points de l'encéphale, doivent être localisées aussi les facultés intellectuelles et probablement toutes les fonctions physiques obéissant à la volonté.

Dans l'état actuel de la science, il serait téméraire, pourtant, de prétendre répartir les instincts et les sentiments humains entre les diverses circonvolutions cérébrales et par conséquent d'accepter, à cet égard, le célèbre système phrénologique du Dr Gall, qui dans les premières années de ce siècle, produisit sur tous les esprits, une si profonde impression.

La phrénologie, cependant, n'est point une science absolument hypothétique, et simplement bâtie, comme la chiromancie ou l'art d'expliquer les songes, sur l'erreur et le préjugé.

Ses principes, nous venons de le voir, sont assis sur une base solide, ses fondations s'appuient incontestablement, sur le sol de la vérité; l'édifice seul qu'elles supportent est entièrement chimérique et de pure fantaisie. Nous aurons plus loin l'occasion, d'ailleurs, d'examiner en détail, ce système pseudo-scientifique et d'appliquer à l'étude des passions et des caractères tous les documents exacts qu'il nous pourra fournir.

Localisation des facultés motrices. — Au nombre des manifestations élémentaires de l'intelligence et de l'instinct, se classent, à côté de la fonction du langage, les facultés analogues d'accomplir tel ou tel mouvement.

L'ordre que nous pouvons ainsi donner aux muscles, d'exécuter l'acte voulu, ne part cependant pas, pour tout le système musculaire, d'un point unique du cerveau. Le centre moteur varie, au contraire, suivant le groupe de muscles auxquels s'adresse le commandement. La circonvolution cérébrale à laquelle obéit la tête, par exemple, quand on l'incline ou la redresse, n'est point la même que celle qui gouverne les mouvements de la jambe ou du bras.

Comme pour la fonction du langage, nous connaissons assez exactement, aujourd'hui, le siège précis, dans le cerveau, de ces centres moteurs. Ils sont assez clairement indiqués sur la vignette ci-contre, pour que, d'un simple coup d'œil on puisse se rendre compte de leur situation et de leurs rapports.

Sur les circonvolutions frontales, plus spécialement affectées, sans doute, aux facultés purement intellectuelles, on n'aperçoit que le siège de la fonction du langage, occupant la partie postérieure et moyenne de la troisième circonvolution. C'est dans la portion la plus élevée des circonvolutions pariétales que sont localisés surtout, les foyers d'impulsion des grands mouvements.

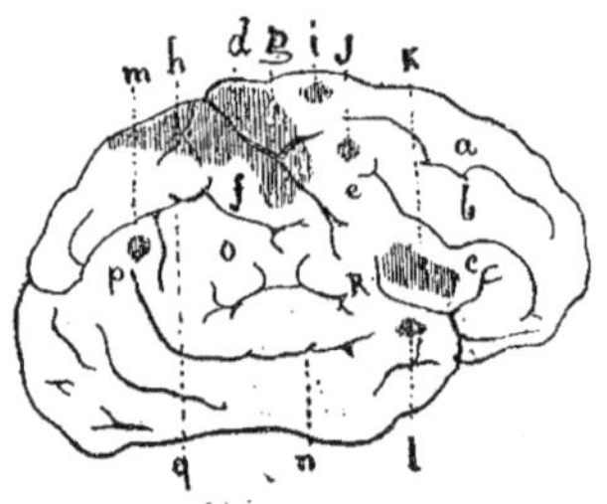

LOCALISATIONS CÉRÉBRALES.

a. b. c. Première, deuxième, troisième circonvolutions.
d. e. f. Circonvolutions pariétales antérieure et postérieure.
g. Centre moteur du membre supérieur.
h. Centre moteur du membre inférieur.
i. Centre moteur des muscles rotatoires de la tête.
j. Centre moteur des muscles de la face.
k. Centre moteur de la langue et des mâchoires, fonction du langage.
l. Centre moteur de l'oreille.
m. Centre moteur de certains muscles des yeux.
n. o. p. q. r. Circonvolutions et scissures pariétales.

On y remarque les centres d'impulsion motrice des membres, de la tête, de la face et du cou. Près de la scissure de Sylvius, en avant du lobe cérébral postérieur, se trouve le siège des mouvements de l'oreille externe; plus loin, en arrière, le centre moteur de certains muscles des yeux.

Outre cette influence qu'il exerce sur la motilité, le cerveau possède aussi, comme on sait, la faculté de percevoir les sensations et de les transformer en idées. La plupart des impressions qu'il reçoit du dehors, lui sont ainsi transmises par les nerfs des sens qui se détachent, presque tous, de la masse encéphalique et selon toute probabilité, le centre percepteur de ces impressions ne diffère pas du point même d'origine des nerfs qui les conduisent.

En tenant pour vraie cette supposition, il serait logique de penser que les centres moteurs dont nous venons d'indiquer le siège, doivent percevoir, aussi, toutes les impressions tactiles qui, par l'intermédiaire des nerfs sensitifs et de la moelle, sont conduites au cerveau; mais il est vrai de dire que nous ne savons rien de précis à cet égard et que cette hypothèse sera, peut-être, infirmée de tous points, par les futures recherches des physiologistes.

Expériences probantes. — Ce sont bien uniquement, d'ailleurs, les travaux des savants modernes qui nous ont appris le peu que nous connaissons des fonctions du système nerveux.

Les parties si délicates de l'encéphale, que nous venons de décrire, étant dépourvues de sensibilité, de nombreux expérimentateurs ont pu détruire couche à couche, sur des animaux vivants, les hémisphères cérébraux, sans que ceux-ci parussent aucunement souffrir de ces mutilations cruel'es.

L'animal auquel on enlève, ainsi, toute la substance grise cérébrale, ne meurt point et paraît seulement endormi. Malgré que ses organes des sens aient été respectés, il lui est impossible de percevoir les impressions qu'ils lui transmettent et par conséquent de réagir, de traduire, par un mouvement quelconque, une sensation qu'il n'éprouve pas.

Flourens a constaté, sur des pigeons et des poules qu'il a pu faire vivre plusieurs mois, sans lobes cérébraux, que les pauvres bêtes ainsi mutilées volent bien quand on les jette en l'air, marchent quand on les pousse, mangent encore si l'on se donne la peine de leur mettre la nourriture dans le bec, mais sont incapables d'accomplir spontanément ces divers actes.

Une poule privée de ses hémisphères cérébraux, dit-il, a réellement perdu avec la vue et l'ouïe, le goût et le tact. Cependant, nul organe de ces sens, n'a été directement atteint. Ils subsistent tous et toutes les perceptions sont anéanties. Cette poule a donc finalement perdu tous ses sens, car elle ne voit plus, n'odore plus, n'entend plus; et de plus, ses instincts, car elle ne mange plus d'elle-même. Jamais elle ne se défend contre les autres poules; elle ne sait plus ni fuir ni combattre; il n'y a plus d'attrait pour la génération; les caresses du mâle lui sont indifférentes ou inaperçues. Elle a donc perdu toute intelligence, car elle ne veut, ni ne se souvient, ni ne juge plus.

Ces curieuses expériences démontrent bien que l'intelligence et l'instinct siègent uniquement dans les lobes cérébraux. Si, poursuivant ses investigations, le physiologiste détruit sur un animal, outre la substance grise corticale, la substance blanche des hémisphères, nul autre phénomène, en effet, ne se manifeste et ce sont des accidents tout différents que l'on observe dès que l'instrument tranchant attaque lès parties plus profondes du cerveau.

C'est ainsi que la destruction des couches optiques rend désormais impossible la marche et la station debout, sans toutefois paralyser les mouvements des membres, qui persistent encore, même après l'ablation du cervelet. Mais aussitôt que l'on touche à la protubérance annulaire, instantanément la motilité disparaît avec la sensibilité.

Point n'est besoin, du reste, de recourir à la vivisection pour provoquer, chez un animal, ces divers phénomènes. L'éthérisation, qui journellement est pratiquée sur l'homme, successivement les détermine et permet bien de les analyser. Que l'on fasse inhaler au patient du chloroforme ou de l'éther, la première période du sommeil factice qui se produit ainsi, répond exactement à la paralysie par l'agent anesthésique, de la substance grise du cerveau. Le sujet endormi n'est pas encore insensible. Il réagit quand on le pince. Ses facultés intellectuelles seules, sont provisoirement abolies. De proche en proche, cependant, l'anesthésie gagne les couches optiques puis la protubérance annulaire et dès ce moment le sommeil est absolu, l'insensibilité complète : le patient peut supporter, sans en avoir conscience et dans un calme parfait, les opérations les plus douloureuses.

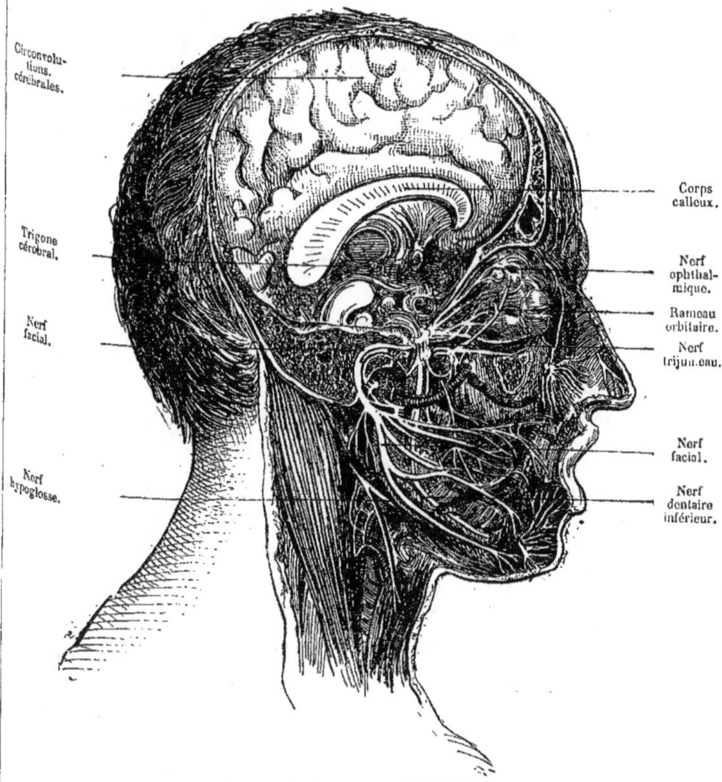

Nerfs crâniens. — Distribution des nerfs facial et trijumeau.

FACULTÉS INTELLECTUELLES. — IDÉE. MÉMOIRE. JUGEMENT.

Perception des sensations. — De tous les éléments dont se compose notre organisme, il n'en est certainement pas qui possèdent de plus étonnantes propriétés que les cellules du cerveau.

Entassés dans la substance grise des circonvolutions cérébrales et constamment en rapport avec les nerfs des sens dont ils ne sont, à proprement parler, que les racines, ces atomes, aux formes irrégulières, jouissent du singulier pouvoir d'être frappés de toutes les sensations qui leur viennent du dehors, de les recueillir, de les emmagasiner, de les retrouver en eux, enfin, pour les faire renaître, plus ou moins longtemps après qu'elles ont disparu.

On sait comment s'impressionne, dans la chambre noire du photographe, la plaque sensibilisée sur laquelle, à travers l'objectif, vient se former l'image. Malgré que, dans la perception des sensations, nulle opération chimique de cette nature ne s'accomplisse dans le cerveau, peut-être serait-il difficile de choisir un meilleur exemple pour faire comprendre, comment, selon toute probabilité, s'impressionnent aussi les cellules cérébrales.

A la naissance, le cerveau de l'enfant, vierge de toute sensation, ne possède qu'une aptitude variable à les percevoir. C'est la page blanche qui désormais, s'imprimera chaque jour et qui, suivant ses qualités héréditaires ou natives, conservera plus ou moins les empreintes de toutes les sensations qui l'auront frappée.

Tour à tour ou simultanément, le toucher, l'ouïe, la vue, le goût, l'odorat, par l'intermédiaire de leurs nerfs, porteront au cerveau, chacun dans sa zone, des impressions tactiles, auditives, lumineuses, gustatives, olfactives ; et c'est ainsi que lentement, à force de se répéter, les mêmes sensations permettront aux cellules cérébrales d'acquérir enfin la notion, la connaissance des êtres et des choses.

Cet emmagasinage progressif, dans le cerveau, de tout ce qui le frappe, constitue, pour ainsi dire, le premier fonds de nos acquisitions intellectuelles. On comprend donc comme il importe de ne placer jamais le jeune enfant que dans un milieu capable de fournir à ses sens les impressions les plus vraies, les plus justes et les plus saines.

Plus tard, sans doute, il nous est possible, en comparant les sensations récentes aux acquisitions passées, de rejeter, de ces dernières, toutes celles qui nous paraissent erronées ou défectueuses ; mais on n'ignore pas comme cette correction toujours est difficile et comme, souvent, on obéit encore aux impulsions primitives, quelque effort que l'on fasse pour y résister.

C'est qu'en effet, à part l'aptitude spéciale que nous possédons en naissant, rien de ce qui constitue notre intelligence, ne vient de nous ; toutes les notions que possède notre esprit, lui sont arrivées du dehors, par les sens. « *Nihil est in intellectu quod non prius fuerit in sensu,* » disaient les philosophes clairvoyants de l'école de Condillac et de Locke ; aussi les hommes de génie ne diffèrent-ils surtout des autres, que par une impressionnabilité plus parfaite, par une facilité toute particulière à recevoir, à garder, à comparer entre elles les diverses sensations qui leur viennent, comme à tous les hommes, du monde extérieur.

Origine des idées. — Avant de frapper le cerveau, la plupart des sensations passent par la substance grise du bulbe rachidien, d'où elles gagnent les cellules cérébrales destinées à les recevoir.

C'est alors, seulement, que nous en avons conscience et cette perception même de la sensation par la cellule nerveuse, constitue l'*idée*. Suivant la modification, mystérieuse encore, qui s'accomplit à ce moment dans le cerveau, l'idée sera plus ou moins fugitive ou durable. Elle s'effacera bientôt, si la sensation qui lui a donné naissance n'a point assez profondément retenti sur les cellules cérébrales ; elle persistera, conservée par la *mémoire,* quand, au contraire, la sensation perçue par l'élément nerveux, s'y sera fortement imprimée.

Conservation des idées. — Mémoire. — Attention. — Cette précieuse propriété, que possèdent les cellules cérébrales, de conserver les sensations, la *mémoire,* est la base même de notre intelligence, le principe de tous nos sentiments et de toutes nos facultés.

C'est la mémoire éveillée par une aptitude spéciale, l'*attention,* qui nous permet de comparer aux impressions anciennes, les sensations récentes. C'est elle qui nous rend les joies et les tristesses passées; qui fait revivre, en nous, les êtres chéris que nous aimâmes; qui nous transporte auprès des absents et dans le pays où nous fûmes heureux; elle, qui donne au savant la science, au poète ses inspirations les plus pures; elle, enfin, qui permet à l'historien de lire dans le passé. « La meilleure part du génie, disait Gœthe, se compose de souvenirs. »

Loin d'être développée au même degré chez tous les hommes, la mémoire, au contraire, est d'autant plus parfaite, que le sujet lui-même est aussi plus capable d'attention. Cette dernière aptitude mérite donc, par-dessus toutes, d'être cultivée chez le jeune enfant. C'est par l'attention seule, en effet, que la mémoire s'enrichit et que se fixent, dans l'esprit, les notions acquises. Il n'est point rare de rencontrer des hommes d'une mémoire extraordinaire, mais le plus souvent limitée à tel ou tel ordre de sensations.

L'aptitude à se souvenir de tout, en revanche, est fort peu commune. Il est bien peu d'hommes qui soient, comme on dit, universels. Tel, possède la mémoire des mots. Il pourra devenir, en l'exerçant, avocat, orateur distingué. Tel autre se souvient surtout des faits. Il se plaît à raconter, à narrer, à décrire. Celui-ci perçoit surtout et conserve les sons musicaux; il sera chanteur ou musicien. Celui-là n'est guère frappé que par les couleurs, les formes, les contrastes; il aura le goût de la peinture, de la sculpture, l'instinct de l'imitation, etc.

Ainsi s'accusent de bonne heure les dispositions, les vocations, les talents; ainsi les sciences et les arts, tous émanés de l'intelligence humaine, doivent constamment se développer et progresser, à mesure qu'aux acquisitions faites par ses devanciers, tel homme, spécialement doué, vient ajouter le fruit de ses impressions et de ses observations personnelles.

Association des idées. — Jugement. — Pour que le travail intellectuel en arrive à ce degré de perfection, la mémoire toutefois, n'est plus seule suffisante et ne peut se passer du concours de quelques autres facultés.

La plus utile, entre toutes, est le *jugement,* qui lui-même se compose d'une première aptitude à rapprocher toute nouvelle sensation d'une idée précédemment acquise et d'une seconde opération de l'esprit, la *déduction,* qui détermine le sujet à faire tel ou tel choix, entre les idées que la mémoire et l'attention lui ont permis de retrouver et de comparer entre elles.

Le rapprochement et l'enchaînement des idées, ne sont possibles, d'ailleurs, qu'en vertu de cette autre propriété que possède toute impression nouvelle, d'éveiller aussitôt, dans les cellules où elles sont emmagasinées, les diverses sensations présentant avec celles que l'on perçoit actuellement, un rapport quelconque. Ainsi, quand on entend le son du tambour, immédiatement se présente à l'esprit l'idée de fantassins en marche et bientôt, si peu que l'attention se fixe sur ce point, s'éveille aussi l'idée de la caserne ou du camp, de la discipline et du devoir militaires, d'une guerre à venir, des raisons politiques ou des différents prétextes qui la peuvent faire éclater, etc.

Toutes ces idées s'enchaînent et dérivent naturellement les unes des autres ; mais c'est le jugement seul qui permet de les tirer entre toutes, de les faire se suivre dans un ordre logique, de les peser, de les utiliser enfin, suivant leur valeur, à telle ou telle conclusion.

Il n'est point rare que les cellules cérébrales perçoivent, dans mainte occasion, des sensations erronées. Un bâton plongé dans l'eau, semble s'y briser ; vue à travers les vitres d'un wagon, la campagne paraît fuir, tandis que la voiture où l'on est assis semble rester stationnaire, etc. Autant de fausses notions que le cerveau reçoit comme elles se présentent, mais qui sont aussitôt rectifiées par le jugement.

C'est la faculté de déduction qui fait le penseur, le savant, le logicien, le philosophe. Sans elle, une mémoire cultivée peut encore servir certains hommes et les faire même paraître supérieurs à ceux qui possèdent un solide jugement : tel est le cas des petits prodiges, d'un nombre considérable de jeunes bacheliers, des lauréats de certains concours, des braillards de tribune ou d'estaminet, de la plupart des femmes bavardes, etc... mais ce ne sont là que des esprits superficiels, incapables d'attention, dont toutes les acquisitions se bornent à ce ramassis de mots, de phrases, de formules, de lieux communs qu'ils vont, débitant à tout propos avec cette extrême volubilité qui les fait souvent qualifier, à bon droit, de « moulins à paroles ».

Distraction. — La déduction logique des idées conservées par la mémoire, ne peut, jamais, complètement s'opérer qu'avec l'indispensable concours d'une attention soutenue. Or, il est peu de personnes capables de réfléchir assez longuement sur un même ordres d'idées, pour en tirer toutes les déductions qu'il renferme. On désigne, sous le nom de *distraction*, cette tendance à se laisser détourner de l'idée suivie, par toute nouvelle impression qui se présente et l'on sait comme ce défaut expose journellement un grand nombre de personnes à de graves oublis, à des actes ridicules, désagréables, fâcheux même quelquefois.

Souvent, il est vrai, c'est l'excès d'attention porté sur une idée, qui distrait de celle qu'à tel moment il conviendrait d'avoir et qui fait commettre, par conséquent, sottise sur sottise.

Les poètes, les savants, absorbés par le rêve ou le problème qu'ils poursuivent, sont particulièrement sujets à des distractions de ce genre. Leur adresse-t-on la parole, ils n'entendent pas. Ils sont, comme on dit, « dans les nuages ». De même, dans le feu de la bataille, le soldat emporté par son ardeur, ne sent pas toujours les blessures qu'il reçoit, les coups qui le frappent. La seule idée de vaincre, ou de se défendre, annihile chez lui toute sensibilité.

RAISON. VOLONTÉ. CONSCIENCE.

Divers modes de penser. — Raison. — Le rappel des idées à la mémoire, sous l'influence de l'attention, constitue le phénomène de la *pensée,* d'autant plus parfait, on vient de le voir, que la réflexion se prolonge davantage. La pensée est simple, dans le plus grand nombre des cas, tant que la mémoire ne fournit, pour l'usage courant, que des idées ordinaires et banales. On pense avec *imagination,* quand on se sert des éléments simples de la pensée, pour en composer d'autres idées plus ou moins vraisemblables. On pense avec *raison,* enfin, quand, avec l'aide de l'attention et du jugement, on fait choix des plus sûres notions fournies par les sens pour exprimer une vérité, formuler une proposition utile ou morale.

Ces diverses facultés, la raison surtout, sont absolument spéciales à l'homme. L'animal se souvient, il compare, il juge même, dans certaines conditions, mais à proprement parler, il ne raisonne pas. Peut-être rêve-t-il, comme le supposait Flourens. Encore faut-il convenir que ce rêve, chez les animaux supérieurs, le chien par exemple, semble souvent éclairé de quelques lueurs d'un véritable raisonnement.

« Un chien portant le panier de son maître, manifeste, dit Darwin *, un haut degré d'orgueil et de contentement. Il n'y a pas à douter qu'il n'éprouve la honte distincte de la crainte et quelque chose qui se rapproche fort de la modestie, lorsqu'il mendie trop souvent sa nourriture. Un gros chien n'a que du mépris pour le grognement d'un roquet. Plusieurs observateurs ont enfin remarqué que les singes n'aiment certainement pas que l'on se moque d'eux. »

Volonté. — Dans la grande majorité des cas, toute pensée raisonnée est suivie d'une détermination libre, la *volonté,* qui se manifeste et se traduit par un acte dont on a conscience et que l'on accomplit en toute connaissance de cause. Quand le jeune

* Darwin : *De l'origine des espèces.* — Paris 1872.

enfant, poussé par la faim, éprouve le besoin de tetter, il obéit à l'instinct, à l'impérieuse sensation qui le pousse à se nourrir, à l'agréable idée du plaisir qu'il y prendra, mais il ne *veut* pas encore. Les animaux non plus, n'ont point de volonté. Le point de départ de toutes leurs déterminations est dans un souvenir agréable ou désagréable, qui les fait agir immédiatement; tandis que l'homme, avant de se déterminer, est le plus souvent assailli par une foule de sentiments physiques, intellectuels et moraux qui le font hésiter parfois et mettent utilement obstacle à la manifestation de sa volonté.

Conscience. — Ame physiologique. — Tout homme qui pense et qui raisonne jouit, par cela même, de la faculté de se connaître, d'analyser les sentiments qu'il éprouve, de sentir les modifications que les sensations perçues déterminent en lui.

« Je pense, donc je suis, » disait Descartes:

En dehors des impressions transmises par les sens et perçues par le cerveau, le *moi* qui véritablement n'en est que le reflet ou l'écho, ne saurait donc exister. Loin d'être absolument immatériel, il repose sur les seules acquisitions dont l'ensemble constitue l'intelligence; il se transforme avec elles et ne peut survivre, par conséquent, à l'organe de la pensée. Les physiologistes ne sauraient donc accepter le *moi*, comme un principe indépendant de l'organisme et si, vraiment, cette notion ne diffère point de l'*âme* telle que les philosophes spiritualistes la comprennent, nous ne saurions raisonnablement croire à son immortalité. Mais l'âme n'est point logée dans le cerveau, ni liée seulement aux phénomènes intellectuels. S'il est vrai qu'une force surnaturelle nous anime, — ce que nous n'entreprendrons pas ici de démontrer, — elle se confond, sans doute avec le principe de vie qui donne à la matière organisée des propriétés si différentes de celles de la matière brute et dont l'intelligence humaine ne parviendra probablement jamais à pénétrer le secret.

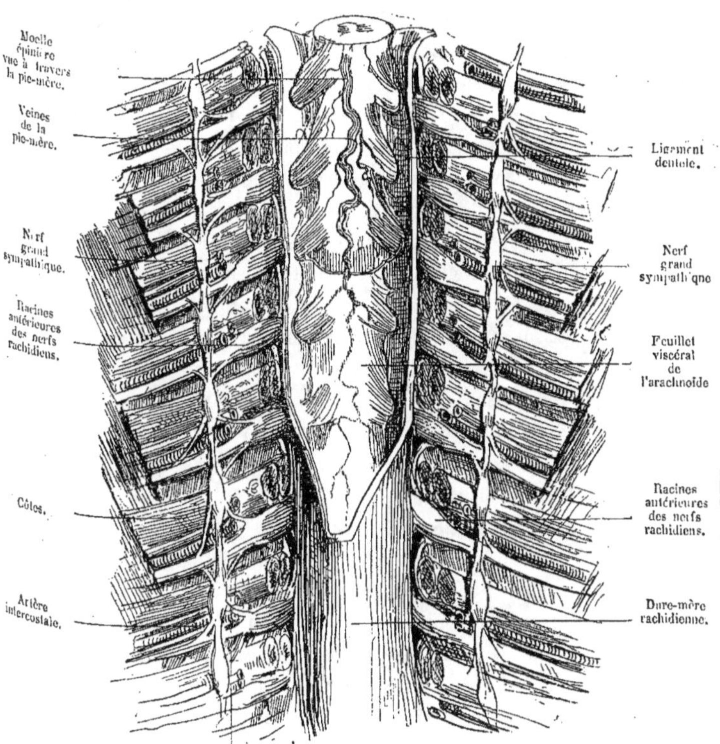

Tronçon de moelle épinière avec l'origine des nerfs rachidiens et les rapports de ces nerfs avec le grand sympathique.

FACULTÉS INSTINCTIVES. — INSTINCT.

Dans les premières années de la vie, alors que le cerveau, en voie de développement, n'a pas encore acquis une somme de notions suffisante pour nous permettre de déduire de leur rapprochement, un jugement solide, tous nos actes sont déterminés sans réflexion, par des phénomènes de pure sensibilité.

L'impulsion qui répond ainsi directement à la sensation perçue, ne diffère point essentiellement, sans doute, de celle qui, leur vie durant, se manifeste aussi chez les animaux et préside à la plupart de leurs actes. C'est là ce que l'on nomme communément l'*instinct* et les physiologistes, avec plus de certitude et de clarté que les philosophes, expliquent bien comment ce phénomène cérébral diffère de l'intelligence.

Tout, dans l'instinct, est aveugle, nécessaire et invariable, dit Flourens ; tout, dans l'intelligence, est électif, conditionnel et modifiable.

Le castor qui se bâtit une cabane, l'oiseau qui se construit un nid, n'agissent que par instinct. Le chien, le cheval qui apprennent jusqu'à la signification de nos mots et qui nous obéissent, font cela par intelligence.

Tout, dans l'instinct est inné : le castor bâtit sans l'avoir appris ; tout y est fatal : le castor bâtit, maîtrisé par une force constante et irrésistible.

Tout, dans l'intelligence, résulte de l'expérience et de l'instruction : le chien n'obéit que parce qu'il l'a appris ; tout y est libre : le chien n'obéit que parce qu'il le veut.

Enfin, tout, dans l'instinct est particulier : cette industrie si admirable que le castor met à bâtir sa cabane, il ne peut l'employer qu'à bâtir sa cabane ; et tout, dans l'intelligence est général : car cette même flexibilité d'attention et de conception, que le chien met à obéir, il pourrait s'en servir pour faire toute autre chose[*].

Les différents instincts auxquels nous avons aveuglément obéi dans notre première enfance, ne s'effacent point, d'ailleurs, quand, à l'âge adulte, nous possédons toute notre intelligence et notre raison.

Ce sont eux, encore, qui nous poussent à satisfaire les besoins généraux de l'organisme, à nous nourrir, à nous abriter, à nous défendre, à nous reproduire, etc. Mais nous ne leur obéissons plus guère, alors, qu'après avoir, pour ainsi dire, soumis au contrôle

[*] P. Flourens. *De l'intelligence et de l'instinct des animaux.*

d'un jugement réfléchi, les déterminations qu'ils nous inspirent.

Influence de la sensibilité sur le développement des instincts. — L'acte instinctif ayant toujours tendance à se produire à la moindre impression capable d'éveiller dans la mémoire, l'idée qui nous pousse à l'accomplir, il s'ensuit que les hommes les plus prompts à céder à leurs instincts sont aussi les plus impressionnables et les plus sensibles.

Et pourtant, de toutes nos qualités innées, aucune n'est plus précieuse, peut-être, que cette exquise *sensibilité* grâce à laquelle le cerveau s'imprègne autant qu'il en a le pouvoir, de toutes les impressions qui le frappent.

Il est des enfants, véritables « sensitives », que le moindre joujou transporte de joie et qu'un froncement de sourcil fait fondre en larmes; tandis que d'autres, plus insouciants et plus froids, sont à peu près indifférents aux caresses comme aux reproches.

Ceux-ci pourront faire, par la suite, d'excellents sujets. Ils auront de l'habileté, du bon sens, un suffisant esprit; ils seront réfléchis, adroits, judicieux, raisonnables.

Ceux-là seuls pourront se faire remarquer un jour, par une intelligence supérieure; ils posséderont, au plus haut degré, le sentiment artistique; ils seront ardents, expansifs, entreprenants, enthousiastes.

L'avenir de ces derniers, d'ailleurs, dépendra complètement de l'éducation qui leur sera donnée. Un enfant impressionnable, chaque jour témoin de mauvais exemples qui frapperont vivement son esprit, s'il n'est point de bonne heure soustrait à ces pernicieuses influences, sera, je crois, irrévocablement perdu par la fatale prépondérance que prendront sur ses bons sentiments, ses instincts pervers.

Un enfant peu sensible, au contraire, même élevé dans le plus déplorable milieu, ne recevant jamais qu'une empreinte superficielle des pires impressions qui le frappent, pourra facilement plus tard s'en défaire et cultiver ses bons instincts sans en être à chaque instant détourné par l'irrésistible puissance de ses mauvais penchants.

Passions. — **Vice et vertu.** — Il est aisé de comprendre, d'après ce qui précède, que c'est de notre faiblesse à résister aux impulsions instinctives, que naissent les *passions*.

Tant qu'elles ne sont point immodérées ni trop fréquentes, ces impulsions, il est vrai, sont absolument utiles à l'organisme en ce qu'elles n'ont d'autre but que de nous porter à satisfaire un besoin naturel; malheureusement, la jouissance plus ou moins vive que procure toujours un besoin satisfait, nous excite à faire naître ce besoin bien plus fréquemment que nos organes ne l'exigent et c'est ainsi que le *vice,* tôt ou tard succède à la simple passion.

Quand, au contraire, nous puisons dans notre intelligence la force de résister à l'impulsion instinctive, quand, surtout, bien loin de la faire naître en nous, pour goûter la jouissance qu'elle nous promet, nous nous efforçons de l'éviter en fixant notre attention sur des idées plus nobles, nous faisons acte de *vertu.*

On sait combien sont fréquentes, dans le cours de la vie humaine, ces luttes de la raison contre l'instinct, ces combats intérieurs de la vertu contre le vice. Sur cet antagonisme, reposent tous les drames qui s'accomplissent réellement autour de nous, tous ceux que nous voyons représenter au théâtre ou dont nous aimons à suivre, dans un roman, les poignantes péripéties.

Toutes les religions, toutes les législations, toutes les morales non seulement sont instituées pour venir en aide à l'homme, dans ces redoutables assauts; mais aussi pour l'arrêter et le punir quand, vaincu dans la lutte et cédant à ses mauvais instincts, il se porte préjudice à soi-même où devient dangereux pour ses semblables.

Nous aurons à traiter, plus loin, de la genèse des principales passions et des moyens les plus rationnels à leur opposer quand, à notre détriment, elles prennent sur la raison, une notable prépondérance.

Contentons-nous d'affirmer ici, que la véritable sagesse, et par conséquent tout le bonheur que nous pouvons espérer, consistent essentiellement dans la connaissance complète et la juste satisfaction de nos besoins, selon les vues de la nature.

Classification des facultés. — Quelque incertitude qui puisse régner encore sur certains points de la physiologie cérébrale et par suite, sur les principes mêmes de la psychologie, d'intéressantes tentatives ont été faites depuis longtemps déjà, par les médecins et les philosophes, pour la classification méthodique de nos facultés.

Ce sont là des essais d'une médiocre valeur scientifique, sans doute, mais, néanmoins fort utiles, en ce qu'ils permettent d'embrasser d'un coup d'œil, à travers les brumes qui le couvrent, le domaine aux limites confuses, de l'intelligence et de la pensée.

A ce point de vue, il ne sera donc pas sans intérêt, de placer ici, sous les yeux du lecteur, la classification de Gall, modifiée par Comte et récemment encore reproduite dans plusieurs ouvrages de physiologie.

CLASSIFICATION DES FACULTÉS.

INSTINCTS PERSONNELS.	Instinct de la conservation de l'individu, d'où . .	1° *Instinct nutritif.*
	Instinct de la conservation de l'espèce, d'où. . .	2° *Instinct sexuel.* 3° *Instinct maternel.*
	Instinct de perfectionnement par destruction, d'où.	4° *Instinct militaire.*
	Instinct de perfectionnement par construction, d'où	5° *Instinct industriel.*
	Ambition temporelle, besoin de domination, d'où.	6° *Orgueil.*
INSTINCTS SOCIAUX. *Facultés morales.*	Ambition spirituelle, besoin d'approbation, d'où .	7° *Vanité.*
	Affection individuelle, désintéressée, d'où	8° *Attachement.*
	Soumission respect, d'où	9° *Vénération.*
	Amour universel, sympathie, d'où	10° *Bonté.*
INTELLIGENCE. *Facultés intellectuelles.*	Observation relative aux êtres, d'où	11° *Esprit de synthèse.*
	Observation relative aux évènemens d'où	12° *Esprit d'analyse.*
	Méditation inductive, d'où	13° *Esprit de comparaison.*
	Méditation déductive, d'où	14° *Esprit de coordination.*
	Expression mimique, orale, écrite, d'où	15° *Esprit de communication.*
ACTIVITÉ.	Activité conduisant à entreprendre, d'où	16° *Courage.*
	Activité conduisant à diriger, d'où.	17° *Prudence.*
	Activité conduisant à accomplir d'où.	18° *Fermeté ou persévérance.*

Dédoublement des fonctions cérébrales. — Formé de deux lobes semblables, intimement liés l'un à l'autre par le *pont de Varole* et le *corps calleux,* le cerveau, dans les diverses opérations psychiques dont nous venons d'analyser le mécanisme, le plus souvent agit comme un organe simple, concentrant, pour une seule action, son double effort.

Dans certains cas, cependant, d'après les récentes recherches de M. Luys, chacun des hémisphères pourrait fonctionner isolément et c'est presque toujours l'hémisphère gauche, en général un peu plus développé que le droit, qui serait, alors, spécialement actif.

Ainsi, dans l'action d'articuler des sons et de tracer de la main droite des caractères graphiques, dans le langage oral ou le langage écrit, c'est l'hémisphère gauche seul, qui fonctionne. Dans l'action de jouer des instruments de musique, du piano en particulier, chaque lobe encore agit pour son propre compte, non seu'ement au point de vue des phénomènes de mouvement, mais aussi pour accomplir les opérations mentales, lire la musique, assembler des souvenirs, ordonner enfin les actes moteurs même les plus compliqués.

NERFS CRANIENS.

De la face inférieure du cerveau partent, en apparence, douze paires de nerfs qui, traversant tous la base du crâne, ont été désignés sous le nom de *nerfs crâniens.*

Semblables d'ailleurs, par leur texture et leurs propriétés, aux nerfs rachidiens qui naissent de la moelle, ils n'en diffèrent même point par leur origine, malgré que la plupart d'entre eux paraissent bien visiblement se détacher du cerveau. *(Voir les pl. 42 et 45.)*

Les véritables racines des nerfs crâniens, y compris le nerf *olfactif* et le nerf *optique,* commencent, en effet, dans la substance grise de la moelle, qui, par le bulbe et la protubérance annulaire, pénètre très avant dans le cerveau. C'est, nous l'avons dit, par les cellules nerveuses de cette substance grise, que passent, d'abord, toutes les sensations transmises par les cordons nerveux, avant d'être perçues par les éléments analogues des circonvolutions.

Un certain nombre de nerfs crâniens sont des nerfs *sensitifs*, la plupart doués d'une sensibilité spéciale. Sur leur trajet, ils présentent tous un petit renflement ou *ganglion* et conduisent au cerveau les impressions reçues par les organes des sens.

Les autres, sont des nerfs *moteurs*. Ils n'ont point de ganglion et transmettent les excitations motrices aux muscles placés sous leur dépendance.

Les nerfs de la première paire ou les premiers nerfs crâniens, sont les *olfactifs*, spéciaux aux sens de l'odorat. Ils se répandent en pinceaux épais sur la muqueuse nasale qui doit sa sensibilité tactile au nerf trijumeau.

Les nerfs *optiques*, nerfs de la deuxième paire, viennent après. Il s'épanouissent au fond de l'œil en une membrane très délicate, la *rétine*, qui reçoit les impressions lumineuses, mais qui n'est point sensible à la douleur. Au niveau de la scissure de Sylvius, les nerfs optiques forment une sorte d'entrecroisement en X, connu sous le nom de *chiasma*.

La seule dénomination des nerfs des troisième, quatrième et sixième paires : *moteur oculaire commun, pathétique, moteur oculaire externe*, dit assez que ces cordons nerveux donnent le mouvement aux muscles de l'œil. Le pathétique se distribuant surtout aux muscles qui font tourner le globe oculaire, doit précisément son nom à l'expression langoureuse que donnent aux regards, ces mouvements rotatoires des yeux.

La cinquième paire cérébrale est constituée par un gros tronc nerveux, le *trijumeau*, nerf mixte, à la fois moteur et sensitif, présentant, à sa sortie du crâne, un large ganglion, le *ganglion de Gasser*, d'où naissent trois branches : l'*ophthalmique* dont les rameaux donnent la sensibilité à l'appareil oculaire, à la muqueuse nasale, à la peau du front et du nez, le *maxillaire supérieur*, qui se distribue à la lèvre supérieure, aux gencives, aux dents;

le *maxillaire inférieur,* dont les filets moteurs animent les muscles de la mâchoire, tandis que ses rameaux sensitifs donnent à la muqueuse de la langue, aux dents inférieures, à la peau de la tempe et du menton, la sensibilité.

Le nerf *facial,* septième nerf crânien, se répartit entre les divers muscles de la face. Il commande donc à toutes les expressions, à tous les jeux de physiouomie et trahit ainsi, chez les personnes sensibles, les diverses sensations que perçoit le cerveau.

Les nerfs de la huitième paire, nerfs *acoustiques,* se distribuent à l'oreille interne et président à l'audition. Comme les nerfs de l'odorat et de la vue, le nerf de l'ouïe est insensible à la douleur.

Les nerfs de la neuvième paire, ou *glosso-pharyngiens,* par une de leurs branches donnent à la moitié postérieure de la langue sa sensibilité tactile et gustative. Ils envoient leurs autres rameaux à la muqueuse du pharynx, aux amygdales, à la caisse du tympan.

Deux gros nerfs mixtes d'une extrême importance, les *pneumo-gastriques* ou nerfs *vagues,* forment la dixième paire des nerfs crâniens. Nous avons étudié déjà le rôle considérable de ces nerfs dans toutes les grandes fonctions de l'organisme. Les principaux viscères en effet, l'estomac, les poumons, le cœur, le larynx, le pharynx, sont placés sous leur dépendance. Sensitifs à leur origine, les pneumogastriques, par de nombreuses anastomoses, reçoivent leur force motrice de la plupart des nerfs moteurs placés dans leur voisinage. Le facial, le spinal, le glosso-pharyngien, l'hypoglosse, le grand sympathique, leur fournissent des rameaux.

Les nerfs de la onzième et de la douzième paires représentés par le *spinal* et l'*hypoglosse,* sont des nerfs moteurs. Dans les muscles du cou se répandent les filets du spinal, dit aussi *nerf accessoire de Willis.* A la langue, l'hypoglosse donne cette extrême mobilité qu'elle utilise si bien, non seulement à l'articulation de la parole, mais surtout dans les actes complexes de la mastication, de l'insalivation et de la déglutition des aliments.

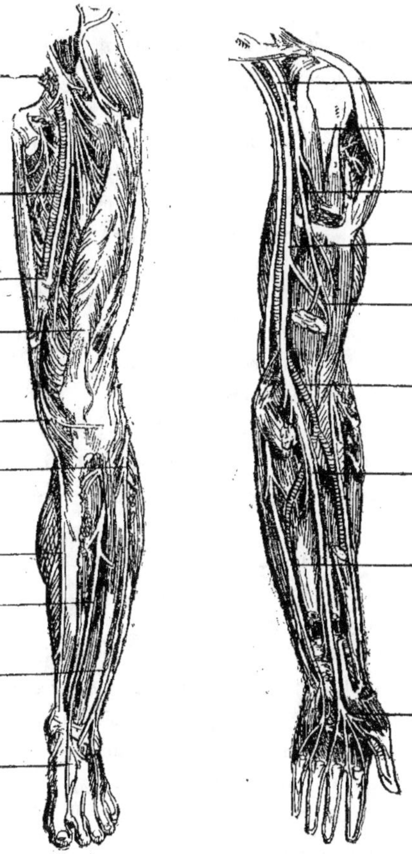

Nerfs des membres.

Nerfs du membre inférieur.   Nerfs du membre supérieur.

MOELLE ÉPINIÈRE. — NERFS RACHIDIENS.

La *moelle épinière,* en dépit de cette inexacte dénomination qui lui fut donnée par les anciens anatomistes, ne saurait être comparée à la moelle purement graisseuse qui remplit la cavité des os longs.

C'est un gros cordon nerveux faisant suite à l'encéphale, un véritable prolongement du cerveau, commençant au niveau de la protubérance annulaire et s'effilant à la partie inférieure du canal vertébral, en un gros pinceau de nerfs, désigné sous le nom de *queue de cheval*.

Les méninges cérébrales se prolongent sans interruption comme nous l'avons dit, dans le canal rachidien, pour former à la moelle une triple gaine membraneuse, en tout semblable à celle qui protège le cerveau. La même sérosité qui baigne l'encéphale entoure aussi l'axe nerveux qui s'en détache, et lui permet pareillement d'exécuter quelques mouvements limités d'expansion et de retrait, d'élévation et d'abaissement.

Structure de la moelle. — Dépouillée de ses enveloppes, la moelle, en avant et en arrière, est profondément divisée, sur la ligne médiane, par un sillon qui la coupe à peu près complètement en deux moitiés d'égale grosseur.

D'autres sillons, à peine marqués, subdivisent chacune des moitiés en cordons d'inégal volume, entre lesquels émergent les doubles racines des *nerfs rachidiens*.

L'extrémité supérieure de la moelle épinière se prolonge, à travers la protubérance annulaire, jusque dans le cerveau, constituant ainsi la *moelle allongée* masquée par le Pont de Varole; et le *bulbe rachidien*, vaguement semblable à l'ognon d'une jacinthe, avec ses quatre éminences, les *pyramides* et les *olives*, en dehors desquelles s'insèrent, dans le sillon latéral de la moelle, les dernières paires des nerfs crâniens.

De même que l'encéphale, la moelle épinière est formée de *substance blanche* et de *substance grise*, la première composée surtout de fibres ou tubes nerveux, la seconde de cellules mul-

Étymologies : Rachis, Rachidien : *Rakis*, épine dorsale. — Plexus : *plectere*, entrelacer. — Sciatique : *Iskion*, hanche. — Brachial, Cervical, etc. *Brachium*, bras, *cervix*, cou : des régions où se distribuent ces plexus.

tipolaires, plus ou moins semblables à celles des circonvolutions du cerveau.

Tandis, cependant, que dans l'encéphale, la substance grise est toute superficielle et recouvre, pour ainsi dire, à la façon d'une écorce, le noyau de substance blanche dont les hémisphères sont formés, dans la moelle, au contraire, la substance grise occupe le centre et, du milieu de l'axe, envoie, dans la gaine de substance blanche, qui l'emprisonne, des prolongements en forme de *cornes*, qui

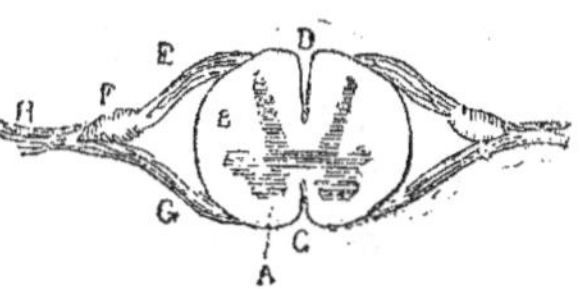

Coupe horizontale de la moelle épinière avec les racines des nerfs rachidiens.

A. Substance grise. *B*. Substance blanche.
C. D. Sillon médian antérieur et postérieur.
E. F. Racine postérieure et son ganglion.
G. Racine antérieure. *H*. Nerf rachidien.

sur une coupe horizontale de la moelle, présentent, suivant la hauteur, l'aspect d'un H ou d'un X irréguliers.

Nerfs rachidiens. — De distance en distance, chacune des moitiés de la moelle donne naissance à deux racines nerveuses qui, presque aussitôt, se réunissent pour ne plus former qu'un seul tronc, un nerf unique, dont le rôle est de transmettre au cerveau, par l'intermédiaire de la moelle, les impressions tactiles et réciproquement, de porter à tel ou tel groupe de muscles, les impulsions motrices des centres nerveux.

Longtemps, cette double racine des nerfs rachidiens intrigua vivement les physiologistes purement observateurs, à qui du reste, il était impossible, sans le secours de l'expérimentation, de trouver la solution du problème.

Ce fut un chirurgien anglais, Charles Bell, qui vers 1811, fit complètement la lumière sur ce point obscur de physiologie et prouva, par de très concluantes expériences, que les racines antérieures des nerfs rachidiens sont spécialement affectées à la transmission du mouvement, les racines postérieures à la conduction de la sensibilité.

Sur un animal dont la moelle est mise à nu, coupe-t-on la racine antérieure d'un nerf du rachis, immédiatement le membre auquel ce nerf se distribue, est frappé de paralysie. Coupe-t-on la racine postérieure, aussitôt toute sensibilité s'éteint dans la même région ; l'irritation la plus vive, exercée sur la peau du membre, ne provoque, alors, aucune douleur.

Bien distinctement *moteur* par une de ses racines et *sensitif* par l'autre, le nerf devient *mixte,* dès que ses deux racines s'unissent et se confondent pour le constituer. Il traverse ainsi, sous la forme d'un gros cordon blanc, les organes et les tissus ; puis, ayant atteint la région qu'il doit animer, il se subdivise encore en rameaux moteurs qui vont aux muscles, en filets sensitifs, qui se rendent à la peau.

Terminaison des nerfs. — Dans les divers tissus où ils aboutissent, les nerfs ne se terminent pas toujours de la même façon. Tantôt ils finissent en s'effilant de plus en plus, tantôt en se renflant à leur extrémité jusqu'à former un corpuscule apparent du volume d'un grain de millet.

EXTRÉMITÉ TERMINALE DES NERFS.

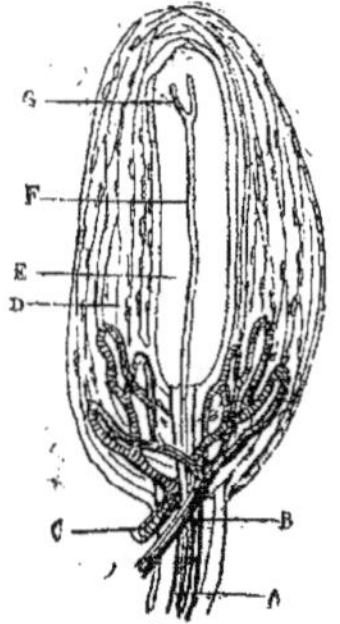

Corpuscule de Pacini.

A. Nerf dans sa gaine.
B. Veinule. C. Artériole.
D. Enveloppe ou Périnèvre.
E. Bulbe central.
F. G. Cylindre-axe bifurqué.

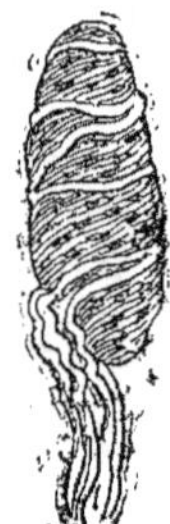

Corpuscule
de Meissner,
montrant
l'enroulement
de deux tubes
nerveux sur
le noyau.

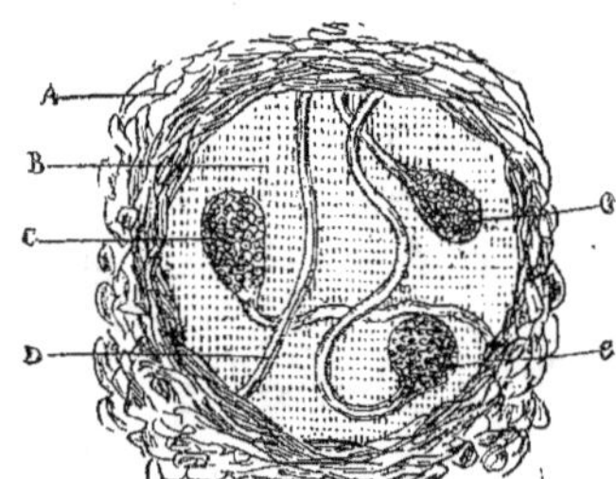

Terminaison des nerfs dans le corpuscule
de Meissner

A. Enveloppe du corpuscule.
B. Masse centrale.
C. C. Renflements terminaux.
D. Cylindre-axe.

Ces corpuscules eux-mêmes, ne sont point d'ailleurs, toujours identiquement constitués. On distingue surtout les *corpuscules de Pacini,* composés d'une enveloppe ou *périnèvre,* recouvrant un bulbe central dans lequel le cylindre-axe du nerf se finit en pointe simple ou bifurquée et les *corpuscules de Meissner* sur lesquels les tubes nerveux s'enroulent comme des fils pour s'enfoncer bientôt dans la masse centrale où ils se terminent par des renflements peu volumineux.

Les corpuscules de Pacini abondent surtout sous la peau des doigts et peuvent être regardés, en raison de leur extrême sensibilité, comme les organes essentiels du toucher ; aussi devrait-on, logiquement, les considérer comme le point d'origine des nerfs sensitifs et non comme leur extrémité terminale. Cette interprétation admise, peut-être faudrait-il, à vrai dire, l'accepter encore pour les nerfs moteurs, auxquels, en somme, aucun fait positif n'interdit d'appliquer la même hypothèse. Pourquoi les nerfs musculaires, en effet, ne chargeraient-ils point les cellules de la moelle et du cerveau de force motrice, comme les nerfs des sens les chargent de toutes les impressions venues du dehors?

Dans un très intéressant travail, où il expose et soutient avec beaucoup de conviction, cette théorie, le Dr. Rames non seulement ne relève contre elle aucune objection sérieuse ; « tout, au contraire, dit-il, tend à faire penser que c'est le muscle qui charge son nerf et que c'est par son action incessante que s'animent aussi les centres moteurs de l'axe spino-cérébral ; que partant, tout nerf moteur est centripète comme les nerfs de sensibilité. » D'après cette interprétation, « le système nerveux, au lieu de donner l'animation aux autres éléments anatomiques, recevrait d'eux ses moyens d'activité, aurait un rôle plutôt passif. Réagissant par sa portion périphérique sous l'influence de toute impression, appareil enregistreur par ses centres, il devrait à ceux-ci le pouvoir d'inscrire, une vie durant, les différents motifs qui constituent le thème d'une existence et d'avoir en puissance, les principaux d'entre eux * ».

C'est là, sans doute, une opinion d'autant plus digne d'être discutée qu'elle remet en question tout ce que nous enseigne sur ce point la science classique ; assez sérieuse, en tout cas, pour tenter l'esprit sagace des physiologistes expérimentateurs.

Distribution des nerfs rachidiens. — Du bulbe rachidien à l'extrémité inférieure de la moelle épinière, les nerfs naissent régulièrement, au nombre de trente une paires, du centre nerveux où leurs doubles racines s'enfoncent isolément. A peine sortis du canal vertébral, ils fournissent, en arrière, des rameaux aux muscles, à la peau de la nuque et du dos et par de nombreux filets communiquent en avant, comme nous le rappellerons plus loin, avec le nerf grand sympathique dont la chaîne ganglionnaire s'étend sur la face interne des côtes, à l'intérieur du thorax.

A ce niveau, les nerfs émanés du rachis ont encore un certain volume. Ils envoient d'importantes branches dans les espaces intercostaux, dans les parois abdominales, et cette distribution faite, entrelacent et réunissent leurs principaux cordons, pour former quatre grands réseaux nerveux ou *plexus*.

Le *plexus cervical*, formé par les nerfs de la partie supérieure de la moelle, anime les muscles du cou, de l'épaule, de la nuque et fournit au diaphragme le nerf *phrénique*, qui joue ainsi un rôle important dans les phénomènes mécaniques de la respiration.

Le *plexus brachial* envoie dans le membre supérieur un grand nombre de rameaux, parmi lesquels le nerf *médian*, le *cubital*, le *radial*, le *cutané interne* et le *musculo-cutané*, dont les dénominations indiquent assez clairement la direction générale ou la distribution.

Le *plexus lombaire* se répand dans les masses musculaires des lombes, des parois de l'abdomen et de la partie supérieure de la

---

* Dr Rames : *Aperçu sur le fonctionnement du syst. nerveux*, 1878. *De l'action nerveuse*, 1879.

cuisse. Il fournit, en outre, à cette dernière région, le nerf *crural,* dont les derniers filets vont se perdre jusque dans les téguments de la jambe et du pied.

Le *plexus sacré* donne dix branches importantes aux muscles du bassin, au périnée, à la fesse et se termine par un énorme cordon nerveux, le grand nerf *sciatique* bien connu par les violentes névralgies dont il peut être atteint. Le sciatique descend verticalement de la hanche au talon; il se distribue aux muscles de la région postérieure de la cuisse, de la jambe, du pied et répand, en outre, d'abondants filets dans la peau des mêmes régions.

FONCTIONS DE LA MOELLE ET DES NERFS.

Sensibilité. — Motricité. — Tandis que les nerfs crâniens, à l'exception du *trijumeau,* sont exclusivement sensitifs ou moteurs, tous les nerfs qui se détachent de la moelle épinière depuis le bulbe rachidien, sont des nerfs *mixtes* à double racine, jouissant, par conséquent, de la faculté de conduire aux centres nerveux les impressions tactiles et d'en ramener les excitations qui déterminent le mouvement. Chacun de ces nerfs serait donc parcouru par un double courant, l'un *centripète,* partant de la périphérie pour suivre les fibres sensitives dont le nerf mixte est en partie composé, passer par les cellules de la substance grise rachidienne et de là, remonter jusqu'aux cellules cérébrales où la sensation qu'il apporte est aussitôt perçue;

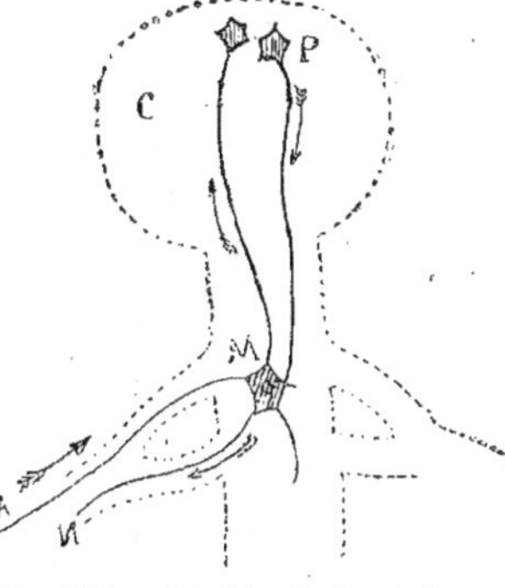

Figure idéale expliquant les fonctions de la moelle et des nerfs rachidiens.

A. Racine postérieure, suivie par le courant centripète.
N. Racine antérieure conduisant le courant centrifuge. *M.* Cellules de la moelle.
C. Encéphale. *P.* Cellules du cerveau.

l'autre, *centrifuge,* partant des cellules cérébrales pour descendre dans la moelle, atteindre les cellules de la racine antérieure du nerf et de là, suivre les fibres motrices de ce dernier jusque dans le muscle où elles se terminent.

Vous tenez, par exemple, entre les doigts, une allumette qui rapidement se consume et bientôt vous cause une sensation de brûlure assez vive pour vous contraindre à la laisser tomber. Quel est le mécanisme de cet acte si simple en apparence et si banal? Il est facile de l'analyser.

La douloureuse sensation perçue par les nerfs des doigts et transmise par eux à la moelle, a gagné de ce point, le cerveau. Douloureusement impressionnées à leur tour, les cellules cérébrales ont envoyé, par les racines antérieures des mêmes nerfs, une excitation motrice aux muscles extenseurs des doigts qui se sont aussitôt débarrassés de l'objet enflammé, cause unique de cet échange de dépêches nerveuses et de l'acte qui les a suivies.

Relation et rapports entre la moelle et le cerveau. — La moelle, dans l'accomplissement de ce phénomène, a bien laissé voir quel est habituellement son rôle, vis-à-vis de celui du cerveau. Simple intermédiaire entre le nerf sensitif et les cellules cérébrales, elle n'a fait, pour ainsi dire, que transmettre les ordres de l'encéphale au nerf moteur.

Il n'en est point toujours ainsi, cependant, et la moelle, dans certains cas urgents, n'attend pas, pour agir, le commandement d'en haut. A la sensation qu'elle reçoit par la racine postérieure d'un de ses nerfs, elle répond instantanément, d'elle-même, par la racine antérieure, avant que le cerveau n'ait conscience de l'impression perçue.

Au lieu de sentir à vos doigts la chaleur progressive qui rayonne d'une allumette en ignition, touchez-vous par mégarde, un charbon ardent, qui vous cause une vive brûlure, aussitôt, la moelle avertie par les fibres sensibles du nerf impressionné, répond par les fibres motrices et prestement vous avez déjà soustrait vos doigts à l'action du feu, que le cerveau n'a point encore eu connaissance de ce qui s'est passé.

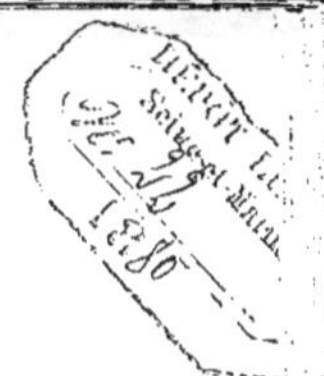

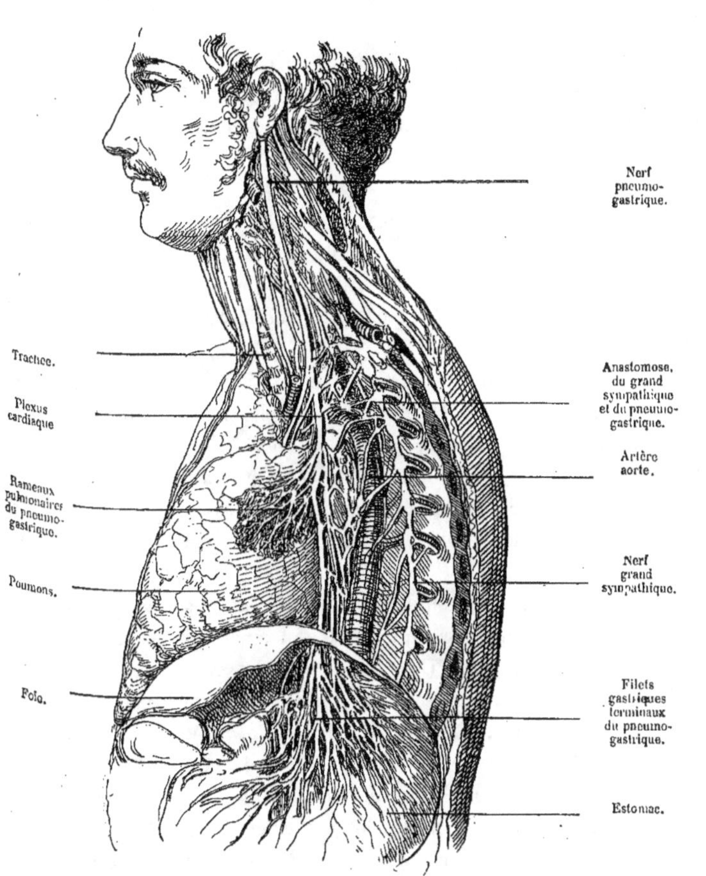

Rapports du nerf grand sympathique avec le pneumogastrique et les nerfs rachidiens.

Action réflexe. — Quand la moelle épinière, faisant acte d'initiative, détermine d'elle-même un mouvement dont elle assume pour ainsi dire, la responsabilité, ce mouvement est d'autant plus prompt, on le comprend, que la durée des transmissions entre la moelle et l'encéphale, se trouve supprimée. Des cellules sensibles du nerf rachidien, la sensation se *réfléchit* directement sur les cellules motrices; aussi les physiologistes désignent-ils sous le nom d'*action réflexe,* le phénomène ainsi produit, en dehors de l'intervention du cerveau.

Avec l'habitude, la plupart des actes que nous accomplissons « machinalement » comme on dit, s'opèrent, de la sorte, par le seul fonctionnement de la moelle, dont la constante activité débarrasse et soulage le cerveau d'une part considérable du travail qui lui incomberait.

Loin de laisser, pourtant, à son utile auxiliaire toute liberté d'action, le cerveau, même dans les actes réflexes, exerce encore sur elle une influence latente de *modérateur* des mouvements.

Pendant le sommeil, en effet, alors que l'action cérébrale est en quelque sorte, supprimée, les actes réflexes que la moelle, à ce moment, peut exécuter encore, sont bien plus étendus et plus apparents.

Le moindre chatouillement, quand nous dormons, nous fait inconsciemment, avec un grand geste, porter la main à l'endroit de la démangeaison. Une grande agitation réflexe se manifeste de même au début du sommeil artificiel provoqué par l'inhalation du chloroforme; chez les suppliciés, de violentes secousses font tressauter les membres, longtemps encore après la décollation.

Toutes les grandes fonctions organiques, enfin, s'accomplissent par action réflexe; mais dans ces divers phénomènes dont nous n'avons pas conscience, entre en scène un agent nouveau, le nerf *grand sympathique,* dont nous connaissons déjà les relations avec la moelle et les nerfs rachidiens.

Durée des transmissions nerveuses. — Aussi rapide que paraisse la transmission, aux centres nerveux, d'une impression perçue par les sens, il n'est pas impossible de mesurer la vitesse de sa propagation le long du nerf qui la conduit.

Cet intéressant calcul, un certain nombre de physiologistes l'ont fait plusieurs fois; ils sont parvenus a évaluer en fractions de seconde, le temps exact que met une sensation quelconque à franchir l'espace qui la sépare de la moelle d'abord, des cellules cérébrales ensuite, depuis l'instant précis où elle a été recueillie par l'organe sensitif.

Loin d'être instantanée, cette vitesse de propagation n'est même point extraordinaire. Elle équivaut à peu près à celle d'un cheval de course et peut être assez précisément fixée à 30 mètres par seconde.

Supposez un géant de 30 mètres de hauteur, qui, dans le pied, s'enfoncerait une épine. Une seconde s'écoulerait avant qu'il n'eût conscience de sa blessure et toute une seconde encore lui serait indispensable pour envoyer à l'organe lésé l'ordre de se mouvoir.

La transmission d'un mot à la langue qui le prononce, l'expression de la volonté, d'un raisonnement, etc., ne vont pas plus vite. Donders a compté qu'il faut, en moyenne, de 20 à 30 centièmes de seconde, avant de pouvoir exprimer, par un geste, que l'on a perçu telle ou telle sensation.

Direction des transmissions. — Croisement bulbaire. — Dans toute sa hauteur et jusqu'au niveau du bulbe, la moelle est composée de fibres conductrices de deux ordres bien distincts. Les unes, transversalement dirigées, relient les nerfs d'une des moitiés de la moelle à ceux de l'autre moitié; ce sont les fibres commissurales. Les autres, verticales, portent au cerveau les sensations, en ramènent les excitations motrices, et présentent partout, un parallélisme à peu près parfait.

A mesure que de bas en haut, les paires nerveuses se surajoutent et se multiplient, ces dernières fibres, cependant, comme le montre la figure théorique ci-contre, sont de plus en plus épaisses et serrées; mais au niveau du bulbe leur direction change tout à coup; les fibres s'entrecroisent en X et bientôt même divergent suffisamment pour que celles du côté droit de la moelle aillent s'épanouir dans l'hémisphère cérébral gauche et réciproquement.

Cette disposition singulière explique bien pourquoi l'apoplexie cérébrale détermine toujours la paralysie des membres du côté opposé à celui du cerveau où s'est produit l'épanchement. Elle justifie aussi l'importance que les anciens anatomistes attribuaient au bulbe rachidien et la dénomination de *nœud vital* qu'ils lui avaient donnée.

Section de la moelle. — Décollation. — Tout animal à qui l'on tranche la moelle à ce niveau, tombe, en effet, comme frappé de la foudre. Toutes ses fonctions à la fois sont abolies, la vie est supprimée d'un seul coup, dans son organisme. On tue souvent ainsi les bœufs, dans les abattoirs et c'est à cette instantanéité *probable* de la mort par la section de la moelle que la guillotine doit de nos jours, la sinistre préférence que le code pénal lui accorde, sur la potence ou le garrot, pour l'application du dernier supplice.

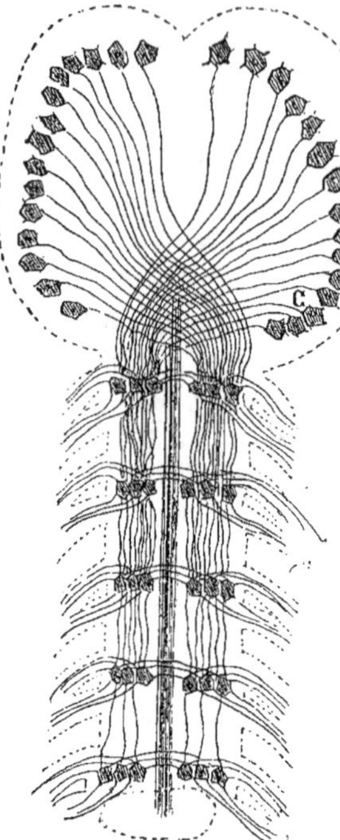

Figure théorique expliquant le trajet des fibres dans la moelle épinière, leur entrecroisement dans le bulbe et leur terminaison dans les cellules du cerveau.

Il est difficile, d'ailleurs, de ne point traiter sommairement ici cette question qui ne manque pas de se représenter dans les journaux à l'occasion de toute exécution capitale.

De ce que nous savons déjà, du fonctionnement du système nerveux, nous sommes autorisés à croire que dans la décollation subite par le couteau de la guillotine ou tout autre instrument tranchant, c'est à la fois, la section nette de la moelle et la brusque anémie du cerveau, qui s'opposent à la perception de toute sensation douloureuse.

Pour qu'il puisse enregistrer une impression quelconque, il est indispensable, en effet, que le cerveau soit absolument baigné de sang, et la soudaine hémorrhagie qui se fait après la chute du couperet, par les artères carotides béantes, détermine assurément une syncope qui suspend aussitôt tout fonctionnement cérébral.

Tant qu'une suffisante quantité de sang laisse à l'organe de la pensée toutes ses aptitudes, le cerveau, toutefois, ne fût-ce qu'une seconde, peut avoir conscience du fait accompli.

Brown-Séquard a pu rappeler une apparence de vie chez un chien dont il avait tranché la tête, en injectant dans les artères cérébrales de l'animal, du sang chargé d'oxygène. « En deux ou trois minutes, rapporte le célèbre physiologiste, après quelques mouvements désordonnés, je vis apparaître des mouvements des yeux et des muscles de la face, *qui semblaient être dirigés par la volonté*. Je prolongeai l'expérience un quart d'heure et, durant toute cette période, ces mouvements, en apparence volontaires, continuèrent d'avoir lieu. Après avoir arrêté l'injection, ces mouvements cessèrent et furent bientôt remplacés par des convulsions des yeux et de la face, par des frémissements des narines, des lèvres, des mâchoires, par les tremblements de l'agonie. La pupille se dilata et se resserra ensuite, comme dans la mort ordinaire. »

Ces mêmes phénomènes, provoqués de la même façon, se reproduiraient-ils, après la décollation, sur une tête humaine ?

Il est permis de le croire, et le professeur Vulpian, qui s'est spécialement occupé de ces questions intéressantes est absolument de cet avis. « Si quelque savant, dit-il, tentait cette expérience sur une tête de supplicié, il assisterait à un grand et terrible spectacle : il pourrait rendre, à cette tête, ses fonctions cérébrales; il pourrait réveiller, dans les yeux et les muscles faciaux, les mouvements qui, chez l'homme, sont provoqués par les passions et les pensées dont le cerveau est le foyer. »

De tels essais, qui, véritablement, seraient épouvantables, si par hasard ils réussissaient, n'ont point encore été tentés sur l'homme et ne le seront sans doute jamais.

Rendre un moment la vie et la connaissance à la tête d'un décapité, ne serait-ce pas infliger à ce malheureux le plus abominable supplice?

La rapide syncope qui ne lui permet pas, selon toute apparence, de percevoir le coup dont il est frappé se produit-elle assez vite, même, pour qu'il n'en ait vraiment aucune notion, aucune sensation, si fugitive qu'elle puisse être?

Cette tête que le couteau détache, ne se sent-elle point, ne se voit-elle pas tomber, pendant le demi-quart de seconde que peut durer sa chute entre la lunette qui l'étreint et le panier qui la reçoit?

NERF GRAND SYMPATHIQUE.

Loin de constituer un système absolument indépendant comme le croyait Bichat, le nerf *grand sympathique* se rattache, par de nombreux liens, à l'appareil innervateur cérébro-spinal.

Constamment en rapport avec la moelle et le cerveau, il informe sans cesse les centres nerveux de tous les phénomènes qui s'accomplissent dans les viscères dont il a pour ainsi dire, le gouvernement.

C'est, en effet, par l'action continue qu'exerce sur eux le grand sympathique, que le cœur bat, que le poumon respire, que l'estomac digère, que les glandes sécrètent, que s'opèrent, enfin, régulièrement, à l'état normal, les fonctions si complexes pourtant, de la vie de nutrition.

Rapports du grand sympathique. — Dans son ensemble, le grand sympathique présente l'aspect d'une double chaîne ou plutôt d'un chapelet dont les grains seraient constitués par des renflements ou *ganglions* nerveux.

Il est étendu le long de la colonne vertébrale, sur la paroi interne du thorax et, de ses ganglions comme d'autant de centres, partent une infinité de branches et de rameaux qui pour se rendre aux viscères se réunissent, à diverses hauteurs, en inextricables *plexus*.

En haut, à la base du crâne, le nerf sympathique du côté droit s'unit à celui du côté gauche et s'anastomose pareillement, avec les nerfs crâniens. En bas, dans le petit bassin, la même jonction se répète entre les deux nerfs ganglionnaires et de cette extrémité à l'autre se détachent, de chaque ganglion, des filets de communication avec chacune des paires de nerfs rachidiens.

Plexus. — Les principaux plexus formés par le grand sympathique sont, dans la poitrine, le plexus *cardiaque*, dont les rameaux, fournis par les ganglions cervicaux et thoraciques enveloppent le cœur, concurremment avec les filets du pneumogastrique, d'un réseau nerveux qui préside au fonctionnement si délicat et si compliqué de l'organe central de la circulation.

D'autres rameaux, détachés du ganglion cervical inférieur, s'appuient sur les artères carotides et les accompagnent durant une grande partie de leur trajet.

Dans l'abdomen, immédiatement au-dessous du diaphragme, de très importants ganglions, que leur forme en croissant a fait désigner sous le nom de *semi-lunaires,* entrelacent, encore, quelques-unes de leurs branches avec les filets terminaux du pneumogastrique et constituent, ainsi, le plexus *solaire* qui se distribue, en suivant toujours les artères, aux viscères de toute la cavité.

Plus bas, enfin, dans le bassin même, les derniers ganglions du sympathique envoient aux organes génitaux, à la vessie, au rectum, les très nombreux rameaux du plexus *hypogastrique,* dont le principal réseau n'entre guère en activité qu'à la puberté chez l'homme, alors qu'un impérieux besoin lui commande d'exercer des fonctions nouvelles, les fonctions de reproduction.

Rôle du grand sympathique. — Le nerf grand sympathique, nous l'avons suffisamment fait comprendre en analysant l'influence du système nerveux sur la respiration, la digestion et la circulation, ne trahit ses effets que par des phénomènes réflexes, analogues à ceux qui s'accomplissent entre la moelle et les nerfs rachidiens, sensitifs et moteurs.

L'éternûment, la toux, le vomissement, les palpitations, la fièvre, etc., sont autant d'actes réflexes provoqués par l'irritation des filets sympathiques, sur le point de l'organe qui en est le siège et produits, sur la dénonciation, pour ainsi dire, des nerfs ganglionnaires, par les nerfs moteurs qui tiennent, sous leur dépendance l'appareil musculaire des mêmes régions.

La moindre irritation intestinale chez les jeunes enfants, peut occasionner des phénomènes de cette nature. Les vers, par exemple, déterminent souvent ainsi des convulsions fort effrayantes, mais presque toujours, heureusement, sans gravité.

Cet échange incessant de dépêches, qui met en rapport la moelle et le sympathique, existe pareillement, du reste, entre ce dernier nerf et le cerveau. Quand nous rougissons ou pâlissons, dans un mouvement de surprise ou d'effroi, l'impression perçue par le cerveau, s'est réfléchie sur les nerfs *vaso-moteurs* du visage et c'est probablement encore par le grand sympathique, que se sont accomplis, suivant le cas, la dilatation ou la contraction des vaisseaux. Ce sont là, d'ailleurs, de curieuses questions qui se représenteront plus loin, au chapitre des *Passions humaines.*

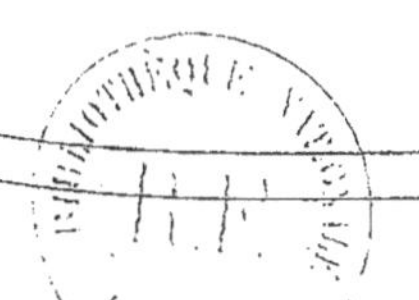

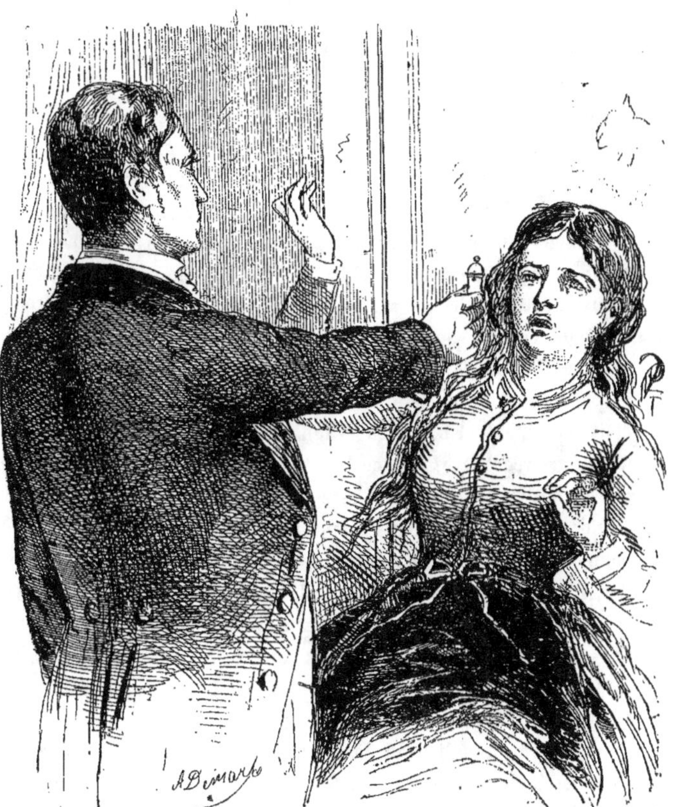

Attitude de l'opérateur et du sujet pour la production de l'hypnotisme, selon la méthode de Braid.

HYGIÈNE DE L'INNERVATION.

Repos du système nerveux. — Sommeil. — Le système nerveux ne fonctionne avec cette régularité, cette puissance d'action qu'il présente, qu'à la condition de réparer, dans un repos quotidien plus ou moins prolongé, les dépenses considérables que lui coûte le travail continu des organes. Ce repos indispensable, c'est le *sommeil*.

Il se fait sentir chaque jour, chez l'homme et les animaux, à l'heure où le jour baisse, où la nuit va faire le silence et cacher à nos yeux tous les objets qui pourraient encore les frapper.

Le besoin de dormir se manifeste par un engourdissement général de l'organisme. Les membres, d'où toute force a disparu, retombent inertes et refusent de soutenir le corps; les paupières alourdies s'abaissent sur le globe oculaire, la tête oscille au moindre mouvement et s'abaisse sur la poitrine ou les épaules; tout sentiment de ce qui se passe s'éteint, avec la notion même du moi.

Dans l'économie, cependant, toutes les fonctions ne sont pas suspendues. Le sommeil ne différerait point de la mort, s'il en était autrement. Un veilleur vigilant entretient les grands actes de la vie végétative, comme la Vestale, dans les temples antiques, entretenait le feu sacré. C'est, nous l'avons déjà dit, le nerf grand sympathique, dont l'inépuisable activité ne permet pas aux poumons, au cœur, au tube digestif, aux appareils sécrétoires, de cesser leur fonctionnement. Sous la seule action du sympathique, le cerveau, d'ailleurs, paraît contenir moins de sang; la respiration se ralentit et la température du corps baisse sensiblement.

Malgré que la nuit et le silence soient généralement favorables au sommeil, un grand nombre de personnes, l'habitude y aidant, s'endorment au milieu du bruit, pour se réveiller quand il cesse. Une lassitude modérée entraîne aussi le sommeil, mais une excessive fatigue corporelle, une trop forte contention de l'esprit, n'amènent que l'insomnie et le malaise.

En bonne hygiène, on devrait se coucher au déclin du jour, pour se lever dès l'aube; mais les conventions et les usages mondains ne le permettent point aux habitants des villes. Tandis que le paysan se délasse, dans son lit, des labeurs de la journée,

---

Étymologies. — SOMNAMBULISME : *somnus*, sommeil, *ambulare*, marcher. — MAGNÉTISME *magnes*, aimant. — On supposait une certaine analogie entre les phénomènes du magnétisme terrestre et ceux du magnétisme animal. — HYPNOTISME : *upnos*, sommeil.

le citadin cherche à se distraire de ses préoccupations dans les salons, les cercles, les théâtres. Le sommeil, cependant, lui est pareillement indispensable et ce n'est pas trop qu'il dorme de six à huit heures chaque nuit. On ne saurait, d'ailleurs, à cet égard, établir une loi générale. Le jeune enfant dort beaucoup plus longtemps que le vieillard, le nouveau-né, dans les premiers mois de la vie, ne fait guère que tetter et dormir.

Dans les pays chauds, où le sommeil de la nuit est fréquemment interrompu, l'on a coutume, dans le milieu de la journée, de faire une courte *sieste* d'une heure ou deux. En dehors de cette habitude, spéciale à quelques contrées, il est toujours mauvais de dormir après les repas.

Il suffit à beaucoup de personnes de se coucher pour qu'aussitôt elles s'endorment. Beaucoup d'autres, au contraire, ont grand'peine, habituellement, à trouver le sommeil. Il faut vouloir dormir, quelquefois, et garder l'immobilité la plus complète, pour triompher enfin de l'insomnie.

On dort mieux, en général, dans un lit fait à son usage, ni trop mou, ni trop dur et modérément couvert, que sur une couche, même très moelleuse, qui n'est point celle où l'on repose chaque soir.

Rêve. — Cauchemar. — Le cerveau, pendant le sommeil, peut quelquefois continuer à penser, mais toujours dans une certaine limite. La mémoire nous rend alors des images, des idées perçues à une époque plus ou moins éloignée, durant l'état de veille; mais les sens endormis ne nous permettent pas de comparer aux sensations réelles ces impressions emmagasinées par les cellules cérébrales, ni de les grouper dans un ordre logique et rationnel; de là, des confusions, des mélanges, des combinaisons, des changements d'idées qui constituent le *rêve*.

Au réveil, dès que les organes des sens rapportent au cerveau les vives impressions du monde extérieur, toutes les extravagantes conceptions de la nuit se dissipent et le songe s'évanouit.

Un grand nombre de circonstances influent sur la production des rêves, sur leur forme même et leur durée. Il est bien rare, par exemple, de ne point rêver aux personnes ou aux choses dont on s'est beaucoup occupé pendant la veille. On rêve presque à coup sûr et péniblement, quand on s'endort sur le côté gauche, et si l'estomac contient encore des aliments, quand on se couche, on risque beaucoup d'éprouver cette forme de rêve particulièrement lourd et désagréable, que l'on a désigné sous le nom de *cauchemar*.

Le corps est-il, au contraire, bien disposé, l'esprit libre, le sommeil calme, souvent le rêve se manifeste avec une netteté, une succession d'images parfaitement logique et telles personnes trouvent ainsi d'heureuses idées, d'excellentes inspirations qui ne leur fussent peut-être pas venues à l'état de veille. On a donc bien raison de le dire : « La nuit porte conseil. »

Somnambulisme. — Il arrive, fréquemment, qu'une grande agitation se produit sous l'influence du rêve. Certaines personnes gesticulent en dormant, s'asseyent brusquement dans leur lit, bredouillent ou font entendre des mots parfaitement intelligibles. Ces phénomènes ne sont point rares chez les enfants et ne présentent rien d'absolument anormal. Mais il est d'autres personnes qui, tout endormies, se lèvent, marchent, se promènent, s'occupent même à quelque travail qu'elles accomplissent tout aussi bien, parfois mieux, qu'étant éveillées.

Ce sont, alors, des *somnambules* et ce mode de rêve constitue à vrai dire, une véritable maladie. Dans le plus grand nombre des cas, d'ailleurs, c'est à la faveur de la chlorose, de l'hystérie ou d'un état nerveux exceptionnel, que le somnambulisme se déclare. Quelquefois héréditaire, il se manifeste de bonne heure chez l'enfant ou l'adolescent, par accès tantôt espacés, tantôt quotidiens, mais de plus en plus éloignés à mesure que le sujet avance en âge.

Le somnambule presque toujours entend, mais ne voit ordinairement pas. Tout à l'idée de son rêve, il n'en est distrait par aucune des personnes ou des .choses qui l'entourent ; aussi s'aventure-t-il dans les endroits les plus périlleux, sans avoir conscience du danger qu'il peut courir.

Sa force musculaire, dans la plupart des cas, est considérablement augmentée et parfois quelques-uns de ses sens présentent une exaltation véritablement extraordinaire. C'est ainsi, qu'un bruit inappréciable pour une personne éveillée, peut être nettement perçu par le somnambule, qui sait aussi, dans le plus grand nombre des cas, se diriger, les yeux fermés, à travers les obstacles placés sur sa route ou qui, parfois, ressent avec une étonnante intensité, même à distance, le rayonnement insensible à l'état normal, d'un corps chaud ou froid.

Fréquemment on entend parler de somnambules qui, la nuit, se promènent sur les toits, vaquent à leurs occupations habituelles, rédigent, avec une étonnante facilité, quelque œuvre littéraire, etc. Les actes les plus extraordinaires sont, en effet, possibles, sous l'empire de ces rêves morbides qui surexcitent, jusqu'à l'hallucination, telle ou telle partie de l'organe de la pensée.

Somnambulisme magnétique. — Hypnotisme. — Le somnambulisme spontané qui se traduit par ces divers phénomènes n'est point le seul, du reste, qui se présente à notre observation. Ce mode de sommeil anormal peut être, en effet, artificiellement provoqué chez les personnes nerveuses, les hystériques, les jeunes filles maladives, douées d'une vive imagination. Sous cette forme, il constitue l'*hypnotisme* des médecins, le *magnétisme animal* ou *somnambulisme magnétique,* des naïfs et des charlatans.

On sait tout le parti que ces derniers savent tirer du sommeil hypnotique pour duper les gens crédules irrésistiblement entraînés vers le surnaturel et le merveilleux. Au moyen d'un prétendu « fluide magnétique », ils communiquent à la personne endormie le don de la « seconde vue », la faculté de lire dans le passé, de prévoir et de prédire l'avenir.

Rien n'est plus faux, point n'est besoin de le faire remarquer, que toutes ces mensongères assertions.

Les phénomènes du magnétisme ne diffèrent point de ceux du somnambulisme naturel. Il est facile de les obtenir chez toutes les personnes qu'une sensibilité souvent morbide, ou tout au moins exagérée, permet de plonger rapidement dans le sommeil hypnotique. Braid, qui découvrit ce singulier moyen de provoquer le somnambulisme, se servait, dans ce but, d'un objet brillant, un porte-lancette, par exemple, qu'il tenait fixement, entre le pouce et l'index, à la distance de 30 centimètres des yeux du sujet.

De la contemplation exclusive de cet objet, résulte, au bout de quelques secondes, un travail cérébral tout particulier, qui provoque le sommeil. Les pupilles du patient tour à tour se contractent et se dilatent; les membres soulevés restent dans la position qu'on leur donne, tout insoutenable qu'elle puisse sembler. Comme dans le somnambulisme, les sens, la force physique et certaines facultés intellectuelles, sont d'abord considérablement exaltés et c'est de ce moment de surexcitation que profitent les magnétiseurs pour tirer du sujet ces réponses, vraiment curieuses parfois, qui frappent d'un si profond étonnement le public émerveillé.

Dans ces conditions, il est extrêmement facile, d'ailleurs, soit par suggestion, soit par diverses impressions tactiles, de diriger les pensées et les paroles de l'hypnotisé. Le plus souvent il suffit même de le placer dans telle ou telle attitude, pour faire naître en lui des idées et des sentiments qui se représenteront toujours, autant de fois que cette même attitude lui sera donnée.

Le sommeil hypnotique s'obtient d'autant plus aisément chez certaines personnes, qu'elles y sont plus habituées. A la simple présentation des doigts, elles tombent aussitôt dans l'état somnambulique. On a même pu voir tout récemment, dans les hôpitaux de Paris, une jeune ouvrière qui s'hypnotisait elle-même, chaque fois qu'elle s'appliquait à border à l'aiguille, la boutonnière d'un gilet.

Ces singuliers phénomènes se rapprochent beaucoup, en somme, de ceux qui caractérisent diverses affections nerveuses, l'hystérie, entre autres, et la catalepsie.

Les très remarquables expériences récemment faites sur les malades de la Salpêtrière par le le Dr Charcot en ont surabondamment fourni la preuve et devant l'expérimentation scientifique se sont écroulées, enfin, toutes les jongleries des magnétiseurs modernes comme étaient tombés déjà tous les préjugés sur l'influence des astres, l'intervention divine, la possession démoniaque, etc., dans la genèse ou l'évolution de la plupart des maladies du système nerveux.

Il n'est point indispensable, pour déterminer chez une hystérique l'hypnotisme, ou l'état somnambulique, de la contraindre, selon la méthode de Braid, à fixer un objet brillant. Beaucoup d'autres influences, comme l'a démontré Charcot, peuvent instantanément la plonger dans le sommeil prétendu magnétique où dans un accès de catalepsie.

Dirige-t-on sur elle le rayon d'une lampe électrique ou de la lumière de Drummond, presque aussitôt la malade reste immobile, l'œil fixe, hypnotisée. Ses membres conservent l'attitude qu'on leur donne. Insensible à tout ce qui l'entoure, elle ne paraît être impressionnée que par l'opérateur, souriant quand il sourit, contractant douloureusement son visage, quand il simule un geste menaçant.

Aussi longtemps que le rayon lumineux l'éblouit, la malade demeure impassible et comme pétrifiée; puis, si l'on intercepte brusquement la lumière, à l'état cataleptique succède immédiatement un véritable somnambulisme accompagné parfois de hoquets, de spasmes, de légères convulsions des yeux. Alors, la malade interpellée se lève, marche, exécute quelque travail, répond parfois, avec une surexcitation marquée, aux questions qu'on lui pose et cependant ses yeux sont fixes, ses paupières closes, son immobilité paraît absolue.

Un bruit sec et soudain, le son d'un fort diapason, le tintement d'un timbre ou le fracas d'un coup de tam-tam, peuvent produire, aussi, les mêmes phénomènes ; un état cataleptique d'abord, un sommeil léthargique ensuite, apparaissant parfois l'un sans l'autre, ou simultanément, chacun dans une moitié du corps.

Il est facile, en outre, de produire, sous l'influence somnambulique, d'autres effets très curieux. La moindre pression pratiquée sur un muscle en détermine, par exemple, la contraction. Tout nerf comprimé force à se contracter les muscles auxquels il se distribue, de telle sorte que l'on peut ainsi faire prendre à la physionomie du malade, telle ou telle expression.

En aucun cas, d'ailleurs, ces diverses expériences ne se terminent par des phénomènes plus sérieux. Il suffit, si l'on veut réveiller le patient, de lui souffler légèrement au visage, comme le font les magnétiseurs. Il éprouve alors une sorte de spasme ou de convulsion rapide, rouvre les yeux et sort de son rêve sans le moindre souvenir de ce qui s'est passé.

Le nombre est relativement rare des personnes chez lesquelles peuvent être artificiellement provoqués les troubles cérébraux que nous venons de décrire. L'état hystérique, presque toujours indispensable à leur production, rend bien compte de la susceptibilité toute particulière des femmes à cet égard ; mais l'hystérie n'est pas autre chose que l'exagération du nervosisme chez la femme, et le nervosisme est bien certainement l'une des maladies qui, dans toutes les classes de la société, se présentent le plus communément à notre observation.

Le lymphatisme, la chlorose, l'anémie, les débilités constitutionnelles de toute nature, telles sont les grandes sources d'où l'état nerveux dérive ; les préoccupations, les tracas, l'ambition, le souci constant de l'existence, telles sont les grandes causes de son excessif développement ; on pourrait presque dire, de son universalité.

BIBLIOTHÈQUE VERDALE DÉPRIMES.

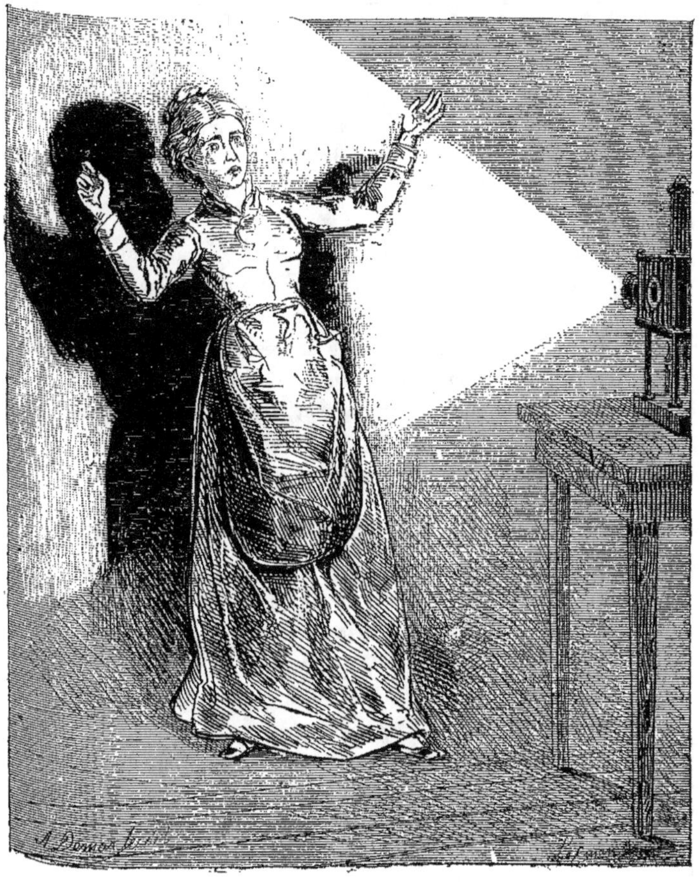

Accès de catalepsie produit sous l'influence de la lumière électrique.

Hygiène intellectuelle. — C'est ordinairement beaucoup trop tôt que l'on commence l'éducation intellectuelle des jeunes enfants. On devrait, si l'on n'avait en vue que leur santé, s'attacher à développer d'abord en eux, par la vie de famille, les bons instincts et les généreux sentiments ; les laisser, jusqu'à dix ou douze ans, s'instruire surtout par les exemples et l'observation des choses, se borner enfin à les préparer par l'enseignement, aussi récréatif que possible, de la lecture, de l'écriture et du dessin, à la conquête ultérieure des connaissances littéraires et scientifiques.

Comme ils seraient plus aptes à l'étude, quand, au lieu d'avoir été étiolés par un travail précoce, ils seraient doués d'une constitution robuste, d'une intelligence bien équilibrée, d'une santé naturellement obtenue par les exercices et les jeux d'une enfance dont ils eussent pu jouir en toute liberté !

Mais les besoins sociaux exigent des bacheliers de seize ans, ce qui suppose des *philosophes* de quinze, et puis, quels parents sont assez sages, assez peu vaniteux, pour se contenter de l'intelligence naturelle de leur enfant, et ne point tenir à ce qu'il passe pour un petit prodige à côté de ceux de son âge ?

On ne saurait croire combien cette surexcitation prématurée du cerveau est contraire à l'évolution graduelle de cet organe, délicat entre tous, et comme on affaiblit ainsi, en comptant les développer, ses facultés de perception et de mémoire.

A tout âge, d'ailleurs, le travail intellectuel prolongé, non seulement fatigue le cerveau, mais encore, en le détournant trop longtemps de ses relations avec les nerfs, exerce, sur toute l'économie, une fâcheuse influence.

La plupart des grands esprits sont unis à des corps débiles, et c'est un proverbe populaire, que, chez les hommes de pensée, souvent « la lame use le fourreau ».

« Les hommes médiocres, écrit Foussagrives, ont seuls la faculté de s'abstraire, les autres sont la *chose* d'une idée. Elle s'empare d'eux, elle les suit partout, leur impose son joug, leur fait prendre ou laisser la plume quand elle le juge utile, les suit en tous lieux, fait lever le soleil ou éteint leur lampe quand son caprice le croit bon et leur donne cet air distrait qui est comme le cachet de cette possession particulière. »

Une hygiène spéciale convient donc à cette classe de travailleurs, et pour maintenir en eux l'équilibre normal des forces vitales, c'est avant tout, on le comprend, l'exercice physique qu'ils doivent opposer à l'exercice moral.

Très fréquemment, d'ailleurs, le mouvement, au lieu de ralentir la production intellectuelle, ne fait que l'activer davantage, et beaucoup de nos meilleurs écrivains trouvent, en marchant, leurs plus belles idées.

Mais, en ce cas, la distraction cérébrale est nulle et l'exercice physique ne contrebalance plus les inconvénients pouvant résulter de ce fonctionnement continu de l'organe de la pensée.

Il est souvent très difficile de détourner complètement, de l'esprit d'un penseur, le sujet qui le préoccupe. En se promenant en mangeant, en accomplissant même un travail manuel, il y réfléchit sans cesse; et le sommeil seul lui procure heureusement le repos qu'il est impuissant à se donner. On peut ainsi prévoir à quels dangers s'expose cet homme, si, comme cela n'a lieu que trop souvent, il s'acharne alors à son œuvre et s'oppose, au moyen du café ou de tout autre excitant, au calme réparateur dont il a besoin.

Bientôt, des accidents nerveux troublent ses fonctions digestives; son cerveau s'irrite et s'épuise, il éprouve les symptômes précurseurs de graves maladies chroniques, telles que le cancer, l'épilepsie, le ramollissement cérébral.

Mieux lui vaudrait encore renoncer à tout exercice physique, à la condition de changer la nature de ses préoccupations. Beaucoup d'esprits actifs se délassent ainsi, relativement, d'un travail intellectuel, par un autre d'un genre différent; mais cette singulière distraction ne laisse pas d'être fatigante à la longue, et le repos seul, dans toute son acception, l'exercice quotidien surtout après les repas, sont les premiers éléments d'une bonne hygiène de l'esprit.

Le choix d'une alimentation rationnelle pourrait être encore, quoi qu'on en ait dit, extrêmement avantageuse aux cerveaux épuisés.

La substance nerveuse fournissant, à l'analyse chimique, *deux* ou *trois* grammes pour *cent*, de phosphore, il est à croire que ce principe joue un rôle d'une réelle importance dans les phénomènes de l'intelligence et de la pensée. « Sans le phosphore, point de cerveau, a dit Moleschott ; sans le cerveau pas de pensée, donc, sans le phosphore, pas de pensée. » Les aliments riches en phosphore, se trouvent ainsi naturellement indiqués pour subvenir aux dépenses cérébrales occasionnées par un travail intellectuel excessif et parmi ces aliments, les œufs, le lait, les graines des légumineuses, la chair des poissons et des crustacés méritent certainement la préférence.

Hygiène des gens nerveux. — Les personnes nerveuses, toujours inquiètes de l'avenir, mécontentes du présent, sujettes à des impatiences, à des agacements, à des tristesses, à d'irrésistibles besoins de rire ou de pleurer sans motif, doivent, pour améliorer leur situation, régler leur existence et particulièrement, leur régime alimentaire de chaque jour.

Elles pratiqueront, le matin, des ablutions à grande eau sur la tête et le visage, useront, souvent, de bains tièdes au tilleul, aux plantes aromatiques, au thymol, recourront, à la rigueur, aux douches froides en pluie, sur la tête et les épaules.

Aux repas, elles s'abstiendront d'aliments épicés, stimulants, de viandes noires, de boissons alcooliques, de café. Le soir, elles se coucheront de bonne heure, sans aller chercher de malsaines surexcitations dans les bals, les soirées, les théâtres suspects, les mauvais romans qui peuplent l'esprit d'énervants désirs ou de fatigantes chimères.

Il leur sera bon, quelquefois, de changer de milieu, d'aller vivre, l'été, à la campagne, de passer une saison aux bords de la mer, sans abuser, cependant, des bains froids, qui, dans ces conditions, parfois sont plus nuisibles qu'utiles.

Antispasmodiques. — Dans tous les cas où cette bienfaisante hygiène resterait insuffisante, il importerait, enfin, de demander à la thérapeutique ses secours et ses moyens dont quelques-uns possèdent, véritablement, une puissante efficacité.

La valériane, le camphre, le musc, l'oxyde de zinc, les bromures, les éthers, l'ammoniaque, etc., rendent chaque jour, à cet égard, de très grands services. Il n'est point de médecin qui ne les prescrive, point de malade qui ne soit bientôt guéri, promptement soulagé, tout au moins, quand, guidé par de bons conseils, il les emploie avec discernement et méthode.

Au bromure de potassium dont on fait grand usage, un peu trop exclusivement peut-être, contre toutes les névroses, il est souvent préférable de substituer les bromures de sodium ou d'ammonium, moins irritants et d'un effet plus rapide ou plus certain. C'est, ordinairement, le bromure de sodium que je prescris, dans un sirop adjuvant à l'écorce d'oranges. Mais les véritables antispasmodiques, les agents destinés à prendre la première place dans la thérapeutique des névroses, sont bien, certainement, les différents éthers composés que leur extrême volatilité permet d'introduire, en quelques secondes, par l'inhalation, jusque dans les cellules les plus profondes des centres nerveux.

Influence des éthers sur le système nerveux. — On sait avec quelle rapidité l'*éther ordinaire,* depuis longtemps usité dans la pratique médicale, exerce sur les nerfs surexcités son influence calmante; personne n'ignore plus que le *chloroforme,* en quelques secondes, plonge celui qui le respire dans un profond sommeil... Les nouveaux éthers expérimentés contre les névroses possèdent, à la dose minime de 5 à 10 gouttes, une promptitude d'action, une intensité d'effet non moins remarquables.

L'iodure d'éthyle, dont les asthmatiques et les phthisiques commencent à bénéficier, est un liquide incolore, d'une odeur éthérée, pénétrante et forte. Il contient beaucoup d'iode et comme il très volatil, ses vapeurs pénétrant avec l'air dans les poumons, non seulement y sont puissamment résolutives, mais encore antispasmodiques et calmantes, comme celles de tous les éthers.

Le plus curieux, toutefois, et le plus actif de ces produits, est l'*azolite* ou *nitrite d'amyle,* liquide clair, d'un beau jaune verdâtre, exhalant une suave odeur de pommes de reinette, très prononcée.

Fort avantageusement employé, depuis quelques années, en Amérique, contre l'asthme, l'angine de poitrine, l'épilepsie, l'hystérie, les irritations nerveuses auxquelles les femmes sont si sujettes, le nitrite d'amyle respiré à la faible dose de *quatre à cinq gouttes,* donne lieu à des phénomènes vraiment singuliers.

Son influence sur l'économie est absolument semblable à celle qui résulte d'une vive émotion, d'une agréable surprise. La rencontre imprévue d'une personne aimée, l'éloge ou la flatterie que l'on reçoit sans s'y attendre, n'agissent point d'une autre manière sur le système nerveux.

Le trouble subit que l'on éprouve en pareil cas se trahit d'abord, comme on sait, par une vive rougeur du visage.

Les joues s'empourprent, les oreilles se colorent et bientôt, si la commotion ressentie se prolonge, le cœur, dans la poitrine oppressée, multiplie ses battements, la vue se brouille, le cerveau, pris de vertige, ne pense plus, les lèvres balbutient des mots inintelligibles... L'amour naissant, la plus douce des émotions que l'homme puisse éprouver, ne se reconnaît-il pas à ces symptômes, qui se manifestent surtout chez les jeunes personnes sensibles, de la seizième à la vingtième année?

On pourrait croire inexplicable ou du moins très complexe cet ensemble de phénomènes si rapides et si divers. Ils sont, au contraire, extrêmement simples pour le physiologiste qui, de ce curieux mécanisme, connaît tous les ressorts.

Qu'elle frappe le cerveau par la vue ou qu'elle y pénètre par l'ouïe, toute émotion est instantanément transmise à la racine même de la moelle épinière, au bulbe cérébral, d'où partent les grands nerfs pneumogastriques destinés au mouvement des poumons et du cœur.

Or, c'est aussi sur ce point spécial des centres nerveux, que les vapeurs du nitrite d'amyle excercent immédiatement leur action. Introduites dans le sang, avec l'air que l'on respire, elles vont aussitôt sur le bulbe cérébral, frapper pour ainsi dire, la touche même que l'impression morale met en jeu et produisent par conséquent les mêmes effets.

L'influence du nitrite d'amyle sur le système nerveux est d'autant plus marquée que l'on est moins habitué à la ressentir.

La première fois que j'expérimentai ce puissant antispasmodique, j'approchai seulement de mes narines un flacon renfermant quelques grammes du médicament. Ce fut assez pour que j'éprouvasse, aussitôt, avec une extrême intensité, les troubles caractéristiques. En même temps qu'une ardente chaleur, je sentis le sang affluer à mon visage, mon cœur battit précipitamment, une sorte de brouillard offusqua ma pensée et ma vue, sans m'ôter, toutefois, la notion de ce qui se passait, ni m'empêcher de voir, dans une glace, que j'étais pourpre jusqu'au blanc des yeux. Après deux ou trois secondes, ces étranges phénomènes se dissipèrent, et ce ne fut plus désormais, qu'en aspirant les vapeurs de plusieurs gouttes de nitrite d'amyle que je pus reproduire les mêmes effets.

Cette prompte accoutumance à l'action du médicament, tous les médecins qui le prescrivent l'ont aussi constatée. Les docteurs Mitchell, Crichton-Browne, Manzi, Mac-Bride, à l'étranger, Bourneville à Paris, ont progressivement administré le nitrite d'amyle en inhalations, jusqu'à la dose de 15 à 20 gouttes et toujours avec un incontestable succès, contre tous les accidents graves provenant d'une extrême surexcitation du système nerveux.

On parle chaque jour de l'heureuse influence que peut avoir le moral sur le physique, chez un malade depuis longtemps affecté. L'on se plaît à citer de curieux exemples de guérison survenus à la suite d'une émotion vive, d'une surprise agréable, d'une douce impression inopinément ressentie.

Les nouveaux agents que la chimie nous fournit aujourd'hui dans un état de pureté parfaite, ces éthers si volatils, qu'ils ressemblent à des parfums condensés, donnent au médecin, sur certaines maladies inattaquables jusqu'à présent, une prise considérable, et lui permettent d'obtenir à volonté, de l'organisme humain, des phénomènes qu'une impression morale seule, jusqu'ici, pouvait déterminer.

Avec le chloroforme et l'éther il était déjà possible, à l'homme de l'art, de donner le sommeil et l'insensibilité. Désormais, avec le nitrite d'amyle, il possède, pour ainsi dire, l'*émotion en bouteille,* et dans tous les cas où sa puissante influence sur le système nerveux est nécessaire, il a le pouvoir de provoquer, chez le malade, sinon l'effet moral, au moins le choc physiologique d'où peut résulter la santé.

Ce n'est point sans inconvénients sérieux, on le conçoit, que ces énergiques médicaments pourraient être mis à la disposition d'une personne inexpérimentée. Le dosage doit toujours en être fait avec une extrême prudence ; aussi ne saurais-je indiquer pour l'administration de ces éthers, un appareil plus commode et plus sûr que mon gazogène inhalateur.

Il m'est souvent possible, ainsi, de prescrire en toute sécurité, l'iodure d'éthyle, ou le nitrite d'amyle, contre l'asthme, la phthisie, l'angine de poitrine, les oppressions de toute nature et dans ces conditions je n'ai jamais eu, de même que les malades qui en ont fait usage, qu'à me louer de leur emploi.

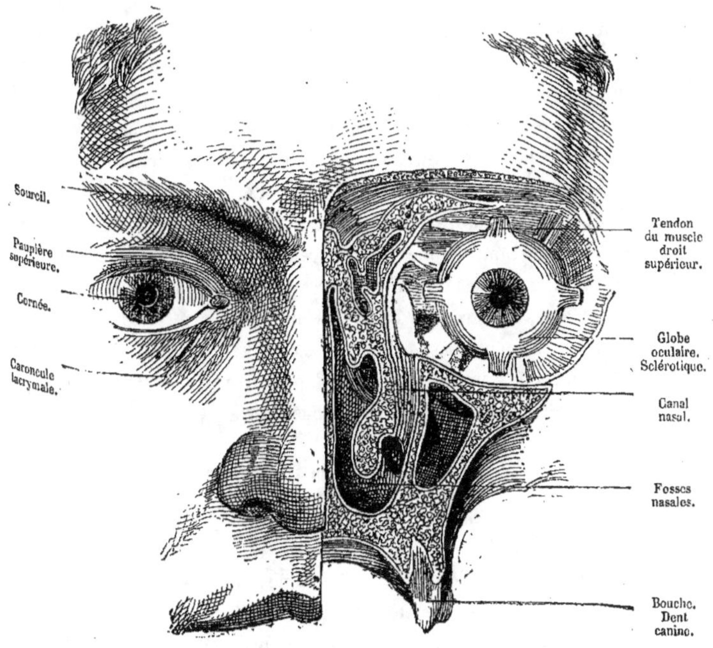

L'œil et les voies lacrymales, dans leurs rapports avec les os de la face.

ORGANES DES SENS. — VUE.

Les organes des sens sont les intermédiaires précieux qui nous mettent en rapport avec le monde extérieur et nous permettent ainsi d'acquérir non seulement la notion de tout ce qui est, mais celle aussi de notre propre existence.

Dépourvus de sens, nous vivrions encore, mais d'une vie purement végétative ; ignorant tout, incapables même, de nous mouvoir et de nous nourrir.

Les cinq sens que nous possédons, la *vue*, l'*ouïe*, l'*odorat*, le *goût,* le *toucher,* concourent donc, chacun dans sa spécialité, à nous faire connaître les êtres et les choses. Les sensations que chacun d'eux transmet à nos centres nerveux, perçues et conservées par le cerveau, forment, comme nous l'avons vu, tout le fonds de nos connaissances. Nous ne pouvons rien tirer de notre mémoire qui n'y ait été apporté par l'un ou l'autre de nos sens. Tout ce que nous savons, le bien et le mal, nous le leur devons; notre éducation, bonne ou mauvaise, ne se fait jamais que par leur entremise; mais s'il existe, au point de vue intellectuel, de si notables différences entre les hommes, peut-être ces dissemblances tiennent-elles moins au nombre, au choix, à la qualité des sensations transmises, qu'à l'aptitude variable des centres nerveux à les percevoir et à les conserver.

L'APPAREIL DE LA VUE ET SES FONCTIONS.

L'organe de la vue, l'*œil,* est le plus important et le plus actif de nos sens.

Il a la forme d'un globe du volume d'une petite noix et repose, dans la cavité de l'orbite, sur une moelleuse couche de graisse, de muscles, de fortes et souples membranes qui le soutiennent et le protègent sans gêner aucun de ses mouvements.

Constitué par une triple enveloppe et divers milieux transparents, le globe oculaire fonctionne à la façon de la chambre noire du photographe, qui paraît avoir été copiée sur l'organe de la vision.

L'image des objets extérieurs se peint sur le fond de l'œil comme sur le verre dépoli de l'instrument d'optique et, dans les deux appareils, c'est par un semblable mécanisme que s'opère la concentration des rayons lumineux.

Étymologies. — SCLÉROTIQUE, *scleros,* dur : la membrane est très résistante. — CORNÉE, *keras,* d'où kératite. — IRIS : par analogie avec l'écharpe multicolore de la déesse Iris. — CHOROÏDE, *chorion,* enveloppe de l'œuf, *cidos,* ressemblance — RÉTINE, *rete,* rets, réseau; la membrane pouvant être comparée à un réseau nerveux. — CRISTALLIN : *krustallos,* cristal. — PHOSPHÈNE, *phos,* lumière, *phaïnein,* faire briller.

APPAREIL PROTECTEUR DE L'ŒIL

Sourcil. — Tout un système de protection et de défense est disposé au-devant de l'œil. En haut, suivant le contour de l'orbite, c'est le *sourcil,* dont les poils serrés retiennent les poussières, épongent la sueur qui ruisselle du front ou brisent même avantageusement, parfois, l'éclat d'une lumière trop vive.

Paupières. — En avant du globe lui-même, ce sont les *paupières,* l'une supérieure, l'autre inférieure, toutes deux bordées de *cils* recourbés, qui protègent comme un fin grillage, la surface humide et vitrée de l'œil. Quand un jour éblouissant nous force à « froncer le sourcil », les paupières en même temps se contractent, pour barrer utilement le passage à l'excès des rayons lumineux. Constamment elles exécutent, en outre, de rapides mouvements, des *clignements* dont nous n'avons pas conscience et qui suffisent à tenir la cornée oculaire absolument nette, en étalant à sa surface les *larmes* sécrétées sans cesse par l'appareil lacrymal.

Dans ce but, les paupières sont doublées d'une fine muqueuse rosée, la *conjonctive,* qui passe, transparente, sur la partie antérieure de l'œil et vient se terminer, sur le bord palpébral, à la base des cils. A cet endroit, la paupière, fortifiée par un mince cartilage qui lui donne sa rigidité, présente, en outre, une série de follicules glanduleux d'où s'échappe une humeur épaisse et jaunâtre, désignée, quand elle est trop abondante, sous le nom de *châssie.*

Appareil lacrymal. — C'est au-dessus du globe oculaire et dans le tissu graisseux qui double, en dedans, l'arcade osseuse de l'orbite, que la glande lacrymale se trouve placée.

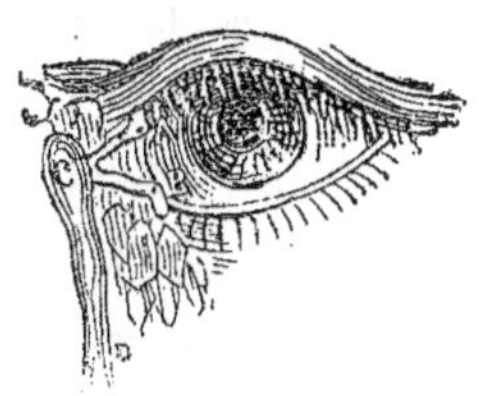

Voies lacrymales.

A. B. Points lacrymaux.
C. Sac lacrymal.
D. Canal nasal.

Les larmes qu'elle fournit s'épanchent, en nappe mince, à la surface de l'œil, humectent la conjonctive et s'écoulent, au fur et à mesure de leur production, vers l'angle interne des paupières où se montre une légère saillie charnue, la *caroncule lacrymale.*

A ce niveau, sur le bord même des paupières, s'ouvrent deux petits orifices parfaitement distincts, les *points lacrymaux,* par où, goutte à goutte, les larmes pénètrent. De l'étroit sinus qui les reçoit, elles gagnent un canal plus large, le *canal nasal,* creusé dans les parois mêmes du nez, glissent sur les valvules qu'il présente et se répandent, enfin, sur la muqueuse des fosses nasales, dont elles détrempent le mucus.

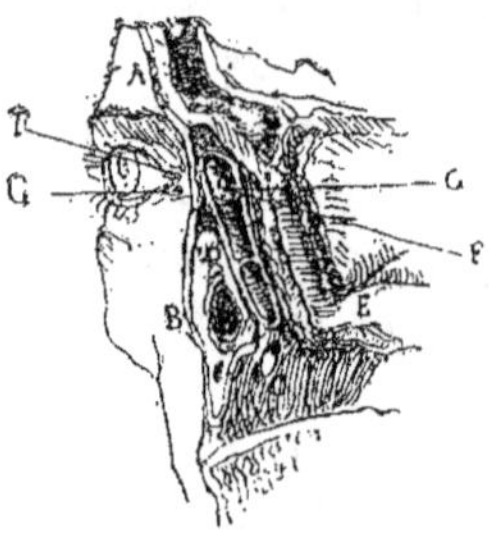

Rapports et valvules du canal nasal.

A. Os frontal.
B. C. Fosses nasales.
D. Canal nasal.
E. Cornet moyen.
F. G. Lignes droites passant par les points lacrymaux.

On sait quelle influence exercent certaines sensations, la douleur, la pitié, la tristesse, l'attendrissement, etc., sur la sécrétion des larmes. C'est encore là un de ces phénomènes réflexes, par lesquels, à chaque instant, le nerf grand sympathique manifeste son action. Vivement surexcitée, la glande lacrymale, dans le cas qui nous occupe, fonctionne avec une telle activité, que les larmes, trop abondantes, ne peuvent plus être absorbées par les points lacrymaux. Elles débordent alors la paupière et roulent sur la joue.

GLOBE OCULAIRE.

Sclérotique. — Protégé par ces organes accessoires, l'œil, dans l'ouverture ovale des paupières, ne laisse apercevoir qu'une minime portion de sa coque, dont une membrane blanche fort épaisse, la *sclérotique,* constitue la première enveloppe, celle qui sert à tous les autres éléments du globe oculaire de soutien et d'appui.

Cornée. — Au centre de sa partie apparente, communément désignée sous le nom de *blanc de l'œil,* la sclérotique présente une ouverture arrondie dans laquelle est enchâssée, comme dans son cadre le verre d'une montre, une autre membrane de même épaisseur mais un peu plus bombée, claire, transparente, et donnant accès à la lumière ; c'est la *cornée,* à travers laquelle on distingue la *pupille,* un trou rond et noir susceptible de s'agrandir quand l'œil est tourné vers l'ombre ; de se rapetisser, au contraire, quand on regarde le grand jour.

Iris. — La pupille est percée au centre d'un rideau membraneux, verticalement tendu, à qui sa coloration variable a fait donner le nom d'*iris.* Dans l'appareil de la vision, l'iris joue le rôle de ces diaphragmes de métal que les opticiens placent dans les lunettes pour arrêter tous les rayons lumineux qui n'arrivent point dans l'axe des lentilles et c'est, précisément, parce qu'il brise et rejette ainsi, les rayons en excès, que l'iris prend ces nuances changeantes, ces reflets bleus, noirs ou châtains, qui donnent au regard toute son expression.

Choroïde. — La couleur habituelle des yeux ne dépend cependant pas, uniquement de ce phénomène physique. Elle est surtout déterminée par la teinte même de la membrane vasculaire de l'œil, la *choroïde,* que l'on voit par transparence à travers l'iris, et qui tapisse intérieurement le globe oculaire. La choroïde, on le conçoit, est d'autant plus foncée qu'elle est plus riche en vaisseaux, et que la substance colorante brune ou *pigment,* dont elle est comme imprégnée, est aussi plus abondante. C'est pourquoi les personnes blondes, à peau blanche et fine, où le pigment est rare, ont généralement les yeux bleus, tandis que les brunes, à peau fortement pigmentée, ont les yeux noirs ou châtains, selon l'intensité de coloration de la choroïde.

Rétine. — Au delà de l'iris et jusqu'au fond de l'œil, par dessus le réseau vasculaire choroïdien, s'étend une dernière membrane, la *rétine,* de beaucoup la plus importante des trois enveloppes oculaires ; car elle possède, seule, l'essentielle propriété d'être sensible à la lumière et celle aussi, par conséquent, de pouvoir être impressionnée par l'image changeante des objets extérieurs.

Le nerf optique, dont la rétine n'est, à vrai dire, que l'épanouissement, traverse, pour s'étaler ainsi dans le fond de l'œil, la sclérotique et la choroïde. Il est facile, en explorant la membrane nerveuse à l'ophthalmoscope, de distinguer, outre la grosse papille du nerf, les vaisseaux artériels et veineux qui parcourent le champ rétinien.

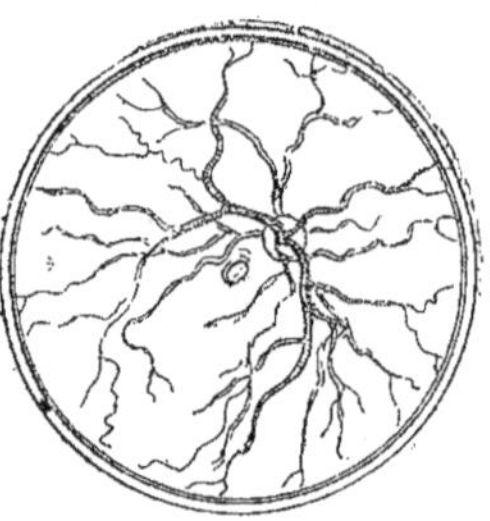

Le fond de l'œil et les vaisseaux de la rétine vus à l'ophthalmoscope.

Au centre même de la membrane on voit, en outre, une petite dépression de un millimètre environ de diamètre, la *tache jaune*, qui paraît être le point le plus impressionnable de l'œil, celui sur lequel la vision s'accomplit avec le plus de netteté. La structure de la rétine, très soigneusement étudiée depuis quelques années, est d'ailleurs, tout à fait singulière. Épaisse, au plus, de quatre dixièmes de millimètre, elle se subdivise en cinq couches distinctes, dont la plus superficielle, tissée de fibres en forme de *bâtonnets* et de *cônes*, est probablement la seule sensible à l'action de la lumière.

Chambre antérieure de l'œil. — Telles sont les diverses membranes dont le globe oculaire est composé. La plus extérieure, la cornée, enchâssée dans la sclérotique qu'elle complète en avant, est séparée de l'iris, visible à travers son tissu transparent, par une étroite chambre emplie d'un liquide clair, l'*humeur aqueuse*, dont le rôle, dans les phénomènes optiques, est en somme peu important.

Cristallin. — Au delà de l'iris, au contraire, se trouve un petit organe d'une haute utilité, le *cristallin*, sorte de lentille vivante, dont la merveilleuse structure a fait de tout temps, l'admiration des physiciens. Comme la plus pure lentille de verre, le cristallin possède le pouvoir de réfracter les rayons lumineux et de les faire converger vers un foyer plus ou moins éloigné, où ils reproduisent l'image renversée de tout objet placé dans le champ de la vue. Bien plus parfait, d'ailleurs, que les lentilles des instruments d'optique, le cristallin ne décompose point la lumière et ne produit jamais ces irisations, ces auréoles versicolores, que les lunettes d'approche laissent parfois apercevoir autour des objets.

Naturellement, donc, le cristallin est *achromatique,* et cette propriété, qu'il est si difficile de donner aux lentilles de verre, il la doit à l'inégale densité de la substance dont il est composé.

Très dure au centre, cette substance forme, pour ainsi dire, autour du noyau cristallinien, des couches de plus en plus molles, à mesure qu'elles sont plus superficielles et dont les dernières, presques fluides, sont revêtues d'une fine capsule qui maintient le cristallin dans sa situation verticale et dans l'axe de l'œil.

A l'état normal, le foyer des rayons lumineux qui traversent le cristallin, correspond au centre même de la rétine et c'est là que l'image des objets, renversée et raccourcie, vient toujours se peindre avec une parfaite netteté. Dans certains cas pathologiques, au contraire, le foyer se déplace. Il se porte en avant, quand la courbure de la cornée ou du cristallin est excessive et ce défaut donne lieu à la *myopie.* Il se forme en arrière de la rétine quand la cornée ou le cristallin ne sont plus assez convexes et la *presbytie* résulte, le plus souvent, de l'une ou l'autre de ces déformations de l'œil.

Chambre postérieure. — Humeur vitrée. — Un espace relativement considérable, sépare la rétine du cristallin. Contenu dans une enveloppe d'une extrême finesse, la membrane *hyaloïde,* le liquide épais qui remplit cette *chambre postérieure* du globe oculaire, est désigné sous le nom d'*humeur vitrée.* Loin d'affaiblir l'intensité des rayons lumineux, ce liquide, légèrement réfringent, contribue à les concentrer sur le foyer rétinien, donnant ainsi aux images qui s'y forment, plus de précision et de netteté.

Muscles de l'œil. — A l'exception d'un anneau musculeux très étroit mais fort important, le *muscle ciliaire,* qui dépend de la choroïde et sert à faire varier la courbure du cristallin, tous les muscles de l'œil sont situés en dehors de l'organe, qu'ils font tourner autour d'un centre fixe et dans toutes les directions.

De ces muscles, au nombre de six, quatre sont *droits* et, du ond de l'orbite, viennent régulièrement s'attacher en haut, en bas, en dedans, en dehors, sur la sclérotique, à pareille distance du bord de la cornée. Les deux autres muscles sont *obliques,* l'un inférieur, l'autre *supérieur,* ce dernier, remarquable par le passage de son tendon dans une sorte de poulie fibreuse, d'où il revient, en arrière, s'insérer sur le côté externe du globe de l'œil.

La contraction des muscles oculaires se fait, sur les deux yeux à la fois, avec une parfaite symétrie, une véritable entente. Quand il existe, entre eux, une inégalité de longueur, un défaut d'accord, accidentel ou congénital, aussitôt, chacun des yeux prend une direction différente, et ce défaut d'harmonie constitue l'infirmité pénible désignée sous le nom de *strabisme* ou de *loucherie.*

Les nerfs qui donnent le mouvement aux muscles du globe oculaire appartiennent tous, nous le savons, au groupe des nerfs crâniens. Ce sont le moteur oculaire commun, le moteur oculaire externe et le pathétique, ce dernier spécial aux muscles obliques qui président à la rotation de l'œil.

Nerf optique. — Étranger à toute fonction motrice, le nerf optique seul a le privilège de la vision. Les impressions lumineuses qu'il reçoit sur la rétine, il les conduit instantanément au cerveau, qui les perçoit et les apprécie. Avant de pénétrer dans l'encéphale, chacun des nerfs de la vue s'accole, toutefois, avec celui du côté opposé, dans un entrecroisement nerveux que nous avons déjà signalé, le *chiasma* des nerfs optiques, où viennent pareillement aboutir les bandelettes qui se détachent, pour former ces nerfs, des couches optiques du cerveau.

BIBLIOTHÈQUE

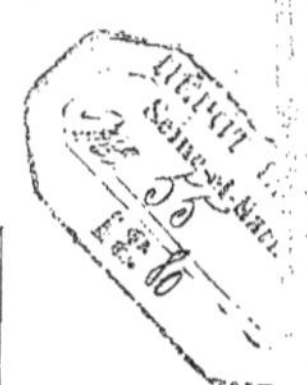

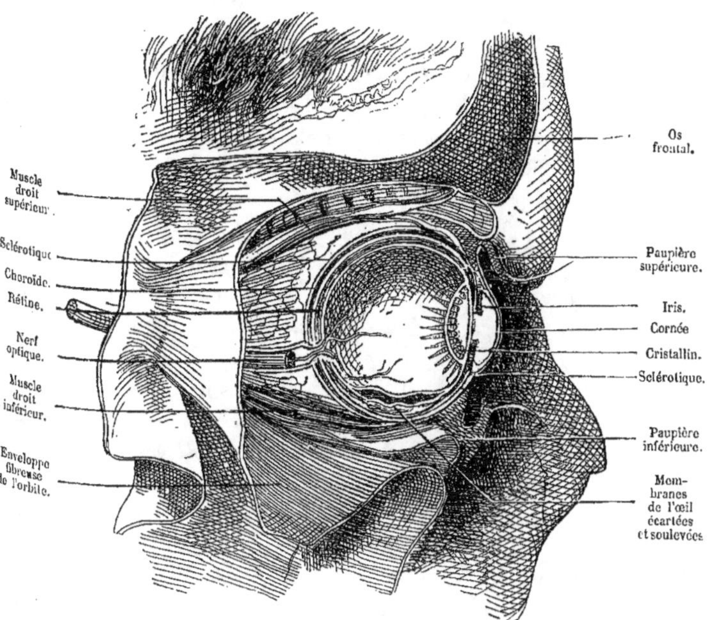

Coupe verticale de l'orbite et du globe oculaire.

PHÉNOMÈNES PHYSIQUES DE LA VISION

Rôle de l'iris et de la pupille. — Les rayons lumineux qui, selon les lois de la physique, partent de tout objet éclairé pour venir frapper le fond de l'œil et reproduire sur la rétine l'image réduite et renversée de l'objet dont ils émanent, rencontrent comme premier obstacle, à l'intérieur du globe oculaire, le voile membraneux de l'iris, qui ne leur livre passage qu'autant qu'ils ne sont ni trop nombreux, ni trop éblouissants.

Tous ceux qui s'écartent ou divergent du faisceau moyen, viennent se briser sur le pourtour de la pupille qui se resserre d'autant plus que l'objet est plus rapproché de l'œil ou plus éclairé.

Dans l'ombre, les rayons émis par les corps étant rares et peu brillants, la pupille se dilate pour en laisser entrer le plus grand nombre. Il en est de même quand on fixe, à distance, un objet dont l'éclat, dans ces conditions, est le plus souvent très diminué.

Il suffit, pour en avoir la preuve, de percer une carte d'un trou plus petit que la pupille et de regarder au travers. Examinés ainsi, les objets rapprochés ne perdent rien de leur netteté. Les objets éloignés, au contraire, n'envoient plus à la rétine, par le petit orifice de la carte, qu'une insuffisante quantité de rayons lumineux et les images qui s'y forment, tout en conservant leur configuration, ne présentent plus, alors, qu'une faible clarté.

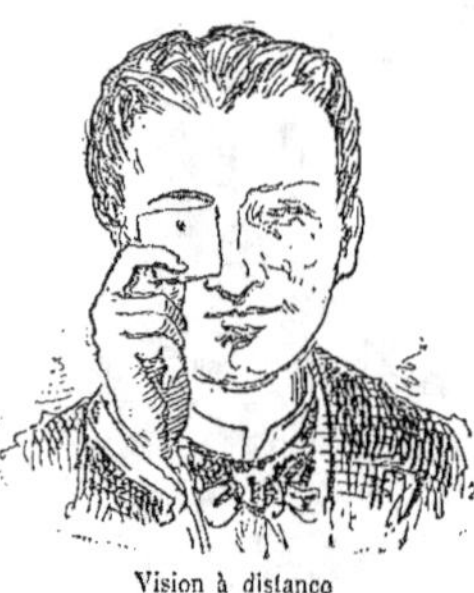

Vision à distance
à travers une carte percée.

Dirige-t-on le regard vers un objet peu distant et placé en plein soleil, la pupille aussitôt se contracte et se resserre, parfois, jusqu'à ne plus former qu'un tout petit point noir. Par cette minime ouverture, la lumière qui s'introduit est cependant encore assez vive, pour que l'œil ébloui, n'en puisse pas toujours supporter l'éclat.

Rôle de la choroïde. — L'irritation de l'organe en pareil cas, est d'autant plus insoutenable, d'ailleurs, que le pigment de la choroïde est moins abondant et par conséquent, moins foncé. Quand, au contraire, elle est absolument noire, cette membrane absorbe les rayons lumineux et les éteint suffisamment pour que la rétine n'en soit point péniblement affectée. On s'explique ainsi pourquoi les personnes brunes, à choroïde sombre, supportent, beaucoup mieux que les blondes, la lumière du soleil et dans quel but aussi, la nature a si fortement coloré les habitants des pays chauds où l'éclat des rayons solaires n'est comparable qu'à leur ardeur.

Rôle du cristallin. — **Accommodation.** — En raison de sa forme lenticulaire et de sa transparence, le cristallin, comme toute lentille de verre, possède, avons-nous dit, la propriété de réfracter les rayons lumineux qui le traversent et de les faire converger vers un foyer commun, qui, dans l'organe de la vision, doit toujours correspondre au centre de la rétine.

A cette condition, seulement, la vue est nette et distincte; mais le foyer des rayons lumineux, loin d'être immuable, change et varie considérablement, suivant la distance des objets.

Le photographe qui cherche à mettre au point l'image projetée sur l'écran dépoli de la chambre noire, a la ressource de faire avancer ou reculer l'objectif, au moyen d'une crémaillère destinée à cet usage.

C'est ce même travail, dont nous n'avons point conscience, que l'œil par lui-même accomplit, chaque fois que nous modifions la portée de notre regard; et le petit muscle *ciliaire* dont nous avons déjà constaté la présence autour du cristallin, remplit, précisément, dans cette ingénieuse opération, le rôle de la crémaillère. Ce n'est point, à vrai dire, un mouvement de propulsion ou de recul, que l'organe contractile imprime à la lentille oculaire. La seule action qu'il exerce sur elle, se résume en une simple con-traction qui raccour-

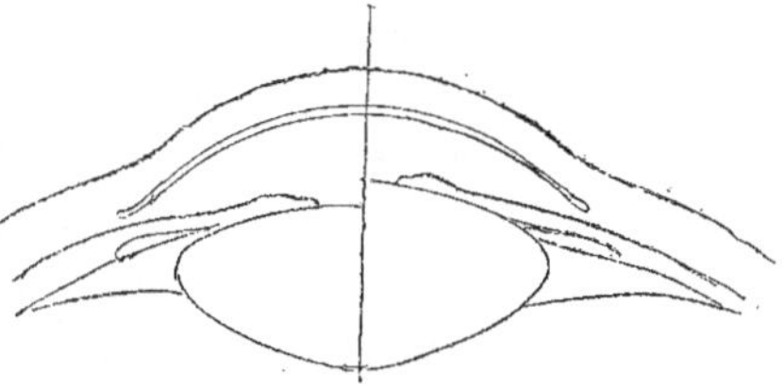

Modifications du cristallin pour l'accommodation.
Vision des objets éloignés. — Vision des objets rapprochés.

cit le cristallin, en augmentant son épaisseur; et ce renflement de la lentille, exagérant ses courbures, équivaut, par cela même, à son déplacement.

Au moyen de deux épingles plantées à quelque distance sur la même ligne, et visées alternativement, il est, d'ailleurs, facile de mettre en jeu ce singulier mécanisme et de s'en rendre compte.

Fixe-t-on le regard sur la première épingle, on l'aperçoit, très distincte et très claire, tandis que la seconde paraît confuse et brouil-

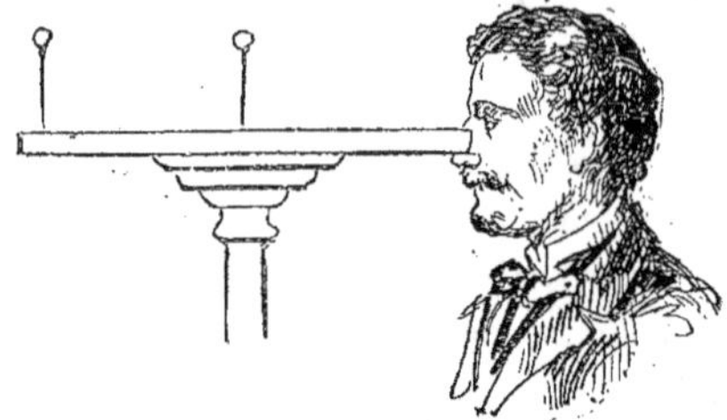

Expérience des épingles.

lée. Vise-t-on seulement la seconde, elle se dessine très nettement, tandis que la première s'estompe et perd toute sa clarté.

Un tel phénomène, assurément, ne peut se produire en dehors d'une modification quelconque s'opérant, en même temps, dans les milieux de l'œil et cette modification ne s'explique, en somme, raisonnablement, que par la contraction du muscle ciliaire.

Telle est, quoi qu'il en soit, l'opération visuelle que les physiologistes désignent sous le nom d'*accommodation*. Habituellement disposé pour la vision à longue distance, l'œil ne s'accommode, en réalité, que pour distinguer les objets rapprochés. Alors, seulement, le muscle ciliaire se contracte et le cristallin raccourci se renfle sur son diamètre tranversal; aussi l'œil se fatigue-t-il promptement à regarder de près, tandis qu'il se repose, ou du moins n'accomplit aucun effort dans la vision à distance, quand, d'un seul regard, il embrasse une vaste étendue d'horizon.

Rôle de la rétine. — Redressement des images. — Après avoir dépouillé des premières enveloppes qui le recouvrent, l'hémisphère postérieur de l'œil d'un bœuf, il est facile, si l'on place l'organe ainsi préparé, en présence d'une bougie allumée, de voir celle-ci se peindre, renversée, sur la rétine, dans les mêmes dimensions que sur l'œil vivant.

La réalité du phénomène ne saurait être démontrée d'une façon plus saisissante; elle est en parfait accord, d'ailleurs, avec les lois de l'optique et pourtant, ce renversement de l'image sur l'écran sensible qui le perçoit, a de tout temps préoccupé les philosophes autant que les physiciens. La plupart se sont surtout inquiétés de savoir pourquoi nous voyons *droits* les objets qui se peignent renversés sur la rétine; et plusieurs éminents physiologistes, Müller entre autres, adoptant l'opinion de l'évêque Berkeley, ont émis, à cet égard, des hypothèses absolument inadmissibles. Notre esprit, disent-ils, ne juge de la position des objets, que par les rapports qu'ils présentent entre eux; voilà comment, tout étant sans doute renversé dans la nature, rien ne nous paraît renversé.

Il était impossible, on le conçoit, de laisser longtemps subsister, dans la science, une semblable théorie; aussi les physiologistes modernes se sont ils évertués à trouver une explication plus rationnelle de ce phénomène singulier.

Incontestablement, les objets sont peints renversés sur la rétine; mais nous ne pouvons voir ces objets que sur le prolongement rectiligne des rayons lumineux qui frappent le fond de l'œil et c'est la vision sur ce prolongement rectiligne, qui donne la vision droite.

La figure ci-jointe, par exemple, nous représente la flèche A. B. formant, sur la rétine, la petite image renversée *a b*; mais la pointe de la flèche dont les rayons lumineux sont réfractés en D par le cristallin O, nous apparaît selon la

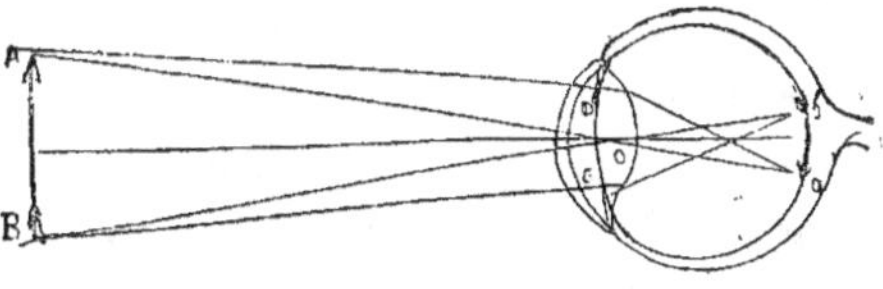

Trajet des rayons lumineux dans l'œil.

ligne droite *a* A; l'autre extrémité, B, dont les rayons lumineux se réfractent en E, nous l'apercevons selon la ligne *b* B; la flèche tout entière se montre donc parfaitement droite, c'est-à-dire telle qu'elle est réellement.

Vue simple avec deux yeux. — Il est un autre problème, dans la physiologie de la vision, qui n'a pas laissé d'intriguer vivement les divers savants qui se sont efforcé de le résoudre. C'est l'explication du phénomène en vertu duquel nous ne percevons jamais qu'*une* image de l'objet vers lequel se dirige notre regard, quand cette image est positivement *double,* puisqu'elle se peint à la fois sur chacune des rétines isolément.

L'absolue symétrie des deux membranes sensibles permet seule de comprendre comment cette unique perception est possible, lorsque l'organe de la vision reçoit bien, sur deux points séparés, une impression distincte. Les deux rétines étant, en effet, parfaitement semblables, les deux images qui les frappent se forment, à leur surface, sur des points absolument identiques. En tout pareilles et conformes l'une à l'autre, autant par les dimensions que par la couleur et l'éclat, ce sont, pour ainsi dire, deux épreuves qui, par l'intermédiaire des nerfs optiques, sont portées sur un même point de l'encéphale où probablement, grâce à leur similitude, elles se superposent et se confondent, pour ne produire qu'une simple sensation sur le cerveau.

L'image ainsi doublée, s'imprime plus fortement, d'ailleurs, sur les cellules cérébrales. Elle est plus colorée, plus lumineuse et plus précise ; aussi, pâlit-elle sensiblement, quand on la dédouble et la simplifie, en fermant un œil.

Persistance de l'impression lumineuse. — Dans l'ombre et pendant la nuit, la rétine se repose. Nulle image ne vient se peindre à sa surface et durant ce répit nécessaire, il semble que la membrane acquière et reprenne une nouvelle sensibilité.

Le matin, au réveil, quand un jour subit frappe les yeux, on sait comme il est désagréable d'en supporter l'éclat ; mais la rétine bientôt s'habitue à cette surexcitation pénible. Progressivement sa sensibilité s'émousse et sans en être offusquée, elle peut, dès lors, tolérer les rayons du soleil le plus ardent, percevoir les images les plus éclairées et les plus vives.

Quand elle est, ainsi, fortement impressionnée, la rétine, par une propriété spéciale de son tissu, conserve quelque temps, l'empreinte lumineuse de l'image qui l'a frappée. Si, par exemple, on ferme les yeux, après avoir un instant fixé le soleil, longtemps encore on voit se détacher, dans la nuit, le disque de l'astre, avec cette seule différence, que l'image *consécutive* ainsi perçue est d'un beau rouge-orangé, tandis que l'image primitive était blanche.

Dans tous les cas, d'ailleurs, où l'impression lumineuse émane d'un rayon coloré, l'image consécutive se montre invariablement sous la couleur complémentaire de celle que présentait l'image primitive ; verte, bleue, violette, si la première était rouge, orangée, jaune ; et réciproquement.

Ne soit-elle que passagère et sans vivacité, toute impression lumineuse persiste, en somme, un certain temps, sur la membrane sensible. Un éclair, quelque pâle et rapide qu'il soit, laisse la rétine impressionnée au moins pendant un tiers de seconde ; aussi, quand des impressions lumineuses, coup sur coup répétées, se succèdent assez rapidement pour n'être séparées que par une fraction de seconde, ces impressions successives paraissent-elles continues.

C'est ainsi qu'un charbon incandescent, quand on le fait rapidement tourner dans l'ombre, donne à l'œil la sensation d'un cercle de feu. De même, une roue de voiture tournant à toute vitesse, paraît pleine, tant ses rayons semblent se toucher. Depuis quelques années, enfin, de très ingénieux jouets ont été inspirés par ce phénomène singulier de la persistance des impressions lumineuses. Tels sont le *zootrope* et le *praxinoscope,* composés d'une boîte circulaire percée de fentes ou garnie, à son centre, de petits miroirs. Contre les parois de cette boîte, sont appliquées des bandes de papier représentant des animaux, des personnages, dans les diverses phases d'un mouvement, et sous l'impulsion rapide que l'on donne à l'appareil, ces différents sujets, aperçus à travers les fentes, ou réfléchis par les facettes du miroir, se succèdent si vite, qu'ils semblent animés. La rétine, en ce cas, est coup sur coup frappée par les images qui passent; mais, à chaque nouveau sujet qui se présente, elle est encore impressionnée par les sujets précédents et l'apparente animation dont ils sont doués résulte précisément de cette confusion continue entre les images.

Irradiation. — Illusions d'optique. — Les objets lumineux ou vivement éclairés ne font pas seulement, sur la membrane optique, une impression durable. Ils intéressent une plus grande surface de la rétine et l'image qu'ils forment au fond de l'œil, est plus étendue, en tous sens, que celle qu'y pourrait former tout objet semblable, moins bien éclairé.

Ce phénomène, désigné sous le nom d'*irradiation,* nous avons souvent, autour de nous, l'occasion de le constater; mais les physiciens le démontrent volontiers, au moyen des deux figures ci-contre, qui le provoquent instantanément, dès que l'œil s'arrête à les regarder.

Pour tout organe normal, en effet, le disque A, noir sur blanc, semble plus petit que le disque B, blanc sur noir, quoique les deux cercles soient absolument égaux. C'est que, d'une part, le centre très clair du disque B, forme sur la rétine une image plus étendue que celle du centre obscur du disque A, tandis que son fond noir n'impressionne point la membrane. D'autre part, le fond blanc du disque A, s'agrandit sur la rétine aux dépens de son centre noir et l'illusion dont l'œil est frappé, ne reconnaît pas d'autre cause que ce double phénomène d'irradiation déterminé par les deux images.

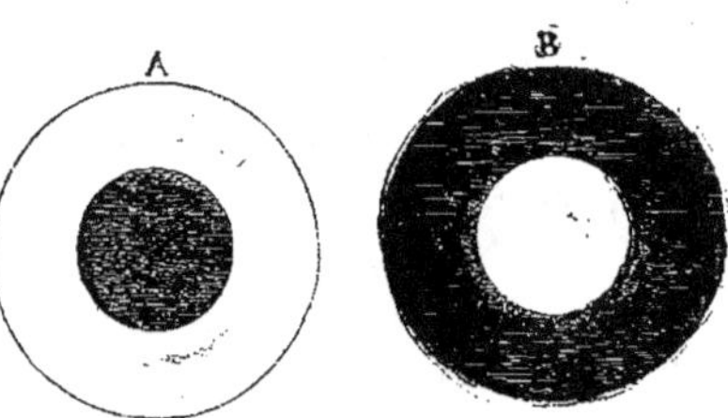

Effets de l'irradiation.

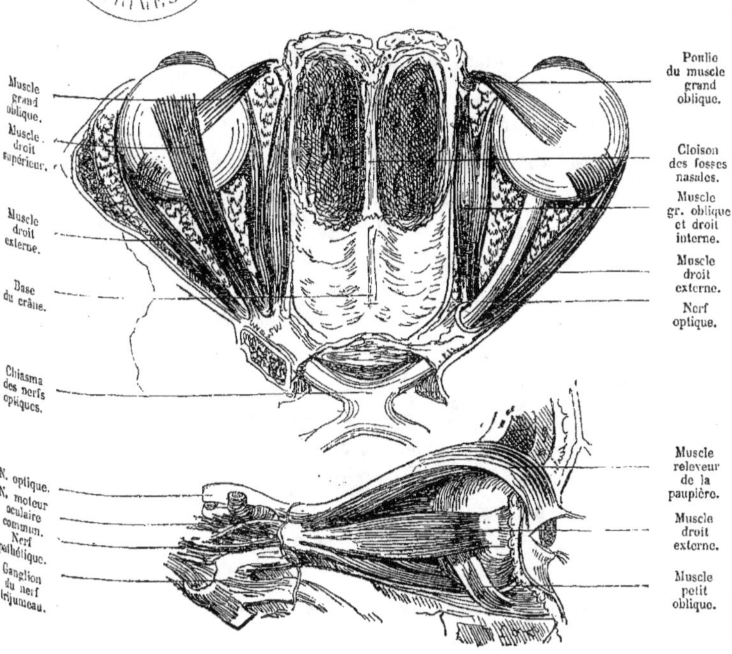

Muscles de la paupière et du globe de l'œil.

HYGIÈNE DE LA VUE

Les yeux sont bien certainement, de tous nos organes, ceux que nous estimons les plus précieux; aussi, nous inquiétons-nous, à bon droit, des moindres accidents qui peuvent les atteindre.

Et pourtant, apportons-nous à la conservation de la vue tous les soins qu'exige une fonction si délicate? Malheureusement, non. Nous abusons même d'autant plus de nos yeux que c'est presque toujours, le travail auquel nous sommes assujettis qui nous force à commettre, constamment, d'inévitables fautes d'hygiène.

Pour atténuer un peu les fâcheux effets de ces mauvaises influences, il est, cependant, d'efficaces moyens que nous négligeons ou que nous ignorons, quand il serait très simple et très avantageux de les mettre en pratique ; aussi ne sera-t-il pas sans utilité, de les faire connaître ici.

Influence du jour et de l'ombre. — On sait de quelle extrême sensibilité la rétine est douée, quand les yeux se rouvrent après le sommeil. Le jour trop vif qui souvent alors vient la frapper, n'est pas sans lui causer une impression nuisible et l'on doit, autant que possible, éviter cette brusque transition de la nuit à la lumière, en voilant d'épais rideaux les fenêtres de la chambre à coucher. Le lit même ou l'on repose ne doit jamais être placé de telle sorte que le jour tombe directement sur les yeux ; il est bon de se souvenir, enfin, qu'une croisée éclairant obliquement le berceau d'un enfant peut, à la longue, donner au petit être, la mauvaise habitude de loucher.

Un grand nombre de personnes se frottent les yeux en s'éveillant et font ainsi pénétrer sous les paupières, des cils ou des parcelles de chassie, susceptibles d'irriter et d'enflammer la muqueuse. Il est donc mieux de s'abstenir de cette pratique et, quand on fait sa toilette, de laver soigneusement ses yeux à l'eau fraîche, tout uniment.

La vive clarté du soleil, en plein été surtout, est généralement très pénible à supporter ; mais elle est particulièrement désagréable aux personnes blondes, dont la choroïde, peu colorée, n'amortit pas suffisamment l'éclat des rayons lumineux. Il est indispensable, en ce cas, de se mettre à couvert sous une ombrelle, d'adopter, pour coiffure, un chapeau à larges bords, abritant le front et mieux encore, de porter des conserves à verres enfumés qui, plus directement, protègeront la rétine.

Rarement, dans les grandes villes, les appartements ont le défaut d'être trop éclairés. Il n'en est pas de même à la campagne, où parfois, dans les maisons simplement blanchies à la chaux, pénètre un jour aveuglant. On ne saurait mieux faire, pour obvier à cet inconvénient, que de couvrir les murs d'un papier de tenture et de préférence, l'on doit choisir, alors, une tapisserie de teinte neutre, sans dorures ni sujets criards tirant et fatigant l'œil par leur grossier coloris.

Les logis sombres, autant que les appartements trop éclairés, nuisent à la vue. Outre qu'ils nécessitent de bonne heure, chaque jour, l'emploi de la lumière artificielle, ils présentent, encore, le grave défaut d'augmenter de beaucoup la sensibilité des yeux. On ne saurait croire combien peuvent, à cet égard, influer sur la vision, les conditions et le milieu dans lequel habituellement, elle s'exerce.

Au point de vue de l'éclairage, il est avantageux que toute pièce où l'on travaille reçoive, par une large baie, la lumière du nord et que, sur la table de travail, le jour tombe aussi perpendiculairement que possible.

Certains travaux, d'ailleurs, par l'application soutenue qu'ils exigent, non seulement fatiguent beaucoup la vue, mais, à la longue, déforment encore les organes eux-mêmes, qui, dès lors, ne peuvent plus retrouver leur fonctionnement normal.

C'est ainsi que les étudiants, les gens de lettres, les graveurs, les horlogers, les orfèvres, etc., sont, en grand nombre, affectés de myopie, quand ils ont pris, surtout, l'habitude d'ajouter, au pénible labeur de la journée, les fatigues de longues veilles.

Influence de la lumière artificielle. — A s'appliquer, le soir, à quelque travail minutieux, la vue, se trouble en effet, d'autant plus, que la lumière artificielle dont on se sert, est plus insuffisante.

Jusqu'à présent, l'éclairage le plus hygiénique est celui que fournit une bonne lampe de 10 à 15 lignes, alimentée par une huile végétale d'excellente qualité. Sa lumière fixe, égale et douce, impressionne nettement la rétine, en même temps qu'elle éclaire uniformément les objets. On doit seulement veiller à ce que, dans la cheminée de verre, la combustion s'opère parfaitement, afin que la mèche ne charbonne point et que l'appartement ne soit pas infecté par les âcres fumées de l'huile. Un abat-jour de couleur verte, cachant aux yeux le foyer de la lampe et laissant dégager, dans sa partie supérieure, une certaine quantité de lumière diffuse, doit toujours être choisi pour le travail. On emploiera de préférence, dans les salons, des abat-jour translucides, en papier de fantaisie, en carton découpé, en porcelaine, etc. ; les globes en verre dépoli, quoique très usités, donnant toujours à la lumière une désagréable blancheur.

A la lueur vacillante de la chandelle ou de la bougie, dont le pouvoir éclairant est d'ailleurs trop faible pour un travail soutenu, les yeux promptement se fatiguent. Ils s'irritent, au contraire, sous l'influence de la vive clarté du gaz, qui développe, outre une lumière intense, une chaleur considérable.

Dans la plupart des usines et des ateliers, il serait impossible, aujourd'hui, de proscrire l'usage du gaz, en dépit des nombreux inconvénients qu'il présente. Peut-être, dans les habitations privées, vaudrait-il mieux y renoncer, non seulement en considération des pernicieux effets de sa lumière, mais en raison, aussi, des sérieux dangers d'explosion ou d'asphyxie dont on est menacé, quand un tube accidentellement rompu, un robinet mal fermé, laissent échapper le gaz dans l'appartement.

Les divers essais d'éclairage par l'électricité, tentés jusqu'à ce jour, ne permettent point de juger encore ce luminaire idéal, au point de vue hygiénique. Le temps n'est certainement pas éloigné où la voie publique, les théâtres et la plupart, peut-être, des grands établissements industriels ne seront plus éclairés qu'à la lumière électrique ; mais l'emploi de ce mode d'éclairage, dans les pièces exiguës de nos maisons, impossible dans les conditions actuelles, présentera longtemps encore, je le crois, plus d'inconvénients que d'avantages réels.

Sur les places mêmes et dans les endroits publics, les foyers électriques, aussi divisés soient-ils, offusqueront, d'ailleurs, constamment la vue, à moins, comme le voulait le savant hygiéniste Michel Lévy, que le système d'éclairage, « combiné de manière à placer hors de vue toutes les flammes, toutes les lumières directes, ne laisse arriver à l'œil que leur clarté dispersée par des réflecteurs disposés eux-mêmes à l'écart : tel est le système Locatelli, adopté dans quelques théâtres de Venise et dans l'une des galeries du palais de Fontainebleau ».

Quand, d'habitude on travaille le soir, à la lumière artificielle, il est toujours utile, pour en modérer les fâcheux effets, de s'interrompre au moins toutes les heures et, pendant quelques minutes, de promener ses regards dans la pénombre, autour de l'appartement. Il serait mauvais de fixer longuement une surface vivement éclairée, un brasier ardent, par exemple. Si l'on emploie à écrire, la plupart des veillées, mieux vaut faire choix d'un papier légèrement teinté de bleu ou de jaune.

Les personnes qui se plaisent à lire, choisiront, autant que possible, des textes clairs, imprimés en gros caractères. Elles devront, néanmoins, de temps en temps susprendre leur lecture, et, pour éviter toute congestion, toute irritation de la rétine, s'abstenir de lire dans leur lit.

La transition subite de la lumière à l'ombre, est aussi pénible, parfois, aux yeux sensibles, que le passage immédiat de la nuit au jour. Il n'est pas prudent, en ce cas, d'éteindre brusquement une lampe, ni de sortir précipitamment d'un endroit très éclairé pour entrer aussitôt dans les ténèbres.

Troubles de la vue. — Daltonisme. — L'œil se trompe souvent. Nous en avons eu la preuve en étudiant le singulier phénomène de l'*irradiation*, qui nous fait voir plus grands, les objets peints en blanc ou très vivement éclairés; mais ces erreurs-là sont purement physiologiques, tandis que d'autres illusions, beaucoup plus graves, dépendent d'une véritable maladie de la rétine ou des milieux de l'œil.

Tel est, entre ces diverses affections, le *daltonisme,* ainsi désigné du nom du chimiste Dalton qui, lui-même, en était atteint. Il est impossible à l'œil frappé de daltonisme, de percevoir ou de distinguer certaines couleurs. C'est, ordinairement, le rouge, qu'il confond avec le vert, et cette illusion qui, dans un grand nombre de circonstances, constitue un simple désagrément, acquiert, au contraire, une haute gravité, quand elle se manifeste chez un employé de chemin de fer à tout instant obligé d'observer les signaux rouges et verts échelonnés le long de la voie. Il importe donc à la sécurité des voyageurs, que les employés des chemins de fer soient soumis à cet égard, à un examen spécial. S'il ne date point de la naissance, le daltonisme est souvent lié à une inflammation de la rétine ou des nerfs de la vision.

Héméralopie. — Nyctalopie. — Dans les pays où la lumière est très vive, en Egypte, en Abyssinie, et dans le centre de l'Afrique les yeux habitués à l'excessif éclat du soleil, ne distinguent quelquefois plus les objets, sitôt que le jour baisse. Cet étrange phénomène, connu sous le nom d'*héméralopie* ou vision diurne, ne peut être occasionné que par une sorte d'affaiblissement, sinon par une véritable paralysie de la rétine. On l'observe, d'ailleurs, dans nos contrées, chez les ouvriers exposés à regarder ordinairement des feux ardents ou d'énormes masses incandescentes; chez les verriers, par exemple, les forgerons, les fondeurs, qui forcés d'apprécier la température des substances qu'ils emploient, ne peuvent même pas toujours porter des lunettes sombres. Le phénomène inverse, la *nyctalopie,* ou vision de nuit, est caractérisé par une telle surexcitation de la rétine, que l'œil peut seulement rester ouvert dans l'ombre et percevoir nettement alors, les objets.

Myopie. — Presbytie. — Choix des lunettes. — Entre les divers troubles dont la vision peut être atteinte, il est surtout facile d'atténuer ceux qui résultent d'une myopie ou d'une presbytie même très accentuées. Les lunettes nous rendent à cet égard, les plus précieux services ; à la condition, toutefois qu'elles soient parfaitement appropriées non seulement à la nature, mais encore au degré de l'affection qu'elles doivent provisoirement supprimer.

Les myopes, avons-nous dit plus haut, distinguent bien les objets rapprochés et ne perçoivent plus nettement ceux qui se trouvent à distance. Il leur est heureusement possible, au moyen de lunettes à *verres concaves,* de porter remède à ce défaut.

La myopie relative, n'existant que pour les objets éloignés de vingt à trente pas, rend utiles les lunettes concaves des n°ˢ 18, 20, 24, 30, 36, pour voir au loin.

La myopie absolue, ordinaire ou moyenne, exige les lunettes des n°ˢ 16, 14, 12, 11, 10 ou 8.

La myopie forte rend indispensables les verres concaves des n°ˢ 7, 6, 5, 4 1/2, 4, 3 1/2, 3, 2 1/2, 2, 1 3/4. Quel que soit le degré de l'affection, il est préférable de se passer de lunettes pour lire et pour écrire. On doit enfin se souvenir, en choisissant des verres concaves, que les meilleurs, tout en facilitant la vision, ne rapetissent que très peu les objets.

Les presbytes, contrairement aux myopes, distinguent bien les objets éloignés et ne voient plus nettement ceux qui sont trop rapprochés. Pour lire, ils écartent le livre et placent volontiers la lampe entre le texte et les yeux.

Les lunettes à *verres convexes* étant seules capables de pallier cet inconvénient, dans la presbytie faible on choisira celles des n°ˢ 36, 30, 24, 20, 18. Dans la presbytie forte, quand au delà de trente centimètres, la vision restera troublée, on adoptera les n°ˢ 16, 14, 13, 12, 11, 10 ; et dès le début de l'affection, dans tous les cas, on se servira des lunettes pour travailler.

Contre la déviation des yeux ou *loucherie,* il n'est quelquefois pas inutile, non plus, de porter des lunettes spéciales, en métal ou en bois, percées, à leur centre, d'un simple petit trou. La pupille oculaire venant forcément saisir à cet orifice, les rayons lumineux, les yeux, souvent, conservent ainsi l'habitude de regarder dans la même direction.

Ophthalmies. — Extérieurement, les yeux ne présentent pas une grande surface et pourtant, dans cet espace relativement étroit, revêtu de la fine muqueuse conjonctivale, il suffit d'un grain de poussière, d'une gouttelette irritante, d'un coup d'air, de la simple fraîcheur du soir, pour occasionner, parfois, une inflammation des plus intenses.

Indiquer les causes du mal, c'est appeler indirectement l'attention sur toutes les précautions à prendre pour s'en préserver. Il est cependant indispensable, quand les paupières sont sujettes à l'inflammation, de les laver soigneusement tous les jours, à l'eau fraîche, de ne point s'exposer à l'humidité du soir et si, malgré tout, le mal se développe, de garder quelque temps la chambre, en se tenant dans une demi-obscurité.

L'eau fraîche est encore le meilleur topique qui puisse être appliqué sur les yeux, dans tous les cas de plaie ou de contusion de ces organes. Elle suffit à prévenir l'inflammation commençante et presque toujours, à calmer l'irritation pénible du fond de l'œil qui se traduit par des éclairs intermittents, désignés sous le nom de *phosphènes*.

Ces rapides lueurs qui jaillissent de la rétine irritée se manifestent, à vrai dire, à l'état normal, pour peu que l'on comprime du bout du doigt, le globe oculaire, et les oculistes se servent souvent de ce moyen pour apprécier le degré de sensibilité du fond de l'œil; mais les phosphènes présentent une telle intensité quand on reçoit un coup violent sur le front, que l'on peut en être tout ébloui et voir alors, comme on le dit vulgairement, « trente-six chandelles ».

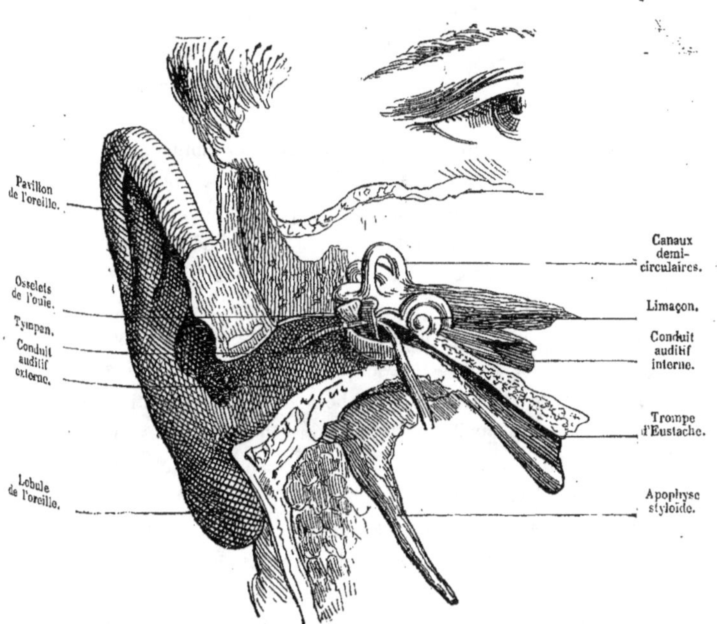

Coupe verticale de l'oreille montrant la structure de l'organe de l'ouïe.

OUIE.

Le rôle du sens de l'ouïe est de recueillir toutes les vibrations sonores que l'air lui apporte et de les transmettre au cerveau qui les entend ; aussi, l'organe chargé de cette mission difficile, est-il, comme celui de la vue, fort délicat et très compliqué.

C'est grâce aux vibrations de l'air, ainsi que les physiciens le démontrent, que le son, de proche en proche, arrive jusqu'à nous. Le pavillon de l'oreille, rigide et vibrant lui-même, comme une lame de métal, reçoit les ondes sonores et les rejette vers le conduit auditif, d'où il est impossible, désormais, qu'elles s'échappent, avant d'avoir fait impression sur le nerf de l'ouïe.

L'APPAREIL DE L'OUIE ET SES FONCTIONS

Oreille externe. — L'expansion cartilagineuse de l'oreille, si remarquable par ses plis bizarrement contournés, forme, avec le conduit qui lui fait suite, une sorte d'entonnoir éminemment propre à recueillir les sons. Mais ce n'est encore là, pour ainsi dire, que le vestibule de l'organe, dont le premier élément essentiel, le tympan, consiste en une mince membrane arrondie, tendue comme la peau d'un tambour, au fond du conduit extérieur de l'oreille.

Tympan. — Légèrement oblique de dehors en dedans, le tympan, ferme complètement le conduit auditif, qu'il sépare de l'oreille moyenne. Libre en avant, il fournit, vers le milieu de sa face postérieure, un point d'attache à la fragile chaînette des *osselets* de l'ouïe, laquelle, par sa contraction ou son relâchement, augmente ou diminue, à la façon des coulants d'un tambour, la tension de la membrane.

Oreille moyenne. — Immédiatement au delà de cette cloison vibrante, s'ouvre la *caisse du tympan,* formant une petite chambre irrégulière, occupée par la chaîne des osselets. Ceux-ci, rattachés entre eux par de solides ligaments, sont au nombre de quatre. On les nomme, d'après leur forme, le *marteau,* l'*enclume,* l'*os lenticulaire* et l'*étrier.* Le plus extérieur, le marteau, s'insère, à l'aide d'un petit muscle, sur la partie centrale du tympan; le plus profond, l'étrier, touche à l'oreille interne.

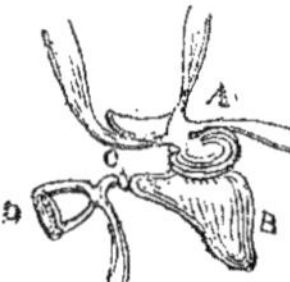

Osselets de l'ouïe.

A. Marteau.
B. Enclume.
C. Os lenticulaire.
D. Etrier.

En bas, la caisse du tympan communique avec l'arrière-gorge au moyen d'un canal étroit, la *trompe d'Eustache,* dont l'orifice pharyngien se trouve placé au niveau même de l'ouverture postérieure des fosses nasales. En arrière, elle est, pour ainsi dire,

Étymologies. — Tympan, *tumpanon,* tambour. — Limaçon, labyrinthe, etc. Ces noms et la plupart de ceux qui servent à désigner les diverses parties de l'oreille ont été tirés de la frappante ressemblance des organes avec les objets auxquels on les a comparés.

agrandie par les cellules mastoïdiennes, creusées dans l'os temporal ; et constamment, dans la chambre tympanique, aussi bien que dans ses annexes, l'air chaud de la gorge, apporté par la trompe, circule. librement.

Oreille interne. — L'oreille interne ou *labyrinthe* est en rapport avec la caisse du tympan par l'intermédiaire de deux orifices voilés chacun d'une mince membrane, la *fenêtre ronde* et la *fenêtre ovale;* cette dernière obturée, en outre, par la base de l'étrier.

Le labyrinthe, qui doit cette dénomination à sa complication même, comprend trois parties essentielles : le *vestibule,* qui fait suite à la caisse du tympan, les *canaux demi-circulaires,* qui s'ouvrent, au nombre de trois, dans le vestibule; le *limaçon,* enfin, dont la structure est absolument semblable à celle de la coquille hélicoïdale dont il a reçu le nom.

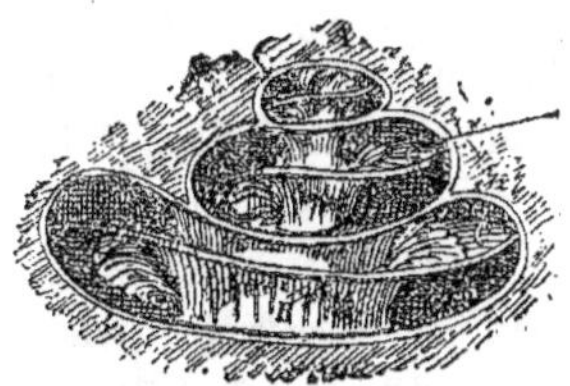

Limaçon.

A. Sommet du limaçon.
B. C. Rampes intérieures sur lesquelles s'épanouit et s'étale le nerf auditif.

Ces divers organes sont intérieurement tapissés d'une fine membrane, le *labyrinthe membraneux,* où viennent s'épanouir, en franges élégantes, les ramifications terminales du nerf auditif.

Subdivisées à l'infini, ces houppes nerveuses, dans les spires du limaçon et les canaux demi-circulaires, sont baignées d'un liquide spécial, le *liquide de Cotugno,* qui sur quelques points, contient une fine poussière blanche dont les usages sont inconnus.

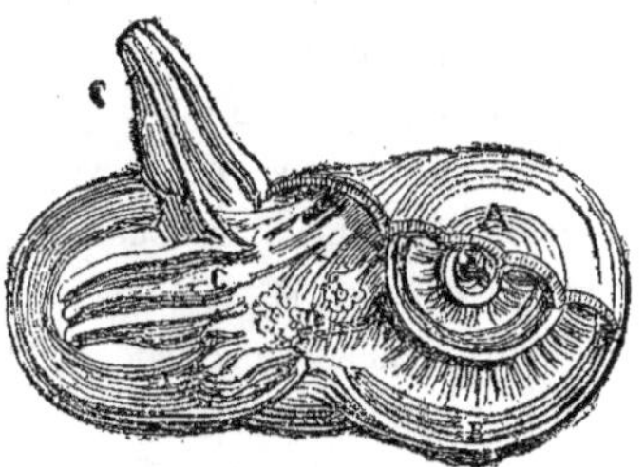

Canaux demi-circulaires.

A Sommet du limaçon.
B. Rampes intérieures.
C. Canaux demi-circulaires.

Tout est mystère, d'ailleurs, dans cette région de l'oreille interne, où foisonnent les détails anatomiques les plus étranges et les plus inexpliqués. Tel encore, dans le limaçon, cet amas bizarre de fibrilles et de cellules désigné sous le nom d'*organe de Corti,* dont la surface présente, d'après Helmholtz, 3,000 arcades susceptibles, chacune, malgré leur infime petitesse, de rendre à la façon des cordes d'un piano, un son déterminé. Ce n'est là, malheureusement, qu'une hypothèse. Les sons, bien certainement, sont transmis à l'oreille interne par les vibrations successives du tympan et de la chaîne des osselets; mais, dans l'état actuel de la science, il est impossible de donner une explication suffisante des phénomènes qui s'accomplissent à l'intérieur du labyrinthe et de démontrer, même au moyen de la théorie de Helmholtz, comment, dans les conduits tortueux des canaux demi-circulaires et du limaçon, les houppes du nerf auditif peuvent être impressionnées par l'afflux rapide et pressé des ondes sonores.

HYGIÈNE DE L'OUIE

Éducation de l'ouïe. — Nous ne nous inquiétons généralement pas assez de nos oreilles. L'ouïe est de tous nos sens celui que nous négligeons le plus, et c'est pourtant l'un des plus aptes à nous procurer de douces sensations et d'agréables jouissances.

Sans doute, nous ne naissons pas tous avec une oreille pareillement sensible. Il existe bien des personnes qui ne savent pas entendre, comme un grand nombres d'autres ne savent ni voir, ni goûter; mais de même qu'il est possible d'apprendre à juger un tableau, à déguster une liqueur, il est aussi plus ou moins facile d'arriver, par l'éducation de l'ouïe, à savoir entendre, à la condition, toutefois, de posséder une oreille physiologiquement bien conformée.

L'ouïe est aussi nécessaire que la vue au développement de l'intelligence. C'est par elle que nous jouissons pleinement du spectacle de la nature, par elle que nous acquérons, en échangeant nos idées avec nos semblables, tout ce que la parole peut enseigner. Les plaisirs les plus nobles, ceux que nous retirons de la culture des sciences et des arts, ne nous sont-ils pas donnés encore par les sens de l'ouïe et de la vue?

Le théâtre et la musique, ces amusements qui deviennent si facilement d'impéricuses passions, ne les goûtons-nous pas, exclusivement, par les oreilles et les yeux? Et quelle puissante influence les sensations qu'ils nous procurent n'exercent-elles pas sur notre organisme, après avoir frappé notre esprit? On a souvent parlé de leurs excellents effets sur la santé, non seulement à l'état normal, mais encore pour combattre certaines névroses. Il serait assurément difficile, même au moyen des substances les plus énergiques, d'exercer sur l'économie une action comparable à celle que fait éprouver l'audition des grands morceaux de *Faust* ou de *Guillaume Tell;* nul cordial ne réconforte mieux le cœur et l'esprit qu'une tirade des beaux vers de Corneille; et vainement on chercherait, pour combattre la mélancolie, un plus efficace dérivatif qu'une saine comédie de Molière.

Mais c'est surtout la susceptibilité du malade aux impressions musicales que le médecin utiliserait avec fruit, comme moyen thérapeutique.

S'il est vrai que certaines organisations · soient réfractaires à la musique, il en est d'autres, en effet, que l'audition d'une mélodie exalte et passionne jusqu'à l'état maladif.

« — Comment avez-vous le courage de vous enfermer chaque soir, aussitôt après votre dîner, dans une loge d'Opéra? demandait-on un jour au docteur Véron. — Je ne peux pas digérer sans musique! répondit-il. »

Et le docteur Véron ne faisait, en cela, qu'obéir aux conseils de Récamier, qui recommandait surtout à ses malades dyspeptiques ou gastralgiques d'aller tous les soirs, à la place Vendôme, entendre la retraite et suivre les tambours.

Le célèbre médecin était à tel point convaincu de l'efficacité de ce moyen, qu'il n'hésitait pas à le proposer, même dans les consultations les plus sérieuses. C'est ainsi qu'appelé un jour chez une grande et noble marquise du faubourg Saint-Germain, il écrivit la prescription suivante :

« L'estomac aime le rhythme. — Madame la marquise prendra ses repas aux sons du tambour. »

Il n'était pas facile au pharmacien d'exécuter cette ordonnance. Aussi madame la marquise dut-elle louer deux tambours de la garde nationale, qui vinrent, matin et soir, battre la caisse sous les fenêtres de la salle à manger.

Au bout d'un mois de ce singulier traitement, la grande dame avait, il est vrai, retrouvé son appétit, et digérait à merveille.

Conditions de l'oreille musicale. — La première condition d'une bonne oreille, réside dans la disposition normale du tympan.

De même que l'œil est forcé de s'accommoder, pour la vision, à différentes distances, de même le tympan, pour fonctionner régulièrement, doit se tendre de façon à vibrer à *l'unisson* du bruit qui l'impressionne. Aussi l'oreille musicale consiste-t-elle surtout dans une juste harmonie entre le tympan et le jeu des muscles de la chaîne. Chez les chanteurs émérites et les bons musiciens, l'obliquité de la membrane est telle, que le moindre son ne peut lui échapper, ce qui parfois arrive quand l'inclinaison est exagérée ou insuffisante.

Influence des sons sur le tympan. — Les physiciens ont observé qu'un son trop aigu fait imparfaitement vibrer une membrane, lorsque celle-ci se trouve tendue de façon à rendre des sons plus aigus que ceux qu'elle reçoit. Grâce à cette propriété précieuse, la tension du tympan s'exagère toutes les fois qu'un bruit trop aigu retentit à nos oreilles, et la membrane, au lieu de vibrer à l'unisson, agit plutôt, en cette circonstance, comme un bouclier, pour protéger la sensibilité auditive.

Une éclatante preuve de cette faculté remarquable est fournie par la paralysie du tympan. Cette maladie rendant impossible la tension exagérée de l'organe, les sons aigus impressionnent alors très péniblement l'oreille, et la détonation d'une arme à feu occasionne une atroce douleur.

Finesse de l'ouïe. — La finesse de l'ouïe varie considérablement suivant les individus. Certaines oreilles perçoivent à peine les différences de tons de la gamme, tandis que d'autres, — les oreilles savantes, — peuvent, au contraire, apprécier séparément deux tons musicaux ne différant entre eux que de $1/1200°$ dans le nombre des vibrations.

Il existe pareillement beaucoup de tympans qui ne vibrent pas sous l'influence des notes très élevées; aussi rencontre-t-on des personnes qui, sans être sourdes, n'entendent point le chant du grillon, le plus aigu des sons que puisse percevoir l'oreille humaine.

Troubles de l'ouïe. — Soins des oreilles. — La plus minime affection, le moindre obstacle même, au passage des ondes sonores, suffisent, du reste, à nuire considérablement à la netteté de l'ouïe. Souvent, par exemple, la matière jaunâtre connue sous le nom de *cérumen,* que sécrètent les glandes du conduit auditif, s'accumule en petits amas pierreux au devant du tympan. C'est assez pour causer une surdité relative, des bruits, des bourdonnements dont il est facile de se guérir, au moyen d'une simple injection d'eau chaude, et que l'on prévient toujours en veillant scrupuleusement à la propreté du conduit auditif. On ne doit jamais, toutefois, procéder à ce nettoyage au moyen d'un objet fragile et pointu, risquant de se casser ou de blesser le tympan. Il est mauvais, aussi, de s'habituer à porter du coton dans les oreilles, excepté quand on prend un bain froid, la pénétration de quelques gouttes d'eau fraîche dans le conduit auditif occasionnant parfois, de très sérieux accidents. L'eau tiède, injectée à l'aide d'une petite seringue, est encore le meilleur moyen de débarrasser l'oreille d'un insecte ou d'un corps étranger qui s'y seraient introduits. Un pinceau d'aquarelle, enduit d'un épais mucilage de gomme arabique, peut être enfin très utile quand il s'agit d'extraire du conduit auriculaire un noyau de fruit ou tout autre corps dur.

Rupture du tympan. — Il n'est pas rare qu'un bruit considérable, le fracas de la foudre, par exemple, ou la détonation d'une pièce d'artillerie, n'amène la rupture du tympan. La membrane éclate alors comme un carreau de vitre, soit par son extrême tension, soit par sa vibration excessive.

Plus fréquemment encore, le tympan est perforé par l'introduction accidentelle d'un corps étranger, d'une branche, d'une paille, ou même d'un cure-oreille trop aigu. Cette lésion, qui s'accompagne d'une effroyable douleur, n'est point toujours suivie d'une surdité absolue. La perception seule des sons très hauts ou très bas n'est plus possible; mais la cicatrisation de la plaie, quand elle peut se faire, rend parfois à l'organe toute la finesse qu'il avait perdue.

Inflammation. — Myringite. — Plus grave est l'inflammation du tympan, la *myringite,* qui peut être causée par un courant d'air ou par une injection d'eau froide, mais qui succède surtout au catarrhe profond de l'oreille et se termine souvent, par la destruction de la membrane auditive; auquel cas il ne reste guère d'autre ressource au malade que celle du tympan artificiel.

Ce petit appareil, composé d'une mince lame de caoutchouc, étant introduit dans le conduit auditif, le chirurgien le place dans la situation convenable, à peu près comme un vitrier remet à une fenêtre, un carreau.

Si l'inflammation auriculaire n'a point occasionné de trop graves désordres, le tympan artificiel remplit fort bien son office, et le malade jouit du grand avantage de pouvoir retirer son oreille au besoin, pour la mettre dans sa poche.

BIBLIOTHÈQUE NATIONALE IMPRIMÉS

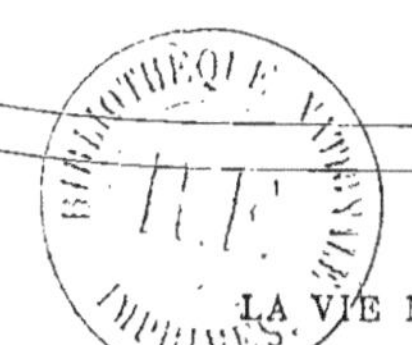

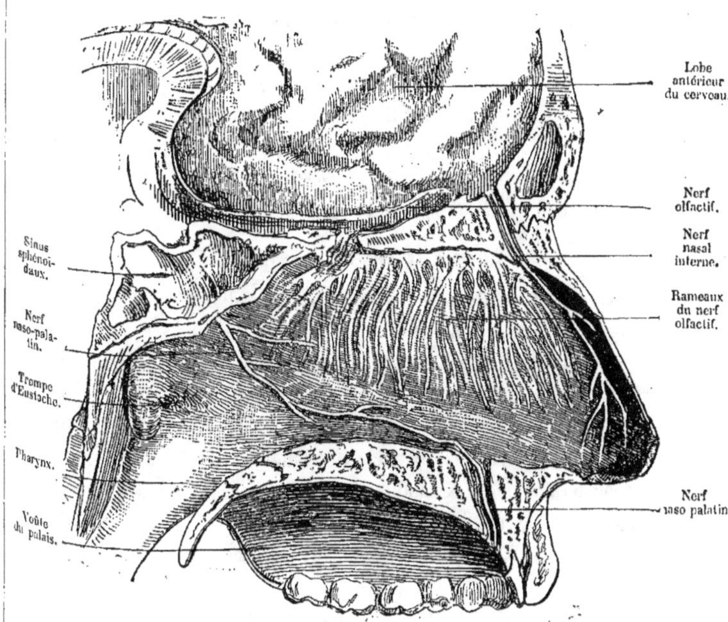

Fosses nasales. — Épanouissement du nerf olfactif sur la pituitaire.

ODORAT

Placé, en sentinelle avancée, au-dessus de la bouche, le nez ne sert pas seulement de porte d'entrée à l'air que nous respirons.

Il a pour mission encore, de reconnaître les qualités de cet air, au passage, de contrôler sa pureté, de vérifier, en un mot, si le fluide qui nous apporte la vie, n'est point chargé d'éléments pernicieux, dont la rapide absorption par les vésicules pulmonaires, dans un grand nombre de cas, serait fatalement suivie de mort.

Ce même contrôle qu'il exerce sur le fluide aérien, l'organe qui nous occupe doit le pratiquer en outre sur les aliments ; aussi les lui présentons-nous instinctivement, pour peu qu'ils nous semblent suspects, avant de les porter à la bouche.

Pour être capable de remplir ces hautes fonctions, le nez, simple vestibule de l'appareil respiratoire, est donc, nécessairement, doublé d'un sens spécial, le *sens de l'odorat,* qui siège dans la fine muqueuse dont sont tapissées les fosses nasales.

L'APPAREIL DE L'ODORAT ET SES FONCTIONS

Fosses nasales. — Séparées, sur la ligne médiane, par une cloison verticale, dont un osselet triangulaire, le *vomer,* forme la partie résistante, les fosses nasales s'ouvrent, en dehors, par les narines et débouchent, en arrière, par deux larges orifices, au-dessus du voile du palais, dans la partie la plus haute du pharynx.

Ce sont deux vastes chambres triangulaires, dont la surface est considérablement agrandie par trois lames osseuses roulées en *cornet,* adhérentes, par un de leurs bords, à la paroi externe des fosses nasales, et parallèlement superposées comme des rayons contre un mur.

Outre ces replis osseux, bien certainement destinés à diviser l'air pour multiplier ses points de contact avec la membrane olfactive, les cavités nasales présentent d'autres prolongements qui, loin de former saillie, s'enfoncent profondément dans tous les os du voisinage.

Ces anfractuosités irrégulières où l'air pénètre aussi librement que dans les fosses nasales, portent le nom de *sinus;* et l'une d'elles, l'*antre d'Hygmore,* ne peut être mieux comparée, en effet, qu'à une véritable caverne, occupant toute l'épaisseur de l'os maxillaire supérieur. En haut, les cavités du nez sont encore agrandies par les sinus frontaux et les cellules contournées de

Étymologies. — Pituitaire, *pituita,* pituite, mucosité. — Olfaction, olfactif, *olfactio,* exercice actif de l'odorat. — Antre d'Hygmore : du nom de l'anatomiste qui décrivit le premier le sinus maxillaire.

l'os ethmoïde ; en arrière, elles se prolongent jusque sous la base du crâne, par les sinus sphénoïdaux. (*Voir la fig.*)

Pituitaire. — Sur les parois des fosses nasales, dans les replis des cornets ainsi que dans les plus profonds recoins des sinus, s'étend la muqueuse olfactive, la *pituitaire,* d'un rose pâle à l'état normal, mais susceptible de saigner ou de s'enflammer avec une extrême facilité, en raison de la trame serrée des vaisseaux qui la parcourent.

Dans sa plus grande étendue, la pituitaire est criblée, en outre, d'innombrables follicules glanduleux sécrétant l'humeur épaisse et visqueuse qui tient la membrane humide, mais dont le rôle principal est d'engluer les poussières nuisibles que l'air entraîne avec lui.

On sait, quand on se mouche, après avoir séjourné quelque temps dans une atmosphère enfumée, quelles mucosités noirâtres sont expulsées des fosses nasales. Ce sont, précisément, les parcelles charbonneuses retenues par le mucus nasal au passage de l'air, qui leur donnent cette coloration.

Nerf olfactif. — Dans la pituitaire se répandent un certain nombre de filets des nerfs palatins et nasaux qui, tout en donnant à la muqueuse sa sensibilité tactile, restent entièrement étrangers à la perception des odeurs.

Le seul nerf qui préside à l'odorat est le *nerf olfactif,* dont le tronc, accolé à la face inférieure des hémisphères cérébraux, se termine dans le crâne, immédiatement au-dessus de l'os ethmoïde, par un gonflement olivaire, une sorte de bulbe, d'où se détachent les rameaux destinés à la perception des odeurs.

A travers les nombreux petits trous de la *lame criblée* de l'ethmoïde, les branches olfactives descendent, sous forme de gros pinceaux, dans la pituitaire et se distribuent à la partie la plus haute de la membrane où s'épuisent leurs filets.

Olfaction. — C'est par l'air, bien certainement, que les odeurs sont portées dans les fosses nasales, où les pinceaux du nerf olfactif en reçoivent l'impression. Pour expliquer ce phénomène, il est admis, sans grande vraisemblance, d'ailleurs, que les odeurs consistent en particules infinitésimales, s'exhalant sans cesse des corps odorants et flottant, au sein de l'air, comme d'impalpables poussières.

Rigoureusement, on comprendrait qu'il en soit ainsi des substances volatiles; mais comment accepter, que des parcelles odorantes, si minimes que l'on puisse les supposer, se détachent, par exemple, de la pièce de gibier qu'un chien poursuit? Comment expliquer qu'un fragment de musc de cinq centigrammes, remplisse de son pénétrant parfum tout un appartement, sans rien perdre de son poids?

Faute d'une meilleure explication, nous sommes bien forcés de nous contenter de cette hypothèse; aussi les physiologistes s'accordent-ils à penser que l'impression des nerfs olfactifs par les odeurs est un simple phénomène de contact.

Classification des odeurs. — La profonde incertitude qui règne à ce sujet, ne pouvait permettre, non plus, d'établir une classification vraiment scientifique des odeurs. Linné qui l'a tenté, n'est parvenu qu'à grouper, comme il suit, les plus caractéristiques : *Odeurs aromatiques :* laurier, thym, œillet, etc. *Odeurs fragrantes :* rose, lis, jasmin, etc. *Odeurs ambrosiaques :* ambre, musc, etc. *Odeurs alliacées :* ail, asa fœtida, etc. *Odeurs fétides :* Valériane, ellébore, bouc, etc. *Odeurs vireuses :* œillet d'Inde, ciguë, dadura, etc. *Odeurs nauséeuses :* courge, concombre, ipéca, etc. Ce n'est là, comme on voit, qu'une classification fort incomplète, un grand nombre de substances possèdant, en somme, une odeur spéciale, *sui generis,* qu'il est impossible de rapprocher d'aucune autre.

Les grands agents physiques, la chaleur, l'humidité, la lumière même, exercent une influence considérable sur le développement et l'intensité des odeurs. Certaines fleurs de nos climats, par exemple, ne sont odorantes que pendant le jour. Au printemps, c'est dans la matinée, tandis que la rosée s'évapore aux rayons du soleil, que l'air s'imprègne surtout des suaves parfums des vergers et des jardins.

Finesse de l'odorat. — L'odorat est d'autant plus développé chez l'homme, que les replis de ses cornets nasaux sont plus étendus. L'étonnante supériorité du chien, à cet égard, lui vient précisément de la longueur et de la multiplicité de ses volutes nasales; aussi le sens de l'odorat, chez cet animal, est-il, suivant l'expression de Buffon, un organe universel de sentiment, « un œil qui non seulement voit les objets où ils sont, mais encore partout où ils ont été. »

Par l'habitude et l'exercice, d'ailleurs, l'odorat est susceptible d'acquérir une bien plus grande force de pénétration. Les Indiens de l'Amérique du Nord parviennent souvent ainsi, paraît-il, à reconnaître à distance, la présence de leurs ennemis. Le *Journal des savants* de 1684, rapporte même le singulier exemple d'un religieux de Prague dont le nez était assez fin, pour distinguer, à l'odeur, une femme honnête de celle qui ne l'était pas!...

Quelque pénétrant que soit l'odorat, il ne suffit point, pour bien sentir, d'approcher l'objet odorant des narines. Il est nécessaire, encore de le *flairer*, c'est-à-dire, d'aspirer fortement, et à plusieurs reprises, les émanations qui s'en dégagent, afin qu'elles soient portées jusque dans la partie la plus élevée des fosses nasales, dans la région même où se distribuent les rameaux du nerf olfactif. Quand, au contraire, on veut se délivrer d'une odeur désagréable, on pratique instinctivement, à travers les fosses nasales, de brusques expirations qui les débarrassent aussitôt de l'air qu'elles contiennent et par conséquent, des mauvaises émanations dont il est chargé.

Comme le sens de l'ouïe, celui de l'odorat est plus ou moins subtil et très diversement impressionnable. Certaines personnes, en effet, sont très vivement affectées par le parfum le plus faible, tandis que d'autres peuvent supporter, sans répugnance, les plus fortes odeurs.

Suivant les individus et même, ce qui semblera plus étonnant, suivant les pays, telle odeur est estimée agréable ou mauvaise. Le musc, insupportable à beaucoup de personnes, est le parfum préféré de celles qui recherchent en tout les choses excessives. L'asa fœtida qui nous semble exécrable, fait les délices des Orientaux. Mais il est des odeurs, — dont quelques-unes en réalité fort inoffensives, — à tel point antipathiques à certains organismes, qu'elles peuvent donner lieu à de véritables accidents. Les annales scientifiques renferment, à cet égard, un nombre considérable de faits bien constatés, dont quelques-uns sont, en effet, très étranges :

Ainsi, Louis XIV ne pouvait souffrir l'odeur de la tubéreuse ; Henri III s'enfuyait à la vue d'un chat ; le duc d'Épernon perdait connaissance à l'odeur d'un levraut, le maréchal de Brézé, à la vue d'un lapin ; le maréchal d'Albret s'évanouissait en voyant servir un cochon de lait sur une table. Il serait facile de multiplier ces exemples. Les fleurs les plus agréablement odorantes, la rose, la violette, l'œillet, donnent souvent lieu à de semblables phénomènes. La seule odeur des fraises peut causer une éruption d'urticaire. On cite, enfin, des personnes très fâcheusement impressionnées par les émanations douceâtres d'une décoction de graine de lin.

HYGIÈNE DE L'ODORAT.

Quoique la bonne conservation de l'odorat puisse nous paraître moins précieuse que celle de l'ouïe ou de la vue, il n'en est pas moins fort pénible, on en conviendra, de perdre la faculté de sentir.

Dans un certain nombre de professions, il est, du reste, indispensable de posséder, aussi parfaite que possible, l'aptitude à percevoir les odeurs. Le médecin, le chimiste, le cuisinier, le parfumeur, le distillateur se trouveraient, parfois, fort empêchés, s'ils étaient privés du sens de l'odorat. L'ouvrier mineur, l'égoutier qui sait reconnaître à l'odeur, le dégagement d'un gaz inflammable ou toxique peut enfin devoir son salut à la finesse de son flair.

Coryza. — L'inflammation de la membrane pituitaire, le vulgaire *rhume de cerveau*, dans sa période aiguë supprime presque constamment l'odorat; mais la fonction se rétablit généralement aussitôt que cesse le catarrhe, et l'impression des odeurs est souvent plus vive, alors, qu'avant le début du coryza.

Il n'en est plus de même au cas d'une inflammation chronique, d'un ozène caractérisé par des écoulements fétides ou de la formation d'un polype sur la muqueuse, dans la région du nerf olfactif. L'odorat, dans ces conditions, est toujours, promptement aboli; mais il se rétablit très vite, aussi, quand l'affection nasale, rationnellement traitée, n'offre point, elle-même, à la médication, une trop grande résistance.

Abus du tabac. — S'il est relativement peu de personnes privées d'odorat par le fait d'une maladie de l'organe, le nombre est grand, en revanche, de celles chez qui le sens olfactif, à l'état normal est plus ou moins obtus. Il est malheureusement si facile, par l'usage excessif des parfums, des cosmétiques, des sels anglais, d'émousser la sensibilité de la muqueuse.

De tous les abus, cependant, c'est celui du tabac, du tabac à priser, surtout, qui porte à l'odorat le plus grave préjudice. Et pourquoi prise-t-on? pourquoi se laisse-t-on aller à cette mauvaise habitude qui, si promptement, dégénère en une passion dégoûtante et nuisible? — Pour dégager le cerveau, prévenir la migraine, disent les uns; pour dissiper l'ennui, prétendent les autres. Autant d'illusions ou d'erreurs.

Le tabac introduit dans les fosses nasales, irrite simplement la muqueuse et détermine ainsi l'écoulement de mucosités noirâtres, qui ruissellent sur la lèvre ou s'amassent en gouttes sales, à la pointe du nez.

Outre de fréquents éternuments et la sensation d'un chatouillement spécial auquel, sans doute, le priseur finit par trouver un véritable plaisir, c'est là tout le bénéfice que l'on peut retirer du tabac à priser. Peut-être n'est-il pas impossible, à vrai dire, qu'il produise, quelquefois, une dérivation suffisante sur la muqueuse, pour atténuer ou prévenir un accès de névralgie; mais une médication plus rationnelle agirait alors plus efficacement et c'est d'ailleurs payer fort cher, l'agrément douteux d'une titillation nasale, que de l'acheter au prix d'une constante malpropreté.

Par la surexcitation passagère qu'il exerce sur le cerveau, le tabac fumé procure, peut-être, à ceux qui n'en font point abus, plus de vraies jouissances; mais il est bien peu de fumeurs qui sachent en user modérément et dès lors, l'économie ne ressent plus, de l'excitant devenu poison, que les mauvaises influences.

Bientôt, sous l'action des âcres fumées de la pipe ou du cigare, les muqueuses de la bouche, des fosses nasales et des yeux, se congestionnent et s'enflamment. La salive, abondamment crachée, manquant aux digestions, la nutrition s'altère et le sang s'appauvrit; fatiguée, enfin, par la continuité d'une excitation factice, l'intelligence s'émousse, en même temps que le système nerveux se débilite suffisamment pour que les muscles perdent toute vigueur, le caractère toute énergie.

Au point de vue hygiénique, le tabac fumé ne mérite donc pas plus notre approbation, que le tabac prisé. Reste une troisième manière d'employer l'excitant, celle de le « chiquer », qui ne vaut pas mieux que les deux autres. Sans doute, le tabac chiqué n'offense point directement l'odorat, mais il irrite la bouche qu'il empuantit, altère le goût et provoque la même salivation, les mêmes troubles digestifs que lorsqu'on le fume.

En somme, « l'herbe à Nicot » est beaucoup plus nuisible qu'utile et l'on ne peut s'expliquer l'usage universel de cette plante fétide, que par cet impérieux besoin qu'éprouvent les hommes de toute race et de tout pays de se procurer, à quelque prix que ce soit, l'agrément d'une sensation qu'ils ne connaissent pas encore.

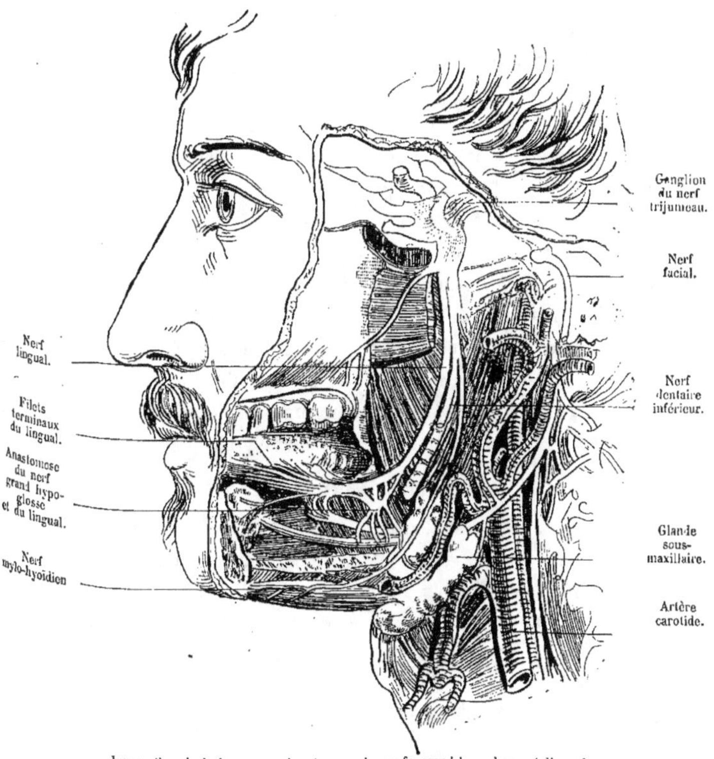

Innervation de la langue. — Anastomose des nerfs grand hypoglosse et lingual.

GOUT

Le *goût* n'est point, comme se le figurent volontiers les gastronomes, un sens de pur agrément.

La nature, en effet, ne nous a rien donné dans l'unique intention de nous être agréable. Le moindre plaisir que nous éprouvions à l'accomplissement d'un acte physiologique ne nous est accordé qu'eu égard à l'utilité qui peut en résulter pour la nature ou pour nous. Il est même intéressant de constater que la jouissance est d'autant plus vive, toujours, que l'acte qui nous la procure est aussi plus utile.

Ainsi, le sens du goût n'a point d'autre but que de nous exciter à nous nourrir. C'est une douce sollicitation à chercher, parmi les aliments, ceux qui nous conviennent le mieux et la récompense, peut-être, d'avoir su les trouver et les choisir; mais l'utilité de la sensation se devine aisément, sous le plaisir qu'elle nous donne. Le goût nous faisant défaut, tout travail pour obtenir ou préparer des aliments de choix, nous paraîtrait une vaine fatigue; nous nous contenterions probablement de disputer aux animaux une nourriture grossière; et dans l'impossibilité où nous serions de reconnaître à sa saveur une substance nuisible, nous courrions le risque de nous empoisonner à chaque instant.

L'APPAREIL DU GOUT ET SES FONCTIONS

La langue, — la meilleure et la pire des choses, au dire des anciens philosophes, — est l'organe du goût. Nous connaissons déjà, le rôle considérable de cet appendice charnu dans la mastication et la déglutition des aliments ; nous aurons bientôt à l'étudier au point de vue du phénomène complexe de la parole; il importe ici, que nous décrivions plus particulièrement sa structure, pour bien comprendre le phénomène, d'ailleurs peu connu encore, de la perception des saveurs.

Muscles de la langue. — Comme on en peut juger d'après cette triple fonction, la langue est certainement l'organe le plus affairé de l'économie; aussi possède-t-elle une prestesse, une mobilité vraiment étonnantes. Un groupe serré de dix-sept muscles, attachés d'une part, à tous les points résistants du voisinage, au maxillaire, à l'os hyoïde, à la base du crâne, et d'autre part, venant tous aboutir à la face profonde de la muqueuse linguale,

Étymologies. — Gout : *gustare*, goûter. — Papille : *papilla*, éminence. — Nerf hypoglosse : *glossa*, langue, *upo*, dessous. — Glosso-pharyngien : commun à la langue et au pharynx.

donnent à ce zélé fonctionnaire, outre une excessive souplesse, la faculté de s'allonger, de se raccourcir, de se bomber, de s'effiler, de se plier en gouttière, de s'élever, de s'abaisser, d'agir et de se mouvoir enfin, dans toutes les directions.

Muqueuse linguale. — Papilles. — La muqueuse de la langue enveloppe de toutes parts ce faisceau musculeux, libre et saillant dans la bouche. Une multitude de hautes villosités ou *papilles*, les unes déliées, d'autres arrondies en champignon, d'autres, enfin, creusées en coupe, hérissent la membrane comme d'un épais gazon et lui donnent un aspect granuleux caractéristique.

D'autant plus grosses qu'elles se rapprochent davantage de la partie postérieure de la langue, ces papilles reçoivent, chacune, un certain nombre de vaisseaux et de filets nerveux qui, de ces villosités spongieuses font à la fois de fins suçoirs et des appareils tactiles extrêmement délicats.

Nerfs de la langue. — Trois nerfs issus de la base du cerveau, se rendent à la langue : le *lingual* détaché du trijumeau, et le *glosso-pharyngien,* pour lui donner sa sensibilité gustative, le grand nerf *hypoglosse* pour lui transmettre le mouvement.

Le lingual s'épanouit en nombreux filets dans toute la partie antérieure de l'organe ; le glosso-pharyngien donne surtout la sensibilité gustative au tiers postérieur ; aussi les saveurs perçues à l'extrémité de la langue, ne le sont-elles point toujours à sa base, et certaines substances présentent-elles un goût différent, selon qu'elles impressionnent les papilles du nerf lingual ou celles du glosso-pharyngien.

Perception des saveurs. — D'une saveur franchement astringente quand on le dépose à l'extrémité de la langue, l'alun, par exemple, n'offre plus, à sa base, qu'une saveur nauséeuse et sucrée. Le nitre, au contraire, frais et piquant à la pointe de l'organe, semble doué d'une extrême amertume dès qu'il franchit l'isthme du gosier. En général, d'ailleurs, le nerf lingual serait plus spécialement chargé de la perception des saveurs douces, le glosso-pharyngien de celle des saveurs amères ou présentant une certaine âcreté.

Un grand nombre de substances sont insipides, c'est-à-dire qu'elles ne causent aucune impression spéciale, en dehors de la sensation tactile, sur l'organe du goût. Les autres, possèdent une sapidité variable, tantôt vague et difficile à préciser, tantôt très franche et très nette, se manifestant dès que la moindre parcelle de la substance est en rapport avec les nerfs sensitifs. Il suffit d'un centigramme d'acide sulfurique dans un litre d'eau, pour que le goût en perçoive l'astringence, et par contre, c'est à peine si, dans la même quantité de liquide, douze grammes de sucre font éprouver aux papilles linguales la sensation d'une saveur sucrée.

Pour analyser le goût d'une substance sapide et s'en rendre un compte exact, il est indispensable de la conserver dans la bouche, quelques instants, afin d'imbiber convenablement les papilles. Cette « dégustation », quand on a pris l'habitude de la pratiquer, permet, comme on sait, d'apprécier les saveurs même les plus légères, de les distinguer entre elles et par conséquent, de reconnaître dans le goût de telle ou telle substance, une imperfection minime, entre de nombreuses qualités.

Rapports entre le goût et l'odorat. — Un grand nombre d'aliments, même parmi ceux que l'on pourrait croire les plus sapides, ne possèdent, en réalité, qu'une apparente saveur.

Dans la bouche, loin d'impressionner les nerfs du goût, c'est uniquement sur les nerfs de l'odorat qu'ils exercent leur influence. On les sent, mais on ne les goûte pas. Il en est ainsi, notamment, du vin, du thé, du café, du chocolat, de toutes les substances aromatiques. Pour peu que l'on se presse le nez entre les doigts ou qu'un intense coryza rende l'olfaction impossible, ces substances, si sapides en apparence, ne présentent plus aucune saveur. Seuls alors, le sel, le sucre, les acides et les amers possèdent toute leur action sur les papilles de la langue.

Bien souvent il arrive encore que des impressions purement tactiles, produisent sur la muqueuse linguale l'effet de véritables saveurs. La sensation spéciale que donnent le plâtre et la farine, par exemple, résulte d'un simple phénomène de contact; la saveur fraîche de l'éther et de la menthe consiste essentiellement en une impression de froid produite par la rapide évaporation de ces substances volatiles.

Classification des saveurs. — De cette confusion physiologique entre les odeurs et les saveurs, il est aisé de conclure combien l'odorat et le goût sont unis et solidaires. Aussi, jusqu'à ce jour, a-t-on vainement essayé d'isoler des odeurs, les sensations gustatives et de les classer méthodiquement. Linné, les distinguait en saveurs *salées, visqueuses, styptiques, grasses, âcres, douces;* mais à cette classification trop élémentaire, il est rationnel de préférer le groupement plus scientifique de Chevreul, qui répartit les corps en quatre classes, selon qu'ils impressionnent isolément ou simultanément le tact de la langue, l'odorat et le goût. Les corps de la première classe n'agissent absolument que sur le tact lingual : on peut citer, le verre, le sable, le quartz. Les corps du deuxième groupe agissent sur la langue et l'odorat; tel est le cuivre et quelques autres métaux odorants. La troisième classe comprend les nombreuses substances agissant à la fois sur la langue et le goût, le sucre par exemple, et le sel marin. Au quatrième groupe appartiennent, enfin, les corps affectant à la fois le tact de la langue, l'odorat et le goût; tels, l'essence de menthe et beaucoup d'autres liquides volatils.

HYGIÈNE DU GOUT

Développement du goût. — Il faut au goût, plus qu'à tout autre sens, un temps considérable pour se développer. Très imparfait chez les enfants, à qui les substances douces et sucrées seules, semblent bonnes, il reste encore grossier chez les jeunes gens qu'un ardent appétit rend peu difficiles sur le choix des aliments; il se forme seulement chez l'adulte qui déjà commence à s'inquiéter de ce qu'il mange et ce n'est, enfin, qu'après de longues épreuves, chez le vieillard, qu'il acquiert une subtilité toute particulière, une délicatesse dégénérant souvent en une véritable sensualité. Encore chercherait-on, vainement, de fins gastronomes parmi les paysans ou les humbles habitants des villes. C'est seulement dans les rangs de la classe aisée, chez les gens du monde ayant fréquemment l'occasion d'apprécier, de comparer les mets les plus savoureux ou les plus estimés, que le goût peut atteindre toute la perfection dont il est susceptible. La culture intellectuelle même, n'est point sans influence sur son développement, aussi compte-t-on surtout de nombreux gourmets parmi les gens de lettres, les médecins, les magistrats, les abbés, les financiers, les artistes.

Éducation du goût. — Plus encore que l'ouïe, le goût, quand on le cultive et mieux encore quand on ne l'applique qu'à discerner un petit nombre de saveurs, finit par acquérir, dans le champ restreint où il s'est exercé, une subtilité vraiment extraordinaire.

On sait comme certains dégustateurs excellent à percevoir les moindres défauts ou les insaisissables qualités d'un vin de tel ou tel cru. Il est de ces fins experts, en Bourgogne, au dire de Michel Lévy * qui, non seulement reconnaissent au goût les vins de chacun des terroirs, mais qui désignent encore la propriété particulière d'où ils proviennent, l'année de leur récolte, etc. Ils arrivent à cette subtilité de perception en évitant toutes les causes qui peuvent altérer la surface gustatile, épaissir l'épiderme, salir la bouche ou l'empâter. L'usage habituel de l'eau, entre

* *Traité d'hygiène publique et privée*, Paris, 1862.

pour beaucoup dans cette hygiène spéciale. Ils exercent ensuite, souvent, le sens du goût, arrêtant leur attention sur les impressions qu'il reçoit, tandis qu'en général, sous l'aiguillon de la faim, on précipite les aliments et les boissons dans l'estomac dont les sensations viennent obscurcir et compliquer celles des papilles linguales.

Brillat-Savarin qui, dans son œuvre aimable *, a fait entrer un certain nombre d'observations physiologiques d'une grande justesse, avait parfaitement analysé les diverses sensations que procure un goût exercé. « Contrairement à l'ouïe qui peut entendre et comparer plusieurs sons à la fois, le goût, dit-il, est simple en activité, c'est-à-dire qu'il ne peut être impressionné par deux saveurs en même temps. Mais il peut être double ou même multiple par succession, c'est-à-dire que dans le même acte de gut_turation, on peut éprouver successivement une seconde et même une troisième sensation qui vont en s'affaiblissant graduellement et qu'on désigne par les mots : arrière-goût, parfum ou fragrance ; de la même manière que lorsqu'un son principal est frappé, une oreille exercée y distingue une ou plusieurs séries de consonnances dont le nombre n'est pas encore parfaitement connu.

« Ceux qui mangent vite et sans attention, ne discernent pas les impressions du second degré ; elles sont l'apanage exclusif d'un petit nombre d'élus, et c'est par leur moyen qu'ils peuvent classer, par ordre d'excellence, les diverses substances soumises à leur examen. »

Entretien et conservation du goût. — Ainsi, le goût ne se développe point sans une étude réfléchie, ni même indépendamment d'une véritable aptitude à la gourmandise. Physiologiquement, la langue de certaines personnes n'est point toujours bien organisée ; les papilles y sont relativement moins nombreuses, l'épiderme qui les recouvre trop épais, les houppes nerveuses du lingual et du glosso-pharyngien moins déliées et plus obtuses.

* *Physiologie du goût, ou Méditations de gastronomie transcendante.*

Ce sont là, toutefois, des défauts à peu près particuliers aux hommes, la plupart des femmes possédant, au contraire, — cela soit dit sans aucun méchant sous-entendu — un organe aussi parfait au point de vue de la sensation qu'à celui de la motilité, une fine langue à papilles serrées, dont l'éducation gustative se fait promptement, mais dont l'habitude émousse promptement aussi l'excessive délicatesse.

Chez les hommes, le goût est souvent offensé, perverti, détruit même, quelquefois, par le tabac fumé ou mâché, par l'usage des liqueurs fortes et des aliments épicés, par la seule malpropreté de la bouche. Comment, en effet, cette subtile et fugace sensibilité de la langue résisterait-elle aux aigres émanations, aux odeurs alliacées, aux infectes exhalaisons qui s'échappent de l'estomac des ivrognes ou de la gorge brûlée des fumeurs endurcis?

La perversion du goût chez les femmes, quand elle ne résulte point d'une sensualité dépravée, presque toujours est liée à la chlorose, à l'anémie, dont elle constitue un des symptômes les plus constants et les plus caractéristiques. Ainsi s'explique cet étrange plaisir qu'éprouvent beaucoup de jeunes filles à croquer des pommes vertes, des radis, des oignons et les plus acerbes crudités; ainsi, ces bizarres *envies,* qui poussent les femmes enceintes à manger les substances les moins propres à l'alimentation, la terre glaise, le charbon, la cire à cacheter, etc.

Un grand nombre d'autres maladies, d'ailleurs, altèrent ou suppriment le goût. L'embarras gastrique, outre l'épais enduit grisâtre dont il couvre la langue, se trahit par le dégoût de la viande et des corps gras. Toute fièvre empâte et dessèche la bouche, occasionnant selon les sujets, la sensation d'une saveur salée, amère ou fade. Les aliments les plus sapides n'inspirent plus, tant que dure la maladie, qu'une profonde répugnance; aussi, peut-on considérer, avec raison, comme un des signes les plus heureux de la convalescence, le retour du goût, avant-coureur de l'appétit.

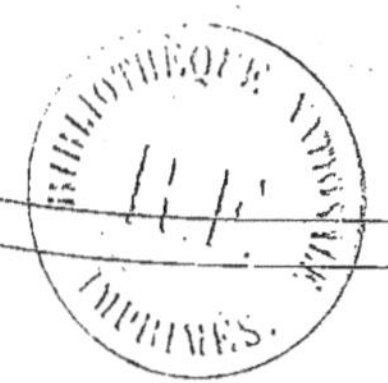

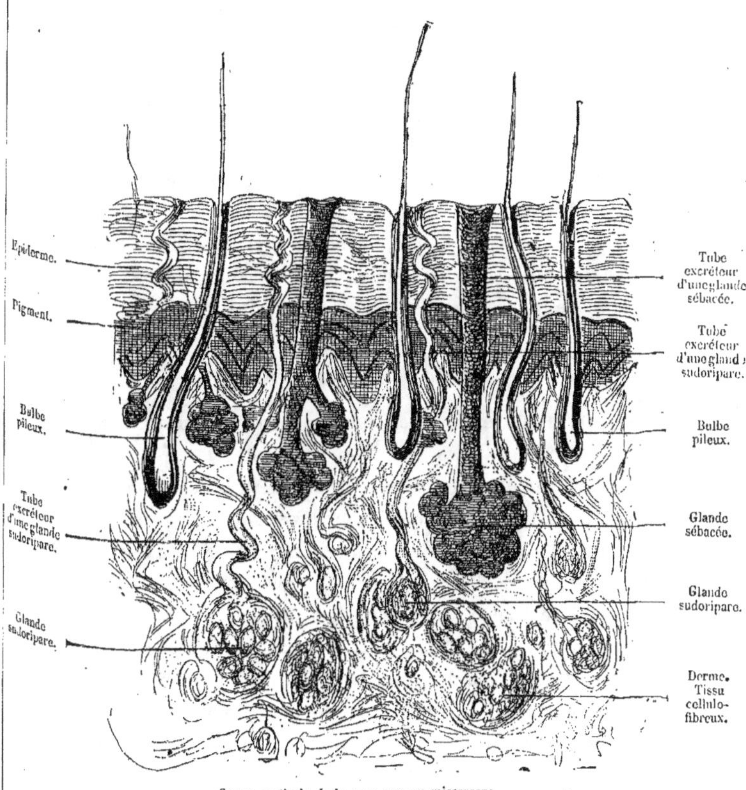

Coupe verticale de la peau vue au microscope.

TOUCHER

Le *tact* ou *toucher* diffère des autres sens en ce qu'il ne s'exerce point par l'entremise d'un nerf ni d'un organe spécial.

Dans toute son étendue, la peau tient lieu de cet organe ; les muqueuses même possèdent, à un haut degré, la sensibilité tactile et, plus généralement encore, tous les tissus où se distribuent les nerfs sensitifs émanés de la moelle épinière, sont plus ou moins aptes aux mêmes fonctions.

C'est à la peau, cependant, et dans certaines régions surtout, que le sens du tact est tout particulièrement développé. La pulpe des doigts, extrêmement riche en papilles nerveuses, semble organisée tout exprès pour apprécier la forme, la consistance, la température des corps; aussi, dans les intentions de la nature, la main, si bien faite pour saisir et retenir les objets, doit-elle être le siège précis, « officiel », pour ainsi dire, du sens du toucher.

L'APPAREIL DU TOUCHER ET SES FONCTIONS

La peau n'est point seulement une enveloppe protectrice. Elle constitue encore un des appareils excréteurs les plus indispensables au fonctionnement régulier de tous les organes de l'économie.

Souple, élastique et néanmoins très résistante sur tous les points du corps, elle est d'une minceur exceptionnelle aux paupières, très épaisse, au contraire, dans la région dorsale, très dense et très dure à la plante des pieds. La couleur de la peau varie, comme on sait, du blanc mat au noir foncé, selon les races humaines et le milieu habituel aux individus; mais ces modifications, uniquement déterminées par la proportion variable de la matière colorante ou pigmentaire, n'influent aucunement sur la structure intime du tissu.

La surface, aux mains surtout et au visage, est aussi plus ou moins rude; on y distingue aisément, toutefois, des plis, des élevures, des sillons disposés, à la pulpe des doigts, en lignes concentriques, et, sur ce point, particulièrement aptes au toucher.

A la loupe, enfin, il est facile d'apercevoir à fleur de peau, d'innombrables petits orifices dont les uns versent au dehors la

---

Étymologies. — TACT, TOUCHER, *tactus*, d'où tactile. — PEAU, *derma*, d'où : derme, épiderme. — PIGMENT, *pigmentum*, teinture. — GLANDES SUDORIPARES, *sudor*, sueur, *parere*, produire. — GLANDES SÉBACÉES : *sebum*, suif.

sueur sécrétée par les glandes sudoripares, les autres, la matière grasse issue des follicules sébacés.

Par sa face profonde, la peau repose sur une couche de graisse jaune, variant d'épaisseur suivant les individus et se confondant avec le tissu cellulaire sous-cutané. Sur ce lit élastique et glissant, le tégument, très mobile lui-même, s'allonge et se rétracte avec une extrême facilité. Il suffit ainsi, d'une émotion vive, d'une subite impression de froid, pour mettre en jeu ses fibres contractiles. Immédiatement la peau se resserre, les bulbes de ses poils se hérissent et la « chair de poule » est le résultat de ce phénomène singulier.

STRUCTURE DE LA PEAU

Derme. — La peau se compose de deux couches d'inégale épaisseur, le *derme* et l'*épiderme,* celui-ci recouvrant celui-là comme d'un vernis protecteur.

Le derme est la partie fondamentale et vivante de la peau. L'épaisse membrane fibreuse qui le constitue, reçoit les vaisseaux nourriciers et les nerfs. Elle contient aussi des fibres musculaires assez puissantes pour expulser, en se contractant, le contenu des glandes, et redresser les bulbes pileux.

Dans les régions où le tact est le plus développé, la surface du derme est soulevée d'une innombrable quantité de *papilles,* dans l'épaisseur desquelles viennent se terminer les filets des nerfs sensitifs en petits pelotons ou glomérules désignés, suivant leur disposition, sous le nom de *corpuscules de Meissner* ou de *Pacini.* Nous avons déjà décrit, d'ailleurs, en étudiant les nerfs rachidiens, ces renflements microscopiques par lesquels ils finissent ou commencent et qui sont bien réellement, dans les papilles du derme, les véritables organes du toucher.

Epiderme. — Le fin réseau capillaire qui court dans l'épaisseur de la peau, laisse suinter, à sa surface, une sorte de lymphe coagulable qui se transforme rapidement en cellules aplaties, irrégulières, dont les plus inférieures contiennent un liquide transparent où nagent, en nombre variable, des granulations colorées.

C'est ainsi que s'organise l'*épiderme,* épais et dense sur tous les points où la peau doit supporter une pression quelconque, mince, au contraire, et réduit à l'état d'une fine pellicule, dans toutes les régions où les papilles dermiques ne peuvent être offensées par aucun rude frottement.

Pigment. — A travers les couches superficielles de l'épiderme, sèches et cornées, la matière colorante contenue dans les cellules inférieures, le *pigment,* se montre par transparence. Rare et légèrement teinté chez les blonds, le pigment est plus ou moins abondant et bistré chez les bruns, épais et complètement noir chez les nègres.

La lumière du soleil exerce, en outre, sur la coloration des téguments, une influence considérable. Dans les sombres habitations des villes, la peau blêmit et se décolore; elle s'anime, au contraire, par l'exposition prolongée au grand jour, et, sous l'influence des rayons solaires, la production pigmentaire se développe à tel point, que l'épiderme des mains et du visage se couvre de *taches de rousseur.*

Les couches épidermiques superficielles, à mesure qu'elles se dessèchent, se soulèvent en minces écailles et s'exfolient avec une grande rapidité. Ce sont ces débris du vieil épiderme que le peigne ramasse sous forme de *pellicules,* à la surface du cuir chevelu et qui, dans l'eau d'un bain, se détachent du corps en paillettes furfuracées. Tandis qu'elles s'exfolient d'un côté, les lamelles épidermiques, cependant, se régénèrent de l'autre ; et ce double travail, destructeur et réparateur, incessamment s'accomplit à la surface de la peau, comme dans la profondeur de tous les tissus.

Poils et cheveux. — Les poils et les cheveux sont de simples productions épidermiques enfoncées dans une dépression de la peau comme une tulipe en terre. De même que cette plante, chaque poil, en effet, possède un *bulbe* ou *racine,* adhérent à partie inférieure de l'étroit *follicule* où il est logé.

Une tige s'élève au-dessus de ce renflement bulbaire et se compose d'une sorte de *moelle* centrale formée de fines cellules que recouvrent d'autres lames d'épiderme en fuseaux allongés. Des glandes sébacées, sécrétant une matière huileuse, débouchent généralement à l'intérieur des follicules et c'est à ce corps gras qu'elles y répandent, que les poils et les cheveux doivent leur souplesse et leur brillant.

Ongles. — Les ongles, comme les poils, ne diffèrent pas essentiellement de l'épiderme. Ce sont des lames cornées et fort dures, en raison de leur texture extrêmement serrée. Par leur base, enchâssée dans un repli du derme, et constituant la *matrice* de l'ongle, ces minces organes adhèrent fortement au tissu qui les nourrit. Leur bord libre, quand on le laisse croître, tend à se recourber vers la pulpe du doigt.

Glandes sudoripares. — Outre les poils et les ongles qui paraissent à l'extérieur pour orner ou protéger certaines régions du corps, la peau renferme, dans son épaisseur, une multitude de petites glandes dont les unes servent à la sécrétion de la *sueur,* les autres à l'excrétion d'une humeur grasse, le *sebum,* non seulement destinée à lubrifier les cheveux, mais encore à prévenir la trop prompte dessication de l'épiderme sur tous les points où les téguments possèdent une grande mobilité.

Les *glandes sudoripares* ont la forme d'un tube étroit et fort allongé, dont la partie inférieure, roulée en peloton, occupe la partie la plus profonde du derme et dont la portion libre, tordue en spirale dans son passage à travers l'épiderme, vient déboucher par un orifice imperceptible à la surface de la peau.

Ces infimes glandules, dont le nombre s'élève à plus de deux millions, constituent, dans leur ensemble, un appareil sécrétoire d'une extrême importance et d'une constante activité. Comme les reins, dont elles rappellent les tubes excréteurs, elles éliminent l'eau du sang et la quantité de sueur exhalée à certains jours, soit à l'état liquide, soit à l'état de vapeur, dépasse de beaucoup, parfois, la quantité d'urine.

Glandes sébacées. — Très abondantes en certains endroits, notamment autour des ailes du nez, sur le cuir chevelu, aux aisselles, etc., les *glandes sébacées* sont extrêmement clairsemées ou manquent même complètement en d'autres régions. Partout où simultanément existent des poils ou des cheveux, les glandes, nous l'avons déjà dit, débouchent surtout dans le follicule épidermique. Partout ailleurs elles versent directement, à la surface de la peau, la matière grasse qui les emplit.

Une pression légère exercée sur les ailes du nez, chez certaines personnes, fait sortir le sebum des glandules sous la forme d'un petit ver blanc. Cette rétention de la substance grasse s'annonce toujours par un point noir très apparent, une *tanne*, répondant à l'orifice même de la glande engorgée. Fréquemment, alors, dans la matière expulsée, on découvre de petits acariens parasites, des *demodex*, dont il est facile de distinguer, au microscope, l'appareil buccal et les organes locomoteurs.

FONCTIONS DE L'ORGANE DU TOUCHER.

Exercice du toucher. — On désigne, sous le nom de *toucher*, la sensation produite à la surface de la peau, par le contact de la matière. Cette sensation, nous l'éprouvons avec plus ou moins de netteté sur tous les points du corps, mais c'est, incontestablement, à la pulpe des doigts, qu'elle est toujours, le mieux perçue.

La faculté que l'homme seul possède, de pouvoir opposer le pouce aux autres doigts, lui permet, à cet égard, de perfectionner au plus haut degré, sa sensibilité tactile. Aussi, quand il veut apprécier la finesse d'un objet de quelque ténuité, celle d'une étoffe, par exemple, saisit-il délicatement le tissu entre le pouce et l'index pour le presser, le faire glisser sur la pulpe des doigts et le tâter ainsi, tour à tour, sur chacune de ses faces.

Le tact, exercé de la sorte, acquiert bientôt une telle subtilité qu'il parvient à percevoir certaines impressions absolument en dehors de son aptitude et de son domaine.

Les aveugles, par exemple, exécutent, ainsi, les travaux les plus minutieux ; quelques-uns arrivant, à force d'habitude, à lire, à reconnaître même une couleur, par la seule application des doigts et l'unique secours du toucher. Malgré cette étonnante perfectibilité dont il est susceptible, et la diversité des sensations qu'il transmet aux centres nerveux, le tact ne possède point, toutefois, la haute importance que lui ont attribuée quelques philosophes et ne mérite pas d'être considéré comme le plus précieux de nos sens. Dans un grand nombre de cas, la vue, comme un indispensable auxiliaire, doit intervenir pour compléter les sensations qu'il nous donne et pour corriger ses erreurs.

Variété des sensations tactiles. — Depuis Aristote, — ce qui pourra sembler curieux, — les physiologistes sont demeurés d'accord que les perceptions du toucher se composent d'un mélange plus ou moins complexe de sensations diverses. Théoriquement, on distingue ainsi les sensations de *contact,* de *température,* de *résistance;* mais ce n'est là, sans doute, qu'une ingénieuse hypothèse, toutes ces sensations étant indistinctement transmises par les mêmes nerfs.

Appréciation du contact. — La sensation du simple contact d'un corps n'est point perçue avec la même netteté sur tous les points de la peau. Elle atteint son maximum à l'extrémité de la langue et des doigts, puis rapidement diminue le long des membres, à mesure que l'on avance vers le tronc.

Il est facile, comme l'a démontré Weber, d'apprécier, de mesurer, pour ainsi dire, la sensibilité tactile à l'aide d'un compas. Les deux pointes de l'instrument étant appliquées, légèrement écartées, sur un point quelconque des téguments, il est nécessaire, pour sentir la double piqûre qu'elles déterminent, d'ouvrir le compas d'autant plus que la sensibilité de la région est plus obtuse. A la langue, un simple écart d'un millimètre entre les deux pointes, donne la sensation du double contact ; à la pulpe des doigts, l'écartement doit être porté à deux millimètres. En dehors de ces deux foyers, il est nécessaire d'ouvrir les branches de 4 millimètres sur le dos des doigts, de 14 millim. sur la joue, de 50 millim. au milieu du dos, de 60 millim. à la cuisse. De telles différences dans la sensibilité tactile sont évidemment en harmonie avec le degré d'innervation des régions explorées.

Appréciation de la température. — La sensation du froid ou du chaud n'est possible, on le conçoit, qu'autant qu'il existe une différence de température entre la surface tactile et l'objet touché. Cette différence, pour être appréciable, ne doit pas être inférieure à $1/3$ de degré. Encore est-il nécessaire que l'objet présentant ce faible écart de température impressionne la peau sur une certaine étendue.

Contrairement à ce que l'on observe dans l'appréciation du simple contact, la pulpe des doigts est beaucoup moins sensible à la température que la peau des joues, mais, c'est au lobule de l'oreille que la sensibilité à la chaleur et au froid paraît le plus développée.

Appréciation de la résistance et du poids. — La pression qu'un objet quelconque exerce sur la peau ne suffit point à donner la sensation complète de sa résistance ou de son poids. L'intelligence, alors, doit intervenir et c'est uniquement d'après l'effort musculaire déployé pour soutenir ou renverser l'objet, que nous jugeons de son poids ou de sa solidité. Le moindre poids que le tact puisse percevoir est de 2 milligrammes et c'est la peau du visage seule qui peut le sentir. Sur la pulpe des doigts la pression n'est aucunement perçue tant que le poids reste inférieur à 10 ou 15 milligrammes.

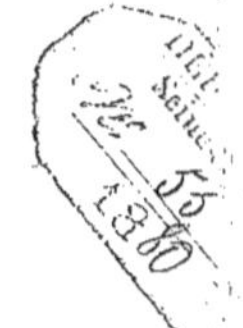

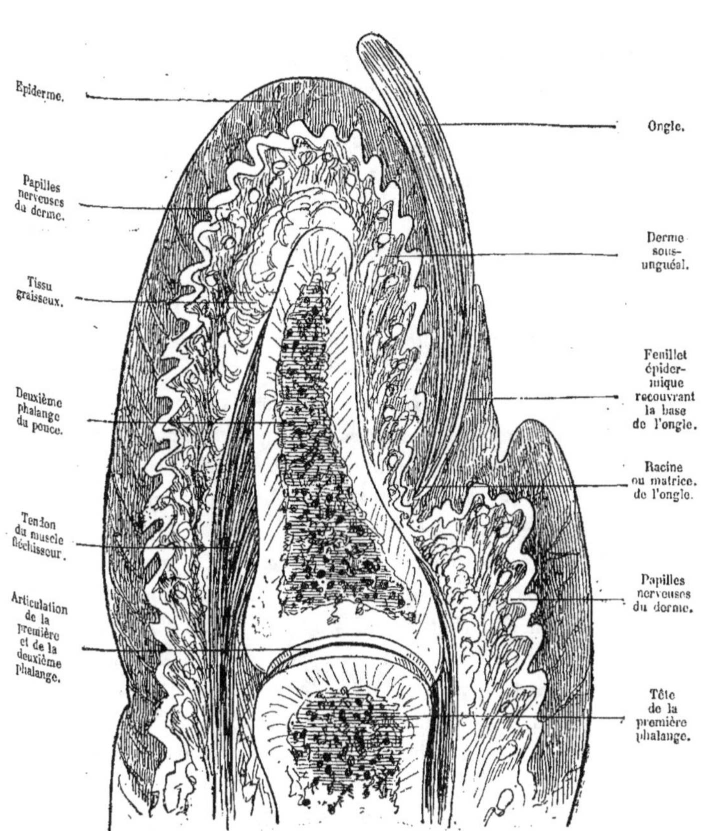

Coupe verticale de l'extrémité du pouce. — Nerfs du toucher.

HYGIÈNE DE LA PEAU ET DU TOUCHER

On ne sait pas assez quel est le rôle considérable de la peau dans le fonctionnement général des organes, ni comme il importe, par conséquent, qu'elle soit toujours apte à le bien remplir.

Son parfait entretien nous éviterait, à coup sûr, un grand

nombre de maladies et la plupart des ferments contagieux, des germes parasitaires, seraient alors impuissants contre nous.

Constamment, chez l'homme en bonne santé, la peau fonctionne. Une énorme quantité d'eau chargée de sels, comme l'urine, s'échappe des glandes sudoripares à l'état de vapeur ou sous la forme liquide; une épaisse matière grasse est éliminée du sang par les glandes sébacées; une desquamation continuelle de l'épiderme s'opère à la surface du tégument.

Ce triple travail, on le conçoit, débarrasse l'économie d'une masse considérable de produits nuisibles dont la rétention serait fatalement suivie des plus graves accidents. Il ne s'accomplit malheureusement pas sans encrasser beaucoup la surface de la peau, sans former, dans les régions surtout où la sécrétion sébacée est abondante, une sorte d'enduit ou de magma gluant qui, bientôt, obstrue les pores et finit par empêcher, au moins en partie, l'élimination des principes malfaisants.

Si la peau, dans toute son étendue, était ainsi recouverte d'une crasse imperméable, la suppression de la respiration cutanée et l'empoisonnement inévitable du sang, — comme l'ont prouvé de nombreuses expériences, — ne manqueraient pas d'entraîner promptement la mort.

Sans doute il n'est guère possible que chez les gens les plus malpropres mêmes, les choses en viennent à ce point; mais n'est-il pas vraisemblable que de sérieuses affections, de graves répercussions sur les muqueuses ou les viscères, puissent souvent en résulter?

Fréquemment il m'a été donné de constater, chez des malades dont la peau remplissait fort mal ses fonctions, la coïncidence avec cet état anormal, de catarrhes bronchiques ou pulmonaires, de congestions des reins, d'inflammations chroniques des voies urinaires ou digestives; et c'est presque toujours en rendant toute leur activité à la respiration, aux sécrétions, aux éliminations cutanées, que j'obtenais les plus promptes améliorations, les guérisons les plus durables.

Entretien hygiénique de la peau. — En première ligne, il importe donc d'inscrire, dans le code des prescriptions hygiéniques les plus utiles à la conservation de la santé, toutes celles qui se rapportent à la propreté de la peau, à l'entretien parfait des diverses fonctions accomplies par le tégument externe.

Et pour atteindre un tel but, ce n'est point à la parfumerie, comme on se l'imagine, qu'il faut demander ses eaux de toilette, ses lotions, ses émulsions plus ou moins aromatisées. L'eau fraîche, de source ou de rivière, l'eau douce et le simple savon, suffisent toujours à rendre à la peau sa netteté, sa perméabilité, sa souplesse.

Ablutions. — C'est le matin, aussitôt après le lever, qu'il convient de procéder à ces ablutions hygiéniques. A l'aide d'une grosse éponge ou d'une serviette bien trempée, on se lave soigneusement le visage, le front, le cou, les épaules, les mains et les bras. L'eau savonneuse débarrasse parfaitement la peau de l'enduit sudoral et sébacé, de la poussière et de la crasse, pourvu qu'elle ne soit point trop froide et que le savon s'y dissolve en suffisante quantité.

Autant que possible, il faut éviter, dans la toilette quotidienne, l'emploi de l'eau tiède qui rend la peau plus sensible et la prédispose, en l'amollissant, aux rides précoces, aux gerçures, aux vives congestions qui se produisent toujours dans la transition brusque du chaud au froid.

Une ou deux fois la semaine, suivant les besoins, on se lave les pieds et les jambes, soit à l'eau fraîche, soit à l'eau tiède, les ablutions chaudes ne pouvant exercer aucune fâcheuse influence sur ces régions, ordinairement soustraites, par les vêtements, à l'action directe de l'air. Chez l'homme, aussi bien que chez la femme, les organes génitaux doivent pareillement être tenus dans un état de minutieuse propreté. Sur tous les points, enfin, où se produiraient d'abondantes transpirations, des sécrétions fétides, il serait indispensable, non seulement de multiplier les ablutions, mais encore de pratiquer des lotions spéciales assez actives pour atténuer ou désinfecter la sécrétion sans la supprimer.

Il n'est point rare, malheureusement, de rencontrer des personnes affligées de sueurs fétides, le plus souvent localisées aux pieds, aux aisselles, aux parties génitales, mais d'une odeur parfois si repoussante, que ce désagréable inconvénient prend, alors, les proportions d'une véritable infirmité. Nombre de jeunes filles surtout, souffrent de cette anomalie qui peut, en effet, leur être d'autant plus préjudiciable qu'elle dénote, ordinairement, un mauvais état constitutionnel.

Dans ces conditions, d'ailleurs, il est toujours fort imprudent de rechercher à supprimer brusquement la sécrétion fétide; aussi doit-on se borner à combattre par les dépuratifs énergiques, les reconstituants et les toniques, le vice interne qui peut l'entretenir, tout en faisant localement usage de poudres absorbantes au bismuth, au borax, au chlorure de chaux, et simultanément, de lotions antiputrides au thymol, au vinaigre aromatique, à l'eau de Cologne, etc.

En hiver, si l'on craint les engelures; en été, pour tonifier les téguments et les raffermir; en temps d'épidémie, pour détacher de la peau tout ferment contagieux, le détruire et répandre autour de soi une atmosphère préservatrice, il n'est pas inutile de mêler à l'eau des ablutions, l'un ou l'autre de ces liquides à la fois antiseptiques et stimulants.

En pareil cas, c'est ordinairement la solution sodique de thymol que je recommande, non seulement parce qu'elle possède au plus haut degré les propriétés antiseptiques essentielles, mais aussi parce que la soude qu'elle contient en fait un véritable savon, très détersif et d'une agréable odeur.

Bains. — Aussi fréquemment et minutieusement qu'elles soient pratiquées, les ablutions partielles, cependant, ne suffisent pas à débarrasser la peau de toutes les impuretés qui la recouvrent et de temps en temps il est indispensable de procéder à une imbibition complète, à un nettoyage général de la surface cutanée.

Le *bain tiède,* alors, est le plus utile, tant en raison de ses propriétés émollientes, qu'en ce qu'il détache, avec la plus grande facilité, les débris d'épiderme mêlés aux excrétions sébacées. A tous égards, d'ailleurs, c'est aussi le plus hygiénique, celui qui sans jamais nuire, convient aux personnes de tout âge et de tout tempérament. Pour être parfaitement actif et salutaire, le bain ne doit pas être chauffé au-dessus de 30 à 35°. A cette température, la peau s'imbibe et se nettoie promptement et l'on éprouve par tout le corps, après quelques minutes d'immersion, une profonde sensation de bien-être.

A 40° le bain, trop chaud, n'est plus sans danger. Il peut, soudain, provoquer chez les personnes pléthoriques une congestion, une apoplexie des poumons ou du cerveau.

Rafraîchissant et tonique quand il est pris avec discernement et modération, le *bain froid* ne nettoie que très imparfaitement la peau et ne convient point à toutes les personnes. Les sujets délicats, irritables, nerveux, les jeunes enfants, les vieillards ne peuvent s'y plonger sans éprouver aussitôt des spasmes, des frissons, une horripilation qui les contraint à se retirer.

De même, les *bains de mer* si profitables aux sujets lymphatiques et mous, sont plus nuisibles qu'utiles, en réalité, à tous ceux qu'impressionne trop vivement l'immersion dans l'eau froide. Depuis quelques années, cependant, nos stations maritimes en renom, réunissent, l'été, tant d'agréments de toute sorte, que l'on abuse un peu des bains de mer. Sans doute, la vague salée est éminemment sédative et tonique, à la condition que le bain, de courte durée, soit toujours suivi d'une prompte réaction et qu'à ses bons effets s'ajoutent ceux d'un milieu paisible et d'un régime reconstituant; mais en est-il ainsi sur ces plages si fréquentées, où la mode, bien plus que l'hygiène, attire tous les ans des légions de baigneurs?

Avant d'entrer dans un bain, froid ou chaud, il est certaines précautions, certaines règles hygiéniques, qu'il est absolument indispensable d'observer. Jamais, par exemple, on ne devra se plonger dans l'eau, quelle qu'en soit la température, immédiatement après avoir mangé. De graves accidents pourraient résulter de cette imprudence; aussi convient-il, généralement, de laisser en moyenne, un intervalle de trois heures entre le bain et le dernier repas.

Chacun sait, aussi, combien peut être funeste l'immersion dans l'eau froide ou chaude, le corps étant en sueur; le brusque arrêt de la transpiration dans le premier cas, sa production exagérée dans le second, amenant, presque fatalement, des répercussions viscérales ou des troubles circulatoires dont les symptômes, chez certaines personnes, présentent, tout d'abord, une extrême gravité.

Il n'est pas sans danger, non plus, de s'exposer au froid en sortant du bain. L'évaporation de l'eau à la surface des téguments, occasionne à ce moment, d'ailleurs, une sensation désagréable qu'il importe de faire cesser au plus vite par un rapide essuiement à l'aide de linges chauds, ou mieux encore, en s'enveloppant dans une épaisse couverture de laine qui sèche la peau et réchauffe le corps en même temps.

Tout favorables qu'ils puissent être contre la fatigue, l'état nerveux, les éruptions cutanées, il ne faut point abuser des bains, à quelque température qu'on les prenne. Il est inutile, à moins d'indications spéciales, que l'homme se baigne plus d'une fois, la femme plus de deux fois par semaine, dans le seul but d'entretenir la souplesse et la propreté de la peau; encore la femme doit-elle absolument s'abstenir de toute immersion pendant la période menstruelle. Trop répétés, les bains énervent et font acquérir à la peau une fâcheuse sensibilité.

Hydrothérapie. — L'intensité d'action de l'eau froide sur les téguments, la vive réaction qui la suit et le bien-être général qui succède à cette dernière, devaient faire songer à l'utilisation de l'eau dans le traitement de certaines maladies. Il n'en faut pas tant, en médecine, pour suggérer aux esprits toujours en quête d'une panacée, l'idée d'un nouveau système, et nécessairement, l'hydrothérapie, tôt ou tard, devait résulter de cette observation.

De nos jours, la médication par l'eau froide, favorable aux uns, contraire aux autres, jouit, comme toute autre méthode de traitement, d'une vogue relative. Elle a ses partisans qui l'exaltent outre mesure et ses détracteurs qui l'accusent de tous les méfaits; aussi la vérité doit-elle se trouver entre ces deux extrêmes.

Projetée sur le corps en douches, en nappes, en pluie, appliquée sous la forme du drap mouillé, l'eau produit constamment les mêmes phénomènes, et ne possède point d'autres propriétés, en somme, que celles du bain froid. L'hydrothérapie, comme l'immersion froide, convient donc, surtout, aux personnes lymphatiques, molles, anémiées et manquant, en même temps, d'activité nerveuse. Elle est mal supportée par les gens nerveux, les sujets délicats, les herpétiques et les rhumatisants.

Certains praticiens, pour déterminer une réaction plus intense, une stimulation plus énergique des téguments, combinent, volontiers, à l'hydrothérapie, les *bains de vapeur* ou d'*étuve*. Ces procédés, appartenant plutôt à la thérapeutique qu'à l'hygiène, sont tous empruntés aux pratiques balnéaires de divers peuples : les Egyptiens, les Turcs, les Russes, les Romains. Dans nos climats, l'utilité de ces bains est d'ailleurs fort contestable, notre incessante activité ne nous permettant heureusement pas de nous laisser aller à l'indolence habituelle aux Orientaux. A plus forte raison, ne pouvons-nous retirer grand profit, au point de vue hygiénique, des opérations accessoires qui se pratiquent chez ces peuples énervés, au sortir du bain; de la *flagellation*, par exemple, de la *stri-*

gillation, des *frictions,* du *massage,* qui certainement contribuent, peut-être au nettoiement de la peau, mais qui déterminent, en outre, une surexcitation dont nous n'avons nul besoin dans nos pays, — au moins tant que nous sommes jeunes encore, et que nous jouissons d'une bonne santé.

Entretien de la peau des mains et du visage. — Les désœuvrés, les oisifs, les femmes coquettes ont seuls le loisir de s'occuper minutieusement de leurs mains et de leur visage, dont ils couvrent sans cesse le tendre épiderme d'huiles odorantes, de pâtes onctueuses, de graisses parfumées; pleins d'inquiétude à la ride la plus légère, à la moindre rugosité qui menacent d'altérer la fraîcheur de leur teint ou l'élégante finesse de leurs doigts.

Sans exagérer à ce point les soins qu'il importe de donner à 'a peau des mains et du visage, il n'est point hygiénique, non plus, de les négliger absolument comme sont trop habitués à le faire, la plupart des travailleurs. Les mains, même chez l'ouvrier, doivent toujours au contraire, être très proprement tenues, sinon, la délicatesse du toucher rapidement s'émousse, d'épaisses couches de durillons raidissent l'épiderme, et les doigts perdent bientôt toute leur dextérité.

La peau du visage doit être aussi, dans certains cas, l'objet de quelques soins spéciaux. Chez un grand nombre de personnes grasses, au teint coloré, les glandes sébacées parfois s'enflamment et donnent lieu à des boutons, à des pustules d'acné dont les jeunes femmes surtout, se montrent très péniblement affectées. Il convient, alors, de faire, chaque soir, une lotion préventive à l'eau de son, à laquelle on ajoute, dans un verre, 5 à 6 gram. de bicarbonate de soude. La même solution peut être utilisée aussi contre les taches de rousseur. Mais ce sont là des moyens appartenant moins à l'hygiène qu'au formulaire du cabinet de toilette et sur lesquels nous aurons à revenir, en étudiant, avec les cosmétiques, l'art difficile de conserver la beauté.

BIBLIOTHÈQUE NATIONALE IMPRIMÉS.

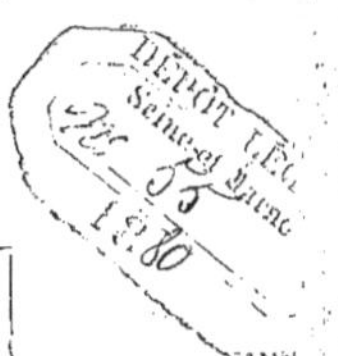

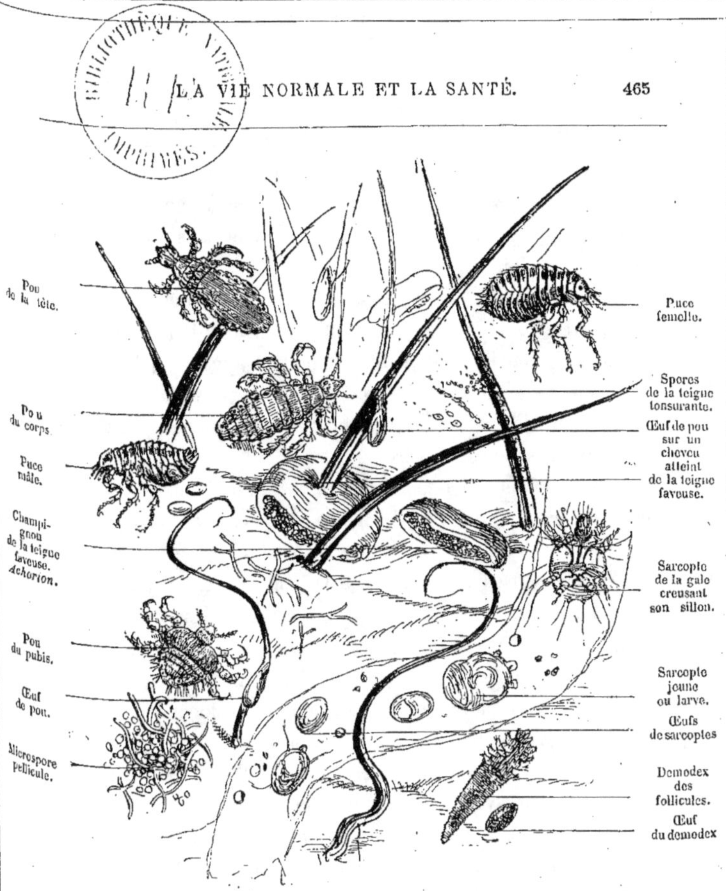

Parasites animaux et végétaux de la peau humaine, à divers degrés de grossissement.

Entretien des cheveux. — Les cheveux ne nous protègent pas, seulement, contre les impressions trop vives de l'air, contre les chocs et les coups auxquels, par sa situation même, la tête est plus particulièrement exposée. Ils sont, en même temps, un ornement indispensable au plus joli visage et constituent, chez la femme, une parure naturelle que nulle autre ne saurait remplacer. Soit par coquetterie, soit par simple reconnaissance, nous sommes donc tous, indistinctement, pleins de sollicitude pour nos cheveux, nous affligeant quand ils tombent, nous attristant dès qu'ils commencent à blanchir.

Et pourtant, les personnes qui sont le plus préoccupées de leur chevelure, celles qui la cultivent le mieux, l'entretiennent-elles toujours, selon les règles d'une bonne hygiène capillaire? Il est rare, au contraire, qu'elles se bornent aux pratiques de simple propreté que la tête exige et qu'elles ne donnent point, à leurs cheveux, des soins exagérés.

Dans le plus grand nombre des cas, il doit suffire, aussi bien chez la femme que chez l'homme, de peigner chaque matin la chevelure et de la bien brosser, pour lui conserver sa vigueur et son éclat. Deux ou trois fois la semaine, on se ratisse la tête au peigne fin, pour en détacher les pellicules et de temps en temps, on la lave rapidement à l'eau douce alcoolisée, afin de désobstruer, au besoin, les orifices des glandes et de donner toute facilité, à la peau du crâne, de remplir ses fonctions.

La sécrétion sébacée est-elle insuffisante? On s'en aperçoit à la sécheresse, à la raideur des cheveux, et l'on y remédie par une onction légère avec une simple pommade à la moelle de bœuf. Tout autre cosmétique gras doit paraître d'autant plus suspect qu'il est plus odorant; mais quelque irréprochable qu'il soit, il ne peut jamais, quant il n'est point utile, qu'ajouter une certaine quantité de crasse à celle qui résulte naturellement des débris épidermiques et des sécrétions sébacées.

Dans nos contrées, la mode et l'hygiène par hasard s'accordent sur ce point, qu'il est plus avantageux, pour l'homme et l'enfant, de porter les cheveux courts que de les laisser retomber jusque sur les épaules. Il ne serait point toujours salutaire, cependant, de les couper d'emblée trop au ras de la tête, chez les enfants et les jeunes gens qui depuis longtemps auraient coutume de les porter très longs. On a souvent vu, chez les sujets lymphatiques, les convalescents et les malades, cette imprudence être suivie de graves accidents, d'ophthalmies, de névralgies faciales, de catarrhes de l'oreille, d'angines, de coryzas, etc. Mieux vaut donc se contenter de « rafraîchir » les cheveux par intervalles, cette petite opération ne permettant pas seulement de les tenir en parfait état de propreté, mais présentant, en outre, l'avantage de les faire croître plus drus et plus forts quand ils sont trop fins et trop clairsemés.

Chez les femmes et les jeunes filles, la chevelure, d'autant plus belle qu'elle est plus abondante et mieux entretenue, exige d'autres soins. D'après Cazenave *, la coiffure qui sous le rapport de l'hygiène sied le mieux aux femmes, « est celle qui tient les cheveux doucement relevés et serrés le moins possible ; celle qui consiste à les lisser soigneusement, à les disposer en larges bandeaux, de manière qu'il soient facilement et toujours aérés ; à les démêler matin et soir, à les brosser avec soin et légèreté, à les enrouler mollement. Si, pour les besoins de la coiffure, on est obligé de les serrer, de les nouer fortement, il faut avoir plus tard le soin de les laisser reposer, de les tenir flottants quelques instants, matin et soir. »

Entretien de la barbe. — La barbe, plus que la chevelure échappant à la mode, chacun la taille où la laisse croître suivant son goût personnel. S'accoutume-t-on à la raser, il est bon de procéder à cette petite opération soi-même, non seulement pour s'épargner l'ennui d'attendre ou d'aller trouver le coiffeur, mais aussi pour se préserver de tout accident contagieux, de toute inoculation morbide par un rasoir malpropre, souvent imprégné d'un redoutable virus.

Laisse-t-on croître la barbe, il est essentiel de la peigner au moins aussi soigneusement que les cheveux et de nettoyer plus souvent encore, au savon, les régions qu'elle recouvre. Il est

* Cazenave : *Traité des maladies du cuir chevelu.* Paris, 1850.

utile, aussi, de la régulariser, de temps en temps, à l'aide de quelques coups de ciseaux. On doit, enfin, s'abstenir de la teindre et de l'enduire de corps gras. Quand on se décide à la couper, après l'avoir longtemps portée longue, il est prudent d'éviter, pendant quelques jours, l'impression de l'air froid sur le visage, une douloureuse névralgie pouvant être la conséquence de ce brusque refroidissement.

Entretien des ongles. — Il est d'usage, dans nos pays, de porter les ongles courts. Le bon ton, comme l'hygiène, exige, en outre, qu'ils soient très proprement tenus, aussi doit-on, chaque matin, les brosser à l'eau savonneuse. Les ongles des doigts, taillés en pointe, s'encrassent facilement et nécessitent des soins minutieux. Il est préférable de les couper en rond. Ceux des orteils, au contraire, devront être taillés plus carrément, au pouce surtout, où les bords de l'ongle s'incarnent avec tant de facilité dans les bourrelets charnus dont ils sont latéralement recouverts.

Parasites de la peau. — Le premier, le plus précieux de tous les avantages de la propreté, c'est d'empêcher la peau d'être envahie par les parasites et de la débarrasser de tous ceux qui peuvent, accidentellement, s'y développer.

Animaux ou végétaux, les êtres organisés qui vivent à la surface de la peau humaine, attaquent surtout les gens misérables et malpropres, les enfants, les écoliers mal tenus. Au nombre des parasites animaux sont les *poux,* dont l'espèce la plus commune, le *pou de la tête,* se tient de préférence dans les cheveux, où parfois il pullule, au point d'occasionner d'intolérables démangeaisons à la suite desquelles la peau excoriée par les furieux grattements de la victime, saigne et suppure fréquemment. Le *pou du corps* vit sur les mendiants et les malades; le *pou du pubis* ou *morpion,* dans les poils des régions sexuelles, chez les libertins surtout et les filles de mauvaise vie.

Les *puces,* malgré leur prédilection pour les téguments à toison chaude et serrée des chiens et des chats, ne dédaignent point la peau humaine. Elles aiment à piquer le tendre épiderme de la femme, à se blottir dans les mailles des tricots de laine, à se cacher dans les plis du linge et des vêtements.

La *gale*, occasionnée par la présence, sous l'épiderme, d'acariens microscopiques, les *sarcoptes*, qui s'y creusent des sillons, n'affecte guère que les gens malpropres et le plus souvent débute par la face latérale des doigts. Il est facile de la reconnaître aux vives démangeaisons qu'elle détermine et mieux encore, en découvrant, à l'aide d'une loupe, les sillons sous-épidermiques creusés par les acariens.

Les parasites végétaux susceptibles de se développer à la surface des téguments appartiennent, la plupart, au groupe des *teignes*, dont les plus fréquentes sont la *teigne faveuse*, caractérisée par la présence d'un champignon relativement volumineux, l'*achorion de Schœnlein*; la *teigne tonsurante* qui de proche en proche et circulairement, autour d'un foyer central, casse les cheveux; la *teigne décalvante* ou *pelade*, qui les fait tomber par touffes; le *microspore*, enfin, qui produit, à la suface de la peau, les taches à couleur changeante, du *pityriasis versicolor*.

Ces divers parasites, comme je l'ai dit ailleurs *, sont facilement détruits par les lotions, les pommades à base de soufre ou de mercure; mais il importe de ne point les laisser prendre possession de la peau et de simples soins hygiéniques y suffisent amplement.

Éruptions cutanées. — Chez un grand nombre de personnes et généralement, sous l'influence d'un vice constitutionnel, la peau, plus spécialement à certaines époques de l'année, se couvre d'éruptions de nature et de formes diverses qu'il est bon de prévenir et de combattre en modifiant un peu le régime alimentaire habituel.

L'*herpétisme*, celle de toutes les diathèses dont les manifestations cutanées sont le plus fréquentes, se trahit surtout par de

* *Les Grands Maux et les Grands Remèdes*, page 579.

larges taches rouges d'*eczéma*, qui se couvrent, rapidement, de nombreuses vésicules. L'*arthritisme* donne lieu à des plaques plus saillantes, mais aussi plus limitées, d'*érythème* ou d'*urticaire*, à des vésicules d'*herpès*, à des pustules d'*ecthyma*. La *scrofule* se révèle par des *eczémas* violacés, des *acnés*, des *ecthymas* ulcéreux; la *syphilis*, par des éruptions d'un rouge de cuivre, des *psoriasis* écailleux, des *bulles* pleines d'un liquide roussâtre, laissant de profondes ulcérations après elles.

Durant toute la période de ces *poussées* plus ou moins aiguës, qui, dans la grande majorité des cas, correspondent au printemps et à l'automne, on doit s'abstenir de toute viande stimulante et de salaisons; de crustacés, d'huîtres, de moules, de fraises, de fromage, de noix. Le vin pur, les liqueurs alcooliques, la bière en excès sont pareillement nuisibles; mais il est en revanche, très avantageux de faire prédominer, dans l'alimentation, les viandes blanches, les légumes frais, le laitage, les boissons aqueuses et souvent aussi, les eaux minérales alcalines de Vals ou de Vichy.

Contagion. — Outre les maladies constitutionnelles qui se manifestent par des éruptions cutanées et dont ces accidents ne sont, pour ainsi dire, que l'inflorescence, un grand nombre d'autres affections peuvent, inversement, passer de l'extérieur à l'intérieur du corps par l'intermédiaire du tégument, et ce mode fréquent de transmission caractérise le groupe redoutable des maladies *contagieuses*.

La contagion consiste donc, essentiellement, dans le transfert, sur un individu sain, d'un germe morbide émanant d'un malade et le plus souvent, elle s'opère, soit à distance, par la voie de l'air, soit directement, par le contact immédiat de la main ou des lèvres; par une affectueuse accolade ou par un baiser.

Précautions hygiéniques contre la contagion. — L'histoire a conservé quelques grands exemples de baisers funestes; mais chaque jour, à notre époque, le mal peut se répandre de cette façon.

Le vice a des baisers qui flétrissent et qui tuent. Dans nos relations quotidiennes, à travers les amours-propres que l'on froisse, les jalousies que l'on éveille, les haines sourdes que l'on peut faire éclore sans même s'en apercevoir, un baiser peut être une vengeance aussi bien qu'une trahison.

On ne saurait surtout garder d'assez près les jeunes enfants. C'est plaisir, sans doute que de baiser ces jolis petits visages roses, mais on en use généralement un peu trop sans façons avec eux. Quelques personnes, dont les lèvres ne sont point toujours des plus saines, ne se font aucun scrupule de les apposer, avec plus d'insistance qu'il ne faudrait, sur ces mignonnes joues vermeilles. Et l'on sait combien sont contagieuses, parmi les enfants, la plupart des maladies à manifestations cutanées. Sur ces épidermes rosés, sur ces satins d'une fraîcheur merveilleuse, la moindre éraillure suffit pour donner prise à un virus, à un poison dont tout le corps est bientôt infecté.

A ce propos, malgré qu'en principe, il soit excellent, dans l'intérêt de leur caractère, de laisser les enfants de toute condition jouer ensemble dans les jardins publics et se réunir dans les mêmes écoles, on comprend comme il importe au point de vue hygiénique, d'appeler l'attention des parents sur les désavantages d'une promiscuité qui ne serait point attentivement surveillée.

Bien souvent, en effet, dans une classe ou dans un square, il suffit d'un enfant atteint de la coqueluche, d'une ophthalmie, de la teigne, pour communiquer à plusieurs autres, après quelques instants de fréquentation intime, l'affection toujours fâcheuse et souvent très grave dont il peut souffrir.

Il n'est point enfin, jusqu'aux objets dont un malade aurait fait usage, un vêtement, un verre par exemple, qui ne puissent, dans certains cas, devenir dangereux pour toute autre personne qui ne craindrait point de s'en servir à son tour ; mais c'est en temps d'épidémie surtout, qu'il est indispensable de redoubler d'attention à cet égard, les simples visites que l'on rend aux malades pouvant puissamment contribuer à la dissémination des ferments.

Le simple serrement de main expose moins que le baiser aux accidents contagieux; mais les mains fines, demeurées longtemps emprisonnées dans des gants imperméables, sont beaucoup plus aptes que les mains rudes et calleuses, à s'imprégner, quand on les découvre, d'un principe malfaisant : il en est de même des mains en sueur, dont la sensation est, en outre, particulièrement désagréable.

Ces divers inconvénients justifient donc l'emploi des gants, dont les plus hygiéniques ne sont cependant pas les gants de peau, mais bien ceux en fil, un peu dédaignés par la mode. Selon toute probabilité, c'est à l'usage général des gants, à notre époque, qu'il faut attribuer la rareté d'une maladie pénible entre toutes, la *gale,* dans les classes aisées de la société. A moins d'un malheureux hasard dont chacun peut être victime, on n'observe plus guère, en effet, cette affection parasitaire que parmi les gens misérables des quartiers populeux.

Il y a cinquante ans, au contraire, la gale était encore *très bien* portée. Napoléon Ier, malgré qu'il eût vaincu l'Europe, fut trois fois envahi par les *acares* microscopiques dont ses médecins eurent beaucoup de peine à le débarrasser ; et comme il distribuait, alors, autre chose que des faveurs, une de ses victimes trouva moyen de s'en venger en faisant parvenir aux Tuileries le quatrain suivant :

> L'empereur m'a donné la main,
> — Marque d'estime sans égale; —
> « Vous aurez, m'a-t-il dit, quelque chose demain, »
> — Le lendemain, j'avais la gale!...

La négligence et la malpropreté, du haut en bas de l'échelle sociale exposent, en effet, aux mêmes inconvénients et la vermine ne respecte pas plus le souverain sur son trône, que le mendiant sur son fumier.

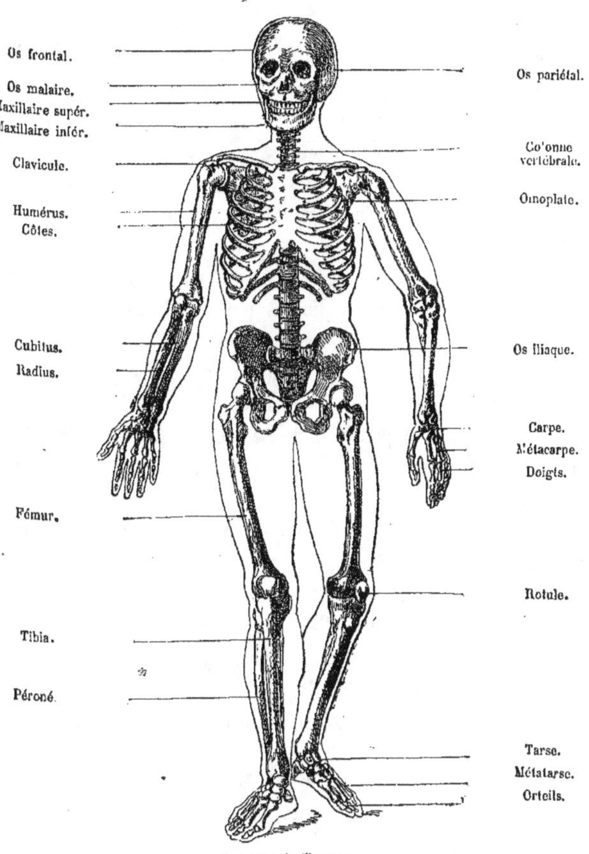

Squelette de l'homme.

LOCOMOTION. — MOUVEMENTS.

L'homme est organisé pour le mouvement, l'action, le travail. Tout, en lui, l'annonce : sa forme, sa structure, sa vigueur, la rectitude de sa tête, la carrure de ses épaules, la souplesse, la longueur de ses membres et par-dessus tout, l'admirable disposition de sa main.

Seul, entre tous les animaux, il se tient debout naturellement et sans fatigue, ses pieds étant essentiellement faits pour la station verticale. Il peut, avec aisance, marcher, courir, sauter, grimper, ployer et redresser ses reins, saisir, soulever, porter un fardeau, tenir un outil.

La mobilité, le jeu changeant de sa physionomie, la mimique expressive dont il accompagne ses paroles, l'impulsion même qui l'excite à voyager, à connaître les hommes et les choses; ses instincts et ses organes en un mot, s'accordent à prouver qu'il est sur la terre, le seul être raisonnablement actif, le seul, possédant le don supérieur de pouvoir, de ses mains, exécuter une œuvre, reproduire ce qu'il voit, inventer même, et créer à son tour, dans la création.

Cet appareil complexe du mouvement, en si parfaite harmonie avec la supériorité de l'intelligence humaine, mérite donc une description méthodique et détaillée. L'intéressante étude de ses fonctions nous expliquera, d'ailleurs, le mécanisme des actes multiples que nous accomplissons chaque jour et dont la répétition constante, suivant les habitudes et la profession de chacun, constitue, pour ainsi dire, la routine journalière de l'existence.

L'APPAREIL DU MOUVEMENT ET SES FONCTIONS

SYSTÈME OSSEUX. — STRUCTURE DES OS.

Le corps ne doit sa forme et sa stabilité qu'à la charpente osseuse qui sert aux parties molles de soutien; mais à ce simple emploi d'échafaudage ne se borne point le rôle de l'édifice solide

Étymologies. — LOCOMOTION : *loco-movere*, transporter d'un lieu à un autre. — SQUELETTE : *skeleton*. Un grand nombre d'os ont conservé, en français, leurs dénominations grecques ou latines, ainsi : Os FRONTAL, *frons*, front; PARIÉTAL, *paries*, paroi; HUMÉRUS, épaule; CUBITUS, coude; FÉMUR, cuisse; ROTULE, *rotula*, roulette: VERTÈBRE, *vertere*, tourner; Os ILIAQUE, *ilia* entrailles, etc. — ARTICULATION : *arthron*, jointure. — LIGAMENT : *ligare*, lier.

et résistant dont l'ensemble compose le *squelette*. Chacune de ses parties, au contraire, en même temps qu'elle protège les viscères ou sert d'appui aux organes mous, concourt activement elle-même, au travail qu'ils accomplissent; et ce sont, précisément, les masses charnues attachées aux saillies du squelette, les *muscles,* qui font mouvoir les os et les mettent en jeu.

Tissu osseux. — L'extrême solidité des os est due à la base essentiellement pierreuse de leur tissu. Dure et compacte, celle-ci se compose, surtout, de phosphate et de car-bonate de chaux, combinés, dans la proportion de 66 0/0 à la matière animale qui donne à l'os une certaine élasticité. Un réseau vasculaire très serré, parcourt la substance osseuse, dont il est facile de voir, dans une mince lamelle placée sous le microscope, la texture bizarre et com-pliquée. Ainsi, dans une coupe transversale de l'os, on distingue nettement une multitude de

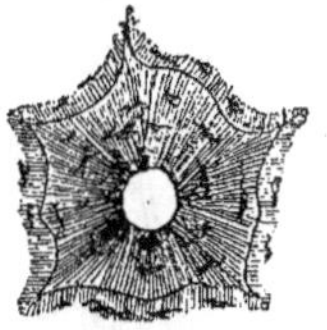

Tissu osseux
vu au microscope. —
Canalicule de Havers entouré
d'ostéoplastes.

petits pertuis désignés sous le nom de *canalicules de Havers,* et constituant les ramifications ultimes du réseau nourricier. Autour de ces orifices, apparaissent, en nombre variable, de petits point noirs, ovales, étoilés, les *ostéo-plastes,* véritables cellules osseuses d'où partent d'autres canalicules infimes, s'ouvrant dans les canaux de Havers relativement volumineux.

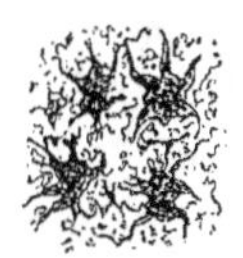

Ostéoplastes ou cellules
osseuses, très grossies.

Ossification. — Telle est la trame essentielle de l'os; mais avant de présenter cet aspect et d'acquérir sa dureté caractéristique, la substance osseuse est constituée par une matière blanche, nacrée, translucide, le *cartilage,* où se montrent seule-ment de larges cavités contenant une ou plusieurs cellules. C'est, le plus souvent, vers la partie centrale du cartilage, que l'ossifi-cation commence, pour s'étendre, de proche en proche, jusqu'à la transformation complète du tissu. Chez l'homme, l'ossification, toujours lente, n'est guère terminée avant la vingt-cinquième année. Seules, les surfaces polies des articulations et les cartilages des côtes restent à l'état cartilagineux jusqu'à la mort.

Relativement à leur forme, les os se distinguent en os *longs*, os *courts*, os *plats*. Ces derniers, destinés surtout à la protection, au soutien des viscères, se composent de deux minces lames de tissu compacte, recouvrant une lame intermédiaire de tissu spongieux. Les os longs, faits pour la marche et le travail, appartiennent aux membres ; aussi sont-ils très résistants et très durs à leur partie moyenne, légers et spongieux à leurs extrémités.

Coupe d'un os long (le fémur).
1. Tête formée de tissu spongieux.
2. Corps de l'os formé de tissu compacte.

SQUELETTE.

Le squelette se subdivise, comme le corps, en *tête*, *tronc* et *membres* (*Voir la figure.*)

Tête. — Crâne. — Dans toute la région crânienne, depuis les creux orbitaires jusqu'à l'occiput, la tête est simplement recouverte par la peau, très épaisse en cet endroit, et protégée en outre, ordinairement, par une abondante chevelure. L'os *frontal*, les *pariétaux*, les *temporaux*, l'*occipital*, dont l'assemblage forme la boîte crânienne, lisses dans presque toute leur étendue, ne présentent qu'à leur base les aspérités caractéristiques des insertions musculaires. C'est là, sur le pourtour de la base du crâne, que s'attachent, en effet, les faisceaux charnus destinés, non seulement à mouvoir la tête, mais encore à l'assujettir, à la tenir en équilibre sur la *colonne vertébrale* qui la supporte et dont l'articulation complexe lui permet de se hausser, de se baisser, de pivoter dans tous les sens.

Face. — Aux saillies des os de la face, aux rugosités des *maxillaires*, des *malaires*, à l'*arcade zygomatique* de l'os *temporal* prennent leur point d'attache les muscles moteurs de la mâchoire inférieure et ceux qui donnent ses multiples expressions à la physionomie.

Tronc. — Colonne vertébrale. — Vingt-quatre *vertèbres* superposées, d'autant plus massives qu'elles sont plus inférieures, constituent la *colonne vertébrale,* unie en avant, dans la moitié correspondant à l'intérieur des cavités splanchniques ; très rugueuse en arrière et toute hérissée d'apophyses, d'épines, de proéminences faites pour fournir aux puissants muscles de la région dorsale de solides insertions.

L'étonnante structure de la colonne vertébrale semble défier toutes les lois de la statique. Ce pilier creux où la moelle épinière est protégée de toutes parts, malgré la double courbure qui le plie au niveau des lombes et du dos, soutient en effet, sans fléchir, l'énorme poids de la tête. Chacun de ses éléments constitutifs se déplace et se meut dans de certaines limites ; et jamais, aussi loin que ce déplacement physiologique soit poussé, la solidité de l'ensemble n'est compromise.

Bassin. — Thorax. — Au sommet, la colonne vertébrale s'articule avec le crâne. A la base, elle se continue avec le *sacrum* qui la supporte, enclavé, comme un coin, entre les deux os *iliaques,* dont l'évasement beaucoup plus considérable chez la femme que chez l'homme, constitue le *bassin.* Dans sa partie moyenne, enfin, la colonne vertébrale prête un solide appui aux douze paires de *côtes* qui se réunissent en avant au *sternum* pour former la cage thoracique.

Membre supérieur. — De la partie la plus élevée du thorax se détachent les membres supérieurs, accrochés et comme suspendus, l'un et l'autre, à la poitrine par un petit os d'une grande résistance, la *clavicule,* solidement arc-boutée sur le sternum. A la clavicule se rattache l'*omoplate,* située en arrière du thorax, et du point de jonction de ces deux os résulte une proéminence osseuse considérable, le moignon de l'épaule, d'où, perpendiculairement, tombe le membre, pour se balancer à l'aise tout le long du corps.

Un seul os, l'*humérus*, forme le bras. Sa tête ronde roule dans une cupule creusée à l'angle de l'omoplate ; son extrémité inférieure reçoit, comme dans une double gorge de poulie, les deux os de l'avant-bras, le *radius* et le *cubitus*, qui, d'autre part, s'articulent, au poignet, avec les osselets du *carpe*.

A ce niveau commence la main, constituée, dans toute la hauteur de la *paume*, par une série de petits os longs, les *métacarpiens*, auxquels s'ajoutent, bout à bout, les *phalanges* des doigts.

Membre inférieur. — La structure du membre inférieur, dans de plus vastes proportions rappelle absolument celle du membre supérieur. En dehors, les os iliaques sont creusés d'une cavité profonde, arrondie, évidée en écuelle et soutenue par d'épais contreforts : la *cavité cotyloïde*, où s'enfonce et pivote la tête sphérique du *fémur*.

L'os de la cuisse, le plus volumineux du squelette, accomplit, sur ce simple point d'appui, tous ses mouvements. Du *col*, relativement grêle, qui supporte la tête fémorale, se détache, sous un angle obtus, le corps de l'os, dont l'extrémité inférieure se renfle en deux énormes *condyles* articulaires, reposant sur le large plateau que leur offre la tête du *tibia*. Ainsi se trouve constituée l'articulation du genou, fortifiée en avant par un os arrondi, la *rotule*, que maintient un solide ligament.

Des deux os dont la jambe est formée, le tibia, de beaucoup le plus résistant et le plus solide, supporte, à lui seul, tout le poids du corps. Le *péroné*, grêle et fragile, qui semble soutenir en haut la large tête tibiale, ne sert guère qu'à former, à compléter, en bas, sur le côté externe, l'articulation de la jambe avec l'*astragale*, le premier os du pied. Les *malléoles* ou *chevilles*, qui limitent la jointure, appartiennent donc, l'extérieure au péroné, l'interne au tibia, dont l'extrémité se trouve ainsi taillée en demi-mortaise.

L'astragale, l'os articulaire du pied, s'appuie sur le *calcaneum,* l'os du talon, comme sur une voûte solide. Viennent ensuite, serrés l'un contre l'autre, ainsi que de petits pavés, les cinq osselets du tarse, auxquels succèdent, dans un groupement identique à celui de la main, les *métatarsiens,* prolongés par les phalanges des orteils.

Tel est le squelette à l'époque de son parfait développement, chez l'être accompli. En tout semblables à ceux de l'homme au point de vue du groupement et de la forme, les os, chez la femme, ont généralement plus de délicatesse et de gracilité. Leur moindre longueur explique, en outre, pourquoi la femme, toutes proportions gardées, est plus petite que l'homme.

Après une marche prolongée, une excessive fatigue, la taille diminue un peu, par suite du tassement des disques fibreux qui séparent les vertèbres. Elle s'accroît sensiblement, au contraire, et par un phénomène inverse, après un repos de quelques jours au lit, comme il est si fréquent de le constater chez un grand nombre de malades.

Maladies des os. — Fractures. — Comme les divers tissus dont se compose le corps humain, les os peuvent être atteints de maladies, de lésions de toute nature. Au nombre des ces dernières cependant, les *fractures* accidentelles sont de beaucoup les plus communes et leur réparation n'est guère réalisable qu'autant que l'on maintient, durant un mois ou six semaines, le membre fracturé, dans l'immobilisation la plus complète. La régénération du tissu osseux s'accomplit alors par l'intermédiaire de la membrane fibreuse nourricière, ou *périoste,* dont l'os est entouré. Une soudure fibro-calcaire résistante, le *cal,* s'établit entre les fragments et la consolidation, quand elle est surveillée par un habile praticien, s'opère assez heureusement, dans le plus grand nombre des cas, pour que le blessé recouvre, après avoir été débarrassé des appareils contentifs, le plein usage de son membre.

ARTICULATIONS.

Surfaces articulaires. — Tous les os du squelette sont assemblés, unis entre eux par des attaches fibreuses, des liens souples et forts connus sous le nom de *ligaments*. Ces solides cordons maintiennent en contact les extrémités osseuses dont les surfaces, tantôt arrondies, tantôt taillées en poulie, disposées en pivot, creusées en mortaises, sont, en outre, recouvertes d'un épais cartilage nacré, lisse, poli, sans cesse humecté d'un liquide albumineux, d'une visqueuse *synovie* qui leur permet de glisser sans le moindre frottement, l'une sur l'autre.

Mécanisme des principales articulations. — Ainsi sont constituées les *articulations,* toutes revêtues, intérieurement, de la membrane séreuse ou synoviale, dont la sérosité lubrifiante découle; toutes solidifiées, à l'extérieur, par des liens fibreux; mais dont quelques-unes, autant par leur singulière disposition, que par l'importance de leur fonctionnement, méritent une mention spéciale.

Tête. — L'articulation de la tête avec la colonne vertébrale, par exemple, est remarquable en ce que trois os, l'occipital d'une part, les deux premières vertèbres, de l'autre, l'*atlas* et l'*axis,* concourent à la former. Les deux fossettes creusées sur la première vertèbre, recevant les condyles de l'occipital, permettent seulement à la tête de se fléchir et de se redresser; les mouvements de rotation s'accomplissent autour d'un pivot dépendant de l'*axis* et dans ces mouvements, la première vertèbre entraînée, tourne sur la seconde en même temps que la tête.

Mâchoire. — La mâchoire inférieure, par les condyles de sa branche montante, s'articule avec l'os temporal. Une double synoviale et trois ligaments lâches permettent à la jointure quelques mouvements de latéralité qui, dans le travail de la mastication, facilitent beaucoup le broiement des corps durs, la trituration des végétaux et des viandes.

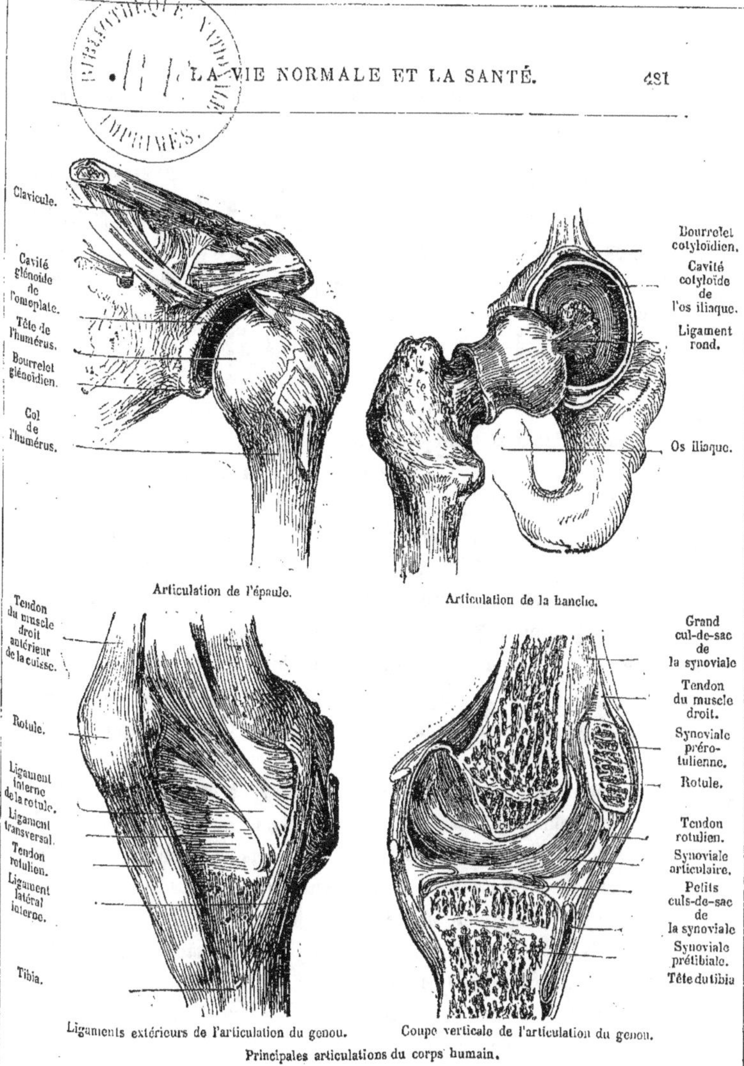

Articulation de l'épaule.

Articulation de la hanche.

Ligaments extérieurs de l'articulation du genou.

Coupe verticale de l'articulation du genou.

Principales articulations du corps humain.

Épaule — L'articulation de l'épaule possède, entre toutes, une extrême mobilité. A peine si la tête sphérique de l'humérus est à moitié logée dans la cavité ostéo-fibreuse de l'omoplate.

Une large capsule adhérant au pourtour de cette cavité, coiffe
la tête humérale qu'elle laisse libre, pour s'attacher un peu plus
bas, sur le col de l'os. Fortifiée, en dehors et en haut, par le
tendon du muscle biceps, qui se fixe à l'omoplate, la jointure
peut exécuter, en tous sens, des mouvements très étendus. Cette
grande laxité, malheureusement, est trop favorable au déplacement
des surfaces articulaires; aussi peut-il arriver dans un choc, une
chute, un simple effort, qu'une luxation se produise, soit en avant,
soit en arrière, soit directement en bas; la tête de l'os n'étant
maintenue en aucun de ces points, par un ligament de quelque
importance.

Coude. Trois os concourent à former le coude, l'humérus d'une
part, le radius et le cubitus de l'autre; mais ce dernier seul,
par son crochet courbe, s'articule véritablement avec l'os du
bras. Le radius n'y prend guère qu'un point d'appui. Sa tête,
ronde et plate comme la cupule d'un bilboquet, roule circulairement, dans une gorge creusée sur le cubitus et c'est à cet ingénieux
système de rotation, que nous devons la faculté de pouvoir, à
notre gré, tourner le poignet en dedans ou en dehors, c'est-à-dire
d'accomplir les mouvements de *pronation* et de *supination* qui,
dans la préhension des objets et le travail manuel, jouent un si
grand rôle. Quatre forts ligaments, courts et serrés, maintiennent, de tous côtés, l'articulation du coude.

Hanche. — L'articulation de la hanche rappelle celle de l'épaule;
mais la cavité cotyloïde de l'os iliaque, bien plus profonde que
celle de l'omoplate, emprisonne presque tout entière la tête fémorale, qu'un fort ligament rond tient appliquée, en outre, contre
les épaisses parois de cette cavité. Comme celle de l'humérus,
la tête du fémur est aussi rattachée par une forte capsule, à la

Étymologies. — Muscle, *mus*, de *mucin*, mouvoir, remuer. Les muscles ont été dénommés, les
uns d'après leur forme : *biceps, triceps*, muscles à deux, à trois têtes, *dentelé, carré, pyramidal*, etc.; d'autres d'après leur direction : *grand droit, grand oblique*, etc.; la plupart d'après leurs
fonctions : *fléchisseurs, extenseurs, adducteurs*, etc., ou d'après leurs insertions au squelette :
temporaux, intercostaux, pectoraux, sterno-mastoïdiens, etc.

boîte osseuse qui la contient; mais l'enveloppe fibreuse est ici plus serrée et les tendons musculaires qui s'insèrent avec elle au pourtour de la cavité, augmentent de beaucoup sa résistance.

Genou. — La volumineuse articulation du genou doit surtout sa solidité aux ligaments latéraux qui maintiennent en contact les extrémités osseuses et plus encore, peut-être, aux faisceaux tendineux qui l'entourent de toutes parts.

A l'intérieur, un épais fibro-cartilage, placé sur la tête du tibia, supporte, à la façon d'un coussinet, les larges condyles du fémur, maintenus, en outre, par un ligament croisé qui ne leur permet aucun déplacement. En avant, la rotule, enchâssée dans le tendon rotulien, solidifie la jointure, et la synoviale étendue qui tapisse les surfaces articulaires donne toute aisance à la flexion du genou.

Cou-de-pied. — L'articulation du cou-de-pied, forte et massive, est constituée du côté de la jambe, par la profonde gorge de poulie que limitent, de chaque côté, les *malléoles ;* du côté du pied, par la tête arrondie de l'astragale. La jointure, dont le travail est considérable, est consolidée, en outre, par des ligaments latéraux très résistants, dont le tiraillement brusque, dans un faux pas, occasionne la vive douleur de l'entorse.

Telles sont les grandes articulations mobiles. Quelques autres, notamment celles de certains os de la tête et du bassin, n'exécutant jamais que des mouvements très limités, consistent en une simple juxtaposition des surfaces articulaires, maintenues en rapport par des lames peu épaisses de tissu fibreux.

SYSTÈME MUSCULAIRE. — MUSCLES.

Structure des muscles. — Les *muscles* sont les véritables agents, les organes actifs du mouvement, comme les os en sont les organes passifs.

La *chair,* divisée en faisceaux plus au moins volumineux

forme la base de leur tissu. C'est donc à cette substance rougeâtre, molle, élastique et contractile, qu'ils doivent leurs propriétés.

Tout muscle comprend une partie charnue, un *ventre,* et deux extrémités au moins, se terminant chacune, tantôt par une lame, tantôt par un cordon fibreux, nacré, beaucoup plus délié que la masse musculaire, et désigné sous le nom de *tendon.* Non seulement les tendons rattachent aux os les muscles. C'est encore par leur entremise que s'opère la traction.

Le plus souvent superposés en couches épaisses, les muscles sont, pour ainsi dire, accrochés et suspendus à toutes les saillies du squelette dont ils remplissent les vides et comblent les creux.

Quand ils sont développés, ils se montrent, sous la peau, en saillies plus ou moins accentuées, en vigoureux reliefs dont le seul aspect annonce la force et la santé. Plats et longs sur le tronc, dont ils forment en partie, ou tapissent les parois, ils sont, généralement, disposés, le long des membres, en faisceaux arrondis; mais toujours, quelle que soit leur situation et leur forme, ils sont isolés, séparés les uns des autres par de minces lames de tissu fibreux, transparentes comme du fin papier de soie et désignées sous le nom d'*aponévroses.*

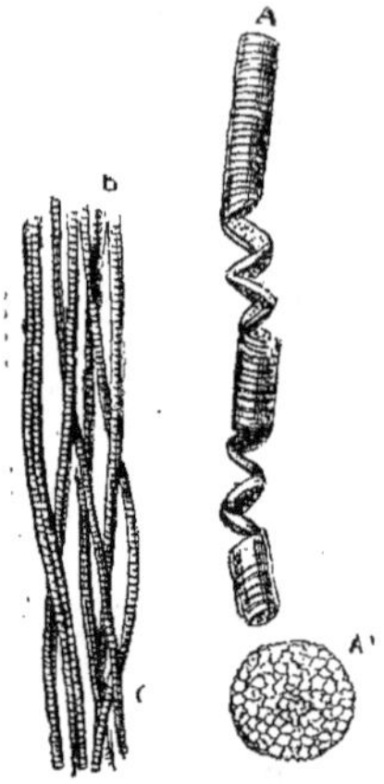

Tissu musculaire vu au microscope.

A. Fibrille musculaire très grossie et montrant les disques dont elle est composée.
A'. Un des disques isolés.
B. Fibrilles striées, en faisceau.

Tissu musculaire. — A l'œil nu, le muscle semble nettement composé de faisceaux de fibres serrées très apparentes sur la plupart des viandes et particulièrement, sur le bouilli de bœuf. Ces grosses fibres se subdivisent elles-mêmes en faisceaux de fibrilles d'un bien moindre volume entourées cependant chacune d'une gaine fibreuse ou *sarcolemme,* à travers laquelle on peut apercevoir, à l'aide d'un bon microscope, le tissu même de la fibrille barré de stries transversales dans toute sa hauteur. Pousse-t-on plus loin l'investigation, la fibrille, dépouillée du sarcolemme, se casse au niveau des stries, en une multitude de *disques* arrondis, surperposés à la façon d'une pile d'écus et constituant, en dernière analyse, l'élément musculaire actif.

Les parois charnues du cœur, aussi bien que tous les grands muscle du tronc et des membres, sont ainsi composées de faisceaux musculaires à fibres striées. Il n'en est pas de même des muscles plus faibles et plus pâles qui doublent les parois des artères, de l'intestin, de la vessie, etc. Leurs fibres, étalées en couches minces, sont complètement *lisses* et ne se contractent jamais que sous l'influence du nerf sympathique, indépendamment de la volonté.

Innervation des muscles. — Contractilité. — La propriété caractéristique du muscle est la faculté qu'il possède, sous l'influence d'une excitation nerveuse, de se *contracter,* de se raccourcir et de s'étendre à la façon d'une lame de caoutchouc.

Ce seul phénomène suffit à expliquer le mécanisme du mouvement. Dès que le nerf moteur qui l'anime met en jeu sa contractilité, le muscle exerce, en effet, sur chacun de ses tendons, une traction plus ou moins forte, qui se continue jusque sur les os auxquels ces tendons sont fixés. Obéissant à cet effort, les os se plient au niveau de leurs jointures, affectant entre eux et les parties voisines, de nouveaux rapports; déterminant une attitude qui persiste tant que le muscle lui-même demeure contracté.

Que le biceps brachial, par exemple, présente la disposition en fuseau allongé A, que nous lui voyons dans la figure ci-dessous. A demi contracté, il soutient seulement l'avant-bras; mais la traction qu'il exerce sur lui ne suffit point à le fléchir.

Dans ces conditions et sous l'influence de la volonté, l'excitation nerveuse se produit-elle : aussitôt la forme du biceps se modifie; la contraction raccourcit ses fibres et l'avant-bras soulevé se fléchit sur le bras autant que la contractilité du muscle et le jeu de l'articulation peuvent le lui permettre.

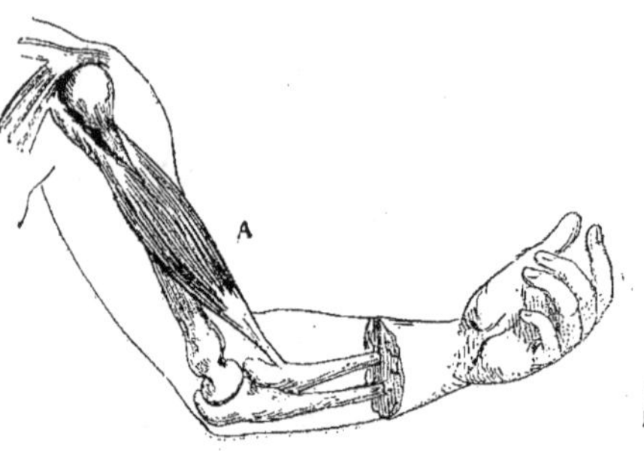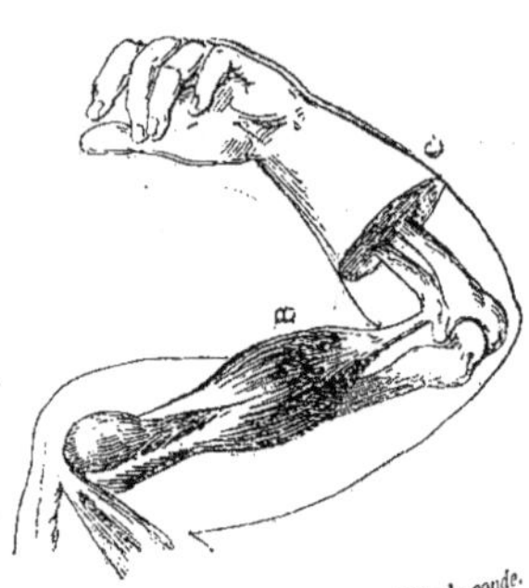

Le muscle biceps dans la demi-flexion du coude.
A. Ventre du muscle, à demi-contracté.

Le muscle biceps dans la flexion complète du coude.
B. Ventre du muscle au maximum de contraction.
C. Avant-bras,

Tant que durera l'effort, le membre conservera cette attitude, et le biceps ne perdra sa rigidité, n'allongera ses fibres, qu'après que l'excitation nerveuse aura complètement cessé.

Ce n'est pas seulement sur le sujet vivant, ni sous la seule influence de l'agent nerveux, que les muscles possèdent la propriété contractile. Plusieurs heures encore après la mort, il est possible de mettre en jeu la contractilité fibrillaire et de faibles courants électriques y suffisent le plus souvent.

Un grand nombre de physiciens et de physiologistes, Galvani, Aldini, Nysten, Müller et Longet, entre autres, ayant maintes fois soumis à l'action de la pile des cadavres encore chauds, de suppliciés, ont pu déterminer ainsi, chez certains d'entre eux, d'assez fortes contractions pour voir ces cadavres s'agiter et tressauter d'une façon véritablement effrayante. Sept à huit heures après la mort, cependant, ces phénomènes cessent d'être possibles. Les muscles alors se durcissent et la rigidité cadavérique qui se manifeste annonce l'extinction complète de leurs propriétés.

Crampes. — Ruptures musculaires. — Ce n'est point exclusivement sous l'influence de la volonté, non plus, que la contractilité musculaire peut se produire. Il arrive souvent, au contraire, soit après un travail pénible, une fatigue excessive, une mauvaise position prise par un membre, que les muscles de certaines régions se contractent d'eux-mêmes avec une telle force, parfois, qu'il en résulte une douleur des plus vives. Ces accidents bien connus sous le nom de *crampes*, n'offrent guère de gravité que lorsqu'ils apparaissent dans le cours d'une maladie plus sérieuse. Il suffit, ordinairement, de quelques frictions pour les dissiper.

Fréquemment aussi, dans un brusque effort, dans un mouvement rapide, un muscle, un tendon violemment tiraillés, peuvent partiellement se rompre, auquel cas un élancement des plus aigus se manifeste, suivi d'une douleur continue assez intense encore pour engourdir et paralyser le muscle lésé, jusqu'à ce qu'une parfaite cicatrisation en ait réparé la rupture.

Groupement et mode d'action des muscles. — Au nombre de 350 environ, chez l'homme adulte, les muscles sont répartis sur les membres et le tronc en masses plus ou moins volumineuses, selon l'importance du travail qu'ils doivent accomplir.

Certains d'entre eux, larges et plats, sont étendus à la surface du thorax et de l'abdomen, dont ils contribuent à former les parois, en même temps qu'ils jouent, dans les grands actes de la vie de nutrition, un rôle considérable.

Tels sont, sur la poitrine, les *pectoraux*, les *dentelés*, les *trapèzes*, les *intercostaux*, qui meuvent la cage thoracique ; sur les parois du ventre les grands *obliques* et les *droits* de l'abdomen qui secondent l'action du *diaphragme* et concourent en outre, la digestion terminée, à l'expulsion des matières fécales.

Un grand nombre de muscles sont *fléchisseurs* et la plupart ont pour antagonistes autant d'autres muscles *extenseurs* ou *redresseurs*, agissant en sens contraire. Ainsi, l'épaisse masse charnue, qui remplit, le long du dos, les profondes gouttières vertébrales, sert principalement à l'extension de la tête et du tronc.

Au membre supérieur, le *deltoïde* permet de lever le bras ; le *biceps* fléchit l'avant-bras que le *triceps* étend, et l'avant-bras lui-même, comprend une double série de muscles extenseurs et fléchisseurs, destinés au jeu compliqué de la main et des doigts.

Au membre inférieur, même disposition générale ; mais ici, les muscles, dont le travail est beaucoup plus considérable, sont plus nombreux et plus forts.

Les *fessiers,* qui répondent aux deltoïdes, soulèvent la cuisse comme les muscles de l'épaule soulèvent le bras ; les *biceps* et *triceps fémoraux* n'ont pas un autre mode d'action que les organes de même nom au membre supérieur. Outre ces divers muscles, il importe de signaler, à la cuisse, les *abducteurs,* qui tirent le membre en dehors, les *adducteurs,* qui le ramènent en dedans, et la longue bande charnue du *couturier,* le « muscle des tailleurs », qui leur permet de s'asseoir en se croisant les jambes.

Très puissants chez les personnes qui marchent beaucoup, les muscles du mollet, les *jumeaux* et le *soléaire,* fléchissent la jambe sur la cuisse. Fixés sur le large *tendon d'Achille,* qui se rattache au talon, les jumeaux étendent, en outre, le pied sur la jambe, aussi remplissent-ils un rôle de la plus haute importance dans les divers actes de la locomotion.

Comme à l'avant-bras, toute la masse charnue de la jambe se compose des muscles moteurs du pied, dont les tendons, glissent dans des gaines nacrées sur les os du tarse ou sous la voûte plantaire, pour se répartir entre les orteils.

Ajoutons enfin, qu'à l'orifice d'entrée et de sortie des grandes voies naturelles se trouvent placés des muscles *dilatateurs* ou *constricteurs,* désignés sous les noms de muscles *orbiculaires* et de *sphincters.* Les orbiculaires des paupières et des lèvres possèdent une grande souplesse ; les sphincters du rectum, destinés à retenir les matières fécales, une extrême rigidité.

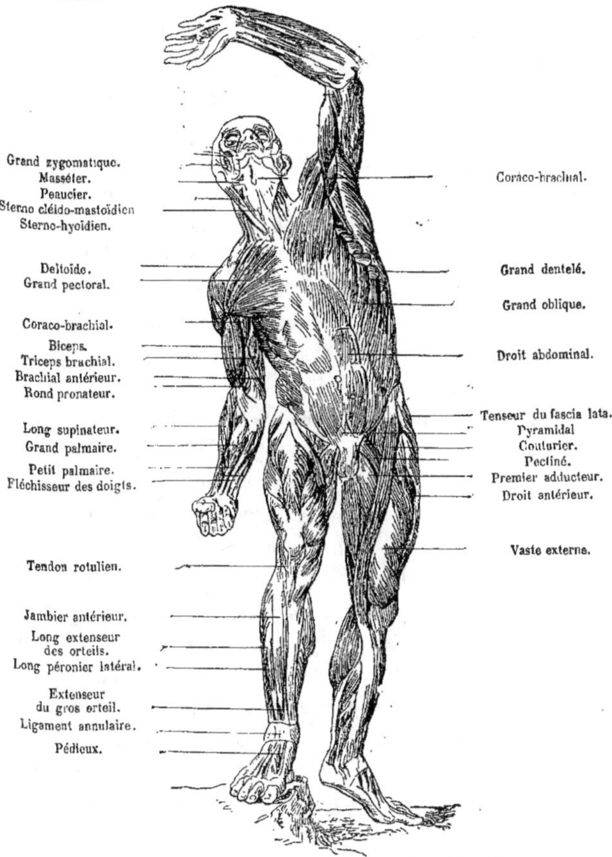

Système musculaire. — Muscles superficiels de la partie antérieure du corps
(D'après l'écorché de Caudren.)

STATIONS ET MOUVEMENTS.

Station verticale. — La première fonction des muscles n'est point de donner au corps le mouvement, mais de lui assurer, dans les diverses attitudes qu'il peut prendre, la stabilité qu'il n'aurait pas sans eux.

Le plus souvent, l'homme se tient debout. C'est là son mode de station le plus naturel. Mais cette attitude, toute simple et facile qu'elle paraisse, n'est réellement possible que grâce à l'actif concours, à l'effort combiné de la plupart des muscles du tronc et des membres inférieurs. Vainement, en effet, dans la station verticale, un parfait équilibre semble maintenir les diverses pièces osseuses dont le squelette est composé. La colonne vertébrale supportant la tête, se dresse, rigide, au-dessus du bassin que soutiennent les fémurs et les tibias, dressés eux-mêmes sur la voûte osseuse du pied.

Tout ce merveilleux échafaudage s'écroulerait, sans le secours des muscles et si dans ces conditions, pourtant, l'équilibre n'est pas rompu, c'est que les masses charnues des gouttières vertébrales et de la région postérieure de la cuisse font un commun effort pour maintenir le tronc en arrière, tandis que les muscles de la jambe se raidissent pour empêcher la flexion des genoux.

A la fatigue que l'on ressent après être resté quelques minutes debout sur ses pieds, on peut se rendre compte, d'ailleurs, de la dépense de forces qu'exige la station verticale. Cette pose si normale, il est difficile, même, de la conserver longtemps, aussi la modifie-t-on bientôt en faisant porter d'un seul côté tout le poids du corps, en ne s'appuyant plus que sur un membre.

L'attitude dite *hanchée* que l'on prend ainsi, soulage momentanément les muscles du côté opposé. Promptement ils reprennent leur force contractile et dès qu'ils l'ont récupérée, un mouvement instinctif rejette sur le membre reposé le poids du corps, tandis qu'à son tour, le membre fatigué se délasse.

Et pourtant, quelque naturel que soit ce mode de station, il est difficile à certaines personnes de rester longtemps debout même dans l'attitude hanchée, sans éprouver un très pénible malaise.

Les sujets obèses, les femmes enceintes, les individus à pieds plats, souffrent beaucoup à se tenir ainsi. Fréquemment, enfin, la station verticale prolongée prédispose aux varices, à l'infiltration des jambes, aux ulcères variqueux; elle suffit à provoquer le vertige, la syncope même quelquefois, chez les convalescents et les anémiques.

Station sur les genoux. — C'est toujours sous l'empire de l'épouvante ou de la terreur que l'enfant, l'homme timide ou pusillanime sentent trembler leurs jambes et tombent sur leurs genoux; aussi, cette attitude est-elle physiologiquement, celle de l'humiliation, de la pénitence et de la prière.

Même aux religieux, aux dévots qui trouvent, à se mortifier, une sorte de jouissance, il est impossible de rester longtemps à genoux sans s'acculer sur les talons ou s'appuyer sur un prie-Dieu. Chez la plupart d'entre eux, la peau s'endolorit et se durcit au devant de la rotule. Il n'est même point rare que la bourse synoviale placée au devant de cet os ne s'enflamme et ne s'emplisse d'une claire sérosité constituant, par sa persistance, l'hydropisie chronique désignée sous le nom d'*hygroma*.

Station assise. — Dans l'attitude assise, les cuisses se fléchissent sur le bassin, les genoux se plient à angle droit, et le corps pèse à peu près exclusivement sur les muscles fessiers, presque toujours assez épais pour empêcher la peau d'être douloureusement comprimée entre un siège trop dur et les tubérosités ischiatiques. Les personnes très amaigries, cependant, les convalescents, les malades épuisés, ne peuvent, sans souffrir, rester longtemps assis, même sur un coussin.

En général, d'ailleurs, tout siège dur et plat, horizontal et dépourvu de dossier, un banc, un tabouret par exemple, fatigue et blesse bientôt quiconque s'y assied. Il ne faut pas non plus, pour être hygiéniquement assis, que les jambes soient pendantes ni dans une flexion exagérée, inconvénients qui forcément se produisent avec les sièges trop hauts ou trop bas.

Les chaises, les fauteuils rembourrés, les coussins moelleux garnis de laine ou de plume, prédisposent aux hémorrhoïdes et déterminent des éruptions herpétiques ou d'insupportables démangeaisons; les ronds de cuir dont se servent les gens de bureau, refoulent le sang vers le rectum qu'ils congestionnent, seuls, les sièges élastiques, bombés et garnis de crin, sont à tous égards absolument irréprochables.

Station horizontale. — Dans la station assise ou debout, constamment, certains muscles agissent; aussi le repos absolu ne se trouve-t-il réellement que dans la situation couchée.

Le sommeil, en effet, surprend-il, après une extrême fatigue, le factionnaire forcé de se tenir sur ses pieds ou s'empare-t-il du bureaucrate cloué sur sa chaise, aussitôt, toute contractilité musculaire étant suspendue, le corps vacille, la tête se penche, les jambes fléchissent et fatalement le dormeur va rouler à terre, à moins qu'il ne soit arrêté, dans sa chute, par une brusque secousse qui le réveille en sursaut.

Le repos horizontal seul, repose donc tous les muscles et seul aussi, le sommeil que l'on trouve dans cette attitude est véritablement réparateur.

Locomotion. — Marche. — Le plus naturel des mouvements que l'homme puisse accomplir, la *marche,* met, au contraire, en jeu tous les muscles du corps. Non seulement, dans ce mode habituel de progression, les jambes et les cuisses fonctionnent, mais aussi les muscles du tronc et tout l'appareil moteur de la tête et des bras.

L'œil lui-même est alors en pleine activité. Dans ses imperceptibles mouvements, de tous côtés il interroge l'espace, scrute et reconnaît le terrain, prévoit les dangers et les obstacles, transmettant au fur et à mesure, au cerveau, des impressions selon lesquelles les centres moteurs de l'encéphale agissent dans tel ou tel sens sur l'appareil de la locomotion.

C'est ainsi qu'instinctivement le marcheur se conduit, se dirige, allonge ou ralentit le pas, se détourne ou s'arrête; qu'il parvient, en un mot, grâce à la sécurité que lui procure le regard, à donner à chacun de ses mouvements la rectitude, la précision, la sûreté qui tout à coup font défaut quand on marche dans l'ombre ou les yeux fermés et qui manquent toujours à l'aveugle.

La marche facile et modérée, au grand air et par un beau temps, est un exercice agréable autant que salutaire. Qui n'a goûté les charmes inexprimables d'une promenade dans la campagne, par une belle journée de printemps? le bien-être physique et moral que l'on éprouve à se mouvoir, à se sentir libre, à gagner tel ou tel point, pour aller plus loin encore; à voir passer sous ses yeux, le tableau varié des paysages, à contempler dans le vaste horizon qu'embrasse le regard, les effets changeants de la lumière et de l'ombre?

En plaine et sur un sol uni la marche, aisée, agréable et facile peut être longtemps soutenue. Il n'en est pas de même à la montée qui force les muscles du dos à une contraction beaucoup plus énergique, tandis que les fléchisseurs de la tête et de la poitrine, par l'immobilisation momentanée qu'ils imposent au thorax, occasionnent ce pénible essoufflement qui paralyse bientôt les marcheurs les plus intrépides. La descente, quand elle est longue et rapide, n'est pas moins fatigante, d'ailleurs, que la montée. Les muscles des gouttières vertébrales et des cuisses, dans un continuel état de raideur, ont grand'peine, alors, à retenir le tronc qui tend toujours à tomber en avant; le poids du corps, en raison de la pente du sol, porte obliquement sur les pieds, dont les muscles extenseurs, subissent un tiraillement excessif; les orteils, enfin, chassés en avant, sont douloureusement comprimés par l'extrémité des chaussures.

A l'homme le plus vigoureux il serait difficile, dans ces pénibles conditions, de soutenir longtemps la marche. Mais le sol qui nous supporte se prête ordinairement mieux à la locomotion et les statisticiens calculent, en tenant compte des irrégularités moyennes d'une route, qu'un homme adulte faisant cent pas à la minute, parcourt approximativement, en une heure, une lieue de poste, soit un kilomètre tous les quarts d'heure.

Ces mêmes données, du reste, ont servi de base à l'évaluation des différentes marches qui peuvent être commandées aux troupes. françaises, comme on en peut juger d'après le tableau suivant :

VITESSE DE L'INFANTERIE EN MARCHE :

DÉSIGNATION DES PAS.	NOMBRE DES PAS à la minute	ESPACE PARCOURU dans une minute mètres	ESPACE PARCOURU dans une heure kilomètres
Pas ordinaire (de 66 centim.). . .	76.	49 40.	3.
Pas de route.	100.	65 »»	4.
Pas accéléré	120.	78 »»	4 68.
Pas de charge	128.	83 20.	4 99.
Pas maximum	153.	100.	6 »»

Le pas de route étant pris pour type, on a fait en outre le calcul, qu'un piéton isolé, un soldat, un facteur de la poste, etc., peut chaque jour, sans fatigue et sans inconvénients pour sa santé, soutenir cette marche pendant huit heures et demie, à la condition de réparer ses forces par six à sept heures de repos et de sommeil.

Saut. — Arrêté par un obstacle, une barrière, un fossé, l'homme a le pouvoir de se donner une force d'impulsion suffisante pour lancer son corps à distance et lui faire souvent franchir ainsi ce qui l'empêche de passer. De cet effort, exigeant l'extrême contraction, puis la brusque détente de tous les muscles extenseurs, résulte le *saut,* plus ou moins étendu en hauteur et en largeur suivant la force du sujet et l'importance de l'obstacle. Généralement, c'est sur les pieds que l'on retombe, après avoir sauté. Les orteils touchant d'abord le sol, amortissent un peu la chute;

les jambes et le tronc se fléchissent ensuite, retenus par l'élastique ressort des muscles des cuisses et du dos; mais ce ploiement gradué des membres abdominaux ne suffit point toujours à briser la violence de la secousse. De graves accidents peuvent donc se produire à la suite d'un saut mal calculé. La commotion du cerveau, du foie, de la moelle épinière, une entorse, une fracture, une hernie, la rupture d'un anévrysme, tels sont les plus fréquents. Il peut arriver enfin, qu'une chute de haut, sur les talons, soit instantanément mortelle.

Course. — La marche rapide, consistant en une suite ininterrompue de grands pas et de sauts successifs, caractérise la *course*. Elle exige le travail actif de la plupart des muscles du corps et met en jeu tout le système articulaire. Les premiers élans de la course sont de beaucoup les plus fatigants. La pesanteur diminuant en proportion de la rapidité, le corps, après quelques enjambées, se déplace avec une légèreté surprenante. Comme l'ont observé les poètes, c'est à peine si le sol, effleuré par un coureur agile, garde l'empreinte de ses pas.

Il est très difficile aux personnes obèses, aux gens à poitrine étroite, de courir; mais l'habitude et l'exercice rendent ce mode de locomotion véritablement pratique et peu fatigant. Les nègres de certaines contrées de l'Afrique prennent souvent le gibier à la course et peuvent suivre les pas d'un cheval. En Angleterre, des coureurs, soumis à un entraînement spécial, parviennent à faire 25 milles par jour et pendant six semaines, en marchant à reculons. Mais ce sont là des cas exceptionnels, se produisant dans des conditions véritablement anormales.

D'après Maissiat * dont les études sur la station et la marche sont fort appréciées, il est indispensable, au bon marcheur, d'avoir le pied petit et sec, le jarret fin, le mollet peu volumineux, haut placé, la cuisse forte avec le bras de forme analogue, en un mot,

* *Mémoires de physique animale.* Paris 1843.

des membres sommairement coniques, tels qu'on les goûte dans les beaux-arts.

La course au pas gymnastique, méthodique et cadencée, peut être cependant longtemps soutenue, après quelques exercices, par les personnes même les moins aptes à courir. Nos soldats parviennent aisément à faire ainsi 200 pas à la minute et 12 kilomètres à l'heure et ce n'est point encore la plus grande vitesse que l'on puisse atteindre en courant. Un homme de taille moyenne et bien musclé peut se déplacer, en effet, de 7 mètres 60 par seconde et progresser ainsi dans la proportion de 28 kilomètres à l'heure; mais à ce degré de vitesse il est impossible de soutenir aussi longtemps la course sans être suffoqué.

Aux enfants, aux adultes faiblement constitués, la course modérée est un exercice salutaire, en ce qu'elle active la circulation, accélère la respiration, développe la chaleur animale et dilate la poitrine. Pour les mêmes raisons, en revanche, elle est absolument contraire aux vieillards, aux gens obèses ou pléthoriques, aux femmes enceintes, à toutes les personnes souffrant d'une maladie organique du cœur ou des poumons.

Grimper. — Instinctivement, l'enfant aime à grimper. Dans les campagnes, tous les petits paysans sont plus ou moins habiles à cet exercice et de nos jours encore, dans les villes, le traditionnel mât de Cocagne des fêtes publiques excite, au plus haut degré, l'émulation des gamins.

Pour grimper, il faut cependant déployer à la fois beaucoup de force et d'adresse. Tandis que les membres inférieurs soutiennent le corps et le poussent de bas en haut, les muscles de l'épaule et du bras le tirent et le hissent; mais ces efforts, coup sur coup répétés, ne laissent pas d'épuiser rapidement la contractilité musculaire; aussi, l'heureux triomphateur qui parvient au haut d'un mât frotté de savon, a-t-il vraiment toujours bien mérité de décrocher la timbale!

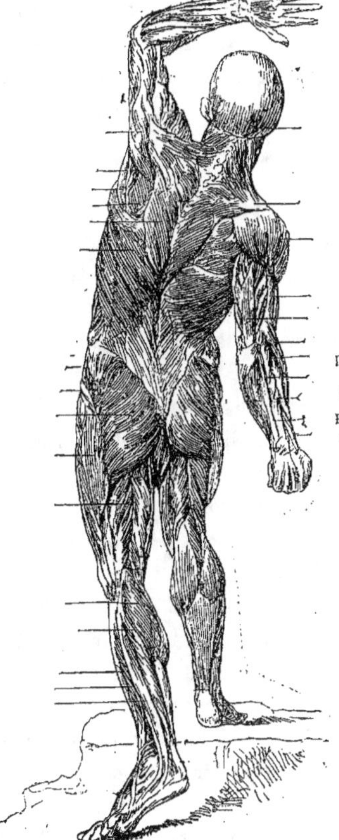

Système musculaire. — Muscles superficiels de la partie postérieure du corps.
(d'après l'écorché de Caudron.)

Travail manuel. — Suivant la profession qu'il exerce et le travail qu'il exécute, l'homme, chaque jour fait plus spécialement fonctionner tel ou tel groupe de ses muscles, à qui cette constante activité donne bientôt plus de volume et par conséquent, plus d'énergie.

C'est ainsi que les muscles du bras acquièrent une force exceptionnelle chez le forgeron qui soulève de lourds marteaux, le terrassier, le mineur, qui manient la pelle et la pioche; que les muscles du mollet prennent un développement considérable chez le danseur et le rémouleur; que les muscles des doigts donnent à ces organes, chez le serrurier, le mécanicien, le menuisier, une vigueur extraordinaire.

Galien, l'illustre médecin de Pergame, a reconnu, l'un des premiers, que la main est le caractère physique de l'homme, comme l'intelligence en est le caractère moral.

C'est à ce double privilège, en effet, l'intelligence qui conçoit, la main qui exécute, que l'homme doit sa supériorité sur les animaux. La patte du singe, malgré qu'elle se rapproche beaucoup de la main humaine, en diffère essentiellement en ce que les muscles opposants du pouce, manquant absolument chez l'animal, ne lui permettent pas de transformer au besoin l'organe préhenseur en une pince d'une extrême délicatesse, sensible et forte en même temps.

Le nombre et le volume relativement considérable des muscles moteurs des doigts n'empêchent pas que la main, comme tout autre organe, ne se fatigue, après un travail excessif ou longtemps continué. L'épuisement de la contractilité musculaire se trahit alors tantôt par un engourdissement ou par une crampe, tantôt par une véritable faiblesse, qui ne permet plus aux doigts de serrer suffisamment l'instrument ou l'outil.

Certaines névroses partielles, la crampe des écrivains, des pianistes, des imprimeurs, ne résultent pas d'autre cause que de l'excès du travail professionnel.

Mouvements communiqués. — Vectation. — Même en voiture, en wagon, ou dans tout autre véhicule en mouvement, le corps éprouve une suite de ballottements et de secousses qui ne laissent pas, quand la route est mauvaise ou la voiture mal suspendue, de déterminer une prompte fatigue.

La station assise, dans un véhicule confortable, roulant sur un chemin bien uni, favorise, au contraire, par une légère excitation, toutes les fonctions organiques et peut être, sans inconvénient, longtemps soutenue.

Il n'en est point ainsi de la station debout, dans une voiture traînée sur une route pavée ou même roulant sur des rails. Après quelques heures de ce mode de vectation, les jambes ébranlées par une constante trépidation se congestionnent et s'engourdissent; aussi l'œdème des membres, les varices, les crampes, sont-ils d'une extrême fréquence chez les conducteurs d'omnibus, les chauffeurs et les mécaniciens des chemins de fer.

Dans les wagons même les mieux aménagés, le voyageur est soumis à un double mouvement d'autant plus prononcé que le train va plus vite et que les rails sont plus usés. Cette trépidation spéciale aux chemins de fer, se décompose en secousses verticales alternant avec des oscillations en lacet, dans le sens transversal. La plupart des voyageurs n'en ressentent, à vrai dire, qu'un certain désagrément, mais quelques personnes, quand elles sont, surtout, entraînées à reculons, en éprouvent des vertiges, des nausées, un véritable mal de mer.

Navigation. — Mal de mer. — Ce dernier phénomène, dont les causes restent obscures en dépit de toutes les théories émises pour les expliquer, est la conséquence presque fatale, comme on sait, des voyages en bateau, par un gros temps surtout, ou par une mer houleuse.

Le malaise spéciale qui le caractérise, débute . par un vertige bientôt suivi de nausées, d'incessants vomissements et d'une telle prostration des forces, qu'un grand nombre de malades finissent par se laisser tomber, accablés, anéantis, au milieu de leurs déjections.

D'après Aronsshon * qui, de toutes les hypothèses sur le mal

* *Union médicale*, 1860. — Michel Lévy : *Traité d'hygiène*, 1862.

de mer a soutenu la plus vraisemblable, le vertige initial résulterait de l'ignorance où se trouve le passager du mouvement qui lui est communiqué par le bateau. Le vertige, en effet, ne paraît point, lorsqu'on se rend compte du mouvement par la comparaison du corps oscillant avec la ligne fixe de l'horizon et le mal de mer ne se manifeste pas quand il n'est pas précédé de vertige.

Les marins, habitués à se rendre compte du balancement du navire et très experts à maintenir leur corps dans la verticale en suivant instinctivement, par la flexion machinale de leurs jambes, toutes les oscillations du tangage ou du roulis, ne sont plus exposés à ces pénibles accidents.

Le meilleur moyen d'y échapper serait donc de les imiter ou d'avoir comme eux le « pied marin » en montant sur le navire ; mais il est difficile au navigateur novice, fortement ému déjà par le grandiose spectacle de l'Océan, d'acquérir, d'emblée, la hardiesse et l'aplomb nécessaires ; aussi dès son premier voyage, doit-il, presque toujours payer son tribut à la mer.

HYGIÈNE DE L'APPAREIL DU MOUVEMENT.

Exercices corporels. — A propos de l'hygiène de l'innervation j'ai dû m'appliquer à faire ressortir la fâcheuse influence que peut avoir sur la santé la tension trop prolongée de l'esprit et comme il importe d'y parer, de bonne heure, par l'exercice corporel.

Mais, l'homme étant comme une balance dont les deux plateaux, — le physique et le moral, — doivent constamment garder un parfait équilibre, il faut bien reconnaître aussi qu'il ne lui serait guère plus avantageux de développer sa force musculaire au détriment de son intelligence et de sa raison.

Il est à remarquer, en effet, combien les individus les plus robustes sont généralement plus exposés que les autres aux maladies des principaux viscères, et comme aussi, l'affection la plus simple, peut rapidement prendre chez eux un caractère alarmant.

Pour tirer profit d'un exercice physique, il est donc essentiel de ne s'y livrer qu'avec une certaine réserve, et de choisir, pour sa récréation habituelle, celui de tous qui s'accorde le mieux au tempérament, à la constitution dont on est doué.

S'il est vrai que le repos excessif, — repos forcé, malheureusement, pour bien des personnes, — prédispose à l'obésité, à la faiblesse, à l'infiltration des tissus, que de dangers plus nombreux, un exercice mal compris, ne présente-t-il pas encore? Sans parler des accidents subits dont il peut-être cause, la surexcitation qu'il communique à tous les organes, détermine fréquemment l'éclosion de maladies latentes et presque toujours, l'amaigrissement, l'épuisement même, quand l'estomac n'est point capable de réparer aussitôt les forces perdues.

Le régime de l'*entraînement,* formulé par le docteur Robertson pour ôter de la graisse aux jockeys et leur donner de la fibrine, nous offre beaucoup d'exemples de ces graves dangers, et s'il nous fallait en trouver d'autres, il n'est pas jusqu'aux plus inoffensifs, en apparence, des jeux et des exercices du corps, qui ne nous en fournissent de très concluants.

L'exercice le plus efficace est celui que l'on prend en plein air, peu de temps, mais non pas immédiatement après le repas. Au bien-être qu'il procure, on sent qu'il active et facilite toutes les fonctions. La digestion se termine promptement, la circulation s'accélère, un sang plus vif et plus chaud court dans tout le corps.

Contrairement au repos, à l'oisiveté, à la mollesse, l'exercice amaigrit, mais donne du ton et de la souplesse aux muscles. A ce point de vue, il est indispensable aux enfants délicats et frêles, dont il fait souvent, mieux que toute alimentation tonique, des sujets forts et vigoureux.

Promenades hygiéniques. — Il n'est point nécessaire de s'exposer au moindre péril, ni de risquer le plus simple tour de force, pour faire un exercice hygiénique.

La marche est le plus salutaire auquel on puisse se livrer, et je n'en voudrais jamais recommander d'autre que la promenade rurale, entreprise surtout dans un but instructif. L'herborisation, l'excursion géologique, la chasse aux insectes, aussi profitable à la santé que la chasse au gibier plus sérieux; l'escalade du rocher où fleurit la plante rare; le soulèvement de la lourde pierre qui recèle le fossile intéressant; la course folle à travers buissons et ruisseaux, à la poursuite du papillon qui s'échappe; tout cela dans la belle campagne baignée de soleil et d'air pur, voilà les exercices par excellence, ceux qui mettent en jeu tous les ressorts, tous les leviers, toutes les aptitudes physiques et morales; ceux qui, toujours, nous laissent, enfin, avec le désir de les recommencer, les plus agréables souvenirs.

On ne saurait trop applaudir à cet égard, à l'heureuse innovation des promenades scientifiques, récemment introduite dans la routine de nos lycées; à ces voyages annuels sur le littoral ou dans les montagnes, auxquels, pendant les vacances, les élèves des grands établissements pédagogiques sont invités à prendre part; à ces sociétés de touristes, enfin, qui se multiplient de plus en plus et comptent, aujourd'hui, de nombreux adhérents dans toutes les villes.

Ces utiles diversions aux travaux purement intellectuels donnent à la fois, aux jeunes gens, le courage, la science, la vigueur de l'esprit et du corps.

Chasse. — Tout l'entrain, tous les mouvements imprévus et variés de l'excursion scientifique se retrouvent, à un plus haut degré encore, dans l'exercice de la chasse qui malheureusement, par son attrait même et la passion qu'elle peut développer, finit, souvent, par détourner de plus sérieuses occupations les sujets aventureux, désœuvrés et prédisposés d'ailleurs, à la paresse.

Quand il en est ainsi, loin de rester hygiénique, la chasse devient un métier des plus pénibles et trop fécond en accidents.

Elle amaigrit et débilite les individus même les plus forts, qu'elle expose, en outre, aux graves maladies engendrées par le froid humide ou les brusques changements de température, aux rhumatismes, aux pneumonies, aux pleurésies, aux hydropisies articulaires. Les chasseurs endurcis, les braconniers surtout, trop souvent, enfin, prennent de mauvaises habitudes ; ils fument, boivent à l'excès et la rudesse de leur mode de vivre ne tarde pas à retentir sur leur caractère et leur esprit.

Équitation. — La promenade à cheval, suivant que l'on s'y livre avec plus ou moins d'ardeur, exerce de même, sur l'économie, une influence bien différente. Dans tous les cas, elle met surtout en jeu, les muscles des gouttières vertébrales et ceux des membres inférieurs ; mais l'équitation modérée excite l'appétit, facilite l'assimilation et prédispose à l'embonpoint, tandis qu'il n'est pas rare de voir maigrir et se débiliter les personnes qui chaque jour poussent cet exercice jusqu'à la fatigue.

Quelques médecins à bout de ressources, recommandent l'équitation contre les congestions viscérales, les palpitations nerveuses, l'hypochondrie. C'est, en somme, un moyen peu pratique, d'une efficacité douteuse, plus nuisible même qu'utile, dans un grand nombre de cas.

Natation. — A très peu de personnes encore, en dehors des nervosiaques anémiques, peuvent être favorables les fatigants exercices de la natation. Les adolescents seuls en retirent de véritables avantages, l'exercice dans l'eau froide développant sans chaleur ni sueur leur système musculaire, en même temps que le bain frais agit comme un puissant sédatif sur le système nerveux.

Escrime. Danse. — Entre tous les exercices corporels, l'escrime et la danse sont particulièrement aptes à développer l'agilité, la souplesse, l'aisance et la grâce des mouvements. L'escrime, en même temps qu'elle exerce les muscles des membres et du tronc, influe très heureusement, aussi, sur les facultés cérébrales, non seulement parce qu'elle exige une attention soutenue, mais encore parce qu'elle éveille la prudence, la ruse, la hardiesse, toutes les éminentes qualités indispensables à l'homme même le plus fort, au moment du danger.

La danse, au contraire, exerce seulement les muscles des jambes et ne détermine guère sur le cerveau, que de trop vives excitations; aussi, comme tous les plaisirs mondains dont on abuse, la danse trop répétée conduit-elle promptement les jeunes filles et les femmes nerveuses aux accidents graves de la chlorose et de l'hystérie.

Gymnastique. — Telle que la pratiquent, de nos jours, les élèves des lycées et les jeunes gens qui fréquentent les établissements spéciaux, la gymnastique, est excellente en ce sens qu'elle développe méthodiquement et sûrement tous les muscles du corps. En les exerçant, pour ainsi dire, l'un après l'autre, puis par groupes du même genre, puis simultanément, elle les assouplit, en même temps qu'elle harmonise et coordonne leur jeu; mais on peut lui reprocher d'être, par sa précision et sa régularité mêmes, un exercice machinal, n'occupant point assez le cerveau, et ne laissant aucune place aux mouvements naturels et spontanés qui s'accomplissent d'instinct, sous l'impulsion directe des nerfs, chaque fois que l'on se trouve inopinément en présence d'un obstacle à franchir ou d'un péril à braver.

Sous ce rapport, la chasse et les excursions rustiques demandant la présence d'esprit, la sagacité, l'initiative personnelle, sont encore préférables; et les mêmes considérations doivent faire souhaiter que certains jeux d'écoliers, trop dédaignés aujourd'hui, les *barres,* les *quilles,* la *balle,* le *volant,* etc., qui mettent à la fois en action toutes les puissances musculaires et cérébrales, fassent partie, au même titre que l'*haltère* et le *trapèze,* de toute éducation gymnastique bien entendue.

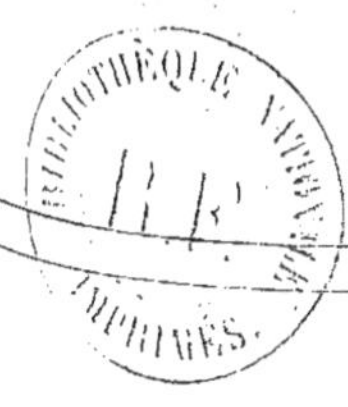

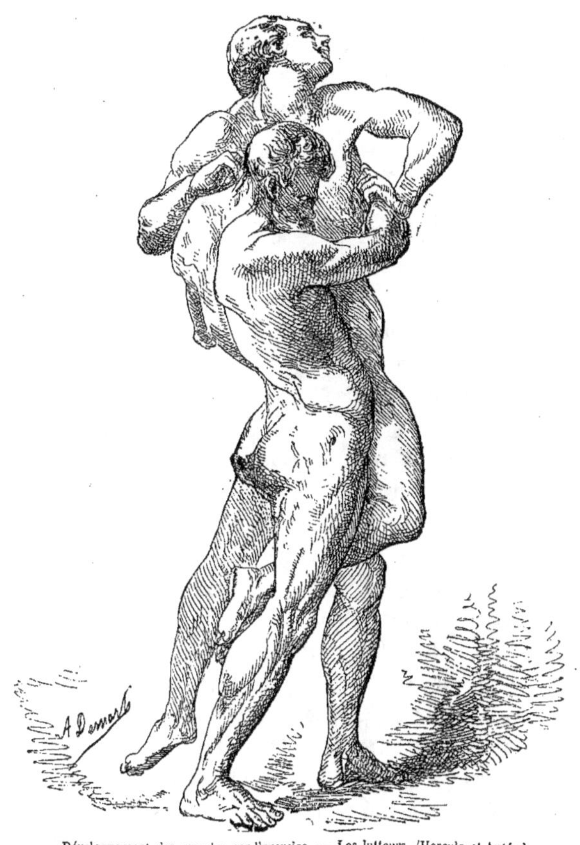

Développement des muscles par l'exercice. — Les lutteurs. (Hercule et Antée.)

Attitudes anormales et vicieuses. — Ce n'est point seulement par l'exercice, que l'appareil du mouvement se développe, ni que son fonctionnement physiologique s'accomplit dans toute son intégrité.

Avant que de faire exécuter aux muscles, aux articulations,

aux leviers osseux, le travail méthodique et régulier qu'ils doivent accomplir, il importe qu'au repos même on s'habitue à toujours placer ces organes dans des rapports normaux, jamais dans une attitude vicieuse.

Le plus souvent, il n'en est malheureusement pas ainsi. L'absence de toute éducation physique dans le jeune âge et plus encore les mauvais principes qu'à cet égard les enfants reçoivent dans les écoles, les habituent, de bonne heure, à mal se tenir et ces défauts physiques ne sont pas moins difficiles à corriger plus tard, que les mauvais plis du caractère.

Les moindres inconvénients de ces défectueuses attitudes sont, assurément, d'ôter au maintien toute distinction et toute grâce à la démarche; les pires, qui se manifestent dans un trop grand nombre de cas, de déformer lentement certaines parties du squelette, de dévier, surtout, dans tel ou tel sens, chez les sujets d'une faible constitution, la colonne vertébrale.

On sait comme il est fréquent de rencontrer des jeunes gens mal constitués en apparence, courbés, voûtés, au dos arrondi, à la poitrine plate ou creuse, aux épaules saillantes, ailées.

La plupart de ces défauts proviennent de mauvaises attitudes prises dès l'enfance et déjà signalées, dans la première partie de cet ouvrage, à propos de l'éducation physique du jeune enfant, de ses exercices, de ses promenades même, sur les bras de sa nourrice. A l'âge adulte, les jeunes filles souffrent particulièrement de ces défectuosités du maintien, si contraires au cachet d'élégance qu'elles recherchent; aussi les voit-on constamment en public ou dans le monde, s'efforcer de les atténuer par une raideur à ce point exagérée quelquefois, que la correction fait vraiment regretter la faute.

Chez les femmes, les déviations de la colonne vertébrale et surtout les déformations du bassin qui souvent les accompagnent, présentent, d'ailleurs, une exceptionnelle gravité, en raison des funestes accidents qui peuvent, en ce cas, résulter d'une grossesse.

Il serait difficile de faire une complète description de toutes les attitudes vicieuses capables, à la longue, de nuire à la recti-tude du corps et de dé-former plus ou moins telle ou telle partie du squelette. Un savant médecin anglais, le doc-teur Mathias Roth, a cependant, très heureu-sement traité, de nos jours, cette intéressante question d'hygiène, spécialement au point de vue des déviations

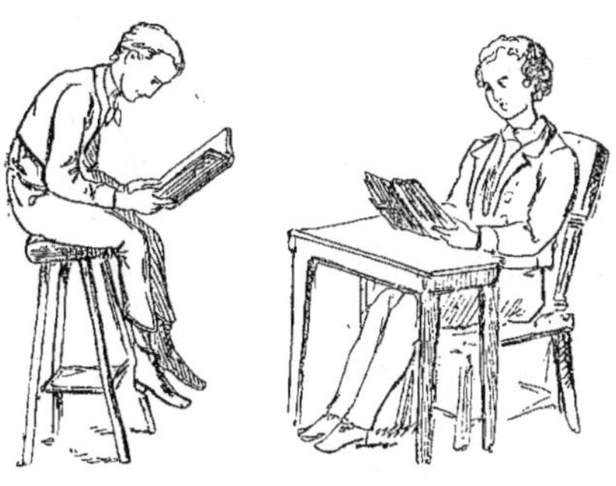

La lecture.
Attitude vicieuse.   Attitude normale.

de la colonne vertébrale, et je ne saurais mieux faire ici, que de lui emprunter, d'après l'excellente analyse de son travail, publiée par le *Journal d'hy-giène* *, quelques-uns de ses exemples et de ses dessins les plus pro-bants.

La *station debout* n'est hygiénique et nor-male qu'autant que les pieds, légèrement écar-tés l'un de l'autre, for-ment une base de sus-tentation suffisant à

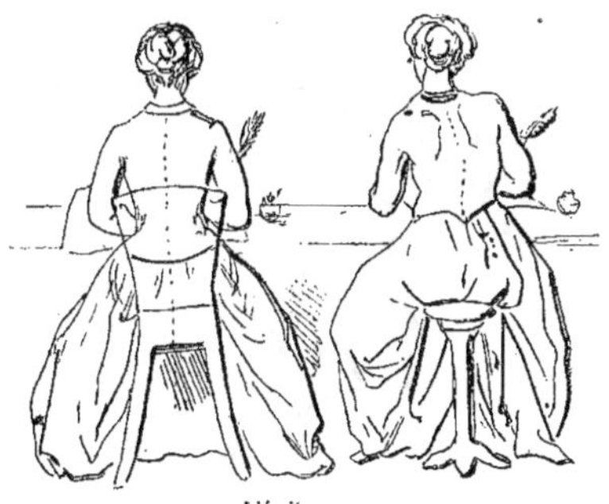

L'écriture.
Attitude normale.   Attitude vicieuse.

maintenir le corps d'aplomb, les deux bras retombant, sans effort, de chaque côté.

* *Des moyens d'éviter les déviations de la colonne vertébrale et spécialement les incurvations latérales*, par le Dr Mathias Roth. — Voir : *Journal d'hygiène*, nos 154, 155, année 1879.

Ce n'est point là, cependant, l'attitude que l'on impose, dans les écoles, aux élèves qui récitent leurs leçons. Presque partout, au contraire, on exige qu'ils rapprochent leurs pieds et se croisent les bras sur la poitrine, attitude qui fait saillir les omoplates et développe, lentement, la voussure du dos.

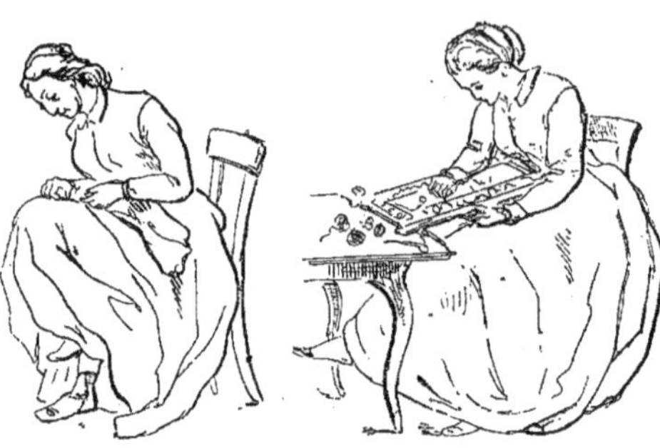

Le travail à l'aiguille. — Attitudes vicieuses.

Le mobilier scolaire, absolument défectueux dans la plupart des établissements d'éducation, ne permet pas, non plus, aux écoliers, de *lire* ni d'*écrire* dans une position normale. Le plus souvent, l'élève est forcé de tenir son livre dans ses mains, le corps ployé, la tête en avant, les coudes appuyés sur les cuisses, d'où résulte, avec la congestion céphalique, l'arrêt de la circulation dans les membres inférieurs.

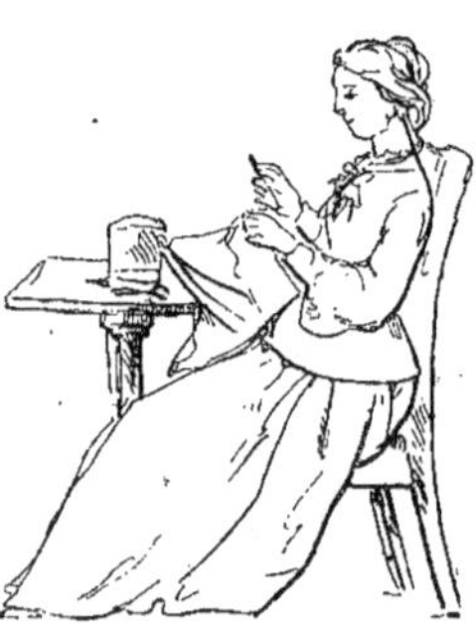

Le travail à l'aiguille.
Attitude normale.

Pour écrire, il prend un point d'appui sur le bras gauche, élevant, avec l'épaule droite, le membre qui tient la plume, attitude pénible, qui tend à donner à la colonne vertébrale une double incurvation. La table, le siège sur lesquels s'appuie toute personne qui lit ou écrit, doivent donc, avant tout, être proportionnés à sa taille, afin que le tronc, toujours maintenu d'aplomb par le dossier du siège, ne soit point forcé de se pencher outre mesure sur le livre ou le cahier.

Le *travail à l'aiguille,* soit à la main soit au métier, fatigue considérablement un grand nombre d'ouvrières qui généralement, au lieu de s'adosser contre une large chaise, se tiennent ployées et penchées sur leur ouvrage, les jambes croisées l'une sur l'autre, l'estomac et le ventre comprimés au point d'être bientôt affectés de troubles digestifs ou circulatoires souvent fort sérieux et dont les plus fréquentes conséquences sont la dyspepsie, la chlorose, la constipation opiniâtre, la congestion des ovaires, de l'utérus et du rectum.

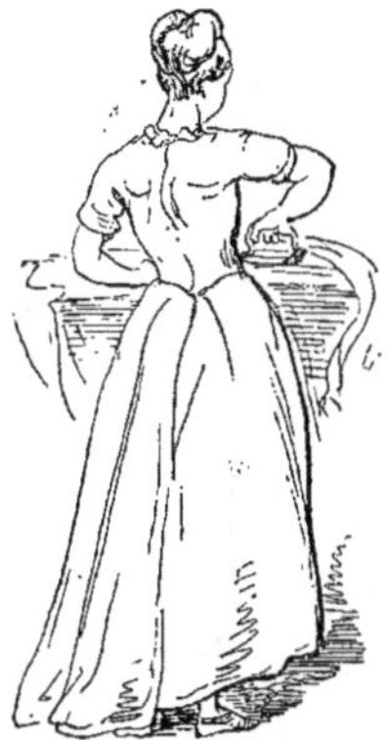
Le repassage.
Attitude vicieuse.

Le *repassage* du linge, chez les blanchisseuses, occasionne d'autant plus fréquemment des déviations latérales de la colonne vertébrale, qu'il est presque toujours exécuté par de jeunes ouvrières.

La hauteur excessive des tables, forçant les repasseuses à élever fortement l'épaule droite pour donner toute aisance au bras qui tient le fer, il importerait, si les tables ne peuvent être suffisamment abaissées, que les ouvrières se servissent alternativement, dans leur travail, de la main gauche et de la main droite.

Il serait difficile, à propos des blanchisseuses, de passer sous silence les fâcheux effets que peuvent produire, sur la colonne vertébrale, la poitrine et le bassin, ces énormes paquets, ces paniers de linge sous le poids desquels, trop souvent, on voit se tordre et se ployer, dans les rues, des fillettes à peine formées.

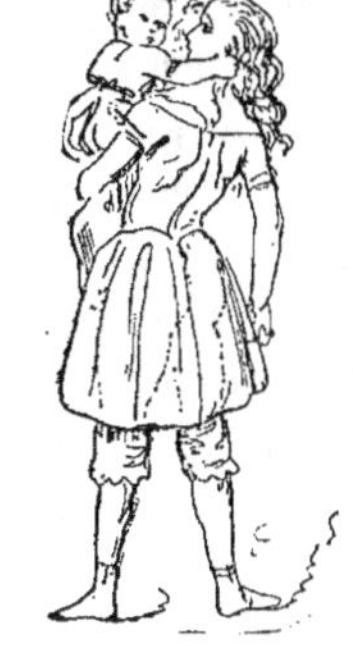
La petite bonne d'enfants.

Au lieu d'un paquet, souvent c'est un autre enfant que l'on donne à porter à une petite fille, et le moins exposé des deux, en ce cas, n'est pas toujours celui qu'on pense. Cette inhumaine coutume d'accabler un être sans forces d'un fardeau qu'il est incapable de soutenir est un abus d'autorité qui mérite

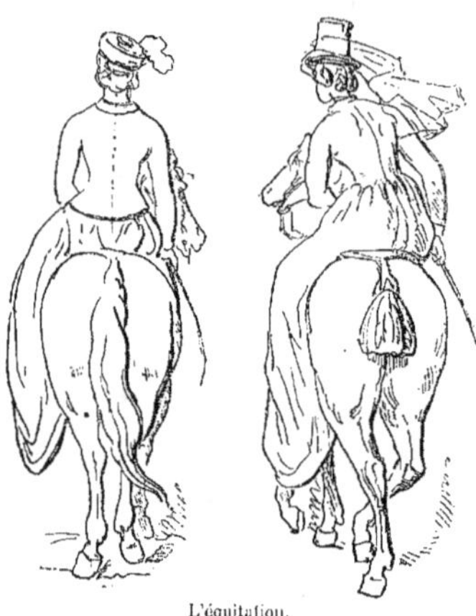

une répression sévère; aussi cette question d'hygiène intéresse-t-elle la police au moins autant que le médecin. L'étude du *piano*, de la *peinture*, du *dessin*, tout travail manuel, en un mot, exigeant une application soutenue, expose plus ou moins le corps à ces attitudes anormales.

De tous les exercices hygiéniques, l'*équitation*, quand on n'en connaît pas bien les principes, est enfin le plus dangereux au point de vue des déformations osseuses. J'ajouterai même que la promenade à cheval n'est réellement salutaire qu'au bon cavalier qui, bien d'aplomb sur sa monture, s'y sent, en outre, en parfaite sûreté.

Mouvements exceptionnels. — Efforts. — Un certain nombre d'actes physiologiques parfois ne peuvent avoir lieu qu'au prix d'un *effort,* c'est-à-dire qu'ils nécessitent, en pareil cas, une dépense de forces supérieure à celle qui suffit ordinairement à les produire et presque toujours, le concours simultané de plusieurs organes ordinairement inutiles à leur accomplissement. L'effort est souvent indispensable pour soulever ou porter un fardeau, gravir une montagne, lutter contre un obstacle, un animal, un ennemi. Quelquefois, dans un milieu où l'air est insuffisant, c'est avec effort que la poitrine se dilate ; pour expulser, enfin, du tube intestinal les matières fécales, il est souvent nécessaire de recourir à un déploiement de forces non moins pénible qu'excessif.

Le moindre effort, tant qu'il dure, accapare à lui seul toutes les forces de l'économie; aussi ne peut-on jamais accomplir, à la fois, deux efforts distincts. Immobile et fixe, l'œil même est alors incapable de se tourner d'un autre côté; le visage se congestionne, le front se plisse, les viscères abdominaux sont comprimés, en avant, par la contraction des parois du ventre par l'extrême tension du diaphragme en haut. La respiration, momentanément suspendue, se réduit à un simple filet d'air expiré dont le passage à travers la glotte produit ce son rapide et guttural, ce *han!* tout particulier que fait entendre le geindre en pétrissant le pain, le manœuvre qui hisse un lourd fardeau, le bûcheron qui frappe de sa cognée le cœur d'un chêne. Tout effort, même chez l'homme le plus robuste, peut occasionner de douloureux, voire de sérieux accidents. C'est ainsi que se produisent, par la rupture de quelques fibres musculaires, le *tour de reins*, dans la région lombaire, le *coup de fouet*, dans les muscles du mollet. La hernie intestinale est si fréquemment déterminée par un effort, que l'on confond communément, sous le même nom, l'effet et la cause. Il n'est point rare, enfin, que des lésions beaucoup plus graves encore, résultent d'un effort; aussi convient-il de recommander la plus extrême prudence à cet égard, aux personnes souffrant d'une maladie du cœur, aux sujets obèses et pléthoriques.

Maladies de l'appareil du mouvement. — Rhumatisme. — Indépendamment de la plupart des maladies qui frappent les divers tissus, les systèmes osseux et musculaire peuvent être atteints, avec une fréquence exceptionnelle, d'une inflammation spéciale, le *rhumatisme*, qui tantôt intéresse les aponévroses et les fibres des muscles, tantôt les synoviales et le tissu fibreux des articulations.

On peut être rhumatisant sans s'en douter, la maladie étant due à un vice du sang souvent héréditaire, l'*arthritisme*, qui, presque toujours, se manifeste, comme plusieurs autres maladies diathésiques, d'abord par des éruptions à la peau, puis, par des accidents secondaires sur la muqueuse de la gorge et de la bouche; par les phénomènes rhumatismaux enfin, qu'il est rationnel de considérer comme des accidents tertiaires.

Intéresse-t-il seulement les muscles et leurs aponévroses, le rhumatisme, suivant le groupe musculaire affecté, se manifeste par des symptômes tout différents qui lui ont valu autant de dénominations distinctes. S'il occupe les muscles latéraux du cou, c'est le *torticolis,* qui force le malade, sous peine d'élancements très douloureux, à tenir sa tête immobile et penchée; dans la région des reins, c'est le *lumbago,* que le moindre mouvement exaspère; sur les parois de la poitrine, c'est la *pleurodynie,* dont les élancements aigus simulent parfois les vives douleurs de la névralgie intercostale ou le « point de côté » de la pleurésie.

Frappe-t-il exclusivement les articulations, le rhumatisme se présente tantôt sous la forme *chronique,* tantôt sous la forme *aiguë,* celle-ci caractérisée par une fièvre ardente, de la rougeur, du gonflement, des douleurs souvent intolérables, au niveau des jointures enflammées; celle-là, par un vague endolorissement, une raideur passagère de telle ou telle articulation, susceptibles, toutefois, sous l'influence du froid humide, de s'exaspérer jusqu'à provoquer un épanchement synovial, une véritable *hydarthrose.*

Sous l'influence profonde du vice arthritique, se développent, enfin, le rhumatisme noueux et la goutte, dont les atteintes ne sont pas moins préjudiciables, comme on sait, au parfait fonctionnement de l'appareil locomoteur.

L'emploi judicieux, au printemps, d'une médication rafraîchissante et dépurative jointe à de bons soins hygiéniques, suffit souvent à préserver de violentes crises et de toute complication grave, les rhumatisants. La flanelle est encore pour beaucoup d'entre eux une véritable sauvegarde. Ils doivent donc s'en vêtir et se tenir constamment à l'abri de l'humidité.

BIBLIOTHÈQUE NATIONALE — IMPRIMÉS.

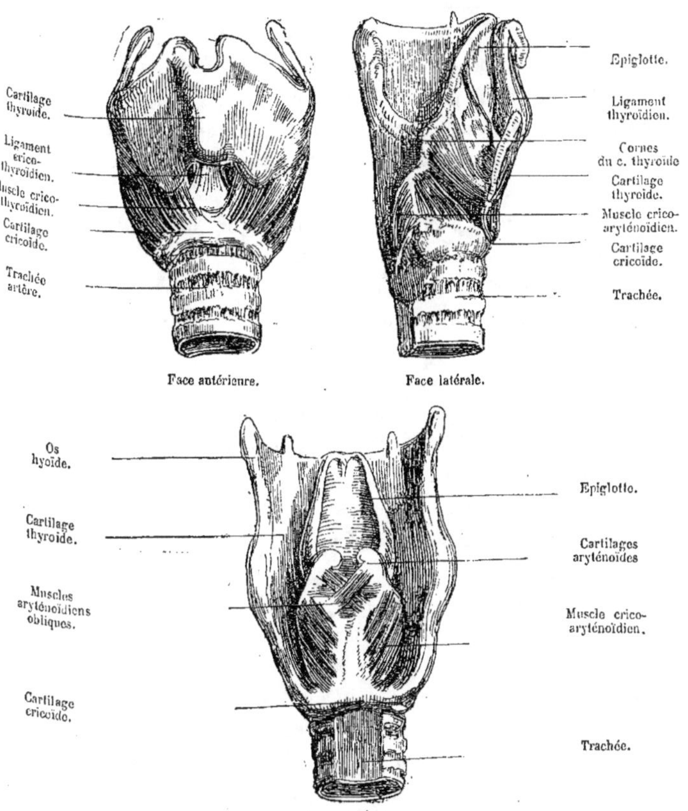

Le larynx, organe de la voix, vu par ses trois faces.

VOIX ET PAROLE

L'APPAREIL DE LA VOIX ET SES FONCTIONS

Outre les puissants organes du mouvement et de la locomotion qui lui permettent d'agir, de changer de place et d'entrer en relation avec ses semblables, l'homme possède un appareil de

Dr J. RENGADE.

même nature, mais infiniment plus délicat que les précédents, à l'aide duquel il peut exprimer ses pensées, communiquer ses impressions et ses sentiments à tout individu capable de l'entendre.

Larynx. — Composé d'un squelette cartilagineux de plusieurs pièces articulées entre elles, et revêtues de muscles assez énergiques, malgré leur petite taille, pour mettre les parties mobiles en jeu, cet appareil constitue l'organe de la voix, le *larynx,* placé sous la peau du cou, en avant de l'œsophage et de la colonne vertébrale ; au sommet du tube respiratoire, dont-il n'est, en réalité, que le premier anneau.

Des cinq cartilages dont se compose le larynx, le plus volumineux, le *thyroïde,* ployé en gouttière, soutient et protège à la fois, les parties molles de l'organe. Son bord supérieur, fortement échancré au milieu, forme en avant, surtout chez l'homme, une saillie très apparente, désignée sous le nom de *pomme d'Adam* et se termine, en arrière, par deux longues *cornes* donnant attache à d'épais replis fibreux qui suspendent le larynx à l'os hyoïde.

Un fort anneau cartilagineux, le *cricoïde,* relie le thyroïde à la trachée ; il supporte, en même temps, en arrière, deux petits cartilages pyramidaux d'une importance extrême, les *aryténoïdes,* auxquels les cordes vocales sont attachées.

Au-dessous du cartilage thyroïde se dresse, enfin, une lamelle cartilagineuse mince, l'*épiglotte,* véritable couvercle qui, dans les mouvements de déglutition, rapidement s'abaisse au passage du bol alimentaire, pour l'empêcher de pénétrer dans le larynx.

Articulés entre eux et maintenus en rapport par de solides ligaments, les cartilages sont, en outre, revêtus de muscles fort actifs quoique peu volumineux, qui jouent le principal rôle dans la production des sons ; les uns, en plaçant les cartilages dans

Étymologies. — LARYNX : *larunx,* organe de la voix. — CARTILAGES : THYROÏDE : *thyréios,* bouclier. — CRICOÏDE : *krikos,* anneau. — ARYTÉNOÏDE : *arutaina,* entonnoir. De leur vague ressemblance avec ces objets. — GLOTTE : *glossa,* langue, instrument de la voix. — PHONATION *phoné,* voix.

telle ou telle position; les autres en modifiant plus ou moins la tension des *cordes vocales*.

Cordes vocales. — Glotte. — Les deux petits rubans membraneux auxquels cette dénomination s'applique, occupent, à peu près la partie moyenne du larynx, formant, en travers de l'organe, au-dessous de l'épiglotte, une sorte de diaphragme fendu d'avant en arrière, pour laisser passage à l'air.

Cette fente elle-même se nomme la *glotte* et ses deux bords sont précisément constitués par les cordes vocales, à cet endroit très minces, d'un blanc pur, ou légèrement nacrées à l'état normal.

Par leur bord extérieur les rubans vocaux se continuent d'ailleurs avec la muqueuse laryngienne dont ils dépendent et qui forme au-dessous de chacun d'eux un repli plus épais, improprement désigné sous le nom de corde vocale supérieure, puisqu'il ne participe aucunement à la production de la voix.

L'étroit espace qui sépare ce repli de la vraie corde vocale, constitue le *ventricule* du larynx.

IMAGE LARYNGOSCOPIQUE DE LA GLOTTE ET DES CORDES VOCALES.

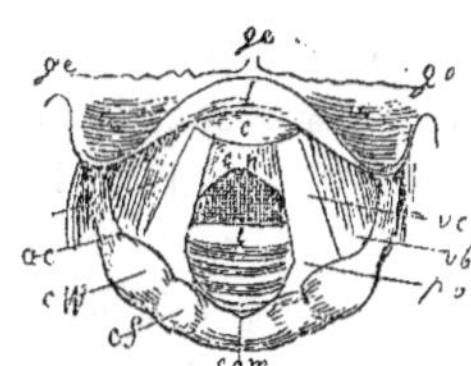

Au repos, pendant une respiration calme.

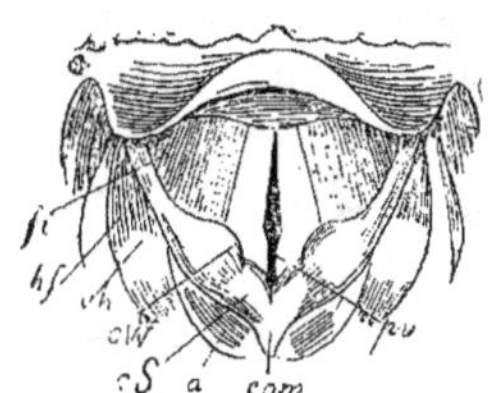

Pendant l'émission de la voix.

a. Cartilage aryténoïde. — *cw.* Cartilage de Wrisberg. — *cs.* Cartilage de Santorini. — *ac.* Repli aryépiglottique. — *com.* commissure aryténoïdienne. — *fi. vb :* Repli muqueux : corde supérieure. — *vc.* Corde vocale. — *p. v.* processus vocal : ouverture de la glotte. — *ch. hf.* Corne et fosse hyoïde. — *ulc.* Epiglotte et ses replis. — *cr.* Cartilage cricoïde. — *t.* Trachée. — *ge.* Gouttière épiglottique.

Il est impossible, sur le sujet vivant, d'apercevoir la glotte et les rubans vocaux sans faire usage d'un appareil qui sera décrit plus loin, le *laryngoscope,* lequel consiste essentiellement en un petit miroir fixé sur un manche afin de pouvoir être facilement introduit au fond du gosier.

Au laryngoscope, il est facile, avec un peu d'habitude, de découvrir le champ glottique dans toute son étendue. Successivement, apparaissent, dans le miroir, l'arc rosé de l'épiglotte, séparé de la base de la langue par une profonde gouttière, les lames blanches des cordes vocales et les replis muqueux qui les couvrent ; puis, au-dessous, le cadre fibro-cartilagineux des replis ary-épiglottiques, avec ses quatre tubercules saillants, les *cartilages de Wrisberg* et *de Santorini,* ces derniers séparés l'un de l'autre, au niveau de la fente glottique, par une étroite *commissure* qui se contracte ou s'étale suivant que la glotte elle-même se resserre ou s'élargit.

Phonation. — Longtemps les savants se sont demandé, tout en connaissant parfaitement la disposition anatomique du larynx, par quel mécanisme se produit la voix humaine et c'est de nos jours, seulement, que les physiologistes se sont mis d'accord, sur ce point, avec les physiciens.

Les lames membraneuses des cordes vocales ne peuvent être assimilées, en effet, qu'à l'*anche* de certains instruments de musique, la clarinette et le hautbois ; et le son vocal résulte simplement de la vibration des rubans laryngés sous l'impulsion de l'air chassé par les poumons, comme le son musical de la clarinette est produit par la vibration de l'anche, sous l'impulsion de l'air soufflé par le musicien.

Au repos, tandis que la respiration s'effectue avec sa régularité habituelle, la glotte étant grande ouverte, les cordes vocales sont ainsi largement écartées. Dans ces conditions, il est impossible que la colonne d'air expiré les frappe avec assez de force pour les mettre en vibration. Le rapprochement des cordes vocales est indispensable à la production du phénomène et la voix est toujours d'autant plus aiguë que les rubans vocaux sont plus rapprochés.

Outre ces mouvements alternatifs de tension et de relâchement des cordes vocales dont nous n'avons aucunement conscience, mais qui sont parfaitement visibles au laryngoscope, le larynx tout entier, sous l'action de ses muscles est susceptible de se modifier en tous sens, pendant l'émission de la voix.

S'allonge-t-il ou se dilate-t-il, la voix est plus grave et plus intense ; elle est plus haute et plus grêle, si l'organe se rétrécit ou diminue de longueur. Le moindre volume du larynx chez l'enfant et chez la femme explique donc bien l'acuité relative de la voix dans le jeune âge et chez les personnes du sexe féminin. Quand au timbre particulier que présente le son vocal selon les individus, il dépend ordinairement de la résonnance variable de la voix dans l'arrière-gorge et les fosses nasales, plus encore que dans la cavité du larynx.

Modes d'émission de la voix. — Cri. — L'homme, à son gré peut modifier sa voix et l'émettre selon trois modes absolument distincts : le *cri,* la *parole* et le *chant.* Réduite à sa plus simple expression, chez l'Européen à l'esprit cultivé, comme chez le sauvage, la voix se résume en un cri, dont la hauteur, le timbre et l'intonation varient nécessairement, suivant l'impression morale qui le détermine.

L'épouvante, la douleur, la colère, le désespoir, peuvent se traduire par autant de cris différents sans aucune analogie avec les exclamations du rire, de l'admiration, de l'enthousiasme, etc. Dans tous les cas, cependant, le cri, produit par un même mécanisme, consiste, essentiellement, en une soudaine vibration des cordes vocales sous l'impulsion d'un rapide courant d'air.

Même chez les animaux, les cris ont une signification précise qu'il est bientôt facile, quand on les étudie, de comprendre et de pénétrer. Un naturaliste fort ingénieux, Dupont de Nemours, avait fait d'assez patientes recherches à ce sujet, au commencement de ce siècle, pour écrire le « *Dictionnaire de la langue des corbeaux !* »

Parole. — De la voix cultivée et perfectionnée par l'éducation résulte la parole, que l'on obtient en articulant, selon certains principes, les sons bruts émis par le larynx. A cette articulation de la voix, la langue, les lèvres, les joues, le voile du palais, la cavité pharyngienne, les fosses nasales même, doivent activement concourir; mais tous les mouvements qu'ils accomplissent dans ce but, sont nécessairement déterminés par une impulsion cérébrale; aussi, le larynx et les organes accessoires ne sont ils réellement ici que les simples instruments d'un travail purement intellectuel. (Voir livr. 44.)

Nous avons eu déjà l'occasion, à propos des localisations cérébrales, d'étudier le siège précis de la faculté du langage correspondant à la troisième circonvolution frontale du cerveau.

Quand une lésion grave a profondément altéré ce foyer cérébral de la parole, le malade, frappé d'*aphasie,* ne trouve plus les expressions dont il veut se servir et sa langue ni ses lèvres, dont l'activité, cependant, est restée parfaite, ne savent plus articuler, couper en mots précis les sons vagues qui viennent du larynx.

Dans cet acte merveilleux du langage, le rôle de la langue n'est donc pas de créer l'expression, mais seulement de l'articuler, de la prononcer, de la traduire et l'on sait comme, à cet égard, l'organe, chez l'enfant, est rebelle à l'exercice de la parole; comme il acquiert difficilement la souplesse et la flexibilité nécessaires à la nette prononciation des mots.

Et pourtant, en dépit de son incontestable utilité, la langue n'est pas indispensable, non plus, à l'articulation de la voix. On a vu maintes fois, en effet, de malheureux blessés, des malades privés de cet organe, parvenir, après quelque exercice, à parler et se faire entendre sans trop de difficulté.

Chez tous les peuples civilisés, les divers sons qu'il est possible à l'homme d'articuler sont figurés par des signes ou *lettres* dont l'ensemble constitue l'*alphabet.* Les lettres offrent sur les sons le grand avantage de pouvoir être *écrites* autant que parlées et cette invention, spéciale à l'intelligence humaine, le *langage écrit*, doit être assurément considérée comme l'élément, le plus actif du perfectionnement de l'homme et du progrès social.

Le nombre des sons articulés varie un peu suivant les diverses langues, mais les uns sont toujours simples et purs, les *voyelles*, les autres, les *consonnes*, plus ou moins complexes et souvent d'une difficile prononciation. Dans la langue française nous comptions cinq voyelles : *a, e, i, o, u;* et dix-neuf consonnes : *b, c, d, f, g, h, j, k, l, m, n, p, q, r, s, t, v, x, z.*

MOUVEMENTS DE LA LANGUE DANS L'ARTICULATION DES CONSONNES.

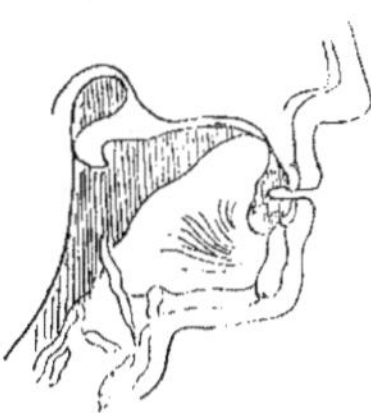

Consonnes dentales.
D. T.

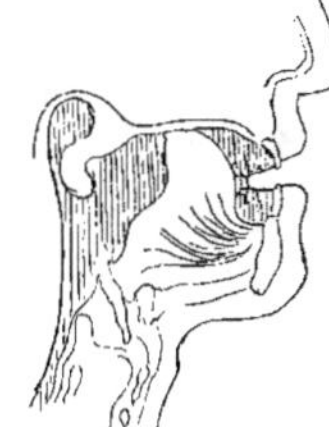

Consonne palatale.
L.

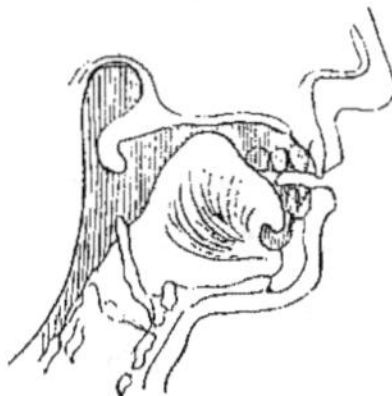

Consonnes gutturales.
G. K.

La langue, dans l'articulation des voyelles, ne joue qu'un rôle secondaire et tout le mécanisme de leur formation consiste dans l'allongement ou le raccourcissement du tuyau vocal.

Il suffit, pour la prononciation de la voyelle *a* d'ouvrir modérément la bouche; il importe, au contraire, d'allonger considérablement les lèvres pour la production de l'*u,* et de les retirer autant que possible, pour la formation de l'*i.* Sauf une légère modification, dans la disposition de la langue, l'*o* et l'*e* s'articulent comme l'*u* et l'*a.*

Les consonnes, selon la partie du tuyau vocal qui participe le plus à leur prononciation, se distinguent en *labiales, dentales, gutturales, nasales* et *palatales.* Les labiales caractéristiques, *b* et *p,* se prononcent, en effet, par le seul mouvement des lèvres; pour articuler les dentales, *d, t,* la langue doit forcément s'appliquer contre les dents; les gutturales *g, k,* paraissent venir du fond de la gorge; les nasales *m, n,* retentissent dans les profondes cavités du nez; la palatale *l,* résulte bien du claquement de la langue contre la voûte du palais. Quelques autres consonnes, dites *sifflantes, c, s, x, j, r, v,* sont surtout produites par le frottement de l'air contre les dents ou les lèvres.

La parole ne peut être, en réalité, bien distincte et parfaitement entendue qu'autant qu'elle est exprimée à voix haute. La vibration des cordes vocales est alors indispensable à sa production et tous les organes accessoires de l'appareil vocal, les fosses nasales, la langue, les lèvres, les joues, doivent entrer en jeu pour l'articuler aussi parfaitement que possible. Par le seul fonctionnement du tuyau vocal et sans que le larynx y prenne aucune part, on peut néanmoins obtenir une voix articulée mais incapable d'être entendue à distance. Le *chuchotement* ou *voix basse* ne se produit pas autrement.

Il serait difficile de découvrir les causes multiples de la variation du langage suivant les pays et les peuples; mais on ne saurait méconnaître, entre toutes, l'influence incontestable du climat. Un grand nombre de mots, dans les langues les plus disparates, ont évidemment même racine, et leur prononciation, cependant, ne présente aucune analogie. Comment s'en étonner, d'ailleurs, puisque notre belle langue française subit de sensibles modifications déjà, dans chacune des régions naturelles du territoire et ne se prononce plus du tout dans le Midi comme dans le Nord?

Quoi qu'il en soit, généralement rude et chargée de consonnes dans les idiomes septentrionaux, la langue, dans les régions méridionales et chez les peuples de l'Orient est beaucoup plus douce, plus claire, plus riche en voyelles. C'est encore un des bons effets du soleil.

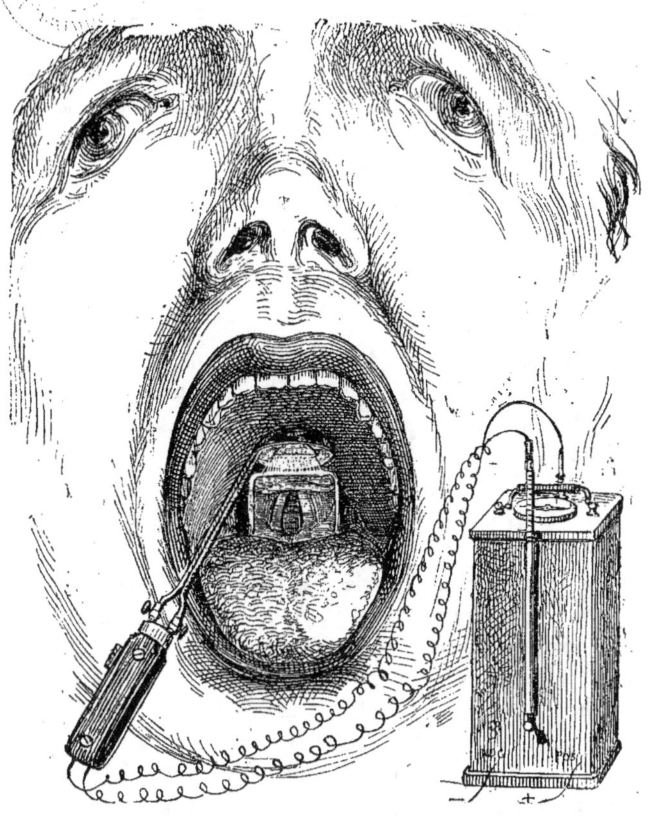

Exploration du larynx au moyen du polyscope électrique.

Chant. — Emise en sons harmonieux, régulièrement espacés selon les notes de la gamme, la voix humaine gagnant beaucoup en étendue, se modifie d'une façon sensible et constitue le *chant*.

Parfaitement d'accord avec les physiologistes, les musiciens distinguent, dans la voix de chant, deux séries de tons ou registres, l'un, comprenant les notes graves données par la *voix de poitrine*, l'autre les notes aiguës données par la *voix de tête* ou de *fausset*. Généralement, toutefois, on admet une troisième série de tons intermédiaires aux deux registres : le *médium*, comprenant, comme son nom l'indique, les notes de moyenne élévation.

L'étendue, le timbre, la tonalité de la voix chantée diffèrent comme les individus, et peut-être est-il plus difficile, même, de rencontrer deux voix semblables, que deux visages exactement pareils.

La configuration anatomique de l'organe est bien loin cependant, d'expliquer de telles différences, et l'on ne saurait croire combien, par exemple, les larynx de Faure ou de Capoul, qui rapportent, bon an, mal an, cent mille francs à leurs propriétaires, sont identiques au larynx du chanteur ambulant à qui l'on jette un sou.

J'ai beau promener mes regards sur une importante série d'images laryngoscopiques recueillies sur un nombre considérable de sujets. Voici bien des larynx de femmes, remarquables par leur moindre volume et la brièveté relative des cordes vocales ; mais parmi les larynx masculins, il en est d'une régularité frappante, qui ne donnaient qu'une voix médiocre ; et de fort ordinaires, appartenant à des artistes de talent. C'est qu'ici comme ailleurs, l'excellence de l'instrument ne remplace ni le sentiment, ni l'émotion, ni le cœur de l'artiste, ni les efforts considérables qu'il a dû faire pour obtenir d'un organe ingrat des effets exceptionnels.

Quand on parle ou que l'on chante, on voit, au laryngoscope, les cordes vocales, frémissantes comme celles du violon sous l'impulsion de l'archet, s'écarter ou se rapprocher l'une de l'autre, suivant que la voix est plus basse ou plus aiguë.

Ainsi, durant l'émission des sons graves de la *voix de poitrine*, la glotte est légèrement entre-bâillée ; elle est presque entièrement close durant l'émission des sons aigus, appartenant à la *voix de tête*, et comme étranglée dans sa partie moyenne, quand le chanteur donne les quelques notes intermédiaires du *médium*.

La voix est de même d'autant plus *haute* que le nombre des vibrations glottiques est plus considérable. Elle est d'autant plus *étendue,* qu'elle peut produire un plus grand nombre de notes basses et élevées.

Parlée, la voix ne comprend guère qu'une étendue d'une demi-octave. Chantée, elle s'étend habituellement jusqu'à deux octaves chez l'homme, à deux octaves et demie chez la femme ; mais chez quelques artistes privilégiés elle peut atteindre trois octaves, ou même trois octaves et demie.

Suivant les régions de l'échelle musicale où sont comprises les octaves parcourues, les voix d'homme se distinguent en : *basse-taille, baryton* et *ténor;* les voix de femme en *contralto, mezzo-soprano* et *soprano;* l'extrême limite de la basse-taille étant le *mi* de la première octave, le dernier terme du soprano l'*ut* de la cinquième octave, comme le montre clairement le tableau ci-dessous :

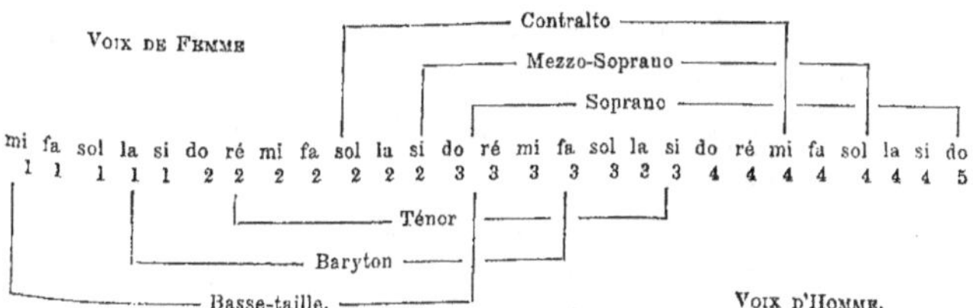

Pour donner le *la* du diapason, la corde vocale doit vibrer 870 fois. La voix de *basse* ordinaire s'étend du *mi* de la première octave qui ne demande que 163 vibrations, au *ré* de la troisième qui en exige 580. Le *baryton* oscille entre 217 et 690 vibrations, le *ténor* entre 290 et 976. Le *soprano,* la plus haute voix de femme, monte fréquemment jusqu'à l'*ut* de la cinquième octave, égal à 2,069 vibrations.

A côté de ces voix moyennes, il n'est pas rare, d'ailleurs, de rencontrer quelques types exceptionnels, des *basses*, par exemple, qui descendent à 87 vibrations, et des sopranos tels que mesdames Patti et Nilsson, qui s'élèvent jusqu'à 2,784, c'est-à-dire à la note *fa* de la cinquième octave.

Pour que de simples replis membraneux puissent ainsi produire, dans leur étonnante variété, tous les sons échelonnés entre ces deux limites, on conçoit facilement combien, d'une note à l'autre, doivent se modifier leur tension, leur longueur et leur épaisseur. Des groupes de muscles agissant la plupart sur les cartilages aryténoïdes, président à ce fonctionnement si complexe des cordes vocales et font, à chaque instant, mais avec beaucoup plus de perfection, l'office des doigts exercés qui pressent sur les cordes du violon, ou sur les clefs de la clarinette.

Un appareil dont l'organisation est à ce point délicate, ne parvient pas à son entier développement sans être sujet à quelques variations. La voix, haute et limitée à une octave chez l'enfant, s'étend à la puberté, pour baisser d'une octave chez les garçons, et de deux tons chez les filles. Plus tard, elle baisse encore, et les ténors, en vieillissant, deviennent barytons.

Dans l'économie, aucun organe, enfin, n'est plus exposé que le larynx à toutes les fâcheuses influences du dehors et du dedans. D'un côté, l'air froid, les fluides irritants, les corps étrangers; de l'autre, la plupart des fièvres, le croup, les maladies des poumons, les vices constitutionnels le menacent. Quand l'instrument est précieux par la qualité des sons qu'il sait produire, il n'est point de trésor plus difficile à garder.

HYGIÈNE DE LA VOIX

Bien peu de personnes sont plus tenues que les chanteurs ou les orateurs à l'observance d'une hygiène rigoureuse. Un aliment trop acide ou trop sec, une boisson trop chaude ou glacée, la fumée du tabac ou le dégagement d'une vapeur irritante, une conversation même trop prolongée, c'est assez pour altérer momentanément la voix, diminuer son étendue, lui faire perdre sensiblement sa fraîcheur, ou modifier complètement son timbre.

De toutes les causes qui nuisent le plus promptement, toutefois, à l'organe vocal, il n'en est pas de plus actives que la brusque influence de l'air froid, et l'abus des boissons alcooliques. On sait avec quelle voix enrouée parlent les ivrognes, les filles publiques, les mauvais ouvriers qui passent leurs journées chez le marchand de vin, à fumer et à boire. C'est à l'alcool, aux boissons fortes prises en excès, qu'ils doivent cette raucité « crapuleuse » de la voix, que les grossières expressions de l'argot rendent plus ignoble encore.

L'air humide et froid, en hiver, au printemps surtout, exerce toujours une fâcheuse impression sur la voix, quand il ne la supprime pas complètement, en frappant l'appareil vocal d'une laryngite.

Enrouement. — Laryngite. — En général, une pénible sensation de sècheresse à la gorge, précède l'inflammation aiguë du larynx. Elle est accompagnée d'une véritable douleur si l'on essaye d'avaler la salive et quelquefois d'une impossibilité presque absolue de faire franchir aux aliments solides l'isthme du gosier.

Par intervalles, une quinte de toux âcre, une certaine gêne dans la respiration, la sécrétion de quelques mucosités, accompagnent ces accidents ; mais les troubles les plus sensibles sont ceux de la voix, qui d'abord enrouée, puis rauque, finit souvent par s'éteindre par degrés, pour devenir tout à fait *aphone*.

La *laryngite* déclarée, il est ordinairement facile au médecin d'en apprécier la gravité à la seule façon dont le malade parle et respire ; mais par mesure de prudence, autant que pour sa satisfaction personnelle, mieux vaut pratiquer d'abord la *laryngoscopie*, qui seule permet de juger exactement l'état de l'organe.

On ne saurait croire de quelles fâcheuses bévues un examen laryngoscopique bien fait peut préserver le docteur et surtout le malade.

Je me rappelle avoir eu l'occasion d'observer, il y a quelques années, un jeune malade à qui deux médecins allaient bel et bien ouvrir la gorge, dans la conviction que leur client était atteint d'un œdème de la glotte, quand l'heureuse intervention d'un miroir laryngien vint démontrer à point qu'il s'agissait d'une affection purement nerveuse, et que de simples inhalations antispasmodiques dissiperaient les accidents. Ce malade a voué depuis au laryngoscope une éternelle reconnaissance; mais combien d'autres, avant surtout que ces nouveaux moyens d'exploration fussent connus, ont été moins heureux que lui?

Laryngoscopie. — L'examen laryngoscopique se pratique facilement à l'aide d'un petit miroir de forme ronde ou carrée, porté au bout d'un long manche et glissé par l'opérateur jusque dans la gorge du malade.

Le jet de lumière d'une forte lampe étant dirigé sur le miroir, la glotte, vivement éclairée par la réflexion des rayons lumineux, se peint avec une extrême netteté dans la petite glace et, suivant que le malade respire ou pousse des notes aiguës, tour à tour on voit la glotte se dilater ou se rétrécir, en même temps que les cordes vocales, reconnaissables à leur coloration d'un blanc pur, s'écartent ou se rapprochent.

Est-il nécessaire de projeter sur le larynx une plus vive lumière, l'ingénieux appareil que son inventeur, M. Trouvé, a désigné sous le nom de *polyscope,* permet de substituer à l'éclairage ordinaire l'éclatant rayon d'une lampe électrique s'allumant tout à coup et sans que le malade s'en doute, au fond même de la gorge, dans un réflecteur adapté au miroir laryngien. (Voir la fig.)

A l'aide du laryngoscope, le traitement des maladies les plus compliquées du larynx devient simple et facile. Il m'a souvent été possible d'obtenir ainsi, dans un très court espace de temps, la guérison d'affections invétérées qui certainement, par l'exclusif emploi de tout autre procédé, fussent demeurées incurables.

Mucosités des cordes vocales. — Dans le plus grand nombre des cas, l'enrouement caractéristique de la laryngite superficielle, cède promptement à l'usage quotidien d'une tisane aromatique additionnée de sirop de codéine ou de laurier-cerise, ou plus rapidement encore, à l'emploi du sirop de lobélie à base d'eucalyptus, d'une si réelle efficacité dans toutes les maladies des voies respiratoires ; mais l'affection, quelque simple qu'elle soit, présente cependant le tort grave de laisser souvent la gorge extrêmement sujette à la production de ces épaisses mucosités que les chanteurs connaissent sous le nom de « chats ».

Oh! la terrible chose, pour un orateur et pour un ténor, que cette sécrétion visqueuse, qui, s'attachant tout à coup aux cordes vocales, arrête dans son essor le mot pathétique, l'argument victorieux, et s'abat, impitoyable, sur la note qui s'envole, comme l'épervier sur le rossignol!

Le « chat »! j'ai vu des chanteurs de premier ordre pâlir à son nom, et soudain hemmer, tousser, cracher, comme s'ils eussent senti sa patte dans la gorge!

On ne sait pas le désastre que peut causer un chat survenant malencontreusement au beau milieu d'une première représentation.

N'est-ce point un accident de ce genre, arrivé un soir à Roger, qui faillit compromettre le succès de la *Dame blanche?* Le célèbre artiste chantait à pleine voix le fameux air : « *Ah! quel plaisir d'être soldat!* » quand tout à coup, il sentit sa gorge se serrer comme sous l'étreinte d'une griffe de fer.

Une note éraillée et rauque s'échappa de sa poitrine, et, pâle, éperdu, Georges Brown s'enfuit désespéré dans la coulisse. Un habile médecin, fort heureusement, était de service au théâtre. Il prescrivit à l'artiste une potion antispasmodique, lui fit faire quelques respirations accélérées qui dégagèrent les cordes vocales, et, moins de cinq minutes après sa brusque sortie, Roger reprenait son rôle, aux applaudissements d'un public enthousiaste.

Laryngite chronique. — Quand, après une ou deux semaines de troubles plus ou moins considérables dans les fonctions du larynx, l'inflammation combattue par les moyens rationnels ordinaires,

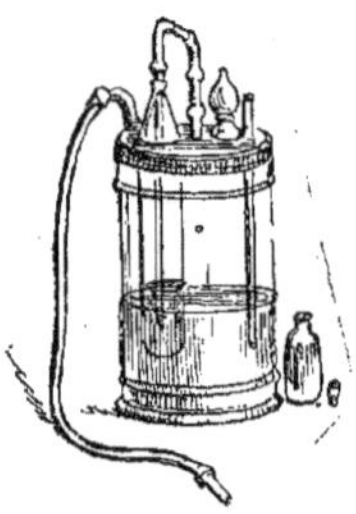

Gazogène inhalateur.

ne marche pas rapidement vers la guérison, la muqueuse laryngienne souvent se couvre de *granulations* qui nuisent beaucoup à l'émission de la voix, fréquemment, aussi, de *végétations* plus redoutables encore.

Si l'on ne se hâte, en effet, d'agir directement sur les végétations laryngées, en peu de temps elles se transforment en *ulcérations* rongeantes, qui détruisent la muqueuse, et parfois ne permettent plus au malade, d'accomplir le moindre mouvement de déglutition.

A ce moment, la guérison est bien compromise ; et pourtant, parmi les nouveaux moyens dont la thérapeutique nous permet

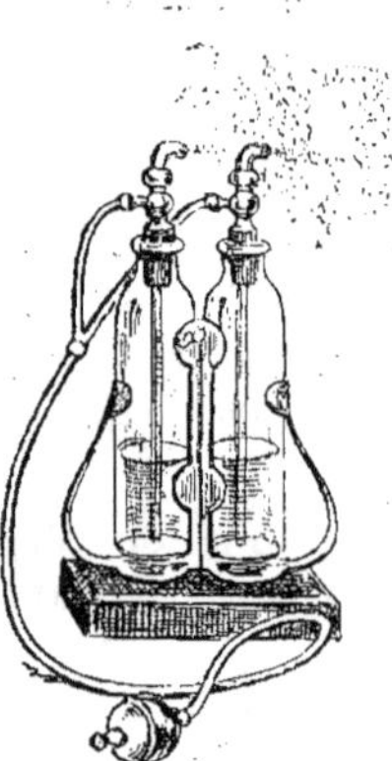

Pulvérisateur à réactions.

de disposer, un certain nombre, même à cette période tardive, peuvent donner encore d'excellents résultats. Tels sont l'acide chromique, les mixtures iodurées, le bichromate de potasse, etc., en applications locales ; les inhalations d'acide carbonique gazeux combiné aux vapeurs d'iode, d'acide thymique, de goudron, qu'il est si facile d'obtenir simultanément au moyen du « gazogène inhalateur » ; les pulvérisations réactives, enfin, sur lesquelles j'ai particulièrement appelé l'attention de l'Académie de Médecine, en lui soumettant le 12 août 1873, le « pulvérisateur à réactions » construit sur mes indications par M. Galante, et dont j'ai maintes fois eu l'occasion, depuis cette époque, de constater la haute efficacité.

Muscles expressifs de la face.

II. — LES PASSIONS HUMAINES

Aussi longtemps que les physiologistes ignorèrent la structure intime et les propriétés des tissus composant le corps humain, nul d'entre eux ne se fût avisé d'écrire une histoire des passions sur les bases impalpables et les fonds nuageux de la métaphysique.

Les philosophes seuls, sans aucune connaissance positive de l'homme, sans rien savoir de ses organes ni de leurs fonctions, discutaient volontiers de son esprit, de sa pensée, de son libre arbitre, s'appuyant sur l'hypothèse commode d'un principe surnaturel pour définir vaguement les passions : des « maladies de l'âme »

Il n'en est plus de même depuis qu'il nous est possible d'analyser la matière, de faire l'épreuve de ses propriétés, de surprendre les lois qui la régissent. L'interprétation du fonctionnement cérébral échappe absolument, aujourd'hui, aux psychologues purs, à qui la structure et les propriétés du cerveau sont tout à fait étrangères, pour appartenir logiquement aux physiologistes, seuls capables de parler avec quelque vérité des facultés d'un organe dont ils connaissent seuls la composition et les propriétés intimes.

Les longues pages qui, dans ce livre, ont été déjà consacrées à la description du système nerveux; celles, notamment, où la structure et la physiologie cérébrales ont été minutieusement exposées, doivent donc être considérées comme le préliminaire indispensable de l'étude qui va suivre. Non seulement elles nous permettront, de l'aborder immédiatement, mais encore de l'asseoir sur une base positive; aussi ne saurais-je trop engager le lecteur à vouloir bien d'abord s'y reporter : (Voir liv. 42, page 329 et suiv.)

ORIGINE ET GENÈSE DES PASSIONS

Impressions senties. — Si nous considérons, au point de vue qui nous occupe, l'ensemble de l'économie humaine, il nous est facile de constater, au premier coup d'œil, que chacun de ses organes est relié au cerveau par des nerfs conducteurs. C'est par l'entremise de ces cordons nerveux que l'organe communique avec l'encéphale; par cette voie rapide qu'il envoie aux cellules cérébrales toutes les sensations qu'il éprouve et dont l'emmagasinement dans les cellules plus ou moins fortement impressionnées, constitue la mémoire.

Un certain nombre des impressions perçues par le cerveau émanent de l'organisme et sont conduites à l'encéphale par les nerfs qui rattachent au récepteur commun chacun des organes expéditeurs. Nombre d'autres, venues du dehors et recueillies d'abord par les sens, gagnent le cerveau par l'intermédiaire des nerfs spéciaux de la vue, de l'ouïe, de l'odorat, du goût et du toucher. D'autres, enfin, semblent prendre naissance dans les cellules cérébrales mêmes, et réagir sur le foyer qui les engendre, avec plus ou moins d'intensité.

Besoins et désirs. — Le but essentiel de tout organe étant la fonction, et le parfait accomplissement de toutes les fonctions ayant pour suprême résultat la vie elle-même, on s'explique aisément que les diverses impressions perçues par le cerveau expriment surtout cette tendance des organes à fonctionner et à vivre.

De leur perception résulte instantanément, d'ailleurs, une impulsion spéciale que nous désignons sous le nom de *besoin* et dont nous avons parfaitement conscience. D'autant plus impérieux que l'organe est resté plus longtemps inactif, le besoin se confond bientôt avec une impulsion plus vive encore, le *désir*, qui nous porte à donner satisfaction à la première.

Après de longues heures d'abstinence, le sang, par exemple, a-t-il épuisé les matériaux indispensables à la nutrition des tissus, la sensation de la faim, part de l'estomac et retentit dans le cerveau comme un cri d'alarme. S'efforce-t-on de tenir un moment les yeux fermés à l'impression de la lumière, les oreilles closes au bruit du dehors, une irrésistible impulsion cérébrale presque aussitôt oblige à les rouvrir; parvient-on à se distraire, enfin, de toute occupation, de tout travail intellectuel, un pénible malaise, l'ennui, prend naissance dans le cerveau qui bientôt cherche à s'y soustraire.

Ce sont là des impulsions, des besoins aussi distincts que les organes dont ils émanent et parfaitement susceptibles, à cet égard, d'être classés, comme ces organes eux-mêmes, en trois groupes correspondant aux grandes fonctions physiologiques. Nous admettrons donc, avec les physiologistes contemporains *, des *besoins nutritifs,* émanant des organes respiratoires, digestifs et circulatoires, qui tous appartiennent à la vie de nutrition ; des *besoins sensitifs,* comprenant toutes les impulsions provoquées par le système nerveux et les organes des sens ; des *besoins cérébraux,* enfin, particulièrement complexes et plus spécialement engendrés par le cerveau.

Plaisir. — Douleur. — Passion. — Tout besoin senti peut être satisfait par le mouvement fonctionnel qui l'apaise et qu'il réclame. Nous est-il possible de le faire, en cédant plus ou moins promptement au désir qui nous aiguillonne ; nous en éprouvons aussitôt une agréable sensation, un *plaisir,* d'autant plus vif, que le désir aura duré davantage.

Un empêchement quelconque s'oppose-t-il, au contraire, à la satisfaction du besoin, nous en ressentons, dans le plus grand nombre des cas, une souffrance à la fois morale et physique, un pénible malaise qui s'exagère souvent jusqu'à la *douleur* ou se prolonge en une longue peine.

Telle est l'origine de la *passion,* qui dans sa manifestation la plus élémentaire peut être définie : « Un désir violent et durable **, » ou plus simplement encore « la tyrannie d'un besoin ***. »

Jusqu'alors, cependant, comme je l'ai déjà fait entendre plus haut, ce « désir », quelque violent qu'il soit, n'est point une impulsion mauvaise à laquelle il importe que nous résistions, dans l'intérêt de notre santé physique ou morale. Notre devoir, au contraire, est de donner satisfaction à nos besoins dans la juste mesure que nous permet notre intérêt personnel et celui de nos semblables. C'est faire acte de *vertu,* que d'agir ainsi ; malheureuse-

---

* Ch. Letourneau, *Physiologie des passions.* Paris, 1878. — Ed. Fournié, *Physiologie du système nerveux.* Paris, 1872. — ** Ch. Letourneau. — *** Descuret, *la Médecine des passions.* Paris, 1841.

ment, la vive jouissance que procure la satisfaction de certains besoins, nous excite à les faire naître en nous en dehors de toute impulsion naturelle et la satisfaction donnée à ces besoins artificiels constitue alors un véritable *vice* dont la répétition caractérise la passion telle qu'on l'entend dans le langage courant, la passion nuisible et funeste.

Dans cette étude, au contraire, nous n'emploierons jamais le mot passion qu'au sens le plus général et nous comprendrons, sous cette dénomination, les désirs violents et durables quels qu'ils soient, sans distinguer les bonnes impulsions des mauvaises.

Émotions. — La plupart des psychologues considèrent toujours comme de véritables passions un certain nombre d'impressions fortes et rapides, la *colère,* la *honte,* la *pitié,* la *peur,* etc., qui peuvent indistinctement se produire dans le cours de toutes les passions, dont elles constituent parfois l'élément dominant et caractéristique.

Bien connues sous le nom d'*émotions,* ces vives excitations cérébrales diffèrent surtout des passions par leur promptitude à se manifester et à disparaître. Loin de se produire sous l'impulsion d'un besoin ou d'un désir, elles éclatent à l'improviste ; et, comme par surprise, frappent le cerveau d'une secousse agréable ou pénible, selon la nature de l'émotion, mais toujours violente et soudaine.

Expression des émotions et des passions. — De telles impressions morales n'ébranlent pas à ce point les centres nerveux sans que ceux-ci trahissent par quelque phénomène apparent, la profonde commotion qu'ils éprouvent. Une vive émotion, même agréable, peut occasionner de graves désordres dans l'organisme et l'on voit plus fréquemment encore qu'on ne le pense, des vieillards, des personnes très impressionnables ou maladives, être mortellement frappés par la brusque secousse que leur cause une heureuse ou mauvaise nouvelle, un événement imprévu.

Habituellement il n'en est pas ainsi, cependant, et l'émotion, même violente, ne se traduit au dehors que par certaines modifications des traits ou de la coloration du visage, par une altération variable de la voix ou par un cri, par des gestes rapides, ou par une attitude spéciale plus ou moins longtemps soutenue.

Toutes les fortes émotions s'expriment de cette façon, par un ensemble de signes caractéristiques ; elles ont, chacune, leur physionomie propre que nous décrirons en les étudiant séparément, mais c'est principalement sur le visage que nous les verrons, en traits frappants, se refléter et se peindre.

L'extrême mobilité, la délicatesse et la multiplicité de ses muscles expressifs permet, d'ailleurs, au masque facial de se prêter, avec une étonnante souplesse, à toutes les modifications, de prendre tous les plis que l'émotion lui impose. Tous les sujets impressionnables laissent lire, à certains moments, leur pensée, sur leur visage. Leurs yeux, leur front, leur bouche parlent, alors que leur langue se tait. A la seule expression de leur physionomie on devine souvent, ce qu'ils ne disent pas.

L'examen de la planche placée en tête de ce chapitre permet d'analyser parfaitement le mécanisme des mouvements de la physionomie. Le *frontal* se contracte-t-il, les sourcils se soulèvent et le visage exprime l'attention ; l'*orbiculaire des paupières* et le *sourcilier* déterminent le plissement du front qui se produit sous l'influence de la méditation, de la douleur ou de la tristesse.

Des muscles de la joue, le *grand zygomatique* tirant l'angle des lèvres en haut, exprime la joie et le rire ; l'*élévateur de l'aile du nez*, le *pyramidal* et le *petit zygomatique*, successivement se contractent sous l'impression d'un chagrin assez vivement ressenti pour faire pleurer ; le *buccinateur* et l'*orbiculaire des lèvres*, outre l'expression de l'ironie et du mépris, produisent la « moue » dédaigneuse ; les *abaisseurs* de la mâchoire et le *peaucier*, par leur contraction simultanée avec celle du *sourcilier*, expriment la frayeur, l'angoisse et l'effroi ; le *masseter*, les *orbiculaires* et les *triangulaires du nez* se raidissent en même temps sous l'influence de la colère.

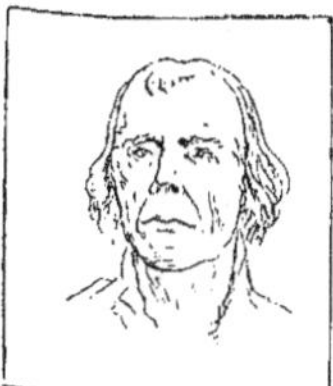

Face du sujet au repos.

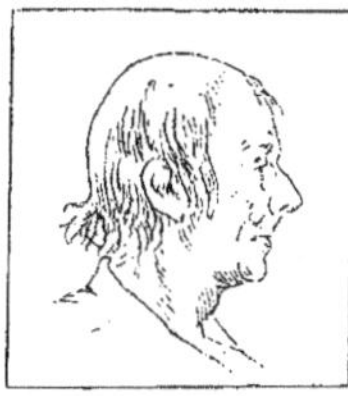

Profil du sujet au repos.

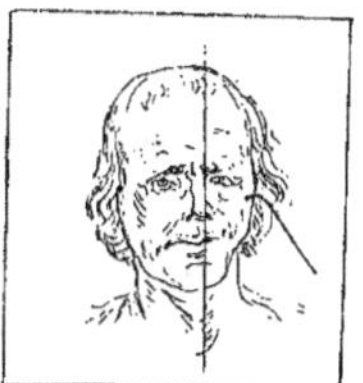

Rire factice unilatéral
par la galvanisation du gr. zygomatique.

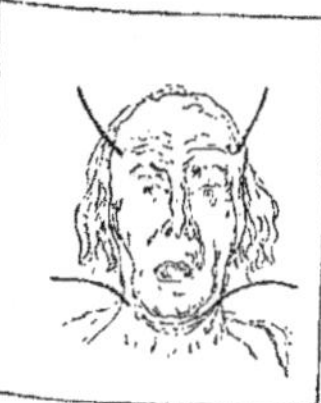

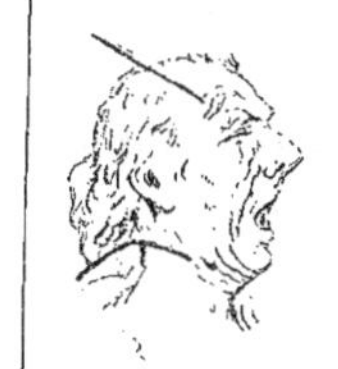

Expression de douleur et d'effroi
par la galvanisation des muscles peauciers, sourciliers et frontaux.

Terreur accompagnée de douleur
extrême.

Mouvements expressifs de la face obtenus par la galvanisation des muscles,
d'après Duchenne de Boulogne.

Après les intéressantes expériences de Duchenne de Boulogne * sur les mouvements de la physionomie, le rôle actif des muscles du visage dans l'expression des émotions ne saurait être mis en doute. En galvanisant sur différents sujets tel ou tel de ces muscles, l'ingénieux physiologiste a pu déterminer artificiellement, en effet, les mouvements expressifs de toutes les fortes émotions avec assez de fixité pour permettre au photographe de les saisir et de les reproduire. Ce sont là des documents d'une vérité absolue, que ne sauraient trop consulter les artistes et les psychologues.

* Duchenne de Boulogne, *Physiologie des mouvements*. Paris, 1867. — Voir aussi G. Le Bon, *La vie : Physiologie humaine*. Paris, 1875.

DÉVELOPPEMENT DES PASSIONS

Influence de l'âge. — La passion n'étant, en principe, que la « tyrannie d'un besoin » et le besoin n'exprimant réellement bien que la tendance d'un organe à fonctionner, il est de toute évidence que l'évolution de nos besoins et de nos passions doit suivre, pas à pas, l'évolution même des organes. Et de fait, il en est ainsi. L'attentive observation de l'être humain, du jour de la naissance à celui de son achèvement parfait, en fournit la preuve.

Enfance. — Quels sont les organes véritablement actifs aux premiers temps de la vie ? Quels besoins éprouve le nouveau-né ? Quels désirs, quelles impulsions lui font pousser des cris et verser des larmes ?

Les organes de la digestion, ceux de la respiration et de la circulation, le vaste appareil nutritif, en un mot, fonctionne seul, alors, avec une telle énergie, que la vie, à cet âge, est à peu près exclusivement végétative. Les sens ne sont point ouverts aux impressions du dehors ; les pénibles sensations de la soif et de la faim s'inscrivent seules sur la pulpe vierge d'un cerveau d'où nulle pensée ne se dégage ; le petit être qui, par son intelligence exceptionnelle, un jour sera le roi de la création, n'éprouve encore, comme le plus humble des animaux, que les besoins les plus grossiers, n'obéit qu'à des impulsions nutritives.

Laissons le croître et grandir. En quelques années ses sens progressivement se sont ouverts et sa vive impressionnabilité coup sur coup est frappée, maintenant, par les sensations qui lui viennent du monde extérieur. La vue de tout objet agréable ou brillant le transporte de joie ; il ne se plaît qu'au dehors où, constamment, ses yeux découvrent de nouveaux spectacles ; il aime les bêtes, les costumes éclatants, les images coloriées, les parades, les fanfares militaires, la musique et même le bruit, mais encore et par-dessus tout, les bonbons et les friandises.

Plus impérieux, désormais que les instincts nutritifs, les besoins sensitifs engendrent déjà des passions de même nature *.

* Voir : PREMIÈRE PARTIE, page 67 : *Développement de l'intelligence.*

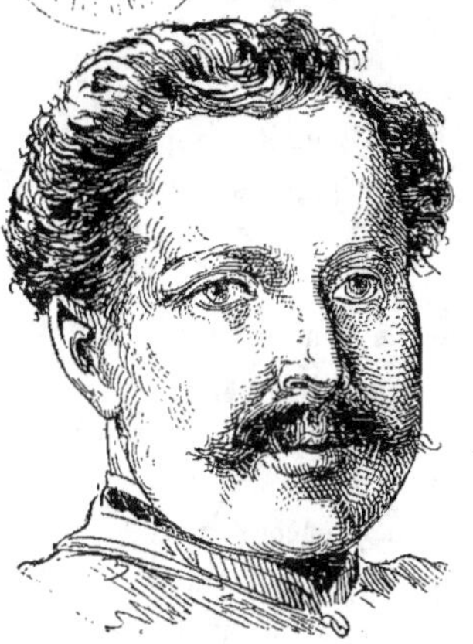

Le sanguin.

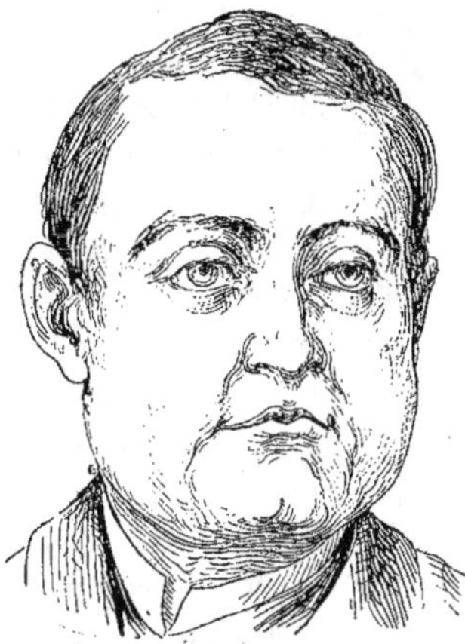

Le lymphatique.

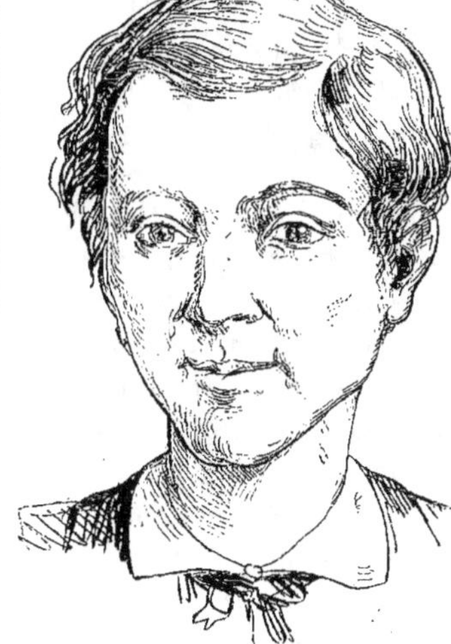

Le nerveux.

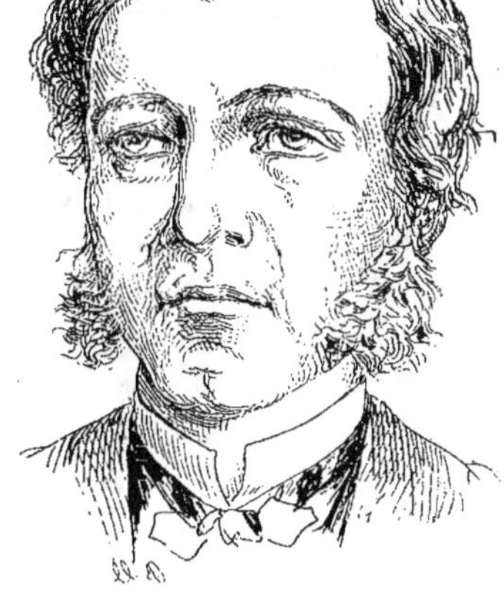

Le bilieux.

Physionomie des tempéraments.

Adolescence. — Age adulte. — A l'enfant, voici pourtant que l'adolescent, l'adulte succèdent. Avec l'aptitude à de plus hautes fonctions, la puberté donne à l'être bientôt parfait, de plus violents désirs. Dans son cerveau, jusqu'à présent limitées au doux besoin d'aimer les parents et d'en être aimé, les passions affectives se développent et s'allument.

Suivant les tendances héréditaires, le tempérament, l'éducation reçue, l'imagination à tout instant surexcitée par le désir, fait entrevoir alors le bonheur dans les ivresses de l'amour, dans les joies pures de la famille, ou tout au contraire, par une déplorable aberration de la raison, si faible encore à cette heure, dans un combat opiniâtre contre les besoins naturels ; dans la résistance absolue aux plus légitimes désirs ; dans les transports maladifs d'une passion mystique.

Age mûr. — Quelques années encore et cette effervescence des sentiments affectifs lentement se calme et s'apaise. Les besoins de plus en plus nobles qui stimulent le cerveau, lui viennent surtout de son propre fonds et de ses acquisitions précédentes. L'homme ne se nourrit plus que de ses souvenirs qu'il rassemble et combine pour en tirer une meilleure règle de conduite ou des consolations à ses maux. C'est l'âge tardif des plaisirs purement intellectuels, de la haute raison et de la sagesse !

Influence de la race et de l'état social. — Cette évolution des besoins et des passions, si manifestement parallèle au développement du cerveau, chez tout individu considéré isolément, n'est pas moins apparente quand on observe à ce point de vue, les grandes collectivités humaines. Comme l'enfant nouveau-né, les tribus les plus sauvages de l'Océanie, n'obéissent à d'autres impulsions qu'à des impulsions nutritives. Leur seul besoin c'est la faim ; manger et n'être point mangé, leur unique souci. La chasse, la guerre, tels sont leurs grands moyens d'existence ; mais en temps de disette et quand le gibier fait défaut, le gibier humain surtout, les vieillards massacrés servent de pâture aux jeunes ; les femmes sont dévorées, sans le moindre scrupule, par leurs enfants et leur mari.

Ce n'est point exclusivement, d'ailleurs, dans les archipels Océaniens, que sont reléguées ces misérables peuplades. Les naturels de certaines régions de l'Australie, les indigènes de la Terre de Feu, présentent à peu près les mêmes mœurs; les Esquimaux, enfin, ne connaissent pas de plus grand bonheur que de se gorger de viande et de graisse de phoque.

Plus rares, aujourd'hui, sont les agglomérations humaines à la période des besoins purement sensitifs. D'après Letourneau * les Taïtiens, tels qu'ils étaient lors du voyage de Cook, représentaient parfaitement cet état; mais les nègres du centre de l'Afrique visités par Speke et Livingstone peuvent, à cet égard, leur être absolument comparés.

Comme le jeune enfant, le nègre aime tout objet étincelant ou brillamment coloré. D'une excessive mobilité, en une minute il passe de la gaieté à la colère et de la tristesse à la joie. Les sauvages de toute la zone équatoriale se couvrent de tatouages multicolores, se parent de verroteries et de plumes bariolées, possèdent le goût le plus vif pour la musique et la danse. Ils n'ont, en revanche, ni le sentiment de la famille, ni celui de la patrie; ils sont étrangers à toute idée de pudeur, d'humanité, de justice.

Pour voir éclore et se manifester les besoins affectifs c'est jusqu'aux peuples civilisés qu'il faut s'élever, jusqu'aux grandes nations dont le développement, d'âge en âge est enregistré par l'histoire.

Dans ce milieu, seulement, on trouve la famille constituée, l'amour humanisé, la femme entourée d'égards, aimée comme épouse, adorée comme mère; l'enfance protégée, la vieillesse respectée, la justice rendue, le travail honoré, le mérite récompensé, la

---

* *Physiologie des passions*, 2ᵉ édition, page 86.

patrie défendue. En même temps que ces généreux sentiments servent de base aux lois morales, les arts, chez ces peuples majeurs, atteignent à leur apogée par l'affinement progressif des passions sensitives.

De plus en plus, la nation parvenue à ce degré de culture tend à s'élever vers la phase ultime des passions intellectuelles; mais le peuple obéissant en masse à des impulsions de cette nature est encore à venir.

Lequel, entre tous ceux qui se disputent aujourd'hui la prééminence atteindra le premier ce but idéal où va l'humanité?

Celui qui le premier sera libre, libre des honteuses chaînes du despotisme, de l'ignorance, de la superstition et des préjugés; celui qui, reconnaissant et juste, saura le mieux utiliser, pour le bien de tous, les efforts de chacun.

L'avènement de ce peuple, « dès à présent entrevu par les penseurs, ces contemplateurs des pénombres * » en dépit de toutes les forces contraires, se réalisera fatalement. Tout obstacle jeté en travers de sa route, serait impuissant à l'arrêter. La marche lente mais sûre du progrès, à travers les siècles passés, nous répond de sa victoire définitive dans les siècles à venir.

Influence du tempérament et de l'hérédité. — Depuis Hippocrate, les médecins répartissent les hommes en quatre grandes classes caractérisées, chacune, par la prédominance, dans l'économie, de tel ou tel système organique. On désigne encore, aujourd'hui sous les noms de *tempéraments* ou de *constitutions,* ces différences individuelles qui servent à distinguer tel homme de tel autre, et les quatre types caractéristiques sont toujours le tempérament *sanguin,* le *lymphatique,* le *nerveux* et le *bilieux.*

Tempérament sanguin. — Le développement exagéré du système circulatoire et la surabondance d'un sang vif, richement oxygéné, font reconnaître, au premier coup d'œil, le tempérament sanguin.

---

* Victor Hugo, *Introduction à Paris-Guide.* Paris, 1867.

Toutes les fonctions, chez l'homme appartenant à ce type, s'accomplissent avec une grande énergie. Bien nourri, l'appareil musculaire révèle sa puissance par des saillies nettement accusées; le regard est vif, le teint coloré, la physionomie animée, les cheveux noirs ou châtains, la tête mobile sur un col souvent court, l'activité considérable.

Au point de vue moral, le sanguin, très excitable et conscient de sa force, est généralement gai, bon vivant, courageux, hardi, entreprenant, mais prompt à s'irriter et très susceptible. Dominé, surtout, par des besoins nutritifs et par une extrême propension à l'amour, il mange, boit et dort d'autant plus que sa dépense musculaire ou nerveuse est plus considérable.

A l'âge moyen de la vie les sujets sanguins sont particulièrement exposés à la pléthore, aux congestions, aux apoplexies, à la goutte, aux maladies du cœur.

Tempérament lymphatique. — Le sang, chez le lymphatique, est surchargé de globules blancs, difficilement oxydables, et contient un excès de fluide aqueux ou de lymphe, qu'une circulation lente et difficile laisse filtrer dans les tissus. De cette stagnation, résultent des chairs molles et bouffies, la coloration blême des téguments, l'empâtement des traits du visage et des membres, la paresse de toutes les fonctions. Le lymphatique a les yeux bleus, sans éclat, le teint pâle et les cheveux blonds. Il est frileux, incapable de résister à la fatigue, inapte même à tout travail exigeant un effort soutenu.

L'atonie générale de ses organes, retentit d'ailleurs sur son caractère, constamment déprimé par une invincible apathie. Très faiblement impressionnable, ses besoins ne s'élèvent jamais jusqu'à la passion forte. Quoi qu'il arrive, il ne s'émeut point, ne hasarde rien, s'accorde avec tout le monde et se résigne aisément même, aux malheurs qui peuvent le frapper.

La scrofule est souvent liée au tempérament lymphatique et les sujets ainsi constitués sont malheureusement prédisposés aux inflammations chroniques, aux flux muqueux, aux hydropisies, à l'obésité.

Tempérament nerveux. — En tout contraire au précédent, le tempérament nerveux se caractérise par une étonnante suractivité des fonctions et des organes. Le sang est relativement pauvre en globules rouges ; mais l'absorption, la circulation s'accomplissent avec une telle facilité, qu'elles rendent impossible toute bouffissure, tout dépôt de graisse dans les tissus. Aussi, les sujets nerveux sont-ils, généralement maigres, peu musclés, capables, néanmoins par intervalles, d'un violent effort, d'un travail fatigant, qui le plus souvent, il est vrai, sera suivi d'une prostration profonde. Le visage est ordinairement pâle, les cheveux châtains, l'œil vif, brillant, les traits mobiles, nettement accusés.

Impressionnables à l'excès, les gens nerveux s'émeuvent, s'inquiètent, se préoccupent de tout ; aussi prompts au découragement qu'à l'enthousiasme. Constamment distraits par les rapides impressions qui les frappent successivement et par les idées que leur imagination leur fournit sans cesse, rarement ils sont capables d'une attention soutenue. Très sensibles aux impressions qui leur viennent du dehors, ils aiment la lumière et le soleil, craignent le froid, se passionnent pour le théâtre, la poésie, la peinture, la musique. L'amour les gagne facilement et les quitte de même. Particulièrement aptes aux travaux artistiques, ils se distinguent par la fantaisie et la légèreté, plutôt que par la puissance ou la grandeur des inspirations. En général, ils mangent et dorment peu, malgré qu'ils dépensent beaucoup de force nerveuse ; mais fréquemment, ils souffrent d'accidents herpétiques, rhumatismaux et de douloureuses névroses que terminent parfois de plus graves affections des centres nerveux *.

Tempérament bilieux. — Le sang est moins vif, chez le bilieux que chez le sanguin ; mais il est riche encore et très oxygéné. Les

* Voir *les Grands Maux et les Grands Remèdes*, page 78.

muscles sont bien développés, les fonctions digestives rapides, la circulation lente et l'absorption facile. Le trait caractéristique du bilieux se trouve, toutefois, dans sa physionomie sévère et méditative. Le regard est sombre, expressif, le teint jaunâtre ou bistré, les cheveux bruns ou noirs.

Au moral, l'impressionnabilité, lente à se produire, persiste, le coup frappé, avec une ténacité vraiment extraordinaire; aussi, le cerveau du bilieux est-il le terrain par excellence des fortes passions. Chez lui, seulement, l'amour, la haine, la jalousie, la vengeance, le fanatisme, l'ambition, peuvent s'élever jusqu'au paroxysme. En proie à l'idée fixe qui le tient presque toujours sous son pouvoir, l'homme ainsi constitué paraît sombre, préoccupé, mélancolique. Il est taciturne en effet, entêté, volontaire, éminemment apte, par conséquent aux grandes œuvres, aux longs travaux.

Le bilieux est souvent atteint, de la quarantième à la soixantième année, de maladies organiques graves, du foie ou du tube intestinal.

Il n'est point rare de rencontrer, parmi les hommes, des types plus ou moins parfaits, des échantillons plus ou moins purs, de chacun de ces tempéraments. Dans la grande majorité des cas, cependant, tel individu pris à part présente plutôt une constitution mixte, où l'on retrouve, intimement mêlés et fondus, les caractères des tempéraments les plus analogues, rarement ceux des plus opposés.

Le tempérament lymphatique, par exemple, ne se combine guère avec le sanguin, non plus qu'avec le nerveux; mais les types nervoso-sanguin, nervoso-bilieux, bilioso-sanguin, etc., se présentent à l'observateur avec une extrême fréquence.

Les constitutions individuelles ne sont point tellement immuables, d'ailleurs, qu'elles ne puissent lentement se modifier, soit par les progrès de l'âge, soit sous l'influence d'une hygiène spéciale ou d'un climat différent de celui sous lequel on aura vécu jusqu'alors. Ainsi, le sanguin devient promptement bilieux, s'il quitte une région tempérée pour aller vivre dans les pays chauds; il tourne au lymphatique, s'il émigre vers les pays froids, ou si, de la campagne, il vient habiter les quartiers sans lumière et sans air d'une ville populeuse.

Quel que soit le tempérament, l'aptitude aux diverses passions est absolument subordonnée, encore, aux tendances héréditaires. Généralement, on le sait, les enfants, au point de vue physique et moral, ressemblent à leurs parents, souvent, à leurs aïeux, quelquefois à tel ou tel membre de la famille. Comme ils en ont les traits extérieurs, ils en ont aussi les qualités et les défauts; il semble même, quand on songe à la facile et terrible hérédité de la folie, que les prédispositions morales sont plus sûrement encore léguées que les ressemblances physiques.

La possibilité de cette transmission permet de comprendre comment les besoins, les goûts, les passions de certaines personnes ne sont nullement en harmonie avec leur constitution; encore faut-il toujours tenir compte, dans des appréciations de cette nature, de l'influence que peuvent avoir exercée l'éducation, la famille, le milieu sur le tempérament et les tendances héréditaires.

Influence du sexe. — La femme, au point de vue moral, diffère autant de l'homme qu'au point de vue physique, et nous avons déjà fait un parallèle complet des deux sexes, à cet égard [*]. Sur le cerveau de la femme, les besoins nutritifs ont aussi peu d'influence que les besoins purement intellectuels. Seules, les impulsions affectives et sensitives gouvernent cet être éminemment impressionnable et dirigent toutes ses actions. L'amour, sous l'une quelconque de ses formes, amour sexuel, amour maternel, amour mystique, amour de soi, voilà l'unique passion qui puisse exclusivement emplir la vie d'une femme. L'esprit de l'homme, au contraire, est généralement rebelle à cette exclusion. L'amour chez lui, n'a qu'un temps et la phase intellectuelle, dans ses manifestations les plus vulgaires ou les plus élevées, succède promptement à la phase affective.

[*] L'Homme et la Femme : page 101 et suiv.

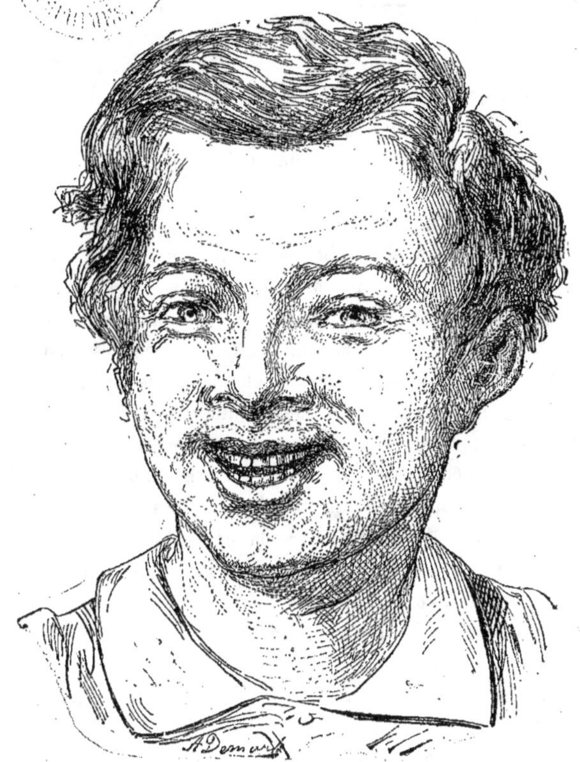

Expression de la joie et du plaisir. — Le rire.

TERMINAISON DES PASSIONS

Terminaison naturelle. — Aussi longtemps que persiste l'impérieux désir qui la constitue, la passion vit, se développe, grandit jusqu'au jour où la possession du bien souhaité satisfaisant enfin le besoin, termine aussi la souffrance.

Naturellement, c'est ainsi que doit finir la passion. Dans toute société civilisée il importe au progrès social, autant qu'au bonheur individuel, que chacun puisse, de la sorte, apaiser ses besoins légitimes, satisfaire toutes celles de ses passions qu'entretient un désir normal et naturel.

C'est être aussi nuisible aux autres qu'à soi-même, que de lutter contre ces impulsions nécessaires qui, simplement, expriment le droit des organes à fonctionner.

Si, malheureusement, l'homme était sourd à la passion, s'il n'éprouvait aucune jouissance à satisfaire ses désirs, l'espèce humaine depuis longtemps aurait disparu de la surface de la terre.

L'extinction du désir par la possession, telle est donc la terminaison physiologique et rationnelle de toute passion. L'être le plus épris ne saurait logiquement souhaiter toujours ce qu'il possède, et si quelque temps encore sa passion se continue, attisée qu'elle peut être par la jouissance même d'un bien longtemps poursuivi ; rapidement, dans tous les cas, ces désirs s'affaiblissent et la passion s'éteint, parce que la possession, quelque agréable qu'elle paraisse, ne répond jamais à l'idéal que l'on s'en faisait sous le vif aiguillon du désir.

Tôt ou tard, avec l'assouvissement, la désillusion arrive. C'est la mort fatale de la passion.

Dans les conditions ordinaires de la vie, il est, le plus souvent, facile à l'homme de satisfaire ainsi ses désirs. Fréquemment, à vrai dire, de réels obstacles ne lui permettent pas de goûter immédiatement le plaisir envié; mais le plus constant effet de ces empêchements étant de surexciter encore le désir, l'homme met à les vaincre d'autant plus d'ardeur et de persévérance qu'il est plus passionné.

Persistance de la passion. — S'il est des désirs parfaitement définis, ayant pour but la possession d'un être ou d'un objet matériel, et par conséquent, pouvant être généralement satisfaits, il en est d'autres, relatifs à la possession d'un être imaginaire ou de biens immatériels, qui sont absolument irréalisables. Tels, les ardentes aspirations des mystiques à s'unir à Dieu dans le ciel, les élans répétés de l'artiste vers le beau idéal, les irrésistibles besoins qui poussent les savants et les philosophes à poursuivre la vérité.

Les passions de cette nature ne pouvant jamais être assouvies, on s'explique aisément qu'elles remplissent parfois toute l'existence; qu'après être restées quelque temps assoupies, elles se réveillent tout à coup avec une violence nouvelle; qu'elles se terminent, souvent, enfin, par la ruine de l'esprit, la manie ou toute autre maladie mentale.

Extinction brusque et graduelle de la passion. — Dans certains cas, la passion meurt brusquement, éteinte par une violente secousse morale assez pénible, parfois, pour faire instantanément succéder au désir primitif une impulsion tout à fait contraire. C'est ainsi, qu'à la suite d'une déception quelconque, l'être ou l'objet tout à l'heure encore adorés, peuvent maintenant exciter au plus haut degré, par un soudain revirement, l'horreur ou la haine.

Le plus souvent, toutefois, c'est la raison, la volonté, la force de caractère, qui finissent par triompher d'une passion contrariée, d'un désir que l'on n'a pu satisfaire. On s'efforce d'oublier, de se soustraire à l'obsession dont on est d'abord accablé; volontairement on s'exagère les difficultés du but à atteindre, pour en regretter moins les joies espérées.

Cette lente extinction d'une flamme longtemps entretenue ne s'accomplit pas, cependant, quoi qu'on fasse, sans de pénibles déchirements, sans de terribles révoltes même, de la passion que l'on veut étouffer.

Qui de nous n'a soutenu cent fois de ces luttes cruelles? qui n'a souffert de ces amères déceptions? Qui n'a pleuré ses illusions perdues, ses rêves éteints, ses espérances trompées? Qui n'a senti l'atroce et vivace blessure que fait au cœur la perte d'un être tendrement aimé?

Le temps, heureusement, finit par adoucir toutes ces souffrances, et le jour vient, on le sait, où ce n'est point sans un âcre plaisir que l'on retrouve, dans les cendres du passé, le souvenir des heures de douleur et d'angoisse.

Transformation de la passion. — A peine l'homme a-t-il satisfait ou dompté sa passion, qu'il éprouve de nouveaux désirs, aspire à d'autres jouissances. Sans cesse il faut un aliment à son cerveau comme à son estomac; constamment son esprit a besoin d'émotions fortes.

Sa première passion ne lui a-t-elle laissé que d'agréables souvenirs, naturellement il sera porté, par ces souvenirs mêmes, à désirer encore les plaisirs qu'il a perdus et la nouvelle passion qu'il éprouvera sera certainement analogue à la précédente.

N'a-t-il, au contraire, gardé de ses premiers désirs que de pénibles impressions, qu'un désenchantement qui l'attriste, c'est à d'autres émotions, cette fois, à l'ivresse d'une passion toute différente, qu'il demandera l'oubli de ses souffrances et de ses désillusions.

Ainsi, tel malheureux, dont les plus chères affections ont été brisées, s'éprend tout à coup d'ardeur pour l'étude, la culture des arts, les lointains voyages; tel autre, plus misérable encore ou moins courageux, se jette désespérément, des hauteurs de son rêve écroulé, dans l'ivrognerie ou le libertinage.

Il est rare, cependant, qu'à la passion morte succède inopinément une passion de nature contraire ou tout à fait opposée. Le plus souvent, une certaine analogie existe encore entre les désirs de la veille et ceux du lendemain; c'est une passion de même série et de même espèce qui remplace, presque toujours, l'ardeur éteinte dans le cerveau du passionné.

A l'amour sexuel contrarié, l'on ne voit guère, en effet, que par exception, succéder la passion pour les arts ou l'étude; communément, au contraire, les amants déçus ou blasés, les libertins et les débauchés convertis, brûlent bientôt des feux ardents de l'amour mystique. Les grands exemples de sainte Thérèse et de saint Augustin sont, à cet égard, depuis longtemps bien connus et l'on sait que dans les couvents se jettent encore en foule les pauvres jeunes filles dont le beau rêve du premier amour s'est tout à coup évanoui!

Nous savons déjà quelle profonde influence l'âge, le tempérament, le sexe, exercent sur le développement des passions. Ces puissants modificateurs n'interviennent pas moins énergiquement lorsque la passion se transforme, et chez la plupart des hommes, il est facile de constater, à mesure qu'ils avancent en âge, qu'une régularité parfaite, un ordre presque mathématique, président à la succession des passions.

Ainsi, de l'enfance à la virilité, la gourmandise, le besoin d'activité physique et sensorielle occupent exclusivement l'esprit du jeune sujet. De vingt à trente ans, l'amour sexuel règne en maître, avec toutes les extravagances et les folies qu'il inspire; mais lentement il s'efface lui-même devant l'ambition qui dirige toutes les actions de l'homme mûr, jusqu'à ce qu'enfin l'avarice, cette forme si fréquente de l'égoïsme, s'empare à son tour, et parfois avec une terrible violence, du cerveau débilité du vieillard.

Terminaison de la passion par une maladie mentale. — Il n'est personne qui souvent n'ait remarqué combien les gens fortement épris sont presque toujours absorbés par l'idée fixe qui les obsède.

Un grand nombre de ces malheureux, sous l'empire de la passion, non seulement négligent leurs affaires, leur famille, leurs devoirs; ils n'éprouvent plus le besoin de manger; ils ne voient plus, ils n'entendent plus que ce qui, de près ou de loin, présente quelque rapport avec le tyrannique désir qu'ils cherchent à satisfaire.

De ces pauvres êtres ainsi possédés et vivant, par conséquent, en dehors de tous les usages, on dit volontiers, en les prenant en compassion, qu'ils sont un peu « toqués, » qu'ils ont « une toquade », et de fait, cette locution familière exprime une rigoureuse vérité : toute passion assez forte pour annihiler à ce point les facultés cérébrales, confine à la folie.

Il n'est que trop fréquent de voir devenir fous des amants

trompés, des artistes déçus, des mères à qui la mort arrache à l'improviste un enfant bien-aimé. Les religieux extatiques foisonnent dans les couvents; les maniaques sont nombreux parmi les savants et les gens de lettres.

Les peuples les plus civilisés étant aussi, comme nous l'avons vu, les plus aptes à se passionner, la folie est beaucoup plus commune chez eux que chez les peuples moins avancés au point de vue de la culture intellectuelle. A la campagne et dans les petites villes, les fous, toute proportion gardée, sont aussi bien plus rares que dans les grandes et populeuses cités. La statistique de Descuret, revue par Letourneau, ne laisse aucun doute à cet égard :

TABLEAU COMPARATIF INDIQUANT LA FRÉQUENCE DE L'ALIÉNATION
MENTALE DANS DIVERSES CAPITALES.

Villes	Population	Fous	Rapport
Le Caire.	330,000	14	1 : 23,571.
Madrid.	201,000	60	1 : 3,350.
Saint-Pétersbourg.	377,046	120	1 : 3.411.
Naples	364,000	479	1 : 759.
Rome.	154.000	320	1 : 481.
Dresde	70,000	150	1 : 466.
Turin.	114,000	331	1 : 344.
Florence	80,000	326	1 : 338.
Milan.	150,000	618	1 : 242.
Paris	890,000	4,000	1 : 222.
Londres	1,400,000	7,000	1 : 200.

Ainsi, l'excès de civilisation serait, en apparence, fatal aux races humaines, et l'homme se trouverait placé par sa destinée, dans cette terrible alternative : l'état sauvage ou la folie !

Quand on poursuit sur ce point l'investigation scientifique, il est heureusement facile de découvrir que la grande majorité des fous sont victimes des passions les plus basses ou de celles qui, par le fait d'une mauvaise éducation, se sont surtout développées en dehors des besoins naturels.

Dans les grandes villes, l'ivrognerie peuple d'alcooliques les asiles d'aliénés. Le mysticisme conduit sûrement les faibles esprits à l'extase cataleptique, à la démonopathie, à l'épilepsie; le fanatisme politique, alors que de graves événements agitent un pays, fait sortir en grand nombre, de la foule, les monomaniaques ambitieux, les féroces réformateurs et les extravagants utopistes.

Malgré qu'elles surexcitent au plus haut degré l'activité cérébrale, les passions intellectuelles, en revanche, sont, entre toutes, celles qui fournissent à l'aliénation mentale le moindre contingent; et, dans ce fait de la plus haute importance, nous ne devons pas seulement trouver une consolation, mais surtout un encouragement, une règle de conduite.

Non, la raison humaine ne sombrera pas dans sa glorieuse lutte contre l'ignorance et le mensonge; dans son labeur opiniâtre à rechercher le vrai, le juste et le beau. Quand il aura dompté ses plus grossiers instincts, qu'il se sera délivré des superstitions et des servitudes, l'homme, marchant sans entraves dans la voie du progrès, parviendra bientôt à l'apogée de son perfectionnement, et son esprit n'aura jamais été plus fort ni plus lucide.

CLASSIFICATION DES PASSIONS

Avant d'étudier les passions en particulier, peut-être n'est-il pas inutile de les grouper, selon l'ordre logique et naturel, dans un tableau qui sera comme le résumé des généralités qui précèdent.

Dans l'état actuel de la science, cette classification ne saurait être, il est vrai, complète ni définitive; mais elle est rationnellement calquée sur le groupement naturel des besoins, et les futures découvertes de la physiologie ne lui feront probablement pas subir de modifications essentielles.

Contrairement à ce que professent encore la plupart des psychologues, j'ai cru devoir distinguer absolument les *émotions* des *passions* proprement dites, et tout en conservant la division classique en émotions *excitantes,* émotions *déprimantes,* mettre en regard de chacune, l'impulsion diamétralement opposée.

CLASSIFICATION DES ÉMOTIONS ET DES PASSIONS

ÉMOTIONS.		EXCITANTES.	DÉPRIMANTES.
Impressions morales vives et de courte durée.	Plaisir.		Douleur.
	Enthousiasme.		Pitié.
	Courage		Peur.
	Orgueil.		Humilité.
	Colère		Apathie.

PASSIONS

Désirs violents et durables, exprimant les besoins des organes.
et leur tendance à fonctionner.

	Organes, siège du besoin.	Nature du besoin.	Dénomination de la passion.
PASSIONS NUTRITIVES.	Organes digestifs.	Faim. Soif.	Gloutonnerie. Ivrognerie.
PASSIONS SENSITIVES.	Œil et nerf optique.	Curiosité Besoin de voir.	Passion de la peinture, du théâtre et des spectacles.
	Oreille.	Besoin d'ouïr.	Passion musicale.
	Langue nerfs du goût.	Besoin de savourer.	Gastronomie.
	Système nerveux.	Besoin d'activité générale.	Passion de l'exercice, (Gymnastique, locomotion, travail manuel, etc.)
		Besoin d'activité génitale.	Libertinage.
PASSIONS CÉRÉBRALES.	Encéphale.	Besoins affectifs et sensitifs avec un but le plus souvent égoïste. Passions affectives.	Amour sexuel. Amour maternel, filial, etc. Amour mystique. Amour de soi, Egoïsme. Jalousie. — Haine. Ambition. — Avarice.
		Besoins affectifs avec un but exclusivement altruiste. Passions sociales.	Patriotisme. Fanatisme religieux et politique.
		Besoins purement intellectuels. Passions intellectuelles.	Passions littéraires. Passions scientifiques et philosophiques.

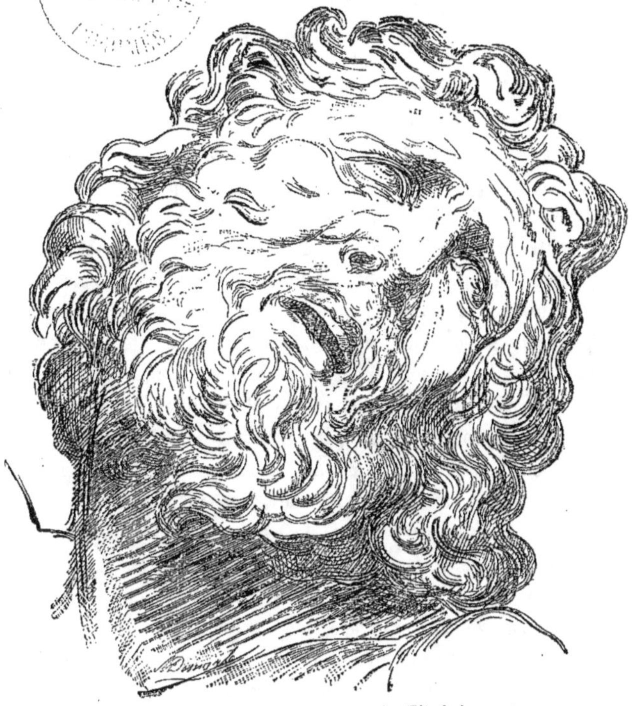

Expression de la souffrance physique et morale. (Tête du Laocoon.)

ÉMOTIONS

Genèse des émotions. — Impressionnabilité. — Agréable ou pénible, toute émotion complète est caractérisée par une vive impression cérébrale, aussitôt suivie d'une rapide excitation des facultés intellectuelles, et le plus souvent de phénomènes physiques simultanés, parfaitement appréciables.

Pour s'émouvoir, il est essentiel d'être sensible; aussi, la fréquence et la force des émotions est-elle absolument proportionnelle au degré d'impressionnabilité.

Chez l'enfant, l'adolescent, la femme, créatures faibles, nerveuses, et douées d'une exquise sensibilité, les émotions, coup sur coup se succèdent. Tout est prétexte à faire tressaillir ces êtres délicats et mobiles qui passent, en une heure, du rire aux larmes, de la peur au courage, de la colère au repentir, dignes, par conséquent, de toute indulgence comme de toute affection. Chez l'homme mûr, au contraire, l'impressionnabilité s'est considérablement amoindrie. La froide raison, la volonté surtout, la maîtrisent parfois au point de l'empêcher de se trahir dans les situations même les plus pathétiques, et les émotions, rares, courtes, incomplètes, ne se manifestent plus qu'exceptionnellement par des phénomènes extérieurs.

La civilisation, l'éducation, la culture intellectuelle émoussent considérablement aussi la sensibilité native et l'aptitude à s'émouvoir. Tout ce que nous avons dit, d'ailleurs, des diverses influences qui modifient plus ou moins le développement des besoins et des passions, se retrouve vrai eu égard aux manifestations émotives, qui ne sont, en somme, que des passions en raccourci.

Tour à tour la peur, la joie folle, la fureur belliqueuse, agitent les peuplades encore sauvages de l'Afrique et de l'Océanie Au moyen âge, en Europe, ce ne sont que duels et guet-apens, à la suite de ridicules froissements d'orgueil ; que scandales honteux, viols, rapts, égorgements, mettant en émoi la cour et la ville ; que subites paniques, qu'ardeurs guerrières extravagantes, selon que tel ou tel moine prédit la fin du monde ou gémit sur la profanation du tombeau du Christ.

De nos jours, enfin, dans l'échelle sociale, n'est-ce point le peuple qui possède la plus vive impressionnabilité ? Voyez-le s'amuser bruyamment aux fêtes publiques, rire et pleurer dans les théâtres, gronder furieusement aux jours d'émeute, s'attendrir aussi devant l'infortune et le malheur ! Sa vive sensibilité constamment le domine et l'emporte ; mais s'il a parfois la tête mauvaise, il a toujours le cœur bon. Dans la société, le peuple est comme la femme et comme l'enfant dans la famille ; aussi faut-il, de même, beaucoup lui pardonner, l'aimer, afin de l'instruire, et lui permettre d'acquérir ainsi les hautes facultés qui donnent la raison, le calme et la sagesse.

Mécanisme de l'émotion. — Impression cérébrale. — Il serait difficile de faire une analyse intime du phénomène qui s'accomplit, à toute émotion forte, dans les cellules du cerveau. L'impression, probablement localisée à tel ou tel groupe de cellules, détermine en ce point une subite fluxion sanguine qui retentit sur l'encéphale tout entier. De ce choc imprévu résulte instantanément, soit une rupture d'harmonie entre les centres nerveux et les nerfs périphériques, soit une violente excitation de ces derniers, qui se traduit par une soudaine contraction musculaire ou tout autre phénomène physiologique apparent.

Le mécanisme de l'émotion n'est donc pas sans analogie avec celui du *mouvement réflexe* que nous avons étudié en traitant de l'innervation (Voir page 377.)

Il en diffère en ce que l'émotion, quelque rapide qu'elle soit, met toujours en jeu certaines facultés cérébrales, la mémoire, l'imagination entre autres, en même temps qu'elle surexcite violemment telle ou telle partie du système nerveux.

Qu'un individu, par exemple, se sentant atteint par une grave injure, lève aussitôt la main et riposte par un soufflet. Ce mouvement de colère, aussi prompt qu'un acte réflexe, a néanmoins éveillé dans le cerveau une *idée* de déshonneur, instantanément suivie d'un *désir* de vengeance et du *souvenir* que le soufflet est la réplique habituelle aux insultes de ce genre.

Telle est, d'ailleurs, en pareil cas, la violence de la secousse produite par l'émotion sur un point limité du cerveau, que tout le reste de l'encéphale en est comme paralysé par contre-coup, et que nulle autre impulsion ne peut, au même moment, arrêter ou modifier l'impulsion primitive. « La colère est aveugle, » dit un proverbe; mais il n'est pas plus facile de réprimer une joie subite, un accès de terreur ou de pitié, qu'un mouvement de fureur. Un homme très prompt à s'émouvoir n'est vraiment pas maître de lui. Sa raison, sa volonté, constamment en balance, sont enlevées, emportées à chaque instant, par les mille impressions qui viennent le frapper.

Retentissement sur l'organisme. — Réaction. — Le choc subit de l'émotion ne supprime même pas seulement les facultés intellectuelles. Le système nerveux en est à tel point ébranlé quelquefois, qu'instantanément tout équilibre est rompu dans l'organisme.

L'homme le plus vigoureux, sous le coup d'une violente émotion perd toutes ses forces. Il tremble, balbutie, chancelle, ne voit plus, n'entend plus, et ne sent même pas la douleur physique. Égaré, blême, haletant, il est près de défaillir et si l'évanouissement ne se produit pas, toutes les fonctions organiques tour à tour se ralentissent ou s'arrêtent, les sécrétions se troublent et les sphincters des réservoirs naturels, frappés d'atonie, souvent laissent échapper les liquides.

Ce n'est là, cependant, qu'une rapide commotion. A ce rude ébranlement de l'organisme répond une secousse à contre-sens non moins violente que la première. Une vive réaction se produit; la vie, un moment refoulée, reprend possession de son domaine.

Souvent, alors, dans un brusque retour, les forces, tout à l'heure annihilées, se décuplent. C'est l'instant terrible où le colérique « voit rouge »; où s'accomplit l'acte décisif par lequel toute émotion à son point culminant se caractérise. Alors les battements du cœur, naguère suspendus, se multiplient et se précipitent. Un flot de sang empourpre le visage; des cris aigus retentissent; les larmes jaillissent des paupières; une sueur abondante ruisselle par tout le corps. A cette période, enfin, peuvent encore se manifester des phénomènes absolument pathologiques; des vomissements, des coliques, des convulsions, une hypersécrétion de bile provoquant une jaunisse intense, la décoloration des cheveux, etc., chez toutes les personnes indistinctement; la suppression du lait chez les nourrices; l'arrêt du flux menstruel chez les femmes actuellement réglées; la mort subite chez les sujets délicats, les malades et les vieillards.

Le plus souvent, toutefois, cette vive et dangereuse réaction ne dure aussi qu'un instant. Après quelques oscillations, l'équilibre organique se rétablit, le calme se fait; un profond accablement même, dans la plupart des cas, fait suite à l'orage.

Contagion de l'émotion. — En présence d'un de ses semblables vivement et sincèrement ému, tout homme impressionnable se sent lui-même influencé, remué jusque dans ses fibres les plus intimes.

Comme un barreau de fer s'aimante au voisinage d'une autre barre aimantée, comme une corde de harpe, vibre par influence, à côté de celle que le doigt met en mouvement, l'être sensible est promptement gagné par l'émotion d'autrui. De quelque nature qu'elle soit, agréable ou pénible, il l'éprouve lui-même; il pleure avec celui qui souffre, il rit avec celui qui lui communique sa joyeuse humeur et sa gaieté.

Toutes les grandes émotions, à vrai dire, sont ainsi contagieuses. La peur, quand une catastrophe se produit, en quelques instants gagne toute une foule; l'enthousiasme et le courage souvent s'allument comme une traînée de poudre, dans les rangs d'une armée; l'indignation, la fureur, aux heures sombres des révolutions, surexcitent une multitude de braves gens qui ne savent pas toujours ce dont il s'agit ni dans quel but ils se soulèvent.

Cette contagion facile de l'émotion explique bien, aussi, comment se transmettent certaines maladies nerveuses, l'hystérie, la chorée, l'épilepsie, la manie, l'extase. Les convulsionnaires du cimetière Saint-Médard, les possédées de Loudun, nous fournissent, à cet égard, des exemples concluants, et ce n'est pas autrement que les épidémics de démonopathie éclatent encore quelquefois, dans les couvents de femmes.

C'est incontestablement, enfin, ce même phénomène psychique qui de tout temps a fait le succès des œuvres littéraires et dramatiques d'ordre secondaire ; lui seul qui rend toujours ces œuvres possibles, à une époque où le public, malheureusement, demande surtout à l'écrivain de fortes excitations sensitives, lui laissant toute latitude sur le choix des moyens à employer pour les provoquer, les soutenir, les pousser aussi loin que possible.

Point de roman, point de pièce de théâtre, quelque grand d'ailleurs, que soit son mérite littéraire, qui plaise à la foule s'il ne lui secoue vigoureusement les nerfs, s'il ne met en branle ses bonnes ou ses mauvaises passions; s'il ne l'émeut à lui détraquer le cerveau. Le public n'a pas encore abordé les régions sereines où les grandes vérités de la science et de la philosophie, simplement exprimées, suffisent à procurer les plus vives jouissances. Il lui faut toujours, comme à l'enfant, des contes bleus et des marionnettes.

Inaptitude à l'émotion. — Si le peuple, cependant, pris en masse, est trop prompt à s'émouvoir, trop impressionnable, combien d'individus étudiés isolément sont, par contre, absolument insensibles, réfractaires à toute émotion? Combien, toujours et quand même impassibles.

« Ont su se faire un front qui ne rougit jamais? »

Ces hommes là sont les pires, et leur nombre est malheureusement considérable, dans la société. Les uns, spéculateurs effrontés, dépourvus de « sens moral » et n'ayant d'autre but que la fortune, foulent aux pieds, pour y parvenir, tous les scrupules, tous les respectables principes de droit, de justice et d'honneur. Les autres, avides de domination, étouffent sous les transports mystiques, tous les vrais sentiments affectifs, et se glorifient de n'avoir ni patrie, ni famille. D'aucuns, absorbés par une idée fixe et le plus souvent chimérique, inventeurs maniaques, calculateurs obstinés, dans cette surexcitation constante de leur intelligence, perdent toute force morale, toute idée de devoir; d'autres enfin, vieux avant l'âge, blasés, tarés, indifférents, se font un jeu de noyer dans l'orgie, leur sensibilité, leurs illusions et leur jeunesse!

Tous ces êtres, en somme, incapables d'être émus et moins encore d'obéir à l'émotion qui peut les surprendre, sont par cela même, incapables aussi de tout dévouement, de tout sacrifice, de tout élan généreux. Impuissants à travailler à l'œuvre commune, ils forment dans le corps social autant d'éléments inutiles, — c'est-à-dire nuisibles, — et sont par conséquent destinés, à en être tôt ou tard, éliminés.

Mouvements expressifs des émotions. — Nous avons vu plus haut que toute émotion vive se traduit par certains actes physiologiques parfaitement appréciables, par des attitudes, des gestes spéciaux, des larmes, des cris, et surtout par d'importantes modifications de la physionomie éminemment caractéristiques.

Ces divers actes qui nous semblent si intimement liés au phénomène psychique de l'émotion, n'en sont cependant pas autant qu'il le paraît, l'expression fatale et nécessaire. Un grand nombre, d'après Ch. Darwin[*] et plusieurs autres physiologistes qui se sont occupés de cette question, ne se produisent pas universellement chez tous les hommes. Ils pourraient être tout autres, que l'émotion, dans son essence, n'en serait aucunement modifiée.

Certains mouvements expressifs utiles à l'accomplissement d'un désir, au soulagement d'une sensation pénible, se produisent uniquement par habitude. Nous les exécutons encore parce que nos ascendants les ont exécutés et par une influence tout héréditaire.

Certains autres se sont établis « par antithèse », c'est-à-dire que tel mouvement exprimant telle émotion, le mouvement inverse a

---

[*] Ch. Darwin. *L'expression des émotions chez l'homme et les animaux.* Paris, 1877.

dû nécessairement se produire pour exprimer une émotion complètement opposée.

On ne peut nier enfin que plusieurs de ces actes expressifs ne soient déterminés par l'action directe sur l'économie des excitations du système nerveux ; mais peut-être est-ce encore l'habitude qui dirige cette impulsion nerveuse et la contraint à se traduire par tel ou tel mouvement. La force nerveuse, en un mot, reprend de préférence, les voies qu'elle a déjà fréquemment parcourues.

« Assurément, conclut Darwin, tout n'est pas ainsi expliqué. Les trois principes précédents rendent toutefois, suffisamment compte d'un si grand nombre de mouvements et d'actes expressifs que l'on peut concevoir l'espérance de voir plus tard toutes les manifestations de cet ordre expliquées par ces principes ou par d'autres très analogues ».

Ce sont là, quoi qu'il en soit, de très curieux phénomènes sur lesquels, nous aurons bientôt l'occasion de revenir.

Analyse de l'émotion. — Toutes les émotions, même les plus complexes et les plus dissemblables en apparence, peuvent être, en dernière analyse, ramenées à une impression de *plaisir* ou de *douleur*.

Sous ces deux chefs il serait facile de les réunir, en montrant par quelles nuances presque insensibles le plus souvent, elles diffèrent les unes des autres; mais certaines d'entre elles se spécialisent, en somme, par des caractères si nets et si tranchés; elles se manifestent si fréquemment et sont si parfaitement connues, qu'il vaut toujours mieux les considérer comme des espèces distinctes.

Il n'est pas moins intéressant, d'ailleurs, de classer les émotions d'après les effets qu'elles déterminent sur l'organisme, et la simple division en *émotions excitantes, émotions déprimantes*, présente, je l'ai déjà dit, le grand avantage de s'accorder et de se fondre avec le groupement rationnel basé sur la nature agréable ou pénible de l'impression.

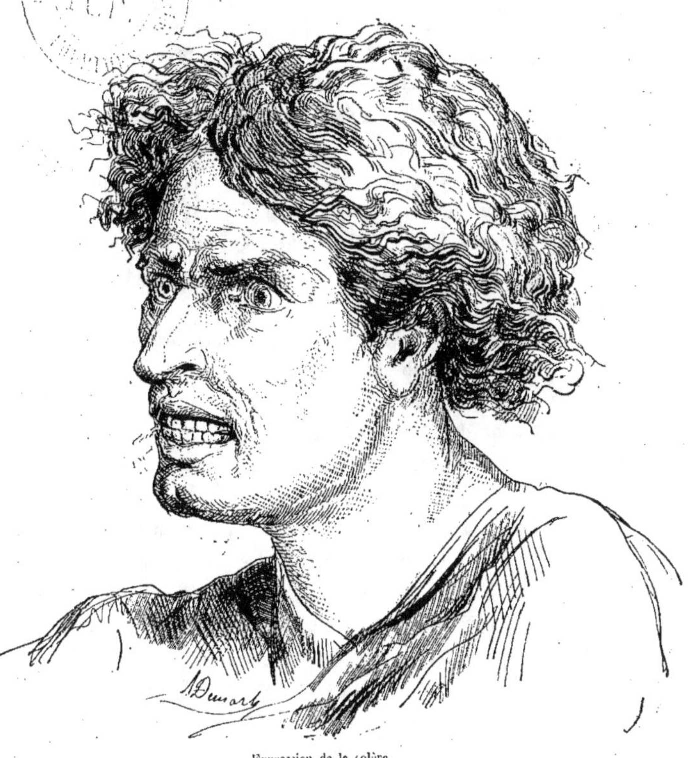

Expression de la colère.

ÉMOTIONS EXCITANTES

PLAISIR. — GAIETÉ. — BONNE HUMEUR. — JOIE. — JOUISSANCE. — VOLUPTÉ.

L'agréable sensation qui résulte ordinairement de la satisfaction d'un désir, de la possession, longtemps convoitée, d'un bien réel ou purement imaginaire, caractérise essentiellement le plaisir.

Selon l'âge, le sexe, le tempérament, l'éducation, les goûts et les habitudes des personnes, cette douce impression peut se produire dans les circonstances les plus diverses et dans les conditions même les plus opposées; mais, en somme, le plaisir est toujours le résultat d'une satisfaction physique ou morale.

Manifestations diverses du plaisir. — Chez l'enfant bien portant, dont l'esprit est libre de toute préoccupation, chez l'adulte vigoureux, assez indépendant pour n'avoir qu'à se « laisser vivre », d'agréables sensations à tout moment se manifestent; se répètent à tout propos.

Le parfait accomplissement des fonctions organiques, la confiance instinctive, l'absence de tout souci, se traduisent, ainsi, par une sorte de bien-être permanent que l'on qualifie habituellement de *gaieté,* de *bonne humeur,* d'*heureux caractère, etc.,* et qui n'est pas autre chose, en somme, que le plaisir à sa plus simple expression.

A l'âge moyen de la vie, au contraire, et chez le très grand nombre de personnes en proie aux tracas journaliers de l'existence, les agréables impressions ne se produisent plus que par intervalles, par accès rapides, sous la forme, en un mot, de vives émotions.

Plus intense alors, mais plus fugace, le plaisir se traduit par une *joie* ouverte, franche, épanouie; souvent par une *jouissance* intime et profonde, assez intense, quand elle résulte de la satisfaction des besoins amoureux, pour ébranler fortement l'organisme, et se résoudre par le spasme spécial de la *volupté.*

Tels sont les principaux degrés de l'échelle du plaisir. Au-dessus de la volupté sensitive, cependant, existe encore une jouissance purement intellectuelle, que les esprits d'élite, seuls, peuvent goûter.

Ce plaisir suprême est celui qu'éprouve le poète emporté par la toute-puissance de son imagination; le savant qui dérobe à la nature un de ses secrets, le philosophe que la supériorité de sa raison fait constamment planer au-dessus des erreurs et des vanités humaines.

Expression du plaisir. — Rire. — Extérieurement, le plaisir se traduit, selon son intensité, par une succession de mouvements, de gestes, de phénomènes très divers : On saute, on danse, on bat des mains, on frappe du pied ; on rit surtout, et la physionomie s'illumine alors d'une expression tout à fait caractéristique.

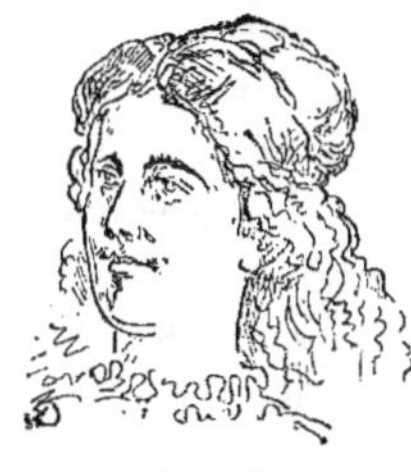

Le sourire.

La gamme du rire ne suit point, absolument, pas à pas, celle du plaisir. Elle est beaucoup plus nuancée que cette dernière et si, le plus souvent, une douce gaieté provoque un rire bruyant, il n'est pas moins vrai que les grandes joies, comme les grandes douleurs sont muettes.

Sourire. — Le simple *sourire* caractérise la jouissance profonde aussi bien que la superficielle bonne humeur ; l'hilarité retentissante, au contraire est le moyen d'expression le plus habituel des impressions produites à l'improviste par une idée, un son, une chose, un être singuliers, bizarres, inattendus et par cela même éminemment « risibles ».

L'esprit étant déjà sous l'empire d'une forte émotion, la douleur ou la crainte par exemple, il suffit aussi du moindre incident comique pour transformer instantanément cette émotion et faire éclater le rire.

Un seul mot plaisant dit à propos au jeune enfant qui va pleurer, le déride et change aussitôt ses larmes en une explosion de joie. De même, raconte Darwin, d'après un correspondant anglais *, « pendant le dernier siège de Paris, lorsque les soldats allemands avaient été profondément impressionnés par une situation très périlleuse à laquelle ils venaient d'échapper, ils étaient tout

* Ch. Darwin. *L'expression des émotions*, page 216.

particulièrement disposés à éclater en bruyants éclats de rire à propos de la plus insignifiante facétie. »

Rire sonore. — Fou rire. — Outre l'expression toute particulière qu'il donne à la physionomie, le rire sonore et continu se caractérise par de retentissants éclats de voix occasionnés par une série de contractions spasmodiques des muscles du thorax et plus spécialement du diaphragme.

Chassé par ces brusques saccades, l'air contenu dans la poitrine s'échappe à travers la glotte dont les deux lèvres émettent des sons plus ou moins aigus. Haller, il y a longtemps, a dit très justement, à ce sujet que l'homme, en riant, fait entendre les voyelles relativement graves, O et A ; la femme la voyelle E, l'enfant, la voyelle I, plus hautes que les précédentes.

Ébranlé par les énergiques secousses du diaphragme, le corps tout entier s'agite se ploie, se renverse dans un accès de rire bruyant. La tête va et vient, la mâchoire tremblote ; et si, comme on l'observe fréquemment, chez les personnes très nerveuses, le spasme diaphragmatique s'exagère jusqu'à la convulsion, l'instant arrive où les contractions musculaires sont à tel point multipliées, que le cri même s'éteint et qu'à la base des côtes, dans les flancs, des élancements douloureux accusent le tiraillement excessif des attaches du diaphragme.

C'est alors que l'on rit « à se tordre », « à se tenir les côtes », et généralement, ce *fou rire* qu'il est parfois très difficile de réprimer, s'accompagne d'une vive rougeur au visage et d'une abondante effusion de larmes.

Cette sécrétion de pleurs dans un accès de rire aussi bien que sous l'influence d'un profond chagrin, constitue du reste, un phénomène des plus curieux prouvant, une fois de plus, que les extrêmes se touchent et s'expliquant peut-être par la production aux cours des deux émotions, de mouvements spasmodiques analogues.

Dans le sourire et le rire modéré, les larmes ne débordent point les paupières; mais leur sécrétion est encore assez exagérée pour former, au devant de l'œil une nappe humide qui donne à la cornée plus d'éclat et de brillant. L'expression toute particulière du regard, chez une personne qui sourit, paraît être due, toutefois, beaucoup moins au miroitement exagéré de la surface oculaire qu'à l'afflux plus considérable du sang dans les membranes profondes de l'œil, sous l'influence de l'émotion.

Toute excitation qui précipite le cours du sang dans les vaisseaux augmente, d'ailleurs, l'éclat du regard, tandis que toute cause déprimante l'amortit. Darwin se rappelle avoir vu un homme à tel point exténué par un violent exercice, que ses yeux, au dire d'un témoin, étaient absolument comparables à ceux d'une « morue bouillie ». Les muscles du visage entrant en jeu dans l'expression du rire, sont beaucoup moins nombreux qu'on ne pourrait le supposer. Le grand zygomatique suffit à lui seul à tirer en arrière et en haut, les coins de la bouche; les orbiculaires palpébraux plissent la peau à l'angle de l'œil; le frontal, enfin, soulève les sourcils et les déride. (*Voir les fig. 67 et 69.*)

Tels sont les signes caractéristiques et les effets locaux du plaisir et de la joie, dans leur manifestation la plus simple et la plus naturelle. Au fur et à mesure que nous poursuivrons cette étude, nous verrons quelles modifications ils éprouvent quand, à l'impression purement agréable, se mêle tout autre élément qui la transforme en une émotion complexe, l'enthousiasme, l'admiration, la sympathie, la piété, l'amour, etc.

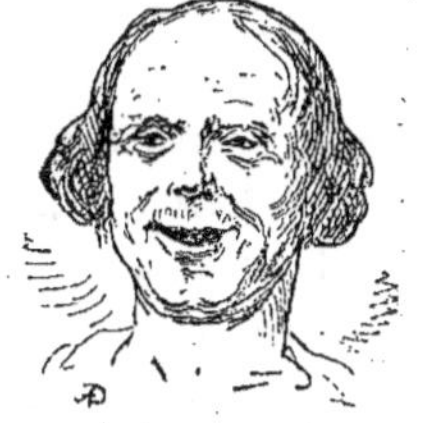

Rire ironique.

Au point de vue hygiénique, le rire, que Rabelais disait être « le propre de l'homme », exerce ordinairement, sur l'économie, la plus heureuse influence. Rien n'est meilleur qu'un bon rire franc et sonore, qu'une vive impression de joie. Comme toutes les fortes émotions; cependant, la satisfaction trop soudaine d'un plaisir longtemps souhaité, dans certaines circonstances et chez les personnes trop sensibles, entraîne quelquefois les plus funestes accidents. La joie « fait peur », a-t-on dit. Elle peut aussi faire le plus grand mal. Il n'est que trop vrai que l'on puisse, à la brusque nouvelle d'un bonheur longtemps espéré, subitement mourir de joie, comme l'on peut être tué par une poignante douleur ou par un accès de colère.

ENTHOUSIASME. — ADMIRATION. — COURAGE.

Excepté chez l'enfant, heureux et gai sans le savoir, la joie est rarement simple, pure et dégagée de tout alliage; aussi, le plus souvent, l'influence même d'où résulte le plaisir détermine-t-elle une impulsion spéciale qui se révèle, selon l'impressionnabilité des sujets, par tel ou tel acte caractéristique.

Genèse de l'enthousiasme. — Étonnement. — Sommes-nous frappés tout à coup d'un fait inaccoutumé, d'un spectacle étrange, du récit même d'un événement extraordinaire, d'une mélodie ou d'un discours qui nous captivent, etc., la première impression que nous ressentons est celle de l'*étonnement,* de la *surprise.*

Sous la contraction du frontal et de l'orbiculaire, les sourcils s'élèvent, les paupières s'écartent, les yeux « s'écarquillent » comme pour mieux voir. Subitement détournée de ses voies, toute la force nerveuse disponible étant accaparée par l'attention portée à son plus haut degré, les bras retombent inertes; la mâchoire sans force, s'abaisse; la bouche béante laisse échapper la salive, et la physionomie revêt cette expression d'ahurissement qui rend si grotesque la figure des badauds.

Admiration. — Bientôt, cependant, si l'expression se continue et que nous ayons en outre conscience d'une sécurité personnelle absolue, l'émotion s'accentue et se développe; à l'impression de surprise et de plaisir s'ajoute une impulsion nouvelle qui nous excite à traduire par des actes, la joie que nous éprouvons. C'est l'*admiration* qui s'éveille, se manifestant d'abord par l'élévation des mains et l'écartement des doigts ; par des applaudissements et des bravos, pour s'élever progressivement jusqu'à l'*enthousiasme* en nous arrachant des cris, des exclamations, des larmes ; en précipitant les battements du cœur et faisant naître en nous d'irrésistibles transports.

Courage. — Ces phénomènes sont-ils particulièrement provoqués par l'idée d'un devoir à remplir, d'un service à rendre, d'un péril à braver pour la défense de la patrie ou le salut d'un de nos semblables, l'énergique impulsion qui nous fait agir, marcher, affronter le danger, constitue le *courage,* et se traduit par l'occlusion de la bouche, la dilatation des narines, l'animation du visage, l'élévation brusque du bras aussitôt suivie de l'élan décisif vers le but à atteindre ; par tous les signes, enfin, de la résolution et de la fermeté.

ORGUEIL. — FIERTÉ. — VANITÉ.

Expression de l'orgueil. — Le sentiment personnel des quelques dons que nous pouvons tenir de la nature, l'intelligence, l'esprit, la beauté ; la douceur de la louange ou des flatteries qu'ils nous valent, doivent exercer, il faut en convenir, une impression bien agréable sur notre esprit pour que le nombre des orgueilleux et des vaniteux soit si grand sur la terre.

De toutes les passions, en effet, l'orgueil est peut-être celle qui se présente sous les aspects les plus divers, à tous les degrés de l'échelle sociale. Nous verrons plus loin, comment elle dérive de l'*égoïsme* et de l'*estime de soi ;* contentons-nous d'analyser ici l'émotion que donne à tout homme, si modeste soit-il, l'éloge plus ou moins mérité de son talent ou de sa personne.

C'est d'abord une impression de plaisir mêlée de quelque embarras, d'une confusion qui fait battre le cœur et rougir le visage ; mais bientôt, avec l'habitude, ces premiers effets se manifestent avec moins d'intensité pour cesser enfin de se produire. L'orgueilleux, alors, quand il reçoit une louange ou qu'il fixe seulement son attention sur soi, raidit son corps et relève la tête ; il se grandit se hausse, se gonfle comme le paon ou le dindon qui fait la roue et les narines gonflées, les paupières abaissées, la lèvre dédaigneuse, il toise avec arrogance ou condescend à peine à voir quiconque se hasarde à l'approcher. A ce degré de morgue ridicule tous les caractères expressifs de l'orgueil sont en complète antithèse avec ceux de l'humilité.

COLÈRE. — IMPATIENCE. — VIOLENCE. — FUREUR.

Les anciens attribuaient la *colère* à l'agitation de la bile ; et de nos jours, malgré que la physiologie ait surabondamment prouvé la fausseté de cette supposition, l'on dit couramment encore de tel ou tel individu, qu' « il s'échauffe la bile », quand il est irrité ou de mauvaise humeur. Avec plus de raison, nous définirons aujourd'hui la colère une vive émotion déterminée par un besoin de réagir contre une souffrance physique ou morale.

Manifestations diverses de la colère. — La colère ne procède que par soudains et rapides accès, plus ou moins nombreux et violents suivant les causes qui les motivent. Ce n'est souvent qu'une *impatience*, une *vivacité* limitées à un brusque mouvement, à une parole vive ; parfois qu'un subit *emportement* qui fait pousser des cris et proférer des menaces ; mais ce peut être aussi la *violence,* qui se traduit par des actes de brutalité, la *fureur,* qui troublant tous les sens, aveugle le malheureux qu'elle a saisi jusqu'à le faire se frapper lui-même, quand il ne peut atteindre son ennemi.

La colère satisfaite ne s'apaise pas toujours. Fréquemment, au contraire, elle laisse dans l'esprit une impression vivace, un besoin de vengeance ardent et continu qui se classe parmi les plus impérieuses passions et constitue la *haine.*

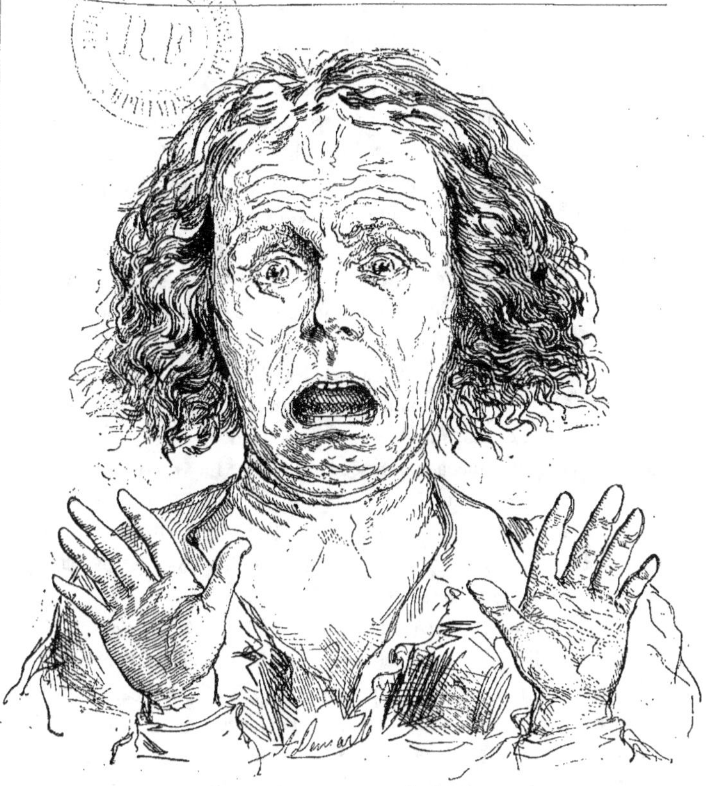

Expression de l'épouvante et de l'horreur.

Expression de la colère. — La colère est « pâle ou rouge » a-t-on dit depuis longtemps. Suivant, en effet, que cette forte émotion momentanément paralyse ou surexcite le cœur, le retrait du sang ou son afflux subit fait pâlir le visage ou l'empourpre.

Mais ce premier phénomène, en quelque sens qu'il s'accomplisse, n'est bien souvent que le début d'un accès qui peut atteindre, en moins d'une seconde, au paroxysme de la fureur.

Dans le plus grand nombre des cas, le cerveau vivement surexcité réagit sur le système musculaire, avec une extraordinaire énergie, tendant tous les ressorts et décuplant les forces. Comme

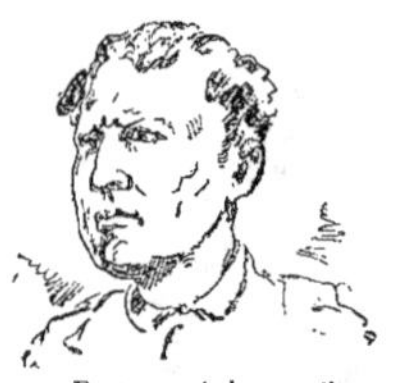
Froncement du sourcil
au début de l'accès de colère.

ébranlé par une commotion électrique, le corps tout entier tressaille et bondit. Les pieds trépignent, les bras se tendent, les poings se ferment et frappent ; les doigts, chez les enfants et les femmes, se crispent pour égratigner.

Cependant, des cris aigus, rauques, discordants, une parole volubile, chevrotante, entrecoupée, s'échappent de la gorge, quand elle n'est pas étranglée au point d'empêcher les sons de sortir. La respiration, haletante, fait frémir et gonfler les narines, les sourcils se froncent ; les yeux, injectés, grands ouverts, brillent et s'éclairent de flammes, faisant, hors des orbites, une telle saillie, qu'ils paraissent, comme on dit, « sortir de la tête ».

Entre les mâchoires convulsivement raidies, l'air passe en sifflant ; une salive écumeuse s'échappe de la bouche et l'on entend quelquefois grincer les dents que découvre, dans toute leur hauteur, la rétraction des lèvres. Très fréquent dans les cas d'extrême fureur, ce dernier phénomène se produit, selon Ch. Bell et Darwin, sous une influence absolument héréditaire. Vestige d'une

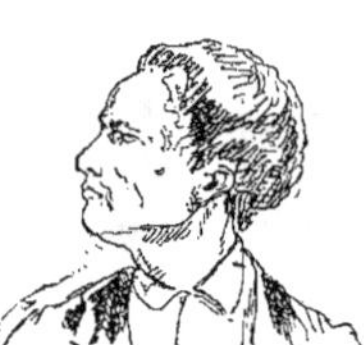
Indignation et mépris.

habitude autrefois acquise, il nous reporte aux temps éloignés où nos ancêtres à demi humains se battaient à coups de dents, comme le font actuellement les orangs et les gorilles.

L'expression de la colère varie nécessairement un peu selon les causes qui l'ont excitée. L'indignation, la douleur, le mépris, le dégoût, le plus souvent préludent à la fureur et modifient d'un trait spécial l'aspect de la physionomie.

Effets généraux. — Un violent accès de colère peut déterminer les plus graves perturbations dans l'organisme. Il n'est point rare qu'il se termine par des vomissements bilieux ou par un ictère intense, accidents qui durent puissamment contribuer, autrefois, à accréditer la fausse opinion relative au siège de la colère ; mais le plus souvent ce sont des troubles nerveux ou cérébraux, des convulsions, des paralysies, une syncope, une apoplexie mortelle, qui peuvent résulter d'un accès de fureur.

Cette redoutable excitation n'est pas moins funeste, d'ailleurs, à autrui, qu'à soi-même. Les statistiques prouvent que sur 1,000 crimes d'assassinat, de meurtre, d'empoisonnement ou d'incendie, 264 en moyenne, ont pour motifs la haine ou la vengeance, 143 les dissensions domestiques, les haines entre les parents ; 113 les querelles au jeu ou dans les lieux publics ; 94, enfin, les querelles et rencontres fortuites, c'est-à-dire beaucoup plus de la moitié des attentats qui se commettent communément.

Traitement de la colère. — Est-il possible de parvenir à vaincre la colère ; à émousser suffisamment l'impressionnabilité native, pour la rendre réfractaire à cette dangereuse émotion ?...

Sans doute, si l'on travaille patiemment à fortifier son esprit et son corps. A vrai dire, il n'est point toujours facile d'éviter les occasions ou la colère peut éclater ; mais avec une volonté forte, dès qu'une discussion s'envenime ou qu'une conversation s'aigrit, il est aisé de prendre assez d'empire sur soi pour couper court à des propos irritants et détourner ainsi l'orage qui gronde.

La colère, souvent, n'est qu'une habitude ; aussi doit-on la combattre activement, dès le jeune âge, en montrant aux enfants toute la laideur d'un acte de violence, en les exerçant à des jeux de patience et d'adresse, en ne cédant jamais à ce qu'ils exigent dans un moment d'impatience et de bouderie.

Plus tard, les promenades et les travaux champêtres, l'étude de la musique, la société des femmes, la frugalité, la tempérance surtout, sont les plus sûrs moyens de corriger un défaut dont les manifestations, toujours désagréables et souvent terribles, ne laissent jamais après elles que de grands repentirs.

ÉMOTIONS DÉPRIMANTES

DOULEUR. — CHAGRIN. — SOUFFRANCE. — ABATTEMENT. — DÉSESPOIR.

Expression de la douleur. — La souffrance morale et la douleur physique s'expriment sensiblement de la même façon.

Modérées encore et relativement supportables, elles mettent la physionomie en antithèse complète avec l'expression de la joie, et se caractérisent surtout par l'abaissement des traits, par l'allongement du visage. Ainsi, l'*inquiétude,* l'*ennui,* la *tristesse,* le *chagrin,* ces premiers états de la douleur morale, tirant en bas le coin des lèvres, rendent bien véritablement la « figure longue ». Une douleur plus vive fronce le sourcil, et sillonne la partie médiane du front de rides triangulaires, tracées à tort dans toute la largeur du front, comme l'a fait remarquer Duchenne de Boulogne, sur la tête, d'ailleurs si parfaitement expressive du Laocoon.

Pleurs. — La souffrance s'exagère-t-elle encore, les muscles orbiculaires se contractent ; les pyramidaux du nez soulèvent et dilatent les narines ; les élévateurs de la lèvre supérieure, — simultanément avec les triangulaires du menton agissant en sens contraire, sur la lèvre inférieure, — dilatent largement la bouche qui prend parfois une forme quadrilatérale ; les yeux se gonflent, soulevés par l'afflux du sang ; et tandis que s'échappent de la gorge des cris aigus, répétés, prolongés ; des paupières injectées, les larmes jaillissent et ruissellent.

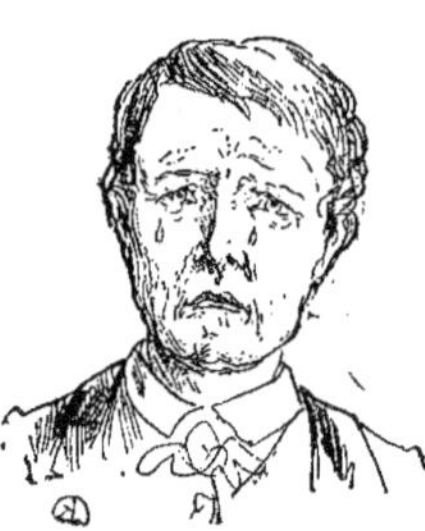

Douleur et pitié.

Sanglot. — A ce moment, le visage est rouge, la respiration haletante, saccadée, rapide, et le diaphragme est ébranlé coup sur coup, comme dans le rire, de secousses spasmodiques, dont chacune ici est un *sanglot*.

Au paroxysme de la souffrance, d'autres phénomènes encore se manifestent, tels, par exemple, que le grincement des mâchoires, la torsion des membres et des poignets, des trépignements, le balancement, l'agitation du corps, le roulement à terre, de véritables convulsions ou tout autre accident pathologique.

Abattement. — Prostration. — Le plus souvent, toutefois, après quelques minutes de

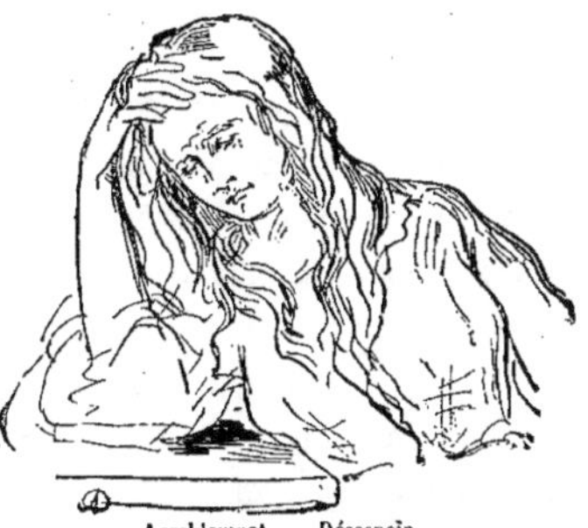

Accablement. — Désespoir.

cette horrible torture, les pleurs, les cris, les gémissements, l'épuisement même des forces, engourdissent plus ou moins la douleur. Mouillé d'une sueur froide, le visage pâlit; mais un tremblement rapide agite encore les membres; et le corps fatigué, brisé, prostré, n'est même pas toujours immédiatement capable de se soutenir. C'est alors que le patient, abattu, laisse, dans son accablement, retomber sa tête dans ses mains; alors, qu'il soupire profondément, en songeant aux maux qui l'accablent; alors, enfin, que ses larmes coulent encore, silencieuses, si l'inutilité de toute consolation, l'écroulement de toute espérance, font succéder aux transports aigus de la douleur les sourdes et navrantes angoisses du désespoir.

SYMPATHIE. — COMPASSION. — PITIÉ.

Expression et genèse de la pitié. — Entre toutes les impressions morales qui peuvent nous frapper, la douleur, surtout, est éminemment communicative, et la forte émotion qu'elle fait naître en nous est la *sympathie,* la *pitié.*

Développé par l'éducation, ce généreux sentiment acquiert

en général chez toutes les personnes sensibles, mais particulièrement chez les femmes, une extraordinaire intensité. Non seulement, alors, il naît du spectacle réel des souffrances humaines, ou même de la vue d'un acte de brutalité commis contre un animal; mais aussi du simple récit d'une misère quelconque; de la seule impression que fait sur notre esprit l'idée des malheurs et des persécutions imaginaires subis par un héros de drame ou de roman.

La pitié qui s'empare de nous dans ces diverses circonstances, ordinairement, comme le chagrin personnel, assombrit notre front, excite les battements de notre cœur et fait doucement couler nos larmes; mais elle nous pousse, en outre, à secourir les êtres qui souffrent, à soulager les misères dont nous sommes témoins, à faire acte de *charité*.

Quelquefois, cependant, à la sympathie, l'indignation se mêle, et l'émotion complexe qui nous agite alors, tout en nous faisant compatir aux misères d'autrui, nous excite à protester contre l'injustice dont elles peuvent dépendre, à nous révolter contre ceux qui peuvent les avoir causées.

PEUR. — CRAINTE. — TERREUR. — ÉPOUVANTE. — HORREUR.

Expression et genèse de la peur. — La cruelle émotion qui, de la simple surprise, peut s'élever par degrés jusqu'à l'extrême horreur, frappe surtout les enfants, les femmes, les vieillards, les gens faibles d'esprit ou d'une certaine débilité constitutionnelle. Dès le début, elle se traduit par le redressement des sourcils et l'ouverture de la bouche; l'œil est fixe, dilaté, grand ouvert, l'oreille attentive; le cœur bat avec violence, mais le visage, loin de rougir, tour à tour pâlit, blêmit, devient livide. La *frayeur* succède-t-elle à la *crainte,* le corps frissonne et se couvre d'une sueur froide; les cheveux et les poils se hérissent; un rapide tremblement, qui débute par les lèvres, fait frémir les muscles, et suivant l'expression du vieux Job, « claquer tous les os ».

Au fur et à mesure qu'augmente l'effroi, la bouche se dessèche, une douloureuse constriction serre la gorge; d'horribles cris s'échappent de la poitrine, les mains se tendent, les doigts écartés, pour repousser l'objet effrayant; les bras se lèvent au-dessus de la tête; les sphincters, frappés d'atonie, laissent échapper les excrétions, une irrésistible envie de fuir décuple seule, un moment, la force des jambes.

Combinée à une vive souffrance, fictive ou réelle, l'épouvante donne lieu à l'*horreur,* et cette atroce émotion se traduit par les phénomènes de la terreur, mêlés à ceux de la douleur extrême.

Traitement préventif de la peur. — Tout accès de frayeur poussé à son paroxysme, peut se terminer par une syncope, une convulsion subite, et préparer ainsi l'épilepsie, la manie, la démence. On ne saurait donc trop éviter, comme je l'ai déjà dit, d'effrayer les enfants, ni trop s'attacher à leur démontrer, quand ils ont peur, l'inanité de leurs craintes. L'intimidation, malheureusement, joue encore dans l'enseignement et l'éducation, un rôle considérable. Depuis Croquemitaine jusqu'au diable, en passant par les ogres, les loups-garous et les revenants, l'imagination enfantine n'est hantée que par de terrifiantes visions. Comment à toute occasion favorable, la peur ne se développerait-elle pas sur ce sol propice où elle a été si longtemps cultivée? Il importe donc de détourner de l'esprit de l'enfant ces absurdes épouvantails, d'en bannir ces ridicules préjugés indignes d'un homme.

HUMILITÉ. — TIMIDITÉ. — HONTE. — MODESTIE.

Expression et genèse de la timidité. — La rougeur du visage, accompagnée d'un trouble rapide de l'intelligence, d'une passagère *confusion,* caractérise la vive émotion que fait naître en nous l'attention portée sur notre personne et le sentiment juste ou faux de notre faiblesse.

Les jeunes gens, les femmes, rougissent beaucoup plus facilement que l'homme, mais chez toutes les personnes impressionnables, la rougeur se manifeste au moindre prétexte, elle est absolument involontaire, et comme l'a remarqué Darwin, « le désir que nous avons de la réprimer, nous y dispose de plus belle ».

La modestie, la pudeur, la timidité, tels sont les états d'esprit qui le plus fréquemment amènent la rougeur. On rougit presque toujours, en recevant un compliment, un éloge; en se trouvant en présence d'une personne que l'on aime; en se sentant regardé par autrui; mais il suffit pour que le phénomène se produise, de se souvenir d'un fait désagréable, d'une infraction aux règles de la civilité, de l'étiquette mondaine. On rougit même d'une faute, d'une maladresse dont on entend parler, à la seule idée que l'on aurait pu la commettre soi-même.

Ordinairement, alors, si l'on se sent observé, les yeux, quelque effort que l'on fasse, se baissent ou s'égarent; on se détourne ou bredouille, et comme on a parfaitement conscience de sa gaucherie, on ne manque pas, si l'on cherche à réagir, après avoir passé du rose au rouge, du rouge au cramoisi, par s'embarrasser davantage.

Cette extrême impressionnabilité rend véritablement malheureuses d'ailleurs, un grand nombre de personnes. Malgré qu'elle soit presque toujours innée et héréditaire, elle peut fréquemment être exagérée aussi par une mauvaise éducation.

APATHIE.

Contrairement aux sujets trop sensibles qui s'émeuvent avec une excessive facilité, bien des gens se rencontrent qui par tempérament, semblent réfractaires à toute émotion. Ce sont des *apathiques,* indifférents à leur conservation personnelle autant qu'aux diverses impressions qui leur viennent du dehors et bien distincts, à cet égard, des impassibles et des blasés chez lesquels l'habitude seule et la satiété ont émoussé l'impressionnabilité native.

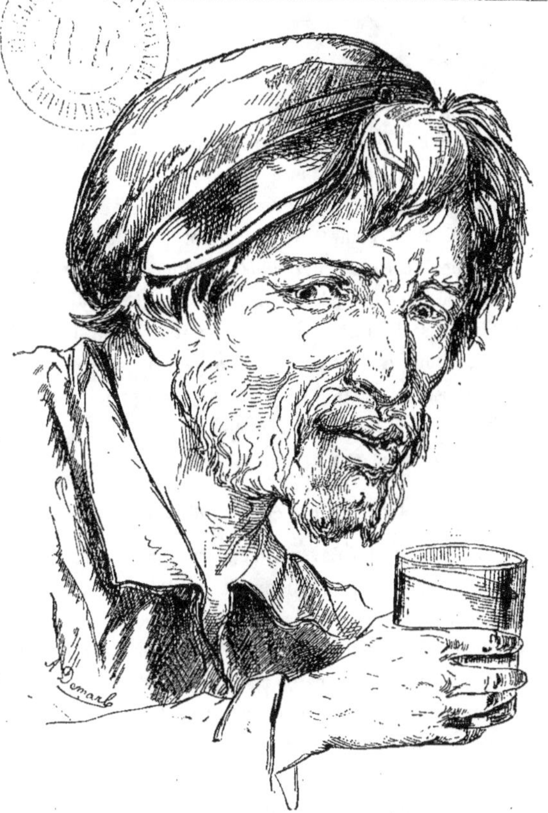

Passions nutritives. — L'ivrognerie.

PASSIONS

PASSIONS NUTRITIVES

Les plus élémentaires et les plus simples de nos besoins, ceux dont nous avons surtout conscience, la *faim* et la *soif*, n'ont d'autre but que de nous exciter à fournir à l'organisme les matériaux indispensables à l'entretien de la vie.

Deux ou trois fois par jour, en moyenne, chez l'homme à l'état normal, ces besoins se manifestent, et le plus souvent il suffit, chaque fois, d'une quantité déterminée d'aliments solides et de boissons pour les satisfaire.

Ce sont là des phénomènes purement physiologiques dont nous avons fait une étude complète en traitant plus haut de la *digestion;* mais chez certains individus, l'alimentation régulière et modérée dont le plus grand nombre se contente, n'apaise pas les impérieux besoins de la nutrition. La faim ou la soif résistent à la ration moyenne d'entretien, et de la persistance du besoin naît bientôt une passion bestiale, la *gloutonnerie,* quand c'est la faim qui ne cède point; l'*ivrognerie,* quand c'est au contraire la soif qui ne peut être assouvie.

GOURMANDISE. — GLOUTONNERIE.

Il appartenait à Brillat-Savarin d'établir une distinction précise entre la gourmandise et la gloutonnerie et de décrire, en quelques mots, les différences essentielles qui les séparent.

La *gourmandise,* à son avis, est « une préférence passionnée, raisonnée et habituelle pour les objets qui flattent le goût. Ennemie de tout excès, elle est comme le résultat et la preuve de l'état sain des organes destinés à la nutrition. »

La *gloutonnerie,* au contraire, est la gourmandise pervertie; elle constitue un véritable vice fréquemment déterminé par une anomalie physiologique; aussi relève-t-elle à la fois du moraliste et du médecin.

Au-dessus de la gourmandise, il est juste, d'ailleurs, de placer une passion plus délicate encore, la *gastronomie,* que l'on peut définir « l'art de savoir manger »; mais qui loin d'avoir son point de départ dans les viscères digestifs, résulte bien certainement de l'éducation progressive de la langue et des nerfs du goût.

Tandis que le gourmand recherche la grande et bonne chère,

que le glouton se jette indifféremment sur toute nourriture pour l'engloutir aussitôt, le gastronome a pour unique souci de déguster, de savourer un aliment de choix, de satisfaire son palais et non son ventre. Plus raffinés encore que ceux du gourmand, ses désirs, d'ordre sensitif, ne peuvent être comparés qu'aux besoins de l'artiste; aussi, convient-il, de rapprocher physiologiquement la gastronomie des passions de la peinture et de la musique, pour la classer au nombre des passions sensitives, sur le même plan que celles-ci.

Causes de la gloutonnerie. — Malgré que la voracité soit un défaut particulièrement fréquent chez les paysans et les gens du peuple dont l'appétit est toujours surexcité par le travail en plein air ou par le rude labeur de l'atelier, il n'est point rare d'observer des gloutons jusque dans les classes aisées où, non seulement, les occupations journalières sont peu fatigantes, mais où l'on peut encore, assouvir à son gré, sa faim ou sa soif.

Pour être ainsi tourmentés par un insatiable appétit, les goinfres et les gros mangeurs doivent donc présenter un vice quelconque dans le fonctionnement des organes digestifs. Chez les uns, en effet, l'absorption intestinale, toujours imparfaite, ne s'accomplit, dans une certaine mesure, qu'autant que l'intestin est rempli d'une masse énorme d'aliments. Chez d'autres, au contraire, le travail d'assimilation et de désassimilation étant trop rapide, il est indispensable que le tube digestif fournisse sans cesse à l'absorption des matériaux réparateurs.

De toute façon, d'ailleurs, les aliments ingurgités ne sont jamais utilisés qu'en proportion minime, en quantité souvent à peine suffisante pour que le budget de la dépense et de la recette organique soit à peu près équilibré. Les gloutons ne sont jamais gras. La plupart, d'un médiocre embonpoint ou même absolument maigres, ont le système veineux très développé.

Caractères et symptômes. — C'est à table, en présence d'un repas copieux, que le gourmand et le glouton promptement se trahissent. A la vue des plats qui se succèdent, leurs yeux brillent de convoitise ; la salive afflue dans leur bouche ; avec une précipitation malséante ils s'administrent les meilleurs ou les plus gros morceaux.

Le gourmand, à chaque bouchée, témoigne alors de sa satisfaction et ne cache point la jouissance qu'il éprouve. Il parle, il rit en mangeant, heureux qu'on l'approuve et que l'on rende justice à son bon goût.

Le goinfre, au contraire, à demi couché sur son assiette, dévore goulûment tout ce qui lui passe par les mains. La bouche toujours pleine, il ne dit pas un mot et pour avaler davantage, ne prend même pas le temps de mastiquer ni de goûter les aliments. Ses yeux avides, suivent avec envie le plat qui circule et ne s'en détachent qu'à regret. La salive et la graisse bientôt ruissellent de ses lèvres et quoiqu'il se hâte plus que personne, il mange, il mange encore, alors que depuis longtemps tous les convives ont fini.

Polyphagie. — Omophagie. — Boulimie. — La gloutonnerie, dans certains cas, ne se borne même point à cette dégoûtante voracité. Symptomatique, parfois, d'une névrose stomacale, elle se trahit par d'irrésistibles accès d'une faim formidable que rien ne peut assouvir. Ce n'est plus alors une passion, mais une maladie véritable, la *polyphagie,* la *boulimie* ou *faim-canine,* dont les pathologistes citent toujours deux cas extrêmement remarquables, ceux du grenadier Tarare et de Denise l'Hermina.

Tarare, observé par le docteur Lorentz, fut le plus grand *omophage* ou « mangeur de chair crue », des temps modernes *. Il dévorait, dit-on, un quartier de bœuf en vingt-quatre heures ; avalait des cailloux, des bouchons de liège et généralement tout ce qu'on lui présentait. Le serpent plaisait surtout au palais de Tarare ; il mangeait en vie les plus grosses couleuvres sans en perdre un morceau. Un jour, à l'hôpital, après avoir avalé plusieurs

* *Dictionnaire des sciences médicales,* art. *Omophage.*

cataplasmes, il s'empara d'un gros chat, et sous les yeux du docteur Lorentz, il le déchira, le déchiqueta tout vivant, pour n'en laisser bientôt que le poil et le squelette.

La malheureuse femme dont le docteur Descuret a publié l'observation détaillée, Denise l'Hermina, fut tourmentée sa vie durant, d'une polyphagie non moins cruelle, qui ne put être légèrement modifiée, à l'âge adulte, que par des habitudes d'ivrognerie.

Dès le berceau, Denise s'était fait remarquer par sa gloutonnerie; elle épuisait ses nourrices et mangeait plus que quatre enfants de son âge. Un peu plus tard, sa consommation moyenne était de douze livres de pain par jour; et quand elle en manquait, elle broutait de l'herbe qu'elle digérait assez bien. Outre cette *faim régulière,* elle avait tous les mois d'autres *faims,* qui ne s'apaisaient pas avant qu'elle n'eût englouti vingt à vingt-quatre livres de pain dans la journée; et tous les ans encore elle éprouvait une *grande faim,* durant laquelle. la ration devait être portée à trente ou trente-deux livres d'aliments, tant pain que soupe, en vingt-quatre heures.

Vers la trentième année, la voracité de Denise diminua un peu à la suite de l'expulsion de quelques fragments de tœnia, et peut-être aussi parce que dès ce moment, la malheureuse femme s'efforça, par l'abus des liqueurs fortes, à donner le change à son effroyable appétit. Parfois encore, cependant, elle se rendait à la Glacière pour brouter de l'herbe et peut-être, au retour d'une de ces excursions, mourut-elle, empoisonnée par des boutons d'or. Quelques instants avant de mourir, ne pouvant plus manger, quoique la faim la torturât toujours, elle obligea sa jeune sœur à venir manger sous ses yeux. « Puisque le bon Dieu ne veut pas que je mange, soupira-t-elle, que j'aie au moins le plaisir de voir manger. » Ce furent ses dernières paroles.

Traitement de la gloutonnerie. — Ces cas extraordinaires de polyphagie, ne sont fort heureusement, sans doute, que de rares exceptions; mais la gloutonnerie habituelle, pour n'être point si terrible dans ses manifestations, n'en occasionne pas moins, tôt ou tard, des accidents funestes. Dans toute société civilisée elle constitue, en outre, un vice des plus grossiers, qui, rabaissant l'homme au niveau de la brute, mérite d'être combattu par les divers moyens hygiéniques et moraux qu'il est possible d'utiliser. La stricte observance des règles d'hygiène relatives à la digestion, longuement exposées dans une autre partie de cet ouvrage, suffirait, certainement, à vaincre en peu de temps une passion bestiale dont Callimaque a pu dire, avec autant de vérité que de bon sens : « Tout ce que j'ai donné à mon ventre a disparu; mais j'ai conservé la nourriture que j'ai donnée à mon esprit. »

IVROGNERIE.

Causes de l'ivrognerie. — Plus dégradante et plus abjecte encore que la gloutonnerie, l'ivrognerie est d'autant moins excusable, qu'elle résulte toujours bien plus d'une mauvaise habitude que d'une anomalie physiologique quelconque.

C'est à l'âge adulte qu'elle se manifeste surtout, chez l'homme beaucoup plus fréquemment que chez la femme, et tout particulièrement chez les individus les plus misérables ou les moins instruits de la classe ouvrière, les chiffonniers, les maquignons, les cochers, les marins et les soldats.

Les peuples placés au bas de l'échelle sociale étant presque exclusivement dominés aussi par les passions les plus basses, on s'explique aisément que l'ivrognerie soit encore très commune dans tous les pays où la civilisation n'a point introduit le salutaire contrepoids des besoins intellectuels. Il n'est donc pas étonnant que les nègres d'Afrique échangent une femme contre un petit verre d'eau-de-vie, ni que l'alcool, plus terrible que les armes à feu, décime les malheureux indigènes de toutes les contrées où les conquérants européens ont apporté cette liqueur funeste.

L'ivrognerie n'est point rare non plus, il est vrai, chez les gens du monde qui vivent dans la débauche ou l'oisiveté; chez ceux, enfin, qui par ennui, lassitude ou découragement, cherchent à se distraire de leurs maux, à se consoler de leurs misères. C'est surtout en Angleterre, en Russie, et généralement chez tous les peuples du Nord, que l'alcoolisme sévit ainsi sur les hautes classes de la société, parfois autant que sur les misérables populations des faubourgs et des villages. A cette latitude, le besoin se fait sentir, en effet, de combattre par la chaleur factice de l'alcool les excessives rigueurs de l'hiver, et l'ivrognerie, depuis longtemps passée dans ces climats à l'état d'habitude, s'y perpétue peut-être un peu, de nos jours, par hérédité.

Caractères et symptômes. — On connaît la dégoûtante physionomie de l'ivrogne. Tout le monde a vu, traînant par les rues, trébuchant à chaque pas et roulant enfin dans le ruisseau, quelque malheureux homme abruti par le vin ou l'eau-de-vie, le visage rouge, l'œil vague, le nez bourgeonné, la lèvre ignoble, les cheveux en désordre, la voix rauque, le geste incertain, les vêtements souillés ou déchirés, l'outrage ou l'ordure à la bouche.

A cet extérieur abject et repoussant correspondent intérieurement, chez cet individu, de graves troubles organiques. La crapuleuse ébriété dans laquelle il se plonge à peu près constamment, ne lui ôte pas seulement pour quelques heures, la force physique, la mémoire, le jugement, la raison, le respect de soi-même et des autres. Les fumées du vin dissipées, l'ivrogne, après ces tristes excès, en conserve profondément les traces.

L'alcool absorbé coup sur coup, séjournant en partie dans les tissus, graduellement les altère et les transforme. Les muscles, les os, les glandes, les nerfs, subissent, avant le temps, la dégénérescence graisseuse. Le cerveau, çà et là s'enflamme, se ramollit jusqu'à se liquéfier, et de cette irréparable lésion, résultent l'affaiblissement intellectuel, le tremblement des membres, les

convulsions épileptiformes, les brutales fureurs du *delirium tremens,* l'impuissance génésique.

Comme chez le vieillard, la vie, chez l'ivrogne, se ralentit et
s'épuise. L'alcool seul peut la soutenir, la réveiller un moment,
l'empêcher de s'éteindre. Le besoin de boire renaît donc, plus
impérieux que jamais, dans le cerveau de l'incorrigible buveur,
et le malheureux s'enivre encore. Il boit fatalement, désormais,
pour retrouver dans l'alcool cette vigueur qu'il a perdue et que
le terrible poison ne lui rend un instant que pour mieux achever
son œuvre de destruction, dans un organisme en ruines. Bientôt
en effet, l'intelligence du misérable est absolument abolie. Comme
les branches d'un arbre frappé par la cognée, toutes ses facultés
tombent l'une après l'autre. La vue se trouble, l'ouïe se perd,
le tact s'émousse; l'odorat et le goût n'existent plus. La parole
est embarrassée, inintelligible; la locomotion impossible; la main
ne sait plus tenir un objet. Masse inerte et stupide, l'ivrogne
succombe alors, au dernier degré de l'abrutissement, emporté par
une attaque d'apoplexie ou par les ultimes accidents de la paralysie générale.

Traitement de l'ivrognerie. — « Qui a bu boira » dit un ancien
proverbe auquel, malheureusement, les législateurs, pas plus que
les moralistes jusqu'à présent n'ont pu donner tort. Les pénalités
et les remontrances, quelque sévères ou raisonnables qu'elles
soient, laissent, en effet, l'ivrogne insensible parce qu'elles ne
fournissent point, en somme, un dérivatif à sa brutale passion.

L'ivrognerie étant en raison inverse du degré de civilisation et
de culture morale, on ne parviendra sûrement à corriger le
peuple de ce vice honteux qu'en développant chez lui le goût
des plaisirs intellectuels, et qu'en lui donnant, par de bonnes
lois économiques, les moyens de satisfaire aussi facilement que
possible ses besoins les plus naturels et les plus légitimes : la
faim et la soif.

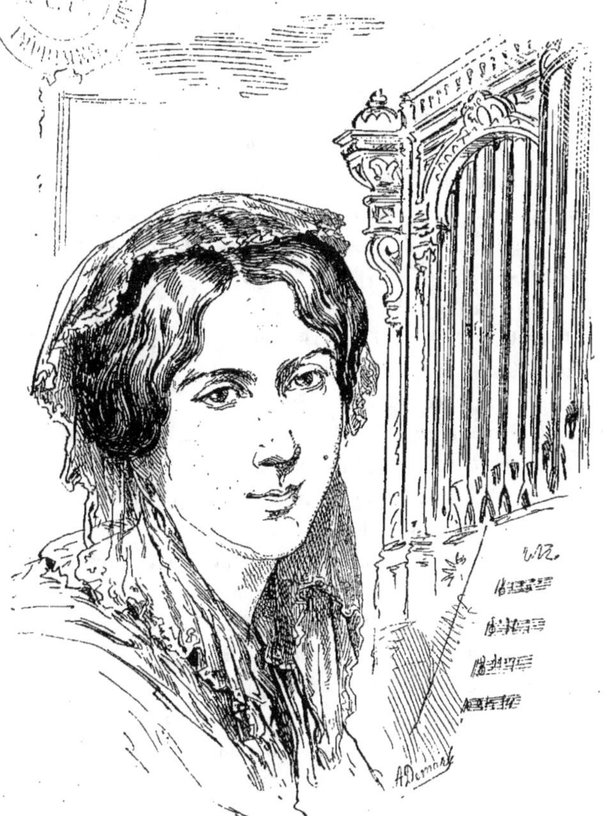

Passions sensitives. — L'inspiration musicale.

PASSIONS SENSITIVES

Genèse des besoins sensitifs. — Aussitôt que l'homme se trouve placé dans un milieu social où le travail lui permet de subvenir aisément aux premiers besoins de l'existence, son esprit n'étant plus occupé chaque jour de l'unique souci du boire et du manger, s'épanouit naturellement et s'élève.

Débarrassée de cette absorbante et grossière préoccupation, son intelligence s'ouvre aux impressions plus délicates qui, de toutes parts, viennent la frapper. Tout d'abord elle en a conscience; elle les perçoit, les apprécie, les distingue, les compare au point de vue du plaisir qu'elle en éprouve, et bientôt, — cette éducation faite, — elle désire, elle recherche entre toutes, celles de ces impressions qui l'ont le plus charmée.

Telle est la genèse, dans les circonvolutions de l'encéphale humain, des besoins et des passions d'ordre sensitif.

Variabilité de l'idée du beau. — Dès qu'il peut être ému par ces impressions qui lui viennent du monde extérieur, l'homme a le sentiment du *beau,* et le beau consiste précisément pour lui, dans le petit nombre de ces impressions de choix qui lui causent l'émotion la plus agréable ou la plus forte.

Tous les hommes, cependant, ne sont point émus au même degré, par les mêmes impressions. Non seulement, en effet, leur sensibilité diffère ; mais encore l'âge, le tempérament, le sexe, la race, l'éducation, les mœurs et les habitudes modifient complètement les impressions qui les frappent et par conséquent les émotions qui peuvent en résulter.

Le beau idéal, au point de vue artistique ou même moral, n'est donc jamais, en réalité, qu'une convention entre un certain nombre d'hommes ; encore la nature et la qualité des impressions qui le produisent, diffèrent-elles considérablement suivant les individus. Ce qui semble beau à l'enfant, n'est plus beau pour l'adulte; et telle œuvre d'art proclamée admirable en Europe peut être tout autrement jugée en Asie. Bien certainement, aux yeux des Chinois et des Japonais, le beau artistique n'est point celui que nous recherchons en France. De même, tel paysan restera froid en présence d'un tableau de Raphaël, qui s'émerveillera devant le barbouillage grossier d'une enseigne de boutique ; tel chef-d'œuvre littéraire nous semblera parfaitement ennuyeux qui cependant aura fait les délices de nos pères ; telle ariette d'opéra-bouffe transportera de joie certain public et tout au contraire agacera les nerfs d'autres auditeurs moins faciles.

Ainsi, l'idée du beau étant bien toute relative, l'homme pour la concevoir et y prendre plaisir doit jouir déjà, comme nous l'avons dit, d'un certain bien-être qui lui assure la satisfaction régulière de ses besoins nutritifs. Il est indispensable, en outre, qu'il soit très sensible aux impressions du dehors ; il importe, enfin, que son esprit n'ait point encore atteint un tel degré de culture, qu'il ne puisse plus être accessible qu'aux passions intellectuelles d'un ordre plus élevé. Les impressions purement idéales qui charment seules le savant ou le philosophe l'occupent à tel point, en effet, que nulle autre passion ne peut simultanément se développer à côté d'une passion cérébrale. Mais les savants et les philosophes n'existent encore, il est vrai, qu'à l'état d'exception dans la société moderne ; aussi pouvons-nous croire que la très grande majorité des hommes appartenant au monde civilisé, se trouvent, de nos jours, dans les conditions les plus favorables au développement des besoins sensitifs.

Pour préciser davantage, après un rapide coup d'œil sur les mœurs des différents peuples, concluons, qu'entre tous, les Français sont à cet égard, éminemment impressionnables, et qu'il n'est certainement en France aucune agglomération humaine plus apte aux passions sensitives, que la population de Paris.

L'incessante invitation qui lui est faite à regarder et à entendre tout ce qui peut flatter ses goûts ; le perpétuel accaparement de son attention par les commerçants, les industriels et les artistes, ont en effet, donné au Parisien l'habitude, l'impérieux désir de voir et d'écouter. Cette surexcitation quotidienne de ses sens a fait naître en lui le besoin de les exercer sans cesse, et de cet exercice est résultée une certaine éducation véritablement étonnante chez un grand nombre d'individus.

C'est à Paris seulement, que l'on rencontre des personnes médiocrement intelligentes et d'un savoir nul, parfaitement aptes à juger une œuvre d'art et réellement susceptibles d'éprouver une jouissance intellectuelle à l'audition d'un morceau de musique, à la vue d'un tableau.

Ces besoins artistiques, il ne faut même pas se le dissimuler, sont véritablement exagérés chez la plupart de ces êtres impressionnables à l'excès, nerveux, ardents, légers, superficiels, qui, malheureusement, constituent la majeure partie de la population parisienne.

En un jour, en une heure, tout événement « à sensation » met ici les têtes à l'envers. On s'émeut, on s'échauffe, on se passionne, selon ce que l'on en raconte ou ce que l'on en voit, sans analyser autrement le phénomène, sans même en rechercher les causes, sauf à brûler le lendemain l'idole de la veille, à renier le soir l'opinion que l'on soutenait le matin!

De tous les faits ayant prise sur le peuple de Paris, ceux, toutefois, qui l'impressionnent le plus vivement, pour les raisons que je viens d'indiquer, ce sont bien, sans contredit, les événement artistiques.

Un crime, un accident ne l'émeuvent guère, tant qu'ils ne sortent point de la banalité; mais chaque jour le Parisien s'occupe de ses théâtres, du spectacle à voir, de la pièce en vogue, de telle cantatrice, de tel acteur en renom. L'escapade d'une comédienne l'agite bien plus qu'un changement de ministère; une discussion politique d'où peut sortir la paix ou la guerre, l'inquiète bien moins qu'une « première » à l'Opéra. La moindre ariette bouffonne, le plus grossier refrain de café-concert, en deux jours s'infiltrent dans le cœur de Paris comme l'eau dans le sable, et sont fredonnés, durant des mois entiers, par les trois quarts de la population. La plupart des jeunes filles de condition modeste, rêvent d'entrer au théâtre, et, dans un grand nombre de familles où parfois le pain manque, on trouve toujours un piano, des rubans et des fleurs!

Tout ce qui brille, éblouit, éclate, parade, retentit : les cortèges, les fêtes, les mascarades, les courses, les revues militaires, les musiques, les fanfares, les panaches, les drapeaux, etc., transporte, enivre, affole cette population mobile, presque exclusivement livrée, comme l'adolescent et la femme, aux passions qui naissent de la surexcitation des nerfs et des sens.

Impressions musicales. — Entre tous les arts, cependant, la musique est le plus accessible à ce monde dont nous sommes, et c'est aussi celui qui produit l'impression la plus vive sur toutes les agglomérations humaines, à quelque degré de civilisation qu'elles soient.

A peine formée, toute société compte des chanteurs et des poètes. La musique, extrêmement simple d'abord, ne consiste qu'en une mélopée composée de sons imitatifs, rappelant le cri de telle ou telle émotion, et par conséquent, éminemment propres à faire naître dans l'esprit de l'auditeur cette émotion même. La primitive mélopée, du reste, n'est que le rudiment ou le canevas de la mélodie ; et la musique mélodieuse est la seule qui nous impressionne vivement, parce qu'en effet, c'est la seule vraie, la seule physiologique.

Est-ce à dire que la musique harmonieuse, savamment composée, soit absolument sans mérite? Non, sans doute. Mais cette partie transcendante de l'art est beaucoup plus conventionnelle que la première. La musique savante ne peut impressionner que le musicien dont l'oreille est perfectionnée par une longue éducation; elle ne peut convenir qu'aux esprits calmes et méditatifs susceptibles de pouvoir l'analyser et la comprendre. Patiemment écoutée par un être impressionnable et nerveux, elle ne fait que l'exciter, l'irriter sans le satisfaire.

On s'explique aisément, ainsi, cet antagonisme de la musique harmonieuse des peuples du Nord et de la musique mélodieuse des populations méridionales. Les différences de tempérament, de race, de climat, creusent entre les deux écoles un abîme que les plus grandes concessions faites de part et d'autre, ne parviendraient pas à combler.

Toute mélodie exprimant bien l'émotion que le musicien s'est proposé de traduire impressionne au plus haut degré les individus de même race, vivant dans le même milieu. Il n'est point d'Européen, point de Français, surtout, quand il entend la *Marseillaise,* qui ne sente irrésistiblement naître en soi, l'enthousiasme guerrier. Le *miserere* du *Trouvère* communique à toute personne sensible, un sentiment de douloureuse compassion; la plupart des tendres et douloureuses mélodies éparses dans vingt chefs-d'œuvre lyriques, nous portent à la rêverie, et nous font vaguement aspirer aux douces joies de l'amour.

Impressions visuelles. — Spectacles. — Peinture. — Un beau spectacle, un ravissant paysage et toute œuvre d'art reproduisant la nature avec plus ou moins de vérité, peuvent nous frapper, comme la musique, d'une émotion complexe, variant aussi, selon notre tempérament, notre âge, l'état d'esprit où nous sommes et l'éducation que nous avons reçue.

Le panorama d'une belle campagne, par exemple, inspire au poète, à l'artiste, un sentiment de vive admiration, pur de tout élément étranger. Le paysan n'y voit, au contraire qu'un sol admirablement fertile où doivent fructifier de superbes récoltes et s'engraisser de nombreux troupeaux. Le savant s'enthousiasme à l'idée des richesses archéologiques, botaniques, minérales, que l'on y pourrait découvrir; le philosophe spiritualiste, inaccessible à toute préoccupation de ce genre, en présence d'un spectacle de cette nature, n'est exclusivement frappé que de la grandeur et de la toute puissance de Dieu.

De même, une statue, un tableau, ne nous paraissent vraiment *beaux*, qu'à la condition d'éveiller en nous certaines impressions dont le plus grand nombre résulte assurément des connaissances artistiques professées dans le milieu où nous vivons ; mais dont quelques-unes, très variables et mobiles, sont absolument personnelles à chacun de nous.

La peinture, d'ailleurs, est loin d'impressionner et d'émouvoir la foule aussi facilement que le fait la musique, et cela parce qu'elle exige déjà, pour être sentie et comprise, un degré supérieur d'intelligence et de savoir.

Tandis que la musique et le chant font les délices des peuplades primitives, la peinture et la sculpture ne peuvent se développer qu'au sein des sociétés humaines depuis longtemps entrées dans la voie de la civilisation et du progrès.

Dans un tableau, ce n'est point, en effet, seulement la correction du dessin, l'harmonie des couleurs, l'exacte distribution des lumières et des ombres qui doivent frapper notre esprit. Les impressions de cette nature, exclusivement sensitives, sont en réalité d'ordre inférieur, et seules, cependant, elles touchent, de nos jours encore, un grand nombre d'individus.

Pour bien juger une œuvre d'art, non seulement il faut être capable d'apprécier à sa juste valeur le mérite de l'exécution, mais aussi de comprendre la beauté du sujet, de sentir la poésie qui s'en dégage et l'émotion de l'artiste qui sut l'y fixer.

Or, ces impressions supérieures, ce n'est point de la beauté de la forme, de la précision du dessin, ni de la parfaite harmonie des couleurs, qu'elles nous viennent ; mais bien plutôt du talent, du génie spécial à l'artiste.

Est-il rien de plus vague, au premier abord, qu'un paysage de Corot ? Un spectateur, même intelligent, mais absolument dépourvu de connaissances artistiques, n'y distingue jamais, de quelque côté qu'il le regarde, qu'un barbouillage confus.

Un connaisseur, au contraire, après avoir placé le tableau sous son véritable jour, en perçoit aussitôt toute la douce poésie et, selon l'œuvre qu'il contemple, ces taches informes de couleurs éteintes lui procurent l'émotion même que lui donne la campagne vue le soir, au crépuscule, ou le matin, quand les premières lueurs de l'aube ont dissipé les brumes de la nuit...

Impressions complexes. — Du plaisir causé par les impressions visuelles agréables, joint au besoin d'activité générale émanant du système nerveux, résulte certainement la passion des excursions et des voyages. La passion de la danse isole les mêmes éléments, compliqués de la douce émotion que fait naître la musique. Le goût de la gymnastique et du travail manuel, au contraire, est à peu près exclusivement causé par le besoin d'activité des systèmes musculaire et nerveux.

Impressions gustatives, olfactives, tactiles. — Le goût, l'odorat, le toucher, nous apportent comme les autres sens d'agréables impressions dont nous avons parfaitement conscience, mais trop intimement liées au fonctionnement de l'organe, et ne retentissant pas assez profondément dans le cerveau, pour être idéalisées. Le plaisir que certaines de ces impressions nous causent, parfois, cependant, est assez vivement ressenti pour que de véritables passions puissent en résulter.

Peut-être est-il relativement rare de rencontrer des personnes tourmentées du besoin de flairer des parfums; mais les gastronomes que nous avons eu bien soin déjà de distinguer des gloutons et des gourmands, jouissent véritablement par la langue, comme les musiciens et les peintres par l'oreille ou par les yeux.

Les impressions tactiles assez agréables pour être ardemment désirées ne naissent guère que du rapprochement sexuel, et ne donnent jamais lieu qu'au *libertinage,* quand elles sont provoquées en dehors des impressions affectives plus nobles qui caractérisent l'amour.

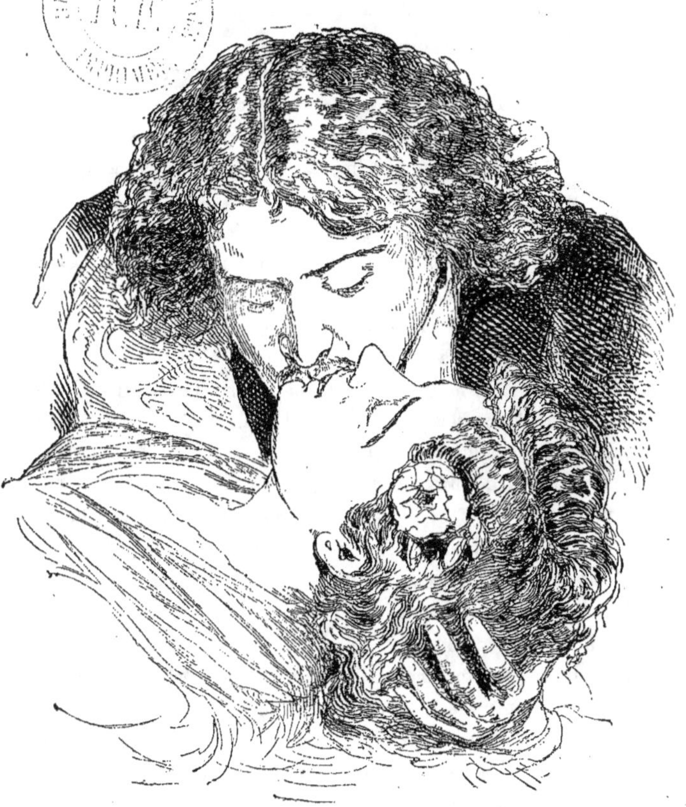

Passions affectives. — Le baiser. (D'après le tableau de Carolus Duran.)

PASSIONS AFFECTIVES

Entre les diverses passions qui naissent et se développent en dehors de tout grossier besoin, les passions *affectives*, de beaucoup les plus communes, présentent encore, avec les passions sensitives, de très grandes analogies.

Dr J. RENGADE.

Caractérisées par un sentiment des plus délicats et des plus nobles, quand l'objet qui le provoque est digne, lui-même, d'être estimé, ces passions, dont l'*amour* est le phénomène dominant, se composent, en réalité, d'éléments multiples et variés qui les rendent très complexes.

Rarement, d'abord, et quelque élevée qu'elle soit à son début, la passion affective peut se continuer longtemps sans qu'un désir sensitif vienne s'y mêler.

L'amoureux le plus idéalement épris, n'est point sans prétendre bientôt aux faveurs de celle qu'il aime; le religieux extatique ne parvient point à ce degré de surexcitation maladive sans obtenir une véritable jouissance physique de la vue, de la présence, de la possession imaginaires de Dieu.

Toute passion d'ordre affectif le plus souvent repose, en outre, sur un secret sentiment d'égoïsme; elle n'est jamais absolument indépendante de l'intérêt personnel de l'individu.

Ainsi, l'amoureux n'aime pas sans songer constamment au plaisir individuel qu'il éprouverait à satisfaire sa passion. Le mystique ne fait point le sacrifice du monde sans y être fortement poussé par l'épouvante de l'enfer et l'espérance de goûter au ciel des jouissances éternelles. L'amour maternel même, le plus pur de tous les sentiments, le plus dégagé de tout alliage, ne se manifeste pas sans éveiller dans le cœur de la femme un noble orgueil, une juste fierté, mêlés à la crainte de souffrir les plus cruelles douleurs si la mort de l'être chéri venait rompre, à l'improviste, des liens si doux!

Cette influence de l'individualité sur l'évolution des passions affectives; ces éléments d'ordre inférieur qui s'y mêlent et les compliquent, nous les verrons d'ailleurs, s'accuser plus nettement et s'exprimer d'une façon plus ou moins spéciale, en étudiant ces passions en particulier.

AMOUR SEXUEL.

Que n'a-t-on pas dit de l'amour! que n'en dira-t-on pas encore! On reste interdit, en présence d'un tel sujet, comme devant un ciel plein d'étoiles.

Aussi bien n'avons-nous ici qu'à nous en occuper au point de vue physiologique; mais encore faut-il définir l'*amour,* ou plus simplement choisir entre les innombrables définitions qui depuis des milliers de siècles en ont été données, celle qui nous paraît la plus juste et la plus précise.

De tous les philosophes, Chamfort, à cet égard, est certainement celui qui s'est approché le plus près de la vérité. « L'amour, dit-il, est l'échange de deux fantaisies, et le contact de deux épidermes. » Voilà certes, une définition « naturaliste » s'il en fut. Mais son auteur, outre qu'il est un peu vif, a le tort grave de nous donner comme une simple « fantaisie » l'irrésistible impulsion qui porte deux êtres de sexe différent à s'unir pour la reproduction de l'espèce.

Aux yeux du physiologiste, en effet, l'amour n'est complet qu'à cette dernière condition. La reproduction de l'espèce, tel doit être le but et le couronnement de la passion. Tout le reste n'est qu'enjolivement et fioritures.

Causes et genèse de l'amour. — C'est à la puberté que l'amour s'éveille pour ne s'endormir qu'à la vieillesse, après avoir tour à tour empli le cœur de l'homme d'incomparables joies et de cruels tourments. A son aurore, la passion, timide et naïve, consiste essentiellement en une secrète affinité d'un sexe pour l'autre, se traduisant par un charme inexprimable, un trouble intime de la plus exquise douceur. Plus tard, c'est une attraction plus précise, plus raisonnée, mais toujours féconde en douces émotions, en profondes ivresses. Entre deux personnes susceptibles de s'aimer, s'établit un premier lien, la *sympathie,* agréable et mystérieux sentiment dont il est parfois difficile de saisir les origines, mais qui, le plus souvent, est inspiré à l'homme par la beauté, la grâce, l'élégance de la femme; à celle-ci, par les qualités morales, plus encore que par la beauté physique de l'homme.

Plus spécialement séduit par les charmes féminins, l'homme s'éprend d'autant plus vite et plus fréquemment, que la femme, coquette par instinct, est plus habile à faire valoir ses grâces naturelles.

Rarement, au contraire, à moins qu'elle ne soit absolument pervertie, la femme, à première vue, peut être vivement éprise de l'homme. Elle a besoin de l'entendre, de lui parler, de recevoir ses aveux, de le connaître. Peut-être, à la vérité, n'est-il pas bien difficile de toucher son cœur et ne demande-t-elle pas mieux que de se laisser prendre aux beaux serments qui lui sont jurés, aux tendres paroles que le premier galant venu lui débite. Le plus souvent, en somme, l'amour ne lui vient qu'après réflexion. Il ne se forme ordinairement, chez elle, que par « cristallisation insensible », suivant la pittoresque expression de Stendhal; tandis que chez l'homme il éclate fréquemment comme un « coup de foudre ».

La femme est-elle très séduisante et l'homme très impressionnable, cette soudaineté de l'amour est quelquefois véritablement extraordinaire. Il suffit d'un regard, d'un sourire, de la seule rencontre de telle personne répondant plus ou moins à l'idéal que l'on s'est formé, pour qu'aussitôt une violente émotion fasse sauter le cœur dans la poitrine et monter le rouge au visage.

C'est ainsi que la passion naît surtout chez les adolescents, à cet âge heureux où le jeune homme est encore timide, sensible, plein de généreuses illusions; où la jeune fille est parvenue au complet épanouissement de sa fraîcheur et de sa grâce.

Quelle suprême puissance, à ce moment, exerce sur l'homme cette adorable créature qui, la veille encore, n'était qu'une enfant, et qui le lendemain, sera la femme! D'autant plus forte qu'elle est plus douce, d'un geste, d'un mot, d'un regard, elle peut jeter à ses pieds l'homme le plus fier; rendre lâche le plus courageux; téméraire, le plus craintif; elle peut, du plus riche et du plus dédaigneux, faire ses esclaves. Cette vierge au front pur est bien la reine de la création, la maîtresse du monde!

Tous les attraits, tous les charmes féminins ne produisent cependant pas la même impression sur l'esprit et le cœur de l'homme. Il est rare, d'ailleurs, qu'une femme soit douée de toutes les séductions, qu'elle possède la beauté parfaite. Çà et là, malgré son adresse à les dissimuler, presque toujours perce un défaut, s'accuse une tache, dans les contours, la taille, l'attitude du corps, l'expression de la physionomie, le son de la voix, les traits du visage...

Tous les hommes non plus, n'ont point heureusement les mêmes goûts, les mêmes préférences. Sans accepter, comme parfaitement juste, le principe en vertu duquel les hommes grands et forts rechercheraient surtout les femmes fluettes et de petite taille, il faut bien reconnaître qu'en effet, ces singulières oppositions sont assez communes. Il est aussi des hommes que séduisent seulement les formes harmonieuses du corps féminin, l'opulence de la chevelure, l'éclat ou la pâleur du teint; d'autres qui ne sont vraiment émus que par une agréable physionomie, de grands yeux bien fendus, une mignonne bouche ou tout autre détail d'une perfection achevée. En général, toutefois, le charme le plus puissant de la femme réside dans l'expression toute particulière de son regard. Il est d'innocentes jeunes filles dont les yeux, à seize ans, sont d'une troublante clarté, d'une profondeur qui donne le vertige. Une sorte d'impalpable fluide s'en dégage, qui vous transperce et vous fait tressaillir d'un irrésistible frisson. L'homme le plus blasé ne peut affronter ce regard fascinateur sans en éprouver un choc violent qui remue tout son être; quiconque essaye de lire dans ces jolis yeux y perd la raison et s'y noie.

Caractères et symptômes. — Selon le sexe, l'âge et le caractère de l'amoureux, la passion qui le possède s'exprime de cent façons différentes, se révèle et se traduit par les signes les plus divers. Vainement un grand nombre d'écrivains et de physiologistes ont tenté de recueillir et d'analyser ces phénomènes ; l'amour demeure, entre toutes les passions la plus indéterminée et la plus difficile à décrire.

Au début et dans la grande majorité des cas, l'amoureux, comme l'ont constaté tous les observateurs, obsédé par la pensée de la personne qu'il aime, en répète le nom à chaque instant ou tout au contraire, évite de le prononcer. Il rougit et soupire, quand ce nom frappe ses oreilles ; il en trace machinalement les initiales sur le sable ou sur le papier. Malgré lui, l'amoureux imite les gestes, les manières, la façon de parler de l'être chéri dont l'image est toujours présente à ses yeux. Il s'applique à lui être agréable et pour lui plaire il s'occupe avec un soin minutieux de sa toilette qu'il a souvent négligée jusqu'alors, adoptant de préférence certaines modes, certaines couleurs. Distrait et néanmoins absorbé par l'unique idée qui le poursuit, il change bientôt d'humeur et de caractère, se relâche de ses travaux, ne s'acquitte plus de ses devoirs, contracte de nouvelles habitudes et si malheureusement il lui semble difficile de satisfaire un jour sa passion naissante, de profonds soupirs s'échappent de sa poitrine, des larmes coulent de ses yeux, de pénibles songes troublent son sommeil.

Qu'il espère ou se décourage, l'amoureux, en outre, est toujours en proie à la *jalousie*, et cet autre sentiment que peuvent seuls engendrer l'amour propre et l'égoïsme, suivant pas à pas le développement de la passion elle-même, varie aussi d'intensité, comme l'amour, selon l'âge, le sexe et le caractère des individus. Tantôt c'est une simple crainte de déplaire à la personne aimée, une vive impulsion à la captiver davantage; tantôt une passion farouche, se traduisant à tort ou à raison, par des accès d'une violence inouïe.

Rapidement, à ces premiers phénomènes succèdent cependant, de véritables désordres physiologiques. Des palpitations de cœur presque constantes, occasionnent une douloureuse oppression; l'appétit se perd; un prompt amaigrissement creuse les joues décolorées; une véritable fièvre, s'allumant en présence de la personne aimée, donne aux yeux un éclat qui s'éteint dès que l'amoureux se retrouve seul ou se voit entouré de personnes indifférentes.

A ce moment, d'ailleurs, ce malheureux ne s'appartient plus. Sa passion le domine, le possède, l'aveugle, lui fait perdre toute notion de devoir, de morale, de vertu. Sourd à tous les conseils, il ne craint pas, s'il entrevoit la possibilité de la satisfaire, de briser, pour y parvenir, les liens les plus sacrés, de fouler aux pieds tout sentiment d'honneur et de justice. C'est l'heure d'égarement et de folie, ou tel honnête garçon ne recule pas devant le vol, pour payer le luxe de sa maîtresse; ou tel père de famille ne se fait aucun scrupule d'abandonner, pour quelque misérable courtisane, sa femme et ses enfants.

Ce sont là, toutefois, et fort heureusement, les cas les plus rares. Comme toute passion, l'amour s'apaise aussitôt que les besoins à la fois sensitifs et cérébraux qui l'entretiennent, peuvent être assouvis, et la raison, généralement, reparaît avec le calme des sens.

Nul plaisir, nulle jouissance, entre les quelques satisfactions dont il est permis à la créature humaine d'avoir conscience, ne peuvent être comparés à la profonde ivresse qu'éprouvent, dans leur intime embrassement, deux êtres réunis par l'amour.

Au simple contact de leurs mains qui se pressent, remués l'un et l'autre d'un profond tressaillement, ils ont, pour la première fois, le sentiment de leur véritable mission, de leur seule puissance sur la terre. Une même ardeur aussitôt les consume, et la vive émotion qui les agite, les pousse irrésistiblement à s'unir. Leurs lèvres se rapprochent et dans ce baiser où leur pensée, leur désir, leurs forces se confondent, chacun d'eux sent réellement se reconstituer l'être créateur, le Tout mystérieux dont il n'est, isolément, qu'une moitié.

C'est, qu'en effet, de toutes les fonctions physiologiques dont la créature humaine est capable, aucune n'est plus haute, plus utile, plus commandée par la nature, que celle dont le but est la reproduction, la conservation de l'espèce. Jamais, à quelque heure que ce soit de son existence, l'individu, dans la création dont il n'est qu'un atome, ne joue un rôle plus élevé. C'est précisément de l'acte qu'il accomplit alors, que lui-même a reçu la vie; c'est parce que ses générateurs se sont unis de même, qu'il est à son tour capable de transmettre le ferment vital dont il n'est en réalité que le dépositaire et l'usufruitier.

Ce principe de l'existence qui ne lui appartient pas et que son intelligence ne lui permet ni de discuter ni de définir, il n'est donc pas plus le maître de le retenir et de l'enfermer en soi, que la terre n'est libre d'ensevelir et d'étouffer dans son sein, le grain qu'on lui confie.

Le strict devoir de l'être vivant, au contraire, est de restituer au fonds commun cette parcelle de force universelle qu'il détient seulement à titre provisoire et dont il ne jouit qu'à la condition de s'en servir, la nature ne l'autorisant pas plus à l'anéantir en soi, qu'elle ne lui permet de se détruire lui-même.

En bonne morale, donc, le célibat volontaire n'est guère moins criminel que le suicide. Toute créature humaine est faite pour aimer; et le but essentiel de l'amour étant bien la transmission de la vie, la procréation d'un nouvel être, la conséquence naturelle de ce phénomène primordial est bien aussi la protection et l'éducation de l'enfant, la constitution de la famille.

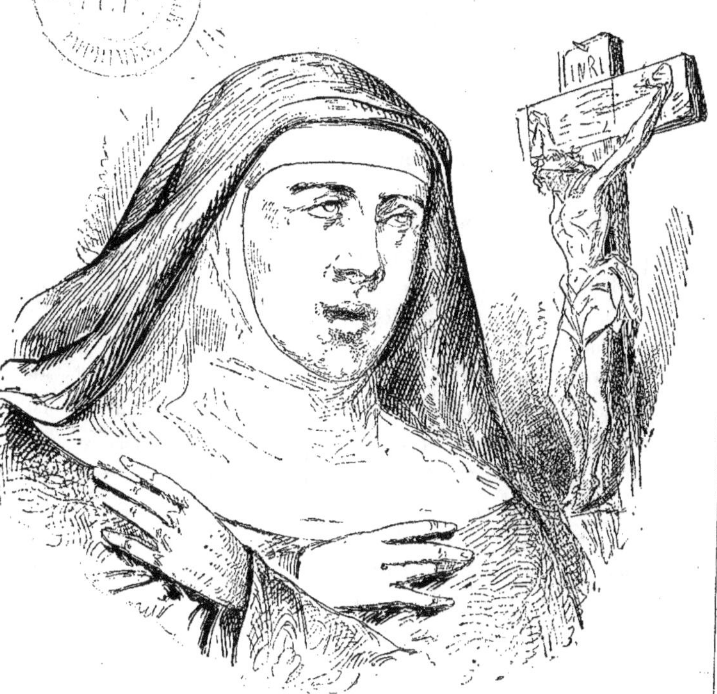

Passions affectives. — L'amour mystique (sainte Thérèse).

Abus des plaisirs sexuels. — Libertinage. — A l'âge où l'amour habituellement se déclare et se manifeste avec assez de force pour vouloir être promptement satisfait, le corps est déjà suffisamment développé pour ne point trop souffrir de la passion qui le possède et des fatigues qu'elle lui impose.

On sait avec quelle fréquence, malheureusement, l'esprit des enfants, dans les villes surtout, est de bonne heure sali par l'idée et le désir prématurés des plaisirs sexuels et quelles fâcheuses conséquences exercent alors sur ces organismes en voie de formation, les honteuses pratiques de l'onanisme.

Dans un précédent chapitre j'ai décrit assez minutieusement ces désordres physiques et moraux produits par la masturbation, pour n'avoir point à y revenir ici; mais l'abus des plaisirs sexuels, à l'âge adulte, n'est pas moins funeste que l'exercice prématuré des organes génitaux pendant l'adolescence *.

L'homme ou la femme qui s'abandonnent au libertinage, ne sont jamais, d'ailleurs, véritablement amoureux. Entraînés exclusivement, comme nous l'avons vu plus haut, par des besoins d'ordre sensitif, toute la partie affective de la passion leur manque, et c'est même à l'absence complète de l'élément cérébral dans leurs désirs, qu'ils doivent cette extrême insouciance avec laquelle ils se détachent si facilement d'une intrigue commencée, pour suivre un nouveau caprice. Chez l'homme néanmoins, les excès du libertinage sont plus rapidement nuisibles que chez la femme, en raison de la dépense considérable de forces que lui coûte, chaque fois, l'apaisement d'une excessive surexcitation toujours plus ou moins provoquée.

La plupart des prostituées, au contraire, présentent longtemps une résistance extraordinaire à l'abus des plaisirs sexuels, un grand nombre d'entre elles, après quelques années de débauche, n'éprouvant même plus aucune sensation voluptueuse, à l'accomplissement d'un acte devenu désagréable, à force d'être machinalement répété. Quoi qu'il en soit, les désordres occasionnés par le libertinage, peuvent, dans l'un et l'autre sexe, retentir sur tous les organes, indistinctement. La moelle épinière et le cerveau, les premiers affectés, accusent d'abord leur épuisement par des lassitudes, des tremblements, une atonie générale bientôt suivie de graves troubles dans les fonctions de l'estomac et de l'appareil génito-urinaire. Presque aussitôt atteint, le cœur éprouve de violentes

* Livre II : *L'Adolescence*, page 93.

palpitations, éminemment propres à favoriser la congestion ou l'apoplexie cérébrales. Les poumons s'infiltrent de tubercules qui les ulcèrent; et tandis que la phthisie se déclare, que les centres nerveux surmenés, se ramollissent par places, le funeste poison de la syphilis auquel bien peu de libertins échappent, achève de ruiner un organisme croulant de tous côtés.

De nos jours, la grande majorité des jeunes gens, déjà blasés, moralement au moins, à l'âge où l'on aime, sont malheureusement peu capables d'éprouver à vingt ans, une passion réelle et durable; aussi préludent-ils ordinairement, par une « vie de garçon » plus ou moins orageuse, au mariage d'intérêt qu'ils feront un jour. Il faut bien, dit-on complaisamment, à ce propos, que « jeunesse se passe » et tout est pour le mieux, sans doute, quand jeunesse se passe sans accidents. Mais il n'en est pas ainsi, comme on sait, dans un trop grand nombre de cas. C'est presque toujours, au contraire dans de très fâcheuses conditions physiologiques que les jeunes gens se marient; la plupart étant fatigués, fourbus, épuisés par des excès de tout genre; quelques-uns imparfaitement guéris, — les malheureux! — des honteuses maladies qu'ils ont pu contracter.

Comment s'étonner, après cela, que de ces tristes mariages naissent tant de pauvres enfants sans souffle et sans couleur, frêles, chétifs, scrofuleux, rachitiques, condamnés à mourir avant d'avoir pu se tenir sur les pieds, ou plus malheureusement encore, à traîner durant de longues années une misérable existence!

N'est-ce point, pour les parents coupables, expier trop cruellement une heure de plaisir, une journée de folie, une nuit de débauche?

Paroxysme et terminaison de l'amour. — Le petit nombre de jeunes gens susceptibles d'éprouver de bonne heure une vive passion, lui doivent, souvent, au contraire d'être protégés par elle contre les séductions triviales qui ne manquent pas de s'offrir à eux, et de résister aux vulgaires entraînements des amours faciles.

Le malheur est, quand ils se marient trop tôt sous l'aiguillon du violent désir qui les possède, que parfois, cette première passion étant satisfaite, le cœur encore jeune, s'éprend de nouveau, à moins que l'amitié, l'amour des enfants ou les jouissances non moins vives d'une passion purement intellectuelle, n'occupent désormais la place de l'amour défunt.

D'insurmontables obstacles s'opposent-ils à l'union de deux êtres violemment épris, il est très rare, encore, que cette malheureuse passion se transforme et dégénère en libertinage.

Le jeune homme, plus philosophe et moins impressionnable, se console, à vrai dire, assez facilement, soit en entreprenant quelque lointain voyage, soit en se livrant avec ardeur à l'étude des sciences ou des arts; mais la jeune fille dont les beaux rêves d'amour s'évanouissent, en même temps que sont déçues ses plus chères espérances, le plus souvent se réfugie dans une maison religieuse, vouée d'avance aux transports du plus ardent mysticisme; ou bien, désespérée et perdant toute raison, elle termine d'une façon plus dramatique encore une existence qui lui semble insupportable désormais.

Combien de pauvres filles trompées ou séduites, même à notre époque d'indifférence et de froid scepticisme, attentent de la sorte à leurs jours ou s'enterrent toutes vivantes dans un couvent, qui feraient, certes, plus tard, d'excellentes mères et de tendres épouses!

Et qu'elles sont nombreuses, non seulement dans la légende et le roman où elles foisonnent, mais aussi dans l'histoire, ces sympathiques martyres de l'amour!

Ecoutez la plus poétique d'entre elles, Héloïse, sous les voûtes mêmes du cloître où elle se consume, s'écrier, dans une brûlante épître à Abeilard * :

« Hélas! les plaisirs de l'amour que nous avons goûtés en-

---

* *Les véritables lettres d'Abeilard et d'Héloïse* publiées par Dom Gervaise, d'après un ancien manuscrit latin. Paris, 1722. Traduction Oddoul.

semble, m'ont trop doucement fascinée. Je ne puis me défendre de les aimer, ni les bannir de ma mémoire. Ils enveloppent mes pas; ils poursuivent mes regards de leurs scènes adorées et font pénétrer dans mes veines émues tous les feux du regret et du désir. L'éternel mirage plane encore avec toutes ses illusions, sur mes nuits frémissantes.

« Pendant la solennité même du divin sacrifice, au moment où la prière doit être plus fervente et plus pure, ah! j'en ai honte! les licencieux tableaux de nos plaisirs captivent tellement ce cœur misérable, que je suis plus occupée de ces indignités que de la sainte oraison. Je pleure, non pas les fautes que j'ai commises, mais celles que je ne commets plus. Et non seulement ce que nous avons fait, mais les heures, les lieux témoins de nos félicités rapides; chaque circonstance est victorieusement gravée dans mon souvenir, avec votre image...

« Que je suis loin de votre tranquillité! La fougue des sens et de la passion, une jeunesse qui toujours brûle et palpite et la tant douce expérience que j'ai faite des voluptés, m'aiguillonnent sans relâche et pressent ma défaite par des assauts dont la fragilité même de ma nature est complice. On dit que je suis chaste, c'est qu'on ne voit pas que je suis hypocrite.

« Dieu le sait! Dieu le sait, que toute ma vie j'ai plus redouté de vous offenser que de l'offenser lui-même et que c'est à vous, bien plus qu'à lui, que je désire plaire. C'est votre commandement, et non la voix du ciel, qui m'a courbée sous le joug monastique. »

Parvenue à ce paroxysme, la passion, quand elle n'est point apaisée par la possession de l'objet aimé, ne peut plus que se transformer en une autre passion non moins tyrannique, le mysticisme par exemple; ou se terminer tout à coup par un dénouement tragique, le suicide ou la folie.

Traitement de l'amour. — Chez les sujets éminemment impressionnables, l'amour se manifeste parfois avec une telle précocité qu'il peut être indispensable de s'opposer à son développement par des moyens hygiéniques et médicaux. Un grand nombre de jeunes enfants, doués d'une imagination vive, éprouvent ainsi, très fréquemment, une passion réelle, longtemps même avant la puberté. Entre autres amoureux précoces, on cite surtout lord Byron, qui s'éprit à huit ans d'une de ses petites amies; Dante et Alfieri qui furent amoureux à neuf ans; J.-J. Rousseau, dans sa onzième année.

Quand des sentiments de cette nature s'éveillent si prématurément, quoiqu'il soit bien difficile d'en arrêter l'essor, il n'est pas inutile d'écarter de l'esprit et des yeux de l'enfant tout ce qui pourrait contribuer à les rendre plus violents et plus durables.

On évitera donc de tenir en sa présence, des conversations trop libres, de le conduire au bal ou dans les théâtres, de laisser à sa disposition de futiles romans ou des gravures lascives. Autant que possible, même, les longs travaux intellectuels lui seront interdits; on le fera jouer, courir en plein air, travailler au jardin jusqu'à la fatigue; on lui donnera le goût des sciences rurales, de la botanique, de l'entomologie, des excursions, des voyages.

L'alimentation, rafraîchissante et légère, se composera surtout de viandes blanches, de légumes et de fruits. On aura soin d'en écarter les mets stimulants ou trop épicés, le gibier, les crustacés, les truffes, les vins capiteux et les liqueurs.

Les bains frais, l'hydrothérapie, l'usage quotidien du bromure de potassium ou du camphre, suffiront à calmer souvent, une surexcitation nerveuse exagérée; mais ces divers moyens, non moins recommandables contre les ardeurs de l'amour adulte, que pour atténuer les précoces désirs de l'amour naissant, bien souvent, à vrai dire, seront inefficaces et tout à fait impropres à maîtriser une véritable passion.

AMOUR MATERNEL. — AMOUR FILIAL.

L'amour des parents pour leurs enfants est instinctif et commun, comme l'amour sexuel, aux animaux et à l'homme. Aussi cette puissante et douce passion qui remue si profondément le cœur des mères, amène tant de sourires sur leurs lèvres ou fait couler tant de larmes de leurs yeux, dérive-t-elle, certainement, de l'irrésistible impulsion qui rapproche deux êtres aimants, et lui succède-t-elle dans l'évolution des différentes phases de l'existence, comme dans l'ordre des saisons, l'automne succède à l'été.

L'*amour maternel*, non moins riche en éléments affectifs, que l'amour sexuel, est bien plus dégagé d'éléments sensitifs, et se rapproche bien davantage, par conséquent, des passions purement intellectuelles.

Quoique les parents, dans la grande majorité des cas, se sacrifient, au besoin, pour le bien-être de leur progéniture, et se dévouent pour elle à chaque instant; il n'est cependant pas moins vrai que la plupart d'entre eux sont personnellement fiers d'avoir de beaux enfants, et que leur amour-propre est toujours considérablement froissé par les vices physiques ou moraux dont tel ou tel de ces enfants peut être affecté.

Un véritable sentiment d'égoïsme perce donc de temps en temps encore, à travers les admirables manifestations de l'amour maternel; mais en somme, ce sentiment d'ordre inférieur, est encore bien plus développé dans l'*amour filial,* dont il forme incontestablement le principe et la base. Sans doute, l'enfant, en apparence, chérit avec autant de sincérité que de tendresse, la mère qui l'allaite et le père qui veille sur lui. A la seule idée de perdre ou de quitter ses parents, il pleure, il sanglote, il s'effraye. Toutes ces démonstrations, au fond, lui sont inspirées par le secret instinct de sa faiblesse et de la situation périlleuse où le placerait l'abandon de ses parents. A mesure qu'il grandit et qu'il a conscience de ses forces, l'enfant, se détache, en effet, davantage et devient bientôt tout à fait indépendant. Il respecte, il aime encore ses parents, par habitude et parce que l'éducation qu'il a reçue lui en fait un devoir; mais ses besoins affectifs désormais ont un autre but; et s'il est vrai que « l'affection, comme les fleuves, descend et ne remonte pas » l'enfant d'hier à son tour aimera demain les autres enfants qu'il engendrera, comme il aura été aimé lui-même.

AMOUR MYSTIQUE.

Dans tous les pays et sous l'influence de toute éducation religieuse peuvent se développer, chez certaines personnes, une ardente passion pour un être idéal et surnaturel, un irrésistible désir de goûter après la mort et dans un séjour ultrà-terrestre, une félicité bien supérieure aux joies banales de ce monde.

Ces ardeurs étranges, résultant d'une véritable aberration des besoins affectifs naturels, constituent l'*amour mystique,* et leur principal caractère est de présenter assez fréquemment une constance, une intensité, qui s'expliquent aisément, d'ailleurs, par l'impossibilité absolue, où se trouvent les mystiques, de satisfaire ici-bas, et de leur vivant, cette passion qui les dévore.

Les enfants, les femmes, êtres impressionnables et craintifs, sont particulièrement aptes aux maladives ardeurs du mysticisme; les femmes surtout, qui ne peuvent vivre sans amour.

Quand ses besoins affectifs ne sont point apaisés par une intrigue amoureuse ou par les pures joies de la maternité, la femme, en effet, toujours plus ou moins impropre aux passions intellectuelles en raison de son tempérament et de son éducation, fatalement devient la proie de l'amour mystique.

De même, l'homme d'une intelligence bornée, incapable, à l'âge adulte, de penser librement; l'égoïste et le débauché, lassés de tous les plaisirs mondains; le vieillard, dont les facultés mentales commencent à décliner se laissent facilement séduire par la consolante idée d'une vie future et par la promesse d'indicibles jouissances à goûter, durant toute l'éternité, dans le séjour des bienheureux.

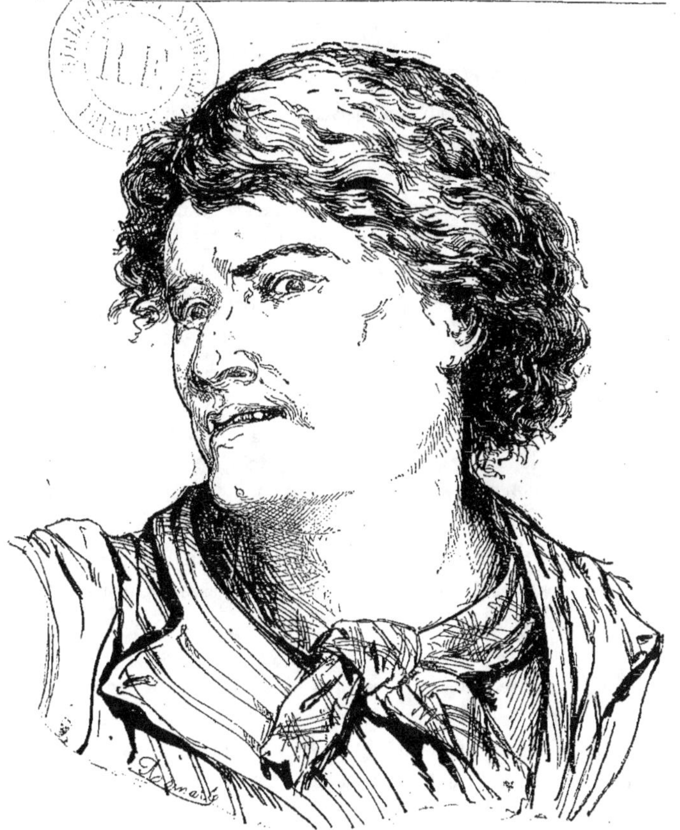

Passions affectives. — La haine.

Caractères et symptômes. — C'est dans les couvents, dans les communautés religieuses soumises aux règles les plus sévères, dans les campagnes reculées où les cérémonies du culte frappent seules l'imagination de quelques paysans ignorants et crédules que se rencontrent surtout des mystiques en grand nombre et possédés jusqu'à la passion.

C'est là qu'il faudrait se placer, pour observer et décrire les caractères de cet amour exclusivement idéal, qui ne pouvant être jamais satisfait, s'élève si facilement jusqu'à l'exaltation, jusqu'à l'extase; mais point n'est besoin de forcer les grilles d'un cloître pour surprendre et saisir ces étranges transports.

Les mystiques, en effet, sont nombreux dans l'histoire, qui nous ont bénévolement et sincèrement raconté leurs impressions; qui dans un style ardent et coloré nous ont donné la plus parfaite idée des jouissances qu'ils peuvent goûter, des irréalisables désirs qui les consument.

Deux de ces passionnés, surtout, sont justement célèbres : saint Augustin, dont l'exaltation religieuse fut le couronnement d'une jeunesse passée dans la débauche et l'excès de tous les plaisirs mondains; sainte Thérèse, dont l'esprit impressionnable, exclusivement nourri de pieuses lectures, devait forcément s'embraser de mystiques ardeurs, à une époque où l'abominable inquisition faisait flamber les hérétiques, et dans cette catholique Espagne où les cathédrales, les églises, emplissent encore de leurs imposantes masses, les moindres cités.

Pour connaître l'amour mystique et ses brûlants transports, laissons donc parler ces passionnés eux-mêmes; lisons les « *Confessions* » de saint Augustin, citons surtout quelques passages de l'autobiographie de sainte Thérèse et rapprochons ces aspirations purement idéales de la pieuse carmélite des sensuelles déclarations d'Héloïse à Abeilard :

« A peine étais-je renfermée dans la solitude que je sentais renaître mon amour pour mon céleste époux. Il me conviait, ce semble, à vouloir accepter ces saintes délices et ces divines caresses... C'était trop de bonté de la part de ce doux maître, de daigner me souffrir en sa présence, de m'y attirer, car sans ce doux attrait, je le voyais, je ne serais point venue. »

* *Autobiographie de sainte Thérèse :* traduction du P. Bouix, de la Compagnie de Jésus.

Ailleurs, émue jusqu'aux larmes par l'ardent amour qui la possède, la béate ajoute, avec attendrissement :

« Les larmes que Dieu donne, coulent délicieusement et sans effort. L'âme perd soudain le désir des choses de cet exil. Elle voit clairement qu'un seul instant de cette joie surnaturelle ne peut venir d'ici-bas ; et que, ni richesses, ni honneurs, ni plaisirs, ne sauraient lui donner, l'espace d'un clin d'œil, ce contentement pur qui l'enivre, seul vrai et seul capable d'étancher sa soif de bonheur. »

Comment s'étonner après cela, qu'une femme aussi passionnée ait pu donner de l'enfer cette définition souvent citée et vraiment fort belle : « L'enfer est un lieu où l'on n'aime plus. »

Mais le mysticisme, à ce degré, ne se manifeste pas seulement par ces extravagances sentimentales. Il aboutit le plus souvent à l'*extase,* véritable état pathologique du domaine de l'hystérie et de la catalepsie, absolument comparable au sommeil hypnotique, si facile à provoquer chez les personnes nerveuses. (Voir *hypnotisme.*)

Comme ce dernier phénomène, l'extase, d'ailleurs, s'obtient par un procédé véritablement mécanique, dont sainte Thérèse elle-même a tracé les règles avec une parfaite précision. La méthode de la célèbre religieuse, et celle aussi que recommande Ignace de Loyola dans ses *Exercices spirituels,* diffèrent en outre fort peu, comme le fait remarquer Letourneau *, des moyens employés de tout temps par les prêtres et les ascètes de l'Inde, pour déter-miner le même état cérébral. Ceux-ci, par la contemplation de leur nombril; ceux-là, par la perpétuelle obsession d'une idée fixe; les uns et les autres, par les macérations, les mortifications et les jeûnes qui surexcitent au détriment des forces physiques, la sensibilité nerveuse, parviennent rapidement à l'extase patho-logique, fréquemment accompagnée d'anesthésie et presque toujours de diverses hallucinations.

* *Physiologie des passions : L'extase racontée par sainte Thérèse,* page 390.

A cet ordre de phénomènes, par exemple, appartient le *ravissement,* ainsi désigné, parce qu'à certain moment de la contemplation extatique, le cerveau perdant jusqu'au sentiment de la pesanteur, le mystique, en proie à l'idée fixe, se sent véritablement détaché du sol et *ravi* dans les airs, quelque effort qu'il fasse pour résister. « Le ravissement, écrit sainte Thérèse, fond sur vous avec une impétuosité si soudaine et si forte, que vous voyez, vous sentez cette nuée du ciel, cet aigle divin, vous saisir et vous enlever... La faible nature éprouve à ces moments si délicieux d'ailleurs, je ne sais quel effroi dans les commencements. Parfois, je pouvais opposer quelque résistance ; mais c'était en quelque sorte, lutter contre un fort géant ; je demeurais brisée et accablée de lassitude. D'autres fois, tous mes efforts étaient vains ; mon âme était enlevée, ma tête suivait presque toujours ce mouvement sans que je pusse la retenir et quelquefois même tout mon corps était enlevé de telle sorte qu'il ne touchait plus la terre. Lorsque je voulais résister, je sentais sous mes pieds des forces étonnantes qui m'enlevaient. »

Physiologiquement, il serait difficile qu'un tel vertige, un trouble cérébral déjà si prononcé, ne s'accompagnassent point d'hallucinations en rapport avec cette extrême tension de l'esprit, cette suspension momentanée des facultés intellectuelles. Aussi, ces hallucinations ne manquent-elles pas de se produire ; et nous ne poursuivrons pas longtemps la lecture des mémoires de sainte Thérèse sans les y rencontrer : Les hallucinations de l'ouïe, d'abord : « La première fois que le Seigneur m'accorda la faveur d'une extase, j'entendis ces paroles : Je ne veux plus que tu converses avec les hommes ; mais seulement avec les anges... » Les visions, ensuite, et naturellement l'apparition des anges annoncés : « Tandis que j'étais dans cet état, j'apercevais près de moi un ange sous une forme corporelle. Je voyais dans les mains de cet ange un long dard qui était d'or et dont la pointe de fer avait à l'extrémité un peu de feu. De temps en temps il le plongeait en travers de mon cœur et l'enfonçait jusqu'aux entrailles. En le retirant, il semblait les emporter avec ce dard et me laissait tout embrasée d'amour de Dieu. La douleur de cette blessure était si vive, qu'elle m'arrachait ces faibles soupirs dont je parlais naguère, mais cet indicible martyre me faisait goûter en même temps les plus suaves délices. »

Nous voilà bien en pleine crise hystéro-cataleptique, aux confins du délire et de la folie. Comme une nervosiaque après son accès, la mystique, à la suite de ces extases, tombe d'ailleurs, dans un accablement profond. Elle est anéantie, brisée ; souvent « tout inondée de larmes » elle « se meurt de ne point mourir », ou « se trouve plongée dans une stupidité fort singulière, insensible à la vie comme à la mort, au plaisir comme à la douleur, semblable au petit ânon qui va paissant. »

Quelques jours de repos suffisent, cependant, pour que les centres nerveux épuisés reprennent de nouvelles forces et les extases, alors, succèdent aux extases, la passion mystique s'exagérant d'autant plus qu'elle ne peut être jamais assouvie.

Faut-il plaindre, en somme, ces êtres mal équilibrés, faut-il envier le sort de ces vivants, dédaigneux de la vie, dont l'esprit et le corps sont en lutte perpétuelle ? Sans doute, si nous ne consultions que notre égoïsme et n'obéissions qu'à notre intérêt personnel, nous devrions aspirer à ces jouissances mystiques, bien supérieures aux joies mondaines qui nous sont dévolues ; mais il nous faut plaindre, surtout, ces malheureux qui sont le jouet d'un mirage, et nous avons aussi le droit de les blâmer, parce que, nés comme nous, d'un homme et d'une femme, fils de la terre comme nous, il ne leur est aucunement permis de déserter le combat de la vie, de se soustraire aux devoirs, aux charges, aux misères, aux tristesses, aux calamités qui sont le lot de toute créature humaine.

AMOUR DE SOI. — EGOISME.

Un grand nombre de personnes sont à tel point sensibles à la louange, à la flatterie, qu'elles en éprouvent bientôt un impérieux besoin d'être constamment adulées, dans l'intime conviction qu'elles en sont dignes. L'orgueil, que nous n'avons encore étudié qu'à l'état d'émotion passagère, chez ces personnes existe, pour ainsi dire, à l'état permanent et chronique. Il constitue ainsi la *vanité,* qui se compose, en dernière analyse, d'une grande estime de soi, jointe au besoin immodéré de l'estime des autres.

La passion, parfois excessive, que nous inspire le sentiment de notre propre conservation, l'*égoïsme,* se traduit souvent, en effet, par la vanité, qui peut en être considérée comme la forme exubérante; mais l'égoïste, toujours n'est point un vaniteux. Il semble, au contraire, dans le plus grand nombre des cas, qu'il se replie, se concentre en soi-même, avec la secrète inquiétude d'être obligé, s'il se montrait, de se gêner, de se sacrifier pour les autres.

Les gens d'une intelligence médiocre, élevés dans le luxe, habitués à dédaigner ceux qui les servent ou vivent autour d'eux, sont les vaniteux les plus insupportables et les plus incorrigibles; mais il en est beaucoup d'autres dont l'orgueil plus spécial et moins apparent, ne se manifeste que par intervalles, quand on le froisse ou que l'on touche à la fibre spéciale qui le force à se trahir.

Il serait bien difficile, d'ailleurs, de trouver sur toute la terre, un homme qui ne s'estimât peu ou prou, selon ses capacités personnelles. Est-il un vice contre lequel les moralistes aient plus écrit et les prédicateurs plus tonné que contre l'orgueil? « La vanité, dit Pascal, est si ancrée dans le cœur de l'homme, qu'un goujat, un marmiton, un crocheteur se vante et veut avoir ses admirateurs; et les philosophes mêmes en veulent. Ceux qui écrivent contre la gloire, veulent avoir la gloire d'avoir bien écrit; et ceux qui le lisent, veulent avoir la gloire de l'avoir lu; et moi qui écris ceci, j'ai peut-être cette envie; et peut-être que ceux qui le liront, l'auront aussi. »

N'est-il pas incontestable, encore, qu'une extrême vanité, chez les hommes qui dirigent ou gouvernent les autres, les rois, les hommes d'Etat, les chefs d'armée, peut devenir, pour un peuple entier, une source de calamités sans nombre? Combien de guerres, de désastres, de malheurs publics n'ont été causés que par la vanité froissée d'un orgueilleux! Chez tous les Césars, chez tous les despotes, cette exécrable passion surexcitée par les basses flatteries des courtisans, se développe toujours jusqu'au paroxysme, et le sang de millions d'hommes ne suffit pas à l'assouvir.

A l'âge adulte, l'orgueil et la vanité se sont à tel point emparés de l'esprit et du cœur de l'homme, qu'il est à peu près impossible de les en extirper. C'est dès l'enfance, qu'il faut s'attaquer à ces vices odieux, en s'abstenant de louer à tout propos, d'aduler, de vanter les petits êtres qui nous sont chers. Nulle passion, en effet, n'a plus de prise sur l'enfant que la vanité. S'émerveille-t-on de sa gentillesse, de ses bonnes grâces, du bel habit dont il est vêtu, c'est assez pour qu'il s'estime bien au-dessus de ses camarades. Ses parents possèdent-ils quelque fortune, occupent-ils un certain rang dans le monde, il en a parfaitement conscience et trop souvent la morgue ridicule, les airs d'importance d'un bambin de bonne famille, nous disposent à rire du marmot et de ceux aussi qui lui donnent une si fâcheuse éducation.

AMBITION. — AVARICE.

A la vanité se rattache intimement l'*ambition*, ce désir impérieux et tenace de s'élever au-dessus d'autrui par les honneurs ou les richesses; à l'égoïsme se rapporte plus spécialement l'*avarice*, cet amour immodéré de l'argent, si puissant, si tyrannique chez le vieillard, qu'il finit, après avoir étouffé tout autre sentiment, par empêcher même sa victime de donner satisfaction à ses besoins les plus naturels et les plus légitimes.

L'ambition et l'avarice, comme je l'ai dit plus haut, succèdent presque fatalement d'ailleurs, à l'amour, chez la plupart des hommes. Ce sont les passions de l'âge mûr et de la vieillesse; et malheureusement, elles sont, l'une et l'autre, aussi nuisibles, aussi désagréables, que l'amour est utile et charmant.

ENVIE. — HAINE. — JALOUSIE.

De même que la vanité n'est pour ainsi dire que de l'orgueil à l'état chronique, l'on peut se représenter l'*envie* et la *haine* comme constituées par une colère sourde, permanente et concentrée. (Voir *Colère*.)

La *jalousie*, particulière aux amoureux, aux enfants, ne diffère pas essentiellement, non plus, des passions précédentes, et tous les moralistes ont pris à tâche d'en signaler les caractères distinctifs. Le jaloux, en principe, ne hait son rival que parce qu'il craint d'être dépouillé par lui de son propre bien; l'envieux, au contraire, est tourmenté du désir effréné de posséder le bien d'autrui, et sa haine sourde s'adresse surtout à ceux qui l'éclipsent par leurs talents, leur situation ou leur fortune.

Il est souvent difficile de combattre efficacement l'envie et la jalousie; et ces deux cruelles passions donnent lieu, journellement aux actes les plus violents, aux crimes les plus épouvantables. On se fait parfois, bien à tort, dans les familles, une sorte de joie de montrer aux enfants maussades ou désobéissants, qu'ils sont moins aimés, que leurs frères; et cette préférence ne fût-elle qu'apparente, n'en excite pas moins, chez les petits êtres à qui l'on inflige une telle punition, une jalousie profonde. Ce sont là les malheureux qui plus tard, en proie à l'envie, à la haine noire, ne les peuvent apaiser que par quelque accès de rage aveugle ou qu'en fuyant à jamais les personnes, inoffensives le plus souvent, dont la seule vue leur est odieuse.

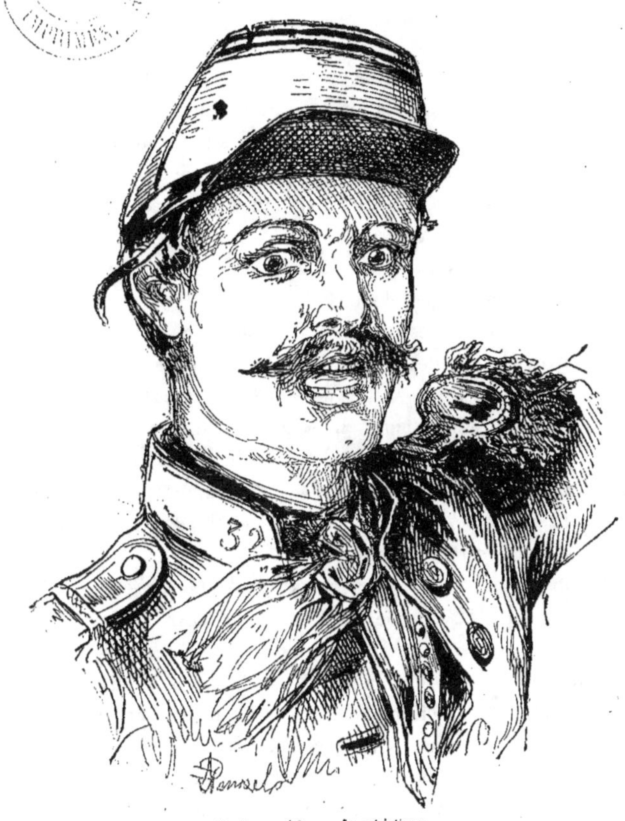

Passions sociales. — Le patriotisme.

PASSIONS SOCIALES

Au-dessus des passions purement affectives, toutes plus ou moins entachées d'égoïsme jusque dans leurs épanchements en apparence les plus désintéressés, l'homme peut encore éprouver des besoins de même nature, d'où le plaisir, l'intérêt personnels, sont absolument bannis.

Il aime la maison où il est né, où il a grandi, le pays où s'est écoulée son enfance, la terre où reposent les êtres qui lui furent chers. Il s'attache aveuglément et sans les examiner d'abord, aux principes religieux et moraux qui lui sont inculqués, aux idées patriotiques, aux théories politiques ayant cours dans le milieu social auquel il appartient et qu'il puise, petit à petit, soit en conversant avec ses semblables, soit dans l'éducation plus ou moins étendue qui lui est donnée.

Prend-il à cœur toutes ces choses, l'homme en est aussi vivement ému que par toute autre affection. Sa patrie, sa religion, ses convictions politiques, lui deviennent sacrées. Il les place au-dessus de tout autre amour. Il brûle pour elles, comme l'amant le plus passionné pour sa maîtresse; il se dévoue, il se sacrifie pour elles avec transport, avec joie, en faisant abnégation complète de sa personne, s'il croit être utile au pays qu'il défend, à la cause qu'il sert.

Ces nobles ardeurs, ces impétueux élans affectifs caractérisent les *passions sociales*, dont le type est le *patriotisme*, l'amour de la patrie.

Patriotisme. — Depuis l'antiquité la plus reculée jusqu'à nos jours, la plupart des écrivains et des philosophes ont eu l'occasion d'exercer leur esprit sur ce magnifique thème de la patrie, qu'ils ont constamment traité, les uns en moralistes, les autres en poètes, bien peu d'entre eux en simples physiologistes, sans enthousiasme préalable, et sous la seule influence d'une froide raison.

Sans doute, il est facile d'écrire sur un tel sujet, de grandes phrases et d'exalter le patriotisme comme la plus belle des vertus. Aussi longtemps, d'ailleurs, que les peuples, plus séparés par les despotes que par les fleuves ou les montagnes, se défieront les uns des autres et se haïront mutuellement, tout homme aura le devoir de défendre contre un envahisseur possible, le berceau de son enfant et la tombe de son père; mais un jour viendra, certainement, où cessera cet odieux antagonisme qui trop souvent encore, fait couler des torrents de sang humain. La guerre, plus rare et plus honteuse, à mesure que la civilisation progresse, s'éteindra fatalement dans un avenir qui n'est peut être pas loin de nous. Les frontières s'effaceront, les mains, franchement tendues, pour ne plus se séparer, s'uniront dans une étreinte cordiale, et l'amour de la patrie, s'élargissant encore, se fondra définitivement dans l'amour de l'humanité.

En attendant qu'un idéal si désirable se réalise, le sentiment de la patrie, héréditaire comme beaucoup d'autres, est à vrai dire, toujours instinctif à la plupart des hommes et toujours existe chez eux, au moins à l'état latent. C'est en vain que nous nous moquons volontiers de ce que nos pères ont appelé le « chauvinisme », jeunes ou vieux, tous plus ou moins, en France, nous sommes fiers d'être Français; nous nous froissons des critiques même les plus douces, qu'un étranger peut faire de notre esprit ou de nos mœurs, nous nous révoltons absolument ou nous crions bien haut à la trahison, si malheureusement, un ennemi que nous dédaignons résiste à nos armées ou les met en déroute. C'est le sentiment de la patrie qui fait mourir de nostalgie l'exilé, loin du pays natal. C'est lui qui donne au soldat le courage, l'enthousiasme, la témérité sublime qui lui font affronter la mort.

Pour bien connaître l'exaltation patriotique, pour savoir quelles grandes actions elle peut inspirer, est-il un meilleur théâtre, d'ailleurs, que le champ de bataille? Dans ces épouvantables conflits, dans ces luttes impies de l'homme contre l'homme, la patrie, aux yeux du soldat, n'est représentée que par un symbole, par ce lambeau d'étoffe que l'on nomme « le drapeau », et quand il s'agit de défendre cet emblème sacré, l'être le plus pusillanime devient un héros, l'homme le plus doux, un égorgeur impitoyable.

De même, à l'assaut, ou dans la mêlée, le soldat se transfigure. Son visage exprime à la fois l'enthousiasme et la fureur, son front se creuse du pli vertical de la ténacité, ses yeux saillants jettent des éclairs; ses narines se gonflent, sa lèvre se relève pour découvrir les dents; des cris, rauques et déchirants, s'échappent de sa poitrine. Oublieux de sa propre conservation il s'élance, emporté comme par une force surhumaine; il court, il vole, haletant, vociférant, à travers les obus et les balles, noir de poudre, rouge de sang, meurtri, déchiré, blessé, mais ne sentant rien, n'entendant plus, ne voyant plus, jusqu'à ce qu'il arrive ou tombe!

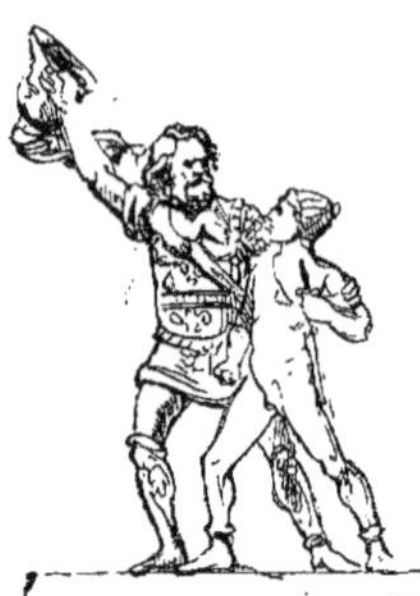

L'enthousiasme guerrier.
D'après le bas-relief de Rude.

Les exemples foisonnent, dans l'histoire, de ces élans superbes, de ces sacrifices d'un soldat ou d'une armée entière à la patrie. Si les anciens pouvaient citer avec un juste orgueil Léonidas aux Thermopyles, nous pouvons évoquer, nous, sans remonter bien loin, le glorieux équipage du *Vengeur*, le carré de la garde à Waterloo, et plus près de nous, encore, ces héroïques cuirassiers de Reischoffen qui firent pleurer d'admiration et de pitié nos ennemis eux-mêmes.

La passion patriotique, cependant, n'est point l'apanage exclusif du soldat. L'historien qui raconte les événements politiques dont il a été le témoin, l'artiste qui les fait revivre sur la toile ou qui les grave sur la pierre, le poète qui compose un poème épique ou même un chant guerrier, sont plus ou moins animés d'une pareille ardeur. Le plus bel exemple à coup sûr, de ce patriotique enthousiasme provoqué par la seule inspiration poétique, nous est même fourni par l'immortel auteur de notre chant national, par Rouget de l'Isle, et se rapporte, précisément, à la création de la *Marseillaise*. Emprunté aux « mémoires inédits » de M. Monnier du Jura, qui le tenait directement de Rouget de l'Isle, le fait ne saurait être douteux :

« Après un dîner chez Dietrich, maire de Strasbourg, dîner égayé par la présence des deux charmantes demoiselles Dietrich et où l'on dégusta des vins fins, Dietrich exprima le regret qu'il n'y eût pas un chant de guerre national au lieu de la *Carmagnole* et du *Ça ira*. Puis, il engagea le jeune sous-lieutenant à en composer un.

« Rouget de l'Isle se retire discrètement chez lui, prend son violon, et trouve aussitôt, dans ses premiers coups d'archet, les notes inspirées et inspiratrices que l'on attendait de lui. Les paroles, me disait-il, venaient avec l'air, l'air avec les paroles. Mon émotion était au comble, mes cheveux se hérissaient. J'étais agité d'une fièvre ardente, puis, une abondante sueur ruisselait de mon corps ; puis je m'attendrissais, et des larmes me coupaient la voix. » Ainsi jaillit, d'un seul trait, du cerveau de son auteur, cette superbe chanson que devaient bientôt faire entendre à tous les rois, les jeunes armées de la République.

Fanatisme politique. — Dans l'esprit de certaines personnes particulièrement impressionnables, les grands sentiments patriotiques, religieux, libéraux, se développent parfois avec une exubérance extraordinaire et ne manquent pas, aux heures de crise, à l'occasion d'un événement à sensation, de se manifester par d'extravagantes paroles, par des actes même absolument déraisonnables et touchant à la folie.

La passion qui s'élève ainsi jusqu'au *fanatisme,* possède autant que toute autre ardeur affective, l'individu dont elle s'est emparée. Nuit et jour l'idée fixe d'un grand devoir à remplir obsède le cerveau de ce malheureux. Les faits qui s'accomplissent par les ordres ou selon la volonté de tel ou tel personnage, choquent-ils ses convictions et soulèvent-ils sa colère, tout à coup, après s'être maintes fois prononcé contre ce qui l'indigne, la pensée lui vient d'agir par lui-même, de protester hautement par un coup d'éclat, d'affirmer avec énergie et par quelque moyen que ce soit, ses opinions, à la face du monde.

Il n'est tyran si redoutable, supplice si cruel à braver, que le fana-
tique n'affronte pour atteindre son but. D'avance, il a fait le sacrifice
de sa vie, intimement convaincu que de l'acte suprême qu'une irrésistible impulsion le force d'accomplir, dépend le salut de la patrie,
le triomphe d'une cause ou d'une idée, le bonheur d'un peuple.

L'histoire nous fournit en exemple, un grand nombre de fanatiques de ce genre, et déjà tout le monde a nommé l'un des plus
sympathiques et des plus étonnants, Charlotte Corday.

Nature ardente, aimante, méditative, Charlotte, élevée dans
une petite ville de province par de vieux parents très scrupuleux,
nourrie de la lecture des grands ouvrages classiques, devait fatalement se révolter contre les fureurs de Marat. Longtemps elle
gémit en silence. Elle s'indigne ensuite, elle se demande si personne ne s'armera contre cette « bête féroce » qui déshonore le
pays. La chute de la Gironde, ses relations avec les députés ré-
fugiés à Caen, la décident à se dévouer, à se sacrifier elle-même.
Dès ce moment, en proie à l'idée fixe, elle prend congé de ses
parents, vient à Paris, achète le couteau dont elle armera sa
main, se présente chez Marat et le frappe. Tout cela fièrement,
froidement, avec une parfaite tranquillité de conscience, tant elle
est pénétrée de la grandeur, de la sainteté de sa mission.

A Fouquier-Tinville qui l'interroge sans ménagements, « Le
monstre ! répond-elle, il me prend pour un assassin ! »

Au cours de cette grande époque, d'ailleurs, le fanatisme politique ne se borne point au seul cas de Charlotte Corday. Chez
la plupart des conventionnels le patriotisme s'éleva souvent à ce
même degré d'exagération, et si les plus célèbres d'entre eux,
Danton, Robespierre, commirent, en dehors de toute raison, nombre
d'actes criminels, peut-être faut-il les leur pardonner en considération de leur désintéressement sincère, de leur amour excessif
pour la République et la patrie.

Au-dessous de ces remarquables figures, malheureusement, on

voit toujours apparaître, dans les révolutions, d'extravagants utopistes, d'ignorants énergumènes qui par leur audace effrontée parviennent souvent à capter les suffrages du peuple dont ils ont faussé le jugément, et dont les théories, les programmes étranges ne sont réellement comparables qu'aux folles conceptions de l'aliéné.

Fanatisme artistique. — Dans les arts, les sciences, la littérature, il n'est point rare, non plus, de rencontrer des hommes professant une admiration sans bornes pour les principes de telle ou telle école, défendant tel procédé, telle méthode, avec un enthousiasme exagéré. Toute œuvre qui n'est point, aux yeux de ces fanatiques, écrite, exécutée, conçue d'après les règles et les lois exclusivement admises par eux, est fausse, inepte, nulle, mauvaise, exécrable. Aussi, dans les grands centres intellectuels, des rivalités, des disputes de ce genre, éclatent-elles fréquemment entre certains groupes tapageurs de savants, de littérateurs, d'artistes. On sait avec quelle implacable fureur les « romantiques », en 1830, luttèrent contre les « classiques » et de nos jours, ne voyons nous pas, à tout propos, nos petites écoles de philosophes, d'écrivains, de peintres, s'attaquer et se déchirer sans merci ?

Fanatisme religieux. — Pires encore, cependant, sont les fanatiques religieux, fondateurs et réformateurs de religions, dont les doctrines et les dogmes ne reposent guère que sur les chimères et les erreurs engendrées par la méditation et l'extase mystique.

Ce n'est plus la gloire de leur patrie, le salut de leurs concitoyens, que rêvent ces énergumènes. Ils ont tous des visées plus hautes et prétendent donner à leurs adeptes le bonheur éternel.

Ainsi, Mahomet, qui dès son enfance fut halluciné comme saint Augustin et sainte Thérèse, promet aux croyants un paradis incomparable, admirablement imaginé, du reste, pour séduire les Orientaux.

Calvin, le sinistre réformateur, dans l'absolue certitude qu'il défend les intérêts de Dieu, sans scrupule et sans remords, commet crime sur crime. « Quiconque outrage la gloire de Dieu, dit-il, doit périr par le glaive » et dans son implacable férocité, ce misérable fait brûler vif à Genève, Michel Servet, le savant anatomiste, qui vient de découvrir la circulation du sang ; il fait noyer des femmes dans le Rhône, fouetter des enfants sur la place publique, décapiter ou jeter dans les flammes pour crime d'hérésie et d'idolâtrie, plusieurs centaines de prétendus sorciers.

Déjà, d'ailleurs, le fougueux Martin Luther qui toute sa vie eut la terreur du diable, avait prêché le massacre des paysans qui n'acceptaient point ses réformes et tracé, pour ainsi dire cet abominable programme à son digne émule, Calvin ; mais bientôt, aussi, le Saint-Office, à l'exemple de ces irascibles hérésiarques, allume ses réchauds, dresse ses bûchers, invente et combine avec un infernal génie, ses horribles instruments de torture.

Au nom d'un Dieu clément et miséricordieux, l'Inquisition poussant jusqu'à la plus sauvage férocité l'intolérance et la sottise, se rend coupable de toutes les abominations, exécute, avec un horrible raffinement de cruauté, les forfaits les plus atroces.

Quelles navrantes et honteuses pages, dans l'histoire de l'humanité, que celles où sont racontées toutes ces extravagances, toutes ces stupidités, toutes ces infamies ! Se peut-il que des hommes aient pu perdre à ce point toute lueur d'intelligence ; que des êtres sentant et pensant aient pu concevoir de telles absurdités, commettre de tels crimes ! Honte éternelle donc, à ces bourreaux, à ces maniaques malfaisants, à ces bêtes brutes ! A quelque secte qu'ils appartiennent et quelque divinité qu'ils prétendent servir, aussitôt que le fanatisme les gagne, on le voit, ils se valent tous. Leur ténébreuse histoire et leurs doctrines absolues sont un affront permanent à l'honneur, à la justice, au travail, à la science, à la vérité ; leurs paroles et leurs actes un perpétuel outrage à la raison, la seule étincelle divine, peut-être, qui soit en nous ; la seule de nos facultés que nous puissions regarder comme le pâle reflet d'une Intelligence suprême !

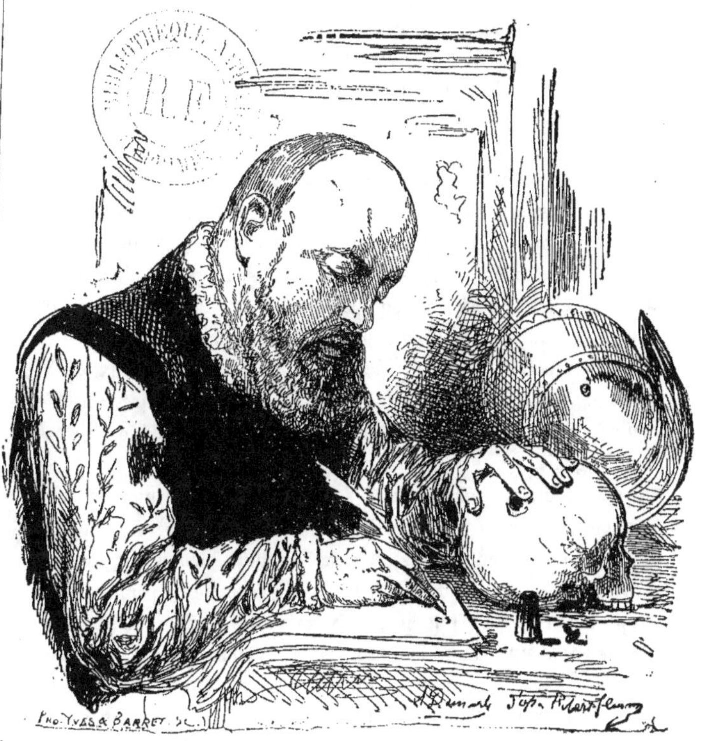

Passions intellectuelles : L'amour de la science. (Ambroise Paré, d'après Robert Fleury.)

PASSIONS INTELLECTUELLES

Abordons enfin les régions sereines où la passion, s'élevant et s'épurant sans cesse, ne consiste plus qu'en une vive aspiration vers le beau, le bien et le vrai. Le petit nombre d'êtres privilégiés capables d'éprouver de tels désirs en sont le plus souvent possédés au point d'être indifférents à tous les plaisirs, à toutes les satisfactions que souhaite le commun des hommes.

Absorbés constamment par l'énorme travail qui s'opère dans leur cerveau, tranquilles et doux ils marchent dans la vie sans autre ambition, sans autre rêve que de découvrir et de formuler la vérité.

Les uns, écrivains et poètes, toujours très impressionnables, souvent obéissent encore à des sentiments affectifs ou même à des impulsions purement sensitives ; les autres, savants et philosophes, absolument impassibles, ne se laissent plus influencer que par les choses positives ou par les conceptions intellectuelles marquées au coin de la logique et de la saine raison.

Passions littéraires. — Tout écrivain spécialement apte aux œuvres d'imagination, tout poète, pour mieux dire, doit être, en effet, doué de facultés exceptionnelles, dont la juste pondération constitue le génie.

Avant tout, il importe qu'il soit habile à représenter ses idées, à leur donner un corps, à voir assez nettement en soi, pour traduire sa pensée en images. A cette condition seulement, il frappera vivement le lecteur, il le retiendra, comme le peintre retient le spectateur qui s'arrête instinctivement devant son tableau.

Mais l'écrivain ne parvient à peindre qu'autant que son cerveau, très impressionnable, a gardé l'image des choses et des êtres réels qui préalablement l'ont aussi frappé ; qu'autant que sa mémoire, riche d'expressions exactes, de termes propres, de mots pittoresques et choisis, les lui rend avec abondance et facilité, dès qu'ils lui sont utiles.

Ces éminentes facultés ne suffisent cependant pas au poète. Il faut encore qu'il charme l'oreille après avoir frappé les yeux ; que sa prose et ses vers procurent à quiconque les écoute cette douce émotion musicale dont l'effet, sur le vulgaire, est souvent plus puissant que celui même de la plus vive image ou de la plus belle idée.

Ces deux grands dons du coloris et de l'harmonie sont les

éléments essentiels du génie artistique; mais l'artiste, à vrai dire, n'est point l'écrivain tout entier. La mission plus haute du poète est de toucher le cœur, au moins autant que de satisfaire les sens, d'exciter, d'éveiller, de faire naître à son gré les émotions les plus diverses, par la peinture exacte et saisissante des sentiments naturels.

Joignons à cette faculté maîtresse, le don exceptionnel de traduire en langage poétique les abstraites vérités de la science et de la philosophie, et nous aurons le parfait poète, l'écrivain de génie.

Incontestablement, de tels hommes sont rares; mais n'est-ce point un peu parce qu'à toute époque, et de nos jours plus que jamais, la littérature est avant tout un métier que la très grande majorité des auteurs exerce pour vivre?

C'est pour « gagner de l'argent » que l'on fait et que l'on vend de la « copie »; et malheureusement un livre, une pièce de théâtre, rapportent d'autant plus qu'ils sont plus parfaitement composés selon les goûts discutables, mais positifs, des consommateurs.

En principe, rien de plus logique. Le public qui paye, veut être, en tout et pour tout, servi suivant ses désirs, et prétend toujours en avoir pour son argent.

Sans doute, ce serait à l'auteur, à force de talent, d'imposer son œuvre, d'éclairer le jugement du lecteur, d'affiner son esprit et son goût. Mais à cela, l'écrivain ne vivrait pas. Il perdrait le plus souvent son temps et sa peine; aussi se résigne-t-il à bâcler de la marchandise courante, du roman-feuilleton, qui se vendra comme du pain, des couplets d'opérette qui feront courir tout Paris.

Et point n'est besoin de soigner cette besogne, de s'inquiéter du style, de se casser la tête à trouver un sujet nouveau. La correction n'est pas nécessaire; l'orthographe n'est point de rigueur; tout art même devient gênant, dans cette littérature au boisseau, qui doit pouvoir se morceler, se débiter, s'allonger, se raccourcir selon que le bon lecteur « coupe en plein » ou fait la grimace.

Aussi, la plupart des ouvrages contemporains, écrits sur commande, ou taillés sur mesure, ne constituent-ils, au point de vue de leur mérite intrinsèque et du talent réel de l'auteur, que des échantillons insuffisants, d'après lesquels il n'est réellement pas plus possible de juger l'écrivain que de faire la critique de l'œuvre.

Inspiration poétique. — Le poète consciencieux et vraiment digne de ce nom, n'écrit rien, au contraire, ne livre rien au public qui ne soit l'expression vraie de ses sentiments, de ses pensées les plus intimes. Les tableaux et les scènes qu'il imagine, il les voit, il les contemple, il en est ému le premier. Les héros qu'il enfante, il les nourrit et les fait vivre de son esprit et de son cœur. Ces créations idéales ne sont point, d'ailleurs, sans être, parfois, extrêmement laborieuses ; et le poète même le plus fécond, n'est point libre d'y travailler à quelque heure que ce soit. C'est par accès, au contraire, et le plus souvent après une longue méditation, que le penseur sent tout à coup se remuer en soi le monde qu'il a conçu. L'œuvre qu'il porte est enfin parvenue à terme. Elle fait effort pour sortir.

Alors, plein d'enthousiasme, inspiré, possédé par la Muse, le poète écrit, et sa pensée, jaillissant avec force, se répand à flots et devance la plume, impuissante à la suivre. Toutes les facultés cérébrales surexcitées, concourent à la perfection de l'œuvre. Les idées, les mots, les images, se succèdent avec une incroyable facilité, se disposent et se groupent dans l'ordre le plus heureux, avec une précision parfaite.

Le poète, en même temps éprouve un plaisir intellectuel qui le transporte et l'aiguillonne encore. Emporté par son imagination, il est à la fois surpris et charmé de voir son rêve prendre corps et devenir palpable, ravi de saisir et de fixer sur le papier, ses pensées fugitives; et dans la secrète jouissance dont il est pénétré, tout à l'ardeur qui le possède, il se concentre et ferme ses sens aux impressions du dehors, de peur que l'inspiration troublée soudain ne s'envole et ne revienne pas.

Tous les écrivains, cependant, ne travaillent point dans les mêmes conditions. Il en est un grand nombre, au contraire, qui ne se sentent inspirés que dans certains milieux, à telle ou telle heure du jour ou de la nuit, et quelques-uns, même des plus illustres, se sont fait remarquer à cet égard, par de véritables manies. Réveillé-Parise * et beaucoup d'autres physiologistes ont relevé, dans leurs ouvrages, les plus étranges de ces habitudes, particulières à de célèbres écrivains. Milton, par exemple, ne travaillait que la nuit, assis dans un grand fauteuil et la tête renversée en arrière; Montesquieu ne composait jamais mieux qu'en chaise de poste; Bossuet se mettait dans une chambre froide et la tête chaudement enveloppée. Schiller plongeait ses pieds dans un bain d'eau froide; Gœthe, ordinairement, se précipitait à son pupitre, et sans prendre la peine de redresser une feuille de papier qui était de travers, il écrivait une pièce de vers depuis le commencement jusqu'à la fin, en biais, sans bouger. Balzac, après un léger sommeil, se réveillait souvent à minuit, pour travailler sans relâche jusqu'au milieu de la journée, surexcitant son esprit, comme Voltaire et beaucoup d'autres gens de lettres, par l'absorption d'une énorme quantité de café noir extrêmement fort.

Il serait facile de multiplier ces exemples; mais ceux qui précèdent montrent suffisamment que ces habitudes, en dehors desquelles l'écrivain serait souvent incapable de travailler, ne reposent pas toujours sur les principes d'une bonne hygiène. Aussi, finissent-elles, après avoir promptement épuisé le système nerveux, par exercer sur la santé la plus funeste influence.

* *Physiologie et hygiène des hommes adonnés aux travaux de l'esprit.* Paris, 1834.

Passions scientifiques et philosophiques. — S'il est encore indispensable au poète d'être doué d'une impressionnabilité des plus vives qui lui permette d'être ému lui-même afin d'émouvoir les autres, cette qualité n'est plus utile au savant, au philosophe, dont l'esprit ne doit tenir compte que des acquisitions positives, obtenues par l'observation, l'expérience, le froid calcul et la raison.

Les hommes assez parfaitement organisés, d'ailleurs, pour aborder ces hautes études, n'ayant point l'occasion d'exercer leur sensibilité, se présentent donc le plus souvent, comme des êtres à part, indifférents à tout ce qui passionne les autres, inaccessibles à tout ce qui ne se rapporte point aux recherches qu'ils poursuivent; ignorants même des événements les plus considérables, si ces événements ne les intéressent pas.

Sont-ils nés avec des besoins affectifs, ont-ils senti, dans leur jeunesse, l'aiguillon des plaisirs sensitifs et des jouissances amoureuses, rapidement, ces désirs d'ordre inférieur ont cessé de les tourmenter pour faire place à l'exclusive passion du vrai, du bien et du beau, qui les possède.

Mais quelques-uns, à l'exemple de la plupart des jeunes gens façonnés au mysticisme par l'éducation religieuse, n'ont seulement pas connu les désirs ni les joies de l'amour. Il n'est guère possible, en effet, au cerveau même le mieux organisé, d'être simultanément occupé par deux passions contraires, quand l'une d'elles, surtout, appartient à ce groupe des passions cérébrales qui, sans repos ni trêve, accaparent et mettent en jeu toutes les facultés de l'esprit.

L'amour, le plus souvent, étant bien véritablement « aveugle » et ne laissant pas au besoin, d'inspirer à celui dont il s'est emparé, les plus extravagantes folies, les actes les plus déraisonnables, comment s'étonner, en somme, qu'il soit incompatible avec l'exercice quotidien de la raison, le calme et le sang-froid absolu qu'exige toute passion intellectuelle ?

Très fréquemment, en revanche, les profonds penseurs ont montré de bonne heure des aptitudes spéciales aux sciences mathématiques et se sont fait remarquer par la précocité de leur jugement. Ainsi, Pascal, à douze ans, trouva seul et sans le secours d'aucun livre, les trente-deux premières propositions d'Euclide. Vers le même âge, il écrivit un traité sur le son, à l'occasion d'un plat de faïence qui avait été choqué. Tout jeune encore, enfin, « il démontra les phénomènes de la pesanteur de l'air et détruisit une des grandes erreurs de l'ancienne physique. » Descartes à huit ans, méritait déjà d'être surnommé « le philosophe ». A dix-huit ans, las de tous les vains plaisirs de la jeunesse, il se retire loin du monde pour soumettre au contrôle de l'expérience et de la raison, toutes les connaissances humaines. Galilée, Newton, d'Alembert, furent pris, encore adolescents, d'une irrésistible passion pour la géométrie et l'algèbre.

Un des traits caractéristiques de l'état intellectuel de ces grands penseurs, c'est enfin leur désintéressement, leur détachement de tout ce qui pourrait les détourner du but idéal qu'ils rêvent d'atteindre, leur indifférence absolue pour la fortune, le bien-être, les honneurs.

De tous les philosophes de l'antiquité, nul ne poussa plus loin ce mépris des richesses que « le cynique Diogène », dont l'histoire nous est bien connue; nous savons aussi que Bias se faisait une gloire de « porter tous ses biens avec soi »; mais les temps modernes ne nous offrent pas des exemples moins concluants de cette abnégation philosophique. Ainsi, Spinoza vivant dans la plus complète indigence, et ne dépensant guère pour sa nourriture que trois à quatre sous par jour, maintes fois refuse d'importantes sommes que lui offrent ses amis, sous le prétexte que « trop d'argent le détournerait de ses travaux. » Bordas-Demoulin, cité par Letourneau, se dépouille, en faveur d'un ami, d'une petite propriété qui constitue tout son avoir, et réduit à la plus profonde misère, se prive de manger, pour dépenser dans un cabinet de lecture, les quelques sous dont il peut encore disposer. Kepler, indigent, malheureux, constamment troublé par les plus cruels soucis, ne perd point de vue ses études astronomiques et parvient, après dix années d'opiniâtre labeur, à trouver la loi qui régit la marche des planètes. Mais le type de ces penseurs possédés jusqu'à la manie de la passion de l'étude, fut bien peut-être le savant Hongrois Mentelli, dont le docteur Descuret nous a raconté l'histoire et qui, doué d'une érudition sans pareille, passa les plus belles années de sa vie au fond d'un jardin, dans une masure où vivant de pommes de terre, vêtu de guenilles, couché dans l'ordure, il ne se lassait point de lire et de méditer.

. A ce degré d'exagération, évidemment, la passion littéraire ou scientifique confine à la maladie mentale ; mais l'on ne peut se dissimuler que plus modéré même, et relativement compatible avec toute autre passion, l'amour de la science ou de la philosophie éteint trop facilement les sentiments affectifs dans le cœur de l'homme.

Les savants et les philosophes ne ressemblent donc que trop souvent à cet égard, aux ascètes, aux fanatiques religieux qui, sans affections, sans famille, sans foyer, vivent isolés, le cœur sec, dans la négligence et l'oubli des devoirs que la nature et l'intérêt social imposent à toute créature humaine.

Autant que les mystiques dont la triste existence s'écoule, inutile, dans l'ombre des couvents, ces hommes exclusifs dont toute nation s'honore, pourraient donc à bon droit être regardés aussi comme de mauvais citoyens, si le plus souvent, leurs recherches et leurs travaux n'avaient au contraire, pour but, la découverte de quelque vérité, la solution de quelque problème intéressant au plus haut degré, l'humanité tout entière. Ce sacrifice de leur vie au bien-être, au bonheur de tous, les rachète absolument de toute accusation d'égoïsme et les recommande à la reconnaissance, à l'admiration des hommes de tous les pays.

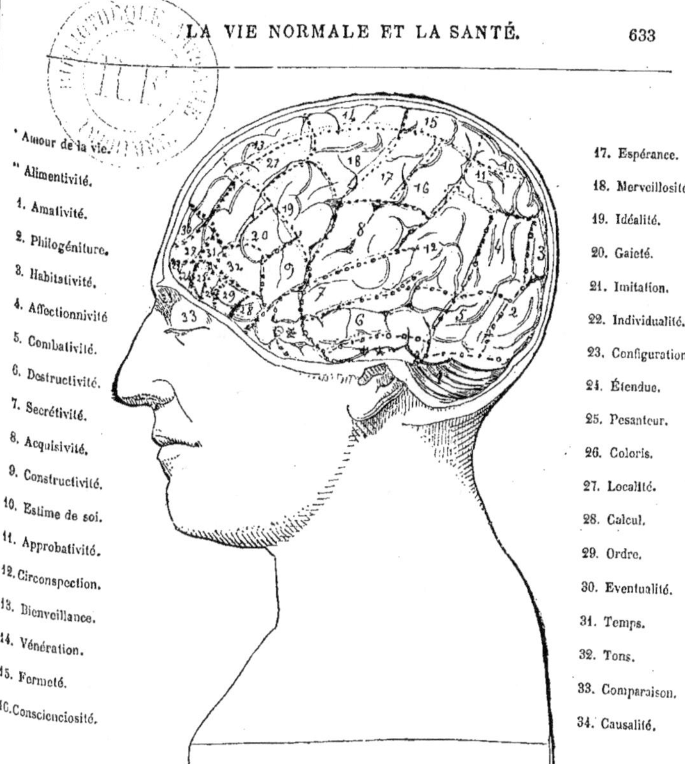

Localisation des facultés intellectuelles d'après le système de Spurzheim.

PHRÉNOLOGIE

Considéré dans sa totalité, le cerveau, c'est incontestable, se développe d'autant plus qu'il fonctionne davantage ; aussi le volume et le poids de l'encéphale sont-ils bien plus considérables, nous l'avons vu, chez les hommes des races civilisées que chez les sauvages.

Mais ce qui ne peut plus être mis en doute pour l'organe pris dans son ensemble, est-il également vrai pour telle ou telle de ses parties? Une région quelconque du cerveau se développant à l'excès, les facultés siégeant plus spécialement dans cette région peuvent-elles, par cela même, se manifester avec une intensité proportionnelle?

Système de Gall. — Voilà près d'un siècle qu'un savant anatomiste de Vienne, le docteur Gall, s'appuyant sur un très grand nombre d'observations personnelles et de remarquables travaux, résolut cette intéressante question par l'affirmative. Tout enfant, il avait déjà constaté que ceux de ses camarades d'école qui se distinguaient par une excellente mémoire, avaient tous les yeux saillants et pour ainsi dire « à fleur de tête ». Plus tard, devenu médecin, il se livra particulièrement à l'étude du cerveau, compara maintes fois l'encéphale de l'homme à celui de tel ou tel animal aux instincts bien déterminés; rapprocha les uns des autres un grand nombre de cerveaux ayant appartenu à des individus de caractère fort différent et découvrit ainsi plusieurs faits véritablement curieux qui servirent de base à son système.

Dans un premier travail, très consciencieusement composé, Gall reconnaissait à l'homme des facultés intellectuelles de deux ordres; les unes spéciales, les autres communes à l'homme et aux animaux. Il assignait à chacune d'elles un siège plus ou moins étendu à la surface de l'encéphale et donnait comme certain que toute proéminence cérébrale se traduisait au dehors par une saillie correspondante de la boîte osseuse, par une *bosse* crânienne plus ou moins prononcée.

En examinant et palpant le crâne d'un individu, découvrait-on telle ou telle bosse, on en pouvait conclure que le cerveau, sur les mêmes points, était développé outre mesure et que par conséquent, les facultés intellectuelles y siégeant devaient, chez ce même individu, l'emporter aussi sur tous les autres instincts.

Cet ingénieux système d'où résultait d'emblée une science nou-

Étymologies. — Phrénologie : *phrèn*, esprit, *logos*, discours, science de l'esprit.

velle, la *phrénologie*, fut d'abord très favorablement accueilli dans toute l'Europe; mais des expériences multipliées ayant bientôt démontré qu'il n'était point absolument infaillible, de toutes parts des critiques s'élevèrent et plusieurs savants français d'une incontestable autorité, Leuret, Lélut, Flourens entre autres, battant en brèche les théories de Gall, déclarèrent hautement que la phrénologie était « la plus grande déception scientifique des temps modernes ».

Système de Spurzheim. — Quelques médecins, cependant, en France et à l'étranger, prêtèrent au fondateur de la science crâniologique l'appui de leurs convictions et de leur talent. Gall eut des élèves; et le plus célèbre, Spurzheim, perfectionnant le système du maître, obtint bientôt de la phrénologie tout ce que l'on pouvait raisonnablement en attendre.

Au lieu de s'attacher au seul principe de la nouvelle science, qui reposait sur une observation juste et des faits positifs, Spurzheim, malheureusement, en développa surtout les petits côtés, la partie séduisante et pittoresque; aussi ne parvint-il, en le rendant de plus en plus invraisemblable, qu'à discréditer encore le système qu'il se proposait de servir.

De toutes les retouches faites à l'œuvre de Gall, celle de Spurzheim, cependant, demeure toujours la plus consciencieuse; aussi, de préférence à tout autre, la signalerai-je ici, beaucoup moins pour sa valeur scientifique qu'à titre de document historique ou de simple curiosité. L'intéressant travail descriptif et graphique du peintre Bruyères *, beau-fils du docteur Spurzheim, composé d'après les collections et les notes de Gall et de son élève, me fournira d'ailleurs, à cet égard, les détails les plus authentiques et les plus précis.

Classification phrénologique des facultés. — Les facultés intellectuelles, d'après ces éminents phrénologues, doivent être divisées en *penchants, sentiments, facultés perceptives* et *réflectives*. « Les

* *La Phrénologie, le geste et la physionomie*, par B. Bruyères. Paris, 1847.

organes affectés aux penchants résident dans la partie inférieure et postérieure du cerveau. Les organes des sentiments siègent dans la partie antérieure et supérieure. Les facultés perceptives occupent toute la partie antérieure à la base du front, autour et

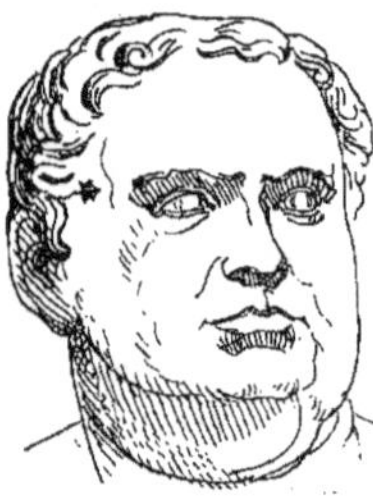

ALIMENTIVITÉ.
Vitellius.

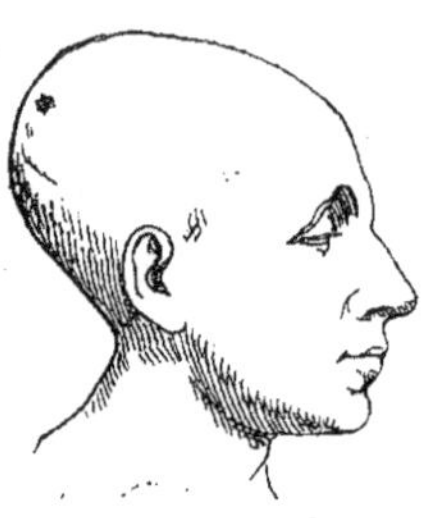

HABITATIVITÉ.
Sophie Germain.

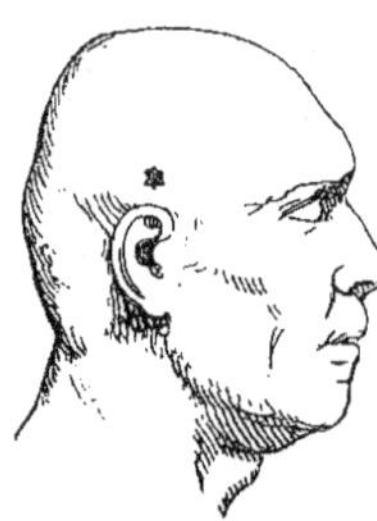

DESTRUCTIVITÉ.
Chauffron, meurtrier.

au-dessus des yeux, et les facultés réflectives sont situées au milieu du front. » Mieux qu'une description minutieuse, un simple regard jeté sur la tête phrénologique ci-dessus représentée, mon-

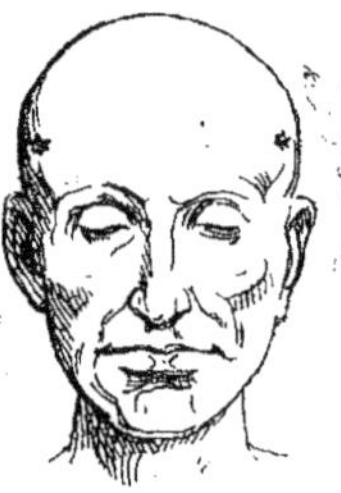

CONSTRUCTIVITÉ.
Canova.

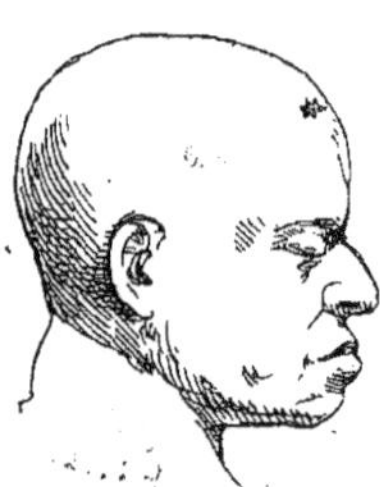

BIENVEILLANCE.
Eustache, nègre.

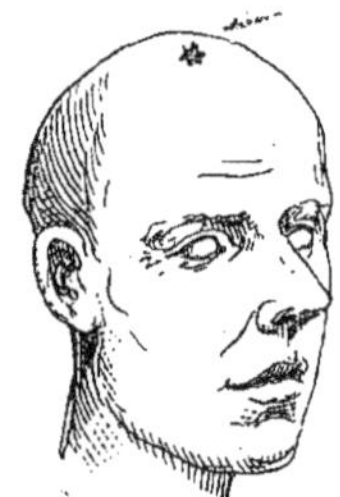

VÉNÉRATION.
Rolland, poète mystique.

trera, d'ailleurs, le point précis du cerveau où Spurzheim, après Gall, plaçait chacune de ces facultés.

Penchants. — Communs aux animaux et aux hommes, les penchants, d'après les premiers classificateurs, étaient au nombre de neuf, désignés comme il suit :

1. *Amativité :* penchant à l'amour physique. Siégeant dans le cervelet, il se traduit par une bosse dans la région occipitale.

2. *Philogéniture :* amour des enfants, amour maternel. Il est situé au-dessus de l'amativité, dont il est le complément.

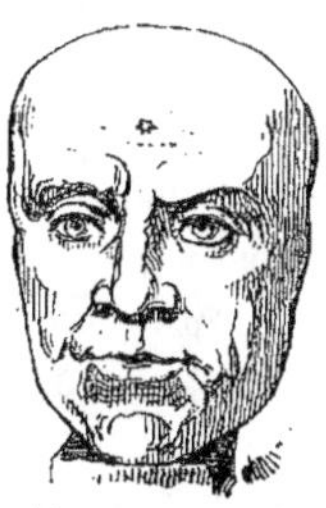

ORDRE.
Franklin.

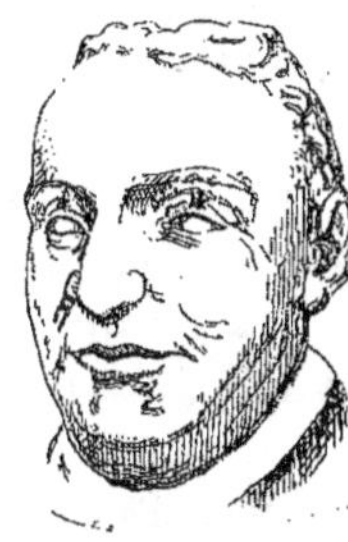

LANGAGE.
Mirabeau.

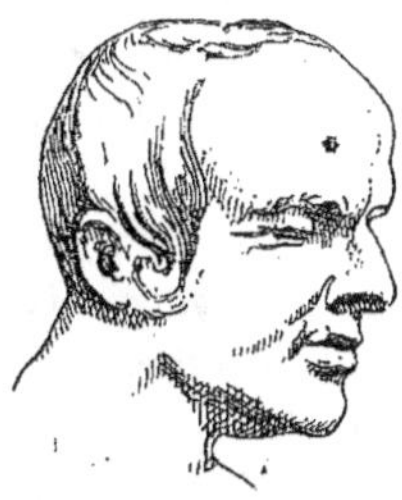

CAUSALITÉ.
Hopp.

3. *Habitativité :* amour de l'habitation : Placé au-dessus du précédent, il allonge considérablement le diamètre antéro-postérieur de la tête. Ce penchant était très prononcé chez Sophie Germain, une mathématicienne aux goûts casaniers.

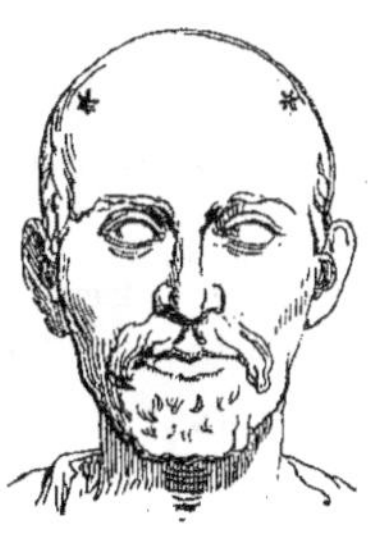

IDÉALITÉ.
Le Tasse.

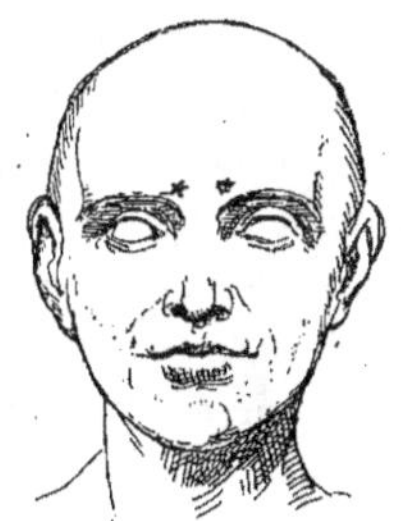

CONFIGURATION.
Girodet.

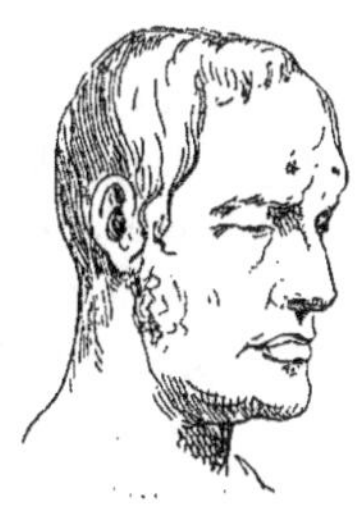

LOCALITÉ.
Dumont d'Urville.

4. *Affectionnivité :* besoin d'attachement. Située en dehors de l'habitativité, cette faculté paraît être l'instinct de s'attacher aux êtres et aux choses qui nous entourent.

5. *Combativité* : organe du courage, penchant à attaquer, instinct de la défense personnelle. Il siège au-dessus de l'amativité.

6. *Destructivité* : penchant à détruire. Il fait mordre, pincer, déchirer, casser, brûler, démolir, étrangler, noyer, empoisonner et assassiner. Cet organe, situé immédiatement au-dessus de l'oreille, était très développé chez le meurtrier Chauffron.

7. *Secrétivité* : instinct à cacher, dissimulation. Situé au-dessus du précédent, il élargit la tête dans le sens transversal.

8. *Acquisivité* : penchant à prendre par force, par ruse, ou par industrie. Instinct du vol. Placé au-dessus de la secrétivité, dont il est le complément.

9. *Constructivité* : instinct de l'architecture, de la mécanique, de la sculpture. Il occupe la région temporale. La tête du sculpteur Canova présentait, à ce niveau, une saillie très prononcée.

Outre ces principaux penchants, Spurzheim et ses successeurs admettaient encore : l'*alimentivité,* penchant à la gourmandise, placé à la base du front, en dehors des yeux; très accusé sur le buste de Vitellius ; et l'*amour de la vie,* instinct de la conservation personnelle, situé derrière l'oreille, en avant du cervelet.

Sentiments. — Plus spéciaux à l'homme, et d'un ordre supérieur aux penchants, les sentiments, au nombre de douze, sont ainsi désignés et classés en phrénologie :

10. *Estime de soi* : amour propre, orgueil. L'organe occupe la partie supérieure de la tête, à la chute du sommet sur l'occiput.

11. *Approbativité* : amour de l'approbation d'autrui, des compliments, des flatteries, de la parure, de l'ostentation, des décorations. Situé au-dessous du précédent, il produit aussi l'émulation, l'amour de la gloire.

12. *Circonspection* : attention, prudence, modération, conservation. L'organe est situé latéralement, au-dessous de l'approbativité.

13. *Bienveillance* : bonté, pitié, humanité, charité. Placé au-dessus du front, l'organe de la bienveillance était très développé

chez le nègre Eustache qui reçut de l'Académie le prix Montyon.

14. *Vénération* : Foi religieuse, mysticisme. L'organe occupe le sommet de la tête. Chez Rolland, un assez mauvais poète mystique, ce sentiment était très prononcé.

15. *Fermeté* : entêtement, opiniâtreté. Situé au sommet de la tête, entre la vénération et l'estime de soi.

16. *Conscienciosité* : sentiment de la justice et du devoir. Il est placé entre les organes de la circonspection et de la fermeté.

17. *Espérance* : sentiment du jeu, des entreprises, des tentatives, des spéculations. Il est situé en avant et à côté du précédent.

18. *Merveillosité* : amour du merveilleux, du surnaturel. Il avoisine et complète l'organe de la vénération.

19. *Idéalité* : Enthousiasme, exaltation, inspiration poétique. L'organe de l'idéalité, placé au-dessus de la tempe, élève le front et l'élargit. Il était très apparent chez le Tasse et quelques autres poètes.

20. *Gaieté* : tendance à faire rire et à chercher en tout le côté plaisant; moquerie, raillerie, esprit de saillie. L'organe est situé à la partie supérieure du front, en avant du précédent.

21. *Imitation* : tendance instinctive à imiter, siège au sommet du front, en dehors de la bienveillance.

Facultés perceptives. — Elles donnent la connaissance des objets extérieurs, de leurs qualités physiques et de leurs divers rapports. Groupées à la partie antérieure et inférieure des hémisphères cérébraux. On les classe et les désigne comme il suit :

22. *Individualité* : faculté moyennant laquelle l'esprit connaît les objets extérieurs et leur existence individuelle.

23. *Configuration* : faculté de percevoir la forme des objets. Elle donne la mémoire des personnes et des choses. L'organe était très accentué chez le peintre Girodet.

24. *Étendue* : appréciation des distances : précision, sentiment de la perspective.

25. *Pesanteur et résistance* : faculté d'apprécier le poids, la ré-

sistance, la consistance des objets. Elle serait, pour les phréno-logues, le centre percepteur des impressions du toucher.

26. *Coloris* : sentiment du coloris, de la peinture. Goût des fleurs, des étoffes bariolées.

27. *Localité* : amour des voyages, mémoire des lieux. L'organe, situé au-dessus du sourcil, était très prononcé chez le célèbre navigateur Dumont-d'Urville.

28. *Calcul* : aptitude aux mathématiques. Mémoire des dates.

29. *Ordre* : amour de la méthode, de la propreté. Aptitude scientifique. L'organe était très accusé sur le front de Franklin.

30. *Eventualité* : mémoire des faits, des événements.

31. *Temps* : sentiment de la cadence. Goût de la musique.

32. *Tons* : instinct de la mélodie. Complète l'organe précédent.

33. *Langage* : mémoire des mots. Cette faculté qui se traduit par la saillie des yeux, était très apparente chez Mirabeau.

Facultés réflectives. — Elles constituent le raisonnement ou la réflexion. Placées au-dessus des précédentes, on les distingue en :

34. *Comparaison* : faculté de saisir les analogies, les ressemblances entre les êtres et les choses.

35. *Causalité* : recherche des causes et des effets. Goût de l'analyse. L'organe était très saillant chez Hepp, savant professeur d'économie politique à Strasbourg.

Telle est, aujourd'hui comme à l'époque où elle fut définitivement constituée par Gall et Spurzheim, toute la science phrénologique. Le principe en est exact, puisque certaines circonvolutions cérébrales paraissent bien spécialement affectées à certaines facultés; mais la classification des phrénologues n'en est pas moins arbitraire et tout à fait hypothétique. L'expérience et l'observation, trop souvent en désaccord avec cette vaine géographie du cerveau, nous démontrent chaque jour, en effet, que sous les crânes les plus disparates, germent malheureusement les penchants les plus analogues.

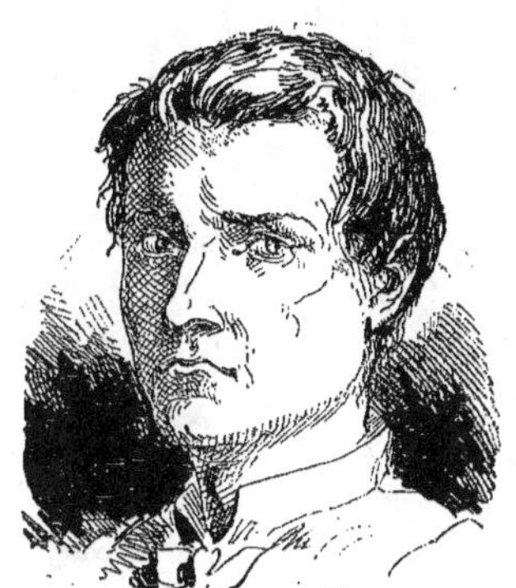

Le méchant.

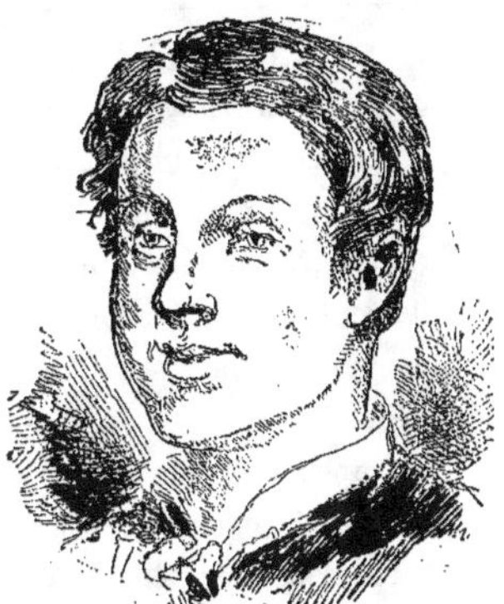

Le bon vivant.

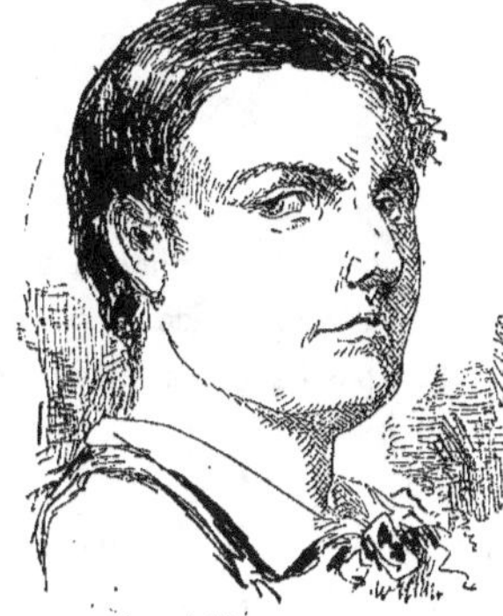

L'orgueilleux.

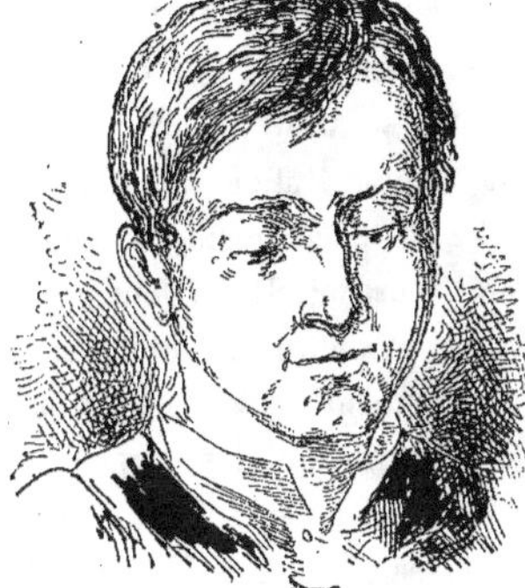

Le timide.

Types physiognomoniques.

PHYSIOGNOMONIE.

Longtemps avant que le docteur Gall ne conçût l'idée de son système phrénologique, un certain nombre de savants s'occupaient déjà d'une science non moins conjecturale, la *physiognomonie*, ayant aussi pour but la connaissance intime de l'homme d'après les traits du visage et les divers signes que peut fournir l'habitude extérieure du corps.

Le plus connu de ces savants est Lavater, dont les *Essais* renferment, à vrai dire, un faisceau considérable d'observations parfaitement justes, mais trop isolées, trop individuelles, pour que l'on puisse fonder sur elles un système scientifique complet.

Aussi, comme la phrénologie, qui, logiquement, devrait être le complément et la preuve de la physiognomonie, cette dernière méthode de connaître les hommes est-elle demeurée stationnaire depuis l'époque même où parurent les remarquables travaux de son fondateur.

C'est, qu'en effet, loin de se prêter un mutuel appui, les deux systèmes de Lavater et de Gall, à tout instant se contredisent. Très exacts et très vrais quand on les relève sur un nombre relativement restreint d'individus, les faits sur lesquels ils s'appuient se trouvent faux, quand on cherche à les constater sur une agglomération humaine de quelque importance.

La physiognomonie, cependant, plus encore que la phrénologie, serait susceptible de fournir les éléments d'une science positive. Il est incontestable qu'à la longue, les passions, les émotions fréquemment ressenties, finissent par laisser à la physionomie l'expression qui les caractérise.

La ressemblance morale, d'ailleurs, se transmet héréditairement, on le sait, comme la ressemblance physique, et tel enfant dont le visage rappelle celui de son père aura souvent aussi les mêmes aptitudes intellectuelles, les mêmes qualités ou les mêmes vices que son générateur.

Mais combien d'exceptions encore à ces règles; et comme il serait difficile de saisir les causes, de préciser les influences qui dans tel ou tel cas, donnent aux faits les plus positifs en apparence, un complet démenti!

La physiognomonie, jusqu'à présent, ne peut donc être présentée que comme une science approximative; et tout en rapportant ici les observations les plus précises réunies par Lavater et ses successeurs*, peut-être est-il bon d'avertir le lecteur qu'il s'exposerait à de nombreuses déceptions s'il supposait aux divers signes que nous allons énumérer, une absolue certitude.

SIGNES PHYSIOGNOMONIQUES

Tête. — Face et profil. — Une tête bien proportionnée, ni trop grande ni trop petite, annonce ordinairement un bon caractère, une parfaite intelligence. Trop volumineuse, elle indique la brutalité, trop petite, la faiblesse et l'imbécillité.

La face comprend trois parties : le front, le nez, la bouche. La bonne harmonie de ces trois régions s'accorde avec la justesse de l'esprit et la régularité du caractère.

Un beau profil annonce presque toujours un caractère distingué. Les signes que fournit un visage vu de profil, sont aussi plus faciles à saisir et plus précis que ceux d'un visage vu de face.

Front. — Le front allongé dénote un esprit vaste mais sans énergie; serré, court et compacte, un caractère concentré sérieux et solide.

Le front aux contours arrondis annonce la douceur du caractère; le front anguleux l'énergie et la fermeté. Tout front droit et vertical des cheveux aux sourcils, marque le défaut d'intelligence. L'esprit, l'imagination, la vivacité, résident, au contraire, dans les fronts ronds et proéminents par le haut, mais droits par le bas et perpendiculaires dans l'ensemble.

Un front uni et lisse, sans rides et sans plis, révèle la froideur, l'insouciance, la causticité. Les plis verticaux marquent l'application et l'énergie; les plis horizontaux, l'indifférence et la

---

* Lavater, *Essais physiognomoniques.* — Alexandre David, *Le petit Lavater français.*

faiblesse. Les plis obliques, surtout s'ils sont parallèles, sont le signe d'un esprit étroit et soupçonneux.

Yeux. — Les yeux, a-t-on dit, sont « le miroir de l'âme », et nous savons déjà quel rôle considérable ils jouent dans l'expression des émotions.

Les yeux bleus annoncent la douceur du caractère, les yeux bruns ou noirs trahissent la force et la volonté. Des yeux grands, très ouverts et très mobiles révèlent l'intelligence, le bon goût et parfois le tempérament voluptueux.

De petits yeux noirs et vifs, voilés de sourcils noirs et touffus, annoncent la finesse, la malice et la subtilité d'esprit.

Lorsque la paupière coupe l'œil horizontalement, vers le milieu de la prunelle, c'est le signe d'un homme habile, adroit et rusé.

Sourcils. — Des sourcils droits et horizontaux, annoncent un caractère mâle et vigoureux; doucement arqués, ils révèlent la modestie et la simplicité.

Les sourcils minces, marquent ordinairement la faiblesse, épais et compactes ils promettent un jugement mûr et solide; hérissés et rudes, ils annoncent une extrême vivacité.

Des sourcils qui se joignent à la racine du nez, dénotent souvent un caractère sournois et jaloux; plus ils se rapprochent des yeux, plus l'esprit est sérieux, profond et hardi.

Nez. — Un beau nez est l'indice d'un excellent caractère. Un nez à large base annonce des facultés supérieures; à racine étroite il révèle une énergie souvent considérable, mais momentanée. Un nez qui se courbe au haut de la racine, trahit un caractère impérieux, un esprit autoritaire et ferme dans ses projets.

Une narine étroite est un signe de timidité; large, elle dénote une délicatesse de sentiment qui peut aisément dégénérer en sensualité.

Les nez retroussés trahissent la volupté, la mollesse, et souvent aussi des propensions à la jalousie et à l'entêtement.

Bouche. — La bouche exprime très nettement un certain nombre d'émotions. La tristesse en abaisse les coins; la joie les relève; le mépris, l'aversion, le dédain poussent les lèvres en avant et font faire la moue.

Des lèvres fermes et bien dessinées, annoncent aussi la fermeté du caractère.

Grosses et charnues, les lèvres annoncent la bonté, quelquefois la sensualité ou la paresse. Minces et serrées elles sont l'indice du sang-froid, d'un esprit méthodique, ami de l'ordre et de l'exactitude.

Dents. — Courtes, petites et serrées, les dents révèlent la force corporelle; longues et larges, la faiblesse et la timidité.

Les dents blanches, propres, régulières, s'accordent avec la douceur du caractère et la bonté du cœur.

Des dents larges et serrées annoncent une longue vie.

Menton. — Le menton proéminent exprime l'énergie, le menton reculé, la faiblesse.

Charnu, épais, à double étage, il annonce la sensualité. Creusé d'une fossette, il est l'indice de la bienveillance; fendu verticament il indique l'homme judicieux, calme et résolu.

Joues. — Les joues fraîches et charnues annoncent la bonne humeur et la santé. Creuses, elles décèlent le chagrin; maigres et rétrécies, la fatigue, l'abus des plaisirs, quelquefois l'envie et la jalousie.

Oreilles. — L'oreille bien dessinée et proportionnée au volume de la tête est le signe d'une heureuse organisation. Aplatie et sans rebords, elle caractérise la bêtise; bien détachée, elle annonce la franchise et l'intelligence.

Cou. — Le cou long et grêle, est un signe de paresse. Gros et long, il révèle la force et la générosité, gros et court, il dénote la colère et fait craindre l'apoplexie.

Un cou difforme indique le défaut d'intelligence. Tendu en arrière, il annonce l'orgueil et la fierté, en avant, la curiosité ou l'avarice.

Chevelure. — Longs, mous et délicats, les cheveux sont la marque d'un caractère faible; courts et forts ils indiquent l'énergie et la vigueur.

Les cheveux blonds annoncent ordinairement outre un tempérament délicat, la douceur et la noblesse du caractère; noirs et bruns, ils sont l'indice de la force et de l'activité.

Les cheveux roux caractérisent l'homme souverainement bon ou souverainement méchant.

Attitude. — Maintien. — Un homme qui s'agite sans cesse ne peut être moralement calme, ni doux; mais il n'est point non plus, nonchalant ou paresseux. La démarche de l'homme sensé ne ressemble en rien à celle de l'idiot. L'attitude prétentieuse de l'orgueilleux diffère absolument du simple maintien de l'homme modeste.

Voix et parole. — Malgré que la parole, au dire d'un fin diplomate, ait été donnée à l'homme « pour déguiser sa pensée », rien n'est plus difficile que de modifier le ton naturel de la voix, et de l'empêcher d'exprimer plus ou moins, par un timbre spécial, les sentiments de celui qui parle.

Aussi, l'homme doux et bon s'exprime d'une voix agréable et mesurée; le brutal et le grossier parlent d'un ton rude et semblent rechercher les expressions triviales; l'innocence et la candeur ont un langage doux et naïf, la probité, la franchise, une voix pure et simple, la vérité, la raison, le bon sens, un accent des plus entraînants, des plus sympathiques.

Geste. — De même, le geste est toujours plus ou moins d'accord avec le caractère et la pensée. Quand il n'est point retenu par une volonté forte ou corrigé par l'éducation, presque toujours il double l'effet de la parole ou suffit, à lui seul, à traduire les idées. Le geste naturel est particulièrement expressif chez les gens du peuple et les Méridionaux. Etudié, réglé par l'éducation, il entre pour une bonne part dans le talent de l'orateur et de l'artiste dramatique.

TYPES PHYSIOGNOMONIQUES

Dans toute société humaine, certains individus ont une physionomie particulièrement accentuée et constituent, entre tous, de véritables « types ». Leur visage, leurs allures, produisent une vive impression sur quiconque les observe ; et l'on s'approche ou l'on s'éloigne de ces individus selon le degré de sympathie ou de répulsion qui se dégage de leur personne. Il est surtout facile de reconnaître, à leur physionomie :

Le méchant. — Visage sombre, pâle, amaigri ; traits anguleux et durs. Oreilles étroites, bouche serrée, pincée, à lèvres minces. Dents aiguës se découvrant parfois dans un mauvais sourire. Parole brusque et vive, voix sèche, cassante, langage trivial et grossier. Yeux noirs, brillants, à regards obliques. Sourcils froncés, teint bilieux, corps frêle, amaigri. Doigts longs et secs, jambes grêles. Pieds mal faits. Démarche inquiète et troublée.

Le bon vivant. — Visage aimable, rose, joufflu. Traits arrondis et doux. Oreilles régulières, bien détachées. Bouche entr'ouverte et souriante ; lèvres pleines, saillantes, vermeilles. Parole douce, abondante et facile. Voix agréable, langage pittoresque, expressif. Yeux vifs, brillants et malicieux, regard franc, teint clair. Taille droite, moyenne et bien proportionnée. Doigts flexibles et distancés. Démarche paisible.

L'orgueilleux. — Visage hautain. Bouche fermée, dédaigneuse. Sourcils arqués, constamment élevés. Yeux grands et brillants, ne regardant jamais en face. Cou droit et tendu. Parole rare et brève. Voix emphatique. Démarche lente et prétentieuse.

Le timide. — Visage aux traits arrondis, pâlissant ou rougissant avec une extrême facilité, oreilles colorées. Bouche souriante. Yeux grands, ouverts, brillants, faibles de vue, regards indécis, paupières baissées, cheveux blonds. Parole lente et douce. Voix faible, agréable. Démarche tranquille, calme, embarrassée.

Le luxurieux. — Visage aimable et souriant. Front lisse. Oreilles petites. Nez relevé, camard. Yeux grands, vifs, luisants, noirs, mobiles. Cheveux épais, crépus. Système pileux abondant. Cuisses et jambes velues. Démarche hardie.

L'avare. — Visage amaigri, pointu, ratatiné. Œil vif, à demi clos, regard furtif. Teint blême ou livide. Constitution frêle. Dos courbé. Voix aiguë, faible, tremblante. Parole brève. Doigts longs, osseux, frémissants. Malpropreté. Crainte constante des voleurs. Démarche rapide.

L'ivrogne. — Visage plein, coloré. Nez gros, rouge, bourgeonné. Joues violacées. Œil humide, terne, égaré. Paupières lourdes. Respiration forte, haleine fétide. Voix rauque, brève, brutale. Langage trivial et grossier. Mouvements brusques ou violents.

L'imbécile. — Visage large, plat, aux contours empâtés. Front bas. Col court. Yeux ternes, inexpressifs. Oreilles aplaties, mal dessinées. Bouche béante, mâchoires fortes et charnues. Voix grosse et rude. Langage inepte ou grossier. Mouvements gauches, démarche embarrassée.

Le fripon. — Visage maigre, irrégulier, pointu. Front plissé. Lèvres minces. Œil vif, enfoncé, caché sous d'épais sourcils. Regard inquiet, pénétrant. Parole brève, rapide. Voix aigre, flûtée. Epaules hautes; dos plat. Doigts impatients, longs et maigres. Démarche précipitée.

Il serait facile, on le conçoit, de multiplier ces portraits et d'en dessiner encore un certain nombre; mais on ne saurait garantir, quelque expressive que soit une physionomie, que le moral répond bien toujours au physique. L'ensemble du visage n'est pas moins trompeur, en effet, qu'un seul de ses traits; et s'il est imprudent, quelquefois de se fier aux gens de bonne apparence, il n'est pas moins vrai que beaucoup de personnes, mal douées de la nature, gagnent considérablement à être connues.

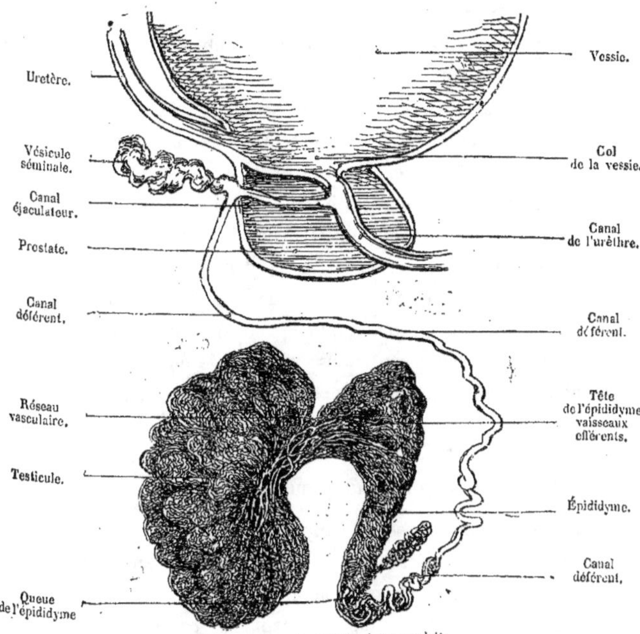

Appareil sécréteur du sperme et ses conduits.

III. — L'UNION DES SEXES

GÉNÉRATION

Obéissant à la douce impulsion de l'amour qu'ils éprouvent l'un pour l'autre, l'homme et la femme instinctivement se recherchent, se désirent, s'unissent enfin, dans la plus ardente des étreintes.

De leurs forces physiques et morales intimement mêlées et confondues, se dégage, alors, une suprême puissance dont ils ne peuvent disposer séparément, la puissance créatrice ; aussi, cette union des sexes qui donne un instant, à deux êtres si misérables un tel pouvoir, est-elle la plus haute fonction que puisse accomplir la créature humaine.

Par la violence de l'irrésistible passion qu'elle nous inspire, par l'intensité des jouissances que procure l'amour, par l'importance exceptionnelle, enfin, de ses résultats, la nature nous montre suffisamment combien elle est intéressée à l'accouplement, à l'union des êtres. De cet acte essentiel, elle fait le véritable but et le point culminant de l'existence. C'est dans ce mystérieux travail qu'elle nous donne la vie; c'est pour que nous soyons capables de l'accomplir à notre tour, qu'elle nous accorde la force et la jeunesse; c'est pour que nous laissions le champ libre à ceux que nous avons engendrés, qu'elle nous fait mourir.

L'APPAREIL GÉNÉRATEUR ET SES FONCTIONS

ACCOUPLEMENT OU COPULATION.

Dans l'un et l'autre sexe, l'appareil de la génération se compose d'un organe sécréteur : l'*ovaire* et ses annexes, chez la femme, le *testicule* chez l'homme; d'un organe copulateur, à l'aide duquel s'opère le rapprochement; la *verge* ou *pénis,* d'une part, le *vagin* de l'autre.

Érection. — Sous l'influence de l'ardent désir dont l'homme est possédé, le sang, affluant à ses organes, remplit les corps caverneux de la verge, et détermine ainsi le phénomène de l'*érection,* première phase du grand acte physiologique ayant pour but la reproduction de l'espèce. Du côté de la femme, la même excitation s'accompagne naturellement, des mêmes phénomènes. L'érec-

---

Étymologies. — GÉNÉRATION, *genesis,* genèse. — COPULATION, ACCOUPLEMENT ou COÏT : *copulatio, coïre* : aller avec. — TESTICULE : *testis.* — SCROTUM : *oskeos,* sac. — SPERME, *sperma,* semence. — EPIDIDYME : *épi,* sur, *didumos,* testicule. — CANAL EFFÉRENT, DÉFÉRENT, qui enlève, qui emporte. — SPERMATOZOÏDE : *sperma,* sperme, *zoon,* animal : animalcule du sperme. — OVAIRE, OVULATION, OVULE : *oon, ovum,* œuf. — VÉSICULE DE GRAAF : du nom de l'anatomiste qui la découvrit. — TROMPE DE FALLOPE : L'organe ainsi désigné présente la forme d'une trompe. Fallope, élève de Vésale, en donna une bonne description. — VITELLUS, MEMBRANE VITELLINE *Vitellus,* jaune d'œuf.

tion, chez elle, gonfle le tissu spongieux qui constitue le *clitoris,* et facilite encore la copulation en dilatant l'ouverture vaginale.

Cette turgescence des organes érectiles n'est point seulement destinée, cependant, à favoriser l'acte générateur. Elle a pour but, aussi, d'augmenter considérablement la sensibilité des muqueuses sexuelles et par conséquent, de procurer aux deux êtres que l'amour unit, cette voluptueuse sensation dont la nature a fait l'actif stimulant des fonctions génératrices.

Facilitée par l'abondante sécrétion que fournissent les glandes vulvo-vaginales, la copulation, entre deux sujets ardents et robustes, n'est jamais de longue durée. Elle se termine brusquement, par l'*éjaculation* dans les voies génitales de la femme, de la liqueur séminale ou *sperme,* sécrétée par l'organe mâle, et le spasme à demi convulsif qui, chez l'homme, accompagne cette émission fécondante, est aussitôt suivi d'une période plus ou moins longue, de fatigue et de repos.

ORGANE MALE. — SÉCRÉTION DU SPERME.

Appareil sécréteur. — L'élaboration du sperme est certainement la plus lente et la plus difficile de toutes les sécrétions. L'organe où elle s'accomplit, le *testicule,* enveloppé de la peau et des membranes fibro-séreuses qui constituent le sac du *scrotum,* présente une texture des plus compliquées. Divisée en un grand nombre de lobules, la glande est essentiellement composée d'un tissu tubuleux dont les filaments, à peine gros comme un cheveu, peuvent atteindre, déroulés avec précaution, une longueur de 70 à 80 centimètres.

Le nombre de ces canalicules, d'ailleurs, est si considérable, qu'ajoutés bout à bout, ils mesureraient une étendue de plusieurs lieues; mais ils convergent tous vers le bord droit du testicule pour s'entrelacer en un épais *réseau vasculaire* d'où se détachent, en fin de compte, une douzaine de *canaux efférents.* De la réunion de ces derniers résulte l'*épididyme,* qui coiffe le testicule comme d'un casque et s'allonge en une *queue* de plus en plus étroite, d'où résulte un conduit unique, le *canal déférent.* (Voir la fig.)

Réuni aux vaisseaux artériels et veineux du *cordon,* le canal spermatique pénètre dans l'abdomen, se dirige vers le bas-fond de la vessie et débouche au niveau de la prostate, dans un petit réservoir fibreux, la *vésicule séminale,* où le sperme s'accumule avant de gagner la voie uréthrale qu'il parcourt d'un jet rapide, au moment de l'éjaculation.

Sperme. — Sécrété par les microscopiques canaux du testicule, le sperme est un liquide blanchâtre et visqueux, d'une odeur caractéristique, rappelant celle de la cervelle fraîche et contenant, en grand nombre des *granulations,* des *cellules* et surtout une infinité de petits corps animés, les *spermatozoïdes,* composés d'une sorte de tête triangulaire et d'un filament très délié, figurant une *queue.*

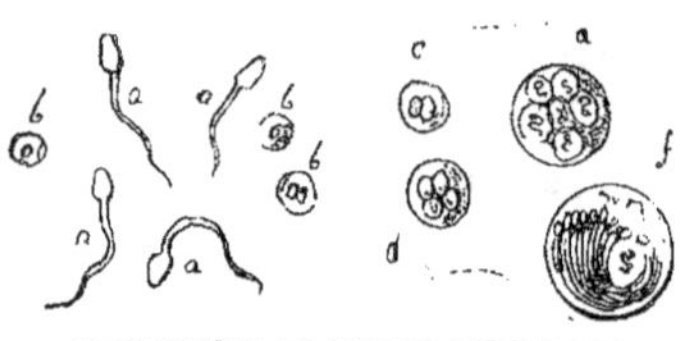

SPERMATOZOÏDES ET CELLULES SPERMATIQUES.

aaa. Spermatozoïdes. — *b. c. d. e. f.* Cellules à divers degrés de développement.

Ces infimes corpuscules, que l'on peut regarder comme de véritables animalcules ou de simples cellules vibratiles, s'agitent et frétillent dans le liquide séminal avec une extrême vivacité. Quelle que soit leur nature, ce sont bien d'ailleurs les seuls agents de la fécondation et de la transmission de la vie. Ce n'est qu'à la puberté qu'ils apparaissent dans la liqueur fécondante, pour s'y montrer de plus en plus nombreux jusqu'à la trentième ou quarantième année, et s'y raréfier ensuite de plus en plus, à mesure que l'homme avance en âge.

Les spermatozoïdes naissent des cellules contenues avec eux dans le fluide séminal et c'est surtout dans l'épididyme et les canaux déférents que cette éclosion s'opère. Extraits du corps de l'homme, ils peuvent, durant un ou deux jours, conserver leur vitalité, pouvu qu'ils soient maintenus à une bonne température. Ils vivent beaucoup plus longtemps, toutefois, dans les voies génitales de la femme, à moins qu'ils n'y soient promptement détruits, par une surabondance de flueurs blanches ou par l'acidité du mucus vaginal.

ORGANE FEMELLE. — OVULATION.

Ovaire. — L'*ovaire*, chez la femme, est l'analogue du testicule chez l'homme. De même que l'organe mâle sécrète le sperme, l'ovaire sécrète l'œuf que le liquide séminal fécondera.

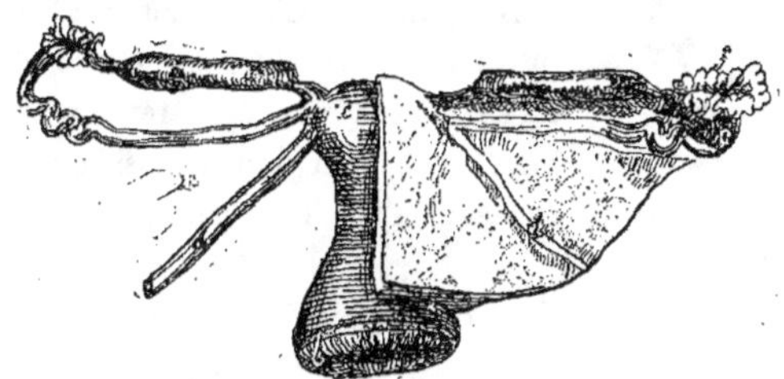

APPAREIL DE LA GÉNÉRATION CHEZ LA FEMME.

a. b. c. Utérus ou matrice. — *d d.* Ligaments ronds. — *e e.* Trompes utérines. — *f f.* Pavillons des trompes. — *g g.* Ovaires. — *h h.* Ligaments de l'ovaire.

Placé dans le bassin, de chaque côté de l'*utérus* auquel il est rattaché par un large ligament, l'ovaire se présente sous la forme d'un petit corps spongieux du volume d'une noix, intérieurement creusé d'une multitude de petites cellules désignées sous le nom de *vésicules de Graaf*.

Vésicules de Graaf. — Au sein de ces vésicules, flottent, dans un liquide clair, de nombreuses granulations, beaucoup plus épaisses vers la partie supérieure de la cavité, où réunies en un petit amas grisâtre, le *disque* ou *cumulus proliger*, elles enveloppent une cellule un peu plus volumineuse, l'*ovule,* premier élément de l'œuf humain.

Les vésicules de Graaf et leur contenu se développent promptement. Chaque mois, une ou deux d'entre elles grossissent, soulèvent les membranes de l'ovaire, font saillie à la surface, et se

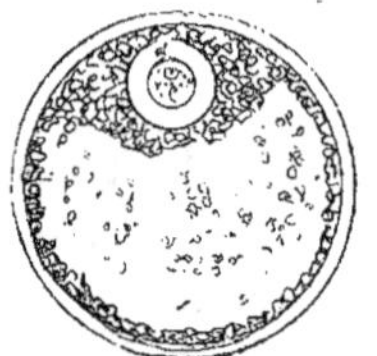

VÉSICULE DE GRAAF
extraite de l'ovaire.

a. Tunique de la vésicule.
b. Membrane granuleuse.
c. d. Ovule.
e. Cumulus proliger.

gonflent à tel point qu'il serait facile, alors, de distinguer à travers leurs parois fort amincies, le petit point blanchâtre représentant l'ovule, au milieu du disque de granulations dont il est entouré.

Cette distension de la vésicule par le liquide qui l'emplit, n'a d'autre but, d'ailleurs, que de provoquer sa rupture et celle-ci s'accomplit, en effet, à peu près régulièrement, au bout d'un mois. Comme un grain de raisin que l'on écrase, la vésicule de Graaf éclate alors d'elle-même en se vidant de son contenu.

Chassé par le liquide, l'ovule, microscopique encore, est projeté au dehors ; mais aussitôt reçu par le pavillon évasé de la *trompe de Fallope*, sous-jacente à l'ovaire, il s'enfonce dans l'étroit canal de cet organe qui le conduira lentement dans la cavité de l'utérus.

Menstruation. — La rupture des vésicules de Graaf ne passe point inaperçue chez la femme. Elle coïncide, au contraire, ordinairement, avec l'hémorrhagie périodique constituant les *règles* ou *menstrues*. Non pas que le sang qui s'écoule alors par les voies génitales, provienne exclusivement, comme on le pourrait croire, de la déchirure des membranes ovariques. Jamais la rupture d'une simple vésicule ne pourrait fournir une telle quantité de sang. Mais les deux phénomènes de la chute de l'œuf et de l'écoulement menstruel sont liés de telle sorte que la manifestation de l'un appelle, pour ainsi dire, la production de l'autre, et que, le plus souvent, l'œuf s'engage dans la trompe au moment même où le sang des règles filtre, plus ou moins abondant, à travers la muqueuse utérine congestionnée.

Selon l'âge, la constitution, le tempérament, l'hémorragie périodique, chez les femmes, présente d'ailleurs beaucoup d'irrégularité. Quelquefois même, au lieu de s'opérer par la muqueuse utérine, l'écoulement se produit par une autre voie, notamment à la surface des muqueuses nasale, pulmonaire, intestinale, etc. Dans le plus grand nombre des cas, la quantité de sang épanché varie entre deux cents et trois cents grammes.

Cependant, du côté de l'organe sécréteur, la vésicule rompue tend à se refermer et à se cicatriser d'elle-même. Vidées de leur contenu, ses parois s'affaissent, leurs bords se rétractent, un minime caillot de sang qui provisoirement, bouche la cavité vésiculaire, petit à petit se décolore et pâlit jusqu'à former un tissu cicatriciel que l'on a nommé le *corps jaune;* bientôt, enfin, à la place

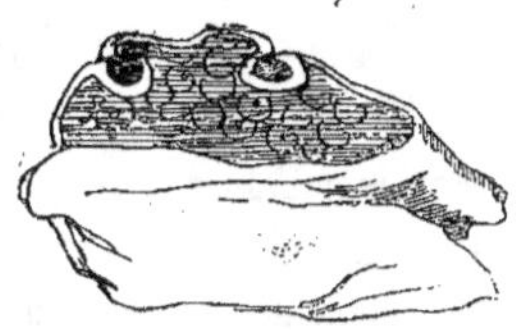

Ovaire de la femme après la rupture de deux vésicules de Graaf.

de la vésicule primitive, il ne reste plus qu'une tache blanche, à l'entour de laquelle d'autres vésicules ne tarderont pas à se développer.

Ovule. — Quoi qu'il en soit, voici donc l'ovule engagé dans la trompe de Fallope, et cheminant vers l'utérus. Très petit encore, puisque son diamètre ne mesure guère qu'un cinquième ou qu'un dixième de millimètre, il se compose déjà, néanmoins, de plusieurs parties, très distinctes au microscope, et qui sont, de dehors en dedans :

Une enveloppe transparente, la *membrane vitelline,* relativement assez épaisse, eu égard au volume de l'œuf; une partie centrale, le *jaune* ou *vitellus,* formé de granulations élémentaires unies et rassemblées par un liquide visqueux; une vésicule arrondie, enfin, la *vés·icule germinative,* pleine d'une sérosité claire et flottant dans le vitellus.

Très délicate, la vésicule germinative laisse apercevoir par transparence, une petite *tache* que l'on a cru longtemps être le point essentiel de l'œuf et le véritable *germe* de l'être nouveau; mais les recherches des physiologistes modernes s'accordent à prouver que, ni la vésicule, ni la tache, très fugaces, l'une et l'autre, ne sont indispensables à la fécondation.

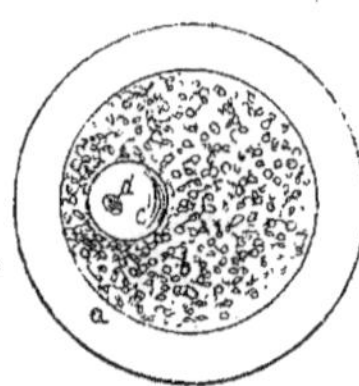

OVULE. ŒUF HUMAIN,
à la sortie de l'ovaire.

a. Membrane vitelline.
b. Jaune ou vitellus.
c. Vésicule germinative.
d. Tache germinative.

Migration de l'ovule. — La trompe de Fallope, où l'ovule s'engage au sortir de la vésicule de Graaf remplit, chez la femme, le rôle de l'oviducte chez les oiseaux. C'est un tube à fortes parois, très flexueux, s'ouvrant en dedans vers la partie supérieure de l'utérus, et se terminant en dehors, par une expansion membraneuse évasée en entonnoir, aux bords taillés en franges, et rappelant assez bien le *pavillon* d'un instrument de musique. Au moment où parvenue à maturité, la vésicule de Graaf est prête à se rompre, la trompe, soulevée par un véritable phénomène d'érection, peut ainsi s'appliquer sur l'ovaire, le coiffer et recevoir l'ovule.

Entouré des granulations du cumulus proliger qu'il entraîne avec lui, le petit œuf pénètre alors dans le tube de la trompe, et poussé par les contractions du conduit, il chemine lentement, sur la muqueuse, balayant les mucosités qui la tapissent et rencontrant à peu près sûrement dans ce trajet des animalcules spermatiques, si le dernier rapprochement sexuel date de peu de jours.

A mesure qu'il avance, l'ovule, d'ailleurs, s'englue davantage et progresse plus doucement. Il s'entoure, comme l'œuf des oiseaux dans l'oviducte, d'une épaisse couche d'albumine, et ce n'est guère qu'au bout d'une semaine qu'il sort de la trompe pour entrer dans l'utérus.

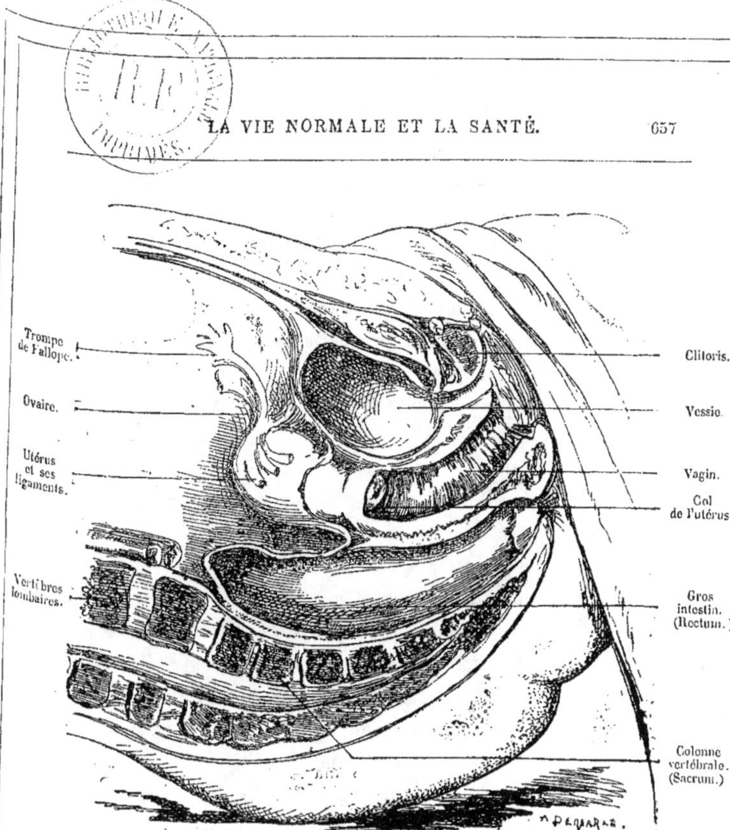

Coupe verticale du bassin chez la femme. — Organes de la génération.

FÉCONDATION

Après les remarquables travaux des physiologistes modernes, il n'est plus permis de douter que les spermatozoïdes de la liqueur séminale ne soient les véritables agents de la fécondation. Pour que le phénomène s'accomplisse, il est même indispensable que les animacules pénètrent à l'intérieur de l'ovule et qu'ils possèdent toute leur vitalité.

Le plus souvent c'est dans l'étroit conduit de la trompe utérine que le sperme rencontre le petit œuf; mais il n'est pas impossible que le contact ait lieu dans le pavillon même de l'organe et jusque sur l'ovaire, les spermatozoïdes, quand ils sont nombreux et vivaces, pouvant parfaitement s'insinuer jusque-là.

Dans la grande majorité des cas, cependant, la fécondation s'opère dans la partie de la trompe la plus rapprochée de l'utérus; et quand elle n'est point commencée à l'intérieur de ce conduit, il n'est pas probable qu'elle puisse avoir lieu dans la cavité de la matrice.

Ainsi, la ponte de l'œuf coïncidant avec l'écoulement menstruel, et la migration de l'ovule à travers la trompe exigeant, en moyenne, huit à dix jours, la fécondation serait surtout facile durant la première et la seconde semaine qui suivent les règles et c'est, par conséquent, durant cette période, que les époux sans enfants devraient surtout s'appliquer à en avoir.

Après une douzaine de jours, l'ovule étant arrivé dans l'utérus, traverse l'organe trop rapidement pour que la fécondation soit possible; aussi voit-on rarement la conception se produire durant la seconde moitié de l'intervalle menstruel.

C'est alors, on le sait, que les maris prudents ont plus volontiers d'intimes rapports avec leurs femmes; mais un tel subterfuge, à vrai dire, est encore plein de dangers. Six à huit jours, en effet, avant le retour des règles, le sperme projeté dans la cavité utérine peut remonter très haut dans les trompes et s'y conserver avec toutes ses propriétés fécondantes jusqu'à la chute de l'œuf. Il ne resterait donc plus entre deux époques menstruelles qu'une période de cinq ou six jours, durant lesquels la fécondation serait à peu près impossible. Mais si l'on tient compte de l'irrégularité que présentent, chez un grand nombre de femmes, les phénomènes ménorrhagiques, il est facile de comprendre com-

Étymologies. — BLASTODERME : *Blastos*, germe, *derma*, peau. — CHORION : *korion*, cuir. — AMNIOS : *amnion*, enveloppe de l'œuf. — ALLANTOÏDE : *allas*, saucisse, *eidos*, forme. — PLACENTA : *placenta*, gâteau. — EMBRYON, EMBRYONNAIRE : *en*, dans, *bruôn*, qui croît, qui pullule : germe en voie de développement.

ment, à ce jeu de l'amour et du hasard, les plus habiles souvent se trompent et finissent par être pris.

DÉVELOPPEMENT DE L'ŒUF.

Segmentation du vitellus. — Blastoderme. — A peine l'ovule a-t-il été soumis à l'influence fécondante des spermatozoïdes, qu'aussitôt une série de modifications successives commencent à s'opérer dans ses divers milieux.

Tout d'abord, la masse jaune du vitellus se subdivise en un grand nombre de *segments* ou *cellules* de forme irrégulière, pressées les unes contre les autres, mais finissant par se fondre et se tasser contre la membrane vitelline, jusqu'à former une enveloppe nouvelle à laquelle a été donnée la dénomination de *blastoderme* ou de *vésicule blastodermique*. Cette transformation faite, l'œuf ne renferme plus qu'un liquide albumineux où flottent encore de nombreuses granulations ; mais bientôt, en un point du blastoderme, apparaît une petite tache oblongue et noirâtre, la *tache embryonnaire*, premier élément de l'être nouveau dont le développement va s'accomplir.

En même temps, l'œuf, dans son ensemble, a sensiblement augmenté de volume. Il s'échappe alors de la trompe, et pénétrant dans l'utérus, il s'arrête bientôt dans un des profonds replis de la muqueuse pour y continuer son évolution.

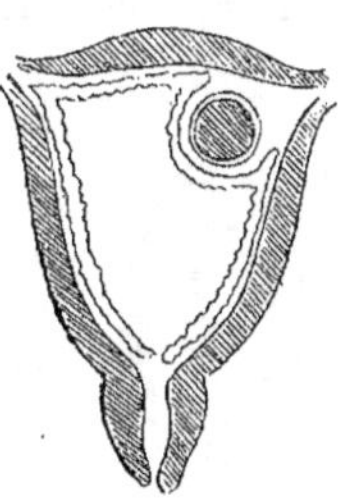

Fixation de l'œuf dans l'utérus.
Formation de la membrane
caduque.

Chorion. — Vésicule ombilicale. — Enchatonné dans la muqueuse utérine qui s'épaissit autour de lui pour pour l'entourer d'une dernière enveloppe désignée sous le nom de membrane *caduque*, l'ovule s'attache solidement aux parois de la matrice au moyen de véritables radicelles ou *villosités* qui rayonnent de la membrane vitelline d'abord et plus tard du blastoderme lui-même.

Cette dernière enveloppe, en effet, se dédouble bientôt en deux feuillets distincts, dont le plus extérieur, adhérent à la membrane vitelline, l'absorbe insensiblement pour constituer la véritable coque de l'œuf ou *chorion,* tandis que le feuillet interne, s'écartant de plus en plus, forme au centre de l'ovule une grosse vésicule englobant tout ce qui reste du vitellus primitif et connue sous le nom de *vésicule ombilicale.*

A ce moment, correspondant au quinzième ou vingtième jour de la fécondation, l'embryon, parfaitement distinct, laisse apercevoir, d'ailleurs, sur la ligne médiane, un cordon blanchâtre, renflé à l'une de ses extrémités, et représentant la moelle épinière et le cerveau.

Le feuillet interne du blastoderme, enveloppant la vésicule ombilicale, répond en outre aux muqueuses; le feuillet externe, à la peau du petit être en voie de formation. Alors aussi, les deux extrémités de l'embryon se confondent avec le blastoderme externe qui les coiffe d'une sorte de *capuchon* sous lesquels la membrane se replie à la façon d'un doigt de gant que l'on retourne, pour se ressouder bientôt par ses propres bords.

DÉVELOPPEMENT DE L'ŒUF HUMAIN.

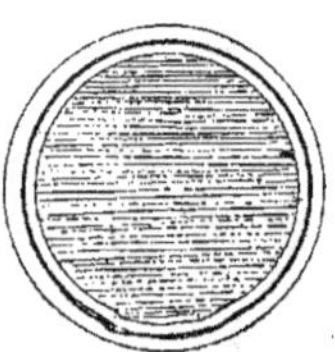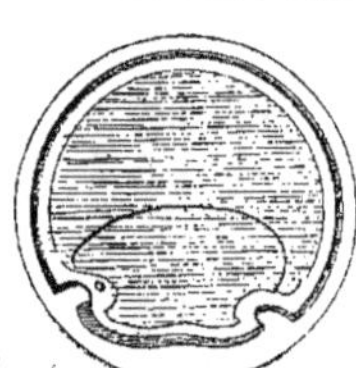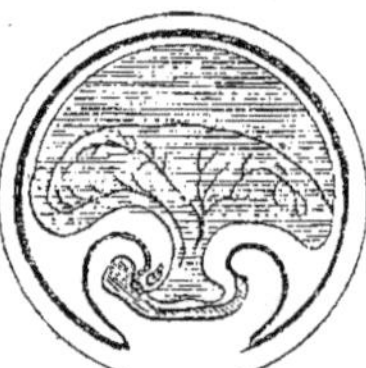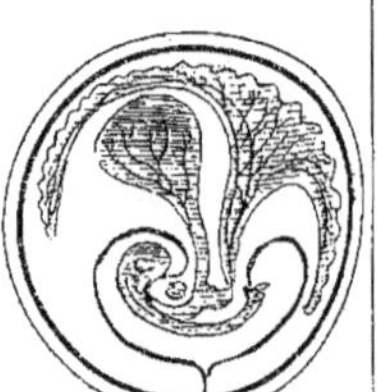

Formation du blastoderme et de la tache embryonnaire.

Formation des capuchons amniotiques aux deux extrémités de l'embryon.

Apparition des vaisseaux de la vésicule ombilicale.

Atrophie de la vésicule ombilicale. Développement de l'allantoïde.

Amnios. — A mesure que ce travail s'opère, l'embryon, de plus en plus soulevé, se trouve donc bientôt englobé dans une cavité close, l'*amnios,* formée au-dessous de lui, par les replis du blastoderme et rapidement remplie d'un liquide aqueux abondant, les *eaux de l'amnios,* au milieu duquel flottera le jeune enfant.

Cependant, en effet, l'embryon se développe, nourri par les matériaux de la vésicule ombilicale, à l'intérieur de laquelle se sont formés des vaisseaux fort apparents ; mais à mesure qu'il grossit, la vésicule ombilicale diminue, s'atrophie, se résorbe, et le moment est proche où le petit être aura besoin d'une plus substantielle alimentation.

Vésicule allantoïde. — Voici, d'ailleurs, qu'à la base même de la vésicule ombilicale, un nouvel organe déjà visible au quinzième jour de la fécondation, la *vésicule allantoïde,* grandit et s'épanouit soudain jusqu'à doubler le chorion sur toute sa surface et remplir bientôt toute la capacité de l'œuf.

Cette excroissance exubérante s'élève de l'endroit même où sera le nombril de l'enfant et dans son pédicule sont logés les vaisseaux artériels et veineux qui vont rendre possible l'échange direct entre le sang de la mère et celui de l'embryon. Rapidement, en effet, de la surface de l'allantoïde appliquée contre le chorion, des vaisseaux font saillie qui s'abouchent avec les villosités de la membrane blastodermique pour s'enfoncer avec elles dans les parois de l'utérus.

Du côté de la matrice, d'autres boucles vasculaires se forment de même pour s'enchevêtrer avec le réseau précédent et c'est ainsi que, de la mère au fœtus, du fœtus à la mère, s'établit une circulation d'où l'être nouveau tirera désormais ses éléments nutritifs. L'allantoïde alors est devenue le *placenta ;* et son pédicule constitue entre les deux êtres un lieu solide, le *cordon ombilical,* assez long pour permettre à l'enfant de se mouvoir en tous sens, au sein du liquide amniotique où il est plongé.

DÉVELOPPEMENT DE L'EMBRYON.

Depuis le jour où la tache embryonnaire se montre dans l'œuf jusqu'au moment où l'enfant se détachera du sein maternel, neuf mois environ s'écoulent, durant lesquels toute heure, toute minute qui passe apporte une modification notable dans les formes et les dimensions de l'être nouveau.

Premier mois. — La moelle épinière et le cerveau, nous l'avons dit, sont les premiers organes qui, sous l'apparence d'un trait blanc, se dessinent au centre de la tache germinative. Déja la tête est distincte, aussi volumineuse que le tronc, mais on ne voit encore aucun rudiment des membres, et l'abdomen est ouvert en avant, dans toute son étendue. L'embryon mesure à la fin du premier mois *un* centimètre de long, et pèse *un* gramme.

Deuxième mois. — Le tronc s'allonge sensiblement et paraît deux fois plus volumineux que la tête. Deux petits points noirs, placés de côté, marquént, sur cette dernière la place des yeux. La bouche est indiquée par une simple fente, les narines, par deux petits trous. De gros bourgeons charnus qui s'allongent rapidement, annoncent la pousse des membres. Les organes génitaux apparaissent, mais il est impossible encore de distinguer les sexes, en raison de l'abso-

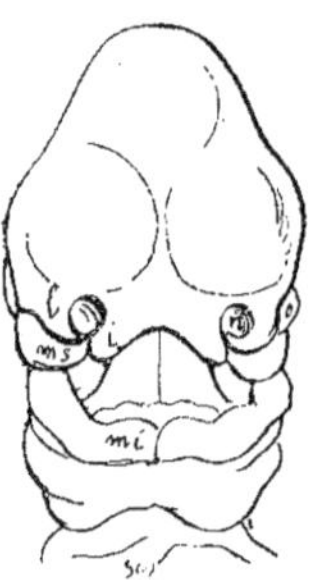
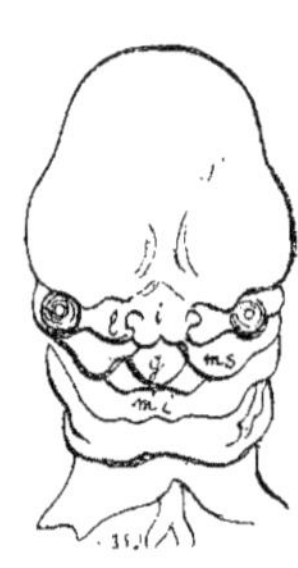

TÊTE D'UN EMBRYON HUMAIN D'ENVIRON TRENTE JOURS.   TÊTE D'UN EMBRYON HUMAIN D'ENVIRON TRENTE-CINQ JOURS.

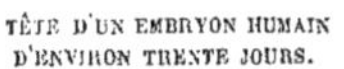

mi. Mâchoire inférieure. — *ms.* Mâchoire supérieure. — *i.* Bourgeon incisif. — *l.* Bourgeon des ailes du nez. — *o.* Œil. — *n.* Narines. — *g.* Voûte du palais.

lue ressemblance des appareils érectiles de la vulve et du pénis. Les principaux viscères, cependant, sont très distincts et les muscles se dessinent. Le cordon ombilical s'attache à la partie inférieure de l'abdomen ; quelques points d'ossification çà et là se montrent dans les cartilages. L'embryon, long de 3 centimètres pèse 30 grammes environ.

Troisième mois. — Au début du troisième mois, la tête mieux dessinée, forme toujours uu bon tiers du corps. Les yeux y apparaissent, voilés de leurs paupières ; les lèvres encadrent la bouche, largement béante ; les narines s'arrondissent et se rapprochent, le cou sépare nettement la tête du thorax. Bien détachés, les membres laissent distinctement apercevoir les doigts et les orteils. La poitrine et le ventre se referment sur les viscères. L'embryon mesure 10 centimètres et pèse de 60 à 80 grammes.

Quatrième mois. — A peu près pourvu de tous ses organes, le petit être paraît vivre. Il exécute quelques mouvements. Ce n'est plus l'embryon, mais le fœtus. Fine et rosée, sa peau s'épaissit rapidement. Au bout des doigts percent les ongles. On voit la langue dans la bouche ; quelques cheveux argentés couvrent d'un léger duvet la peau du crâne. Le cordon ombilical s'insère encore très près du pubis ; mais il s'enroule sur lui-même et s'allonge considérablement. Le fœtus, long de 16 à 18 centimètres pèse 200 grammes. Il peut vivre quelques heures quand il est accidentellement, alors, expulsé de l'utérus.

Cinquième mois. — La tête, à ce moment, ne mesure plus que le quart de la longueur du corps. Les traits du visage sont à peu près réguliers. La peau, épaissie, est couverte sur toute sa surface, d'un léger duvet. L'insertion du cordon se rapproche du milieu du corps. La longueur du fœtus est de 20 à 25 centimètres, le poids varie de 250 à 400 grammes.

Sixième mois. — Le corps tout entier se développe considérament et prend plus de consistance. Les cheveux s'épaississent ; les paupières couvrent les yeux. La peau, plissée à sa surface laisse distinctement apercevoir le derme et l'épiderme. Les testicules et les ovaires sont encore situés très haut, près des reins. Le fœtus mesure de 30 à 35 centimètres et pèse de 500 à 700 grammes.

Septième mois. — Les os du crâne commençant à s'ossifier, font une saillie considérable vers leur partie moyenne. Les paupières s'entr'ouvrent. Les milieux de l'œil s'organisent et l'on distingue nettement l'ouverture de la pupille. Les testicules descendent pour s'engager dans le scrotum. La longueur du corps est de 40 à 45 centimètres, le poids 1,200 à 1,500 grammes.

Huitième mois. — Le fœtus augmente en épaisseur plus qu'en longueur. La peau, très rouge est recouverte d'un enduit blanchâtre, onctueux et glissant fourni par les glandes sébacées. La mâchoire inférieure s'allonge et se fortifie. Le testicule gauche est en place. Le poids du corps s'élève rapidement à deux kilogrammes ou deux kilogrammes et demi.

Neuvième mois. — Le fœtus est à terme. Le cordon ombilical s'insère au milieu du corps. Les cheveux, abondants, mesurent deux à trois centimètres. Les testicules sont descendus dans les bourses. Long de 48 à 50 centimètres, le fœtus pèse de trois kilogrammes à trois kilogrammes et demi.

Fonctions du fœtus. — C'est par l'intermédiaire du *placenta* que le fœtus se nourrit et respire. Les matériaux nécessaires à sa croissance lui parvenant tout élaborés et débarrassés à peu près des résidus inutiles, ses excrétions se bornent à quelques matières jaunâtres qui s'accumulent dans le tube intestinal et surtout à une petite quantité d'urine qui presque aussitôt évacuée, se mêle aux eaux de l'amnios. Le sang maternel, affluant par la veine ombilicale, gagne l'oreillette droite du cœur, d'où, par une ouverture transitoire, le *trou de Botal*, il pénètre dans l'oreillette gauche. De cette cavité, le sang passe dans le ventricule gauche, puis comme chez l'adulte, dans l'aorte, qui le distribue à toutes les parties du corps. Le ventricule droit recevant spécialement le sang venu de la tête et des régions supérieures le lance dans l'artère pulmonaire d'où il rentre dans l'aorte par l'intermédiaire du *canal artériel*. Ce dernier conduit, de même que le trou de Botal, se ferme à la naissance ; et le cœur, les poumons de l'enfant, dès ce moment fonctionnent comme ils fonctionneront toute la vie.

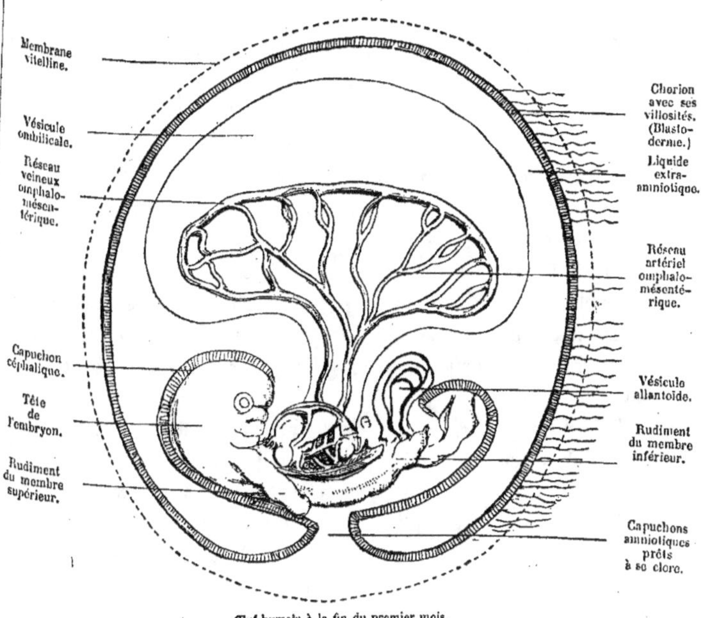

Œuf humain à la fin du premier mois.

HYGIÈNE DE LA GÉNÉRATION ET DU MARIAGE

L'amour sexuel, chez l'homme et chez la femme, ne s'éveille guère qu'à la puberté, c'est-à-dire à l'âge où l'appareil générateur, dans l'un et l'autre sexe, est parvenu à son complet développement; et cette subordination de la passion à l'achèvement de l'organe qui permet de la satisfaire, confirme bien la théorie générale de la genèse des passions que nous avons exposée plus haut.

Nubilité. — Dans nos climats, c'est ordinairement entre douze et dix-huit ans que sonne l'heure de la puberté; mais elle est un peu plus tardive dans les pays du Nord, un peu plus hâtive dans les contrées méridionales.

Les jeunes gens pubères, plus ou moins capables, par conséquent, de procréer un être nouveau, ne sont cependant pas, tout d'abord nubiles. La copulation pratiquée sitôt après le développement des organes, ne peut-être qu'extrêmement préjudiciable aux adolescents qui s'y livrent avec excès et non moins funeste aux malheureux petits êtres qui naissent trop souvent de ces accouplement prématurés.

Aussi, dans toutes les nations civilisées, une sage législation fixe-t-elle l'âge où les jeunes gens peuvent s'unir en mariage, et les dix-huit ans que la loi française exige du futur époux ne sont encore pas toujours une garantie de sa force et de sa capacité physique.

Et pourtant, au point de vue de la famille, de la société, de l'individu même, ne vaut-il pas mieux qu'un jeune homme songe de bonne heure à se choisir une compagne, à s'entourer de petits enfants qui seront ses plus chères espérances, son courage et sa consolation? Les bons citoyens, les vaillants travailleurs, ne sont-ils pas en même temps, la plupart, les meilleurs pères de famille?

A quoi les jeunes gens émancipés passent-ils ordinairement, d'ailleurs, les plus belles années de leur jeunesse, sinon à vicier leur sang dans la débauche, à perdre, dans les excès de toute sorte, leur énergie et leur santé? Quels pères, quels maris, ces jeunes gens plus tard, peuvent-ils faire? Quels enfants peuvent être engendrés par ces viveurs impuissants et blasés qui, le plus souvent, quand ils n'empoisonnent pas leur femme et leur progéniture, infligent au moins à celle-ci, pour une longue suite de générations, une faiblesse constitutionnelle, une débilité native qui peuvent être la source des plus cruelles affections *?

Aussitôt qu'un jeune homme, par son intelligence et son travail s'est créé une situation suffisante ; aussitôt qu'il peut se donner

---

* Voir *les Grands Maux et les Grands Remèdes : Maladies constitutionnelles.*

le luxe d'une femme et d'un enfant, qu'il n'hésite donc pas à se faire une famille. Quoi qu'on en dise, c'est encore là ce que l'homme, pour son bonheur, a su trouver de mieux. Quand on est fort, laborieux, actif, bien portant, on ne saurait goûter trop tôt ces joies naturelles, si pures et si douces ; on ne pourrait, avec plus d'agrément et d'utilité, dépenser son temps et son argent.

Mariage. — Voilà donc le mariage accompli, le ménage constitué, l'union faite. Les premiers jours, les premières semaines se passent dans les épanchements les plus tendres, dans l'échange réciproque des plus douces caresses, des plus ardents baisers. C'est la « *lune de miel* » trop courte hélas, quelquefois, mais ordinairement suivie, quand les époux sont patients, tolérants, indulgents l'un pour l'autre, d'une sympathie, d'une amitié durables que viennent bientôt fortifier les enfants, et tous les événements heureux ou malheureux ayant trait aux intérêts communs, à la famille. La sagesse et l'hygiène dont on a pu faire bon marché tout d'abord, s'imposent impérieusement alors au jeune ménage. L'homme est plus prudent, la femme plus raisonnable, on use encore, mais l'on n'abuse plus.

Aux plaisirs de l'amour, la femme se fatigue et s'épuise beaucoup moins que l'homme ; aussi voit-on des maris, très éprouvés d'abord par le mariage, être bientôt incapables de répondre aux exigences croissantes d'une femme passionnée. L'abus de la copulation ne manque pas d'entraîner, en effet, chez les sujets même les mieux constitués, une série de graves désordres qui simplement nerveux au début, peuvent se terminer par l'impuissance, la carie vertébrale, le ramollissement de la moelle, la phthisie pulmonaire, l'hypertrophie du cœur et l'apoplexie.

Il serait cependant difficile d'établir, eu égard au plus ou moins de fréquence des rapports sexuels, des règles précises. Tel homme, chétif en apparence, est moins éprouvé que tel autre, vigoureux et fort, par les plaisirs de l'amour. A mesure que l'âge se fait sentir, les besoins génésiques d'ailleurs, sont beaucoup moins impérieux et c'est toujours folie que de vouloir accomplir, à quarante ans, les prouesses dont on était capable à trente.

L'habitude qui, dans la vie, règle le cours de tant de choses, exerce encore sur les rapports conjugaux une importante influence. Elle est surtout à considérer dans le choix de l'heure la plus convenable au rapprochement sexuel. En bonne hygiène, ce serait aussitôt après le coucher ou pendant la première moitié de la nuit, le profond sommeil auquel prédispose l'acte vénérien suffisant à réparer les dépenses prolifiques et nerveuses que la copulation entraîne; mais d'autres heures sont préférées, sans aucun inconvénient, par tels ou tels époux, selon leur tempérament ou le temps dont ils disposent.

Il est toujours mauvais, néanmoins, d'accomplir aussitôt après le repas l'acte vénérien, l'épilepsie, le ramollissement de la moelle ou l'apoplexie pouvant être le résultat d'une si fâcheuse habitude.

Pendant toute la période menstruelle, non seulement la plus élémentaire propreté, mais surtout l'intérêt de l'enfant qui pourrait être conçu dans de telles conditions, font une obligation aux époux de garder la plus complète abstinence. N'est-il pas problable qu'un grand nombre de petits êtres souffreteux et chétifs ne doivent leur misère physiologique qu'aux mauvaises circonstances dans lesquelles ils ont été engendrés?

L'état de grossesse, enfin, s'il n'interdit pas à la plupart des femmes les jouissances sexuelles, mérite toutefois d'être pris en sérieuse considération. Au début et même aux derniers jours de la gestation, les excès vénériens peuvent amener en effet, chez de jeunes mariées, le décollement de l'œuf et provoquer un premier avortement très facilement suivi de plusieurs autres.

Influence des parents sur les enfants. — Hérédité. — L'enfant à venir étant le but essentiel du mariage, c'est avant tout et toujours à lui que les époux doivent penser quand ils s'unissent; dans son intérêt qu'ils doivent éviter tout excès, toute imprudence, avant et après la copulation. Trop souvent les nuits de noces sont précédées de libations copieuses qui ne sont pas sans retentir très fâcheusement sur le petit être ainsi conçu sous l'influence d'une surexcitation purement alcoolique.

« Marqué du sceau d'une dégénérescence qui se manifeste tout particulièrement par des troubles des fonctions nerveuses, enfant, il est emporté par des convulsions ou d'autres désordres nerveux, s'il ne reste idiot ou imbécile. Adulte, il a un cachet spécial. Sa tête est petite, sa physionomie hébétée, son regard sans expression ou stupide. Une susceptibilité ou une mobilité nerveuse plus ou moins accentuée, un état névropathique voisin de l'hystérie, des convulsions épileptiques, des idées tristes, de la mélancolie ou de l'hypocondrie, tels sont ses attributs. La passion des boissons fortes, la tendance à l'immoralité, à la dépravation et au cynisme, tel est, en somme, le triste héritage que laissent à leurs descendants un nombre malheureusement trop grand d'individus adonnés à l'alcoolisme *. »

Et s'il suffit, du côté des parents, d'un trouble passager par un excès de table, pour que l'enfant soit à jamais marqué d'un stigmate funeste, combien le petit innocent souffrira-t-il davantage d'un virus, d'un poison morbide qui lui auront été transmis ainsi par hérédité.

De quelle extrême importance n'est-il donc pas qu'un homme, avant son mariage, s'inquiète des qualités physiques et morales de la femme qui sera la mère de ses enfants? Avec quelle sévérité ne doit-il pas aussi s'apprécier, se juger lui-même, faire en conscience l'examen de ses défauts, de ses vices corporels et spirituels, des accidents syphilitiques, surtout, qu'il peut avoir éprouvés dans le cours d'une jeunesse orageuse?

Aux yeux du philosophe et de l'homme de cœur nulle fonction

* Lancereaux : *Dictionn. des sciences médicales.*

physiologique, on le voit, ne mérite plus de sérieuse attention que cet acte de la reproduction de l'être humain, dont on fait si volontiers, cependant, un simple amusement, un vulgaire badinage.

Pour la femme qui veut être mère et qui naturellement désire concevoir dans les meilleures conditions possibles, l'observance d'une bonne hygiène est aussi de toute rigueur. Elle évitera donc tout excès, toute fatigue. Sans négliger les soins de propreté dont elle a l'habitude, elle s'abstiendra sitôt après l'acte conjugal, de pratiquer aucune injection froide ou tiède qui sûrement détruirait les spermatozoïdes ou ne leur permettrait pas de pénétrer au fond de l'utérus.

La fécondation opérée, l'état physique et moral de la mère exerce encore une grande influence sur le développement de l'embryon. Non seulement, comme le père, elle peut transmettre à l'enfant ses qualités ou ses vices de toute sorte; mais encore ses émotions, ses idées, ses pensées ne laissent pas jusqu'à un certain point de retentir sur le fœtus.

D'après un préjugé trop répandu, bien des jeunes femmes possèdent à cet égard, l'intime conviction que les désirs qu'elles peuvent éprouver pendant la grossesse se traduisent par une marque ineffaçable sur le corps de l'enfant, s'ils ne sont pas aussitôt satisfaits. Quelques enfants, il est vrai, présentent, à la naissance, des taches de couleur et de forme variables, où l'imagination se plaît à reconnaître un fruit, une fleur, une tache de vin, etc., et les commères ne manquent point de qualifier d'*envies* ces anomalies souvent fort mal placées et d'un aspect toujours très désagréable. Ces marques, toutefois, ne sont jamais produites que par un simple hasard et ne résultent guère que d'un trouble momentané dans la formation du fœtus. Un certain nombre n'est dû qu'à l'accumulation, sur un point, de la matière colorante de la peau; mais il en est d'autres, plus sérieuses, qui résultant d'une dilatation anormale des vaisseaux cutanés forment des plaques ou des tumeurs érectiles plus ou moins volumineuses.

Beaucoup plus persuadés que les modernes de cette toute puissance de l'imagination maternelle sur la constitution de l'enfant, les anciens physiologistes allaient jusqu'à recommander aux femmes enceintes d'avoir constamment sous leurs yeux des images d'hommes remarquables par leur beauté, leur force, leurs vertus, afin qu'elles missent au monde des enfants doués des mêmes qualités; mais cette façon commode d'obtenir des génies à volonté, n'est malheureusement pas assez certaine pour mériter d'être prise en sérieuse considération.

Détermination des sexes. — Jusqu'à présent et quoi qu'on en ait dit, il n'est pas beaucoup plus facile, d'ailleurs, de procréer à son gré un garçon ou une fille. Entre toutes les théories émises à ce sujet, il en est une, cependant, exclusivement basée sur les faits physiologiques, qui sur quelques points au moins, pourrait bien toucher à la vérité.

Etant admis, soutiennent les partisans de cette théorie *, que l'œuf représente bien l'élément femelle, le spermatozoïde l'élément mâle, et qu'il suffit de quelques spermatozoïdes, d'un seul, peut-être, pour féconder un œuf : — Si l'œuf est fécondé par un nombre restreint de spermatozoïdes l'élément femelle sera en excès et il en résultera une fille; si de nombreux spermatozoïdes, au contraire, concourent à la fécondation, l'élément mâle sera prépondérant, et il en résultera un garçon.

Les déductions tirées de ces prémisses, ne sont du reste pas moins admissibles : Si l'œuf est très haut, en effet, s'il est encore sur l'ovaire ou sur les extrémités frangées de la trompe de Fallope, il est probable que bien peu d'éléments mâles parviendront jusqu'à lui; mais si, par contre, l'œuf est descendu, il a bien plus de

* *Journal des sciences médicales,* d'après *Boston surgical journal,* 1872.

chances, alors, de faire la rencontre de plusieurs spermatozoaires.

Et s'il est vrai, comme la plupart des physiologistes l'affirment, que la menstruation et l'ovulation sont dépendantes l'une de l'autre, alors la situation topographique de l'œuf peut être déterminée par la période menstruelle.

Durant l'intervalle qui sépare deux époques, l'œuf est dans l'ovaire. Immédiatement avant l'apparition des règles, il peut se trouver à la surface de l'ovaire ou sur les extrémités frangées des trompes de Fallope. Dans le cours de la menstruation l'œuf descend, se trouve dans l'oviducte ou même dans l'utérus.

En conséquence, si le rappochement sexuel a lieu entre deux époques menstruelles ou mieux encore, immédiatement avant l'établissement des règles, l'œuf étant situé très haut, quelques éléments mâles traverseront seulement l'oviducte et arriveront jusqu'à l'œuf, — d'où formation d'une fille, — tandis que s'il a lieu aussitôt après la période menstruelle, l'œuf étant descendu a beaucoup plus de chances d'être imprégné par un nombre considérable de spermatozoaires, — d'où formation d'un garçon.

Cette ingénieuse théorie fût-elle absolument vraie, le hasard, certes, aurait toujours une grande part dans l'imprégnation de l'ovule par les éléments fécondants du sperme. Quelques expérimentateurs, cependant, ont pu réunir, tout récemment encore, un certain nombre d'observations parfaitement concluantes; une série de douze cas, entre autres, dans lesquels le médecin connaissant la date précise des rapprochements et des époques menstruelles a prédit exactement le sexe de l'enfant plusieurs mois avant la délivrance.

Sans doute il serait téméraire et prématuré de déduire d'un si petit nombre de faits la certitude absolue de la théorie. Mais en somme, les expériences qui seules peuvent en fournir la preuve, sont d'une exécution si facile, qu'il suffirait, je pense, — dans leur intérêt autant que dans l'intérêt de la science, — de les recommander aux époux intelligents et de bonne volonté...

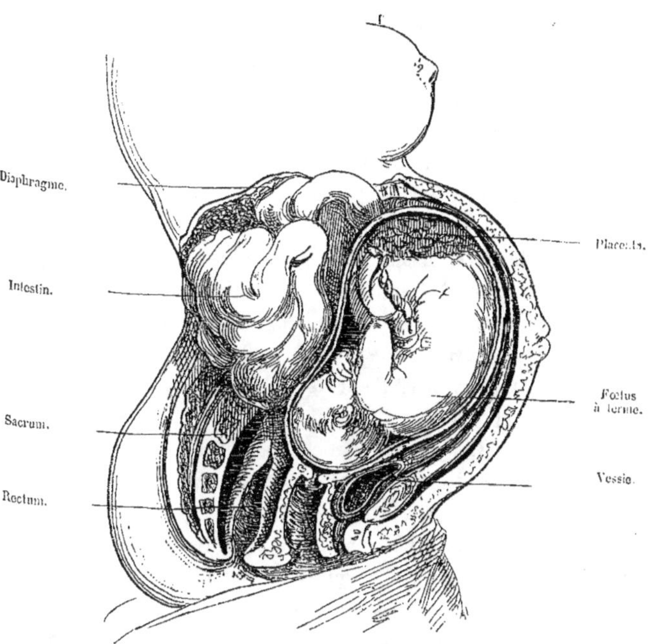

L'enfant dans l'utérus à la fin du neuvième mois.

GESTATION

Depuis le moment où l'ovule fécondé se fixe sur les parois utérines jusqu'au jour où le fœtus à terme rompt les membranes de l'œuf, la femme *porte* dans son sein l'être nouveau qu'elle a conçu et cette période de *gestation* ou de *grossesse* dure en moyenne neuf mois solaires ou 270 jours. Il n'est point rare, à vrai dire, que la délivrance ne s'opère une semaine plus tôt ou plus tard, ni que la gestation se prolonge jusqu'à 280 jours. On cite même des grossesses de dix mois révolus; aussi, la loi française admet-elle la légitimité de l'enfant né 299 jours après la dissolution du mariage.

Un certain nombre de phénomènes caractéristiques pouvant se

manifester à l'instant même ou peu de temps après la fécondation, il est ordinairement facile de préciser le début d'une grossesse. La suppression du flux menstruel, par exemple, constitue, à cet égard, un signe de la plus grande valeur et l'on peut, en général, compter que l'accouchement aura lieu neuf mois plus sept à huit jours après les dernières règles.

Quelquefois, cependant, ce phénomène essentiel fait défaut comme toute autre manifestation d'importance secondaire, et la grossesse ne peut être soupçonnée que par la constatation des signes, les uns certains, les autres probables, qui, de mois en mois se succèdent dans l'ordre suivant :

Signes de la grossesse. — Au moment même de la fécondation, une sensation voluptueuse particulière, ou bien, au contraire, un malaise étrange, des vomissements, des nausées, peuvent annoncer à la femme qu'elle a conçu. Ces phénomènes exceptionnels, permettant de fixer le début précis de la grossesse, ne possèdent, toutefois, une valeur réelle qu'autant qu'ils sont corroborés par les signes consécutifs dont voici le résumé :

Premier mois. — Gonflement sensible des seins accompagné de picotements douloureux. Envies de vomir, salivation, crachotements. Expression de fatigue sur le visage, teint pâle, verdâtre, yeux cernés de bleu. Douleurs dentaires, tendance inaccoutumée aux défaillances, aux évanouissements.

Deuxième mois. — Suppression des règles. Vomissements de glaires, de liquides aqueux ou mêlés de bile, le matin, au lever. Dégoût pour les aliments préférés jusqu'alors; appétence vive pour d'autres que l'on n'aimait pas. Goûts bizarres, extravagants. Modifications dans le caractère. Humeur capricieuse, fantasque, actes parfois déraisonnables, occasionnés par un véritable trouble intellectuel. Le ventre s'abaisse au niveau de l'ombilic. Au toucher, le col de l'utérus, plus accessible, présente au pourtour de l'orifice, un léger ramollissement.

Troisième mois. — Les signes précédents persistent et s'accentuent. Descendu dans le petit bassin, l'utérus grossit et s'immobilise ; on peut le sentir au palper, si la femme a les parois du ventre souples ou de peu d'épaisseur. En même temps que ses bords se ramollissent, l'orifice du col s'élargit.

Quatrième mois. — Les seins augmentant encore de volume, les mamelons se forment et se boursouflent. L'aréole rosée qui les entoure, brunit, et se hérisse de gros tubercules pleins d'un liquide séreux. L'utérus s'élève dans l'abdomen. La muqueuse du vagin prend une teinte ardoisée. On peut entendre dans les fosses iliaques, un léger bruit de souffle.

Cinquième mois. — Des signes de *certitude* se manifestent à peu près sûrement vers quatre mois et demi, à égale distance de la fécondation et de l'accouchement. Ce sont les mouvements actifs du fœtus et les bruits produits par les battements de son cœur. La femme, alors, *sent l'enfant remuer,* et l'oreille appliquée sur la région abdominale, au niveau de l'utérus, perçoit un tic-tac régulier caractéristique. Bien et dûment constatés, ces signes ne doivent plus laisser aucun doute sur la réalité de la grossesse.

Sixième mois. — Les troubles digestifs qui souvent ont persisté jusqu'à cette époque, cessent, alors, de se produire. L'appétit est excellent, la santé parfaite. Le fond de l'utérus atteint et dépasse le niveau de l'ombilic. Le col, ramolli dans sa moitié inférieure, s'entr'ouvre au point de permettre l'introduction du bout du doigt, surtout si la femme a déjà eu des enfants.

Septième mois. — Le ventre a pris un développement considérable et de nombreuses vergetures, au niveau desquelles l'épiderme craque et se fendille, sillonnent la peau distendue. Des taches de rousseur, formant une sorte de *masque,* apparaissent sur le visage. Le gonflement des seins augmente et l'aréole brune s'agrandit. Le fond de l'utérus dépasse l'ombilic de trois travers de doigt et s'incline vers la droite. Le col, suivant ce mouvement, s'oblique en sens contraire et s'élève sensiblement.

Huitième mois. — L'enfant qui jusqu'alors ballottait encore dans les eaux de l'amnios, beaucoup plus volumineux maintenant, touche de toutes parts les parois utérines; mais ses mouvements sont encore libres et très fréquents. Le col de l'utérus, aux trois quarts mou, n'a point encore diminué de longueur. Il ne s'efface guère que dans le cours du neuvième mois.

Neuvième mois. — La tête de l'enfant s'engageant dans le petit bassin, l'utérus, en masse, descend, et le ventre tombe, ce qui donne à la femme plus d'aisance à respirer, mais aussi plus de gêne pour la marche. Elle éprouve aussi de fréquentes envies d'uriner, des douleurs de reins, des coliques. Bientôt surviennent de l'anxiété, de l'agitation, du malaise ; d'épaisses mucosités, enfin, s'écoulent, annonçant que l'accouchement ne saurait tarder.

Grossesse simple et multiple. — A mesure que l'enfant grossit et se développe, l'utérus, grâce à l'extrême élasticité de ses parois, se dilate donc de plus en plus, et c'est à l'augmentation progressive de son volume, que sont dus, surtout, les divers troubles physiologiques que nous venons d'analyser. Dans la grande majorité des cas, l'organe, quelque énorme qu'il paraisse, ne renferme qu'un seul fœtus immergé parfois dans une grande quantité d'eau ; mais il n'est pas rare que la grossesse soit double, *gémellaire,* auquel cas elle s'accuse assez souvent, au dehors, par une double saillie formée par l'utérus.

Les grossesses gémellaires se rencontrent, en moyenne, une fois sur quatre vingt-dix accouchements. On peut même constater, de loin en loin, une grossesse triple ; mais ce n'est guère qu'une fois sur sept à huit mille accouchements que se produisent ces cas exceptionnels. Les grossesses multiples, spéciales souvent à certaines femmes, proviennent, évidemment, de la fécondation simultanée de plusieurs œufs, soit que deux vésicules de Graaf aient en même temps rompu leurs membranes, soit qu'une seule vésicule contînt deux ovules, soit, enfin, que l'ovule fécondé renfermât un double vitellus.

Fausses grossesses. — Grossesses anormales. — Malgré la multiplicité des signes que l'on peut constater, il n'est pas toujours bien sûr qu'une femme grosse soit réellement et physiologiquement enceinte. Certaines maladies de l'abdomen, de l'utérus et de l'ovaire, l'hydropisie, les kystes, par exemple, peuvent, en effet, donner lieu aux mêmes phénomènes qu'une grossesse véritable, et quelquefois aussi, ce qui paraîtra plus étrange, la grossesse peut avoir lieu en dehors de l'utérus.

Non seulement il arrive, par exemple, que l'ovule fécondé s'arrête dans la trompe et s'y développe; mais il est possible, encore, que la grossesse ait lieu jusque dans l'ovaire, et même que l'ovule, au moment de sa chute, n'étant pas saisi par le pavillon de l'oviducte, tombe, fécondé, dans l'abdomen. Caché dans un repli du péritoine, l'œuf y peut subir ses principales évolutions. Il s'y développe, y grossit durant plusieurs mois, comme dans l'utérus, sans toutefois arriver à terme, et finit, malheureusement, dans cette situation anormale, par occasionner un énorme abcès, une péritonite le plus souvent suivis de mort.

Avortement. — Fausse couche. — La grossesse, d'ailleurs, même régulière et normale, n'aboutit pas toujours à la fin du neuvième mois. Plus ou moins longtemps avant terme, à la suite d'une maladie de l'œuf, de l'utérus ou du placenta, d'un accident ou d'une imprudence quelconque, une abondante hémorrhagie se déclare; des douleurs se manifestent; et l'œuf, décollé des parois utérines, est spontanément expulsé de l'organe où devait s'achever son développement. C'est là le grave phénomène désigné sous le nom d'*avortement* ou de *fausse couche*, d'autant plus regrettable qu'il tend toujours à se reproduire à chaque conception nouvelle, et qu'il impose à la femme des fatigues aussi pénibles, parfois, que celles d'un accouchement à terme, en l'exposant absolument aux mêmes dangers.

Jusqu'au deuxième ou troisième mois de la grossesse, il peut être difficile de distinguer un avortement d'un retour de règles succédant à une simple aménorrhée. Dans ce dernier cas, cependant, de violentes douleurs ovariques et lombaires précédent ordinairement l'hémorrhagie, au lieu de lui succéder comme dans l'avortement, et la fausse couche entraîne toujours l'expulsion d'un œuf plus ou moins développé, qu'il est facile de retrouver parmi les caillots issus de la cavité utérine.

C'est entre le deuxième et le quatrième mois qu'ont lieu la plupart des avortements et l'embryon, le plus souvent alors, avant même d'être détaché de l'utérus, a cessé de vivre. Plus tard, au contraire, quand l'avortement est tout à fait accidentel, le fœtus presque toujours pousse quelques gémissements et respire durant plusieurs heures; après le septième mois, enfin, il n'est pas rare que le petit être soit assez parfaitement organisé pour conserver la vie.

HYGIÈNE DE LA GROSSESSE

Vêtements. — Dans l'intérêt de son enfant autant que pour son propre bien, la femme enceinte est tenue d'observer une hygiène sévère. Amples et chauds, ses vêtements, tout en la protégeant contre le froid, n'entraveront sur aucun point la circulation, n'exerceront aucune dangereuse pression sur le ventre ni les mamelles. Les corsets à baleines rigides devront être proscrits. Autant que possible, les épaules supporteront le poids des jupons suspendus à de larges bretelles; après les premiers mois, si l'utérus proéminent semble trop lourd à porter, si les jambes, surtout, s'enflant autour des malléoles, deviennent variqueuses, il sera très avantageux de soutenir le ventre au moyen d'une ceinture hypogastrique correctement appliquée.

Digestion. — Les caprices de l'appétit et la difficulté des digestions, presque toujours obligent la femme enceinte à modifier plus ou moins son régime habituel; mais rarement les aliments qu'elle choisit alors sont aussi salubres et aussi substantiels que ceux dont elle se dégoûte.

Une véritable perversion du goût la porte à se nourrir de crudités, de salaisons, de viandes épicées, de divers ingrédients qui ne contiennent parfois aucun principe alibile. Contre cette véritable névrose de l'estomac, il est bon de réagir au moyen des macérations amères de quassia, de gentiane et de quinquina; des préparations ferrugineuses prises au commencement des repas, de l'eau de Vichy mêlée au vin, de quelques prises de magnésie ou de rhubarbe.

Les vomissements et les nausées, si fréquents et si fatigants parfois, aux premiers temps de la grossesse, peuvent, de même, être avantageusement combattus, tantôt par l'ingestion d'une cuillerée à bouche de bon kirsch, après les repas; tantôt par les boissons glacées, les potions effervescentes et les eaux gazeuses de table; tantôt enfin, par l'emploi des préparations antispasmodiques ou narcotiques à l'éther, au chloroforme, à la morphine, qui, malheureusement, dans la plupart des cas, ne réussissent pas mieux que les plus simples moyens.

Contre la constipation, conséquence inévitable de la compression exercée par l'utérus sur le gros intestin, les lavements à l'eau fraîche devront toujours être préférés aux purgations, même légères, qui suffiraient, quelquefois à provoquer l'avortement.

Exercice. — Etat moral. — Après ses repas, et plusieurs fois dans la journée, il est utile que la femme enceinte prenne un peu d'exercice; qu'elle fasse une promenade à pied, au grand air, et dans la campagne si c'est possible. Elle devra s'abstenir toutefois de courir, de danser, de monter à cheval, de se promener même en voiture sur une route pavée et cahoteuse. Un travail modéré ne lui peut être que très favorable; mais elle ne saurait, sans inconvénient, rester longtemps debout, porter des fardeaux, ou déployer de grands efforts musculaires.

Les commotions morales pouvant avoir d'aussi fâcheuses conséquences que les secousses physiques, la femme enceinte devra pareillement se mettre en garde contre toute vive émotion, tout transport de joie ou de colère. Elle n'usera que très modérément des plaisirs sexuels, entre le deuxième et le quatrième mois surtout, époque à laquelle l'avortement est le plus à craindre.

Précautions spéciales. — Durant tout le cours de sa grossesse, des bains tièdes chaque semaine et plus fréquemment encore aux derniers mois, outre qu'ils assureront le parfait fonctionnement de la peau, pourront faciliter l'accouchement en donnant plus de souplesse aux parties génitales. On ne saurait trop engager enfin, la jeune femme enceinte pour la première fois, à faire constater de bonne heure, par un médecin, l'état de ses organes et la qualité de ses urines. Il suffit, en effet, d'une situation vicieuse de l'utérus, du moindre raccourcissement dans les diamètres du bassin, de la présence, dans l'urine, d'une minime quantité d'albumine, annonçant l'urémie, pour exposer au moment de l'accouchement, la mère et l'enfant aux plus graves périls; et c'est bien certainement à l'inobservance de cette simple précaution, que sont dues la plupart des mauvaises couches.

Au neuvième mois, il ne restera plus à la femme qui veut remplir toute sa mission, qu'à donner à ses seins quelques soins tout particuliers. Les mamelons, souvent aplatis par la pression des vêtements, seront alors protégés par des bouts de sein en caoutchouc, lavés au vin rouge chaque jour, allongés même, au besoin, par la succion, pour que le nouveau-né les puisse facilement saisir sans occasionner aucune douleur à la mère.

Cette hygiène bien suivie, ces précautions prises, la femme peut, en toute confiance, attendre le moment prochain où les inévitables douleurs de l'enfantement, réduites à leur moindre intensité, seront promptement terminées par une heureuse délivrance!

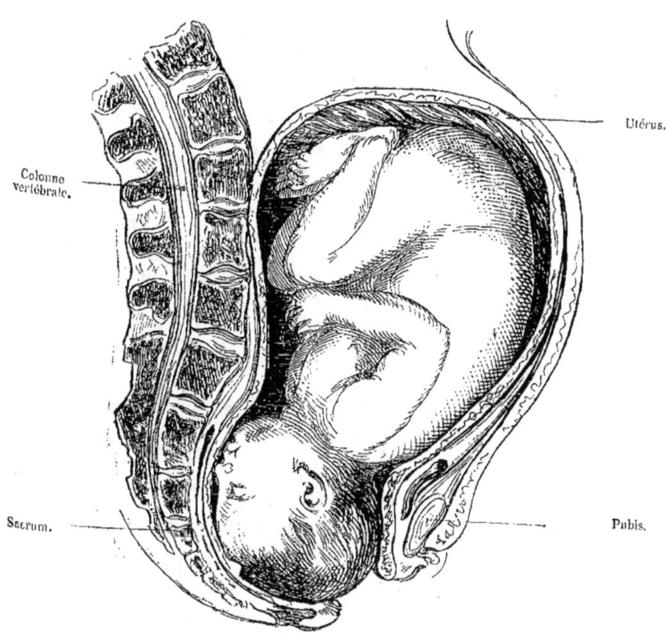

Accouchement naturel ou spontané. — Situation du fœtus à la fin du travail.

AC COUCHEMENT

ACCOUCHEMENT NATUREL OU SPONTANÉ.

Après neuf longs mois d'attente, de crainte et de fatigue, voilà donc l'œuvre mystérieuse de la nature achevée. L'enfant est à terme, et durant ces derniers jours où « l'on ne compte plus », où peut éclater à chaque heure, à chaque minute, la première douleur de l'enfantement, la femme est encore plus tourmentée, plus impatiente, plus inquiète. Le petit être si désiré sera-t-il au moins, beau, bien fait, robuste? Sera-ce un garçon, sera-ce une fille? Grandes et graves questions!

Signes précurseurs. — Cependant, depuis quelques jours, les signes précurseurs de l'accouchement se manifestent. La femme, dont le ventre s'est sensiblement abaissé, respire et digère mieux ; la tête du fœtus, à mesure qu'elle descend dans le petit bassin, rend les besoins d'uriner beaucoup plus fréquents et détermine, par la pression qu'elle exerce sur les nerfs des membres abdominaux, des impatiences, des crampes même, dans les cuisses et les mollets.

Des voies génitales, d'ailleurs, s'écoulent des glaires abondantes parfois striées d'un mince filet de sang ; les grandes lèvres se gonflent, de légers frémissements, justement comparés à la sensation de pattes de mouche où d'araignées, parcourant la surface de l'utérus, naissent de la région lombaire pour aller mourir au pubis.

Début du travail. — Premières douleurs. — A ces contractions préparatoires des parois utérines succèdent enfin, les véritables douleurs. Légères d'abord et fort espacées elles n'occasionnent, encore, qu'une souffrance rapide et relativement supportable, mais ne laissent plus aucun doute sur le début du travail. L'accouchement commence, pour ne plus s'arrêter, si la présentation du fœtus est bonne, qu'à l'expulsion complète de l'œuf et de son contenu.

A ce moment, le doigt porté sur le col utérin, permet de constater aisément, quand on a l'habitude du toucher, le degré de dilatation des orifices, la présentation et la position de l'enfant. Complètement ramolli, le col ne forme plus qu'un bourrelet annulaire, encore épais, mais d'une extrême souplesse, dont l'ouverture inférieure est déjà largement béante, quand la supérieure offre toujours une certaine résistance au passage de l'enfant. Celui-ci se présente-t-il, comme c'est le cas le plus fréquent, par le *sommet* de la tête, le doigt sent immédiatement au-dessous du col qui la coiffe et mieux encore à travers son orifice, une surface hémisphérique, dure, résistante, évidemment formée par les os du crâne, et permettant déjà d'annoncer un bon accouchement.

Grandes douleurs. — Poche des eaux. — Voici qu'en effet les petites douleurs s'irradiant des reins aux pubis, deviennent plus fortes et plus fréquentes. Chassé par les contractions de l'utérus, l'enfant presse de plus en plus sur l'ouverture interne du col. Les enveloppes de l'œuf qui l'entourent encore s'engagent à travers l'orifice avec une certaine quantité du liquide de l'amnios, et l'on sent alors, en avant du crâne, bomber, à chaque douleur, une sorte de sac élastique désigné sous le nom de *poche des eaux.*

Sous le poids et les poussées du fœtus, le col se dilate encore; l'anneau membraneux qui relient seul la tête de l'enfant, prête de plus en plus; dans une forte douleur la poche des eaux se rompt, et bientôt, la tête fœtale franchissant le col, glisse à la faveur du liquide dont elle est humectée, dans la cavité vaginale.

L'utérus et le vagin, d'ailleurs, ne font plus, à ce moment, qu'un sac unique où l'enfant, accroupi et comme pelotonné, est logé les pieds et le siège en haut, la tête en bas, le cœur battant à trois à quatre travers de doigt au-dessous de l'ombilic maternel. A mesure que les contractions augmentent de fréquence et d'intensité, le fœtus, tout à l'heure obliquement placé sur le bassin, décrit, en outre, un mouvement de rotation qui met sa face antérieure en rapport direct avec la colonne vertébrale de la mère et permet à ses épaules de franchir aisément les détroits du petit bassin.

A peine, en effet, cette évolution nécessaire a-t-elle eu lieu, qu'aussitôt les douleurs se réveillent, se répètent coup sur coup et plus énergiques, plus violentes que jamais, arrachent cette fois à la patiente, des cris déchirants. Ce sont les douleurs expulsives qui précèdent la délivrance, car nul obstacle à présent, que l'ouverture de la vulve, ne peut arrêter le fœtus. L'heure de l'effort suprême et de la suprême souffrance est venue. La tête de l'enfaut apparaît à l'orifice vulvaire tantôt montrant ses fins cheveux, tantôt *coiffée* des membranes de l'œuf, si la poche des eaux, comme il arrive parfois, n'a point encore été rompue.

Expulsion du fœtus. — Cependant l'utérus, dans une dernière douleur, se contracte avec une extrême énergie et toutes les forces musculaires de l'abdomen, simultanément mises en jeu, poussent la tête de l'enfant, avec une irrésistible violence, contre l'ouverture vaginale.

Projeté en avant, le périnée tout entier se tend et s'étale jusqu'à s'amincir comme une feuille de papier. Quelque précaution que l'on prenne, chez la femme primipare souvent il se déchire et se rompt; mais enfin, la tête de l'enfant a franchi tout à coup cette dernière barrière. Brusquement elle se dégage, tuméfiée, violacée, déformée par la longue pression qu'elle vient de subir, mais les épaules qui se présentent en travers vont peut-être retarder encore la délivrance, quand, soudain, comme sous l'impulsion d'une force intelligente, s'opère un second mouvement de rotation qui replace l'enfant sur le flanc, les

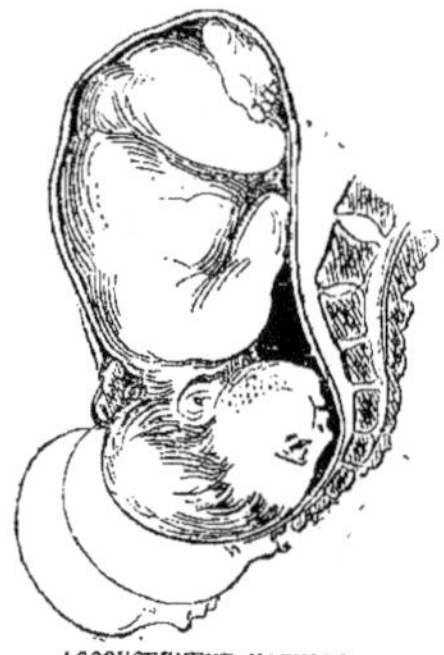

ACCOUCHEMENT NATUREL
Dégagement progressif de la tête du fœtus.

épaules dans le sens verticale et dans le même instant, le petit corps tout frémissant, s'échappe des membranes déchirées de l'œuf dans un flot de sang et de liquide amniotique.

Tandis que brisée de douleurs, la jeune mère pousse un long soupir de soulagement, l'enfant crie, s'agite, respire, et la seule impression de l'air fait trembler, dans l'ordure où il se roule, cet être chétif et nu, qui, fier de sa naissance, un jour se dira sans doute roi de la création et maître du monde!

Délivrance. — Malgré qu'il vive, maintenant, par le seul jeu de ses propres organes, le nouveau-né, cependant, n'est pas encore libre. Il tient toujours au sein maternel par le *cordon* du placenta dont les vaisseaux lui transmettaient le sang nourricier; mais l'accoucheur, après avoir solidement lié le cordon à l'aide d'un fil à quelques centimètres au-dessus de l'ombilic de l'enfant, peut aussitôt le trancher, entre cette ligature et le placenta, sans que le petit être en souffre.

Cependant, le disque placentaire qui, dès ce moment, constitue le *délivre,* se détache doucement de la paroi utérine où il était fixé. De légères tractions sur le cordon hâtent son décollement, et l'utérus, resserrant de plus en plus ses fibres, expulse définitivement, dans un dernier effort, toutes les membranes de l'œuf avec le délivre et les caillots sanguins qui se sont formés dans sa cavité. La jeune mère trouvant dans la seule vue de son enfant l'oubli de ses douleurs, n'a plus désormais qu'à se reposer de ses longues souffrances, en attendant la montée du lait qui n'a guère lieu que le deuxième jour après la délivrance.

ACCOUCHEMENT GÉMELLAIRE.

Dans les cas, relativement rares, où l'utérus contient deux enfants, il peut arriver que chaque fœtus ait son enveloppe propre et son placenta distinct, ou tout au contraire que les deux fœtus, développés dans un même œuf, se rattachent, par leurs cordons, à un placenta à peu près unique.

Avantageuse, peut-être, au point de vue de la rapidité de l'accouchement qui, sans interruption, se continue alors jusqu'à l'expulsion des deux fœtus, cette dernière disposition ne laisse pas d'offrir parfois de sérieuses difficultés à l'accoucheur, en raison des présentations vicieuses et de l'enchevêtrement singulier que peuvent affecter les deux enfants.

Il n'en est pas de même si chaque fœtus est enfermé dans un œuf complètement isolé du voisin. Le plus souvent, en effet, l'enfant se présente alors régulièrement par la tête; mais un intervalle, variant de quelques heures à deux ou trois jours, peut séparer l'expulsion des deux fœtus et ce long travail est extrêmement pénible, on le conçoit, à la femme en couches.

ACCOUCHEMENT VICIEUX. — DYSTOCIE.

L'accouchement n'est malheureusement pas aussi simple, aussi facile toujours, que celui dont nous venons de décrire les phases successives. Les accidents les plus divers, au contraire, peuvent empêcher la nature de terminer l'œuvre qu'elle poursuit depuis le jour de la fécondation, et non seulement faire périr l'enfant au moment même où il allait voir le jour, mais occasionner aussi la mort de la mère.

Mauvaises présentations du fœtus. — Très fréquemment, la difficulté d'accoucher ou *dystocie*, est produite par une mauvaise présentation du fœtus.

MAUVAISES PRÉSENTATIONS DU FŒTUS.

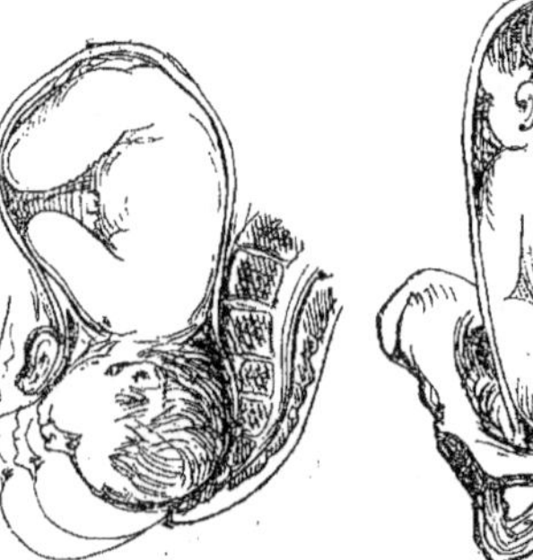
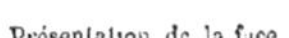
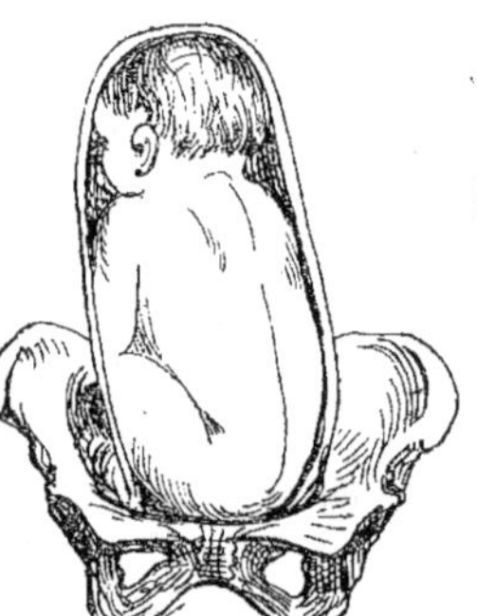
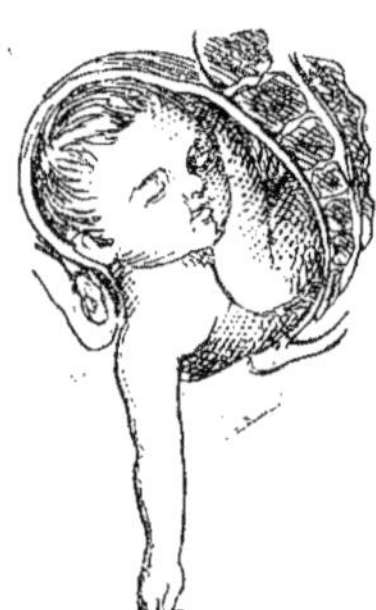

Présentation de la face.   Présentation du siège.   Présentation de l'épaule et du bras.

Au lieu du sommet, c'est quelquefois la *face* qui se présente et l'accouchement, dans cette condition, s'il n'est pas absolument grave pour la mère, est presque toujours fâcheux pour l'enfant.

Il n'est point rare, en effet, que le fœtus, dans cette présentation, reste enclavé au niveau du détroit supérieur du bassin, d'où les contractions de l'utérus ne suffisent pas à le déloger. Pour hâter la délivrance, il est souvent indispensable, alors, de recourir au *forceps,* et cette opération relativement bénigne, dans ce cas spécial met vraiment le fœtus en danger.

Souvent encore, chez la femme primipare surtout, l'enfant vient par le *siège* et malgré la facilité relative de l'expulsion, dans le plus grand nombre des cas de ce genre, l'accoucheur doit parfois intervenir pour modifier la position du fœtus ou pour activer le travail qui traîne en longueur.

Parfois enfin, l'enfant se présente par le *tronc* et plus spécialement par l'*épaule,* auquel cas la nature est véritablement impuissante à mener à bien l'accouchement. Ce n'est même jamais qu'à grand'peine que l'homme de l'art parvient, alors, à sauver la vie à l'enfant, en pratiquant, en temps opportun, la *version podalique.*

Anormales et vicieuses par elles-mêmes, ces diverses présentations le deviennent plus encore par les nombreuses complications qui peuvent, simultanément, se manifester. Ainsi, dans la présentation de la face, il n'est pas impossible qu'un des bras, un des pieds de l'enfant, ou même les deux, fassent en même temps saillie à travers l'orifice utérin. La procidence du bras a lieu très fréquemment aussi dans la présentation de l'épaule; quand c'est le siège qui se présente, il n'est pas rare, au contraire, de voir apparaître les pieds. L'intervention de l'accoucheur, plus que jamais alors est indispensable et c'est tantôt par la version, tantôt par le forceps, au grand péril, parfois de la mère et de l'enfant, qu'il doit hâter la délivrance.

Vices de conformation du bassin. — Au nombre des plus fréquentes et des plus fâcheuses causes de dystocie viennent se ranger encore les vices de conformation du bassin, qui rétrécissant la voie déjà étroite où doit passer le fœtus, opposent à l'enfant à terme un obstacle infranchissable.

Chez les femmes de petite taille, les rachitiques surtout, le bassin, qui doit mesurer, à l'état normal, 11 ou 12 centimètres au niveau de ses détroits, quand il n'est pas absolument barré, peut être rétréci jusqu'à 5 ou 6 centimètres, et ne plus permettre en ce cas le passage du fœtus. C'est par morceaux, alors, qu'il faut extraire l'enfant, après lui

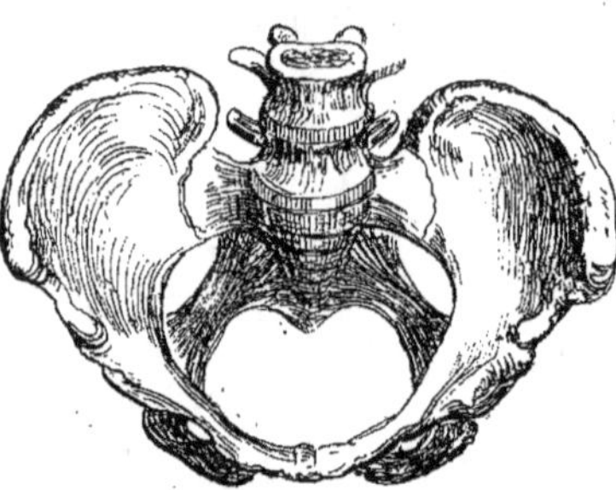

Bassin normal.

avoir broyé le crâne au moyen du *céphalotribe,* et si cette opération cruelle ne réussit pas, il ne reste plus qu'à pratiquer l'*opération césarienne,* plus horrible et plus meurtrière encore, puisqu'elle nécessite l'éventration préalable de la mère avant l'extirpation du fœtus.

Causes diverses de dystocie. — L'accouchement à terme peut être en outre entravé, vicié, empêché, par une maladie organique de l'utérus, de la vessie, de l'abdomen, du côté de la femme; par un vice de conformation, une tumeur ou toute autre affection du côté de l'enfant.

Dans l'accouchement normal, enfin, certains accidents parfois se produisent, qui ne laissent pas de nuire beaucoup au travail. Tels sont, l'inertie de l'utérus, dont les contractions, chez les femmes anémiques, se suspendent prématurément ou sont insuffisantes; la rigidité, la contracture du col, la chute du cordon avant le dégagement de la tête fœtale, l'hémorrhagie par décollement prématuré du placenta, la déchirure du périnée, et pardessus tout, les convulsions éclamptiques, spéciales aux femmes primipares, mais presque toujours, malheureusement, de la plus haute gravité.

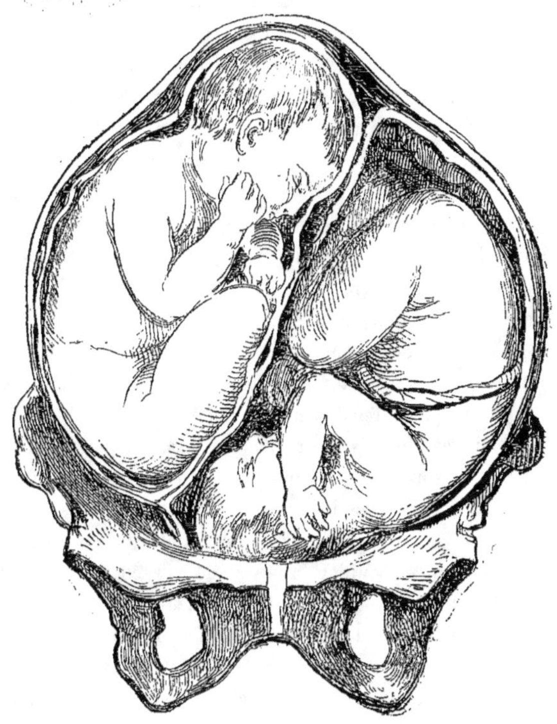

Grossesse gémellaire. — Position normale des jumeaux dans l'utérus.

HYGIÈNE DE LA FEMME EN COUCHES ET DE L'ACCOUCHÉE

Soins préliminaires. — Aussitôt que la femme enceinte a pu reconnaître, aux signes précurseurs de l'accouchement, qu'elle est sur le point d'être mère, faisant immédiatement trêve à toute occupation, elle ne doit plus s'appliquer qu'à mener à bien cette importante et pénible besogne.

Retirée chez elle, dans une chambre spacieuse et facilement aérable, loin de tout bruit et de toute personne inutile, elle ne gardera que des vêtements larges, commodes, suffisant à la garantir du froid sans charger ses épaules, ne gênant en rien sa circulation et laissant à ses mouvements toute latitude.

Si les voies génitales offrent encore, à ce moment, une certaine rigidité, quelques minutes d'immersion dans un grand bain tiède ne peuvent que leur donner une souplesse favorable. Il est utile aussi que la femme se présente à la garde-robe et qu'au moyen d'un clystère elle débarrasse complètement l'intestin des matières qui peuvent l'encombrer.

Le travail s'accompagnant parfois de nausées, de vomissements et d'autres troubles sympathiques des voies digestives, toute alimentation, dès les premières douleurs doit être proscrite. Les liqueurs, le vin chaud et les divers breuvages excitants, loin de donner comme on le croit, à la patiente, les forces dont elle a besoin, lui sont, au contraire, alors, le plus souvent funestes. Elle doit se borner, si par hasard elle se sent faible et sans énergie, à prendre un peu de bouillon froid ou de vin coupé d'eau.

Pendant toute la durée des petites douleurs, la femme, au lieu de rester couchée, devra marcher le plus possible dans l'appartement, et se distraire à préparer les menus objets, linges, fils, éponges, etc., nécessaires à l'accoucheur pour les soins à donner à l'enfant autant qu'à la mère elle-même. Il n'est point rare, quand la dilatation du col de l'utérus est lente à s'effectuer, qu'elle soit considérablement activée par la station debout et l'exercice.

Lit de misère. — Quelque exigu que soit l'espace dont on dispose, il est toujours préférable de dresser pour l'accouchement un lit spécial, d'où la femme retirée après la délivrance, sera transportée dans son lit habituel, garni pour la circonstance d'une alèze épaisse et d'une toile cirée. Sur le petit lit ou *lit de misère,* on aura soin de placer un matelas replié d'un tiers en dessous, du côté de la tête du lit, afin de former avec l'oreiller une sorte de plan incliné sur lequel la patiente éprouvera peut-être un peu moins de malaise. Un traversin jeté au pied du lit, lui permettra de s'arc-bouter utilement et de prendre un solide point d'appui au moment des fortes contractions utérines.

Conduite de l'accoucheur. — Exploration. — Cependant, l'accoucheur arrive, et son premier soin, après quelques questions indispensables, est de constater à quel point en est le travail. Il s'assure, par l'auscultation, que l'enfant est bien vivant; par le toucher, que la présentation est bonne, auquel cas il s'empresse de l'annoncer à la mère, pour dissiper toute les appréhensions qu'elle pourrait encore avoir.

Interrogé sur la durée probable du travail, il se tiendra forcément, en revanche, dans une prudente réserve, la marche de l'accouchement dépendant d'une foule de conditions et de circonstances dont il est impossible d'apprécier au juste l'influence, et que l'on ne peut même pas toujours prévoir.

Durée du travail. — En règle générale, cependant, le travail, chez la femme primipare, s'opère en 12 ou 15 heures à partir des premières petites douleurs, espacées souvent par de larges intervalles, et chez la femme déjà mère il s'accomplit en 6 à 8 heures, quelquefois même en moitié moins de temps.

Au moment où les grandes douleurs se manifestent, l'accoucheur engage la patiente à s'étendre sur le petit lit et s'assure cette fois, si la dilatation du col étant bien complète, la tête du fœtus franchit sans obstacle l'orifice utérin.

Dès ce moment, d'ailleurs, dans les cas simples et normaux, le travail s'accélère, et jusqu'à la fin se continue avec une parfaite régularité.

Rupture de la poche des eaux. — La poche des eaux que l'accoucheur a pu sentir sous le doigt, se tendant à chaque douleur et prête à se rompre, dans un effort tout à coup se déchire, et le liquide amniotique, si l'on n'a pas eu soin de placer au devant de la vulve une serviette usée ou une éponge, mouille la patiente dans son lit. Tarde-t-elle, au contraire, à se déchirer, la poche des eaux, par son extrême distension, peut affaiblir les contractions utérines, et l'accoucheur, alors, en provoque la rupture en piquant les membranes avec une plume d'oie ou tout autre objet rigide et pointu.

Expulsion du fœtus. — Ligature du cordon. — Voici pourtant que la tête de l'enfant, glissant sur le périnée, dilate jusqu'à la faire craquer, l'ouverture vulvaire. Vainement l'accoucheur, de sa main gauche placée à plat sur la région périnéale, essaye de la soutenir, et d'empêcher sa rupture imminente. Chez la femme primipare, le craquement malgré tout, souvent se produit, et certains chirurgiens n'hésitent même pas, alors, afin de donner une bonne direction à la déchirure, de la provoquer eux-mêmes en divisant de chaque côté, l'ouverture vulvaire d'un rapide coup de ciseaux.

La tête dégagée, loin de se hâter de tirer sur le fœtus, il importe de laisser spontanément s'opérer le mouvement de rotation qui plaçant les épaules dans le sens vertical, prépare l'expulsion de l'enfant avec bien plus d'efficacité que ne le feraient les plus violentes manœuvres. Brusquement, en effet, le petit être s'échappe. Il respire, il crie, et l'accoucheur le saisissant à pleines mains par le corps, l'appuie contre l'aine gauche de la mère, pour lier et couper le cordon. Pratiquée entre une double ligature à 5 ou 6 centimètres au-dessus de l'ombilic, cette section sépare le nouveau-né du placenta maternel dont l'accoucheur, dans un instant, devra faire l'extraction avec une extrême prudence.

Extraction du placenta. — Rapidement, après la sortie de l'enfant, l'utérus est revenu sur lui-même, et l'on sent à travers les parois abdominales, la grosse boule qu'il forme encore en se contractant sur le placenta. Bientôt, cependant, de légères douleurs annoncent le décollement du délivre et c'est alors que l'accoucheur doit intervenir pour faciliter son expulsion. Saisissant solidement de la main droite, le bout placentaire du cordon, il introduit l'index et le médius de la main gauche jusque sur le col de l'utérus et se servant de ses deux doigts comme d'une poulie de renvoi, il tire doucement le cordon dans l'axe même des détroits du bassin.

Lentement, le délivre obéissant à cette traction, descend dans le conduit vaginal, entraînant après lui les membranes de l'œuf. Il apparaît enfin à la vulve, et l'accoucheur, après l'avoir tordu sur lui-même, l'enlève avec précaution pour s'assurer qu'il est bien venu tout entier. Un

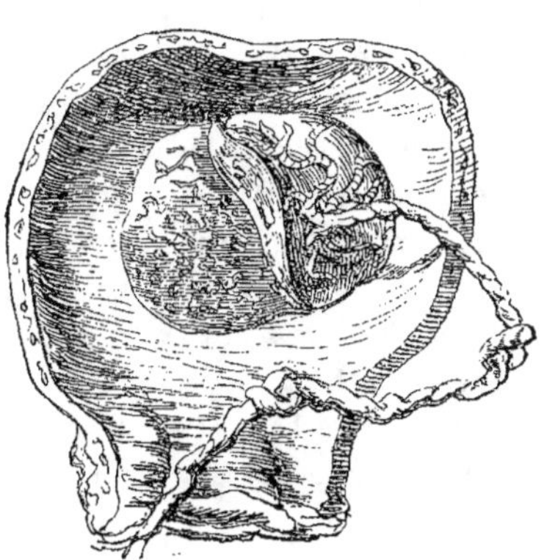

Décollement du placenta des parois de l'utérus.

flot de sang et de caillots suit ordinairement l'expulsion du délivre, mais il suffit de quelques frictions sur le bas-ventre pour que l'utérus, contractant énergiquement ses parois, mette fin de lui-même, à cette hémorrhagie.

Inertie utérine. — Hémorrhagie consécutive. — A ce moment, toutefois, l'accoucheur doit encore montrer la plus grande vigilance. Chez les femmes anémiques ou d'une faible constitution, dont l'accouchement a traîné en longueur, il n'est pas rare, en effet, que l'utérus, inerte après la délivrance, ne se resserre pas suffisamment pour arrêter le sang qui ruisselle de ses parois. Une formidable hémorrhagie peut succéder alors au décollement du délivre. Soudain l'accouchée pâlit, perd connaissance; et si l'on ne se hâte de lui faire prendre 1 ou 2 grammes d'ergot de seigle en poudre, délayés dans une petite quantité d'eau froide, ou même, en attendant l'action du médicament, de comprimer énergiquement l'utérus à travers les parois du ventre, en quelques secondes, l'hémorrhagie peut être suivie de mort. Contre ce redoutable accident, il importe donc au plus haut point que l'accoucheur se tienne toujours en garde; et s'il le craint ou le prévoit, qu'il administre même préalablement, à la patiente, un gramme d'ergot de seigle quelques minutes avant l'expulsion de l'enfant.

Opérations obstétricales. — Version. — L'inertie utérine n'est malheureusement pas, nous l'avons vu, la seule anomalie qui puisse compromettre l'heureuse issue de l'accouchement. Les mauvaises présentations du fœtus et la plupart des causes de dystocie énumérées plus haut, le plus souvent obligent l'accoucheur à délivrer la femme à la hâte et c'est ordinairement par la *version* ou le *forceps,* suivant les cas, qu'il termine un travail interrompu ou devenu nuisible.

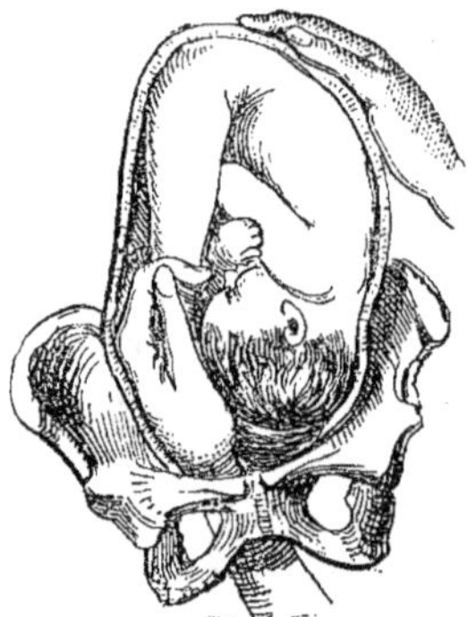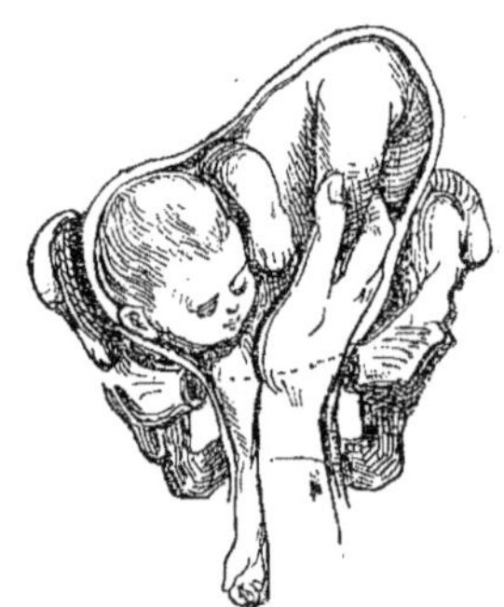

VERSION PODALIQUE.

Culbute forcée du fœtus.   Recherche des pieds
            dans la présentation de l'épaule.

A la *version céphalique,* exclusivement pratiquée autrefois, et dont le but était de ramener dans une situation normale la tête du fœtus par de simples manœuvres extérieures, les accoucheurs modernes ont généralement substitué la *version podalique,* plus audacieuse assurément, mais plus certaine, et qui consiste à aller saisir, dans la matrice même, l'enfant par les pieds, pour l'amener au dehors.

Dans le manuel opératoire de la version, longuement décrit dans les traités spéciaux, sont formulées toutes les règles, exposées toutes les conditions dans lesquelles il convient d'exécuter cette délicate opération pour qu'elle réussisse. Les cas les plus simples exigent encore une grande habileté de la part de l'accoucheur qui doit méthodiquement introduire sa main dans l'utérus, la faire pénétrer dans l'œuf après en avoir déchiré les membranes, la pousser directement vers les pieds du fœtus, trouver et saisir ces pieds le plus rapidement possible, et les tirer vers l'orifice utérin en forçant ainsi l'enfant à faire une véritable culbute qui ramène sa tête vers le fond de la matrice, tandis que ses pieds font déjà saillie au dehors.

Forceps. — Dans la plupart des cas anormaux où la tête fœtale

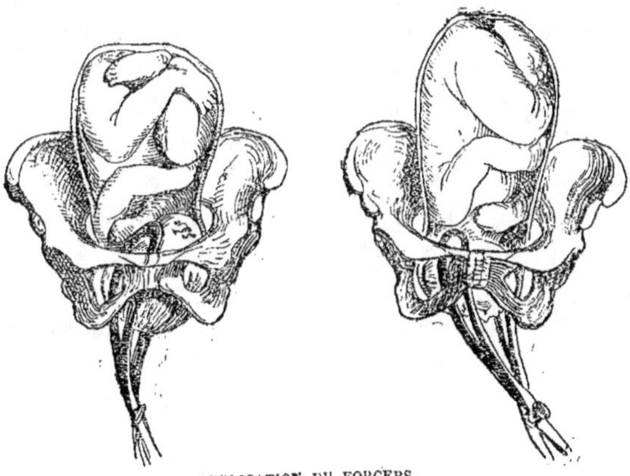

APPLICATION DU FORCEPS.

Le forceps en place et articulé.   Traction du fœtus au moyen du forceps.

se présente et toutes les fois aussi que l'extrême lenteur d'un travail, même normal, expose à de graves accidents l'enfant ou la mère, il est ordinairement indiqué de hâter la délivrance par l'application du *forceps*. Les grandes et solides pinces ainsi désignées sont constituées par deux branches ou *cuillers* que l'accoucheur introduit séparément entre les organes maternels et la tête du fœtus, pour les articuler aussitôt et tirer alors sur l'enfant, sans violence et sans secousses. Le forceps peut être appliqué soit au niveau du détroit supérieur, soit au niveau du détroit inférieur, alors que la tête du fœtus repose sur le plancher périnéal. Manié par un prudent opérateur, l'instrument ne rend que de bons services. Il est, en tout cas, bien moins dangereux même que la plus simple version.

Soins à donner à l'accouchée. — Mais l'accouchement, simple ou compliqué, s'est enfin terminé, nous le supposons, aussi heureusement pour l'enfant que pour la mère. Du « lit de misère » où elle a tant souffert, l'accouchée est prudemment transportée dans son lit habituel où elle doit rester étendue sur le dos, la tête peu élevée et le ventre modérément serré par une serviette de toile.

On ranime alors ses forces en lui donnant un peu de vin ou de bouillon, et tout en la surveillant, on la laisse dormir quelques heures. Un léger suintement sanguin, bientôt remplacé par le fétide écoulement des *lochies,* exige que l'accouchée pendant huit à dix jours au moins, soit tenue dans un état de propreté parfaite. Pour éviter alors tout accident, il sera donc préférable qu'avant une ou deux semaines, elle ne quitte point son lit.

Pendant toute la durée de la *fièvre de lait,* qui se manifeste 48 heures environ après l'accouchement, elle y recevra une alimentation légère; enfin, dès les premiers jours qui suivront, elle pourra commencer à donner à son enfant ces soins assidus, constants, minutieux, dont une mère seule est capable et dont l'indication détaillée remplit la première partie de cet ouvrage *.

---

* Voir : LIVRE I. *L'enfance.*

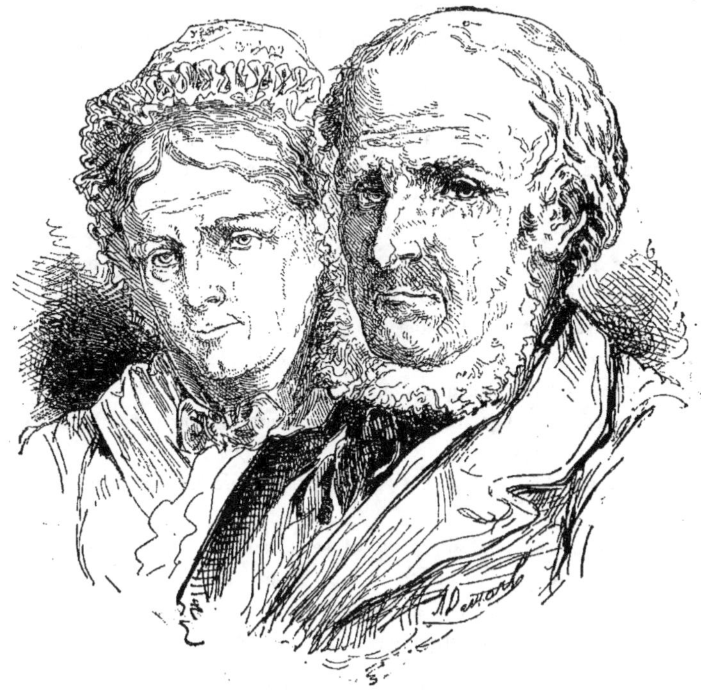

Rides et cheveux blancs.

LIVRE IV. — LA VIEILLESSE ET LA MORT.

Après avoir engendré l'enfant qui leur succède et les renouvelle, l'homme et la femme ont accompli la plus haute fonction de leur existence et rempli le but essentiel pour lequel ils ont eux-mêmes été créés.

En transmettant à un être nouveau la vie qu'ils reçurent aussi de deux êtres unis comme eux, ils ont fait leur devoir, se sont acquittés de leur dette envers la nature, et celle-ci, désormais délaissera les générateurs pour s'intéresser surtout à cet enfant, dépositaire à son tour, de la force créatrice.

C'est pour ce nouveau venu, que la mère, après toutes les fatigues de la gestation, toutes les douleurs de l'enfantement, durant de longs mois encore, aux dépens de sa chair et de son sang, donnera du lait. C'est pour lui que le père usera ses forces dans le travail et la veille; c'est à ce petit être faible et nu qu'ils feront l'un et l'autre le sacrifice de leur bien-être, de leur repos, de leurs plaisirs, plus affectés que lui-même de ses propres souffrances, et plus heureux de son bonheur que de toutes les jouissances personnelles qu'ils pourraient éprouver.

Ainsi le veut la nature. Cet incomparable amour pour les enfants, qu'elle allume au cœur de ceux dont ils tiennent la vie, c'est dans le seul intérêt de la progéniture qu'elle l'entretient et l'attise sans cesse.

Abandonné, maltraité, négligé seulement par ses parents, l'enfant souffre, dépérit et meurt. Le fait est surabondamment prouvé par les effroyables statistiques sur la mortalité des nouveau-nés livrés à des mains étrangères. En revanche, cette tendresse, ce dévouement de toutes les heures, indispensables aux enfants, ne retournent pas aux parents qui n'en pourraient tirer qu'une satisfaction personnelle, sans utilité physiologique. Ceux-ci désormais sont assez indifférents à la nature, pour qu'elle se dispense de leur procurer de tels agréments. Peu lui importe que leurs soins, leurs peines, leurs sacrifices constants soient enfin payés de la plus noire ingratitude. C'est pour l'être nouveau qu'elle réserve toutes ses bonnes grâces, toutes ses faveurs. C'est lui, maintenant, qui sera beau, frais, jeune, alerte, souriant, audacieux, intelligent, plein de vigueur et de santé; lui qui partout aimé, fêté, choyé, goûtera seul toutes les joies, toutes les ivresses de la vie; c'est pour lui plaire enfin, pour l'enthousiasmer, le charmer, l'exciter à l'amour, que la nature elle-même déploiera sous ses yeux toutes ses splendeurs, étalera sur terre et dans le ciel, toutes ses magnificences!

Les parents, eux, ne comptent plus. Tant qu'ils ont été utiles à l'enfant, tant qu'ils ont pu, sans porter préjudice au premier né, donner la vie à d'autres, la nature leur a laissé quelque courage et quelque ardeur. Les enfants élevés, devenus grands et forts, l'existence dont les parents continuent à jouir est véritablement l'effet d'une grâce, d'une complaisance qui ne saurait être poussée bien loin. A quoi ces êtres épuisés peuvent-ils maintenant servir sur la terre? Leur mission terminée, leur vie est faite, leur temps fini. Ce sont des bouches inutiles, des corps hors d'usage, exclusivement bons à être refondus dans le mystérieux creuset où tout retombe et d'où tout s'élève tour à tour.

Encore la nature, en présence de cette inéluctable loi de la mort, se montre-t-elle relativement indulgente pour l'espèce humaine.

C'est aussitôt après l'accouplement, en effet, qu'elle fait impitoyablement périr la plupart des êtres inférieurs dont la place dans la création n'est cependant pas moins importante que la nôtre. Ces myriades d'insectes dont l'admirable organisation nous étonne, n'ont point de vieillesse et ne survivent pas à l'amour. L'acte suprême à peine accompli, les mâles succombent; et si le temps de déposer leurs œufs est encore accordé aux femelles, un grand nombre d'entre elles, frappées sur leur ponte même, lui font en mourant un abri de leur corps, dont les restes fourniront en outre aux petits, sitôt après leur éclosion, une substantielle nourriture.

Ainsi, l'homme qui voit grandir ses enfants et presque toujours ses petits-enfants, n'a vraiment pas à se plaindre. Il est encore le favori, le privilégié, parmi tous les êtres vivants; il jouit d'une faveur d'autant plus exceptionnelle, qu'il est le seul à la comprendre, à l'apprécier.

Ces années, ces jours de grâce qu'elle lui laisse, la nature, cependant, ne lui permet pas de ne point s'en apercevoir, ni d'ignorer que cette prolongation de vie est bien réellement de sa part, une simple tolérance.

L'âge vient, l'*âge critique,* où brusquement elle retire à la créature humaine la libre et pleine jouissance de ses plus nobles fonctions. Sans ménagements elle la dégrade et lui signifie que l'heure de la retraite a sonné. Rapidement elle amortit la vigueur intellectuelle, affaiblit, jusqu'à les annihiler en peu de temps, les facultés génésiques de l'homme, et plus rigoureuse encore envers la femme, elle lui reprend tout à coup la puissance dont elle l'avait investie, l'auréole dont elle l'avait couronnée, le don de pouvoir être mère!

AGE CRITIQUE

PHÉNOMÈNES DE L'AGE CRITIQUE

I. — Chez l'homme. — Dans nos climats, c'est, en général, vers la cinquantième année, que se manifestent les troubles significatifs de l'âge critique.

L'homme, à ce moment a déjà senti ses forces faiblir. Il est beaucoup moins apte au travail manuel, à la marche, à l'exercice. Il résiste moins à la fatigue; il ne peut plus, impunément, faire aucun excès. Sauf ses cheveux, qui grisonnent et s'éclaircissent, sa physionomie ni sa corpulence ne diffèrent guère, cependant de ce qu'elles étaient douze ou quinze années auparavant, à la force de l'âge. Le teint, toutefois, est plus brun, plus coloré; la peau du visage, sèche et rugueuse, se plisse à la tempe et au coin de l'œil de rides en « patte d'oie »; les paupières battues se relâchent; la vue est mauvaise, les regards, moins mobiles, ont en partie perdu leur éclat.

Les facultés intellectuelles aussi, baissent sensiblement. La mémoire se perd, le jugement est moins sûr, le raisonnement moins solide. L'esprit n'a plus sa vivacité d'autrefois; les désirs s'apaisent et les passions s'amortissent.

Ambitieux encore, l'homme devient de plus en plus parcimonieux, avare, soucieux. Toutes ses illusions, d'ailleurs, se sont depuis longtemps envolées. Désabusé, revenu de tout, il connaît ses semblables, parle volontiers de son expérience et se préoccupe, enfin, de trouver, loin du monde, un abri pour ses vieux jours.

De toutes ses facultés, cependant, celles qui paraissent le plus frappées, ce sont bien certainement, les facultés génésiques. Sans doute il peut encore avoir des enfants, puisqu'il est avéré que son pouvoir fécondant se conserve parfois jusque dans l'extrême vieillesse; mais le fluide spermatique ne se produit plus chez lui, qu'avec la plus grande difficulté; les spermatozoaires y font le plus souvent défaut, l'émission en est pénible; et sans prétendre, sur la foi d'un vieux dicton, qu'après cinquante ans, tout rapprochement sexuel est pour l'homme « une pelletée de terre jetée sur la tête », il n'en est pas moins vrai que la répétition de l'acte conjugal plus d'une où deux fois par mois à cet âge, expose à de graves accidents.

A cette même époque, enfin, l'homme reste quelque temps sous la menace de nombreuses maladies dont sa jeunesse et sa virilité l'avaient pu préserver jusqu'alors. Ce sont surtout les congestions cérébrales, le cancer de l'estomac, la gravelle ou la pierre, les rhumatismes, la goutte, les affections organiques du cœur et des voies urinaires. S'il échappe à ces divers écueils, s'il est assez heureux pour sortir sain et sauf des quelques épreuves qu'il peut subir, il n'est point rare que l'homme, alors, jouisse en bonne santé, d'une longue vieillesse.

II. — Chez la femme. — C'est chez la femme surtout que les phénomènes de l'âge critique se produisent de bonne heure avec une remarquable intensité. Outre les divers troubles physiologiques qui se manifestent chez l'homme, la femme, dans nos climats, éprouve vers la quarante-cinquième année, une perturbation caractéristique dans l'appareil génital, une suppression plus ou moins brusque et définitive des règles, contituant la *ménopause* ou l'*âge de retour.*

On peut estimer qu'en moyenne, la menstruation se continue et persiste chez la femme, pendant une trentaine d'années environ. Dans les pays chauds et même dans les régions méridionales de la France où les jeunes filles sont réglées avant dix ans, la ménopause se produit donc plus tôt encore que dans les climats tempérés et la plupart des femmes y subissent, vers la quarantième année, les phénomènes de l'âge critique.

Suppression des menstrues. — Ménopause. — Ces accidents, souvent précédés d'un état nerveux très pénible, d'un vague malaise, d'une modification complète du caractère et des goûts habituels, quelquefois aussi débutent tout à coup par les troubles locaux et les désordres menstruels.

Au terme accoutumé, les règles attendues ne viennent pas. Elles ne sont remplacées, cependant, ni par un écoulement de flueurs blanches, ni retardées par un appauvrissement du sang qui se traduirait alors par de violentes douleurs dans les flancs, au niveau des ovaires. La femme souvent peut se croire enceinte et s'en inquiète vivement. Elle n'éprouve, toutefois, ni dégoûts, ni nausées, ni gonflement des seins, ni le moindre des symptômes du début de la grossesse. Les règles ont spontanément et naturellement cessé, parce que la source en est tarie.

Rarement, à vrai dire, cette première suppression menstruelle est absolue et définitive. D'habitude, au contraire, après six semaines, deux, trois mois et même davantage, un flux ménorrhagique reparaît à l'improviste, ou précédé parfois, d'agitation nerveuse, de vagues douleurs dans l'abdomen, de violents maux de tête. L'écoulement, plus abondant en général, que celui des menstrues régulières se continue, comme autrefois, durant trois ou quatre jours et se termine de même. Il peut arriver pourtant, quand la femme n'est point douée d'une très forte constitution, que l'hémorrhagie se borne à quelques gouttes de sang, après quoi tout rentre dans l'ordre.

Abondantes ou non, ces pertes qui n'ont plus aucune régularité, se répètent ordinairement un certain nombre de fois, à des intervalles qu'il est absolument impossible de prévoir et de déterminer, jusqu'au jour, enfin, où ne se renouvelant plus, la femme est bien complètement déchue de son aptitude à concevoir et définitivement morte à la vie de l'espèce.

Malgré toute la lenteur, tous les ménagements avec lesquels peut s'opérer cette crise justement redoutée de la ménopause, il est bien peu de femmes chez qui l'âge de retour ne soit marqué par de sérieuses perturbations sur tel ou tel appareil ou même par des affections chroniques, des maladies organiques plus ou moins dangereuses.

Troubles nerveux. — Les troubles les plus fréquents se produisent sur le système nerveux. Outre l'état à peu près constant d'agitation, de malaise, d'irritabilité, dans lequel se trouve la femme pendant toute la durée de l'âge critique, à certains moments qui répondent presque toujours aux dates des anciennes époques menstruelles, se manifestent de cruels accès de névralgie, de migraine, de palpitations cardiaques, d'oppression ; de véritables crises hystériques même, qui, sans offrir une gravité réelle, exigent, néanmoins un traitement actif et des soins assidus.

Troubles circulatoires. — Fréquemment aussi, le système circulatoire est le siège d'accidents multiples dont quelques-uns, peuvent malheureusement, revêtir un caractère alarmant. Ce sont, quand la femme surtout est d'une constitution pléthorique, les congestions cérébrales ou pulmonaires, les hémorrhoïdes, les varices, les inflammations chroniques, par stase sanguine, des reins, des ovaires, de l'utérus. D'abondantes hémorrhagies nasales, intestinales, ou même des crachements, des vomissements de sang, peuvent aussi suppléer alors, pendant quelque temps, les règles absentes ; mais ces derniers phénomènes, quoique très effrayants, chez les femmes robustes sont plus utiles que nuisibles et doivent être respectés.

Vices constitutionnels. — Il n'en est pas de même des manifestations graves sur certains organes, qui peuvent suivre la suppression définitives des menstrues. L'écoulement sanguin qui se produit régulièrement tous les mois chez les jeunes femmes, ne laisse pas, en effet, d'être un émonctoire des plus actifs, un moyen d'épuration des plus efficaces. Grâce à cette évacuation périodique, un grand nombre de femmes d'une constitution défectueuse ou tarée, durant de longues années sont préservées, comme par une soupape de sûreté, de tout accident symptomatique d'un vice acquis ou héréditaire.

L'âge critique arrivé, la dérivation salutaire supprimée, la maladie constitutionnelle dont l'évolution n'est plus contrariée, règne en maîtresse absolue dans l'organisme et trouvant le champ libre, se révèle bientôt par des signes qui ne laissent aucun doute sur la nature de l'élément pernicieux.

C'est alors qu'apparaissent sur la peau les dartres symptomatiques de la scrofule et de l'herpétisme ; que des imflammations de mauvaise nature frappent les viscères ; que la dégénérescence graisseuse altère le tissu des glandes, que le cancer, enfin, se développe avec une prédilection marquée sur le col ou les parois de l'utérus, occasionnant, outre de cruelles douleurs, de redoutables hémorrhagies qui n'ont plus rien de commun avec les pertes irrégulières de la ménopause.

Contre la plupart de ces funestes manifestations, une bonne hygiène préventive heureusement, peut être extrêmement efficace, et le grand nombre, autant que la malignité des accidents, montre assez combien il est important que les femmes s'y soumettent.

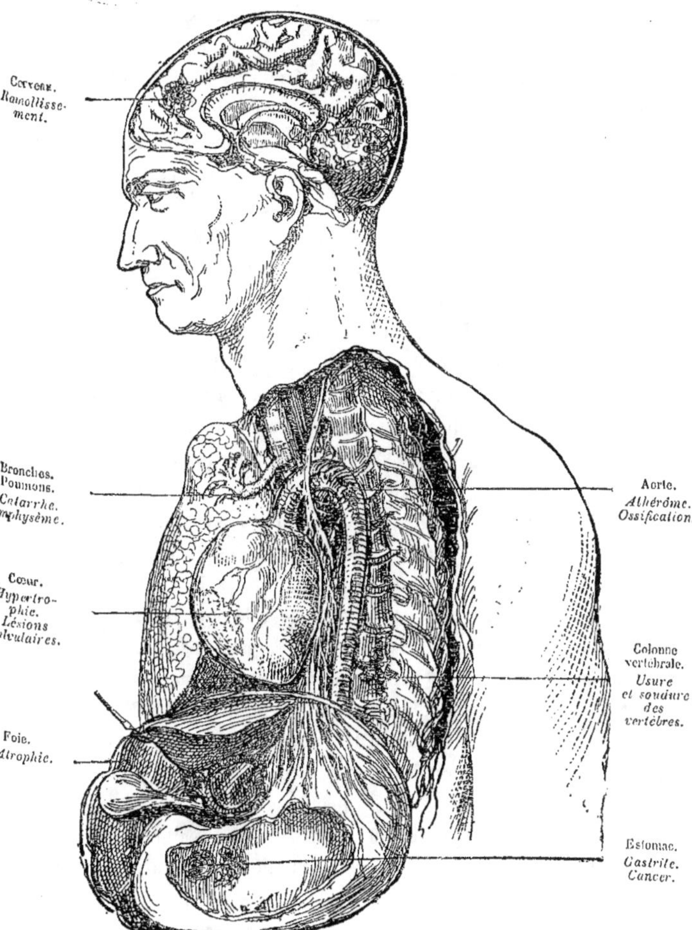

Altération et détérioration des principaux organes dans le cours de la vieillesse

HYGIÈNE DE L'AGE CRITIQUE

L'homme et la femme dont la vie, jusqu'alors, se sera déroulée, régulière et paisible, presque toujours, l'âge critique venu, pourront heureusement franchir ce cap redoutable.

Cette pénible épreuve, au contraire, ne sera pas sans danger pour les hommes usés déjà par la débauche ou par de longues années d'une agitation, d'un labeur excessif. Elle sera périlleuse, surtout, pour les femmes, vivant dans la mollesse, dans l'abus des plaisirs et malheureusement aussi pour toutes celles qui n'auront pas connu les souffrances et les joies de la maternité.

Une extrême prudence dans la satisfaction de tous les besoins qui persistent encore, sera le premier précepte que devront observer les personnes des deux sexes, aussitôt que l'heure de la retraite aura sonné. Durant quelque temps au moins et jusqu'à ce qu'un nouvel équilibre se soit rétabli dans l'organisme, elles s'abstiendront de tout excès, de toute fatigue, de toute malsaine excitation. La danse, les bals, les grandes réunions mondaines leur seront momentanément interdits. Elles se nourriront d'aliments légers, d'une digestion facile, éviteront de s'endormir après les repas, de coucher dans un lit trop moelleux, et se garderont, enfin, de passer sans transition, d'une vie active à la paresse absolue.

Les pénibles troubles nerveux dont tant de femmes souffrent à l'âge critique, exigent quelques soins particuliers. Le séjour à la campagne, les délassements de l'esprit, de douces occupations, la promenade et l'exercice peuvent être alors d'une grande efficacité; mais il n'est pas inutile, quand le nervosisme est assez intense pour occasionner de véritables accidents pathologiques, des névralgies, des migraines, des palpitations, des accès hystériformes, de recourir à l'usage des bromures alcalins, du bromure de sodium surtout, dont les excellents effets ne se font pas attendre.

La pléthore et l'obésité, si communes à cet âge, souvent aussi nécessitent l'emploi d'un traitement préventif. Une alimentation douce et rafraîchissante, la marche et l'exercice après les repas, sont alors fort utiles; mais il est parfois prudent d'adjoindre aux moyens hygiéniques l'usage des eaux laxatives légères prises à petite dose le matin à jeun, ou simplement des eaux alcalines de Vals ou de Vichy, riches en bicarbonate de soude. Dans certains cas, enfin, où la médication altérante est nettement indiquée, les préparations iodurées peuvent être fort efficaces et l'iode, je l'ai déjà dit, n'est jamais plus actif et moins irritant que lorsqu'il se dégage, à l'état naissant, d'une combinaison d'iodure de sodium et d'iodate de soude.

Mais ce puissant dépuratif est surtout le médicament par excellence contre les maladies constitutionnelles qui se révèlent si fréquemment à l'âge critique. L'iode, alors, mieux que tout autre spécifique, suffit, ordinairement, à purifier l'économie des principes virulents, des ferments pernicieux dont elle peut-être imprégnée. Charrié par le sang jusque dans la profondeur des tissus, il purge d'abord le liquide nourricier de tout poison funeste; empêche ou contrarie tout travail morbide dans les viscères qu'il parcourt, combat énergiquement l'infiltration graisseuse et l'obésité, si dangereuses à cet âge, favorise enfin, en s'éliminant par les reins et les autres glandes, le fonctionnement si utile de ces émonctoires naturels.

Ainsi, par l'observance d'une bonne hygiène ; par l'emploi judicieux, au besoin, d'un nombre restreint de médicaments actifs, l'homme et la femme, peuvent heureusement doubler le cap de la cinquantaine et jouir en parfaite santé, de l'automne de la vie.

Contre les ennuis, les regrets, les chagrins qu'ils éprouveront parfois l'un et l'autre, l'homme, de l'affaiblissement de ses forces, la femme de la disparition de sa beauté, c'est à la raison surtout qu'ils devront faire appel pour se consoler et reprendre courage.

Nombre de gens, malheureusement, ne savent pas, ne veulent pas vieillir, et ne peuvent songer sans terreur, qu'en ce monde, tout ce qui eut un commencement doit avoir une fin. La cruelle mélancolie que cette triste pensée leur inspire, n'est pas sans influer considérablement, d'ailleurs, sur le développement d'affections toujours graves à cet âge ; aussi la résignation, la bonne humeur et la philosophie exercent-elles sur la santé de l'homme à son déclin l'action la plus favorable. C'est grâce à ces dons heureux du caractère que Buffon, plein d'ardeur encore à soixante-dix ans, pouvait gaiement dire à ses amis : « La vieillesse est un préjugé. »

AGE DE DÉCLIN

PHÉNOMÈNES PHYSIOLOGIQUES ET PATHOLOGIQUES

Dès que l'homme commence à décliner, chaque année qui passe pèse cependant lourdement sur lui. Vainement, après avoir heureusement échappé aux écueils de l'âge critique, jouit-il encore quelque temps d'une « verte vieillesse » caractérisée souvent, chez les sujets du sexe féminin surtout, par un embonpoint assez prononcé pour avoir valu la dénomination « d'âge de retour » à cette période d'ailleurs fort courte. Ce ne sont là que des illusions, des apparences.

Fatalement, dans le corps du vieillard, un sourd travail de désorganisation s'accomplit, dont les effets, de plus en plus se trahissent et s'accusent. Les organes sont épuisés, les fonctions languissantes.

Bientôt le tronc se courbe et se voûte ; les jambes ploient et les mains tremblent. La peau, sèche et plissée couvre le visage de rides ; les dernières dents tombent et le crâne se dégarnit de ses cheveux blancs. C'est la « caducité » que suit de près la « décrépitude. »

Le vieillard, alors, est à peu près déchu de toute aptitude physique ou morale ; il bredouille, balbutie, radote, déraisonne, rit et pleure comme un enfant. Sa tête chauve est branlante ; un bâton lui est indispensable s'il entreprend de faire quelques pas. Le voilà sur le bord de la tombe où vont le précipiter le moindre des accidents, la maladie la plus légère.

Chez le plus grand nombre des vieillards cette triste dégradation commence de bonne heure et s'opère avec une extrême rapidité. Quelques-uns, au contraire, opposent à la décrépitude une énergique résistance et conservent longtemps, avec une vigueur relative, toutes leurs facultés. Une bonne hygiène, une vie sagement réglée, le plus souvent, il est vrai, procurent à ces derniers cet heureux privilège, et les soins qu'ils prennent à cet égard ne sont certainement pas difficiles à mettre en pratique ; mais avant d'exposer les moyens les plus propres à retarder les ravages de la vieillesse, il est indispensable d'étudier de plus près, et dans chaque groupe d'organes en particulier, les désordres ou les altérations que les progrès de l'âge y déterminent.

Troubles digestifs. — La chute des dents est souvent, chez le vieillard, la première cause d'une prompte décrépitude et l'on ne peut s'en étonner quand on songe à l'importance considérable du travail masticatoire dans les phénomènes ultérieurs de la digestion.

Réduit à se nourrir d'aliments légers, d'une déglutition facile, le vieillard ne répare donc pas suffisamment ses pertes ; et quand il avale, sans les avoir préalablement mastiquées, des substances plus nourrissantes et plus solides, souvent il est pris d'abondantes diarrhées en partie composées des aliments indigérés des derniers repas.

L'extrême faiblesse de la tunique musculaire de l'intestin ne laisse pas d'occasionner d'ailleurs, au plus grand nombre des vieillards, des accidents d'un autre genre, une opiniâtre constipation surtout, d'où peuvent résulter des bourrelets hémorrhoïdaux, des engorgements prostatiques, des congestions viscérales enfin, beaucoup plus graves que la constipation elle-même. Le relâchement général des parois de l'abdomen facilite aussi considérablement, à cet âge, l'issue de l'intestin à travers les anneaux de la région inguinale et consécutivement, la formation des hernies.

Mais c'est sur l'estomac, principalement, que la vieillesse exerce souvent une influence funeste. A soixante ans, en effet, les gastrites de mauvaise nature se présentent avec une exceptionnelle fréquence et beaucoup d'entre elles reconnaissent pour cause un cancer du pylore ou des organes voisins.

Troubles respiratoires. — Les poumons, chez le vieillard, s'usent rapidement par la dilatation, de plus en plus marquée, des vésicules respiratoires. De cette lésion résulte un emphysème caractérisé par une oppression, un sifflement fort pénibles, et d'autant plus grave qu'il empêche constamment la parfaite oxygénation du sang. Cette déformation du tissu pulmonaire rend en outre l'organe très sensible aux moindres impressions de froid; aussi les bronchites, les catarrhes, déjà favorisés par le mauvais fonctionnement de la peau, se présentent-ils, chez les vieillards, avec une extrême fréquence.

A mesure que l'âge augmente, la fluxion de poitrine enfin, devient de plus en plus redoutable en raison des causes minimes qui suffisent à la faire éclater. Une simple exposition de quelques minutes au froid ou à l'humidité, le repos même au lit, quand le vieillard demeure trop longtemps couché sur le dos, c'est assez pour lui donner naissance, et la pneumonie est d'autant plus dangereuse alors, qu'elle ne se trahit d'abord que par de très vagues symptômes.

Troubles circulatoires. — Fréquemment, la fluxion de poitrine, dans une vieillesse avancée, succède encore à la congestion des poumons provoquée elle-même, ordinairement, par une maladie du cœur ou par l'altération des vaisseaux pulmonaires.

Rarement, en effet, chez les vieillards rhumatisants ou goutteux surtout, l'appareil circulatoire conserve jusqu'à la mort une parfaite intégrité. Des dépôts *athéromateux* de phosphate calcaire, se sont lentement formés dans l'épaisseur des parois des vaisseaux, donnant lieu tantôt à des obstructions qui déterminent des congestions ou des apoplexies; tantôt à des fissures d'où résultent des infiltrations sanguines, des hémorrhagies, dans les viscères ou les tissus que les vaisseaux traversent.

Le cœur lui-même, dans ses parties fibreuses notamment, est incrusté de dépôts calcaires. Ses valvules ossifiées ne fonctionnent plus, et l'anévrysme ou l'hypertrophie résultent fatalement de ces altérations irréparables.

L'atonie générale dont se ressent tout l'organisme s'exerçant particulièrement sur la tunique élastique des vaisseaux, la circulation peut en outre se ralentir jusqu'à perdre moitié de sa vitesse, auquel cas il n'est pas rare que les battements du cœur et du pouls ne s'élèvent plus qu'à cinquante ou même quarante pulsations par minute.

Dans les veines des membres inférieurs, gonflées et variqueuses, le sang séjourne alors au point de se coaguler en caillots susceptibles de se détacher pour aller former dans le cœur de mortelles embolies; les extrémités des doigts et des orteils où le liquide nourricier ne pénètre plus, sont fréquemment frappées de gangrène; et ce ralentissement de la circulation, ces stases d'un sang anémié dans les organes, expliquent suffisamment la torpeur, la faiblesse et la sensation de froid que le vieillard décrépit éprouve sans cesse.

Troubles nerveux et locomoteurs. — Le système nerveux, d'une si délicate structure, n'est pas plus épargné, d'ailleurs, par la désorganisation sénile.

Le cerveau, dans toute sa masse, durcit et se ratatine; puis, çà et là jaunit, pour se ramollir bientôt et perdre successivement toutes ses facultés. Incapable d'être frappé d'impressions nouvelles, il ne conserve même plus celles qu'il avait pu garder jusqu'alors. Hommes, choses, faits, images, mots, s'effacent du souvenir; tout le trésor laborieusement aquis de la mémoire se disperse pièce à pièce et ne se renouvelle plus. Dans cette ruine de l'intelligence, le jugement sombre avec la raison; toute force morale s'évanouit en même temps que toute vigueur physique ; et souvent, alors, la crainte instinctive d'une fin prochaine fait renaître dans ce cerveau qui s'éteint, toutes les superstitions, toutes les croyances mystiques que la logique et le bon sens en avaient chassées. A ce point de désorganisation, la substance cérébrale heureusement, est très favorable à l'apoplexie, et le plus souvent un « coup de sang » libérateur vient terminer cette agonie lamentable.

Comme les centres dont ils émanent, les nerfs sont rétifs et sourds aux excitations du dehors. Ils ne transmettent plus aux muscles grêles et décolorés, qu'une impulsion sans énergie, que le moindre accident supprime et paralyse. De là, ces tremblements, ces branlements de tête que le vieillard est impuissant à maîtriser ; de là cette faiblesse absolue qui le force à se tenir courbé sur son bâton, à fléchir les genoux et à traîner les jambes.

La charpente osseuse, naguère si solide, ne supporte même plus, en effet, cet organisme ruiné qui s'affaisse. Les os des membres s'évident, perdent toute souplesse, et se brisent comme verre au moindre choc. Les tendons, les ligaments ossifiés raidissent les jointures ; les vertèbres usées, rapprochées et soudées par l'aplatissement complet des cartilages intermédiaires ne forment plus qu'une colonne d'une seule pièce ployant à se casser sous le poids de la tête et des membres qu'elle ne peut plus soutenir.

Troubles sécrétoires. — Nul organe enfin, n'est oublié, dans cette triste dégradation de la créature humaine et la nature, bientôt, met autant d'acharnement à la détruire, qu'elle avait mis, quarante années durant, de patience et de soins à la former.

C'est par le racornissement et l'atrophie qu'elle procède surtout, à l'égard des viscères et des glandes. Dans l'intestin desséché toute sécrétion s'arrête. Le foie se condense et diminue de volume ; les ganglions mésentériques disparaissent ; les glandes salivaires rétractées ne donnent plus de salive ; les reins éliminent mal une urine rare ; toute activité génitale a depuis longtemps disparu.

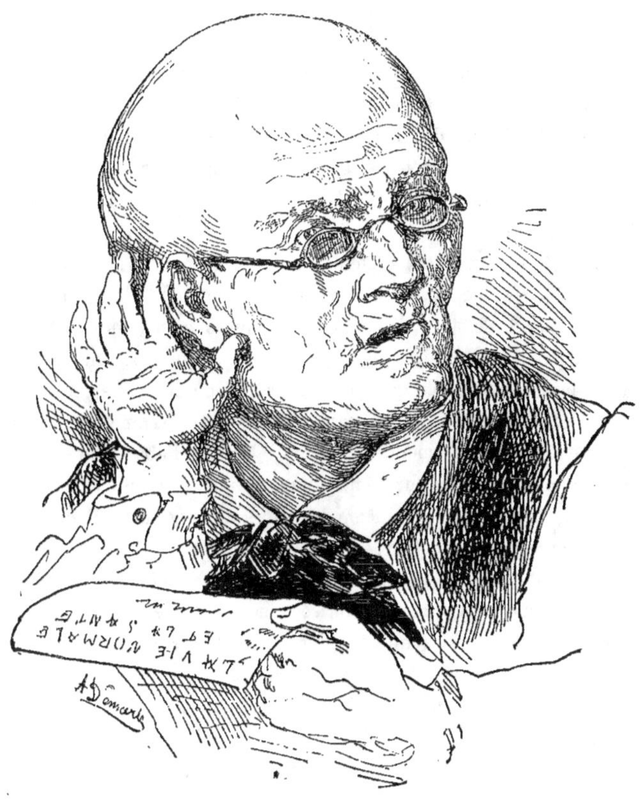

Les infirmités de la vieillesse.

Troubles des sens. — En même temps que cette lente et sourde détérioration s'opère en lui, l'homme, fatalement s'isole de plus en plus du monde qui l'entoure. Ses muscles épuisés ne lui permettent d'abord plus aucune relation avec ses semblables et bientôt l'extinction définitive de ses sens fait un cadavre vivant de cette misérable créature.

C'est, ordinairement, l'ouïe la première, qui se voile et se perd. Comme si le vieillard à grands pas s'éloignait de la vie, les chants, les voix, les bruits du monde ne lui parviennent plus. Il cesse même, un jour, d'entendre les douces paroles des êtres aimés. Tout se tait autour de lui; l'épouvantable silence de la tombe l'environne déjà.

Puis, c'est la vue qui s'éteint, l'ombre qui se fait, la nuit qui s'avance. Un voile épais se répand sur la nature; dans un opaque brouillard s'effacent à jamais les hommes et les choses. Adieu le beau soleil, les claires journées, le ciel profond, les sites ravissants, les souriants visages! Le temps d'admirer ces splendeurs, de goûter ces jouissances est passé. Avant que l'homme disparaisse du monde, c'est le monde même qui le fuit, l'abandonne et se ferme pour lui; mais sur toutes ces merveilles qu'elle dérobe au vieillard, la nature, au même instant fait s'ouvrir tout étonnés, les petits yeux de l'enfant!

Dans cette horrible obscurité qui précède l'éternelle nuit, voilà donc l'homme seul, anéanti, brisé, mort en détail. Comme la flamme d'une veilleuse qui tremblote au chevet d'un agonisant une faible lueur intellectuelle éclaire encore, cependant, cette créature qui va finir. C'est l'heure suprême et terrible. Dans sa pensée, devant ses yeux éteints, ce moribond revoit, en un instant, sa vie tout entière. Fût-il grand, riche, illustre, puissant, glorieux; fût-il humble, petit, obscur, ignoré, misérable; connût-il au monde, tous les bonheurs; y supporta-t-il toutes les injustices, nul de ces souvenirs, agréables ou pénibles, n'est alors capable de l'émouvoir et pas un pli ne les trahit sur son visage de marbre; mais quel que soit l'homme, et quelque situation qu'il ait occupée ici-bas, son front pâle à ce moment s'épanouit encore et sur ses lèvres glacées passe un dernier sourire, s'il fut simplement, durant sa vie, honnête et bon.

HYGIÈNE DE LA VIEILLESSE

La vieillesse n'est pas seulement caractérisée par la diminution des forces, la flétrissure du visage et la dégradation du corps. A mesure qu'il avance en âge, l'homme perd aussi de sa chaleur, et ce phénomène s'explique aisément par l'imperfection relative de ses fonctions respiratoires.

De soixante à quatre-vingts ans, sa température qui jusqu'alors mesurait au moins 37° centigrades, rapidement s'abaisse à 36 ou même à 35° pour peu que le vieillard soit légèrement couvert ou qu'il passe d'une chambre chaude dans un milieu plus froid.

Aussi, pendant l'hiver, ou seulement sous l'influence de la moindre intempérie, la plupart des gens âgés grelottent-ils et sentent-ils se perdre, avec une étonnante facilité, leur chaleur vitale. Quelque effort qu'ils fassent, il leur est impossible alors, de lutter contre le froid, et trop souvent il suffit ainsi pour leur faire courir les plus graves dangers, d'un vent violent qui les surprend, d'une ondée qui les mouille.

Vêtements. — Contre la possibilité d'un refroidissement presque toujours fort dangereux, les vieillards devront donc, en toute saison, porter des vêtements de laine, aussi chauds que possible en hiver, et protégeant surtout la poitrine. Leur tête, ordinairement dégarnie de ses cheveux, sera couverte, même dans l'appartement, d'un bonnet ou d'un béret ayant assez d'ampleur pour abriter au besoin les oreilles. Les pieds, si prompts à se refroidir, seront protégés par d'épaisses chaussures rembourrées en hiver, ou permettant l'introduction de gros chaussons de laine.

La paresse et l'avarice étant leurs principaux défauts, beaucoup de vieillards, malheureusement, ne prennent aucun soin de leur personne ; et sales, déguenillés, dégoûtants, semblent réellement se plaire à vivre dans la crasse. Quelques autres, au contraire, parmi les vieilles femmes notamment, dans la folle prétention de se rajeunir, s'affublent volontiers de vêtements qui ne sont plus de leur âge ; mais si ces derniers ne s'exposent guère qu'à paraître parfaitement ridicules, les premiers par leur coupable incurie, compromettent gravement leur santé, voire leur existence.

Chaque jour, donc, les vieillards pratiqueront les ablutions nécessaires à l'entretien d'une parfaite propreté. Tous les mois, en toute saison, ils prendront, en outre, un bain tiède qui favorisera la perspiration cutanée d'autant plus utilement que la respiration pulmonaire sera plus pénible et plus incomplète. Au sortir du bain, des frictions un peu rudes, pratiquées sur la peau, provoqueront de même une stimulation non moins propice à l'entretien des forces qu'à la libre circulation du sang.

Alimentation. — Outre qu'elle émousse l'appétit, la vieillesse ralentit considérablement aussi l'activité digestive. L'incessant travail de désassimilation qui s'accomplit alors dans l'économie, ne pourrait-être enrayé, d'ailleurs, par une alimentation plus abondante ; aussi les vieillards doivent-ils se contenter d'une nourriture substantielle sous un petit volume, et de facile digestion.

Deux repas peu copieux chaque jour leur suffisent amplement ; encore le repas du soir doit-il être particulièrement frugal et pris de bonne heure. Les viandes tendres et bien cuites, le poisson, les œufs, leur conviennent beaucoup mieux que les aliments végétaux. Le bon vin vieux de bourgogne ou de bordeaux, — « ce lait des vieillards », — leur est également fort utile. A la fin du premier repas enfin, une petite quantité de café noir leur sera très à propos servie, autant pour stimuler l'estomac que pour combattre la fâcheuse tendance de la plupart des gens âgés à s'endormir en se levant de table.

Toujours lente et pénible, la digestion, chez les vieillards, est principalement empêchée par l'insuffisance de la mastication due au manque de dents ; à l'absence surtout des grosses molaires. L'usage d'un dentier artificiel bien construit peut offrir alors de grands avantages. On s'habitue facilement à s'en servir, et l'on voit journellement beaucoup de personnes à qui la chute prématurée des dents a causé d'opiniâtres dyspepsies rétablir promptement par le seul emploi de cet appareil, leur santé compromise.

Habitation. — Travail. — En raison des sérieux inconvénients que pourraient avoir pour lui les brusques changements de température et de climat, la vie sédentaire est la seule qui convienne au vieillard déjà fortement éprouvé par les rigueurs de l'âge.

A ce moment, d'ailleurs, tout désir de déplacement et de voyage s'est depuis longtemps éteint dans son esprit. Il ne souhaite et n'aime plus que le repos, le calme et la paix dans une retraite sûre et tranquille. Dans sa demeure, exposée aux bienfaisants rayons du soleil, à l'abri du vent et de l'humidité, le vieillard se tiendra donc prudemment blotti tout l'hiver et ne quittera même le coin de son feu que pour passer avec précaution, tandis que l'on aérera son appartement, dans une autre pièce bien chaude.

Aux beaux jours, au contraire, il sortira dans le milieu de la journée, pour se réchauffer au soleil, se promener ou s'occuper à de petits travaux manuels qui lui procureront une distraction salutaire. Le séjour à la campagne, l'été, lui sera très avantageux s'il se tient soigneusement en garde contre les refroidissements dont-il pourrait souffrir le soir ou le matin, alors que dans l'atmosphère refroidie se forme le serein, ou que la rosée de la nuit couvre encore la terre.

Vue. — Ouïe. — Impropre aux occupations laborieuses et pénibles, le vieillard n'est guère plus apte ordinairement aux travaux intellectuels exigeant l'effort soutenu de la pensée. Ses yeux affaiblis ne lui permettent point, au surplus, de s'appliquer longtemps à la lecture ou à l'écriture. L'usage des lunettes lui est le plus souvent indispensable et la vue est bientôt fatiguée par l'emploi prolongé des verres même les mieux choisis. Or, quelque mauvais qu'ils soient, le vieillard a le plus grand intérêt à préserver ses yeux de toute grave maladie, et la cataracte, l'amaurose, trop souvent viennent affliger ses derniers jours.

Contre la surdité qui l'empêche si fréquemment de communiquer avec les personnes qui l'entourent, il pourra parfois avec succès utiliser un cornet ou tout autre appareil acoustique ; mais souvent aussi les plus parfaits de ces instruments ne lui donneront pas de meilleurs résultats que la simple application de la main légèrement ployée derrière l'oreille et tournée de façon à diriger les sons vers le conduit auditif.

Coucher. — Sommeil. — Le plus grand nombre des vieillards ont le sommeil de courte durée et beaucoup d'entre eux, à la campagne surtout, se lèvent volontiers d'assez grand matin.

Cette dernière habitude ne saurait être blâmée tant que le sujet ne s'expose point aux inconvénients sérieux qui peuvent résulter d'une sortie trop matinale ; elle présente, au contraire, en été, le grand avantage de procurer au vieillard un air frais et pur qu'attiédiront bientôt les énervantes chaleurs de midi ; mais, par contre, toute promenade le soir ne peut que lui être nuisible, et c'est à l'entrée de la nuit, sitôt sa digestion faite, que le vieillard doit se mettre au lit. A moins qu'il n'éprouve alors une véritable difficulté à se réchauffer dans ses draps, il ne s'accoutumera point à la chaleur factice de la bassinoire. Pourvu qu'il ait, en se couchant, les pieds bien chauds, il dégagera par lui-même assez de chaleur encore, dans un lit doux et moelleux, pour s'endormir bientôt d'un profond sommeil.

Maladies de la vieillesse. — En dépit de toutes les précautions, un vieillard, cependant, se sent un jour pris de malaise, et voici que sourdement, sournoisement, dans le plus grand nombre des cas, une maladie se déclare.

Les soins les plus empressés sont alors absolument indispensables pour conjurer les funestes accidents qui rapidement peuvent se manifester ; mais l'hygiène, en ce cas, est encore plus efficace que la thérapeutique, et c'est avant tout, à l'emploi des simples moyens dont elle dispose qu'il faut se hâter de recourir.

Les poumons et les bronches sont de tous les organes du vieillard les plus délicats et les plus susceptibles. Au moindre refroidissement, une bronchite, une pneumonie éclatent, et cette dernière parfois, fait en deux ou trois jours, à l'état latent, de tels progrès, qu'elle peut occasionner, avant de se trahir, d'irréparables désordres.

Toute médication violente, en pareil cas, serait beaucoup plus nuisible qu'utile. Le malade ne résisterait pas à la double épreuve d'une affection dangereuse et d'un traitement énergique ; il faudra donc se borner à soutenir ses forces, à lui fournir les moyens, par la judicieuse administration de quelques toniques, de résister à un mal dont l'évolution ne saurait être empêchée. Au lieu d'une tisane banale, on lui fera prendre alors, avec tout avantage, de petites tasses d'un grog au cognac, au rhum, à l'eau-de-vie. Cinq à six fois par jour on lui donnera du lait ou du bouillon ; quelques verres à liqueur de vin de Bordeaux ou de quinquina complèteront enfin ce régime. Contre la toux pénible, l'oppression, le catarrhe bronchique, les infusions pectorales seront fort utiles, additionnées surtout d'un sirop calmant et balsamique à la lobélie, à la codéine, au laurier-cerise, à l'eucalyptus.

L'estomac fatigué du vieillard est si fréquemment troublé par des dyspepsies dont la conséquence presque inévitable est une indigestion plus débilitante encore, il sera parfois nécessaire, quand le choix minutieux des aliments ne suffira pas à les prévenir, d'employer contre elles les macérations froides amères de camomille, de quassia, de gentiane, les solutions ou les eaux ferrugineuses légères et quelquefois les eaux bicarbonatées sodiques de Vals ou de Vichy.

L'indigestion même sera combattue par les moyens les plus usuels, l'infusion de thé par exemple; contre les diarrhées, enfin, qui trop souvent succèdent à ces désordres, il faudra recourir, le plutôt possible, à la décoction de riz, au sous-nitrate de bismuth, au phosphate de chaux en poudre.

Un grand nombre de vieillards étant atteints de hernies plus ou moins anciennes, dans tous les cas où les vomissements, après une indigestion, ne cesseraient point, il importera toujours de s'assurer qu'ils ne sont point occasionnés par un étranglement de l'intestin.

Les troubles de l'appareil urinaire ne sont pas moins fréquents, dans un âge avancé, que ceux des voies respiratoires, et c'est avec la plus grande difficulté, parfois, que les vieillards parviennent à vider la vessie du liquide qu'elle renferme.

Une certaine quantité d'urine souvent séjourne dans le réservoir, s'y altère, en irrite les parois, et provoque ainsi de douloureuses cystites que viennent compliquer parfois, sous l'influence du vice goutteux, la gravelle ou la pierre.

Ces accidents graves, dans le plus grand nombre des cas, peuvent être heureusement combattus par l'usage des infusions rafraîchissantes de chiendent et de queues de cerise, additionnées d'acétate de potasse ou de bicarbonate de soude; par les sirops balsamiques d'eucalyptus ou de térébenthine, et dans tous les cas d'atonie vésicale, par le mélange à une petite quantité de vin pur, aux repas, d'une cuillerée à café d'une solution ferrugineuse active, le phosphate par exemple, ou mieux encore le lacto-chlorure de fer.

La pénible constipation dont tant de vieillards ont à souffrir, en raison de l'extrême affaiblissement des tuniques intestinales, réclame l'emploi des laxatifs doux, quand elle ne peut être prévenue par un régime rafraîchissant dont le lait, les fruits aqueux, les légumes verts doivent former la base.

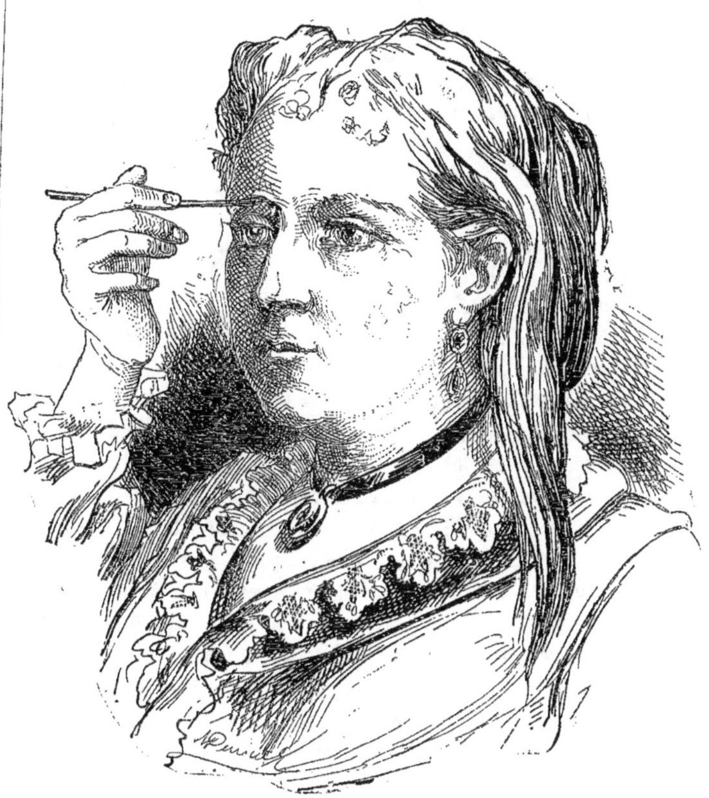

Érythèmes et rougeurs de la peau produits par l'application des fards et le maquillage.

HYGIÈNE ET CONSERVATION DE LA BEAUTÉ

Bien rares sont les gens, — hommes ou femmes, — qui savent accepter la vieillesse et se résigner à tous les désagréments, à tous les maux qu'elle ne cesse de leur infliger.

A la moindre ride, au premier cheveu blanc, la plupart s'attristent et se désolent en se regardant au miroir d'un air tout effaré. — « Comment ! déjà la vieillesse, quand nous commençons à peine à jouir de la vie ! » Et chacun de protester, alors, de se redresser, de résister, d'entrer en lutte avec l'impitoyable temps qui passe sans entendre, sans s'arrêter une seconde, sans reculer d'un pas ! Les cheveux blanchissent, les dents tombent, les yeux s'éteignent, la peau se dessèche et se flétrit.

Contre cette dégradation fatale on fait appel à tous les moyens, à tous les procédés, à toutes les formules. Le parfumeur, l'hygiéniste et le médecin tour à tour sont invoqués, implorés, suppliés. On se confie aux plus effrontés charlatans, on recourt désespérément aux plus invraisemblables recettes. Rien n'y fait. La détérioration s'aggrave, au contraire, et ne va que plus vite. La jeunesse et la beauté ne se retrouvent plus.

Et ce n'est pas seulement contre les « irréparables outrages du temps » que l'on cherche à se défendre. Journellement, un grand nombre de jeunes personnes, peu satisfaites des agréments qu'elles ont reçus de la nature, s'efforcent de les retoucher, de les corriger, de leur donner par des moyens artificiels, un *maquillage* parfois extrêmement nuisible, plus de fraîcheur et plus d'éclat. De tous temps au reste, et sous toutes les latitudes, on a tenté de s'embellir ; avant de se fixer à Paris, la coquetterie a régné sur Athènes et sur Rome, et tandis que les Néo-Zélandais se tatouent pour être séduisants, les Esquimaux dans le même but, s'enduisent d'huile rance.

On ne s'imagine pas en quelle énorme proportion se consomment les divers objets qui s'adressent à la vanité humaine. Un nombre extraordinaire de cosmétiques fut en vogue à toutes les époques, et quoique la plupart de ces produits aient toujours eu plus d'inconvénients que d'avantages, la parfumerie ne se lasse point d'en créer de nouveaux, quand elle ne se borne pas simplement à faire revivre, sous d'autres noms, ceux qui sont tombés en désuétude.

Danger des cosmétiques. — Les hygiénistes un peu sévères proscrivent généralement les cosmétiques quels qu'ils soient, à la seule exception de l'eau et du savon, les seuls, en effet, réellement utiles.

L'eau de Cologne, la glycérine, le cold-cream bien préparé, la moelle de bœuf, l'huile vierge, ne sont cependant pas malfaisants, si l'on en use avec mesure; il en est de même de la poudre de riz, dont certaines femmes s'enfarinent sans doute, mais qui rend d'excellents services contre les rougeurs du visage, les gerçures, les éruptions légères de la peau, etc.

On ne saurait trop prendre garde, en revanche, à toutes ces mystérieuses préparations enfermées dans de jolis flacons ou d'élégants petits pots, qui se vendent chez les parfumeurs, et dont la quatrième page des journaux prône indifféremment les merveilleuses vertus. Pour un petit nombre d'inoffensives, il est une quantité de ces pommades, de ces crèmes, de ces pâtes, de ces fleurs, de ces eaux, qui rougissent la peau, la plissent, la couvrent d'érythèmes ou lui donnent une teinte plombée tenant à l'oblitération partielle des petits vaisseaux qui la nourrissent.

Le docteur Reveil, qui fit, il y a quelques années, une si intéressante campagne contre la parfumerie insalubre, trouva, parmi les produits les plus connus, jusqu'à soixante-cinq cosmétiques contenant des substances vénéneuses.

L'arsenic, le plomb, le nitrate d'argent, le mercure, l'opium, la scille, les cantharides, la chaux vive, l'alun calciné, l'essence d'amandes amères, etc., en proportions considérables entraient dans leur composition. Les préparations les plus dangereuses étaient certaines pommades, et divers liquides employés pour teindre ou faire repousser les cheveux. Venaient ensuite les solutions pour la blancheur du teint, puis les dentifrices, les fards, les cosmétiques pour la bouche et les lèvres.

Cosmétiques de la barbe et de la chevelure. — Excusable chez l'homme jeune encore et qui prématurément grisonne, la coloration artificielle de la barbe et des cheveux est toujours, chez le vieillard, une impardonnable faiblesse. Un front ridé n'est vénérable qu'à la condition d'être couronné de cheveux blancs; et la seule présence d'une chevelure noire sur un visage flétri forme toujours une choquante opposition, un pénible constraste.

Les diverses préparations usitées pour teindre les cheveux sont toutes, d'ailleurs, d'un emploi minutieux et désagréable. Certaines d'entre elles, absolument inoffensives, mais le plus souvent insuffisantes, consistent en décoctions végétales concentrées et se préparent en faisant bouillir dans l'eau des cônes de cyprès, des fèves, des grappes de lierre, des écorces de noyer, de saule, etc. Le plus grand nombre, à base minérale, et d'une composition souvent fort complexe, comprennent la multitude de ces coûteuses solutions prônées par les parfumeurs sous les noms d' « eaux merveilleuses ou magiques. »

Les unes, composées d'acétate ou de sulfate de plomb, dessèchent le cuir chevelu et déterminent parfois de sérieux accidents d'intoxication saturnine. Les autres, dont le nitrate d'argent constitue le principe actif, irritent la peau, la noircissent, et brûlent les cheveux dont dont elles favorisent la chute.

Ces préparations, cependant, sont réellement efficaces, et judicieusement employées finissent par donner à la chevelure une coloration blonde, brune ou noire, selon les proportions de la substance active; mais en est-il de même des innombrables produits réputés infaillibles pour arrêter la chute des cheveux et les faire repousser? Contre la calvitie résultant des progrès de l'âge, tout remède est impuissant, toute tentative inutile. Après une maladie générale ou locale, au contraire, il n'est pas rare de voir les cheveux repousser ou cesser de tomber, et l'on peut contribuer à cet heureux résultat en ajoutant à l'emploi d'une pommade au rhum ou au sulfate de quinine, l'usage interne des toniques, le fer, le quinquina, le phosphate de chaux.

Veut-on débarrasser la peau de poils trop épais ou d'un aspect désagréable? Un certain nombre de préparations épilatoires en donnent le moyen; mais elles sont toutes vénéneuses, plus ou moins caustiques, et ne peuvent être appliquées qu'avec le plus grand soin.

Cosmétiques des dents et de la bouche. — On sait quel charme incontestable des dents blanches et bien rangées ajoutent à un joli visage et comme elles contribuent puissamment à rendre un sourire gracieux.

A cet égard donc, autant qu'en considération du grand rôle qu'elles jouent dans les phénomènes digestifs, les dents doivent toujours être soigneusement entretenues; et l'eau simple additionnée de quelques gouttes de rhum, les poudres de charbon, de quinquina et de magnésie, il est bon de se le persuader, sont bien certainement les meilleurs des dentifrices.

La plupart de ceux que l'on préconise à grand renfort de réclames, très efficaces sans doute, sont composés de substances acides susceptibles d'altérer l'émail et de favoriser ainsi la carie dentaire.

Quand les dents sont en grande partie détruites ou tombées, un appareil prothétique soigneusement confectionné prévient la déformation du visage et permet la mastication parfaite des aliments, si nécessaire à leur bonne digestion.

S'il est utile de tonifier les gencives et de corriger une mauvaise haleine, les préparations à base de thymol, de pyrèthre, de cannelle, de menthe, de cochléaria, sont particulièrement indiquées. Pour garantir les lèvres des gerçures et des excoriations, la glycérine pure et la pommade rosat bien préparée, doivent avoir la préférence.

Cosmétiques du visage. — Les fatigues, les excès, la marche rapide du temps, marquant surtout le visage de traits caractéristiques, c'est principalement pour conserver la fraîcheur et la beauté du teint que les chimistes et les parfumeurs ont imaginé tant de produits et de formules. L'eau fraîche, toutefois, est demeurée le meilleur cosmétique du visage; et nulle préparation ne peut remplacer l'ablution froide que l'on pratique au saut du lit, chaque matin.

La plupart des petits accidents, au contraire, dont la peau du visage peut être le siège cèdent facilement à l'emploi des solutions chimiques dont les substances actives ne doivent jamais offrir aucun danger.

Ainsi, les *taches de rousseur* dont les plus frais visages sont frappés sous l'influence de la lumière solaire sont promptement effacées par les lotions quotidiennes au « lait virginal » (teinture de benjoin 5 gr., eau de roses 500 gr.) ou par l'usage intermittent de solutions, alcalines au carbonate de soude, au borax, etc. Les boutons d'*acné* qui font le désespoir de tant de jolies femmes peuvent être efficacement combattus par les préparations ammoniacales ou sulfureuses, les pommades au calomel, etc, et souvent quand ils dépendent d'un vice constitutionnel, par une médication dépurative interne, donnant en peu de temps d'excellents résultats.

Il n'est pas jusqu'aux rides prématurées provenant surtout d'un amaigrissement rapide, qui ne puissent être atténuées ou même complètement effacées par le retour à l'embonpoint normal. Mais c'est en vain que l'on emploierait, contre les rides de la vieillesse, toutes les eaux de Jouvence offertes à la crédulité publique par d'effrontés charlatans.

Pris chaque jour à petite dose, certains médicaments énergiques, cependant, donnent souvent au visage une fraîcheur, un éclat factice, et procurent même, passagèrement, une ardeur, une vigueur juvéniles, aux individus vieillis de bonne heure par les excès. L'arsenic, dont les jeunes paysannes de la Styrie savent si bien se servir pour rehausser l'incarnat de leurs joues; la strychnine qui tend la fibre musculaire, et divers autres stimulants spéciaux d'une activité douteuse, sont les principaux agents de cette régénération artificielle qui malheureusement, ne peut être impunément continuée. Ce n'est même pas sans danger, parfois, que l'on en cesse tout à coup l'usage, et les graves perturbations qui suivent leur emploi sont bien pires souvent que celles dont la vieillesse seule eût été la cause.

Cosmétiques des mains. — Un grand nombre de femmes ont pour leurs mains une sollicitude des plus exagérées et dans la crainte d'en altérer la délicatesse ou la blancheur s'abstiennent de tout travail, de toute occupation manuelle. Poussée à cet excès, la coquetterie est absolument ridicule et blamâble ; il n'est pas impossible, en effet, d'avoir une jolie main, même en se servant de ses doigts, et la parfumerie est riche en pommades, en pâtes, en savons pouvant donner à la peau une douceur, une blancheur irréprochables. La pâte d'amandes jouit à cet égard d'une réputation méritée et la plupart des bons savons à la guimauve, à la thridace, au thymol surtout, remplissent parfaitement le même but sans faciliter, comme tant de vinaigres ou d'élixirs en renom, la production d'excoriations ou de gerçures.

Une main vraiment élégante ne peut être affectée ni du moindre durillon, ni d'aucune excroissance épidermique ; aussi les verrues qui s'y développeraient, doivent elles être détruites avec précaution par l'acide nitrique ou la potasse. Il est indispensable, enfin, que les ongles, régulièrement coupés en rond sur la pulpe des doigts, soient toujours entretenus par la brosse et le savon dans une propreté scrupuleuse.

Peut-être ces soins méticuleux sont-ils seulement réalisables pour la femme désœuvrée et la petite maîtresse ; mais en somme la large main nerveuse de l'artisan, déformée par l'outil, durcie par le travail, est certainement plus belle encore que la main de l'oisif, quelque blanche et douce qu'elle puisse être.

Cosmétiques de la gorge et des épaules. — Quoique fort occupées du soin de leur visage et de leurs mains, les femmes du monde ont d'ailleurs d'autres soucis. Leur gorge et leurs épaules dont elles exhibent si coquettement, dans les bals et les soirées, la mate pâleur et les formes séduisantes, sont aussi, pour elles, un perpétuel sujet de sollicitude et d'attention. Avec l'âge, la peau brunit et se plisse; au moindre trouble dans la santé, les clavicules saillantes accusent, au sommet de la poitrine, de désagréables creux « en salière »; les seins, flasques et mous, pendent et s'affaissent; les côtes décharnées se montrent à travers la peau.

Contre cette dégradation cruelle à quels moyens recourir? et comment conjurer, s'il en est encore temps, cette ruine imminente? La quatrième page des journaux fourmille, à cet égard, des plus extravagantes réclames sur les plus grotesques procédés. On les essaye tous, hélas! et la fatale détérioration, loin d'en être enrayée, se continue de plus belle. Tant que l'on perd son temps, en effet, à ces ridicules efforts, on néglige la simple hygiène et les quelques moyens rationnels qui dans bien des cas cependant, lorsque l'amaigrissement et la dénutrition ne dépendent que de troubles fonctionnels, pourraient efficacement les prévenir ou les combattre.

Combien un régime parfaitement approprié aux conditions physiologiques actuelles du sujet pourait être, souvent, bien autrement actif que tous les procédés imaginés par le charlatanisme! Seules alors une conduite bien réglée, une alimentation choisie et secondée au besoin par l'usage des reconstituants et des toniques sont vraiment susceptibles de rendre au corps dégradé ses fraîches apparences, et c'est toujours folie que de demander aux topiques même les plus merveilleux, aux fards, aux laits, aux crèmes des parfumeurs, la reconstitution de la beauté.

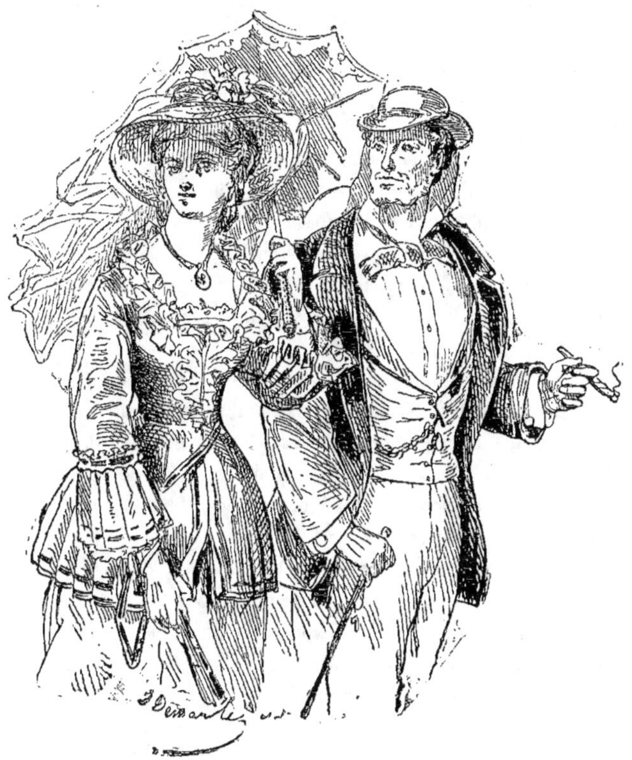

Costumes hygiéniques du printemps et de l'été.

INFLUENCE DES MILIEUX SUR LA DURÉE DE LA VIE

Physiquement organisé pour vivre cent ans, tout homme d'une saine constitution parviendrait aisément à cet âge s'il n'était constamment en butte aux influences pernicieuses qui dans les divers milieux où il se place, agissent sur lui.

La plupart des maladies qui le frappent et qui trop souvent

abrègent sa vie, lui viennent ainsi du dehors, soit qu'elles se trouvent en germe dans l'atmosphère, soit que les diverses forces extérieures auxquelles sont indistinctement soumis tous les êtres vivants, à certains moments et presque toujours à la faveur de quelque faute d'hygiène, exercent sur l'homme une action nuisible à la santé. Du ciel et du sol qui parfois vraiment semblent se liguer contre la créature humaine, fondent ainsi, sur nous, des légions de maux que notre faible savoir ne nous permet pas toujours d'éviter et dont ne nous garantit pas suffisamment notre accommodante sagesse.

Sans même quitter le pays natal, au *renouvellement des saisons* nous sommes exposés à tous les périls d'un changement de climat, et dans mille circonstances, la *maison* qui nous abrite, la *profession* qui nous assure les moyens de subsister, le *sol* enfin qui nous supporte et nous nourrit, loin de nous être favorables nous nuisent et se tournent aussi contre nous.

Quiconque souhaite jouir d'une longue vie et d'une verte vieillesse, est donc au plus haut point intéressé à rechercher, à connaître, afin de les prévenir, les pernicieuses influences qui de tous côtés le menacent, et c'est à la curieuse étude de ces phénomènes que les pages qui vont suivre seront consacrées.

INFLUENCE DES SAISONS ET DES VICISSITUDES ATMOSPHÉRIQUES

PRINTEMPS.

Vainement la science et l'industrie, par leurs progrès incessants, augmentent chaque jour notre bien-être et nous fournissent des abris ou des armes contre les nombreux ennemis dont nous sommes entourés.

Attachés au sol qui nous porte, nous dépendons à ce point de l'air qui nous donne la vie, que la moindre vicissitude dans notre ciel retentit profondément sur nos organes. Fait-il froid? Notre poitrine est menacée. Fait-il chaud? Le sang afflue à notre cervelle. Est-ce l'orage? Trouble des nerfs. Est-ce la pluie? Gare le rhumatisme.

Ainsi nous ne pouvons, sans être plus ou moins éprouvés, passer d'une saison à l'autre, et chacune des phases des l'année nous expose à une série variée de maladies qui nous épient constamment, nous guettent, nous effleurent, pour s'emparer finalement de nous, si peu que notre corps soit en contravention, sur quelque point, avec les lois de la physiologie et de l'hygiène.

A cet égard, le printemps, l'aimable printemps, chanté par les poètes, se montre habituellement d'une extrême rigueur. Il déchaîne dans l'atmosphère tout un funèbre essaim d'agents morbides, chargés de nous arrêter sur la frontière de l'hiver, et ce n'est, pour ainsi dire, qu'après nous avoir tâtés, sondés, trop souvent, hélas! poinçonnés, que ces impitoyables douaniers, s'ils nous jugent bons à vivre quelque temps encore, nous laissent continuer notre chemin.

Transition du chaud au froid. — Voyons en effet à quelles redoutables et perfides épreuves nous sommes soumis en cette saison, et s'il n'est point évident que le printemps fait de notre corps l'objet de dangereuses expériences. Un jour, c'est le soleil dans tout son éclat; le temps est chaud, l'air tiède. On éprouve le besoin d'être à l'aise et de se découvrir. Le lendemain, revirement brusque, froid subit, gelée traîtresse, explosion rapide, chez tous les imprudents qui se sont laissé prendre au soleil de la veille, d'une foule d'accidents plus ou moins graves, suivant le point faible de chacun et la partie témérairement exposée aux coups de l'ennemi.

Les organes respiratoires surtout sont frappés chez le plus grand nombre. Plus désagréables que sérieux, les coryzas foisonnent; mais les laryngites, les angines, les bronchites aiguës ne sont pas rares. La grippe souvent règne épidémiquement sur toute une population; la fluxion de poitrine décime parfois les enfants et les vieillards, et plus terrible encore, la phthisie moissonne impitoyablement les adultes.

Sans doute alors il est difficile, pour peu que l'on soit atteint d'une inflammation grave des bronches ou des poumons, de ne point s'en préoccuper et de la traiter par l'indifférence. La fièvre ardente qui s'allume, le point de côté, la toux déchirante, l'extrême oppression forcent, en ce cas, à garder le lit et à demander les conseils du docteur. Presque toujours, au contraire, on néglige la toux qui paraît supportable, et trop souvent chez un grand nombre de personnes d'une constitution douteuse, se cache, suivant l'axiome médical, sous le « rhume négligé, » la « phthisie commençante ».

A chacun donc de se tenir sur ses gardes, et de veiller sur des organes si susceptibles et si délicats; aux valétudinaires déjà fortement éprouvés par l'hiver, à combattre le catarrhe et la congestion pulmonaires par l'emploi rationnel de fluides aériformes dont j'ai maintes fois signalé toute l'efficacité, les gaz imprégnés de vapeurs balsamiques, les fumées tempérantes, les brouillards tièdes ou frais, obtenus par la fine pulvérisation d'un liquide médicamenteux. Il est rare que la mise en jeu des ces derniers moyens n'améliore rapidement les symptômes morbides et ne rétablisse les fonctions normales des organes affectés, les agents gazeux pouvant seuls combattre pour ainsi dire le mal corps à corps, dans les profondeurs de l'appareil respiratoire.

Transition du froid au chaud. — Un radieux soleil, au contraire, succède-t-il brusquement à des jours presque froids, c'est assez pour modifier la marche des maladies régnantes et jeter une nouvelle perturbation dans la santé publique.

Du jour au lendemain une amélioration notable se manifeste dans les affections chroniques activées par le froid, et l'on voit éclater çà et là, sur les individus les moins résistants, les premières maladies de la saison chaude.

Ce sont d'abord les troubles de l'estomac et de l'intestin, les embarras gastriques, les fièvres muqueuses légères; puis les congestions vers la tête, avec les étourdissements et les vertiges qui les accompagnent; les hémorrhagies nasales, les cholérines, les apoplexies des poumons et du cerveau.

Dans les circonstances où se produisent ces accidents, nous avons d'autant plus sujet de les redouter, que la chaleur presque toujours nous surprend dans des conditions extrêmement défavorables.

Loin de nous être mis en harmonie avec la température, nous portons encore nos vêtements d'hiver; notre alimentation quotidienne, où jusqu'alors n'ont pu suffisamment entrer les fruits et les légumes rafraîchissants, ne balance point les effets de la chaleur extérieure, et cette hygiène à contresens est bien certainement une des cause les plus actives de l'explosion soudaine des maladies estivales.

Maladies épidémiques. — A ces inévitables effets des premières chaleurs, il importe enfin d'ajouter la recrudescence ou l'apparition de la plupart des maladies épidémiques : la rougeole, la variole, la coqueluche, la diphthérie, cette dernière particulièrement grave par ses manifestations si justement redoutées : le croup et l'angine couenneuse.

Très probablement causées par la multiplication rapide de ferments spéciaux sous l'influence de la chaleur humide, ces diverses maladies ne sauraient être mieux prévenues que par des précautions toutes particulières. La vaccination par exemple, mieux que tout autre moyen préservera de la petite vérole; le changement d'air sera surtout utile aux enfants exposés à la coqueluche ou souffrant déjà de cette pénible affection; contre la diphthérie enfin, le séjour dans un endroit sec et chaud, l'usage des toniques aux repas et l'emploi des antiseptiques dans les ablutions de chaque jour constitueront un traitement préventif des plus efficaces.

Hygiène du printemps. — Malgré que la pluie et le froid puissent, maintes fois encore, venir brusquement modifier l'état atmosphérique, il peut donc être utile, dès le printemps, d'adopter en partie l'hygiène de l'été, sauf à retourner en cas de mauvais temps, aux sages prescriptions de l'hygiène hivernale.

C'est avec les plus grandes précautions, d'ailleurs, que l'on doit toujours se débarrasser des vêtements chauds pour revêtir les costumes plus séduisants et plus légers créés par la mode nouvelle.

Les étoffes dites « de demi-saison » répondent parfaitement, à cet égard, à l'instabilité de la température printanière. Dans nos climats, il est prudent de les conserver jusqu'à l'époque des chaleurs caniculaires ; mais il peut être avantageux, dès les premiers beaux jours, de porter des coiffures plus légères, des chaussures moins fortes et de donner de l'ampleur à toutes les parties de vêtements, ceintures, cravates ou jarretières, qui gênent plus ou moins la circulation du sang.

On se trouvera bien d'introduire dans le régime alimentaire de chaque jour, les primeurs dont on peut avoir déjà la jouissance. Les légumes nouveaux sous toutes les formes, les asperges, les salades tendres, les fromages frais, le laitage, varieront agréablement et sainement le menu des repas ; le café, cet excellent tonique, le grog ou le vin coupé d'eau, seront préférés, s'ils s'agit simplement de calmer la soif, aux flots de bière et de sirops gazeux dont on abuse tant par les journées un peu chaudes.

Le travail intellectuel, plus fatigant qu'en hiver, devra, s'il est possible, être interrompu par de fréquentes promenades à la campagne, des exercices corporels, des travaux manuels agréables.

Des bains frais de courte durée tonifieront les muscles énervés, en même temps qu'ils faciliteront les fonctions de la peau, toujours surexcitées par l'élévation de la température.

Remèdes de précaution. — Bien des personnes, le printemps venu, n'ont rien de plus pressé que de prendre médecine, dans la traditionnelle croyance qu'une bonne purgation, au début de la saison nouvelle, les préservera pendant l'année de toute grave maladie.

Les médecins ont beaucoup écrit et plus encore discuté sur cette question, les uns tenant pour, les autres contre, jusqu'au jour où s'intéressant tous à de plus grands problèmes, aucun d'eux n'a plus été ni contre, ni pour.

C'est qu'en somme, il est de fort peu d'importance au point de vue hygiénique, qu'au printemps on se purge ou que l'on ne se purge pas. A ce moment toujours le remède est salutaire aux quelques personnes à qui par hasard, il était utile ; il ne fait pas de mal, — on peut le croire, — au nombre considérable de celles qui n'en avaient pas besoin.

Et pourtant, cette tradition de la purgation printanière, qui ressemble tant à un préjugé, repose sur une observation juste. Au printemps, nous l'avons vu, l'homme, comme tous les êtres vivants, animaux et végétaux, est intimement travaillé par des excitations, des influences de toutes sortes. Il est soumis par la nature à de véritables épreuves ; mais si la suractivité des éléments pernicieux conjurés alors contre son existence, explique suffisamment les mesures de précaution que prenaient nos pères à cette époque de l'année, elle ne justifie point, à vrai dire, l'usage exclusif des médecines noires qu'ils s'administraient régulièrement pour se préserver de maux si divers.

Il est donc fâcheux que les médecins, aujourd'hui, se soient absolument désintéressés de ces grandes questions traditionnelles, pour rechercher, avec un enthousiasme excessif, dans une cellule microscopique, les causes et les effets de toutes les maladies.

Voilà longtemps, quant à moi, que cette théorie absolument rationnelle des remèdes de précaution me préoccupe ; aussi, puis-je dès à présent conclure, après de longues observations, qu'un grand nombre de personnes éviteraient les complications graves d'un mauvais état constitutionnel, échapperaient certainement aux maladies qui les menacent, en se soumettant, pendant quelques jours, au printemps de chaque année, à des soins à la fois hygiéniques et médicaux, en rapport avec leur constitution, leur tempérament, leur manière d'être habituelle, les antécédents pathologiques dont elles auraient souffert.

Sans doute, ce n'est point une purgation banale, un remède omnibus, qui les préservera de l'épidémie régnante ou du mal imminent; mais, fort heureusement, la thérapeutique n'est plus limitée, aujourd'hui, au *clysterium donare* de Molière ; nous possédons, contre les ferments miasmatiques, les influences morbides, les virus infectants, les vices héréditaires, des spécifiques éprouvés, des modificateurs puissants qui, dans la grande majorité des cas, ne trompent pas notre attente.

La vaccine, à qui précisément le printemps donne une activité toute particulière, n'est pas autre chose qu'un remède de précaution contre la variole, et l'on sait quels immenses services elle rend chaque jour à l'humanité.

De même en pourrait-il être des antiseptiques judicieusement employés à cette époque de l'année, du *thymol*, du *chlore*, de l'*acide phénique*, du *borax*, contre les ferments et les miasmes; de l'*iode*, contre la scrofule, le lymphatisme et de plus redoutables virus ; de l'*arsenic* et du *soufre*, contre l'herpétisme et les maladies de la peau qu'il détermine; des *alcalins* à base de *soude*, contre l'arthritisme générateur du rhumatisme et de la goutte; des *sels* de *chrome*, d'*or* et de *platine*, contre les irritations malignes des ulcères rongeants et des cancers.

En un temps de lumière et de progrès comme le nôtre, où la science est si pratique et si facile, toute personne intelligente, possédant une suffisante connaissance de soi, pourrait avantageusement utiliser tel ou tel de ces grands remèdes; et n'est-ce pas le premier devoir de chacun, dans son propre intérêt et celui de ses descendants, de s'observer, de s'étudier, d'apprendre, enfin, à se connaître?

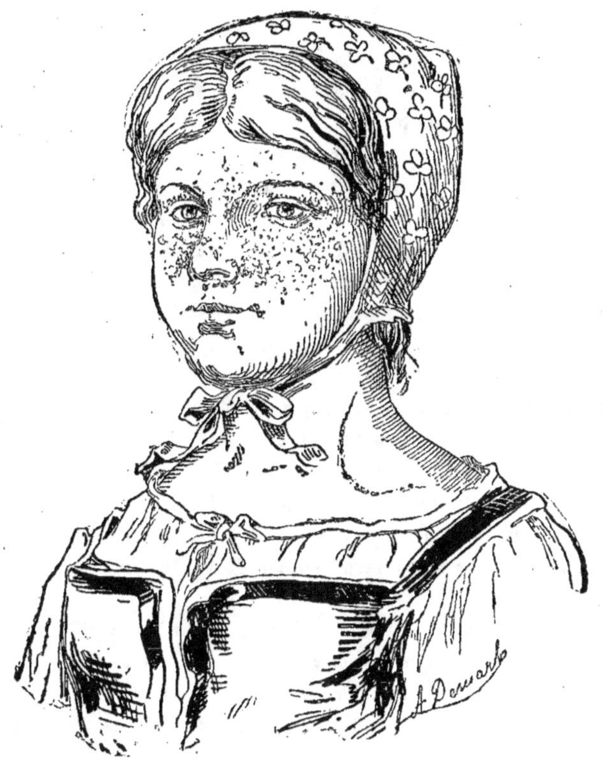

Influence de la lumière et de la chaleur solaires. — Taches de rousseur et coup de soleil.

ÉTÉ

Influence de la lumière et de la chaleur du soleil. — On ne saurait croire tout ce que peut contenir de bon et de mauvais un rayon de soleil. Suivant l'heure du jour et l'éclat de ses feux, selon l'âge, le tempérament et la santé des sujets, l'influence exercée par l'astre qui nous éclaire est en effet toute différente.

Dans le milieu de la journée, de onze à deux heures, le soleil, perpendiculairement situé au-dessus de nos têtes, est plus dangereux, peut-être, que bienfaisant.

Le matin ou le soir, quand ses rayons plus obliques ont moins d'ardeur et d'éclat, il est, au contraire, extrêmement favorable aux enfants pâles et chétifs, dont il anime le visage et colore les tissus ; aux vieillards, qu'il réchauffe en activant le jeu des organes circulatoires, aux anémiques, aux phthisiques, aux scrofuleux, dont il stimule toujours les forces languissantes.

Le « bain de soleil » est surtout avantageux au printemps, alors que les rayons de l'astre possèdent cette mystérieuse puissance qui réveille la vie dans les plantes et fait tressaillir tous les êtres animés. Il procure promptement une agréable sensation de bien-être, mais ne doit jamais, en quelque saison que ce soit, d'ailleurs, être assez prolongé pour fatiguer le malade par l'intensité de la chaleur ou de la lumière.

On sait combien est pernicieuse à la vue la vive lumière d'un jour éclatant.

Il suffirait d'être exposé quelque temps à la réverbération du soleil pour être atteint d'une amaurose ou de tout autre affection grave des membranes oculaires ; mais le cerveau peut encore être indirectement surexcité par l'intermédiaire de l'œil ; aussi dans tous les cas de fièvres éruptives ou inflammatoires, les malades se trouvent-ils bien d'être tenus dans une demi-obscurité.

Propriétés spéciales des rayons colorés. — S'il est facile de distinguer ainsi les phénomènes lumineux d'un rayon de soleil, de ses phénomènes calorifiques, c'est qu'ils sont, en effet, bien différents. Dans un faisceau de lumière solaire, le rayon qui chauffe n'est point celui qui éclaire, et ce dernier ne répand lui-même aucune chaleur.

Rien n'est plus simple, on le sait, que de décomposer au moyen d'un prisme de cristal, la lumière du soleil. On obtient ainsi *sept* rayons de couleurs distinctes : *violet, indigo, bleu, vert, jaune, orangé, rouge*, dont la réunion en un seul faisceau constitue précisément un rayon de lumière blanche. Eh bien, chacun de ces rayons colorés jouit, indépendamment de son voisin, de propriétés tout à fait spéciales. Celui-ci chauffe, celui-là éclaire, cet autre exerce sur les substances une influence particulière et préside à leurs décompositions chimiques.

D'ingénieux observateurs ont été assez heureux pour découvrir les rayons purement chimiques dans un faisceau de lumière blanche, les isoler, et les voir opérer séparément sous leurs yeux. Le rayon qui donne au spectre solaire la couleur violette, et le rayon *orangé,* seraient à cet égard, les plus actifs.

Ce sont eux qui dessinent et gravent notre image sur la plaque photographique, eux qui défraîchissent en un clin d'œil les rideaux de nos croisées; eux, enfin, qui font de terribles « déjeuners de soleil », aux dépens des toilettes printanières de nos dames.

D'autres rayons, plus perfides, s'attaquent aux visages blancs et roses, les brunissent ou les parsèment d'innombrables *taches de rousseur*, toujours redoutées des jolies femmes, quoiqu'il soit ordinairement possible de les prévenir ou de les faire disparaître au moyen de lotions, de pulvérisations balsamiques, pratiquées deux ou trois fois par jour.

Mais il existe, dans la lumière solaire, un rayon doué de propriétés plus curieuses encore, c'est le *violet*.

D'après les intéressantes expériences de plusieurs physiciens, le rayon violet donne essentiellement la force et la vigueur.

On sait, qu'avant deux à trois années, une vigne provenant d'une jeune pousse, ne produit pas un seul raisin.

Or, il a été possible, d'une vigne plantée dans une serre couverte de verres violets, d'obtenir, au bout de dix-sept mois, plus de mille livres de raisin, en même temps que des rejetons extrêmement vigoureux. En six mois, des brebis et des porcs nourris dans une étable dont le toit était couvert de verres pareillement colorés, dépassèrent de 25 à 30 livres, d'autres animaux de même espèce, nourris de la même façon, sous un toit de verres blancs.

Sans établir entre la plus belle moitié du genre humain et les affreuses bêtes en question, aucune comparaison désobligeante, ne serait-il point rationnel de déduire de ces expériences, un bon conseil à donner aux jeunes personnes que leur maigreur désespère? Celui de faire placer aux fenêtres de leur boudoir des vitres violettes, ou plus simplement des rideaux de même couleur.

Coup de soleil. — Outre les propriétés chimiques qu'ils présentent, les rayons violets de la lumière solaire doivent dégager beaucoup de chaleur, et jouer, de la sorte, un rôle considérable dans les « coups de soleil » et l'apoplexie par insolation.

Le *coup de soleil* à vrai dire, n'offre en général aucune gravité. Il rougit seulement la peau à la façon de l'érysipèle, et détermine une cuisson assez vive qu'il est facile de calmer au moyen de compresses mouillées d'eau de sureau, ou même par de simples applications de poudre riz.

Insolation. — Très redoutable, au contraire, est l'*insolation*, dans le milieu de la journée et de dix à trois heures, surtout; ses effets ordinairement bornés à de simples vertiges, pouvant, chez certaines personnes, promptement s'élever jusqu'aux funestes phénomènes de la congestion cérébrale et de l'apoplexie.

Les hommes robustes, pléthoriques, à tempérament sanguin, sont particulièrement prédisposés à l'insolation; mais l'excessive constriction d'un vêtement trop étroit, un corset, une ceinture, une cravate, l'abus du tabac et des narcotiques, le travail intellectuel soutenu, etc., préparent aussi ces accidents et les facilitent. L'alcoolisme encore, dans ces dernières années, a de beaucoup accru le nombre des décès par apoplexie et, sous la puissante influence de l'insolation, les hémorrhagies cérébrales d'origine alcoolique, se sont plusieurs fois multipliées, dans certaines villes américaines, jusqu'à simuler de véritables épidémies.

L'insolation légère se borne à déterminer, dans un grand nombre de cas, un rapide éblouissement, accompagné de bouffées de chaleur au visage. Plus forte, elle se complique d'un étonnement subit, d'un égarement dont la perte de connaissance plus ou moins complète est la conséquence habituelle. Parfois, en pareil cas, le malade est à peu près insensible, et ses bras retombent inertes le long de son corps; mais cette inquiétante prostration n'est ordinairement que passagère.

Apoplexie. — L'apoplexie, au contraire, succède-t-elle à cet état congestif, les yeux convulsés roulent sous la paupière, la bouche grimace, les lèvres s'ouvrent et se ferment bruyamment, comme si le malade simulait l'action de fumer la pipe. La gorge, dont le mouvement et la sensibilité sont fort émoussés, laisse difficilement passer les boissons, et la paralysie s'étend le plus souvent à toute une moitié du corps.

Foudroyante, l'apoplexie peut tuer en quelques minutes, mais généralement après l'attaque la vie persiste encore durant deux ou trois jours sans que le malade, plongé dans le plus profond assoupissement, donne le moindre signe d'intelligence. L'apoplexie légère lui permet, au contraire, de reprendre bientôt ses occupations. Durant quelques jours il peut éprouver encore un peu d'engourdissement et d'hébétude; mais petit à petit la sensibilité, le mouvement, la force même, renaissent tour à tour, dans les membres paralysés.

Traitement de l'insolation. — Les personnes pléthoriques, et par cela même prédisposées aux congestions, sont tenues, pour éviter l'apoplexie, à suivre une hygiène des plus rigoureuses.

Elles doivent surtout proscrire de leurs repas le vin pur, le café, les liqueurs acooliques, et préférer aux viandes, aux mets échauffants, les légumes frais et les fruits. Il est indispensable qu'elles évitent les excès de toute nature, les veilles, les longs travaux d'esprit et la promenade au grand soleil.

Pour secourir utilement une personne frappée d'insolation, l'on se hâtera de la porter dans un lieu frais, spacieux, aéré. On la couchera sur un lit un peu dur, la tête haute et les vêtements desserrés. On mouillera son front d'eau très froide et l'on y maintiendra, soit une vessie pleine de glace, soit des compresses trempées d'eau glacée.

De nombreux sinapismes seront promenés sur les jambes, les cuisses, la poitrine; on donnera pour boisson de la limonade, du sirop de groseille, de l'eau rougie, si le malade peut boire; mais, dans les cas où la déglutition serait difficile, on devrait bien se garder de remplir la gorge du patient d'un liquide quelconque, dont l'immanquable effet serait alors de hâter l'asphyxie, en fermant à l'air l'entrée des voies respiratoires. On ne saura jamais, hélas! combien de malheureux ont été tués de la sorte, pour avoir été maladroitement secourus!

Influence de l'électricité. — Aux fâcheuses influences que peuvent exercer sur nous les chaleurs estivales, se rattachent les effets non moins nuisibles parfois, que nous fait éprouver l'électricité de l'air. Par une chaude journée d'été, quand le temps est à l'orage, les gens nerveux, les enfants, les femmes surtout, ressentent ordinairement un malaise considérable ou même des névralgies, des maux de tête, un morne assoupissement.

Mais, de tous les accidents pouvant être occasionnés par l'électricité de l'air, les plus redoutables assurément sont ceux que déterminent les atteintes de la foudre, puisque la mort, le plus souvent, en est le résultat.

Qu'il soit frappé directement ou, comme l'expliquent les physiciens, par le « choc en retour », le foudroyé presque toujours est ébranlé par une violente commotion qui le jette à la renverse ou lui fait perdre connaissance et fréquemment, alors, on le relève paralysé, sourd, aveugle, plus ou moins grièvement blessé ou brûlé, quand il n'a pas été tué sur le coup.

Hygiène de l'été. — Après un printemps humide et froid, il n'est pas rare d'être tout à coup surpris par les chaleurs caniculaires et la plus élémentaire prudence nous invite alors à modifier l'hygiène suivie jusqu'à ce moment, pour la mettre en harmonie avec ces nouvelles conditions météorologiques.

C'est le temps des vêtements légers, en tissu de fil ou de coton, aux couleurs claires. Il doivent toujours être d'une ampleur suffisante, au niveau de la taille et du cou, pour ne point gêner la circulation ni favoriser les congestions vers la tête. Si la mode ne se plaisait point à marcher sans cesse au rebours de la logique et de la raison, le chapeau de paille à larges bords serait, en été, la coiffure hygiénique par excellence et le soulier découvert, sans talons, devrait remplacer l'étroite bottine cambrée où le pied, gonflé par la chaleur, se brise et se déforme.

L'alimentation quotidienne, pendant toute la saison, doit être à la fois légère et réparatrice. Il est essentiel de se nourrir de viandes et de poissons frais plutôt que d'aliments herbacés ou farineux. Les primeurs, les légumes et les fruits, le melon surtout, ne devront être admis dans le régime habituel qu'autant qu'ils seront nécessaires à réveiller l'appétit, à flatter le goût, à tempérer l'échauffement que pourrait à la longue occasionner l'usage exclusif des viandes. A table, on boira frais, mais point glacé, du vin coupé d'eau très pure. Il sera très avantageux, à la fin des repas, de prendre une petite quantité de bon café froid, modérément sucré.

Dans la journée, la soif étant parfois très vive, cette même boisson coupée d'eau vaudra beaucoup mieux, pour l'apaiser, que ces torrents de bière ou de sirops écumeux que l'on ingurgite si volontiers, à Paris, pendant les chaleurs caniculaires. Le grog au cognac, au kirsch, au rhum et toute liqueur aromatique étendue d'eau, le curaçao, le cassis, l'anisette, etc., peuvent d'ailleurs fournir, dans l'intervalle des repas, un rafraîchissement agréable et salutaire. Ces boissons, toutefois, ne doivent jamais être prises glacées quand on est en sueur. Dans les mêmes conditions, enfin, il est toujours imprudent de boire du lait froid, qui peut occasionner une indigestion mortelle.

Les soins de propreté, durant toute la saison chaude, doivent être observés avec la plus grande rigueur. Sur la peau, constamment souillée par la sueur et la poussière, pulluleraient bientôt tous les germes malfaisants qui flottent dans l'air, si, par des lotions quotidiennes, des bains fréquemment renouvelés, l'épiderme n'était soigneusement débarrassé de ces ferments funestes.

Le corps étant en sueur, il est toujours dangereux, quelque plaisir que l'on y trouve, de se reposer dans un endroit frais, traversé par un courant d'air, ou sous un ombrage humide. Si l'on a coutume de porter de la flanelle, on ne la doit point quitter alors qu'elle peut être plus que jamais utile en absorbant l'excès de transpiration qui ruisselant sur le corps, ne manquerait pas de le refroidir.

Le soir, après le coucher du soleil, il est très agréable et très hygiénique à la fois, de faire une petite promenade. Si la température, cependant, à cette heure, est beaucoup plus basse que dans la journée, il faut craindre, pour peu que l'on ait les yeux sensibles, de rester trop longtemps exposé à la fraîcheur du serein.

La nuit venue, on rentre aussitôt que possible, dans l'appartement que l'on aura pris soin d'aérer avant de sortir. On se rafraîchit un peu le visage, et les fenêtres closes, l'on se couche, la tête haute, sur un lit un peu dur, débarrassé de ses rideaux. Toutes ces précautions prises, il n'est ordinairement pas difficile, même par les plus chaudes nuits d'été, de goûter bientôt un profond sommeil.

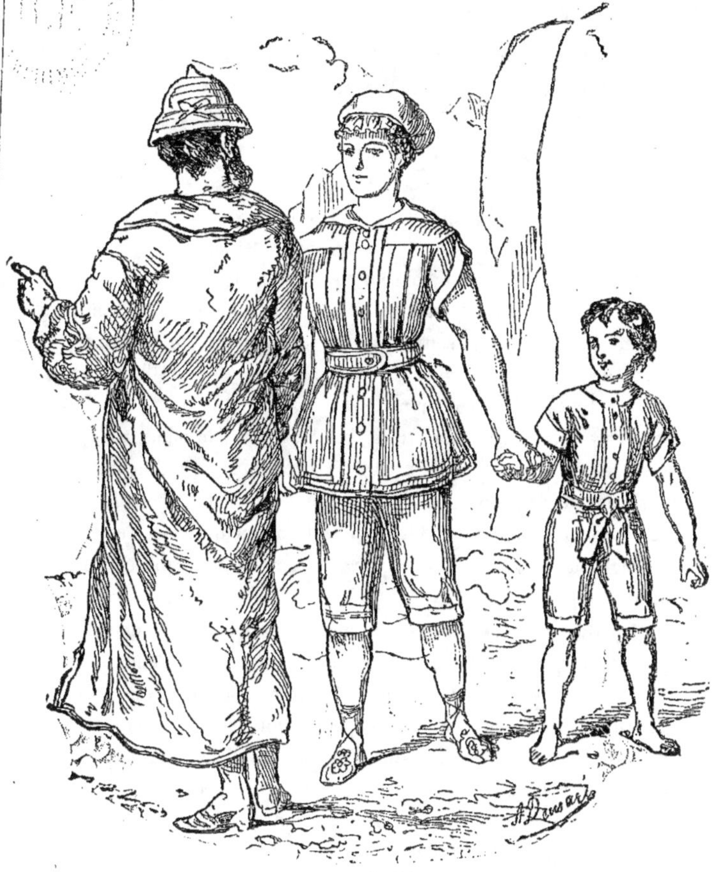

Hygiène de l'automne. — Aux bains de mer.

AUTOMNE.

L'automne, quand elle comprend une longue série de beaux jours sans humidité, vent violent ou sécheresse excessive, est bien certainement la saison la plus hygiénique de l'année.

La transition plus ménagée du temps chaud au temps froid prévient l'éclosion des maladies inflammatoires, et les ferments morbides flottant dans l'atmosphère ont à peu près épuisé durant les deux précédentes saisons leur maligne influence. La triste « chute des feuilles » même, comme nous l'avons vu plus haut, n'est point si fatale qu'on l'a pu croire après les touchantes élégies de Millevoye, aux malheureux valétudinaires atteints de phthisie ou de bronchite chronique.

Au contraire, si l'automne est froide, humide et venteuse comme il arrive trop souvent, on voit éclater de nouveau les épidémies du printemps et de plus en plus jusqu'à l'hiver, augmenter les maladies inflammatoires.

L'usage immodéré des fruits, au début de l'automne peut être aussi la cause de nombreux cas de cholérine assez intenses parfois pour faire craindre une explosion de choléra véritable, mais heureusement limités, le plus souvent, à quelques accidents bien distincts de ceux par lesquels ordinairement, l'attaque cholérique se manifeste.

Cholérine. — C'est brusquement, en général, et fréquemment pendant la nuit, que se déclare la cholérine. Le malade qu'elle surprend et qui ne laisse pas d'être inquiet, éprouve d'abord de violentes coliques, bientôt suivies de déjections liquides et verdâtres. Des vomissements répétés de matières fluides et bilieuses accompagnent les troubles intestinaux, mais, quelque graves qu'ils paraissent, ces accidents ne sont suivis ni des crampes véritables, ni de la petitesse du pouls, ni des déjections blanchâtres, analogues à de l'eau de riz, ni du refroidissement rapide, ni de la lividité de la peau, ni de l'altération profonde des traits, qui caractérisent surtout l'attaque de choléra.

Moyens préventifs et curatifs de la cholérine. — Aux personnes dont les entrailles sont un peu susceptibles, il sera toujours facile, d'ailleurs, de se mettre en garde contre la cholérine, en ne faisant usage que de fruits bien mûrs, en évitant de boire avec excès, entre les repas, de la bière, de la limonade, ou tout autre boisson délayante ; en ne s'exposant point à se refroidir après une abondante transpiration.

Malgré ces précautions hygiéniques, si le mal éclatait, il faudrait aussitôt recourir à des moyens thérapeutiques assez actifs pour l'arrêter dans sa marche. Le sous-nitrate de bismuth en poudre, pris d'heure en heure à la dose de 1 gramme, suffit presque toujours alors à triompher des accidents en apparence les plus graves ; mais il est bon de faire usage en même temps, de médicaments astringents et toniques, capables de prévenir le refroidissement et les autres symptômes cholériformes, s'ils avaient quelque tendance à se manifester.

En ce cas, au lieu de recourir à l'eau de riz, généralement préconisée contre tous les flux intestinaux, on devrait employer le *thé noir* additionné de sirop de coings et de deux à trois cuillerées de punch pour chaque tasse d'infusion. Pendant la convalescence, un verre de quinquina ou de chartreuse remplacerait les fruits au dessert.

Ce simple traitement, qui n'offre, en somme, rien de désagréable, jouit de la plus grande efficacité.

Hygiène de l'automne. — L'automne, en dépit de quelques inconvénients est la saison bénie du repos, des vacances, de la chasse, des excursions et des voyages.

Un grand nombre de familles, dès le mois d'août, abandonnent la ville pour la campagne ou vont chercher sur les rivages de la mer, outre le salutaire agrément des bains salés, un air vivifiant, une vie plus facile et plus libre.

Les bains de mer, toutefois, ne conviennent pas indistinctement à toutes les personnes, et chez les gens nerveux, sanguins, herpétiques, rhumatisants, ils peuvent même être suivis d'accidents graves. Pour qu'elle produise tous ses bons effets, l'immersion, d'ailleurs, doit toujours être de très courte durée, et ne jamais fournir prétexte à d'imprudentes bravades. Une saison d'un mois suffit à donner tous les bons résultats que l'on peut attendre des bains de mer. Il serait inutile, nuisible souvent, de la continuer plusieurs semaines encore.

Le contentement, la tranquillité, le bien-être physique et moral que procurent les vacances, contribuent essentiellement on le conçoit, à faire de l'automne une saison privilégiée au point de vue hygiénique. Heureux qui peut goûter ces salutaires distractions, se délasser de ses fatigues de l'année par un séjour d'un mois ou deux dans les champs et puiser dans cette vie au grand air une vigueur nouvelle.

Vienne l'hiver. Combien l'homme tonifié par la brise marine, régénéré par l'exercice naturel, revivifié par le pur oxygène des montagnes, sera plus apte que tout autre à résister au froid, à l'humidité, aux vicissitudes atmosphériques! Trêve donc pour quelques jours, si c'est possible, aux occupations, aux affaires sérieuses. C'est là toute l'hygiène de l'automne. Il est à souhaiter que chacun la puisse strictement observer.

HIVER.

L'hiver est de toutes les saisons celle dont nous ressentons le plus péniblement l'influence, celle qui nous oblige le plus à suppléer par des moyens artificiels aux dons gratuits de la nature en tout autre saison.

Air froid. — Inflammation des voies aériennes. — L'hiver venu, l'air froid qui non seulement résulte de l'abaissement général de la température mais aussi de la constante agitation de l'atmosphère par les vents glacés de l'est et du nord, est notre premier, notre plus redoutable ennemi. Qu'il soit absolument sec ou chargé d'une humidité glaciale, il irrite au fur et à mesure que nous le respirons, la muqueuse, si riche en vaisseaux, des voies aériennes. Il y attire le sang, la fluxionne, l'enflamme, et suivant la partie de l'organe plus directement affectée, une *laryngite,* une *bronchite,* une *pneumonie* se déclarent.

C'est un simple *coryza,* un *rhume de cerveau,* si l'inflammation est limitée aux fosses nasales ; mais le nez enchifrené nous forçant à respirer par la bouche, l'air froid directement alors pénètre dans les voies pulmonaires et les enflamme à coup sûr.

Et si l'influence du froid humide se fait à ce point sentir chez les personnes habituellement en bonne santé, combien n'est-elle pas plus désastreuse encore chez les malades atteints déjà d'une affection pulmonaire plus ou moins grave ! Les phthisiques surtout sont cruellement éprouvés par l'hiver et le moindre refroidissement, pour peu qu'ils soient sérieusement atteints, suffit à faire jaillir le sang de leur poitrine.

Jamais, à Paris, depuis la fin de l'automne jusqu'au printemps, le chiffre des décès causés par la phthisie ne s'abaisse en effet à moins de 300 cas par semaine, et la « grande moissonneuse » épargnant les vieillards, fauche surtout les rangs de la jeunesse et ceux de l'âge mûr. Après elle, il est vrai, la bronchite et la pneumonie sévissent cruellement aussi sur l'espèce humaine, et c'est précisément la vieillesse qu'elles frappent le plus.

Thérapeutique respiratoire. — Contre de tels accidents, si visiblement causés ou surexcités par les vicissitudes extérieures, une seule médication peut être réellement utile ; celle qui consiste à faire pénétrer, par le chemin même de l'air, les vapeurs ou les gaz reconnus efficaces.

Ce procédé si rationnel, les malades ont semblé le pressentir autrefois, quand, pour trouver un soulagement à leurs maux, ils se réfugiaient dans les étables, où l'atmosphère attiédie et mêlée à l'acide carbonique exhalé par les animaux, leur convenait, en effet, beaucoup mieux que l'air vif du dehors.

Aujourd'hui, nous leur recommandons volontiers le climat du Midi, le séjour à Menton, Alger ou Madère; mais il n'est pas permis à tous les malades, malheureusement, d'aller respirer l'atmosphère embaumée des plages méditerranéennes et pour ces déshérités, l'inhalation d'un fluide artificiel, chargé de principes balsamiques et calmants, peut être souvent une précieuse ressource.

Engelures. — Outre cette fâcheuse influence qu'il exerce, par l'intermédiaire de l'air froid, sur les organes de la respiration, l'hiver détermine localement sur les points découverts ou proéminents du corps, aux doigts, aux oreilles, au nez, aux orteils, un gonflement inflammatoire et souvent même une mortification des tissus désignés sous le nom d'*engelures*. Les enfants, les femmes, les personnes lymphatiques sont particulièrement exposés à cet accident toujours désagréable et qui ne laisse pas de compromettre gravement parfois les parties affectées dont il peut entraîner la gangrène.

Léthargie frigorique. — Un froid excessif peut encore suspendre ou ralentir à tel point la circulation dans les vaisseaux, qu'il en résulte souvent une léthargie promptement mortelle. Malheur au voyageur isolé dans la campagne, qui se sent lentement saisir par ce funeste engourdissement. S'il s'arrête un instant, s'il s'assied en proie au sommeil qui l'accable, il s'endort et ne se réveille plus. Tout son sang refoulé vers la poitrine engorge les poumons, les congestionne, et l'hématose devenant impossible, la mort fatalement succède à cette lente asphyxie.

Hygiène de l'hiver. — Quelque rude que soit l'hiver, une hygiène bien observée peut toujours plus ou moins nous préserver de ses redoutables sévices; aussi ne saurions nous dresser avec trop de détails, contre cette rigoureuse saison, le bilan de nos moyens de lutte et de défense.

La laine est notre plus sûre cuirasse contre le froid. Pour peu que l'on soit d'une délicate constitution, il importe de s'en revêtir des pieds à la tête. Les tissus de laine emprisonnant l'air chaud dans leurs mailles nous protègent d'autant plus qu'ils sont d'une trame moins serrée. Aussi le gros tricot est-il surtout recommandable, à la condition que les vêtements ainsi confectionnés, les chaussettes surtout, soient changés aussitôt que l'usage leur aura fait perdre, en les feutrant, leurs propriétés essentielles.

Les fourrures ne servent guère qu'à border les vêtements, à doubler les manteaux, à former certains accessoires tels que boas, cache-nez, manchons, très propres assurément à garantir du froid, mais à l'égard desquels les hygiénistes ont trop souvent raison de se montrer sévères. Beaucoup de personnes en effet, pour ne pas ôter leurs fourrures quand elles entrent dans une maison, s'exposent à prendre du mal à la sortie et se trouvent ensuite bien plus sensibles au froid quand elles s'en débarrassent. Une épaisse et simple cravate de soie, remontant jusqu'au menton sans couvrir la bouche est préférable à tous les cache-nez.

Pour suppléer à la chaleur externe qui fait défaut, l'alimentation, durant tout l'hiver, doit puissamment contribuer à l'entretien de la chaleur organique; aussi la nature nous offre-t-elle en cette saison, les viandes grasses et savoureuses. Dans l'ordonnance du régime quotidien, l'on suivra donc ces précieuses indications autant que possible. Le froid aiguisant l'appétit, on se nourrira d'aliments gras, de viandes noires accompagnées d'un assaisonnement où ne seront épargnés ni les condiments épicés, ni le beurre, ni l'huile. Il sera fort avantageux de boire un peu de vin pur aux repas, et même, en terminant, une petite quantité de bonne eau-de-vie ou d'une liqueur alcoolique. C'est de l'hydrogène et du charbon que l'on ingurgite de la sorte, et ces combustibles rendent au moins en partie, à l'organisme, la chaleur que lui refuse le soleil.

Nous avons encore, il est vrai, contre le froid, la ressource de nous enfermer dans notre appartement et d'y faire du feu.

Une bonne cheminée tirant bien, où l'on ne brûlerait que du bois, constituerait, en ce cas, le meilleur appareil de chauffage; mais un tel système est si coûteux à Paris, qu'il faut bien forcément, dans la plupart des maisons, substituer au bois, le charbon de terre. Mieux vaut, alors, donner la préférence au coke, moins fumeux que la houille et le brûler sur une grille, dans la cheminée. On évitera, s'il se peut, l'emploi des réchauds, des poêles en fonte dont les émanations parfois sont si dangereuses et l'on prendra soin que la température de l'appartement se maintienne, invariable et douce entre 15 et 20 degrés. La chaufferette, tant appréciée des dames, n'est pas sans présenter aussi quelques inconvénients. Elle rend les pieds très sensibles et prédispose aux varices, aux éruptions, aux hémorrhagies.

Le meilleur moyen de se réchauffer, en hiver, serait d'ailleurs de réagir contre le froid, par la marche ou l'exercice. Rien ne vaut, en pareil cas, le mouvement; c'est le procédé de l'ouvrier qui se frappe les flancs de ses bras et celui de l'écolier qui bat la semelle.

L'eau fraîche est encore un des préservatifs les plus efficaces contre le froid. Sans aller jusqu'à la douche en pluie, à laquelle on s'habitue pourtant assez vite, on doit faire chaque jour ses ablutions comme au cœur de l'été. A-t-on sujet de redouter les engelures? Il suffit, pour les prévenir, de raffermir la peau des mains en mêlant à l'eau de la toilette une à deux cuillerées de thymol; à défaut, un peu de rhum ou d'eau blanche.

Le soir, au lieu de s'endormir dans un fauteuil, si moelleux soit-il, mieux vaut se coucher de bonne heure dans une chambre qui sans être glaciale n'ait point été trop chauffée. A moins d'être impotent ou malade, on ne fera point, non plus, bassiner son lit. Sous une bonne couverture, pourvu qu'en se couchant on ait les pieds chauds, l'on s'endort promptement et l'on ne fait pas de mauvais rêves. Peut-on souhaiter rien de mieux?

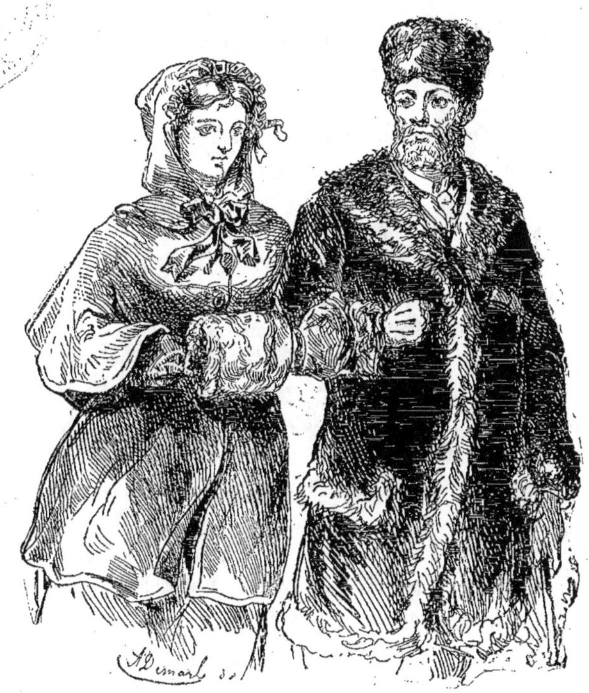

Costumes hygiéniques de l'hiver.

HYGIÈNE DU VÊTEMENT.

Il serait puéril, aujourd'hui, de discuter sérieusement, comme le faisaient encore les savants du siècle dernier, sur la question de savoir si nous avons été créés pour vivre nus ou couverts de vêtements. Dans la civilisation actuelle, aussi bien qu'au sein de réunions plus intimes, « une mise décente est de rigueur », et la mode exige non seulement que l'on se vête, mais encore que l'on accepte ses moindres caprices en matière d'habillement.

La nature met donc à notre disposition, pour que nous répondions à ces exigences, de la laine, de la soie, du chanvre, du coton, du lin, du cuir, etc., que l'industrie prépare, tisse, taille, découpe et recoud de cent façons, suivant la fantaisie du moment et le goût du jour.

Rarement, en ce cas, l'hygiène est consultée; mais en somme elle finit toujours par avoir raison.

Que de temps et que d'éloquence n'a-t-il point fallu, par exemple, pour persuader aux mères que le maillot dont elles revêtaient leurs nouveau-nés, était pour ces pauvres enfants une véritable torture? Que de discours, que d'écrits ironiques ou sévères n'ont-ils point été lancés contre l'abus du corset?

Ce n'est pas depuis bien longtemps que l'on se range sur ces deux points à l'avis des hygiénistes; mais cette fois, enfin, l'élan est donné, la réaction s'opère, le maillot n'est guère plus en usage qu'au fond des lointaines campagnes, et le corset moins rigide, se borne, au lieu d'étrangler la taille, à serrer de plus près son ancienne devise : « Je soutiens les faibles, je contiens les superbes et je ramène les égarés. »

Quoi qu'en aient pu dire les philosophes, le tempérament et les habitudes que la civilisation nous a donnés, nous font donc une nécessité de porter des vêtements, et si parfois nous les trouvons un peu lourds en été, souvent, en revanche, ils nous paraissent trop légers, quand nous sommes exposés aux pluies froides et aux gelées de l'hiver. Il est certain que l'on court bien plus de dangers en se refroidissant, qu'en supportant une chaleur intense; aussi ne brave-t-on pas impunément une température rigoureuse en sortant sans précautions d'un endroit chaud, tandis que dans la brusque transition du froid à la chaleur, on éprouve plutôt un sentiment de bien-être.

Les substances animales ou végétales dont nous confectionnons nos vêtements nous protègent d'autant mieux qu'elles laissent passer moins de calorique. La laine, en ce cas, est excellente, ainsi que les fourrures composées du pelage des petits mammifères ou du duvet de certains oiseaux. Le coton et la soie viennent ensuite, puis le fil, qui ne servent guère qu'à la trame de vêtements légers; beaucoup plus pénétrables à la chaleur et au froid.

Les tissus lâches, à larges mailles, emprisonnant de l'air dans leurs interstices, sont aussi bien plus chauds que les tissus serrés; enfin, les étoffes de couleur blanche, qui l'été nous tiennent frais en nous défendant contre les rayons solaires, nous tiendraient chaud l'hiver, en sens inverse, c'est-à-dire en empêchant notre chaleur corporelle de se perdre au dehors. Mais ici, nous nous heurtons encore contre la mode, qui réserve pour la belle saison les tissus de couleur claire, et les vêtements sombres pour les temps froids, sans prendre garde que la nature a précisément vêtu de blanc les habitants des contrées boréales, l'ours, l'hermine, l'eider, le cygne, et tous les grands palmipèdes destinés à vivre dans un éternel hiver.

Les couleurs vives que les teinturiers donnent à certaines étoffes, ne sont point toutes, d'ailleurs, exemptes d'inconvénients.

On a fait grand bruit, en ces dernières années, d'accidents d'intoxication, occasionnés par des chaussettes colorées en rouge par la coralline, et l'on a vu parfois des phénomènes du même genre dus à des pièces d'habillement teintes en vert par des préparations arsenicales.

La forme et l'ampleur des vêtements dépendent de même de la fantaisie du jour, et pourtant des manches trop larges, des pantalons trop flottants, des gilets trop ouverts, servent à la ventilation du corps, plutôt qu'à la protection qu'ils lui doivent. La considération du climat et de la saison devrait, sur ce point, toujours l'emporter sur la mode.

Il faudrait laisser aux Orientaux les draperies flottantes, n'adopter

qu'en été les amples vêtements et s'abriter en hiver sous des paletots ou des robes bien fermés, préservant à la fois la poitrine
des fluxions et la gorge des angines; mais l'on hésite trop souvent à prendre ces précautions élémentaires si la convention exige
que la coupe des habits soit autrement.

A ne considérer dans le vêtement que l'enveloppe protectrice,
sans tenir compte de ses propriétés hygiéniques, la préférence
devrait être donnée aux tissus imperméables, légers et chauds
entre tous. Mais la plupart de ces étoffes, à base de caoutchouc,
ont, comme on dit, les défauts de leurs qualités. Elles empêchent
le dégagement de la vapeur d'eau qui s'exhale incessamment de
la surface du corps, et bientôt, celle-ci se condensant sous les
vêtements, il arrive que l'on se trouve en sueur, par une très
basse température.

Vient-on à se découvrir en un pareil moment, les plus funestes
accidents peuvent résulter de cette imprudence, et d'aussi graves
inconvénients, sans rien faire perdre aux tissus imperméables de
leurs avantages contre la pluie, les rendent tous à fait impropres
et presque dangereux, quand il s'agit d'affronter longtemps une
température rigoureuse.

INFLUENCE DE L'HABITATION

Dans sa maison, sous le toit qui le protège, auprès du feu
qui le réchauffe et lui sert à faire cuire ses aliments, l'homme
pourrait se croire hors de toute atteinte morbide, à l'abri de
toute influence capable, en altérant lentement sa santé, d'abréger
sa vie. Il n'en est rien. L'habitation, quand elle ne remplit point
toutes les conditions hygiéniques désirables, — et les remplit-elle
jamais? — quelque vaste et luxueuse qu'elle soit, peut tôt ou tard
devenir plus ou moins pernicieuse à ceux qu'elle abrite.

Causes d'insalubrité. — L'ombre seule de l'appartement et l'insuffisante lumière qui dans les villes surtout, a souvent peine à

s'insinuer à travers les rideaux des croisées, finit par exercer sur les hôtes du logis une action débilitante. Elle étiole les enfants, les femmes, et mérite certainement d'être regardée comme une des causes les plus actives de ces profondes anémies, de ces rebelles chloroses qui frappent presque exclusivement la population féminine des grandes cités.

L'humidité s'ajoute-t-elle à l'ombre, comme il arrive dans les tristes sous-sols, les arrière-boutiques, les rez-de-chaussée qui s'ouvrent sur les cours et les ruelles étroites, l'anémie dégénère promptement en lymphatisme ; le sang s'appauvrit et bientôt les enfants, les jeunes filles, toutes les personnes à constitution délicate qui végètent dans ce milieu, sont en proie aux plus redoutables accidents de la scrofulose.

Que ces fâcheuses causes d'insalubrité se compliquent encore, comme c'est le cas le plus fréquent, de l'exiguïté du local habitable ; que le logis même, sans être humide ou sombre, soit seulement étroit, bas de plafond ou mal aéré. Tour à tour, dans cet espace resserré, toutes les maladies résultant de l'encombrement, se développent. Le miasme humain se dégage de la sueur fétide des corps, de la souillure des linges ; les ferments les plus pernicieux y naissent et pullulent. Tout y favorise la propagation, la dissémination des germes contagieux. La fièvre typhoïde, la dysentérie, les entérites graves, trouvent dans cet encombrement les conditions les plus favorables à leur éclosion ; les fièvres éruptives, la variole, la rougeole, l'érysipèle et le poison plus redoutable encore de la diphthérie y semblent reprendre une activité, une malignité nouvelles.

C'est en vain que les hygiénistes ont de tout temps signalé ces déplorables effets d'une habitation trop exiguë ; c'est en vain qu'ils ne cessent, dans les villes, de dénoncer aux autorités, comme autant de foyers pestilentiels aussi nuisibles à tous qu'à quelques-uns, le grand nombre de logements insalubres où pêle-mêle, sont entassés enfants et parents dans la plupart des maisons des quartiers pauvres. Ce n'est jamais avec attention qu'on les écoute, jamais que dans une insignifiante proportion que l'on tient compte de leurs rapports et de leurs plaintes.

Dans les quartiers même plus favorisés, nos hautes et superbes maisons à six étages, fort luxueuses en apparence, mais trop étroitement cloisonnées, manquent presque toutes d'agrément et de confort. L'architecte, pour compenser le défaut d'espace, a beau peindre et dorer les plafonds, multiplier les festons et les astragales, ces étroites hôtelleries, où sont entassées trente et quarante familles, ne répondent pas plus aux exigences de l'hygiène qu'à l'idéal d'une habitation.

L'habitation modèle. — Comme les Anglais et les Hollandais, à cet égard, sont bien plus heureux que nous! La maison, chez eux, ne contient qu'une famille, et c'est le plus souvent à cette famille même, qu'appartient l'habitation.

Quels immenses avantages en résultent, au point de vue hygiénique et social, il est aisé de le comprendre.

La population, loin d'être entassée sur un étroit espace, est disséminée sur une surface assez étendue pour que chacun puisse pleinement jouir de l'air et du soleil.

Point de gêne, d'encombrement, d'infection des uns par les autres. Chaque famille tenant à honneur de faire régner dans la maison l'ordre et la propreté, contribue ainsi à l'entretien de la salubrité publique.

Les émanations dangereuses ou fétides qui se dégagent de toute agglomération humaine se dispersent d'ailleurs dans un milieu assez vaste pour ne causer aucun accident, et l'étendue considérable des égouts empêche l'entassement, sur un même point, des détritus et des immondices.

Les avantages moraux que la famille retire de la modeste habitation où seule elle est réunie, ne sont pas moins remarquables.

La maison, pour l'homme, est le nid pour l'oiseau.

Un lien des plus forts et des plus doux attache l'enfant aux lieux où il est né, où il a grandi, où il a vécu; et de cette première affection dérive bientôt le sentiment des devoirs envers la famille, envers la patrie, qui fait l'honnête homme et le bon citoyen.

Dans ces populeuses maisons de Paris, que nous traversons en nomades, où, les portes closes, nous ne sommes même pas chez nous, à quoi nous attacher et quels souvenirs nous faire?...

A peine entrés, une foule de désagréments et d'ennuis imprévus nous font aussitôt souhaiter d'en sortir; et, dans l'espérance de déménager bientôt, nous ne prenons même pas la peine de nous installer commodément où nous sommes!

L'idéal, certainement, est bien la maisonnette simple et propre, précédée d'une petite cour et s'ouvrant, en regard du midi, sur un jardinet ensoleillé. Mais le terrain, malheureusement, coûte trop cher à Paris. Il faut économiser la place, et voilà pourquoi nous sommes condamnés à vivre, — et à mourir, — dans ces hautes casernes parcimonieusement divisées, où l'air manque, où le soleil n'entre jamais, et dont la plupart des pièces, noires en plein jour, s'ouvrent sur des ruelles sombres, sur des cours humides et profondes comme des puits, constamment emplies de la buée fétide des éviers et des plombs, de la poussière des tapis secoués, des méphitiques exhalaisons des cabinets de toilette et des fosses d'aisance.

Chauffage. — Dans toute habitation luxueuse ou misérable, l'homme, chaque jour a besoin de feu pour la cuisson de ses aliments ou pour se préserver du froid; la nuit venue, une lumière artificielle lui est indispensable pour continuer son travail où goûter agréablement le repos du soir, aussi les appareils de chauffage et d'éclairage, fort importants au point de vue hygiénique, sont-ils, en outre, les plus utiles accessoires de la maison.

Vainement, toutefois, la fumisterie, depuis quelques années, a réalisé des progrès incontestables : le problème du chauffage hygiénique, agréable, économique et rapide tout ensemble, attend encore une solution.

Il est vrai, qu'en France, nous savons à peine nous chauffer, et moins encore faire du feu. C'est un talent que de dresser avec art, dans une cheminée, un édifice de charbons ou de bûches, de façon à y ménager les interstices nécessaires au libre passage de l'air, sans lequel il n'est point de feu possible, et d'obtenir en même temps, le maximum de calorique d'une quantité de combustible donnée, tout en favorisant l'issue complète des émanations délétères.

Un corps en ignition répand d'autant plus de chaleur qu'il exige, pour se consumer, une quantité d'air plus considérable. Le bois de charme, de hêtre ou de chêne, le combustible agréable entre tous, est aussi celui dont le pouvoir calorifique est le plus faible; cependant, chaque kilogramme de bois qui brûle, dépense à peu près 4 mètres cubes d'air. La tourbe, qui vient ensuite, en use, pour un même poids, 6 mètres cubes, le charbon de bois et le coke 7, la houille 8. Un kilogramme de houille produit donc autant de chaleur que deux kilogrammes de bois. Le gaz d'éclairage, déjà très usité à Paris pour la coction des aliments, se rapproche, à tous égards, du combustible minéral qui le fournit. Les appareils spéciaux qui servent à le brûler présentent le grand avantage de donner instantanément du feu; mais les réflecteurs dont ils sont munis renvoient presque tous, une lumière vacillante très désagréable à la vue.

Quand on le peut, c'est le chauffage au bois sec, flambant dans une bonne cheminée, qu'il faut préférer à tout autre. Il est dispendieux, sans doute, car la meilleure cheminée emporte près des neuf dixièmes de la chaleur produite; mais, en raison même de son tirage, elle enlève pareillement les gaz de la combustion; son foyer métallique renvoie le calorique rayonnant vers les membres inférieurs de la personne qui s'en approche; la seule vue de la flamme, enfin, distrait agréablement et réjouit l'esprit.

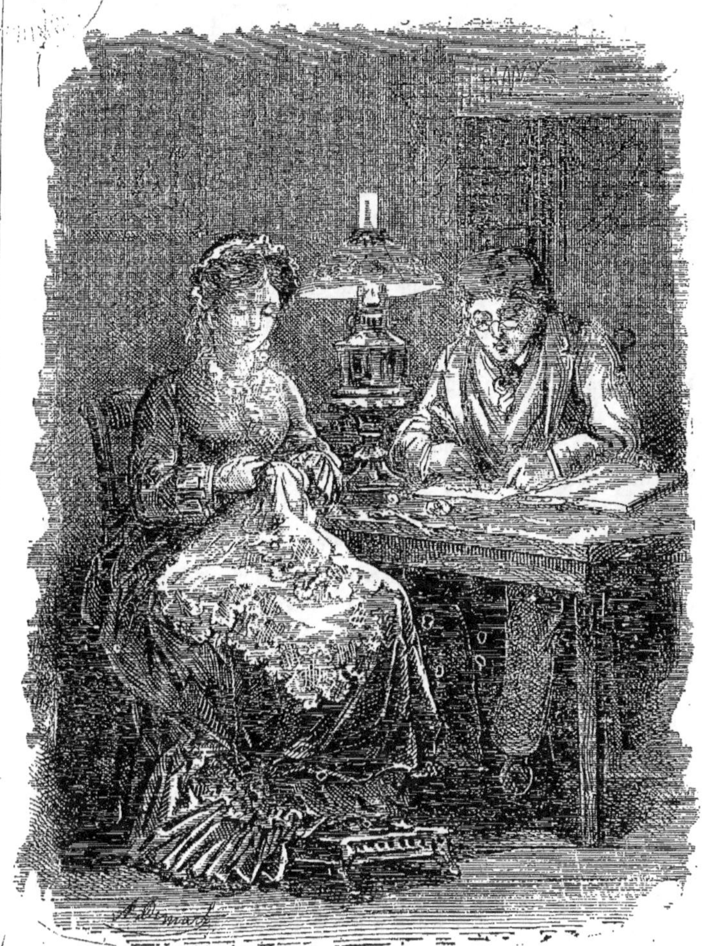

Hygiène de l'habitation. — L'éclairage.

Appareils de chauffage. — Ce n'est guère que de l'utilisation des combustibles minéraux au chauffage des appartements, que date la construction des cheminées véritablement hygiéniques.

En raison du tirage insuffisant des grandes cheminées d'autrefois, il eût été impossible, en effet, d'y brûler du coke ou de la houille; et l'on sait, d'ailleurs que ces vastes foyers, autour desquels huit ou dix personnes pouvaient tenir à l'aise, dévoraient, en pure perte, d'énormes quantités de bois.

Les cheminées modernes, au contraire, doivent une telle activité de tirage à l'étroitesse, de leur tuyau et surtout au tablier métallique dont elles sont pourvues, que tout en faisant dans l'appartement une saillie assez prononcée, elles permettent d'employer indifféremment, et toujours avec une grande économie, des combustibles de toute espèce.

Encore très usités de nos jours, les poêles, suivant qu'ils sont en faïence ou en métal, présentent des avantages et des inconvénients absolument opposés.

Les premiers s'échauffent avec lenteur, mais conservent longtemps la chaleur acquise; les seconds s'échauffent avec rapidité, mais se refroidissent de même.

Les poêles en fonte dégagent, en outre, lorsqu'ils sont portés au rouge, de l'oxyde de carbone en assez grande quantité pour occasionner de véritables symptômes d'empoisonnement, comme le docteur Garret l'a signalé, en 1865, à l'Académie des sciences. Il est donc prudent de leur substituer les poêles en faïence ou ceux en fer, maçonnés à l'intérieur, en prenant toujours soin de placer dessus un vase contenant de l'eau, pour conserver à l'air le degré suffisant d'humidité que lui font perdre toujours ces appareils de chauffage.

Dans les grands établissements et les édifices publics, les calorifères tiennent lieu de cheminées et de poêles. On en connaît trois systèmes : le calorifère à air chaud, dont les tuyaux ramifiés distribuent à tous les étages de la maison, de l'air porté à une très haute température; le calorifère à eau chaude, dans lequel l'eau, bouillante d'abord, retourne froide au récipient d'où elle est partie ; le calorifère à vapeur, enfin, malheureusement sujet à faire explosion, et par conséquent dangereux, en même temps qu'il est le plus coûteux de tous.

On peut reprocher aux calorifères, comme aux poêles, d'élever trop rapidement la température et de jeter dans les appartements, par des bouches de chaleur, de l'air trop desséché. Mais, en somme, à l'exception du système à vapeur, ce sont de bons appareils, qu'il serait difficile de remplacer pour le chauffage en grand d'une habitation.

D'ailleurs, et de quelque façon que l'on se chauffe, il est toujours bon de consulter le thermomètre, afin de maintenir autant que possible dans la pièce où l'on se tient, une température régulière de 14 à 18 degrés centigrades.

Beaucoup de personnes peuvent se passer de feu, à la condition d'avoir les pieds chauds et font usage, dans ce but, d'une chaufferette contenant de la braise allumée. Ce petit meuble n'est point, toutefois, absolument inoffensif. Comme les *brasières* dont on se sert encore en quelques pays, il répand directement, dans l'atmosphère, les gaz du charbon, et prédispose en outre aux varices des jambes ; aussi les bouilloires et les coussins à eau chaude doivent-ils lui être préférés.

Une cheminée qui fume offrant tous les inconvénients du réchaud de braise, il est urgent de remédier à ce grave défaut. Si l'on se résout à la suprême ressource de le combattre provisoirement par l'ouverture d'une porte ou d'une fenêtre, on ne saurait trop éviter de se placer dans le violent courant d'air qui en résulte aussitôt.

C'est en se refroidissant brusquement de cette manière, ou bien encore en passant d'un appartement chaud dans la rue, que l'on s'expose surtout aux maladies aiguës dont l'hiver menace constamment nos organes respiratoires.

Éclairage. — L'art de l'éclairage ne date, pour ainsi dire, que du commencement de ce siècle; mais, quoiqu'il ait acquis, en quelques années, un développement considérable, ses procédés, même les plus parfaits, sont encore loin de répondre aux nombreuses exigences de l'hygiéniste.

On pourrait croire que de tous nos organes, les yeux seuls doivent ressentir les effets bons ou mauvais de la lumière artificielle. Il n'en est rien; et c'est, avant tout, sur les poumons, qu'un éclairage défectueux exerce une influence funeste.

Dans une flamme éclairante, il ne suffit point, en effet de considérer seulement l'éclat et l'intensité de la lumière; mais encore la quantité d'air salubre qu'elle dépense, et les produits volatils qui s'en dégagent incessamment, pour se mêler à l'atmosphère.

Or, il résulte des expériences faites à ce sujet, que la combustion d'un kilogramme de substance éclairante exige en moyenne 10 mètres cubes d'air, et que cette même quantité, se consumant dans un espace clos de 50 mètres cubes, y porte jusqu'à 4 pour 100 la proportion d'acide carbonique.

Une flamme, d'ailleurs, éclaire d'autant mieux qu'elle est moins fumeuse; aussi la plus brillante, quand elle est sans inconvénients pour la vue, et que l'on n'a point à redouter l'explosion du corps dont elle émane, est-elle en même temps, la plus hygiénique.

Puisque l'on peut apprécier ainsi, par son intensité lumineuse, la salubrité de tel ou tel mode d'éclairage, il est donc facile de faire un choix et de repousser pour un usage quotidien, tout système qui serait à la fois nuisible aux yeux et à la bonne harmonie des fonctions respiratoires.

Moyens d'éclairage. — Le commerce et l'industrie mettent à notre disposition, pour l'éclairage, des corps solides, liquides et gazeux. Au nombre des premiers, la *résine*, que l'on brûlait dans la plupart des petits ménages, à la fin du siècle dernier, ne sert plus guère, aujourd'hui, qu'à fabriquer des torches destinées à être consumées en plein air.

Elle fut avantageusement remplacée par la *chandelle* de suif, encore usitée dans les ménages pauvres, mais appelée à disparaître devant le bon marché croissant et l'incontestable supériorité de la *bougie stéarique*.

On ne saurait, en effet, malgré la petite économie que l'on peut trouver à brûler de la chandelle, comparer son usage à celui de la bougie. Sa liquéfaction rapide et la mauvaise odeur qu'elle exhale, l'imparfaite combustion de sa mèche qu'il faut moucher à tout instant, sont autant de défauts qui contrastent trop vivement avec la propreté de la bougie, la netteté de sa flamme, la combustion presque complète de ses produits volatils, pour qu'il soit nécessaire d'insister plus longtemps sur les avantages hygiéniques de cette dernière.

Autrefois on faisait avec la *cire,* presque exclusivement réservée à la fabrication des cierges, de bonnes bougies qui tenaient le milieu entre la bougie stéarique et la chandelle. On en fait encore d'excellentes avec du blanc de baleine et de la paraffine, que l'on teint en rose ou en vert; mais il est bon de ne point se servir des bougies vertes, dont la coloration est souvent due à un sel d'arsenic.

Les *huiles végétales* et *minérales* sont les seules substances liquides pouvant donner, brûlées dans de bonnes lampes, un éclairage avantageux. Les plus employées sont les huiles de *colza,* d'*œillette* et de *chenevis,* toutes fumeuses et fétides quand elles sont puisées par une mèche plate ou non tissée, dans un simple vase contenant l'huile ; toutes, au contraire, fournissant une excellente lumière quand elles sont brûlées au moyen de la mèche cylindrique des lampes à double courant d'air.

Celles-ci constituent, jusqu'à présent, le meilleur système d'éclairage pour l'intérieur des habitations. On doit seulement, dans le but d'obtenir une combustion complète de l'huile, veiller à ce que le coude formé par la cheminée de verre, domine toujours le bord de la mèche, et, dans l'intérêt de la vue, rabattre la lumière au moyen d'un abat-jour, plutôt que la voiler d'un globe de verre dépoli, plus fatigant parfois que l'éclat même de la flamme.

Moins coûteuses et douées d'un pouvoir éclairant plus intense, les huiles minérales, telles que le *schiste*, le *pétrole*, et leurs *essences* seraient aujourd'hui peut-être, préférées aux huiles végétales, si leur désagréable odeur et les dangers d'explosion qu'elles présentent n'en restreignaient encore l'emploi.

Les mêmes inconvénients, joints au péril que l'on court d'être asphyxié pendant la nuit, si malheureusement une fuite se déclare, empêchent le *gaz d'éclairage* d'être adopté dans un grand nombre d'appartements. Mais jusqu'à présent, pour l'éclairage des rues, des cours, des grands établissements industriels ou publics, aucune autre substance éclairante, pas même cette éblouissante *électricité* récemment expérimentée à Paris, ne pourrait hygiéniquement remplacer le lumineux produit de la houille.

INFLUENCE DES PROFESSIONS

C'est par le travail que l'homme se nourrit, s'ennoblit et se perfectionne. C'est au travail qu'il doit la santé, le bien-être, la satisfaction de soi-même, le repos de ses vieux jours.

Travailler est donc la véritable destinée de l'homme; et c'est pour l'accomplir dignement, qu'il est à la fois doué de forces intellectuelles et physiques. Aux travaux dits « manuels », s'appliquent plus spécialement ces dernières; mais par le sage emploi de ses forces morales, l'homme seul, entre tous les animaux, possède le don merveilleux de faire des travaux « d'esprit ».

De cette double aptitude, résultent des professions *intellectuelles* ou *libérales* et des professions *manuelles,* toutes plus ou moins utiles et pareillement honorables, mais dont quelques-unes exigent de ceux qui les exercent, plus de force, de courage, de prudence ou d'habileté. En raison de l'extrême division du travail et des progrès considérables de l'industrie dans les civilisations contemporaines, certaines professions manuelles sont particulièrement pénibles ou présentent de sérieux dangers; toutes indistinctement, et les professions intellectuelles plus encore que les autres, débilitent promptement l'organisme quand on les pratique avec excès.

Professions intellectuelles. — L'homme de lettres, le médecin, l'avocat, le financier, le professeur, le bureaucrate, etc., exercent des professions intellectuelles. Forcés d'être toujours assis et dans une tension d'esprit continuelle, ils ont à redouter les dyspepsies, les gastralgies, les gastrites chroniques, les constipations, les hémorrhoïdes, les calculs de la vessie, les congestions des poumons et du cerveau, la manie, l'hypochondrie, la mélancolie et beaucoup d'autres névroses. Pour se garantir de ces fâcheux accidents, ils doivent régulièrement faire usage d'une nourriture de facile digestion, d'où seront exclues les substances excitantes, surveiller attentivement leurs fonctions digestives, se distraire et se promener après le repas, travailler dans un appartement médiocrement chaud et bien aéré, vivre sans ambition s'il se peut et, dans l'adversité ne point perdre courage.

Professions manuelles. — Suivant qu'elles s'exercent à la ville, dans l'ombre des usines et des ateliers, ou tout au contraire à la campagne, au grand air, les professions manuelles exercent sur la constitution, partant sur la durée de la vie, une influence bien différente.

Les poussières irritantes ou simplement inertes qu'absorbent dans leurs travaux quotidiens, les charbonniers, plâtriers, matelassiers, chapeliers, plumassiers, cardeurs, brossiers, batteurs de laine et de coton, etc., le plus souvent sont extrêmement pernicieuses aux personnes à poitrine délicate et par conséquent prédisposées aux affections pulmonaires inflammatoires ou nerveuses.

L'asthme, la phthisie, les catarrhes des bronches et des poumons, résultent ordinairement, en effet, de la pénétration dans les voies aériennes, de ces impalpables corps étrangers contre lesquels malheureusement, sont à peu près inutiles les gazes à maille serrée et les divers autres engins que les ouvriers placent parfois, pour s'en garantir, au-devant de leur bouche.

La manipulation de certains produits chimiques, l'usage et la fabrication des couleurs ou d'autres substances vénéneuses, exposent les peintres, les doreurs, les potiers de terre, les fondeurs en caractères d'imprimerie, à des empoisonnements qu'ils pourraient souvent prévenir en se lavant et changeant de vêtementavant de prendre leurs repas.

La haute température que supportent les forgerons, les chaufourniers, les verriers, les boulangers, les cuisiniers, tous les ouvriers, enfin, qui travaillent dans une atmosphère brûlante, ou devant un brasier toujours ardent, n'est pas sans exercer sur la plupart d'entre eux une fâcheuse influence. Un grand nombre en éprouvent des hémorrhagies, des congestions ordinairement fort graves ; beaucoup d'autres gagnent une fluxion de poitrine quand ils passent, sans précaution, du chaud au froid.

La station verticale prolongée occasionne aux imprimeurs, aux menuisiers, aux serruriers, aux tourneurs, des varices, des rhumatismes articulaires, de l'enflure aux jambes, des hernies et divers autres accidents de ce genre dont ils pourraient souvent se préserver par l'usage de bas élastiques, de ceintures, de genouillères et d'autres appareils contentifs. Ces mêmes moyens seraient fort utiles encore aux commissionnaires, aux portefaix, aux forts de la halle qui chaque jour, à tout instant, exécutent des efforts musculaires véritablement périlleux.

Ainsi, toutes les professions présentent des inconvénients et des dangers, mais la pire des choses en somme, est de ne rien faire. L'oisiveté contre laquelle toute hygiène est impuissante, est à la fois la ruine du corps et de l'esprit.

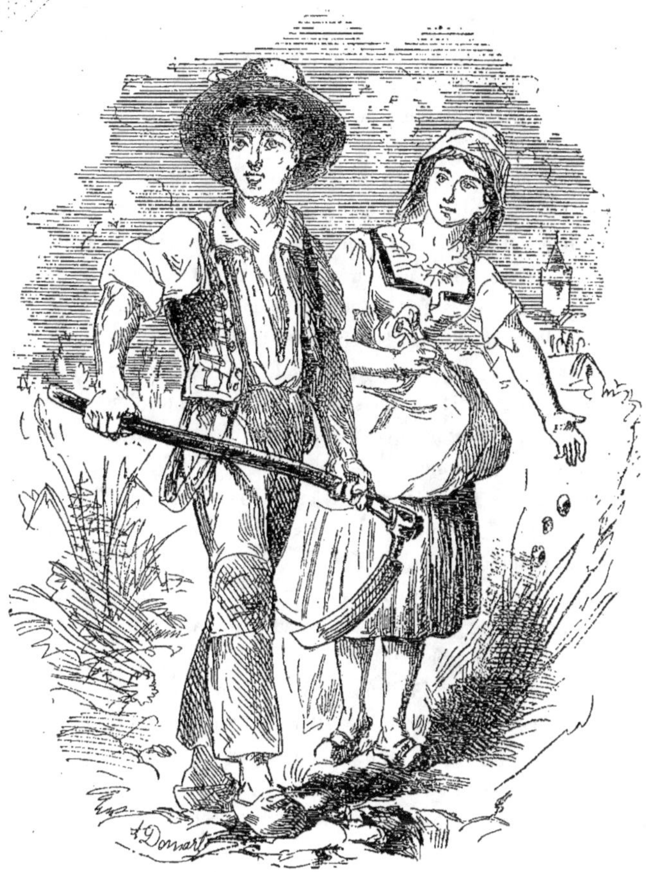

Hygiène des professions. — Le travail aux champs.

Le travail aux champs. — De tous les ouvriers, les plus heureux et les mieux partagés au point de vue hygiénique sont bien certainement ces hommes patients, modestes et forts qui « travaillent la terre », la cultivent, et dont l'existence aussi libre, aussi simple, aussi normale que possible, s'écoule tout entière sous le ciel, loin des ruineuses tentations des villes et des dangereuses camaraderies de l'atelier.

Le travail aux champs est le travail physiologique par excellence, en même temps que l'œuvre utile entre toutes les œuvres. C'est l'intime collaboration de l'homme et de la nature ; l'union féconde des forces de la créature aux forces de la création.

Nul exercice ne saurait donc être plus salutaire, nul milieu plus favorable à la vie, et pourtant les maladies de toute espèce n'épargnent guère plus les paysans que les citadins ; peut-être même les affections aiguës sévissent-elles avec plus d'intensité à la campagne qu'à la ville. C'est qu'à vrai dire, le paysan, malgré l'excellence du milieu qui l'entoure et la salubrité relative de ses travaux, ne se préoccupant jamais de sa santé, n'observe aucune hygiène : mal nourri, mal vêtu, mal logé, peu soucieux de se tenir proprement et de ménager ses forces, indifférent aux vicissitudes atmosphériques, dur pour lui-même et pour les autres, constamment il prête le flanc à la maladie, et, par vingt endroits à la fois, lui donne prise.

Loin de s'y résigner d'ailleurs et de l'accepter patiemment, son premier soin est de se raidir, de lutter contre elle, jusqu'à ce que, n'en pouvant mais, il ne lui cède enfin qu'après l'avoir aggravée par des imprudences de toute sorte.

A quels moyens a-t-il recours alors pour la combattre ? Aux médications les plus violentes et les plus contraires ; aux « remèdes de bonne femme », aux « médecines de cheval ». Mieux vaudrait cent fois, qu'il laissât évoluer le mal, et la guérison s'opérer d'elle-même. Mais non. Le paysan malade ne sait pas attendre, et pressé d'en finir, tremblant même à présent pour sa vie, ou redoutant de rester infirme, il est aussi zélé à se donner tous les soins nécessaires qu'il était, auparavant, peu soucieux de sa personne et de sa santé.

Hygiène rustique. — A la campagne, le travail des champs et des jardins, l'ascension des collines et des montagnes, les promenades matinales dans les bruyères odorantes, dans les forêts de pins, sur les lisières des bois et des prairies où l'atmosphère est chargée d'émanations balsamiques, les bains de rivière ou les immersions dans l'eau salée, si l'on habite à proximité de la mer, la chasse, la pêche et les excursions, constituent autant d'exercices de la plus haute valeur hygiénique dont on ne saurait trop profiter.

En revanche, il faut craindre, quand on vit au grand air, les brusques changements de température, beaucoup plus sensibles qu'à la ville, les vents froids de l'est et du nord qui soufflent souvent le matin ou le soir, et surtout le refroidissement subit qui, dans certaines régions, commence au crépuscule pour se continuer, quand le ciel est clair, durant toute la nuit.

L'humidité, la pluie, qui peuvent traverser les vêtements, le corps étant en sueur, ne sont pas moins funestes aux poitrines délicates, et pourtant, si l'on est surpris en plein champ par un violent orage, mieux vaut encore braver la pluie que se réfugier sous un arbre où l'on courrait le risque d'être foudroyé.

L'ardente chaleur et la lumière intense du soleil, rapidement, sous un ciel pur, brunissent le teint et déterminent, chez les personnes blondes, des taches de rousseur. Ce sont là, cependant, les moindres méfaits des rayons solaires. La congestion cérébrale par insolation, très fréquente chez les paysans, est beaucoup plus grave; aussi doit-on prendre, à cet égard, toutes les précautions que recommande l'hygiène.

A la campagne, il est encore de la plus élémentaire prudence de s'abstenir de boire aux sources que l'on ne connaît pas, les eaux des mares et des citernes contenant toutes, plus ou moins, de petites sangsues, des infusoires, des ferments organisés capables de donner la fièvre paludéenne ou la typhoïde; les eaux vives étant souvent assez froides, quand on a bien chaud, pour occasionner une péritonite, une gastrite aiguë, ou même une fluxion de poitrine. Il n'est pas moins dangereux, d'ailleurs, de boire en pareil cas, une tasse de lait froid, l'étranglement de l'intestin pouvant immédiatement résulter de l'ingestion de ce liquide.

A moins d'être sérieusement instruit en botanique, on doit se garder aussi de récolter pour la table, dans les prés et les bois, des champignons ou des fruits sauvages, les demi-connaissances étant beaucoup plus nuisibles, à cet égard, que l'ignorance absolue. Il sera bon de se défier, enfin, des insectes venimeux, des vipères, de tout animal dangereux, errant ou paissant en liberté. Si quelques gouttes d'ammoniaque suffisent ordinairement, en effet, à cautériser la piqûre d'un serpent ou d'une guêpe, peut-être ne serait-il pas si facile de guérir les blessures occasionnées par les crocs d'un chien de garde, ou la corne d'un taureau furieux !

INFLUENCE DU SOL ET DES LOCALITÉS. — GÉOGRAPHIE MÉDICALE.

Quand on considère au point de vue hygiénique et médical, une contrée d'une certaine étendue, divisée par de hautes montagnes en plusieurs bassins d'une orientation différente, on remarque au premier coup d'œil dans la constitution, le tempérament, l'aptitude morbide de ses habitants, de nombreuses et frappantes dissemblances.

Les conditions climatériques étant à peu près identiques pour tous, les mêmes intérêts politiques et commerciaux établissant entre les divers centres, les relations les plus fréquentes et les plus intimes, il faut bien nécessairement en déduire que des localités et du sol doivent surtout émaner les influences variables qui modifient si profondément la population.

Bientôt, en effet, pour peu que l'on poursuive cette étude simultanée de l'homme et du sol, se montrent des différences parfaitement tranchées entre les habitants de la plaine et ceux de la montagne; entre les vignerons et les laboureurs; entre les éleveurs de bétail, vivant dans les fertiles régions où les récoltes foisonnent, et les pauvres gens cantonnés sur les terres ingrates où prospèrent seulement les bruyères et les ajoncs.

La qualité du sol déterminant ainsi le mode de culture et par conséquent le travail et l'alimentation de l'habitant, c'est-à-dire le réglement journalier de la vie tout entière, il est donc rationnel de considérer avant tout le sol même comme le grand, modificateur des hommes qui le travaillent et qu'il nourrit.

Sur ces données, on comprend qu'il est parfaitement possible, aussi, de dresser la carte hygiénique et pathologique d'une contrée, et d'en écrire la géographie médicale, à la condition, si l'on veut faire une œuvre réellement intéressante et complète, de tenir compte, non seulement des maladies endémiques qui règnent à certaines saisons sur tel ou tel district, mais encore des maladies constitutionnelles, dont les habitants peuvent être particulièrement affectés sous l'active influence de l'habitation, du travail et de la nourriture.

Les documents les plus sûrs que l'on puisse utiliser à la composition d'une œuvre de ce genre, nous sont fournis en France, par les rapports annuels des médecins du service des épidémies dans les départements, et par les statistiques du ministère de la guerre relatives au nombre des conscrits réformés, chaque année, par les conseils de révision. Ce sont là de précieux matériaux dont la valeur s'accroît par le contrôle qu'ils subissent tous les ans et grâce auxquels Boudin le premier put écrire en 1857 son très important ouvrage sur la géographie médicale de notre pays *.

La grande *carte pathologique de la France* que je présentai en 1874 à l'Académie de médecine est pareillement exécutée sur les mêmes données. Elle diffère, toutefois, du travail purement statistique de Boudin, en ce qu'elle présente l'état sanitaire de telle ou telle région, non plus relativement à ses divisions admi-

---

* M. Boudin : *Traité de géographie et de statistique médicales.* Paris, 1857.

nistratives, toujours plus ou moins conventionnelles; mais en rapport avec sa géographie physique et les conditions géologiques du sol.

Sans doute la statistique peut affirmer que dans tel département, le Cantal par exemple, 26 conscrits sur 1,000 examinés sont annuellement réformés pour cause de *scrofules,* tandis que dans un département limitrophe, la Corrèze, le chiffre des exemptions s'abaisse à 8 en moyenne pour un même nombre de conscrits. Scientifiquement, il est impossible de se contenter de cette évaluation toute fictive, et de faire le moindre cas des frontières imaginaires d'un département pour délimiter l'espace où règne une maladie endémique. Un département ne peut pas être si noir, et le département voisin si blanc, uniquement parce qu'ils sont séparés l'un de l'autre par une ligne courbe ou brisée absolument idéale. Non. Ces discordances frappantes doivent être déterminées par des différences essentielles dans la constitution physique ou géologique, l'altitude, l'humidité, la température des deux régions, leur partage entre deux bassins, etc., conditions qui ne s'accordent que très rarement avec les démarcations administratives du territoire.

Dans mon travail, tout en me basant sur les chiffres et les documents précis fournis par la statistique, je me suis donc surtout préoccupé, non plus de limiter les maladies endémiques aux frontières de tel ou tel département, mais bien de leur donner pour cadre les barrières naturelles du sol, et j'ai toujours eu la satisfaction de voir que les grandes oppositions signalées par la statistique coïncidaient à peu près exactement, avec des différences non moins sensibles dans la géographie physique des localités.

Au lieu de présenter une distribution départementale des maladies, la carte pathologique de la France dont on trouvera plus loin la réduction, permet donc d'apprécier d'un coup d'œil, les rapports de telle ou telle endémie avec la constitution naturelle de notre pays, — les seuls rapports qui puissent s'expliquer, en somme, et par conséquent les seuls intéressants pour le naturaliste et le médecin.

ENDÉMIES.

Les maladies endémiques offrant, en raison de leur importance, un intérêt exceptionnel, j'ai cru devoir les répartir, au point de vue géographique, en trois groupes principaux : les *endémies constitutionnelles*, représentées surtout par la scrofule et la phthisie, les *endémies telluriques*, dont les fièvres paludéennes, en France, nous offrent l'exemple le plus fréquent, les *endémies parasitaires* dues à la propagation des spores de quelques infimes végétaux.

Endémies constitutionnelles. — Scrofule. — La scrofule forme en France cinq grands foyers occupant surtout les régions montagneuses du pays. Le plus vaste, ayant pour centre l'Auvergne, est traversé vers sa partie moyenne et dans toute sa hauteur, par la portion ascendante de la vallée de la Loire. Le second, occupe tout le massif des Alpes ; le troisième le massif des Vosges ; le quatrième s'étend sur tout le territoire des Landes, le cinquième, plus restreint, se limite à l'espace compris entre la Marne et la partie supérieure du bassin de l'Oise. Dans ces diverses contrées, où le nombre des conscrits réformés pour scrofules varie annuellement de 10 à 30 pour mille, l'endémie doit surtout résulter de la mauvaise alimentation fournie par un sol ingrat, de la rigueur ou de la longue durée des hivers, et de l'habitation dans des logements le plus souvent mal aérés, humides et sombres.

Phthisie. — La phthisie domine dans tous nos départements méditerranéens du Sud-Est, en Corse, et dans les grandes plaines de la Garonne et du Tarn, de la base des Pyrénées et des Cévennes, aux frontières de la Gironde. Elle reparaît à l'Ouest, de l'embouchure de la Gironde à celle de la Vilaine, règne dans le département des Côtes-du-Nord et dans le Pas-de-Calais, et forme encore, à l'intérieur du pays, deux grandes taches ; l'une sur les départements de Loir-et-Cher et d'Eure-et-Loir, l'autre sur ceux de la Haute-Marne et de la Côte-d'Or. Dans ces régions, le nombre des conscrits exemptés pour cause de phthisie ou de « maladies de poitrine », est en moyenne de 5 à 20 pour mille, et l'on peut croire, en raison de la dissémination des foyers sur les points les plus opposés du territoire, que les influences héréditaire et professionnelle contribuent surtout ici à entretenir l'endémie.

Scrofule et phthisie au maximum. — Simultanément, d'ailleurs, la phthisie et la scrofule sévissent avec une extrême intensité sur les villes et les contrées populeuses ou l'existence plus difficile, le travail plus pénible, conduisent promptement à la misère physiologique un très grand nombre d'individus. Nous voyons, en effet, les deux endémies, annuellement, donner lieu *chacune* à 30 exemptions en moyenne, sur 1,000 conscrits, dans les départements de la Seine, de l'Oise et du Nord, où elles forment un premier foyer ; dans les départements du Rhône et de l'Allier, à Lyon notamment, où elles déciment les tisseurs et les dévideuses de soie ; dans la Vienne et les Deux-Sèvres, l'Orne et l'Aube, départements qui sont aussi très peuplés.

Goître et crétinisme. — Dans la plupart des vallées isolées et profondes du Lyonnais, du Vivarais, du Jura, de la Haute-Garonne et des Pyrénées-Orientales, en Auvergne même et dans les Vosges, jaillissent en grand nombre des sources d'eau très fraîche et très limpide, mais complètement dépourvue de la minime quantité d'iode que contiennent toujours les eaux saines et salubres. C'est, dit-on, parce qu'ils boivent exclusivement à ces sources désiodées, que les habitants de ces régions sont si communément atteints de *goître,* mais la seule influence de la localité paraît beaucoup plus active que celle des eaux dans la production de cette singulière maladie. Le goître, d'ailleurs, est manifestement héréditaire et les enfants dégénérés qui naissent de parents goîtreux sont presque tous malheureusement frappés de *crétinisme* ou d'*idiotie.*

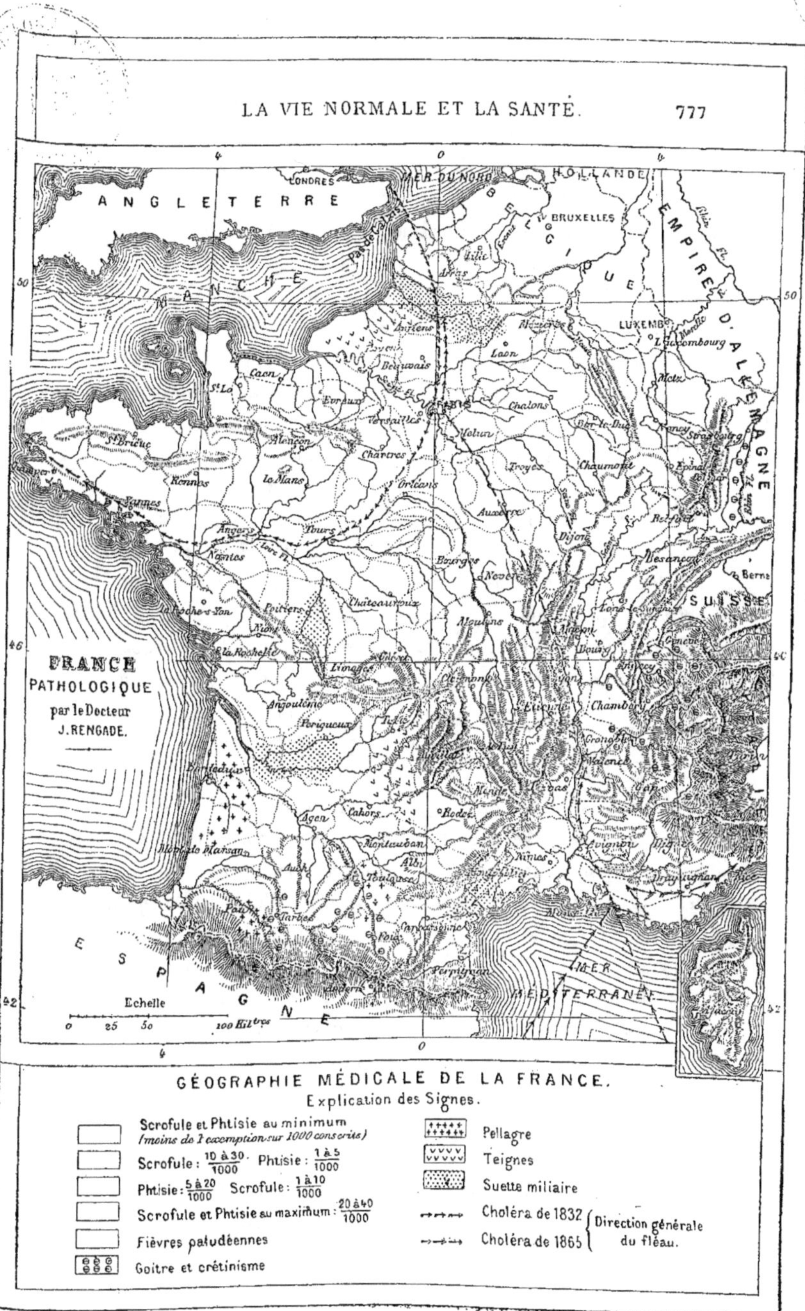

GÉOGRAPHIE MÉDICALE DE LA FRANCE.

Explication des Signes.

Scrofule et Phtisie au minimum
(moins de 1 exemption sur 1000 conscrits)

Scrofule : $\frac{10\ \text{à}\ 30}{1000}$ Phtisie : $\frac{1\ \text{à}\ 5}{1000}$

Phtisie : $\frac{5\ \text{à}\ 20}{1000}$ Scrofule : $\frac{1\ \text{à}\ 10}{1000}$

Scrofule et Phtisie au maximum : $\frac{20\ \text{à}\ 40}{1000}$

Fièvres paludéennes

Goître et crétinisme

Pellagre

Teignes

Suette miliaire

Choléra de 1832 } Direction générale
Choléra de 1865 } du fléau.

Endémies telluriques. — Fièvres paludéennes. — Dans les terrains marécageux, dans les alluvions et les vases déposées par les rivières débordées, se développent et pullulent les germes spéciaux d'un certain nombre de maladies, ceux surtout des fièvres paludéennes, de la suette miliaire et du choléra. Trop souvent, ainsi, le limon des fleuves, si précieux pour les moissons qu'il fertilise, précisément parce qu'il constitue un excellent engrais, devient pour l'homme une source d'émanations nuisibles et de pernicieux ferments.

L'infection du sol inondé varie d'ailleurs, on le comprend, avec sa nature même et son degré de perméabilité. La plupart des hygiénistes contemporains, l'allemand Pettenkofer entre autres, ont déjà signalé l'immunité presque absolue dont jouissaient, à cet égard, les localités assises sur un sol imperméable de roche dure ou d'argile. Un grand nombre de faits précis me permettent de ne pas croire beaucoup plus exposées à l'infection les terres assez profondément perméables pour que les débris organiques apportés par les eaux s'enfoncent et restent ensevelis à plusieurs pieds au-dessous de la surface, non plus que les champs dont la culture est assez active pour faire absorber les substances putréfiables qu'ils contiennent, par les végétaux dont ils sont couverts.

Au contraire, les terrains perméables mais d'une faible épaisseur et reposant sur une roche dure ou argileuse qui s'oppose à la pénétration du limon, les terrains stériles, surtout, qui se trouvant dans cette condition fâcheuse, retiennent toutes les substances organiques dont ils sont imprégnés, doivent être, après les inondations, de véritables foyers miasmatiques, et l'étude géologique du sol, à ce point de vue, confirme pleinement cette hypothèse. Nous trouverions dans toutes les parties du monde, d'éclatantes preuves de cet empoisonnement du sol par les eaux fluviales débordées. Le choléra ne prend pas autrement naissance dans les alluvions du Gange, la fièvre jaune ne se développe pas d'une autre façon à l'embouchure des grands fleuves américains; la fièvre paludéenne, en tous pays, ne résulte pas moins d'une submersion passagère du sol que de l'évaporation des eaux d'une mare.

Il est peu de départements, en France, qui soient complètement exempts de fièvres intermittentes; mais l'endémie y est toujours d'autant plus commune, que les marais y sont plus étendus ou plus nombreux.

La localité la plus fièvreuse des environs de Paris est Chaville, où madame de Sévigné, elle-même, fut atteinte de la « fièvre des marais ». Dans la Bourgogne, les habitants du département de l'Ain, des environs de Beaune, et les riverains de la Saône, sont surtout éprouvés par l'endémie annuelle. Dans les Landes et sur les bords de la Gironde, l'influence miasmatique est telle que, chez certains fiévreux, la rate hypertrophiée emplit tout le ventre et souvent atteint le poids énorme de 15 kilos. Dans l'Alsace, le Jura, la Vendée, le Var, l'Auvergne, la région paludéenne est très étendue. La Sologne est si malsaine qu'elle est presque inhabitée. La Dordogne présente un grand nombre de localités où la fièvre persiste beaucoup plus que partout ailleurs. En Provence, la Camargue et la Crau, puis, vers l'Ouest, toute la côte de la Méditerranée jusqu'à Port-Vendres, payent, annuellement, un tribut considérable à la fièvre intermittente. Il faut citer aussi Vaucluse, où les marécages dans lesquels on cultive la garance, étaient, il y a peu d'années encore, de véritables foyers d'intoxication.

Endémies parasitaires. — Pellagre. — Une alimentation de mauvaise qualité, l'usage habituel, surtout, de la farine de maïs altérée par un champignon microscopique, le *sporisorium*, ont depuis longtemps occasionné dans nos départements du Sud-Ouest, les Landes, la Haute-Garonne et l'Aude, principalement, une étrange maladie aujourd'hui bien connue sous le nom de *pellagre*.

Localement caractérisée par une rougeur écailleuse du dos des mains, du visage et de toutes les parties du corps exposées au soleil, la maladie se complique bientôt de troubles digestifs et de tels désordres du système nerveux, qu'elle se termine souvent, après de longues souffrances, par la démence et la mort.

Ergotisme. — Une endémie assez semblable à la précédente et sucessivement désignée sous les noms d'*ergotisme*, d'*acrodynie* de *feu saint Antoine,* etc., régna longtemps en France sur les misérables populations de la Sologne, de l'Artois et du Gâtinais. Les farines de froment et de seigle avariées par des cryptogames parasites tels que l'*ergot*, le *charbon,* la *carie,* occasionnaient chez les pauvres gens qui s'en nourrissaient, entre autres graves phénomènes, des convulsions épileptiformes, accompagnées de la gangrène des doigts et des orteils. Les derniers cas bien manifestes de cette redoutable maladie furent observés dans la Haute-Saône en 1854 et 1855.

Teignes. — Les teignes de toute nature, déterminées, comme on sait, par le développement d'infimes champignons parasitaires à la surface du cuir chevelu, quoique très répandues dans toutes les campagnes, sont particulièrement fréquentes chez les paysans qui négligent les soins de la plus élémentaire propreté. Ces désagréables affections, si facilement contagieuses, et dont les enfants parfois ont tant à souffrir, peuvent surtout être observées à l'état endémique dans les départements de la Seine-Inférieure, de la Somme, des Ardennes, de l'Hérault, de la Corrèze, du Cantal et de l'Aveyron.

ÉPIDÉMIES.

Suette miliaire. — Issu, comme le poison de la fièvre intermittente, des alluvions fluviales et des vases des marais, le ferment spécial de la *suette* sévissait presque exclusivement autrefois dans les vallées de la Picardie où l'affection fébrile qu'il détermine, caractérisée par la sécrétion d'abondantes sueurs, était connue sous les noms de *fièvre des Picards* ou de *fièvre suante.* Aujourd'hui, et depuis un demi-siècle environ, l'affection ne se présente plus qu'à l'état épidémique. Ses dernières manifestations ont eu lieu, sous cette forme, dans la Dordogne, la Vienne, l'Aisne, la Somme et l'Hérault.

Fièvre typhoïde. — Relativement rare dans les campagnes, où ses causes occasionnelles, l'agglomération, l'entassement et l'infection, ne se produisent que plus difficilement, la *fièvre typhoïde* est fort commune, en revanche, dans toutes les villes populeuses, notamment à Paris. Chaque année, au printemps, l'épidémie s'y réveille avec une intensité variable, et l'on peut citer, comme plus particulièrement éprouvées par le fléau depuis une vingtaine d'années, après Paris : Lyon, Marseille, Orléans, Nevers, Châteauroux Vannes, Le Mans, Châtellerault, Saint-Quentin, Laon, Pau et Toulon.

Scorbut épidémique. — L'altération grave du sang qui donne lieu au *scorbut,* se manifeste principalement chez les marins privés, au cour d'une longue navigation, d'aliments frais ; et chez les pauvres gens réduits, par des privations de toute nature, au dernier degré de misère physiologique. Aussi la maladie se développe-t-elle surtout dans les casernes, les camps, les prisons, les villages des contrées paludéennes. A Paris, pendant le dernier siège, de nombreux cas de scorbut se déclarèrent, pour les mêmes causes, dans la partie la plus éprouvée de la population.

Fièvre jaune. — Dans mes études de géographie médicale, j'ai pu relever deux épidémies de *fièvre jaune* ayant régné en France : l'une à Brest, en 1857, l'autre à Saint-Nazaire en 1861. Aux deux époques, la maladie avait été directement importée d'Amérique par des passagers ; mais le sol français ne convenant heureusement pas à son développement, l'épidémie, chaque fois, s'était éteinte sur place.

Choléra. — Quatre grandes épidémies de *choléra,* la première et la dernière venues de deux points opposés, de 1832 à 1866, ont fait, dans notre pays, de nombreuses victimes. On peut voir sur la carte, la direction générale des deux principales invasions; et nous allons ici, pas à pas suivre les épidémies dans leur marche progressive :

Première épidémie : de 1832 à 1835. — Le choléra, venant d'Angleterre, éclate à Calais le 15 mars 1832. Il est à Paris le 26 mars et s'étend d'abord circulairement autour du département de la Seine. De ce premier foyer, rapidement il se porte sur la Loire, qu'il suit jusqu'à son embouchure, pour s'étendre ensuite le long du littoral jusqu'à Quimper, et de là, gagner l'Amérique. Le fléau, poursuivant sa marche vers l'occident, touchait au Canada avant d'avoir éclaté sur nos départements de l'Est et du Centre. C'est de Paris surtout, que cette meurtrière épidémie a rayonné vers la province, en sévissant avec une exceptionnelle intensité, sur Boulogne, Arras, Laon, Meaux, Troyes, Bourges, Vannes, Saint-Brieuc, Fécamp.

En 1834, après avoir parcouru l'Amérique, le fléau retourne en Europe par l'Algérie et l'Espagne. Il éclate à Marseille le 7 décembre, venant d'Oran, et presque simultanément à Cette, le 13 décembre. Tous les départements du littoral son ravagés. Sans remonter jusqu'à Lyon, la terrible épidémie dirige sa marche vers l'Est et passe en Italie.

Deuxième épidémie : de 1848 à 1849. — Le 20 octobre 1848, un navire arrivant d'Angleterre porte le choléra à Dunkerque, d'où il gagne Lille, Douai, Dieppe, Fécamp. Le 29 janvier il éclate à Saint-Denis, apporté par un bataillon de chasseurs d'Afrique venu de Douai. Le 7 mars, il est à Paris. La marche de l'épidémie ressemble beaucoup à celle du choléra de 1832; mais au lieu, de gagner l'Amérique, le fléau parvenu à l'Océan se porte vers Marseille en suivant d'abord le littoral, puis la Garonne, jusqu'à la Méditerranée.

Troisième épidémie : de 1853 à 1854. — Parallèle à la précédente. Son entrée en France est incertaine. Le choléra frappe surtout Paris et les départements méditerranéens.

Quatrième épidémie : de 1865 à 1866 : — Le choléra, cette fois, aborde la France par la Méditerranée. Apporté d'Alexandrie à Marseille par le paquebot la *Stella,* le 19 juin 1865, il sévit avec une extrême violence à Marseille, Toulon, Soliès-Pont; remonte le Rhône jusqu'à Valence, puis, évitant encore Lyon, où toutes les conditions favorables à sa propagation semblent pourtant accumulées, d'un bond, il traverse la France pour éclater à Paris en septembre 1865. Pendant l'hiver il s'assoupit pour se réveiller plus terrible en juillet 1866 et brusquement reprendre sa marche vers le nord, en passant par Amiens, où il fait de nombreuses victimes.

Méningite cérébro-spinale. — Peu de temps après la première épidémie cholérique observée en France, des accidents d'une autre nature, tenant à la fois de la méningite et du typhus, éclatèrent, à de courts intervalles, dans certaines villes du territoire et spécialement sur la population militaire casernée dans ces localités. Boudin, qui dans son intéressant ouvrage a fait une étude détaillée de la *méningite cérébro-spinale,* décrit minutieusement les symptômes et la marche de cette cruelle maladie aux trois époques de son apparition :

Première période : 1837-1839. — La méningite éclate simultanément en 1837 à Bayonne, Dax et Mugron, dans les Landes. Elle frappe surtout les soldats de la garnison. Vers la fin de l'année, le 18e léger quittant le théâtre de l'épidémie, apporte la maladie à Rochefort, où elle sévit en 1838 et 1839 ; puis à Versailles, où le régiment arrive à la fin de 1838.

Deuxième période : 1839-1842. La maladie éclate en 1839 à Avignon, d'où elle rayonne vers Marseille, Toulon, Pont-Saint-Esprit. Elle règne à la même époque sur le littoral de la Bretagne et dans nos départements de l'Est, de Colmar à Givet.

Troisième période 1847-1848. De Lyon, où elle sévit en 1846, la méningite est portée à Orléans par le 7e léger en 1848, puis de Bourges à Metz, la même année, par le 2ᵉ régiment d'artillerie. Depuis cette époque, la maladie, beaucoup plus rare, n'a plus frappé qu'isolément quelques-uns de nos soldats.

Outre ces épidémies redoutables qui trop souvent ont désolé notre pays, chaque année nouvelle malheureusement, déchaîne encore sur nous un grand nombre d'autres maladies contagieuses, dont quelques-unes présentent un caractère de haute gravité.

C'est tantôt la *variole* ou *petite vérole* qui malgré l'efficacité de la vaccine et le zèle des médecins à propager ce précieux préservatif, tous les ans fait dans nos contrées, de nombreuses victimes. C'est tantôt la *diphthérie, l'angine couenneuse*, le terrible *croup*, si justement redouté des mères, qui moissonnent indistinctement dans toutes les familles tant de beaux et jeunes enfants!

Moins dangereuses quand elles sont intelligemment et prudemment combattues, la *rougeole,* la *scarlatine,* la *coqueluche,* exposent souvent à de mortelles fluxions de poitrine les petits malades chétifs ou mal soignés.

Beaucoup d'autres affections, enfin, quoique plus rares ou d'une apparente bénignité, peuvent, par hasard, trouver en nous un terrain propice à leur développement et, par les désordres qu'elles déterminent dans l'organisme, abréger notre existence de plusieurs années, quand elles ne nous ôtent pas la vie à la première atteinte.

Quelle que soit la position que l'on occupe, quelque profession que l'on exerce, quelque pays que l'on habite en ce monde, toujours et partout, en somme, on court le risque de tomber tout à coup, de la plus brillante santé dans l'état le plus lamentable; mais dans toutes les conditions aussi, l'on peut compter vivre de longs jours, si, connaissant bien les vrais besoins du corps humain, l'on s'applique toujours à les satisfaire, avec le contrôle de la science et de la raison, selon les lois de la nature.

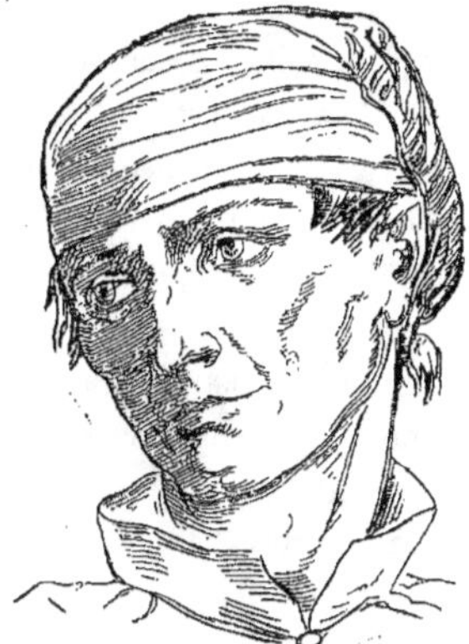

Paysan des plaines marécageuses.
(Fièvre intermittente. — Cachexie paludéenne.)

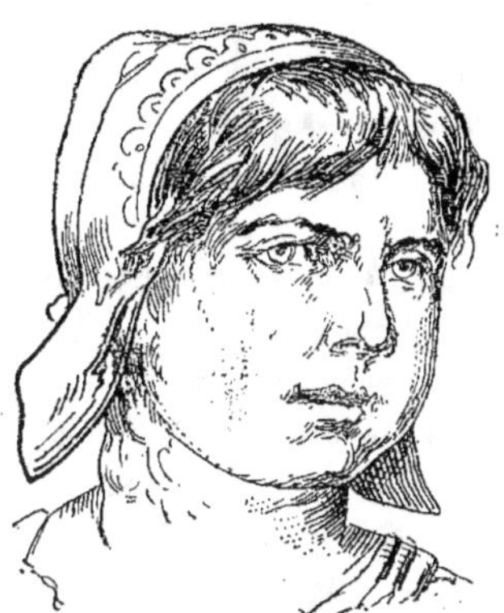

Paysanne des régions montagneuses.
(Lymphatisme, scrofule.)

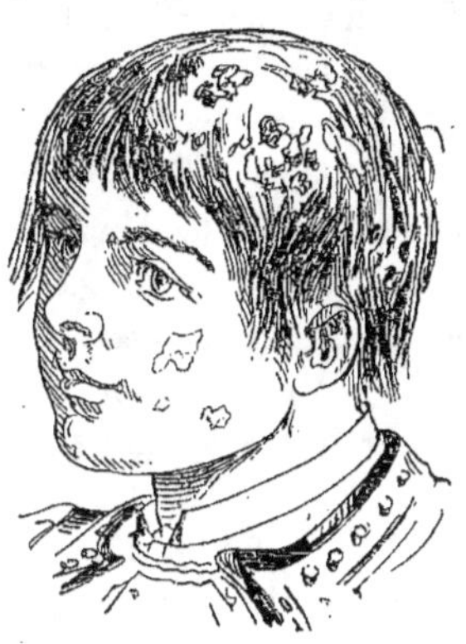

Jeune paysan de la Vendée.
(Affections cutanées. — Teignes.)

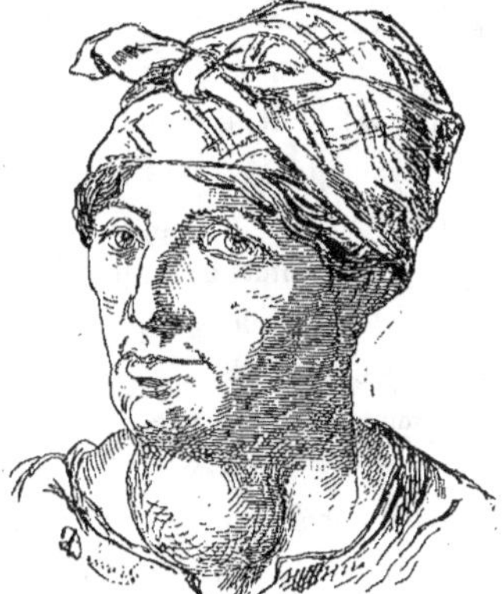

Paysanne des vallées alpestres.
(Goître. — Crétinisme.)

Influence du sol et des localités sur les habitants.

LE DERNIER JOUR DE LA VIE
CAUSES ET MÉCANISME DE LA MORT

Il faut mourir cependant.

Après avoir vécu, souvent quand on commence à vivre, à tout

âge, à toute heure, en quelque lieu que l'on soit, l'instant fatal arrive où cesse la force qui nous anime, où la vie s'éteint.

Dans les conditions même les plus favorables, d'ailleurs, en pleine jeunesse, en pleine santé, vivre c'est user lentement ses organes, c'est se consumer graduellement, c'est marcher, pas à pas, vers la mort.

Ainsi, fussions-nous parfaitement et sainement constitués, eussions-nous le rare bonheur, notre vie durant, d'échapper à toute maladie, d'être placés dans les meilleures conditions hygiéniques possibles, le jour viendrait où, par l'usure du corps et l'épuisement des forces, fatalement, il nous faudrait mourir.

Cette triste échéance, il est vrai, n'arriverait alors qu'à la fin d'une longue existence, entre 90 et 100 ans, et doucement la vie s'éteindrait en nous comme la flamme d'une lampe manquant d'huile. Mais ceux-là sont relativement peu nombreux, on le sait, qui meurent de vieillesse, et nous venons de voir, dans les chapitres qui précèdent, par quelles multiples influences l'existence humaine est ordinairement abrégée. Les maladies, des accidents de toute sorte, chaque jour déciment les populations, fauchant, abattant aveuglément les forts et les faibles, les hommes et les femmes, les enfants et les vieillards.

Mort subite et progressive. — Quand elle nous surprend ainsi, la mort est souvent instantanée, subite, et cependant il est tout à fait exceptionnel que la vie s'éteigne en même temps dans tous les organes de l'économie. La rupture d'un anévrisme, le « coup de sang » de l'attaque d'apoplexie, dans le corps qu'ils foudroient, ne suppriment pas immédiatement toutes les propriétés vitales. La hache de la guillotine qui tranche la tête au supplicié ne lui enlève pas du même coup, toute la vie. C'est toujours petit à petit, organe par organe, tissu par tissu, que l'homme meurt, soit qu'il tombe instantanément sous un coup inattendu, soit qu'il succombe dans son lit, après de longues souffrances.

Dans le corps exsangue du supplicié, longtemps après que la tête a été séparée du tronc, le système musculaire et le système nerveux sont encore vivants. Il suffit de les galvaniser à l'aide d'un faible courant, pour voir aussitôt se manifester leurs propriétés caractéristiques.

Quoique tous les organes, dans l'économie humaine, aient chacun leur utilité, trois d'entre eux, le *cœur*, le *poumon* et le *cerveau*, sont particulièrement indispensables à l'entretien de la vie, et c'est, le plus souvent, parce que l'un des trois cesse de fonctionner, comme l'a démontré Bichat *, que la mort survient et commence.

Mort par le cœur. — Il n'est point nécessaire que le cœur soit directement affecté pour que la brusque suspension de ses mouvements présente une gravité réelle. Une syncope prolongée, une coagulation du sang dans les gros vaisseaux, ne sont pas moins dangereuses parfois qu'une déchirure ou tout autre lésion de l'organe; et ces accidents se produisent malheureusement dans un très grand nombre de circonstances; en pleine santé, mais surtout à la dernière période d'une longue maladie.

A peine le cœur a-t-il cessé son action, que l'on voit se manifester aussitôt de très graves désordres. Le sang artériel n'affluant plus au cerveau, toute activité cérébrale et nerveuse immédiatement s'arrête, et la perte de connaissance, qui tout à coup se produit, s'accompagne de l'abolition complète du mouvement et de la sensibilité.

Le poumon, de son côté, ne recevant plus le sang veineux que lui lance régulièrement le ventricule droit, ne peut plus accomplir l'indispensable échange de l'acide carbonique du sang contre l'oxygène de l'air. La respiration suspendue rend l'hématose impossible, et lentement, alors, la vie cesse dans les appareils de nutrition et de sécrétion, dans les glandes, puis dans les muscles,

* Bichat : *Recherches sur la vie et la mort.* Paris 1880.

comme elle a déjà cessé dans le cœur, le poumon et le cerveau.

Mort par le poumon. — Dans la plupart des maladies aiguës ou chroniques évoluant vers une terminaison funeste, c'est toujours par le poumon que la mort, graduellement, arrive; et c'est une lente asphyxie qui, successivement alors, éteint tous les organes. Que le poumon soit, ou non, le siège du mal, un moment vient, après un long épuisement, où, petit à petit, ses fonctions, perdant de leur activité, cessent sur certains points et se troublent sur d'autres. Sans être brusquement suspendus, les phénomènes chimiques de l'hématose ont peine à s'accomplir. Loin de reprendre, au contact de l'air, une belle teinte vermeille, le sang reste noir, chargé de carbone, et par conséquent devient bientôt incapable de stimuler les organes, d'exciter ou de mettre en jeu leurs fonctions.

Sous l'influence de ce lent empoisonnement, les facultés intellectuelles, d'abord, faiblissent et s'éteignent; la sensibilité s'émousse, les mouvements volontaires ne peuvent plus s'accomplir; l'un après l'autre, enfin, tant que dure l'agonie, les organes cessent de fonctionner jusqu'à ce que, des progrès croissants de l'asphyxie, résulte la mort générale.

Mort par le cerveau. — Quand, enfin, c'est par le cerveau que la mort commence, les appareils de l'innervation et de la locomotion, frappés les premiers, ne permettent d'abord plus au malade de penser, de sentir, ni de se mouvoir; mais le cœur et le poumon fonctionnent encore; et la vie pourrait longtemps persister, entretenue par le jeu de ces organes, si ces derniers n'étaient eux-mêmes directement reliés par les nerfs pneumo-gastriques aux centres nerveux.

C'est, en effet, la rapide paralysie de ces nerfs, consécutive à celle de l'ensemble du système, qui détermine alors l'arrêt des fonctions respiratoires et la cessation des mouvements du cœur, phénomènes pareillement graves l'un et l'autre, et dont nous avons étudié plus haut les funestes effets.

Ainsi, tant que le cœur bat, que la poitrine est bonne et la tête solide, nous avons toute chance de vivre longtemps. Il est toutefois bien important aussi que l'estomac soit en même temps dans un état d'intégrité parfaite, car, malgré qu'il ne tienne pas immédiatement la vie sous sa dépendance, il est bien difficile de jouir de l'existence et de la conserver, quand l'organe de la digestion refuse son service.

L'estomac, il est vrai, peut être déjà très gravement compromis sans que le malade, pour cela, soit près de mourir; aussi les plus longues de toutes les agonies, et les plus douloureuses, s'observent-elles surtout à la période ultime des affections des voies digestives, des cancers de l'estomac et des gastrites chroniques.

De même, les plus horribles blessures, l'amputation d'un membre, la destruction d'une partie du visage ou du corps, par un ulcère de mauvaise nature, laissent-elles la vie au malheureux qui nuit et jour demande la mort, tandis qu'une lésion relativement minime du cœur, du poumon ou du cerveau, devient promptement funeste.

SIGNES DE LA MORT PROCHAINE

Agonie. — A moins qu'il ne soit instantanément foudroyé par quelque accident imprévu, l'homme qui va mourir présente toujours, et de plus en plus à mesure que s'approche le moment fatal, une physionomie caractéristique. Immobile, couché sur le dos, les membres abattus, les forces anéanties, il respire bruyamment, la bouche entr'ouverte, la mâchoire pendante, roulant par intervalles des yeux vitreux, poussant quelques mots inarticulés comme dans un rêve.

A ces signes seuls, il est ordinairement facile aux personnes entourant le malade, de comprendre que son état est désespéré;

mais, parfois, ces tristes phénomènes de l'agonie sont moins nettement accusés; l'attitude et la physionomie du moribond n'inquiètent pas au même point ceux qui le veillent. Il n'est guère possible, alors, qu'au médecin, de se rendre un compte exact de la situation du malade; et la constatation de quelques signes, peu frappants pour l'entourage, lui permet de peser pour ainsi dire minutieusement ce qui peut encore rester de vie dans cette créature qui s'éteint.

Et d'abord, c'est sur le visage de l'agonisant qu'il est possible à l'observateur de recueillir quelques indications d'une grande valeur pronostique. Dans la grande majorité des cas, la face est blême, le nez et les lèvres pincés, les yeux caves, les traits fortement accusés par un prompt amaigrissement; mais la mort, cependant, n'est pas imminente, comme l'a fait remarquer le docteur Lasègue, si les narines sont encore humides, les lèvres humectées de salive, les yeux mouillés de pleurs. Les sécrétions muqueuse et lacrymale, en effet, diminuent de plus en plus, à mesure que la situation s'aggrave, et les moribonds, à quelque maladie qu'ils succombent, ont toujours la bouche, le nez et les yeux absolument secs. La gorge même, dans certaines affections, commence à se dessécher 24 ou 48 heures avant la mort, et la langue alors, suivant une locution familière, est bien véritablement « aussi sèche qu'un copeau. »

L'état du pouls, au moment de l'agonie, n'est pas moins significatif. Le plus souvent il est faible, petit, mais d'une fréquence considérable et s'élève jusqu'à 120 ou 140 pulsations. Il s'abaisse, au contraire, à 50 ou 40 seulement, quand le malade est frappé de congestion ou d'apoplexie cérébrale.

La respiration, presque toujours en désaccord avec la rapidité du pouls, s'accélère ou se ralentit selon la nature et le siège de la maladie primitive. Les troubles de cette importante fonction coïncident ordinairement, d'ailleurs, avec l'apparition de sueurs locales, froides et visqueuses, qui doivent, à mon avis, se produire par le même mécanisme que les sueurs nocturnes des phthisiques, avec lesquelles, à tous égards, elles ont tant d'analogie.

Mais c'est particulièrement dans la sphère des systèmes musculaire et nerveux que s'accomplissent, aux approches de la mort, des phénomènes caractéristiques.

La vie, en effet, s'y retranche comme derrière un dernier rempart; elle s'y défend, elle y résiste autant qu'elle le peut; elle y soutient la lutte suprême.

Parmi les mourants, il est vrai, la plupart de ceux qui sont tués par le cerveau se trouvent à tel point abattus et prostrés à l'heure de l'agonie, que, chez eux, les réactions de l'appareil musculaire et nerveux sont à peu près impossibles. Accablés par un profond sommeil, le *coma*, c'est à peine s'ils ont conservé, çà et là, sur quelques points du corps, une sensibilité confuse. Leurs membres retombent inertes quand on les a soulevés; leurs yeux sont fixes, immobiles; leurs lèvres s'entr'ouvrent et se referment avec le léger claquement que fait entendre le « fumeur de pipe »; un vague délire leur arrache quelques mots entrecoupés. Mais cette absence de signes est précisément un indice de la gravité de leur situation. Déjà morts au monde extérieur, ils ne sauraient tarder à exhaler leur dernier souffle.

D'autres mourants, au contraire, véritablement soutenus, comme on dit, par leurs nerfs, luttent longtemps avant d'expirer, et dans un état de lucidité relative, agités, délirant parfois, engagent au dernier moment contre la mort un combat terrible.

C'est à ce moment que certains d'entre eux sont pris d'un hoquet incoercible ou d'hallucinations visuelles d'une très fâcheuse signification. Les uns, effrayés ou ne se sentant plus malades, veulent quitter leur lit, se lever, s'habiller, sortir. Les autres, plus calmes, roulent leurs draps, leurs couvertures, ou semblent ramasser, çà et là, divers objets qu'ils ont l'air de rassembler en un même point. Il est enfin, suivant l'expression du docteur Lasègue, une dernière variété, de « ramasseurs » ; ce sont ceux qui ramassent leurs organes génitaux, se découvrant à chaque instant pour y porter la main, quoique depuis longtemps le sens génésique soit complètement aboli dans ces organes. Quels qu'ils soient, en somme, les mouvements automatiques de ce genre, constituant le singulier phénomène de la *carphologie,* sont toujours du plus fâcheux augure.

A cette heure suprême il n'est pas rare, cependant, que ces moribonds acharnés à la résistance conservent encore ou retrouvent assez de force morale pour se rendre un compte exact de leur situation, se redresser brusquement sur leur couche et faire à ceux qui les entourent, après de déchirants adieux, une dernière recommandation. Il est même de ces héroïques lutteurs, parmi les médecins surtout — c'est une grâce d'état — qui voient réellement venir la mort et prédisent avec une étonnante exactitude l'heure à laquelle ils auront vécu.

Le moment fatal arrivé, les dernières lueurs de la vie, toutefois, s'éteignent chez tous les mourants à peu près de la même manière. Une subite défaillance ferme à jamais l'intelligence et les yeux à la misérable créature qui va succomber. Ses membres brisés retombent inertes ; sa poitrine difficilement se soulève ; son cœur ne chasse plus qu'à grand'peine, dans les artères, un sang impropre à l'entretien de la vie.

Bientôt, une pâleur blafarde envahit le visage, se répand sur le front et, rapidement, gagne le centre des joues, déjà flasques et glacées. Seul, un ronflement humide et prolongé monte encore du fond de la gorge ; c'est le *râle trachéal,* qui, de plus en plus sourd, cesse tout à coup, ou parfois s'éteint sous un flot d'écume roussâtre qui, de l'extrémité des bronches, vient refluer par la bouche et les narines, expulsé par le dernier soupir...

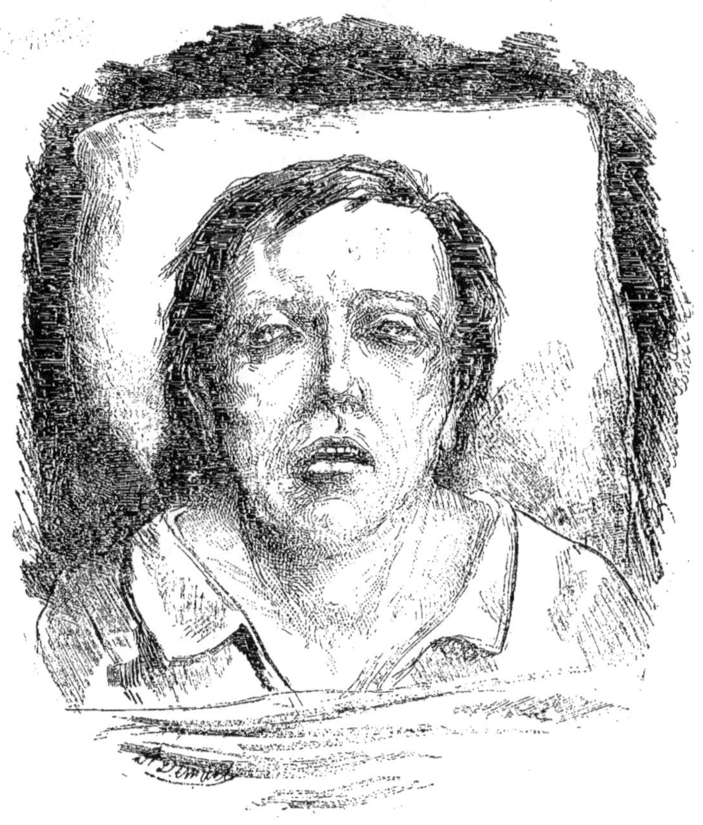

Le dernier soupir.

SIGNES DE LA MORT RÉELLE

C'est fini.

Cet être si merveilleusement organisé, mais si fragile, n'est plus. Cette créature que nous prîmes toute chétive, au jour de sa naissance, pour la suivre pas à pas, d'âge en âge, jusqu'à ce moment fatal, vient de terminer sa courte existence par un phénomène aussi naturel que celui dont elle reçut la vie.

Est-ce bien un cadavre, cependant, et la mort a-t-elle bien pris possession de cet organisme?

Il est difficile de s'y méprendre quand l'agonisant, à la fin d'une longue maladie, est successivement passé par les diverses phases que nous venons de décrire. Mais souvent dans un cas de mort accidentelle ou subite, on peut être embarrassé pour se prononcer catégoriquement sur la réalité du décès, et l'on a malheureusement vu même des médecins instruits commettre, à cet égard, de terribles méprises.

Quelque rares que soient ces déplorables erreurs, il arrive encore dans les campagnes, où les constatations médicales sont quelquefois si mal faites, que de prétendus morts se réveillent dans le suaire où ils ont été ensevelis, quand ils ne sont pas jetés tout vivants en terre.

Ce sont là d'horribles malheurs contre lesquels on ne saurait trop se mettre en garde, et qu'il importe au plus haut point de savoir prévenir. Voici donc à quels signes infaillibles on distinguera sûrement la mort réelle d'une simple léthargie :

A peine le moribond a-t-il rendu le dernier soupir, qu'aussitôt, toutes ses fibres musculaires perdant leur tonicité, se relâchent, pour laisser le corps entier, la tête et les membres, s'affaisser dans un état de résolution absolue. Dans une dernière expiration, le thorax est demeuré immobile sur les poumons vides d'air. Les bras sont retombés, inertes; les doigts, généralement fléchis par dessus le pouce, se sont refermés sur la paume de la main. La bouche aussi s'est ouverte, et la mâchoire inférieure, pendante, ne peut plus être retenue par la contraction des muscles masséters. Seules, souvent, les paupières restent encore écartées, laissant apercevoir l'effrayante fixité des globes oculaires; aussi fût-il longtemps d'usage, dans les familles, que le plus proche parent du mort lui « fermât les yeux ».

Sec à la surface et jusque dans les plis des paupières, intérieurement, au niveau de l'iris, l'œil, d'ailleurs, est aussi grand ouvert ; et cette dilatation de la pupille, que ne fait plus contracter le vif rayon du jour ou d'une lumière, est encore un signe de mort.

Nul souffle ne sortant plus de la poitrine, une glace appliquée sur les lèvres du cadavre ne doit pas s'y ternir. Le pouls n'est plus perceptible en aucun des divers points où il pouvait être senti ; les battements du cœur ont complètement cessé ; l'auscultation de la région précordiale, prolongée durant deux ou trois minutes, n'y laisse pas entendre le moindre frémissement.

Voici du reste que la chaleur du corps, sensible encore pendant toute la durée de l'agonie, peu à peu s'est perdue, et qu'un froid spécial, montant des extrémités, glace bientôt tout le cadavre.

Quelques heures après la mort, plus ou moins vite selon que l'agonie a plus ou moins duré, une raideur caractéristique durcit les muscles et semble ankyloser les articulations. C'est la *rigidité cadavérique,* le signe certain de la mort du système musculaire ; celui aussi, par conséquent, de la cessation complète de la vie dans l'organisme tout entier.

Longtemps on a cru que ce singulier phénomène était dû soit à la coagulation du sang dans les vaisseaux capillaires, soit à la contracture même des muscles raidis. Il n'en est rien. La rigidité ne dépend jamais que de la coagulation de la substance fibrineuse, de la *musculine,* dont le tissu musculaire est essentiellement formé.

Le plus souvent, c'est dans les muscles de la tête et du cou que la raideur commence, pour gagner ceux du tronc et s'étendre ensuite à ceux des membres. Après avoir duré quelques heures, elle cesse selon l'ordre dans lequel elle s'est produite, et ne reparaît plus. La putréfaction, qui lui succède, l'empêche, en outre, de persister ; aussi la seule constatation de l'un ou l'autre de ces deux phénomènes, dont le premier n'est ordinairement que l'avant-coureur du second, constitue-t-elle un signe de mort d'une certitude indiscutable, assez probant, même, pour autoriser l'enterrement immédiat du cadavre, dans un cas urgent.

APRÈS LA MORT

C'est donc bien fini.

La vie a définitivement quitté ce corps dont elle avait lentement formé tous les tissus, développé tous les organes, mis en jeu toutes les fonctions. La force détruite, l'organisme qu'elle animait ne peut plus rien. C'est un amas de matière incapable de tout phénomène vital; une inutile agrégation d'éléments divers, que la vie seule tenait assemblés et qui, maintenant, ne tendent qu'à se dissocier et se désunir. Rapidement, des réactions chimiques vont se produire dans cette masse inerte d'os et de chairs. A la faveur de l'eau dont tous les tissus sont encore imprégnés, d'énergiques décompositions vont transformer ce cadavre en un tas informe de putrilage et de boue.

Attendons quelques heures, un jour, deux jours... Les traits de l'être le plus cher, le plus aimé, ne seront plus reconnaissables. Le cœur serré par une poignante émotion, nous en détournerons nos yeux avec horreur.

Est-il possible que ce monceau de pourriture ait vécu, parlé, pensé comme nous? Que toute cette putréfaction, d'où se dégage une odeur infecte, ait été la jeune femme adorée, le petit enfant souriant, qui remplissaient hier encore la maison de bruit et de joie?

O misérable destinée de l'homme! Voilà donc, aussi, comment nous finirons tous! Voilà sous quelle lamentable forme nous restituerons à la terre, un jour, demain peut-être, les éléments que nous lui empruntâmes, et qu'elle utilisera, l'infatigable ouvrière, à reconstruire des êtres nouveaux?

Plus ou moins tôt, suivant l'état de l'atmosphère et suivant aussi la nature de la maladie à laquelle le malade a succombé, tout de suite en été, plus tardivement en hiver, la décomposition s'empare de ces tristes débris. Un sourd travail de désorganisation s'opère à toutes les profondeurs et sur tous les points du cadavre.

Les yeux, enfoncés, glauques, ratatinés, s'entourent d'un cercle bleuâtre. La face est livide; sous la peau du ventre affaissé, creusé en bateau, transparaissent de larges taches d'un vert sale; des stries, des marbrures violettes se montrent aux reins, aux épaules, sur toutes les parties déclives du corps. Bientôt, dans ces tissus mortifiés, une énergique fermentation commence. Les membres s'infiltrent, les mains s'empâtent, le visage se bouffit, les lèvres, monstrueusement tuméfiées, noircissent; le ventre, tout à l'heure concave, se gonfle, soulevé par le boursouflement gazeux des intestins, tout le corps se ballonne; et la peau, les muqueuses distendues, amincies, par places, promptement craquent et se fendent.

Par ces fissures, alors, on voit sourdre une eau claire ou roussâtre dont une partie s'évapore, en même temps que de toute la surface du cadavre s'exhalent, invisibles, des gaz d'une abominable puanteur. Cependant, l'épiderme soulevé par des ampoules remplies d'une sérosité corrompue, se décolle et se détache; les tissus noircissent de plus en plus, et se transforment en une sorte de graisse, de savon brunâtre analogue à du cambouis; les viscères se réduisent en bouillie dans les liquides qui les baignent, ou se racornissent, se dessèchent comme du parchemin, si l'énorme quantité d'eau qui remplit les cavités internes peut facilement se frayer une issue au dehors.

Ces phénomènes varient beaucoup, d'ailleurs, selon que la putréfaction s'accomplit à l'air libre ou sous la terre, et, dans ce dernier cas, suivant la nature et le degré d'humidité du sol. Après quelques mois d'inhumation, le cadavre est souvent réduit à l'état de squelette.

Il n'existe plus trace des poumons, de la rate, du foie. Dans le ventre, où grouillent les vers, où pullulent les vibrions, agents actifs de cette décomposition rapide, les débris, de l'estomac et de l'intestin ne forment plus qu'une noire bouillie, onctueuse et grasse comme du cirage.

La fermentation, maintenant, a tout à fait cessé; mais la désorganisation n'en continue pas moins à réduire lentement à l'état terreux ces derniers vestiges d'une créature humaine.

Avidement, la terre a repris, pour en nourrir ses plantes, les sels ammoniacaux, les phosphates, les carbonates, les azotates de potasse, de soude et de chaux, dissous dans les liquides émanés du cadavre. Dans l'atmosphère, sont remontés, pour se distribuer aux animaux vivants, des torrents de gaz ammoniac, d'acide carbonique et surtout d'azote. Des dégagements d'acide sulfhydrique et d'hydrogène carboné, par intervalles, noircissent encore le sol gras qu'ils traversent; pour peu que le cimetière soit humide, enfin, quelques effluves d'hydrogène phosphoré s'enflammant soudain sur la tombe, produisent ces pâles « feux follets », qui frappent d'une si terrible frayeur les pauvres esprits.

Et c'est tout. De celui qui fut ce que nous sommes, il ne reste plus rien.

Rien? me demanderez-vous. Mais ce principe impondérable qui l'animait, cet agent subtil qui le faisait voir, sentir, penser, comprendre, aimer, vivre en un mot, s'est-il au moins dégagé de ce cadavre? A-t-il abandonné cette grossière dépouille pour monter vers un autre monde, pour donner la vie à un autre corps?

Hélas! ici la science est muette et tout notre savoir se brise, dans la nuit profonde, contre un impénétrable mur d'airain.

Que dis-je? la science est muette! Elle n'aborde même pas ces questions, qui ne sont plus de son domaine. Elle s'arrête, prudente, à l'endroit où le sol va manquer sous ses pieds, et nous répond, impassible, que la force dont elle étudie les manifestations est indissolublement liée à la matière, que la vie est sous la dépendance de l'organisme, et que celui-ci mort, la persistance des phénomènes vitaux n'est pas plus possible que ne le serait la persistance de la lumière, par exemple, après la disparition du corps lumineux qui la fournit.

Cette vie, nous l'avons vu, ne constitue point, en effet, un simple élément, une force indivisible. Elle est la résultante du travail organique général, et loin de s'éteindre d'un seul coup, elle meurt aussi par fragments, à mesure que, dans l'agonie, tour à tour meurent les organes.

Ne cherchons donc pas un *esprit*, une *âme*, dans ces manifestations purement physiques de la matière organisée.

S'il est vrai qu'un principe immatériel et divin soit en nous, assurément il se cache dans le prodigieux mystère du commencement et de la fin des Choses, dans l'impénétrable problème de l'origine des Mondes et de leur dispersion dans l'Infini.

Quand à séparer de notre humble individu, si tant est qu'elle s'y trouve, la parcelle infinitésimale de cette force primordiale inconnue qui gouverne l'univers; quant à l'isoler des phénomènes vitaux où jamais ne se fait sentir son influence; c'est une tâche que la science positive ne saurait raisonnablement entreprendre et que les métaphysiciens les plus profonds, depuis que l'homme pense, n'ont pas encore accomplie.

Sans doute, il est doux, dans une poétique méditation, dans un rêve, de s'envoler à travers les espaces, loin de cette terre où nous souffrons; de chercher, parmi les millions d'astres qui brillent dans l'immensité, la patrie future où nous attendent ceux que nous aimâmes, où viendront nous rejoindre ceux que nous aimons!

Ah! qu'il en soit ainsi, je le souhaite de tout mon cœur! mais la science sévère n'affirme rien, ne promet rien, de ce qu'elle ne peut ni constater, ni connaître, ni prouver, et, devant la mort, c'est avec juste raison qu'elle nous dit : « De cet être qui vient de succomber, rien ne survit, rien ne s'échappe. L'indestructible matière dont il est composé, de la terre qui l'a fournie, va retourner à la terre. Hier vivante, aujourd'hui morte, elle revivra demain sous d'autres formes, pour mourir et revivre encore, s'organisant et se désorganisant ainsi, tour à tour, aussi longtemps que ce mouvement alternatif de composition et de décomposition sera possible à la surface de ce globe. »

Eh! bien, soit. Résignons-nous. Acceptons en philosophes cette triste fin, quelque humiliante, quelque désespérante qu'elle nous paraisse. Aussi bien, notre faible intelligence ne comprendra-t-elle jamais pourquoi il en est ainsi et non pas autrement. Livrons-nous donc absolument à la nature. Sans regret et sans crainte, laissons-nous reprendre par cette grande mère à qui nous appartenons et qui nous permet, notre vie durant, de voir, de contempler, d'admirer la magnificence de son œuvre.

Etudions, tant que nous en avons les moyens et le loisir, les merveilles de ce monde qu'elle étale sous nos yeux, les splendeurs de cet insondable Univers qu'elle ouvre au-dessus de nos têtes. Efforçons-nous d'en pénétrer les secrets et d'en saisir les harmonies. Cherchons ce que nous sommes parmi ces milliers d'autres êtres qui naissent, vivent, meurent ici-bas, comme nous, et dont l'existence est indispensable à la nôtre.

Exerçons, pour être heureux, tous les bons sentiments que l'incessante soif de la vérité fait germer en nous. Appliquons-nous à résoudre, pour le bonheur de ceux qui nous suivront, les problèmes qui surgissent à chaque instant de nos patientes investigations, de nos persévérantes recherches.

A ce labeur qui passionne et fortifie, nous comprendrons un peu, nous aimerons beaucoup la nature, et l'heure venue de lui rendre, avec la vie, la matière qu'elle nous aura prêtée, nous nous endormirons en elle, rassurés et confiants, comme l'enfant dans les bras de sa mère !

TABLE ALPHABÉTIQUE

FIN DE LA TABLE ALPHABÉTIQUE

F. Aureau. — Imprimerie de Lagny.

TABLE DES MATIÈRES

DE LA TROISIÈME PARTIE

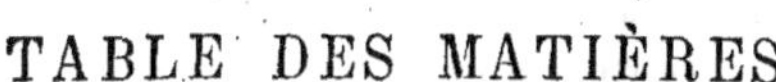

LIVRE III. — L'ÊTRE ACCOMPLI.

II. LES PASSIONS HUMAINES.

TABLE DES MATIÈRES

TABLE DES MATIÈRES.

FIN DE LA TABLE DE LA TROISIÈME PARTIE

BIBLIOTHÈQUE NATIONALE
R. F.
IMPRIMÉS

F. Aureau. — Imprimerie de Lagny.

LA

VIE NORMALE

ET

LA SANTÉ

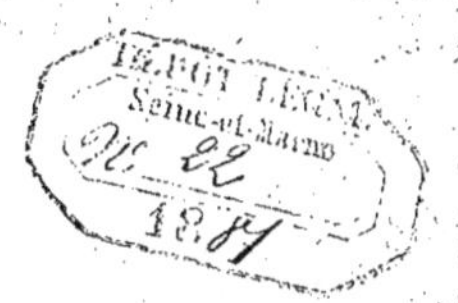

P. AUREAU. — IMPRIMERIE DE LAGNY.

LA
VIE NORMALE

ET

LA SANTÉ

TRAITÉ COMPLET DE LA STRUCTURE DU CORPS HUMAIN

DES FONCTIONS ET DU ROLE DES ORGANES A TOUS LES AGES DE LA VIE,
AVEC L'ÉTUDE RAISONNÉE DES INSTINCTS ET DES PASSIONS DE L'HOMME, ET L'EXPOSITION DES MOYENS
NATURELS DE PROLONGER L'EXISTENCE EN ASSURANT LA CONSERVATION DE LA SANTÉ

PAR

Le Docteur J. RENGADE

TROISIÈME PARTIE

LES PASSIONS HUMAINES. — L'UNION DES SEXES.

LA VIEILLESSE ET LA MORT.

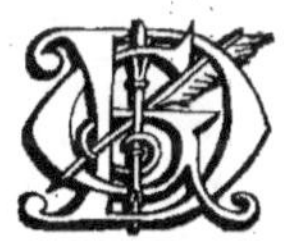

PARIS

LIBRAIRIE ILLUSTRÉE | LIBRAIRIE M. DREYFOUS
7, RUE DU CROISSANT, 7 | 13, FAUBOURG-MONTMARTRE, 13

1881

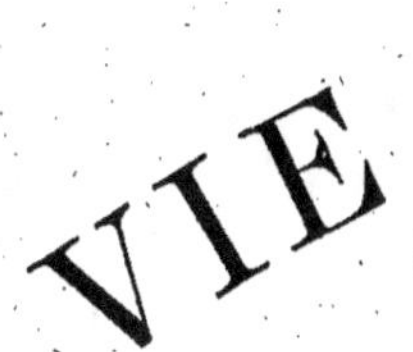
BIBLIOTHÈQUE NATIONALE
R.F.
IMPRIMÉS

www.ingramcontent.com/pod-product-compliance
Lightning Source LLC
LaVergne TN
LVHW050652060726
842527LV00001B/20